现代医学高级参考系列

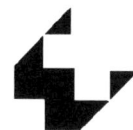

脊髓诊断学

主编　周天健 李也白 李建军

SPINAL
CORD DIAGNOSTICS

世界图书出版公司

上海 · 西安 · 北京 · 广州

图书在版编目(CIP)数据

脊髓诊断学/周天健,李也白,李建军主编. —上海:上海世界图书出版公司,2010.6
ISBN 978 - 7 - 5100 - 2363 - 7

Ⅰ.①脊… Ⅱ.①周… ②李… ③李… Ⅲ.①脊髓疾病—诊断学 Ⅳ.①R744.04

中国版本图书馆 CIP 数据核字(2010)第 105345 号

脊髓诊断学

周天健　李也白　李建军　　主编

上海世界图书出版公司 出版发行

上海市广中路 88 号
邮政编码 200083
上海市印刷七厂有限公司印刷
如发现印装质量问题,请与印刷厂联系
(质检科电话:021 - 59110729)
各地新华书店经销

开本:889×1 194　1/16　印张:32　字数:925 000
2010 年 6 月第 1 版　2010 年 6 月第 1 次印刷
ISBN 978 - 7 - 5100 - 2363 - 7/R·245
定价:280.00 元
http://www.wpcsh.com
http://www.wpcsh.com.cn

编 写 人 员

主　编　周天健　教授　　　　　　中国康复研究中心
　　　　李也白　教授　　　　　　温州医学院附属第二医院
　　　　李建军　教授　　　　　　中国康复研究中心

副 主 编　徐华梓　教授　　　　　　温州医学院附属第二医院
　　　　陈立嘉　副主任医师　　　中国康复研究中心

编　者　赵定麟　教授　　　　　　同济大学附属东方医院（原长征医院骨科主任）
　　　　李佛保　教授　　　　　　中山医科大学附属第一医院
　　　　田　伟　教授　　　　　　北京积水潭医院
　　　　陈德玉　教授　　　　　　第二军医大学附属长征医院
　　　　赵　杰　教授　　　　　　上海交通大学医学院附属第九人民医院
　　　　周国昌　主任医师　　　　中国康复研究中心
　　　　孙　进　主任医师　　　　中国康复研究中心
　　　　郭永飞　副教授　　　　　第二军医大学附属长征医院
　　　　杜良杰　副主任医师　　　中国康复研究中心
　　　　杨胜武　主任医师、副教授　温州医学院附属第一医院
　　　　周　鹏　副教授　　　　　温州医学院解剖教研室
　　　　徐　晖　讲师　　　　　　温州医学院附属第二医院
　　　　李　悦　主治医师　　　　温州医学院附属第一医院
　　　　林　炜　主治医师　　　　温州市瓯海区人民医院

序

  《脊髓诊断学》是一本颇具特色的有关脊髓领域的诊断学工具书,它博览近年来国内外有关脊髓诊断学方面的进展,是一部重点突出,内容新颖、丰富、实用,覆盖整个脊髓疾病、损伤临床诊断的技术和方法,在脊髓诊断方面具有一定深度的工具书。

  本书根据临床上脊髓病种繁多,病因复杂,诊断及鉴别诊断困难等实际问题,有针对性地分别就脊髓放射诊断学(CT、MRI、DSA、脊髓造影等)、电生理学(肌电、诱发电)、超声影像、活体组织检查、基因诊断、放射免疫等临床检验,神经检查方法,临床特征性体征及综合征,脊髓损伤、疾病、畸形、肿瘤、血管疾患等等进行了较为系统的论述。

  诊断是临床医师最为重要的根本任务,它直接关系到治疗的结果,因此它是临床治疗的基础。本书是一部有较高临床实用价值的工具书和参考书,对临床有关科室的医护人员具有重要的参考价值,对医学本科生、硕士生和博士研究生也很有裨益,适用于综合医院各个专业医师们阅读参考。望早日出版以飨读者。

中国人民解放军总医院

中国工程院 院士

卢世璧

序

　　脊柱脊髓之损伤、疾病和肿瘤已经成为临床上的常见病和多发病。目前我国脊髓损伤的发生率已达到发达国家的水平(60/百万人口/年)，加之我国已进入老龄化社会，高龄人群正在面临诸如骨质疏松、脊柱退变、转移性肿瘤等疾病的困扰。医师的首要任务在于对疾病做出正确的诊断，因此脊柱脊髓疾病的诊断问题已经成为与脊柱脊髓专业相关人员所必须面对的重要课题。而作为神经内科、神经外科、骨科、康复科、老年病科的医师，在诊断脊髓疾病时，不仅要考虑脊髓，而且还要综合考虑脑部、周围神经及肌肉的有关疾病体征。

　　"治病从病历开始"始终是一句值得临床工作者遵循的格言。脊柱脊髓疾病的诊断一般始于病史询问，然后是系统的神经学检查，最后才集中于病变的定位和定性。因此，认真了解病史是诊断行为的开始，从某种意义上来说，也是治疗行为的良好开端。脊髓的定位诊断仅靠影像学所见是不充分的，而若仅靠神经学检查，从症状推测也常常以失败而告终。因此，脊柱脊髓专业相关人员不仅要掌握形态学的诊断方法，而且还要不断学习和掌握电生理学、病理组织学、放射免疫学、生物化学、基因诊断学等有关脊髓诊断方面的新知识、新进展。神经电生理监测在脊柱脊髓功能性外科治疗领域是不可缺少的检测手段。某些国家已规定，不具备术中神经电生理监测的医院是没有资格进行脊柱脊髓手术的。

　　正确的诊断是正确治疗的前提。然而，临床上常常存在着比较复杂的难以诊断的疾病。如对老年颈椎病、腰椎管狭窄症等疾病合并多发性硬化、肌萎缩侧索硬化症等变性、代谢性脊髓病的诊断工作就十分困难，其治疗也特别棘手。作为临床医师，对患者全面准确的神经学和临床体征检查是首要的，特别在颈椎胸椎和腰椎，同一疾病个体之间差异甚大，如 $C_5 \sim C_6$ 损伤，可损伤 C_5，亦可损伤 C_6；胸腰段可损伤脊髓、圆锥或马尾；腰段马尾受压或损伤，可以是全部，亦可部分，且平面不一。只有靠全面、细致的临床检查，再结合影像学、神经电生理学等先进检查手段才能对每个患者做出损伤平面、部位(髓内、髓外、神经根等)和性质(损伤、出血、坏死、压迫等)的正确诊断。

　　脊髓诊断学科在 21 世纪后的发展十分迅速，其诊断技术日新月异。《脊髓诊断学》内容充实完整、实用性强，是一部全面论述脊髓诊断的专著，有助于提高脊柱脊髓相关各学科的临床诊断水平，要作好一名临床医师，首先要读好此书。

北京军区总医院

胥少汀

2009.7.12

序　言

　　初识李也白教授是在 20 世纪 80 年代之初，正当全国改革开放初显高潮之际，当年从上海十六铺码头登上客轮，在海上足足摇晃了二十三个小时方抵达温州码头。当年的温州经历过众所周知的浩劫，仅是个江边码头和一个小渔村。整个市区也十分冷清，看不到高楼大厦，最好的宾馆算是"华侨饭店"；杂乱无章的马路和一般中等城市的巷子，交通工具也只有三轮车和人力车，到了五马街才感受到有点人气！但令人感到惊奇的是：每当提起李（也白）医师，从卖菜的到饭店工作人员却无人不知，无人不晓，个个都称赞李医师不仅医术高明，而且医德高尚，真是有口皆碑，不由得使各位来自上海、北京等地的骨科同道们肃然起敬，深感钦佩，并也从此与李教授结下了不解之缘。

　　周天健教授应该说是我的同班同学，我们都是 20 世纪 50 年代末投笔从戎后同时进入医科大学的军医代培生，只不过不在同一所学校。大学毕业后分别分配到南北两地从事临床一线工作。当周教授积累了丰富专业临床经验后，又跨入一个更新领域——骨科康复医学，从而成为我国骨科康复医学的开拓者和领军人物，称谓"鼻祖"也不为过。在康复医学中，脊柱和脊髓伤患的康复最为复杂，尤其是脊髓伤患的功能重建与康复，更是难题中的难题，而周教授在这方面作了大量工作和研究；包括撰写多本专著，多次举办国际间学术交流和讲习班等，为推动我国骨科的康复工作贡献出毕生精力。

　　两位专家携手完成本书，可以说是一创举，因为当前作为骨科医师，大多对脊柱外科感兴趣，而对脊髓方面的知识较为局限，知之甚少，由于至今尚未解决的脊髓再生问题和变幻莫测的病理生理变化而常使人感到困惑，进而却步。除了研究生课题组成员外，临床医师少有深入探索者。尽管实验性研究每年都有大量论文涌现，但真正具有临床实用价值的甚少，更不要说突破性进展；涉及脊髓的专著不仅数量有限，而且也多偏重于基础类研究，涉及临床内容的专著是少之又少。在此情况下，周天健和李也白两位元老级学者率其弟子们完成此书实属不易，也可以说本书为首创，从诊断学的角度阐述脊髓伤病的方方面面，并充分采用最新技术，从基因诊断到新型影像学检测等全面加以介绍，从而开辟了脊髓诊断学的新领域；并且本书以临床实用为主，可以说是脊柱外科的深化，有利于对各种脊柱伤病的实质性难题进行深入理解。这对骨科专业医师，尤其是为从事脊柱外科的临床学者提供了宝贵的诊断依据，也是深化认识脊髓伤病的重要参考书；正像今日的温州一样，从一个渔村式的城镇正迈向一个国际化大都市，本书也一定会为今后脊柱外科的发展增光添辉。

　　本书涉及面广,几乎概括了脊髓伤病诊断学的全部,处处从临床实践出发,重点突出,且图文并茂;本书不仅对骨科医师,而且对神经内科、神经外科、理疗科、老年医学科及博士前各位学子来说,实是一部深入认识脊髓伤病实质不可多得的教科书、案边书和参考书。

　　祝贺本书的顺利出版。

原长征医院骨科主任、教授 博导

现同济大学附属东方医院

首席骨科专家

赵定麟

2010 年 3 月 28 日

前　言

　　脊髓是中枢神经系统的重要组成部分,对人体的运动、感觉、排泄和自主神经功能具有重要的支配和调控作用。脊柱脊髓相关疾病和损伤是临床常见病和多发病,其病因复杂,病种繁多,危害性大,致残率及致死率极高。由于这类疾病与损伤的诊断技术跨越多学科、多专业,并非各有关科室医师都能熟悉与掌握的,因此在诊断和鉴别诊断上具有一定的困难,常有漏诊和误诊,主要原因多因忽视临床神经学检查或专业诊断技术知识不足。尽管现在拥有了许多先进的检测设备和手段,诸如 CT、MRI、DSA、脊髓造影、电生理、超声影像、基因诊断、放射免疫学检查、活体组织检查等,仍然需要具有足够的专业知识和实践经验。

　　诊断学是横架基础医学与临床医学之间的一座桥梁,现代医学日新月异,诊断技术不断更新。作为一位优秀的临床医师,不仅要熟练掌握和运用诊断学的基本知识,更要适应时代的发展,尽快熟悉与掌握一些先进的诊断技术。然而,这些知识大都散在记载在各专业书刊上,常常使临床医师为一词一事四处查阅而难得其要。

　　近年来,国际截瘫医学会(2001 年)更名为国际脊髓学会,干细胞基础研究等取得了重大进展,极大地推进了全球脊髓学科及其专业的发展及脊柱脊髓相关疾病与损伤知识的更新,脊髓诊断方面也出现了很多新概念、新理论、新方法,新的分类、命名和术语等等,这些都是近年来国际学术界对脊髓学科科研成就及其进展的总结。国内外亦相继出现了一些新的脊柱脊髓相关学科和专业,诸如脊髓外科、脊柱外科、脊柱脊髓外科、脊柱脊髓微创外科、脊髓损伤科、脊髓功能外科、骨神经科、截瘫康复科、脊髓功能重建等,使脊髓学科的专业进入了一个新的历史发展阶段。

　　为了适应国内脊髓学科专业发展的需要,笔者遵循科学性、先进性和实用性的原则,参考了国内外有关专著及大量文献,并结合著者们多年的临床实践和体会,撰写了这部《脊髓诊断学》,以便系统介绍脊髓及相关疾病损伤等诊断方面的新知识、新技术和新方法。

　　本书共 11 章,包括脊髓解剖结构特点、临床诊断检查及辅助检查,脊髓特有的体征和综合征,脊髓疾病、肿瘤、畸形、血管疾患、脊髓损伤等的诊断及鉴别诊断,并对其进行了较为系统的论述。全书共 120 万字,并附图 474 幅。本书从临床实际出发,重点突出,全面、新颖、实用,既可供神经内、外科医师,骨科、脊柱外科、脊髓外科、脊柱脊髓外科、骨神经科、脊髓损伤、老年病科、影像学科、外科等医师及研究生们使用,又可供医学院校学生们参阅。本书如能对从事脊髓有关学科事业的读者有所裨益,将是作者们的最大愿望。

　　本书信息量大,在编写过程中参考了大量的学术文献和有关专著,引用了部分专著的图表,谨向原作者表示真挚的谢意! 由于编纂时间较短,加之编者水平有限,如有偏颇之处,敬请赐教与批评指正,不胜感谢。

　　　　　　　　　　　　　　　　　　　　　　　　　　　　　　　　　　　编　者

主 编 简 介

    周天健 教授，主任医师。1930年出生，毕业于中国医科大学。在白求恩医科大学从事骨科临床、科研、教学工作35年，主要从事骨肿瘤、骨病、小儿骨科专业。1983年晋升为教授。1985年调任中国康复研究中心脊髓损伤科主任，首都医科大学教授。现任中国康复研究中心脊柱脊髓神经功能重建外科教授。曾在日本国立康复中心、国立脊髓损伤中心进修一年。先后组建中国残疾人康复协会截瘫研究会(任会长)、中国康复医学会脊柱脊髓损伤专业委员会(任主任委员)，创办《中国脊柱脊髓杂志》(任主编)，为我国脊髓损伤现代康复事业的开创者之一。曾任中国儿麻研究会副会长，《中美国际创伤杂志》副主编，中国医科大学脊髓损伤研究所所长。主编《脊柱脊髓损伤现代康复与治疗》、《脊髓损伤患者性功能康复与生育》、《步态分析学》、《骨科医师神经肌肉诊断检查图解》、《地震骨科伤员早期康复》等8部专著。译著《康复技术全书》被卫生部指定为康复必读参考书。另参编《中国残疾预防学》等书10余部。在国内外发表论著80多篇。先后获科技进步二等奖5项。1992年被评为有特殊贡献专家，享有国务院特殊津贴。

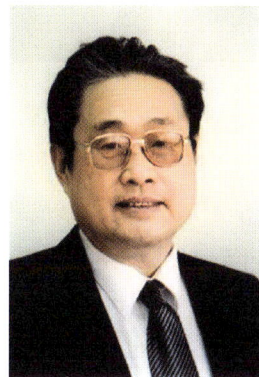

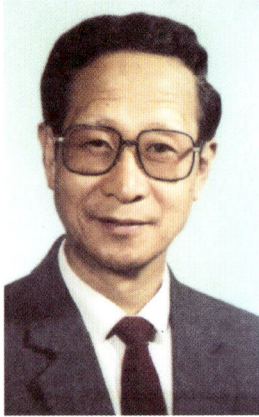

李也白 教授、主任医师。1932年出生,1959年毕业于上海第一医学院(现复旦大学医学院)。在温州医学院从事骨科临床、科研、教学工作37年,1975年以后任温州医学院外总教研室主任、附二院骨科主任。国际矫形、创伤外科学(SICOT)会员,国际截瘫医学会(现国际脊髓学会)会员。曾任国际截瘫医学会中国分会理事;《骨与关节损伤杂志》(中国骨与关节损伤杂志前身)和《中国脊柱脊髓损伤杂志》编委;中国中西医结合学会骨伤科专业委员会委员;中国残疾人康复协会脊柱脊髓损伤专业委员会常务理事。曾任浙江省高级卫技级职称评委会外科专业组成员、浙江省中西医结合学会理事、浙江中西医结合学会骨伤科专业委员会副主任委员、浙江省中华医学会骨科学会副主任委员,温州市骨科学会主任委员。现任浙江省老科协理事、温州市老科协副会长、副秘书长。温州市复旦大学校友会名誉理事长、温州市老年学和老年医学会理事。发表论文52篇,参编书籍8部(马元璋教授主编2部和赵定麟教授主编6部),获优秀论文浙江省二等奖和温州市一等奖13篇,得科技成果奖(国际级、国家级、省级和市级)共七项,得各种成绩奖励证书11项。从1960年到1995年退休为止,为浙南地区、丽水地区、台州地区、义乌市和外省培养70多名骨科医师,为温州医学院培养29位骨科医师,为浙南地区骨科建立和发展打下了良好基础。并荣获浙南地区骨科奠基人。1967年首例断肢再植成功,填补省内空白。1993年10月起,终身享受国务院特殊津贴。

李建军 教授，主任医师，博士研究生导师。生于 1962 年，毕业于加拿大女王大学医学院。曾先后到美国、英国、挪威、日本等国学习及交流。

现任中国康复研究中心主任，北京博爱医院院长，首都医科大学康复医学院院长。中国康复医学会副会长；中国残疾人康复协会副理事长；中国残疾人康复协会脊柱脊髓专业委员会-国际脊髓学会中国脊髓损伤学会主任委员；全国卫生专业技术资格考试康复医学专家委员会主任委员；中国医疗保险研究会第一届常务理事；中国医院协会医疗康复机构管理分会主任委员；中国康复医学会康复医学教育专业委员会副主任委员；《中国康复理论与实践》主编；《中华物理医学与康复杂志》常务编辑委员；《中国康复医学》杂志编委等职务。

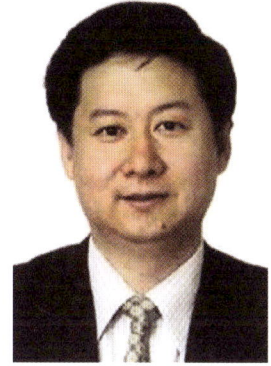

李建军教授长期从事脊柱脊髓损伤外科专业，尤其是脊柱脊髓损伤治疗与康复的临床和科研、教学工作，在国内、外康复医学和脊柱脊髓损伤治疗与康复领域具有很高的学术地位和知名度，为我国康复医学领域的知名专家。主持和参与多项国家、省部级重点科研课题，与美国罗格斯大学（Rutgers University）、香港大学合作，在中国首次组织参与了脊柱脊髓损伤国际多中心的临床实验研究工作（SCINET），极大提高了我国脊柱脊髓损伤的基础和临床实验研究水平。先后在《中国康复理论与实践》、《中国脊柱脊髓杂志》等核心期刊上发表论文 70 多篇。已编写著作 10 部，其中主编的《脊柱脊髓损伤现代康复与治疗》是我国首部脊柱脊髓损伤，以现代康复技术为主的专著。组织建立了我国第一个与国际接轨的康复医学教育系，带动了中国康复医学领域的学术发展。

目　录

第一章 脊髓的结构特点及功能解剖

第一节 脊髓的解剖结构

脊髓位于椎管内、外观为前后扁圆形柱状,上端较大在枕大孔处与延髓相续,下端变尖成为脊髓圆锥,再向下延续伸出一条无神经组织的细长索状物,称为终丝。成人第一腰椎以下的椎管内无脊髓,腰、骶和尾神经前、后根在穿出相应的椎间孔之前,在椎管内下行较长一段距离,它们围绕终丝成为马尾(图1-1)。成人脊髓全长约40~50 cm,男性平均约45 cm,女性平均约42 cm。

脊髓下端位置变动约在 T_{12}~L_3,中国成年人常见相当于 L_1 下 1/3 和 L_2 上 2/3 部位,儿童多平于 L_2。脊髓全长粗细不均,颈腰有两处特别膨大;上端为颈膨大,位于 C_4~T_1 之间,由控制上肢的神经元和神经纤维构成;下端为腰骶膨大,位于 L_2~S_3 之间,由控制下肢的神经元和神经纤维构成(图1-1,图1-2a、1-2b)。

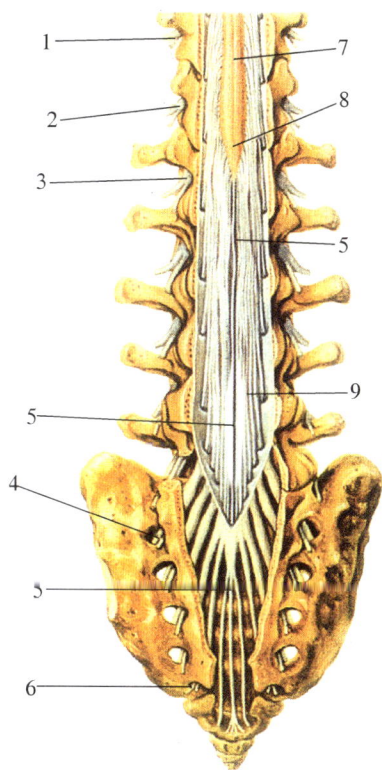

图1-1 马尾与终丝关系
1.第十一胸神经 2.第十二胸神经 3.第一腰神经
4.第一骶神经 5.终丝 6.第五骶神经
7.后正中沟 8.脊髓圆锥 9.马尾

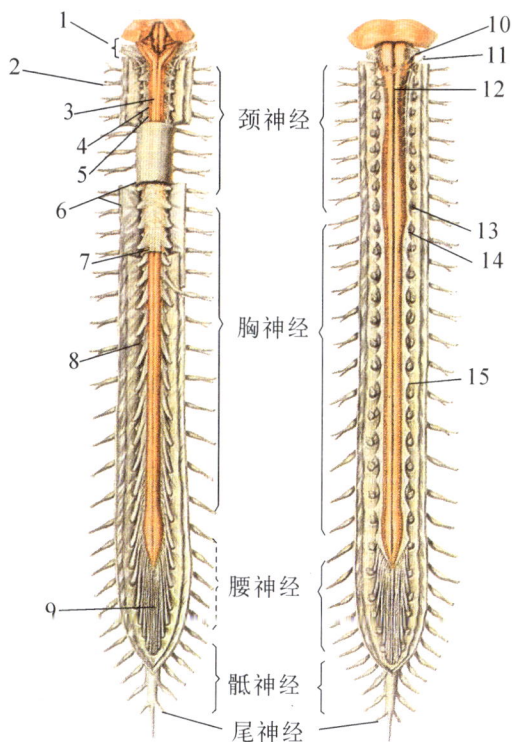

图1-2a 脊髓前后面观
1.第Ⅸ、Ⅹ、Ⅺ脑神经 2.脊神经节(第二颈神经)
3.后正中沟 4.后中间沟 5.后外侧沟 6.硬脊膜
7.脊髓蛛网膜 8.齿状韧带 9.马尾 10.舌下神经
11.副神经 12.前正中裂 13.前根 14.后根
15.齿状韧带

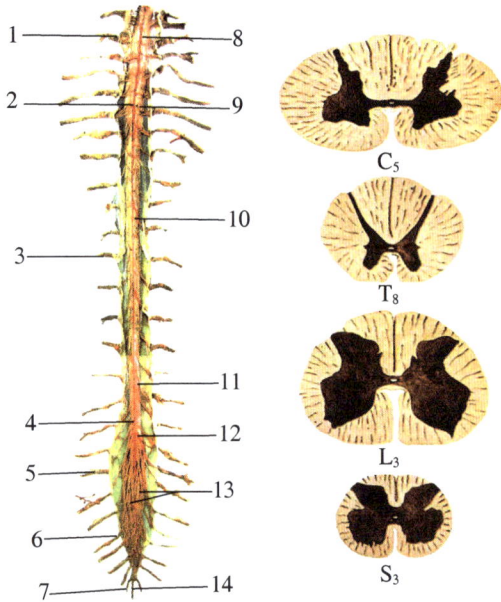

图 1－2b　脊髓两个膨大和横切面

1. 颈神经　2. 脊髓前动脉　3. 胸神经
4. 腰骶膨大　5. 腰神经　6. 骶神经
7. 尾神经　8. 颈膨　9. 颈膨大　10. 胸髓
11. 腰髓　12. 根动脉　13. 马尾　14. 终丝

一、脊髓的外部结构

（一）脊髓的被膜

共三层，从内到外分为软脊膜、蛛网膜和硬脊膜。

1. **软脊膜**　软脊膜紧包在脊髓外面，不易与脊髓实质分开，富有血管，又称血管膜。在两侧脊神经前、后根之间，软脊膜增厚形成两条与脊髓相等长的多个三角形突起称齿状韧带。其尖端穿过蛛网膜附着在硬脊膜内面，对脊髓起到固定作用。以防止其左右摆动。

2. **脊髓蛛网膜**　蛛网膜是紧贴在硬脊膜内面的一层薄而透明的膜，其上方于枕大孔处与脑蛛网膜相连，下方在 S_2 平面形成盲端。蛛网膜内方为充满脑脊液的脊髓蛛网膜下隙，在此下隙后方正中部有蛛网膜背侧隔，对脊髓起固定作用。

脊髓蛛网膜下隙在脊髓周围较狭，在其下端 S_2 平面处特别扩大，称为终池，有大量脑脊液泡着马尾。

3. **硬脊膜**　位于脊髓最外层，上方与硬脑膜相连，其下方于 S_2 处形成一盲端。硬膜前方与后纵韧带相连，后方与黄韧带、椎板之间无任何联系，其中填充着许多脂肪。硬膜与椎管内膜之间有一个空

隙称为硬膜外间隙。正常情况下填充着许多脂肪、淋巴管和血管，其中有椎间孔动脉分支和椎管内静脉丛。硬膜外脂肪较疏松，易分离，当椎管狭窄时，脂肪组织往往缺如。由于椎管前方硬膜与后纵韧带相连，手术波及此处应小心分离，以免发生血管破裂引起大出血（图 1－3）。

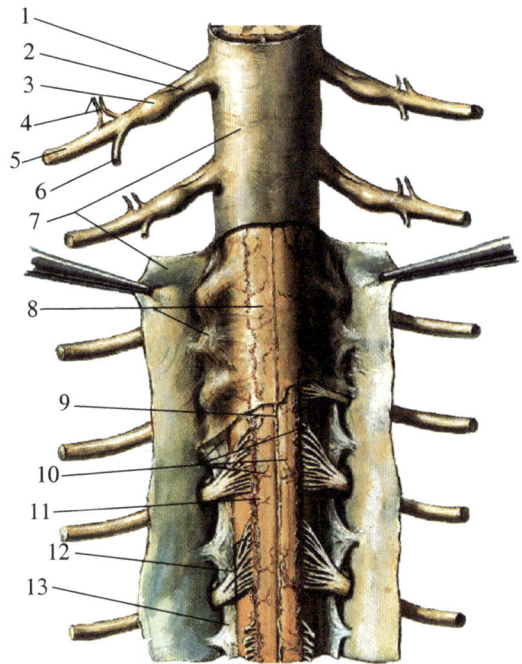

图 1－3　脊髓被膜和神经根（后面观）

1. 脊神经前根　2. 脊神经后根　3. 脊神经节
4. 灰白交通支　5. 脊神经　6. 脊神经后支
7. 硬脊膜　8. 蛛网膜　9. 后内侧沟间皮隔
10. 蛛网膜下隙　11. 软脊膜　12. 后根根丝
13. 齿状韧带

（二）脊髓的沟裂

脊髓表面有纵行的沟裂，共有 5 种 8 条。

1. **前正中裂**　最深，位于脊髓前方正中，深达脊髓前后径的前 1/3 处，其外侧有脊神经前根根丝附着的前外侧沟，脊神经前根沿此穿出脊髓，左右各一条。

2. **后正中沟**　此沟较浅，其外侧有后外侧沟，与前外侧沟相对应，有脊神经后根丝进入脊髓，也左右各一条。后正中沟底部有正中膈伸入脊髓两侧后索间，将其均等地分为左右两侧。

3. **后旁正中沟**　位于脊髓颈段和胸段上部，在后正中沟与后外侧沟之间，左右各一条，为胸髓所特有，为该处脊髓内部薄束和楔束的表面分界线（图 1－4）。

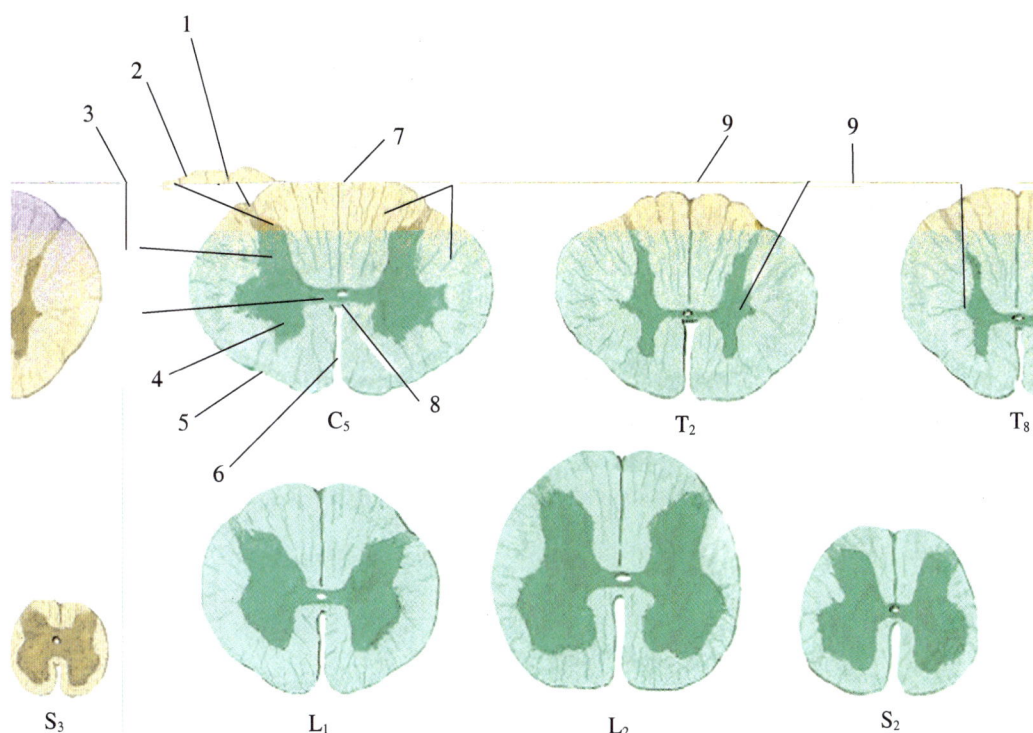

图1-4　不同水平的脊髓横切面
1. 后正中沟　2. 后旁正中沟　3. 后外侧沟　4 灰质前角
5. 前外侧沟　6. 前正中裂　7. 白质　8. 白质前联合　9. 侧角

（三）神经根

脊髓前外侧沟和后外侧沟相连的脊神经前根和后根，组成31对脊神经前根和后根，从相应的椎间孔穿出。腰、骶、尾的神经根在穿出相应的椎间孔之前，有一长段在椎管内通行，它们围绕终丝形成马尾。

二、脊髓的内部结构

（一）灰质

在脊髓横切面上外观呈H形，位于脊髓中部，系灰色区域，由神经细胞、部分神经胶质细胞和毛细血管构成灰质，其中心部分有一小孔称中央管，贯穿脊髓全长，其上方通第四脑室，下端在脊髓圆锥内膨大形成终室。

中央管前的横行灰质称灰质前联合，在灰质联合向两前侧方突出的部分称前柱或前角；向两后侧突出的部分称后柱或后角。在胸、腰及骶髓前后角之间向外突出的灰质称侧柱或侧角（图1-4、1-5）。

1. 后角（柱）　后角从前向后逐渐变尖，分为基、颈、头、胶状质和尖部。除后角边缘核，后角固有核及背核外，后角细胞一般比较小，且常呈多极，

其神经元属于感觉性，接受后根传入脊髓的各种感觉纤维。与运动反射的调节及各节间联系有关。

后角边缘细胞占脊髓全长，在腰、骶髓最多，胸髓最少，此核的轴突参加构成对侧脊髓丘脑束。后角固有核亦占脊髓全长，在腰、骶髓最多。其发出纤维主要形成脊髓丘脑束。背核位于胸髓节和上腰髓节的后角基部，是脊髓小脑后束的起始核，神经后根内侧部的粗纤维降支多数纤维终止于此核，交换神经元后形成二级上行传导束。此外，还有胶状质、网状核，前者占脊髓全长，在腰髓和第一颈髓最发达，是接受传导伤害性和温度的后根纤维。网状核位于后角固有核外侧，与其间的许多纤维形成网状质，神经后根部分纤维和下行束止于此处。

2. 侧角（柱）　位于T₁～L₃，颈髓段无侧角，侧角内有交感神经节前细胞，接受内脏传入纤维，并传出内脏运动神经元，支配内脏器官运动、汗腺分泌、血管运动和神经营养功能。第8颈髓节和第1胸髓节发出的交感神经元称睫状脊髓中枢，其发出的交感神经元与瞳孔、上睑板肌和眼眶运动有关。损伤时出现Honer征。在S₂～S₄虽无侧角，其髓节前角的基部外侧，也有散在类似的细胞，称骶副交

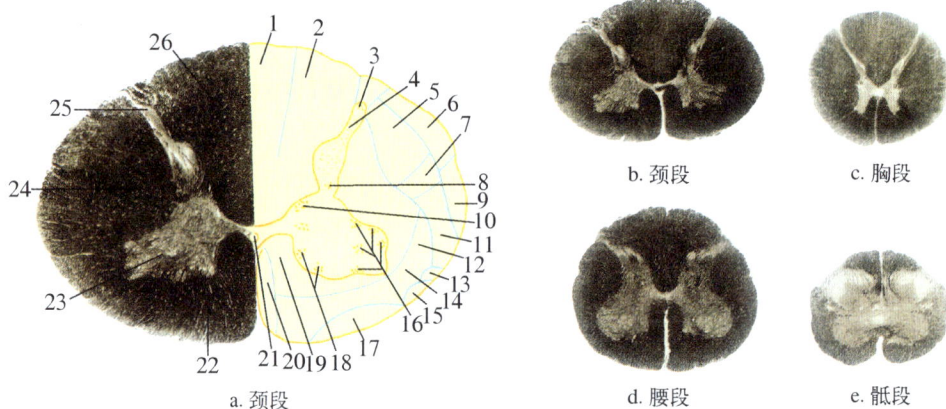

图 1-5　脊髓的内部结构

1. 薄束　2. 楔束　3. 缘层　4. 胶状质　5. 皮质脊髓侧束　6. 脊髓小脑后束　7. 红核脊髓束　8. 后角固有核　9. 脊髓小脑前束　10. 胸核　11. 脊髓丘脑束　12. 网状脊髓束　13. 脊髓顶盖束　14. 顶盖脊髓束　15. 橄榄脊髓束　16. 外侧核　17. 前庭脊髓束　18. 内侧核　19. 内侧纵束　20. 皮质脊髓前束　21. 中央管　22. 前索　23. 前角　24. 外侧索　25. 后角　26. 后索

感神经核或脊髓副交感神经中枢,它们的轴突也经前根穿出脊髓至盆神经的副交感神经节,部分节后纤维与排尿、排便及性功能活动有关。

3. 前角(柱)　短而粗,由大、中和小型运动神经元混合存在,主要是 α 运动神经元和 γ 运动神经元,其轴突穿出脊髓构成脊神经前根,通过脊神经分布于骨骼肌。皮质脊髓束大部分纤维终止于前角。α 神经元在颈和腰、骶膨大处最发达,其发出纤维经前根、脊神经至骨骼肌的梭外肌。可使肌肉保持紧张和产生运动。γ 神经元发出的纤维经前根、脊神经至骨骼肌的梭内肌,此神经元与肌梭内的感觉神经共同组成肌肉活动的监控系统,能平稳地执行正常的反射活动和随意活动。

(二) 白质

白质位于灰质周围,主要由许多纤维束组成,包括长的上行纤维束、下行纤维束和短的固有束。白质在灰质联合前后方,有横行纤维构成白质前联合和后联合。依它们所在部位分为:后索、侧索和前索(图 1-5)。

1. 后索　后索位于后正中沟与后外侧沟之间,侧索位于前、后外侧沟之间,前索位于前正中沟与前外侧沟之间。主要由脊神经后根上行纤维组成,在中胸段以上又由后旁正中沟分为内侧的薄束和外侧的楔束,中胸段以下全部是薄束。传导躯体同侧的体位感觉和精细的触觉。后索病变的特征为:病灶同侧病变部位以下意识性体位感觉和精细触觉减退或消失。而痛、温觉保存。因此,可以发生感觉性共济失调及后索性运动失调。

2. 侧索　有下行束和上行束。

(1) 上行束

1) 脊髓丘脑束:分为脊髓丘脑前束和脊髓丘脑侧束两组(图 1-6)。

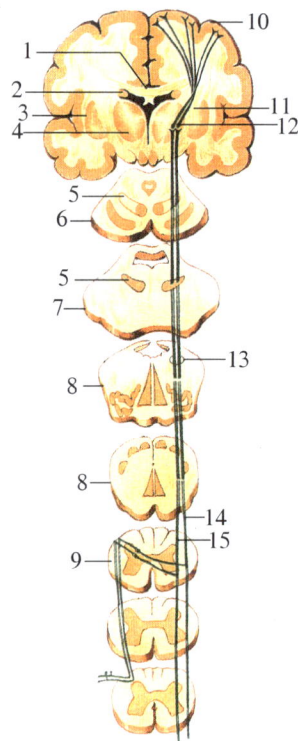

图 1-6　躯干、四肢痛、温、触觉传导路
(脊髓丘脑侧束和前束)

1. 胼胝体　2. 尾状核　3. 豆状核　4. 背侧丘脑　5. 内侧丘系　6. 中脑　7. 脑桥　8. 延髓　9. 脊髓　10. 中央后回　11. 内囊　12. 腹后外侧核　13. 脊髓丘脑束　14. 脊髓丘脑侧束　15. 脊髓丘脑前束

位于脊髓侧索前部和脊髓前索后外侧,主要传导对侧半身的痛、温觉,均经过白质前联后上行达丘脑。但脊髓丘脑前束传递触压觉,也交叉到对侧,所以只控制对侧的触压觉,但后索控制精细触觉,所以脊髓丘脑束损伤时,对触觉影响不大。

近年来,应用逆行传导技术证明,脊髓丘脑束的起始细胞,大多数为对侧的后角边缘核和后角固有核。这些细胞发出的纤维大部分经白质前联合交叉至对侧的侧索和前索。分别形成脊髓丘脑侧束和脊髓丘脑前束。脊髓丘脑侧束位于侧索中脊髓小脑前束内侧;脊髓丘脑前束位于前索内,与网状脊髓束的纤维混杂。传导内脏感觉、肛门和外生殖器区痛、温觉的一部分纤维,不交叉而行至同侧侧索和前索内,并加入脊髓丘脑束中上行。粗略触觉和压觉,借双侧脊髓丘脑前束和侧束传导(图1-6)。因此,临床上一侧脊髓丘脑束损伤,低于病变水平1～2个脊髓节段对侧半身痛、温觉障碍,而内脏、肛门和外生殖器区痛、温觉障碍反不明显。双侧触觉减退或正常。

2)脊髓小脑后束:起自后角背核,位于脊髓小脑前束之后方,传导来自同侧关节、肌腱及肌肉的传入冲动,经后根进入此核,由此核发出纤维向外经同侧侧索后部周边上行形成脊髓小脑后束,轴突向上经小脑下脚至小脑皮质。为共济运动反射的传入纤维。

3)脊髓小脑前束:位于脊髓小脑后束之前方、侧索周缘,传导来自肌腱和肌肉的神经冲动、经后根进入脊髓止于后角,由此发出神经纤维大部分经白质前连合交叉至对侧,形成对侧脊髓小脑前束;不交叉的纤维形成同侧脊髓小脑前束,再上行经小脑上脚至小脑皮质。作用同脊髓小脑后束功能(图1-7)。

(2)下行束

1)皮质脊髓侧束:位于脊髓小脑后束内侧和脊髓丘脑侧束的后方,为来自对侧大脑皮质下行的随意运动纤维,皮质脊髓侧束在脊髓的纤维排列由内向外依次为颈、上肢、躯干和下肢,此束在下行中陆续进入相应节段的脊髓灰质前角、支配上下肢的骨骼肌。此外,有少量未经交叉的皮质脊髓束的纤维随皮质脊髓侧束下行,终止于同侧脊髓灰质前角,支配同侧肌肉。由于皮质脊髓前束控制同侧躯干肌,皮质脊髓侧束有部分纤维始终不交叉也控制同侧躯干肌,所以一侧皮质脊髓侧束损伤不会出现躯干肌瘫痪(图1-8)。

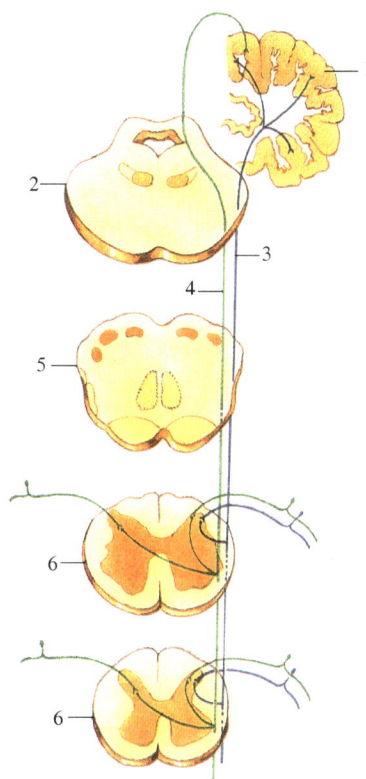

图1-7　传向小脑的本体感觉传导路(脊髓小脑前、后束)
1. 旧小脑皮质　2. 脑桥　3. 脊髓小脑后束
4. 脊髓小脑前束　5. 延髓　6. 脊髓

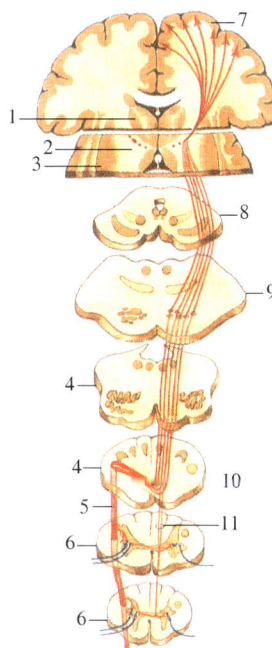

图1-8　锥体系(皮质脊髓束:侧束和前束)
1. 背侧丘脑　2. 内囊　3. 豆状核　4. 延髓
5. 皮质脊髓侧束　6. 脊髓　7. 中央前回　8. 中脑
9. 脑桥　10. 锥体交叉　11. 皮质脊髓前束

2）红核脊髓束:位于脊髓皮质侧束的前外侧,起自中脑红核背侧部、中间部和腹外侧部发出的纤维,分别下行交叉至对侧颈髓、胸髓和腰骶髓,终止于前柱,控制对侧肢体的姿势调节作用(图1-9)。

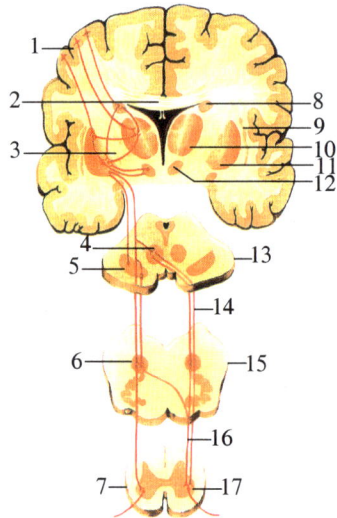

图1-9　锥体外系(红核脊髓束和网状脊髓束)

1. 大脑皮质　2. 胼胝体　3. 内囊　4. 红核　5. 黑质
6. 网状结构　7. 脊髓　8. 尾状核　9. 屏状核
10. 背侧丘脑　11. 豆状核　12. 底丘脑核　13. 中脑
14. 红核脊髓束　15. 延髓　16. 网状脊髓束　17. 前角

3）网状脊髓束:起自脑干脑桥部和延髓的网状核。起自脑桥部分的下行纤维不交叉,下行至脊髓前索内侧部;而起自延髓部的纤维大部分交叉。下行至侧索中红核脊髓束前方。网状脊髓束占脊髓全长,终止于脊髓前柱和侧柱,此束对脊髓前柱的 α 和 γ 运动神经元有易化性或抑制性作用,故有调节随意运动及某些反射作用(图1-9)。

3. 前索

1）皮质脊髓束:分侧束和前束,侧束位于侧索后方。前束位于前索前正中裂的两侧,由未交叉的锥体束纤维组成。下行过程中大部分纤维陆续经白质前连合交叉至对侧,终止于灰质或前角运动神经元;小部分纤维终止于同侧脊髓灰质或前角神经元。此束仅在颈、胸髓段完成,下方无此束存在。主要支配颈部和躯干部的骨骼肌(图1-8)。

2）顶盖脊髓前束:位于皮质脊髓前束外侧,大部分纤维起自上丘、下丘的深层,向前内绕过中央灰质,两侧纤维交叉下行至内侧纵束前方,形成顶盖脊髓前束。大部分纤维终止于上部颈髓,少部分纤维达于下部颈髓,终止于灰质前角,主要功能参与视觉及听觉的传出道路与视、听的姿势反射运动有关(图1-10)。

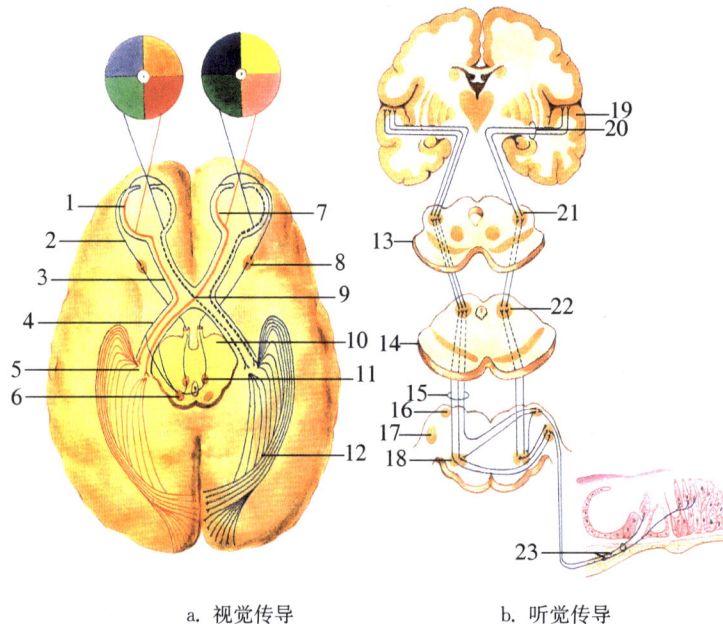

a. 视觉传导　　　　b. 听觉传导

图1-10　顶盖脊髓束

1. 颞侧视网膜　2. 副交感节后纤维　3. 视神经　4. 视束　5. 外侧膝状体　6. 顶盖前区　7. 鼻侧视网膜
8. 睫状神经节　9. 视交叉　10. 中脑　11. 动眼神经副核　12. 视辐射　13. 中脑上丘平面　14. 中脑下丘平面
15. 外侧丘系　16. 蜗神经后核　17. 蜗神经前核　18. 上橄榄核　19. 颞横回　20. 听辐射　21. 内侧膝状体
22. 下丘核　23. 蜗螺旋神经节

3）内侧纵束：位于顶盖脊髓前束后方，起自脑干前庭神经核、网状结构、上丘、中介核、连合核等。其下行纤维至前索的内侧部后，终止于上颈髓的前内侧运动神经元和中间节、小部分下行达腰段。其功能主要与调节颈部肌肉与眼球运动，并与平衡姿势反射有关（图1-11）。

4）前庭脊髓束：位于脊髓前索内，顶盖脊髓前束的外侧。起自前庭神经外侧核的不交叉纤维，其次起自前庭神经核的交叉纤维。其发出纤维（部分纤维伴随内侧纵束下行）大部分终止于颈髓、腰髓。少部分至胸髓。此束终止于前角，主要参与调节肌张力及维持身体平衡反射（图1-11）。

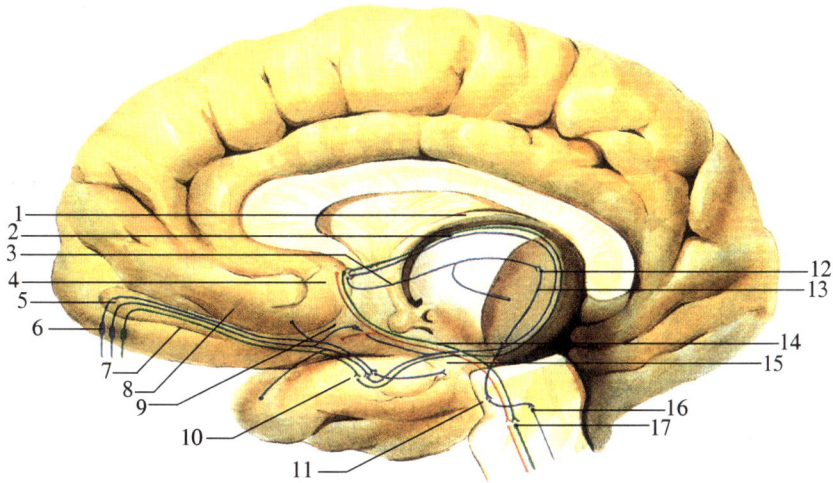

a. 嗅觉传导路

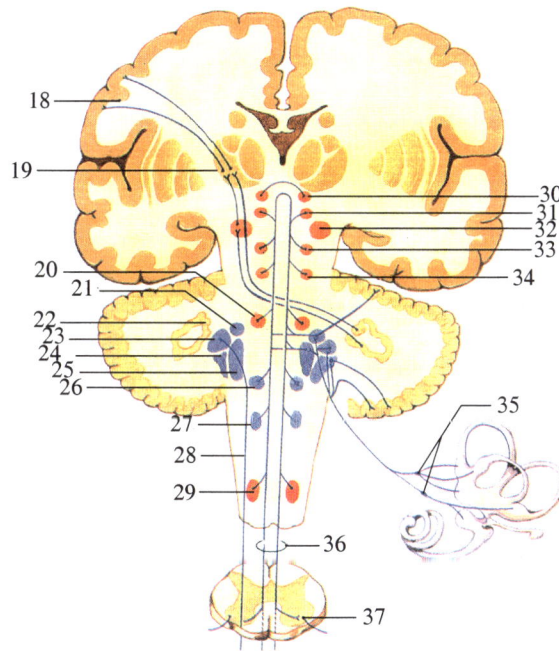

b. 平衡觉传导路

图1-11　内侧纵束和前庭脊髓束

1. 穹隆　2. 终纹　3. 丘脑髓纹　4. 隔区　5. 嗅球　6. 嗅细胞　7. 嗅束　8. 眶回　9. 前穿质　10. 梨状区
11. 脚间核　12. 缰核　13. 缰核脚间束　14. 前脑内侧束　15. 海马　16. 被盖核　17. 网状核　18. 大脑皮质
19. 背侧丘脑　20. 展神经核　21. 前庭神经上核　22. 球状核　23. 前庭神经外侧核　24. 前庭神经下核
25. 前庭神经内侧核　26. 网状结构　27. 疑核　28. 前庭脊髓束　29. 副神经核　30. 后连合核　31. Cajal中介核
32. 红核　33. 动眼神经核　34. 滑车神经核　35. 前庭神经节细胞　36. 内侧纵束　37. 脊髓角运动细胞

三、脊髓的生物学基础

脊髓如同神经系统的其他部分一样,由神经元、胞体、突触和神经胶质以及血管等组成,神经元的核周质和树突位于灰质中。形成白质传导束的神经纤维,有的可能来自神经元,有的来自外周或中枢神经系统(CNS)高级结构水平的下行纤维。来自外周的神经纤维(初级传入纤维即背根神经节细胞的中枢分支)在脊髓中加入背索。在传入脊髓中粗和细的初级传入纤维的分离,在缓解疼痛中有临床意义。来自高级部位的下行纤维在外侧索和前侧索与脊髓神经元的上行轴突交织在一起。在所有的传导索中,神经纤维呈节段性排列,终止在低节段脊髓的纤维和起源于低节段脊髓的纤维在外侧索和前侧索中的分布比终止和起源于高节段脊髓纤维更居于表层,在脊索中低节段脊髓纤维的分布更靠近中线。

脊髓灰质神经元从胶质区的小细胞到前角的大运动神经元有不同类型。脊髓神经元主要分四类:运动神经元、中间神经元、束细胞(tract cell)、脊髓内初级传入纤维。运动神经元主要有两类:① α运动神经元,它支配肌梭外肌纤维;② γ运动神经元,支配肌梭内肌纤维。此外,还有第三类神经元,即 β运动神经元,它既支配肌梭外肌纤维,又支配肌梭内肌纤维,但对 β运动神经元研究得较少。

(一) 脊髓中间神经元

脊髓中间神经元位于感觉性输入纤维与运动纤维之间,在脊髓中占很大数量,是脊髓灰质中数量最多的神经元。中间神经元的作用可能不仅是简单的"中转",它们可以将输入信号转变成活动形式。它可能有如下几种功能:

1. 放大作用　放大作用可分为三种:经过逐级传导而增加放电频率,使传入冲动的作用增强;经过环路式联系使传入冲动的作用在时间上延长,例如,1 ms 的传入排放甚至可引起持续 1 000 ms 的运动神经元传出放电;经过辐散式(divergent)联系可使活动范围在空间上扩大。

2. 开关作用　可允许传入冲动到达或阻止其到达运动神经元,高级中枢下传的冲动到达中间神经元后可能起到这种作用。

3. 换向作用　一个抑制性中间神经元可以把兴奋性传入作用转变为抑制性作用。

4. "最后公路"作用　如果某个中间神经元对运动神经元起到兴奋作用,则不同来源,作用各异的多种传入冲动可作用于该中间神经元,并经过它再作用于运动神经元,这个中间神经元对于运动神经元来说可视作最后公路。

中间神经元除上述作用外,还有可能比这更重要的作用,特别它在局部神经元回路中的作用,有待进一步研究。

脊髓神经元按其细胞大小分为大、中、小三类。大神经元群分布在前角,特别是脊髓膨大处(α运动神经元),中小神经元在灰质中广泛存在,它们在第Ⅱ层,中间外侧核和中央核心区形成半同源的细胞群,具有特征性腹侧走向的树突的中等神经元位于第Ⅰ和第Ⅱ层之间。第Ⅱ层(脊髓胶质)由首尾走向的长树突的小神经元组成。胸侧段的外侧核由纵向树突的中等神经元组成。

(二) 骨骼肌收缩

骨骼肌能收缩是执行随意运动的基础,其收缩是由特化的运动神经元活动引起的。由脊髓支配的哺乳动物的肌肉是运动神经元胞体位于占有前角一部分的 Rexed Ⅸ 层内,对前角的大多数脊髓运动神经元的研究是在猫上进行的。脊髓前角运动神经元对于骨骼肌是最后公路(final common path)。因为有关躯体运动的 CNS 的一切信息都需要会聚到运动神经元,才能影响肌肉的活动。

1. 神经解剖学　前角运动神经元轴突由前根传出。在前角内支配某一块肌肉或协同肌群的运动神经元胞体常位于同一细长的运动核内(运动柱)。两类运动神经元混合在这样的核内:大的 α运动神经元(骨骼肌运动神经元)支配普通的骨骼肌纤维,较小 γ运动神经元(肌梭运动神经元),仅支配肌梭内的梭内肌纤维。

2. 运动神经元运用的方式　中枢神经系统调节肌力的方式可能有两种:改变发放运动神经元的数量("募集缓变");改变以兴奋细胞的冲动频率("速率缓变")。通常两者平行应用,通过这两种缓变方式,运动神经元的活动情况便很好地适应它们的运动单位的性质。

3. 细胞生理学　在运动神经元上单个突触的激活仅产生很小的变化,在正常情况下,兴奋传入的持续增加是由于许多不同的突触前轴突的重复发放和彼此间位相不同的结果,于是许多非同步的单位突触电流重叠在持续电流上,如果这种稳定的电流足够强时,它将发生重复的冲动发放。持续兴奋的电流强度的变化将造成运动神经元发放速率的变化。这类研究表明每个细胞都有一定特征性的最小速率,在此速率以下不可能维持稳定的发放(一般在 5～22 Hz),从最小速率向上的整个频段范围内,运动神经元的频率-电流关系大体呈线性。若要产生一个运动单位最大的强直张力大概要在次级频段内发放才能完成。

总之,脊髓结构十分精细复杂,以上神经元本身所具有的内在特性及其突触传入的结构和机制,控制脊髓神经元的信息流动。可把脊髓神经元看作控制脊髓的"节点",而脊髓则像一个相互作用着的单位所构成的大系统那样运转着,再通过目前知道的脊髓神经递质的利用,完成对外周信息的处理加工,实现高位下传信息的运动中枢控制,达到信息反馈、随意运动的执行。

第二节　脊　神　经

脊神经共 31 对,每一对脊神经前后根相连的一段脊髓,称为脊髓节。脊髓共有 31 个髓节,每一个髓节有一对脊神经,即颈神经 8 对、胸神经 12 对、腰神经 5 对、骶神经 5 对、尾神经 1 对。每对脊神经有前、后根与脊髓相连。前、后根在椎间孔附近合成脊神经根,经椎间孔离开椎管(图 1 - 12,图 1 - 13)。

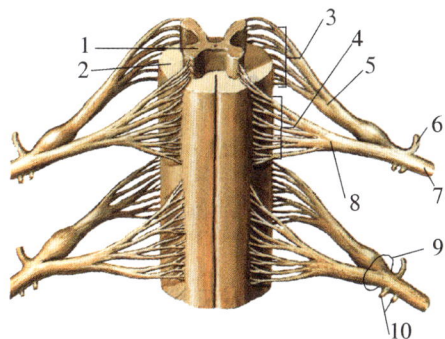

图 1 - 12　脊髓被膜和神经根(前面观)
1. 灰质　2. 白质　3. 前根根丝　4. 后根根丝　5. 后根
6. 脊神经后支　7. 脊神经　8. 前根　9. 椎间孔
10. 灰白交通支

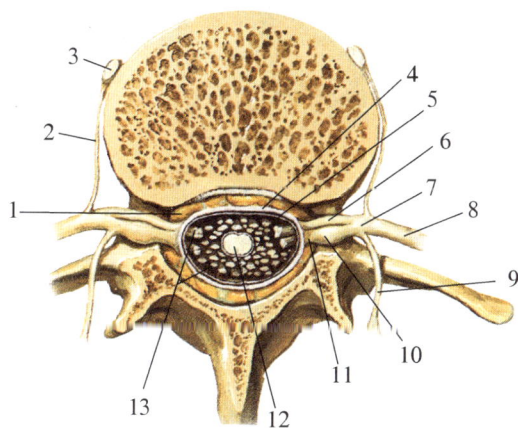

a. 脊神经来源(腰椎层面)
1. 硬膜外隙脂肪　2. 灰交通支　3. 交感神经节
4. 硬脊膜　5. 蛛网膜　6. 前根　7. 脊神经
8. 脊神经前支　9. 脊神经后支　10. 脊神经节
11. 后根　12. 灰质柱　13. 脊神经前后根

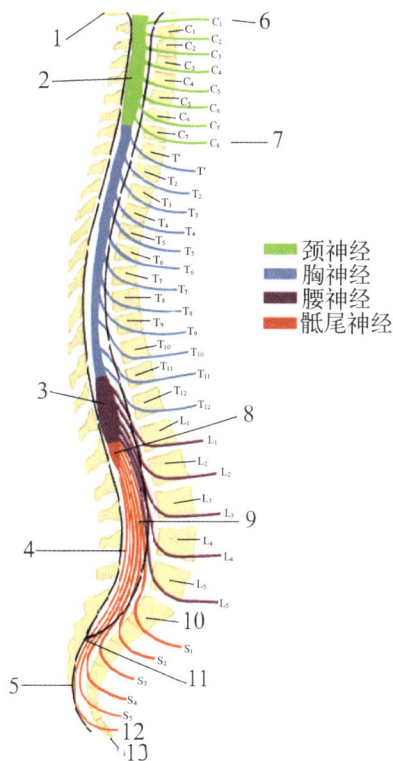

颈神经
胸神经
腰神经
骶尾神经

b. 脊神经来源(侧面观)
1. 颅底　2. 颈膨大　3. 腰骶膨大
4. 内部软脊膜构成的终丝
5. 外部硬脊膜构成的终丝
6. C₁ 神经从 C₁ 椎骨上出来
7. C₈ 神经从 C₇ 椎骨的下面出来
8. 脊髓圆锥　9. 马尾　10. 骶骨
11. 硬膜囊末端　12. 尾神经　13. 尾骨

图 1 - 13　脊神经和椎骨的关系

一、脊神经根解剖结构

脊神经根包膜与脊髓各层被膜相延续。当神经后根和前根穿出脊髓时,其软脊膜和蛛网膜呈鞘状包围其四周。自此两根各自穿过硬脊膜。再向下延伸,穿过脊神经节,两根合并成一根,称脊神经,硬膜也合并成一鞘,即构成脊神经根的被膜。脊神经根对脊髓起固定作用,但由于神经根穿出椎间孔的骨性结构,因根短骨刺易形成而受压迫和粘连,鉴于这一情况,临床上应注意早期诊断和治疗。

(一) 后根(又称背侧根)

后根传入有两种神经纤维,分别描述如下。

1. 躯体传入纤维　后根丝沿脊髓的后外侧沟排列成行,汇集成后根,后根比前根较粗(第1颈神经除外),在其与前根汇合之前,有一呈梭形膨大的脊神经节,内含许多感觉神经元的胞体和神经纤维,其周围突终止于感觉神经末梢,中枢突和其他脊神经节细胞发出有髓和无髓的轴突共同构成后根。传导来自皮肤、肌肉、肌腱、结缔组织、关节囊、韧带及骨膜等感觉器的传入纤维。

2. 内脏传入纤维　自脊神经节内小细胞发出神经突经胸髓1~12节和腰髓1~2节段联系的椎旁神经节的白交通支,分布于心血管和内脏感觉器,传导内环境各种信息的变化。其中枢突经后根进入脊髓,终止于后角;肛门、直肠的内脏传入纤维是副交感神经纤维,经盆神经传入,止于骶髓中间带。

(二) 前根(又称腹侧根)

前根传出亦有两种纤维。

1. 躯体传出纤维　自前角运动神经元发出 α 纤维组成前根大部分,支配骨骼肌的梭外肌;自前角运动神经元发出的 γ 纤维,支配骨骼肌的梭内肌。

2. 内脏传出纤维　自第8颈髓或第1胸髓到第2腰髓节中间,外侧柱细胞发出有髓交感神经节前纤维,经前根、脊神经、白交通支,到达交感神经节,其中一些节后纤维到达内脏平滑肌、心肌和腺体,另一些节后纤维经灰交通支,返回脊神经至平滑肌和腺体;自第2~4骶髓节前外侧细胞发出副交感神经节前纤维,经内脏支至盆丛(图1-14)。

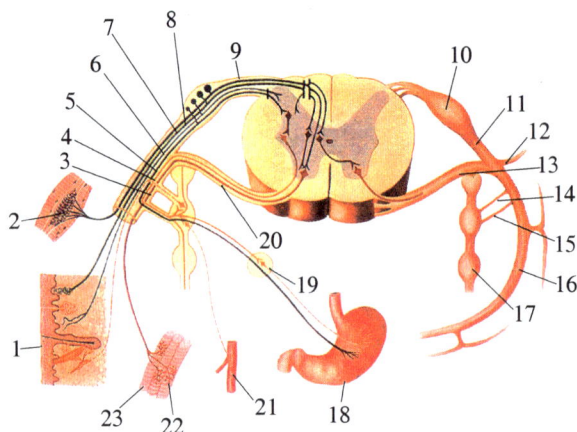

图 1-14　脊神经组成和分布模式图

1. 皮　2. 肌梭　3. 躯体传出纤维　4. 内脏传出纤维
5. 内脏传入纤维　6. 躯体传入纤维(痛觉)　7. 躯体传入纤维(触觉)　8. 躯体传入纤维(本体感觉)　9. 后根
10. 脊神经节　11. 后根　12. 后支　13. 前根
14. 灰交通支　15. 白交通支　16. 前支　17. 交感干神经节
18. 胃　19. 腹腔神经节　20. 前根　21. 动脉
22. 运动终板　23. 骨骼肌

二、脊神经

前、后神经根在椎间孔合并成脊神经,脊神经穿出椎间孔后分成以下3支(图1-15)。

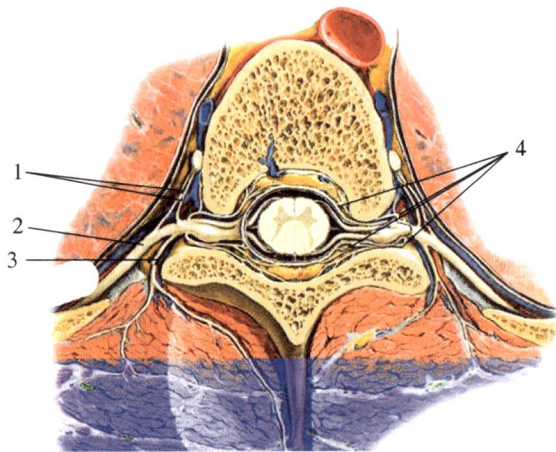

图 1-15　脊神经的分布
1. 灰白交通支　2. 脊神经前支
3. 后支　4. 窦椎神经或称脊膜支

(一) 脊膜支

脊膜支为脊神经第一分支,起自脊神经或交通支,是最细分支,逆方向经椎间孔返回椎管,上方进入颅内,下方各髓段呈相互延续状。脊膜支内有来自脊神经节的感觉纤维,且有细支与邻近的交感神经节相连,两者合称为窦椎神经。故又称脑脊膜返回神经支。分布于脊膜、椎脊血管和韧带（图1-15）。

（二）后支

后支分为浅的皮支和深的肌支，是感觉为主的神经纤维，分布于颈和躯干后部中线两侧的肌肉（脊柱伸肌）及自颅顶至尾骨表面的皮肤。

（三）前支

前支较大，分布于躯干前、外侧部及四肢的肌肉和皮肤。在前支起始部附近有灰、白交通支与交感神经节相连。相邻的前支参与组成神经丛（颈丛、臂丛、腰丛和骶丛）。

第三节　脊髓的血供

一、动脉系统

（一）脊髓前动脉

位于脊髓前正中裂迂曲下行，上方从双侧椎动脉所形成的基底动脉环前各发出一支脊髓前动脉，两侧脊髓前动脉在延髓下端或脊髓上段的前方合并结合成单一的脊髓前动脉。沿脊髓前正中裂下行，沿途不断接受躯干节段动脉发出到脊髓前根的分支（前根动脉）的血液，向下延伸至脊髓圆锥，最后延续为一条与终丝伴行的细支（图1-16）。

脊髓前动脉在行程中呈直角向后发出的200~250条沟动脉，进入前正中裂，继而交替性进入脊髓左右侧（图1-17），脊髓各节段的沟动脉数目不等。但在颈髓脊髓前动脉较粗，有时同时发出两条沟动脉供应脊髓同一平面双侧，因此颈髓沟动脉就占80条左右。脊髓前动脉供应脊髓前2/3的血供，包括前角、侧角、中央灰质、后角基部、皮质脊髓前束、皮质脊髓侧束、脊髓丘脑前束、脊髓丘脑侧束及后索的前部。

赵定麟教授近几年来发现，沟动脉一旦受压，则可以引起类似髓内肿瘤一样症状的病例，因此对该动脉应引起高度重视。

从脊髓前动脉的血供来看，如果脊髓前动脉栓塞或损伤，且出现双侧瘫痪与部分痛温觉消失，甚至大小便失禁。

（二）节段动脉

在颈部为椎动脉第2段、颈升动脉和颈深动脉。沿脊神经根进入椎管，并有前后根动脉之分，两者分别与脊髓前动脉吻合，并参与构成脊髓的动脉冠（图1-17）。在胸部为肋间动脉和肋下动脉，进入椎管后亦分为前后根动脉参与对脊髓的血供。上达下颈髓，因此，此动脉受阻，则可出现颈髓症状。在腰部为腰动脉和髂腰动脉发出，沿腰脊神经进入椎管后，即参与构成脊髓下段的脊髓前动脉。

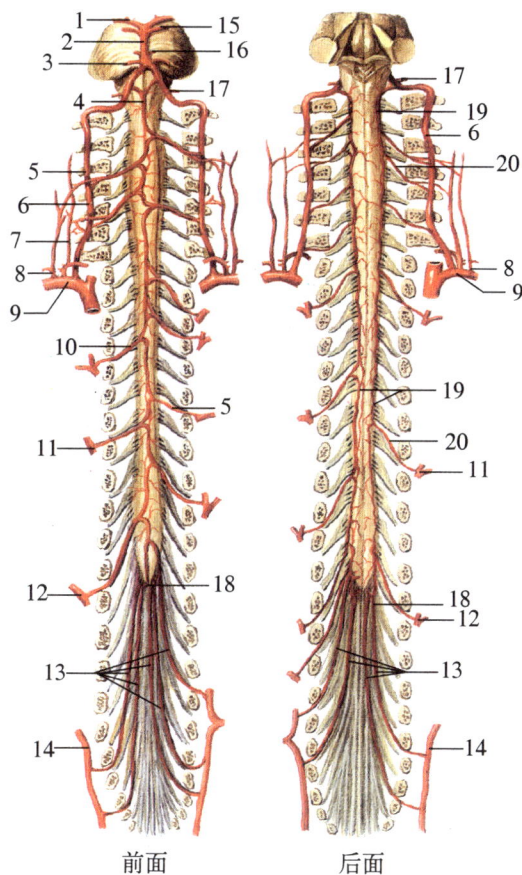

前面　　　　后面

图1-16　脊髓的动脉

1. 大脑后动脉　2. 基底动脉　3. 小脑下前动脉
4. 脊髓前动脉　5. 前根动脉　6. 椎动脉
7. 颈升动脉　8. 颈深动脉　9. 锁骨下动脉
10. 大前根动脉　11. 肋间后动脉　12. 腰动脉
13. 马尾动脉　14. 骶外侧动脉　15. 小脑上动脉
16. 迷路动脉　17. 小脑下后动脉
18. 吻合袢（与脊髓前动脉）　19. 脊髓后动脉
20. 后根动脉

上达第7胸髓，下达S_3，主要供应该段脊髓前方2/3的血供。骶部起自髂内动脉第1分支——髂腰动脉腰支，主要构成S_3~S_4以下的血供（图1-18），在盆部为骶正中动脉和骶外侧动脉。由此可见，节段动脉除供应椎旁肌和脊柱外,其分支沿相应脊神经前、后根走行,分布于脊神经根。硬脊膜和软脊膜,少数分支动脉到达脊髓称为髓动脉。

从脊髓的横断面看(图1-17),脊髓前动脉和前根动脉分布于脊髓前角、白质前索、前联合及侧索的深部,其中由脊髓前动脉所发出的沟动脉,不仅数量多,且从前正中裂发出左右各一支交替进入脊髓,越过白质前联合,分布至脊髓的前柱、侧柱、前索、后柱的基底部和侧索深部(包含皮质脊髓侧束)。如果脊髓前动脉栓塞,则出现双侧瘫痪和部分痛温觉消失,甚至大小便失禁。脊髓后动脉、后

根动脉和动脉冠,分布于灰质后角的表浅部分。

如图1-18a所示,脊髓上有3对主要根动脉参与脊髓前动脉的血供,其中任何一根主要动脉发生痉挛或栓塞,将有可能引起脊髓神经功能部分或全部障碍,手术时临床医师必须设法保留根动脉的完整。赵定麟教授近几年来在国内会诊过数例因该血管损伤而引起脊髓完全瘫痪的病例,临床医师必须对此有充分认识。

(三)脊髓后动脉

位于脊髓两侧脊髓后外侧沟,起于椎动脉。左右椎动脉经枕骨大孔入颅后,各发出一支脊髓后动脉,绕延髓后外侧下行于两侧脊髓后外侧沟,左右各一支,脊髓后动脉各自沿脊神经后根内侧下行,沿途接受躯干节段动脉发出到脊髓的分支(后根动脉或后髓动脉)的补充,由于后根动脉细小,脊髓后动脉不像脊髓前动脉形成连续动脉干,而是断续在各节段和后根动脉形成血管网。供应脊髓后1/3部,包括后索全部(包括薄束、楔束)、外侧索浅部和灰质后角大部分。

(四)脊髓动脉冠

脊髓前、后根动脉和根软膜动脉的分支在脊髓表面互相吻合成软脊膜丛,故又称冠状动脉环,主要供应脊髓前索和侧索的周边部。

二、静脉系统

脊髓的静脉属于椎静脉系,其全长分布大致与脊

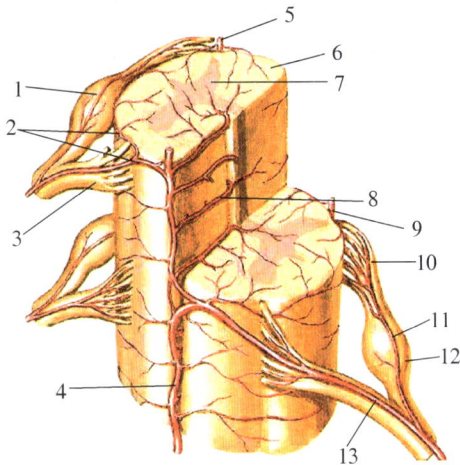

图1-17 脊髓前、后动脉的血供范围

1. 后根 2. 动脉冠 3. 前根 4. 脊髓前动脉 5. 脊髓后动脉
6. 白质 7. 灰质 8. 沟动脉 9. 脊髓后动脉 10. 脊神经后根
11. 后根动脉 12. 脊神经节 13. 前根动脉

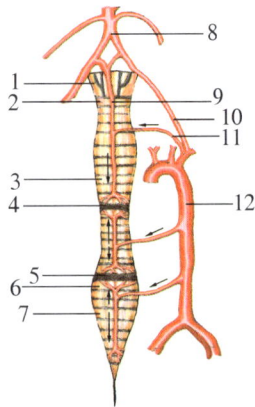

a. 脊髓3对主要根动脉参与脊髓前动脉血液供应示意图

1. 延髓 2. 第1颈髓节 3. 第1胸髓节 4. 危险区
5. 危险区 6. 第2节腰髓节 7. 第5节腰髓节
8. 基底动脉 9. 脊髓前动脉 10. 椎动脉
11. 颈升动脉 12. 主动脉

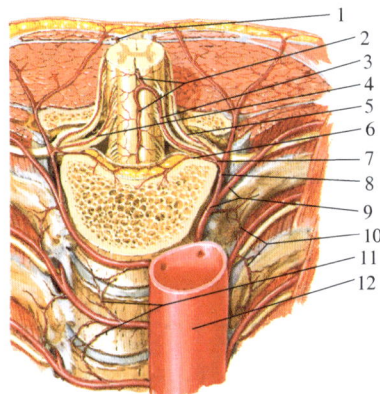

b. 脊髓胸部根动脉横断面观

1. 脊髓后动脉 2. 脊髓前动脉 3. 段间前动脉
4. 前根动脉 5. 后根动脉 6. 硬膜椎体分支
7. 脊髓分支 8. 肋间后动脉背侧支 9. 肋间后动脉
10. 椎旁吻合支 11. 椎前吻合支 12. 胸主动脉

图1-18 脊髓节段动脉分布图

髓动脉相似。脊髓表面有6条纵行静脉(图1-19,图1-20)。

(一)脊髓后正中静脉

位于脊髓后正中沟后方,由脊髓后方有数支后根静脉纵行形成脊髓后正中静脉,延续脊髓全长;在两侧后外侧沟各有一较小的脊髓后外侧静脉与之伴行,此组静脉主要收集后索和角后的静脉血液。

(二)脊髓前正中静脉

位于脊髓前正中裂前方,通过与沟动脉伴行的沟静脉收集沟缘白质和前角内部的血液而构成一条脊髓前正中静脉,亦有一对沿前外侧沟进行的脊髓前外静脉伴行。

上述6条脊髓静脉由静脉冠连接形成软脊膜静脉丛,并有许多交通支互相连接,有穿支穿过硬膜连于椎内静脉丛,椎内静脉丛有分支与椎外静脉丛广泛沟通,再经椎外静脉丛与节段静脉、胸腔静脉、盆腔静脉交通,并可通过脊髓纵行静脉干和椎内静脉丛与颅内静脉相交通。

它们血液还可以通过奇静脉和半奇静脉及腰升静脉的侧支循环。由于脊髓静脉系统特点是没有静脉瓣膜。因此,血流随时从高压向低压方向流动。故胸腔、腹腔和盆腔感染与肿瘤亦有可能从椎静脉系统转移至颅内。反之,脊柱脊髓也容易发生来自体循环和门静脉系统的感染或肿瘤的转移。

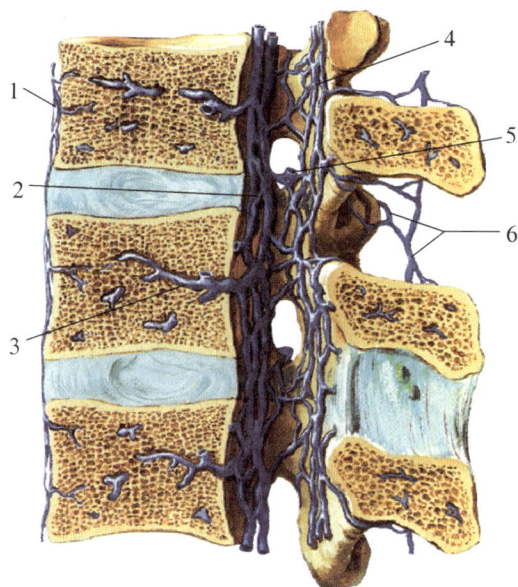

图1-19　椎管静脉(矢状切面)
1. 椎外前静脉丛　2. 椎内前静脉丛　3. 椎体主静脉
4. 椎内后静脉丛　5. 椎间静脉　6. 椎外后静脉丛

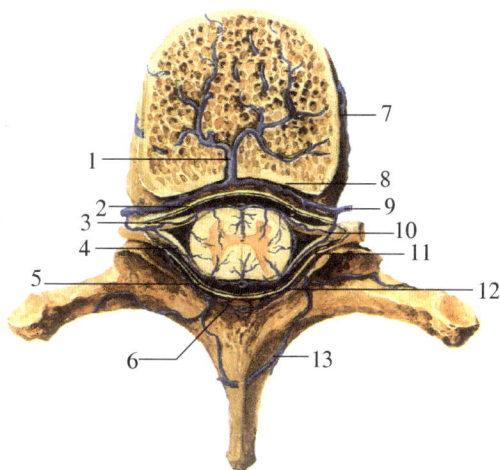

图1-20　椎管静脉(冠状切面)
1. 椎体静脉　2. 脊髓前静脉　3. 前根静脉
4. 后根静脉　5. 脊髓后静脉　6. 椎内后静脉丛
7. 椎外前静脉丛　8. 椎内前静脉丛　9. 椎间静脉
10. 根静脉　11. 硬脊膜　12. 蛛网膜　13. 椎外后静脉丛

第四节　脊髓的功能解剖

一、传导功能

有感觉传导和运动传导。外界或内环境的刺激作用于感受器产生冲动沿感觉神经传入脊髓,经过脊髓上升束(中间传导束)传导至脑(大脑皮质感觉细胞),经过"高级中枢综合分析",再由脑发出有意识或无意识的兴奋冲动,又通过脊髓下行纤维束(中间传导束)调整脊髓神经元的活动传至效应器。

因此,必须通过脊髓内的上、下传导束的传导,才能实现各种感觉和运动功能。

(一)感觉

1. 浅感觉　即一般的痛觉、温度觉及轻触觉。感觉来自周围各种感觉器官,经过脊髓后角进入脊髓,再经脊髓灰质前联合交叉到对侧侧索前外侧,随脊髓丘脑束上升,经过延髓、脑桥,止于丘脑,经过大脑皮质精细综合、分析,最后产生感觉。

2. 深感觉　即本体感觉,指肌肉、肌腱、关节位置觉、震动觉和精细触觉。由皮肤精细触觉感受器及关节、肌肉和肌腱本体感觉的感受器传入冲动,经脊髓后角进入脊髓后索内,随薄束和楔束上升到延髓的薄束核和楔束核,其纤维在延髓内橄榄体水平部左右交叉到对侧终止于丘脑,经大脑皮质综合分析产生深部感觉。

3. 内脏感觉　即来自内脏如胃肠、膀胱等脏器的浆膜,血管的痛、胀、空间感觉。

4. 复合感觉　由内外周围感觉传入通过脊髓小脑束上升到小脑,经大脑综合分析产生综合性感觉功能,能辨别物体大小、形态、质量。复合感觉由深浅感觉复合而成。

(二) 运动

运动功能是接受感觉刺激以后,机体产生的一种反应,分随意运动和不随意运动。随意运动是由横纹肌收缩来完成。人体各部分的肌肉都受脊髓前角中的大运动神经细胞(α运动神经元)所支配,而α细胞又接受皮质脊髓束(又名锥体束)的支配。同时也受来自脑桥、小脑、中脑顶盖、前庭核等处的锥体外系各纤维束的影响,保持正常姿势的活动。

1. 锥体束　由大脑皮质锥体束纤维组成,下行纤维终止于脊髓前角,前角细胞的运动神经元发出纤维经脊髓前根和周围神经到达肌肉,产生大脑皮质支配的和上、下运动神经元传导的随意运动。如上运动神经元损伤后,便产生痉挛性瘫痪;下运动神经元损伤后便产生迟缓性瘫痪。

2. 锥体外系　锥体外系是皮质脊髓束以外的影响和控制躯体运动的所有传导路径,如网状脊髓束、顶盖脊髓束、前庭脊髓束、橄榄脊髓束等的影响,其功能协助锥体系统的活动,使前角运动细胞受到抑制或加强,使随意运动恰到好处,从而调整肌张力,以协调肌肉的活动,维持姿势和习惯性动作,使动作协调准确,免除振动和不必要的附带动作。如果这些纤维或中枢的一个或多个成分产生病变,前角运动细胞就不能恰到好处地支配各肌肉,于是就产生运动失调现象,出现多动症、少动症、肌强直痉挛、肌张力障碍等等不随意肌肉运动出现。

二、反射功能

反射是神经活动的基本形式,是机体对内外环境刺激而作出有规律性的反应。脊神经的特性具

有接受刺激,传递信息的功能。通过反射活动实现其调节功能,它的结构基础就是反射弧,脊髓反射弧由感受器、传入神经、中枢、传出神经和效应器等组成。最简单的脊髓反射是包括一个传入神经元和一个传出神经元,组成单突触反射,一般只局限于一个或相邻脊髓节内,故称节内反射。而大多数反射弧均需两个以上神经元组成多突触反射。即除传入和传出神经元以外,尚有一个中间神经元组成。中间神经元的轴突在固有束内上行或下行数个脊髓节,再终止于前角细胞。

脊髓固有束位于脊髓的前索、侧索和后索的灰质附近,分别称为前固有束、外侧固有束和后固有束(背侧固有束)。固有束起自灰质内的联络神经元,其纤维走出灰质后立即分为升支与降支,升、降一定距离后,其末端及侧支又返回到灰质前角细胞。是脊髓内联系脊髓不同节段的短距离上、下行的纤维束,把同侧和对侧相邻脊髓节段的神经冲动联系起来,是脊髓固有反射的基础,对脊髓反射起重要作用。

1. 牵张反射或伸肌反射　这类反射是节内反射,其功能是维持骨骼肌的紧张。当其骨骼肌受到外力牵拉时,就会引起反射性收缩,因此对维持其姿势就特别重要。膝反射、跟腱反射均属此类反射。其反射弧感觉器是肌梭和腱器,效应器是肌纤维,它的中枢位于脊髓内,受皮质脊髓束影响。其反射弧路径中断,反射消失,失去高级运动中枢控制时,反射亢进,是锥体束病变的主要体征。

2. 防御反射　当机体某部受到损害性刺激时,肌肉就会发生快速收缩,急于避开刺激,出现防御性反射,如手、足受到刺激,被烫时快速的缩手、屈肘、屈腿,这时伸反射则被抑制。

因此,脊髓反射均与节段发生联系,某一节段受损,有关节段的各种反射均消失,它对脊髓病变定位有重要意义。

3. 浅反射　当皮肤、黏膜受到刺激时,反射冲动传入大脑皮质的顶叶感觉区。再传至运动区传出,最终至终板引起肌肉收缩,是一种保护性反射,不属于牵张反射。当锥体束受损时,浅反射不是亢进,而是减弱或消失。

三、脊髓的营养作用

前角的神经元主要是运动神经元,其轴突从前外侧沟发出组成脊神经前根,支配肌肉,前角亦是

肌肉的营养中枢,对肌肉有营养作用。当前角受损时(如小儿麻痹症),不仅出现它所支配的肌肉瘫痪,而且还会出现它支配的肌肉发生萎缩和相应节段骨质疏松。

四、脊髓对内脏活动的支配

人的脏器活动受脑和脊髓的控制,同时又受自主神经系统的交感和副交感神经的双重支配。但两者必须同时存在,才能全面起到调节内脏器官的兴奋或抑制作用。主要通过 $T_1 \sim L_1$ 脊髓交感与副交感神经对血管收缩、腺体的分泌和竖毛肌的收缩发挥作用(图1-21)。

总之,脊髓主要是由无数的小神经细胞(相当于电脑)及与此相连的神经纤维(相当于电缆线)组成的,其结构极其复杂。神经细胞即神经元由细胞体(含有核的细胞部分)组成,其大小为2.54 cm的2/1 000以下,大多数的神经元最少有一个轴索,它向0.5~1 m的距离处传递信息,树状突起为轴索中的最短者,每个神经元含有多个树突,其作用

是接受来自邻接细胞的信息(图1-22)。树突与轴索均由神经细胞的突起构成,每个神经元均由突起及细胞体构成,接受来自其他细胞的信息并传递。脑的神经细胞与脊髓的细胞相连,脊髓的细胞又通过神经元轴突与肌肉、感觉器官相连,管理着身体的活动与功能。如排尿、排便、心脏跳动、肺的呼吸、体温调节、性功能等(称此为自主神经功能)的大部分是受大脑的命令支配,并由脊髓进行控制。

如果因受伤、患病至某髓节死亡,则该髓节及其以下的髓节所支配的功能亦将出现异常,即来自大脑的指令在死亡的髓节处完全中断或部分中断,因而其功能脱离了大脑的支配,其活动可减弱,或反之亢进(从运动方面讲为随便活动或活动笨拙)。如以电脑联网譬喻则如同中继站出现事故,如以电话譬喻则如电线被切断而总公司与分公司无法联络一样,即分公司得不到总公司的指令,分公司的报告上达不到总公司,于是总公司与分公司各自独立活动。此种脊髓被破坏,神经组织死亡、切断则会出现一系列功能紊乱。

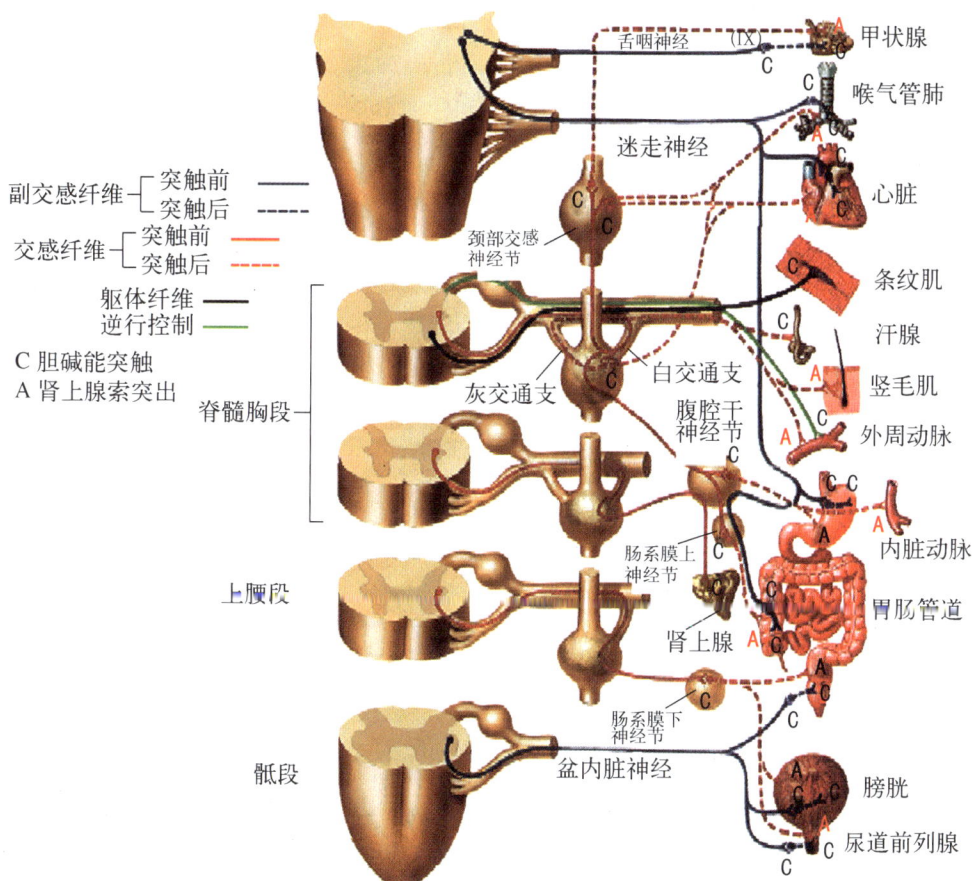

图1-21　自主神经系概观

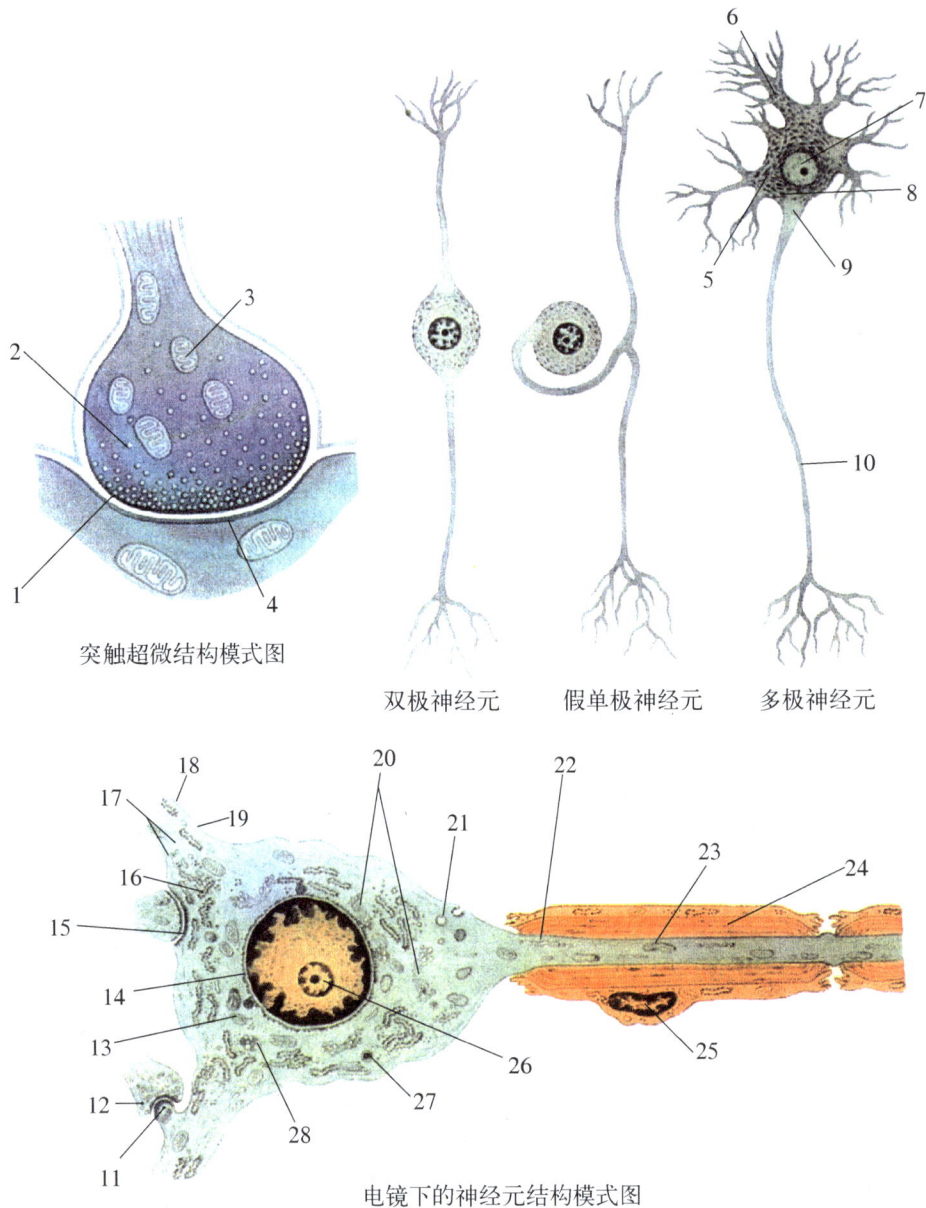

突触超微结构模式图

双极神经元　　假单极神经元　　多极神经元

电镜下的神经元结构模式图

图 1 - 22　神经元模式图

1. 突触前膜　2. 突触小泡　3. 线粒体　4. 突触后膜　5. 胞体　6. 树突　7. 胞核　8. 尼氏体　9. 轴丘　10. 轴突　11. 棘
12. 突触小泡　13. 线粒体　14. 核膜　15. 突触　16. 粗面内质网　17. 微管　18. 树突　19. 微丝　20. 高尔基复合体
21. 小泡　22. 滑面内质网　23. 线粒体　24. 髓鞘　25. 神经膜细胞核　26. 核仁　27. 溶酶体　28. 脂褐素

第五节　脊髓的功能紊乱

脊髓损伤以后,其与高级中枢失去了联系,在受损平面以下出现双下肢或四肢运动和感觉减退或消失,反射活动的消失和自主神经功能障碍,根据损伤平面及程度不同,还可以引起全身各系统的改变。

一、呼吸功能改变

由于呼吸传导束在 C_4 水平两侧前外侧柱下行,故 C_4 以上颈髓损伤,由于膈肌及全部肋间肌均发生瘫痪,可以出现呼吸麻痹。不及时采用辅助呼吸,常常会造成死亡。高位截瘫患者由于经常卧床，肺血循环不畅，同时由于交感神经受累，而使副交感的迷走神经占优势导致气管和支气管分泌物不易排出，易发生肺部感染，肺活量明显下降，血氧降低，血二氧化碳增高，最终导致肺功能衰竭。

二、循环系统改变

脊髓高位受损后，常见于颈部、上胸髓损伤患者，由于交感神经损伤，副交感迷走神经占优势，而出现心肌收缩力减弱，心脏排血量下降，心率减慢，血管扩张，循环血量减少，血压下降。当血压回升后，由于血管通透性的关系，可加重受损的脊髓出血性坏死。当反射逐渐恢复后，心功能及血压将稳定，但血管紧张度低下所致的障碍将长期持续。

三、体温调节改变

因汗腺麻痹，不能排汗，体温调节中枢传导通路受损，使产热、散热不平衡及自主神经功能紊乱，会出现体温过高或过低，此外肺部、泌尿系感染、褥疮感染均可引起高热，使整个体温调节发生紊乱。

但也有体温低下者，系交感功能减退，外周四肢血管扩张，散热量增加，加上瘫痪肌肉不能收缩，产热减少等因素所致。

四、代谢系统改变

脊髓损伤早期亦出现糖原利用障碍，又因呼吸、循环功能不全，使组织呈缺氧状态，造成代谢障碍加重，引起酮体蓄积，又会促使体液、电解质、酸碱平衡紊乱。

五、自主神经功能改变

在早期由于脊髓损伤，通过皮质脊髓束、红核脊髓束等从大脑致脊髓的传导冲动受阻，产生脊髓休克，损伤水平以下节段所支配的全部脊髓反射消失，体神经与自主神经全部反射亦均消失。由于交感神经受阻，迷走神经兴奋，减少了血管周围的阻力，产生血液在血管内血容量的停留和向心的血流量减少，而又无反射性心率加快。因而血压下降，体温不升，反应迟钝及定向力差等现象。而受损平面以下，还有发汗、寒战及竖毛反射均消失，空腔脏器充盈胀满，大便秘结，呼吸困难等等。由于这种自主神经系统内部调节功能失调，还会产生其他许多症状。

六、性功能改变

对男性主要是阳痿。脊髓损伤后患者能否保持勃起能力很大程度上取决于脊髓损伤的平面。性功能脊髓中枢在 $S_2 \sim S_4$ 骶髓，损伤后多数患者不能勃起，但颈髓损伤患者百分之百有勃起可能。阴茎勃起 1/3 的患者中，能成功地进行性生活。但有生殖能力的人不多，因不能射精，或因膀胱括约肌松弛，使精液逆流入膀胱或长期高热使睾丸萎缩，不能产生精子。

女性患者卵巢和内分泌功能很少长期紊乱，伤后 6 周左右可恢复月经，有性欲低下或性交无快感，但可正常怀孕或生育。

七、脊髓休克

脊髓损伤后，因被损伤的脊髓失去高级中枢控制后，在损伤平面以下节段所支配的全部脊髓反射暂时消失称脊髓休克，并立即出现完全性迟缓性瘫痪。脊髓休克是由于被损伤的脊髓失去高级中枢神经调节，使脊髓神经元暂时处于兴奋极低状态，在伤后不久可逐渐恢复。一般经过数天或 2～3 周感觉和运动障碍开始逐渐恢复，不留任何后遗症。脊髓休克与脊髓横贯性损伤初期表现相似，脊髓休克所致瘫痪为不完全性，数小时内可有部分恢复，如伤后数小时仍表现为运动、感觉，特别是振动感觉完全消失，则说明不仅仅是处于休克状态，而脊髓有实质性损伤。脊髓实质性损伤最严重为完全横断，休克消失后，则运动感觉及浅反射不恢复，出现反射亢进，并有病理反射出现。不完全性损伤，可获得大部或小部分或稍许恢复，所以一般认为脊髓休克时间越长，表示损伤程度越严重，预后也越差。

（李也白 周 鹏 李 悦 林 炜）

参 考 文 献

1　刘润田,郭世绂.脊柱外科学.2版,天津:天津科学技术出版社,1981.

2　徐丰彦,张镜如.人体生理学.2版,北京:人民卫生出版社,1987.

3　郭世绂.临床骨科解剖学.天津:天津科学技术出版社,1988.

4　博英魁.脊柱解剖与手术.济南:山东科学技术出版社,1994.

5　刘正律,陈尔瑜.临床解剖学丛书.胸部和脊柱分册.北京:人民卫生出版社,1994.

6　张培林.神经解剖学.北京:人民卫生出版杜,1995.

7　王启华,孙博.临床解剖学丛书.四肢分册.北京:人民卫生出版社,1996.

8　徐恩多.局部解剖学.4版,北京:人民卫生出版社,1996.

9　潘之清.实用脊柱病学.济南:山东科学技术出版社,1998.

10　朱长庚.神经解剖学.北京:人民卫生出版社,2002.

11　赵定麟.现代脊柱外科学.上海:世界图书出版公司,2006.

12　唐镇生.神经系统肿瘤.北京:人民中医出版社,2004.

13　徐国成,韩秋生,霍琨.人体解剖学彩色图谱.沈阳:辽宁科学技术出版社,2006.

14　郭光文,王序.人体解剖彩色图谱.北京:人民卫生出版社,2008.

15　Kuyper HG. The descending pathway to the spinal cord their anotomy and function. Prog Braib Res,1964,11:178.

16　Henneman E et al. Functional significance of cell size in spinal motoneurons. J Neurophysiol,1965,28:560 - 620.

17　Rickenbacher J, Landolt AM, Theiler K. Applied Anatomy of the Back. New York:Springer Verlag, 1985.

18　Bogduk N. Clinical Anatomy of Lumbao Spine and Sacrum, 3rd ed. London:Churchill Livingstone, 1997.

19　Kandel ER, Schwarts JH. Principles of Neuroal Science. 4thed. New York:McGraw Hill,2001.

20　Lingappa VR, Farey K. Physiological Medicine (a clinical approach to basce medine physiology). New York:McGraw Hill,2001.

21　Netter FH, Machado CAG. Atlas of Human Anatomy. 3rd edition. New York, John T,Hansen, 2003.

第二章 脊髓疾病临床诊断的方法

第一节 诊断检查方法的历史变迁

近年来，由于神经放射线学诊断技术和显微神经外科技术的进步，脊柱脊髓疾病的诊断与治疗方面也取得了很大的进展。

脊髓疾患的诊断技术是随着科学技术的发展而逐渐完善的。早在1870~1880年，由于诊断手段落后，对痉挛性截瘫的原因曾多用原发性侧索硬化症来解释；1892年，Erb发现脊髓梅毒截瘫同样是痉挛性的，故诊断又流行一时；1900年发现维生素B_{12}缺乏所致的脊髓亚急性联合性变性也同样有这些症状，因此对痉挛性瘫痪的诊断又发展了一步；但由于条件限制，仍有不少脊髓疾病发生误诊。1910年以后，脊柱脊髓外科学出现了划时代的进步，许多脊柱脊髓疾患相继成为可以治疗的疾病。

继脑髓液检查、脊椎平片检查及断层检查之后，又相继出现了水溶性造影剂脊髓造影法、CT扫描及磁共振等具有划时代意义的诊断方法。对于像多发性硬化症及脊髓空洞症等疑难疾病，过去必须依赖尸检才能诊断。然而，利用CT、CT-MLG（CT脊髓造影）、MRI等手段就可以得到及时准确的判断，对于影像学看不到的病灶亦可通过神经电生理学手段如诱发电位而得到初步判定。

在脊柱脊髓疾病诊断领域仍然存在令人不解的谜团。最近，一种慢性痉挛性截瘫疾病越来越引人注目，该病以缓慢进行性的痉挛性截瘫为临床特点，并有血清及脑髓液中HTLV-Ⅰ抗体升高。日本称此为HAM，此病与热带性痉挛性轻截瘫是否同属一病尚有争议。另外，诸如AIDS（艾滋病）的脊髓损害、梅毒性脊髓炎、类肉瘤病所致的肉芽肿性脊髓病以及许多新发疾病等都有待于进一步研究。

第二节 诊断检查的基本知识

脊髓疾病十分复杂，诊断难度很大。然而，正确的诊断是治疗的基础，没有明确诊断的疾病其治疗更是雾里看花。只要能够在全面掌握脊柱脊髓生理病理解剖等相关知识的前提下，全面收集患者有关信息，如病史、症状、体征、影像、神经电生理等，并综合分析，对于绝大多数脊髓疾病都不难做出正确诊断。

一、收集病史

在病史的收集过程中，问诊占有重要地位。医师要为问诊创造一种易于交谈的气氛。注意不要被患者误导，必要时可进行反复问诊。

病史收集应该包括如下一些主要内容：一般情况、主诉、始发症状、发病过程、既往史、家族史等。

（一）一般情况

包括患者的性别、年龄、职业和婚姻等情况。

1. 年龄 不同年龄有不同年龄组的发病特点。

（1）小儿及青少年：可发生脊柱裂、脊髓脊膜膨出、先天性脊柱畸形等疾病。

（2）老年患者：多见脊柱退行性疾病，可有脊柱不稳、椎管狭窄、骨质增生、韧带钙化、全身重要脏器老化等疾病，转移性肿瘤所导致的脊髓损伤也多见于老年人。

（3）青壮年患者：多发生交通、建筑工地等损伤。在搬抬重物时发生腰痛及下肢放射痛,应怀疑腰椎间盘突出症。此年龄段也为脊柱脊髓损伤的高发年龄。

2. 性别

(1) 女性:易于发生胸背部筋膜炎,分娩后骶髂关节致密性骨炎,绝经后骨质疏松症等疾病。

(2) 男性:在我国高危职业损伤,如高空坠落伤所导致的脊髓损伤等以男性占绝大多数。

3. 职业　许多疾病与职业有着密切的关系,如长期伏案工作的白领易患颈椎病,甚至脊髓型颈椎病;也易于发生腰椎间盘突出症;举重运动员易于发生腰椎椎板峡部裂脊椎滑脱。

(二) 主诉

主诉是患者来诊的重要理由,是患者的症状反应和病理特点的直接体现,对于疾病的诊断十分重要。医师应该抓住患者主诉的特点,按 what(怎样)、when(什么时候)、where(在哪里)、how(用什么手段)"3W1H"要领对患者的主诉进行把握。

1. 疼痛　外伤、脊柱肿瘤、炎症、椎间盘突出等皆可引起疼痛。其中外伤性疼痛以有明显外伤史为特点;脊柱肿瘤、炎症、椎间盘突出等使神经根受刺激,疼痛多呈持续性,可有发作性加剧。不同的疾病具有不同的疼痛特点。夜间疼痛明显,必须用止痛药才能止痛的多系椎管内肿瘤,甚至恶性肿瘤;腰腿疼痛,咳嗽时加重可能是椎间盘突出或椎管内占位性病变;腰腿疼痛,间歇性跛行明显者可能是腰椎管狭窄症;脊椎疼痛与天气明显相关,受凉、受潮后加重,应考虑为风湿性疾病,也有可能为增生性脊柱炎。

2. 脊柱畸形　脊柱畸形有先天性和后天性之分,诸如先天发育性椎节变异、Pott 病、特发性脊柱侧弯和强直性脊柱炎等疾病。

3. 高热伴有脊柱节段性疼痛　多见于儿童咽喉部软组织感染导致的急性化脓性脊柱炎,也可见于其他疾病。

4. 低热伴有脊柱节段性疼痛　多见于脊柱结核,也可见于其他慢性炎症疾患。

5. 一侧上肢无力疼痛,肩部下垂或提重物时加重　多见于胸廓出口综合征所引起的前斜角肌症状群。

6. 同时或先后出现四肢神经症状者　以运动障碍为主者多为脊髓型颈椎病,以感觉障碍为主者多见于颈椎管狭窄症。

7. 麻木　不同疾病所导致的麻木有着不同的特点。

(1) 脊髓肿瘤:感觉消失的上限与脊髓肿瘤水平密切相关,应鉴别其为脊柱脊髓疾病或周围神经性疾病。

(2) 腕管综合征:诉手指麻木夜间痛,甩手后减轻(nocturnal fick),仅就其现病史,很可能为腕管综合征。

(3) 颈椎病:脊柱疾病受姿势的影响大,颈部后伸使症状加重为其特征即理发椅征(Barber's chairs sign)。一般情况下,最先麻木的手指所对应的神经根所在节段便是责任病变部位。上位颈椎疾病中多在 1～5 指的前端开始,而中、下位颈椎则多局限于相应髓节支配的手指。神经根障碍与脊髓障碍一般有一个髓节的错节。如 C_5～C_6 间盘突出仅影响神经根时,则以拇指为中心 C_6 区域麻木感为初发症状;如伴有脊髓病变则麻木感以中指为中心为其初发症状。同样 C_6～C_7 间盘突出仅影响神经根时,其麻木感以中指为中心,如有脊髓病变时则缺乏手指感觉异常的主诉,检查亦缺乏上肢症状,此时则难与胸髓疾病相鉴别。

(三) 现病史

1. 外伤史　应了解外伤史的详细情况,包括急慢性外伤,应帮助患者回忆较为轻微的外伤经过,尤其对反复外伤者的外伤史予以详细了解。在了解外伤史中应该重点从如下几个方面进行询问。

(1) 受伤机制:包括外伤发生的场所,受伤时机体的姿势,外力的方向、速度,高空坠落高度、受力点以及受伤过程中机体的体位改变等。

(2) 受伤后的早期症状:伤后患者的早期症状对诊断有很大帮助,也从某种意义上指导着治疗方案的制定,对于后的判断也有帮助。外伤后尤其是肢体的感觉和运动功能障碍的出现及其加重或缓解、大小便功能障碍的出现等都具有极其重要的意义。

2. 受伤后治疗经过以及病情变化情况　受伤后的现场急救、固定搬运、输送情况,以及用药监护、体位变动情况,是否定时翻身、留置尿管、大便如何处理、会阴部是否定期冲洗等等;受伤后至今的治疗效果以及症状变化情况。

3. 非外伤性疾病的始发症状　对于非外伤性疾病要详细询问其始发症状出现的部位性质程度等。例如疼痛的部位、疼痛的性状、诱发加重或缓解的因素等等；肌力低下的部位、程度、出现条件、改善的条件、加重的原因等并加以分析。一般可根据最初出现的症状判断病变部位。如始发症状为脐周围疼痛时，提示为 T_{10} 的髓节病变。

4. 非外伤性疾病的治疗经过　要详细询问非外伤性疾病的治疗经过。包括检查手段、保守和手术治疗情况、临床疗效、疾病反复发作情况等等。

（四）既往史

脊髓疾病患者有可能合并有高血压、糖尿病、恶性贫血等全身性疾病；而外伤、手术等多与现在的症状有关，所以采集既往史是很重要的。

（五）家族史

某些脊柱脊髓疾病如先天性畸形有可能因家族性遗传性疾病引起，所以要询问以父母、兄弟为中心的家族的健康状态，死亡原因。

（六）婚姻史

先天性畸形者中有许多近亲结婚者，此情况在山区及边远地区较多见。

（七）月经生育史

了解月经史有助于骨质疏松症等疾病的诊断；了解分娩生育情况有助于诊断腰骶部许多疾病的诊断。

二、脊髓及神经根损伤检查时所必备的基本知识

（一）髓节（spinal segment）

与不同水平的神经根相对应的脊髓节段称为髓节。脊髓可分成许多髓节，神经根由各髓节发出，根据其解剖部位而编号，颈髓有 8 对，胸髓 12 对，腰髓及骶髓各 5 对。

第 5 颈髓至第 1 胸髓的髓节支配上肢，第 12 胸髓至第 4 骶髓的髓节支配下肢。

脊髓与神经根受损伤时，根据其髓节的部位，可出现相应的、特征性的症状和体征。因而通过临床检查可诊断出脊髓损伤的节段水平，即根据损伤的部位可出现相应的失神经支配的征象。

无论脊髓或神经根，受损伤后均出现与该髓节相应的肌力、感觉及反射的改变。为综合判断其神经损伤的部位，必须正确掌握皮肤感觉区，肌肉的神经支配区及各种反射的有关知识。病变、损伤在脊髓或神经根，依其部位不同，则其皮肤感觉区（由单一髓节支配的肌群）所出现的征象亦有所不同。所以根据肌力、感觉及反射的改变可正确判断神经病变的部位。

（二）皮节（dermatome）

指从一个髓节发出的一对神经根内的感觉神经轴突所支配的皮肤区域。皮节常常代表一块独立而又与其他相连的皮肤区域。颜面及头部的前半部为三叉神经支配，此外的全身皮肤感觉皆在脊髓后根的支配下，呈皮肤分节状。对皮肤分节的记忆要点如下：① 头部的大致一半为三叉神经与 C_2 的支配分界线；② 上肢由 $C_5 \sim T_2$ 支配，中指由 C_7 支配，躯干部则以 C_4 与 T_2 为分界线（cervical line）；③ 下肢由 $L_1 \sim S_2$ 支配，腹股沟附近为 $T_{12} \sim L_1$ 的分界线，包括外阴部的肛门周围由 S_3 以下支配。

皮肤感觉由相邻的神经根重叠支配，因而单一神经根障碍时虽出现感觉低下，但通常并不出现感觉消失，且感觉低下的范围较皮肤分节窄，界限不显著。而周围神经支配与皮肤分节大不相同而复杂，出现障碍时易出现感觉消失，其界限亦明显。

通常，神经根受损时易出现麻木、疼痛等自觉症状，常随体位变动而加重。疼痛有放射倾向，其放射的末梢部如表 2-1 所示，与皮肤分节一致。

表 2-1　神经根与疼痛的放射部位

神经根	疼痛部位
C_2	后头部
C_3	耳郭
C_4	颈部，肩上部
C_5	肩下部，上臂外侧
C_6	前臂外侧，拇指，示指
C_7	中指
C_8	环指，小指
T_1	前臂内侧
T_2	上臂内侧，上胸部
T_4	乳头部位（带状）
T_{10}	脐部（带状）
L_1	腹股沟
L_2	大腿内侧
L_3	大腿前部，膝
L_4	大腿外侧，小腿内侧
L_5	小腿外侧，足背及踇趾
S_1	大腿后部，小腿外侧，小趾
S_2	大腿后部，小腿后侧，跟内侧
S_3	大腿内侧
S_4	臀部，外阴部
S_5	肛门周围

（三）肌节（myotome）

分布于四肢和躯干的肌肉由脊髓灰质前角发出的前根所支配，由一支前根所支配的肌肉单位称

为肌节(myotome)。各骨骼肌由复数神经支配。某一神经根支配下的肌肉有瘫痪时,很难与前角病变所致的瘫痪鉴别,有时将两者合称为髓节-根性运动瘫痪。另外,各肌肉均有其主要支配的神经根,当其出现障碍时出现明显的瘫痪,如能记住则非常方便(表2-2)。为与周围神经疾患进行鉴别,最好记住主要肌肉的周围神经支配。周围神经损伤时常出现单一肌肉瘫痪,肌节障碍时通常出现多个肌肉的瘫痪。

表2-2 神经根支配的主要肌肉

神经根	肌 肉
C_3、C_4	膈
C_5	三角肌,冈上肌,冈下肌,肱二头肌
C_6	肱桡肌,旋前肌,桡侧伸腕长肌
C_7	肱三头肌,尺侧伸腕肌,伸指肌
C_8	屈指肌
T_1	手内在肌
$T_7 \sim T_{10}$	腹直肌上部
$T_{10} \sim T_{12}$	腹直肌下部
$L_2 \sim L_4$	髂腰肌,股四头肌,股内收肌
L_4	胫前肌
L_5	臀肌,屈膝肌,伸踇长肌
S_1	腓骨长、短肌

脊髓是连接脑和身体之间运动和感觉信息的主要通道。纵向的脊髓通道为白质,包绕着脊髓中央的灰质,大部分脊神经细胞位于脊髓灰质,并构成相应的感觉、运动神经元节段。脊髓感觉神经元轴突和运动神经元的轴突经相应节段的神经根进出脊髓,根据神经根进出椎管的椎间孔而命名。

每个神经根接受来自相应皮肤区域(称皮节)的感觉信息,同样每个神经根支配一组肌群(称肌节)。多数神经根支配一块以上肌肉,同时大部分肌肉受多个神经支配。

(四)脊椎与脊髓的位置关系

脊椎与髓节的水平于胎生初期一致,胚胎第4个月开始由于脊椎的生长速度较脊髓快,因而出现位置关系的逐渐错位,出生时脊髓下端(脊髓圆锥)位于 L_3 水平,成人则大致位于 L_1 椎体下缘(图1-13)。一般 $C_1 \sim C_4$ 髓节与同序数椎体节段对应;$C_5 \sim C_8$ 髓节和 $T_1 \sim T_4$ 髓节约与同序数椎骨的上方第1节脊椎对应;$T_5 \sim T_8$ 髓节约与同序数椎骨的上方第2节脊椎对应;$T_9 \sim T_{12}$ 髓节约与同序数椎骨的上方

第3节脊椎对应;腰髓节约平对 $T_{10} \sim T_{12}$ 椎体;骶尾髓节约平对于 L_1。颈椎间盘水平与颈髓髓节关系是,则 $C_3 \sim C_4$ 水平位于 C_5 髓节;$C_4 \sim C_5$ 为 C_6;$C_5 \sim C_6$ 为 C_7;$C_6 \sim C_7$ 为 C_8 髓节大致对应。

脊髓位置虽变化,但神经根通过的椎间孔并不变,所以神经根的走向于颈髓最上部呈水平状,但自中部颈髓以下呈下行状,且越往下神经根越呈下倾,注意颈部椎骨数与髓节数不同,颈椎有7节而颈髓髓节有8节,C_1 神经根通过 C_1 椎骨(寰椎)上缘,C_8 神经根通过 C_7 椎骨下缘,T_1 以下则神经根通过与相应的椎骨下缘。L_2 椎体以下无脊髓而仅有被称为马尾的神经根。有时先天性脊髓低位,可与拴系综合征、终丝紧张、脊椎裂、Arnold-chiari 畸形合并出现。

(五)神经平面、感觉平面和运动平面

神经平面指脊髓具有身体双侧感觉,运动功能的最低节段。事实上,身体两侧神经节段的正常感觉和运动检查时常常有所差别。因此,用右侧感觉节段,左侧感觉节段,左侧运动节段,右侧运动节段这四个节段来判断神经平面,并分开记录,而不采用单一"平面",以免造成误解。感觉平面指身体两侧正常感觉功能的最低脊髓节段。运动平面亦指两侧正常运动功能的最低脊髓节段。脊髓平面由神经检查确定,包括:检查身体两侧各自的28个皮区关键感觉点;检查身体两侧各自的10个肌节的关键肌。

(六)肌力

支配肌肉活动的冲动传自脊髓内的锥体束,尤其是皮质脊髓束。神经根被阻断后,由于出现失神经支配可引起该支配区肌肉的迟缓性瘫痪;锥体束被阻断后则引起痉挛性瘫痪。

神经根受压时,根据其受压程度,可出现相应的肌力低下,肌力的评价以美英矫形外科学会采用的肌力评定标准为最佳方法。

要掌握此肌力等级,最重要的是要记住:3级肌力是能克服重力、进行全方位的关节运动。较3级肌力更强的是4级肌力,5级肌力是肌力检查时给予一定阻力。较3级肌力更弱的肌力是2级肌力、1级肌力、0级肌力,是消除重力影响时的肌力。按统一固定的标准反复进行肌力检查,可了解损伤部位是否改变,瘫痪是否改善或加重。另外,给予一定阻力的反复肌力检查,亦可有助于肌肉的易疲劳性(肌力减退)及有无神经病变的判定(表2-3)。

表 2-3 肌力分级法

级 别	特 征
5.（正常 normal）	能克服最大阻力及重力，完成全运动范围的运动，
4.（优 good）	能克服一定程度的阻力及重力，完成全运动范围的运动
3.（良 fair）	只能克服重力而完成全运动范围的运动
2.（可 poor）	除外重力影响后可完成全运动范围的运动
1.（劣 trace）	只有轻微的肌肉收缩，无关节运动
0.（零 zero）	无肌肉收缩

（七）肌张力

1. Ashworth 肌张力判断方法

（1）1级：肌张力正常，当肢体被动活动时，肌肉有适当的抵抗力。

（2）2级：肌张力轻度增加，当被动伸屈运动时，肌肉有轻度抵抗力的"折刀感"，但主动运动不受影响。

（3）3级：肌张力中等度增加，当被动运动时有较大的抵抗力，但可获得正常的运动范围，主动运动受限。

（4）4级：肌张力明显增加，被动运动时有明显的抵抗，而呈现运动范围受限，主动运动也明显受限。

（5）5级：肢体屈曲或伸直位明显僵硬状态。

2. 肌张力检查法　正确检查肌张力要有正确方法及经验，检查上肢时令手腕作背曲、掌曲运动（图2-1）及前臂旋前、旋后运动则易发现。尤其有轻度痉挛性收缩时，前臂迅速旋后运动时可出现痉挛性抓握这一不随意动作。检查下肢肌张力时检查者手伸进膝窝，并迅速上举，有痉挛性收缩时出现折刀现象。

三、感觉

感觉（表2-4）检查对脊髓疾患的诊断很重要，如若完全依据患者的反应及回答，则易出现问题。因为常有主诉感觉异常而要求医师做出是否为器质性病变的情况，也可有痴呆患者不能做出正确反应者。所以应具备基本的解剖学知识，要掌握脊髓疾患时哪一部位的障碍能出现哪一种感觉障碍，并要在尽短时间内得出有意义的检查结果。要避免在检查时给予患者任何暗示，也要避免不必要的长时间反复检查。一般按照痛觉、温度觉、触觉检查浅感觉，按照位置觉、振动觉检查深感觉（图2-2）。

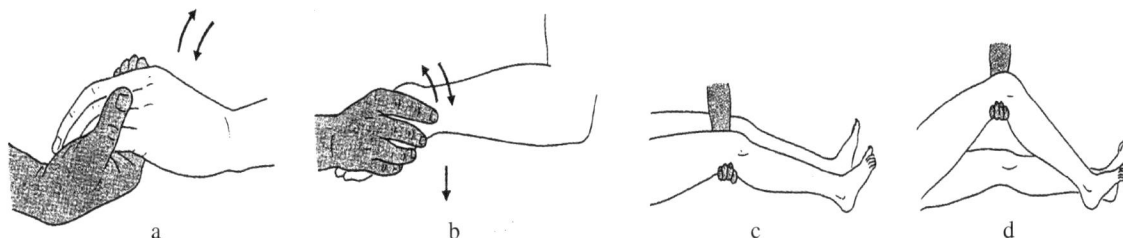

图 2-1　肌张力的正确检查方法

表 2-4　感觉的检查方法

浅 感 觉	深 感 觉
（1）振动觉：用振动（128 Hz）音叉，对准关节及骨突出部，询问感觉情况。以正常部位（如胸骨柄）的感觉为10分，问患者评定分数是多少。	（1）温度觉：将冷水及温水放入试管，触患者皮肤与正常部位比较后评定。因热水及太冷的水产生疼痛，故温水水温为40~50℃，冷水用5~10℃。
（2）位置觉：令患者闭眼，检查者活动患者的手指及足趾的关节，让其说出活动方向。较少的刺激方法是不活动中指节，检查者用一只手固定一侧，用另手手指从两侧抓住末节上下活动。	（2）痛觉：由大头针轻刺皮肤，问是否感觉到疼痛，以正常部位为10分予以评定，为预防感染，大头针用后即扔掉。
（3）皮肤书写觉：患者闭眼，在其皮肤上用铅笔写数字、字母等，令其说出写的是什么，并与正常部位相比较。	（3）触觉：用笔尖及棉花轻触皮肤，问患者是否感觉到，感觉到时与正常部位比较评分，也可令患者闭眼，触到即回答。
（4）两点识别觉：用钝的细棒状物轻触皮肤，问是否一根还是两根，令患者闭眼并说出可识别出两根触皮的最小距离，与健侧或检查者身体同样部位进行比较。	
（5）立体识别觉：在闭眼患者手中放入橡皮擦、硬币、火柴盒，令其说出放的是什么，说不出名时也可说出形状、大小、软硬等。	

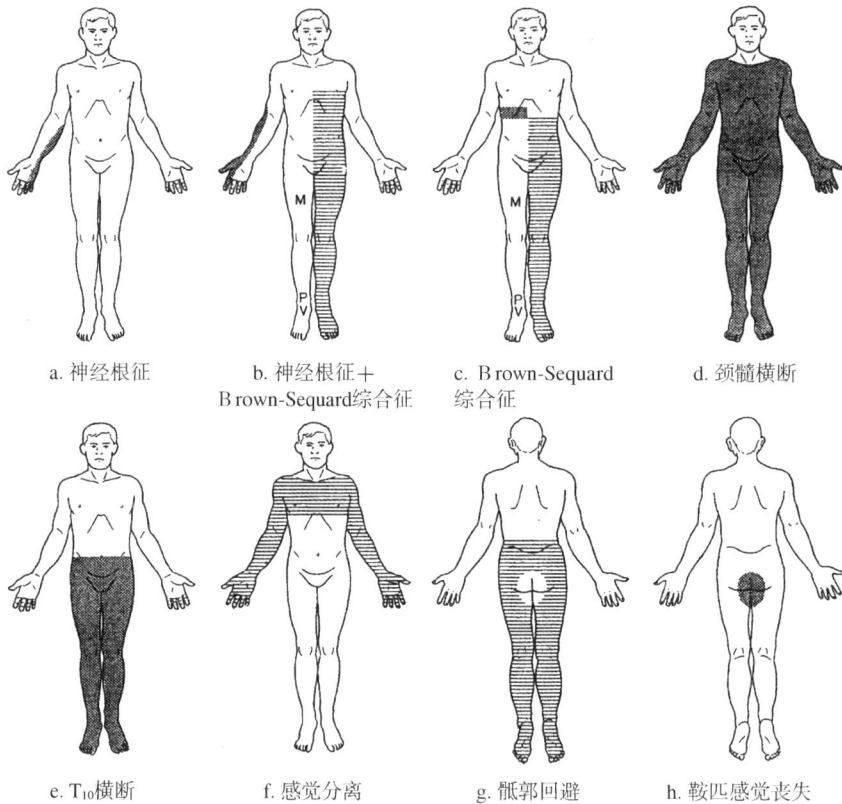

a. 神经根征　　　　b. 神经根征＋　　　　c. B rown-Sequad　　　d. 颈髓横断
　　　　　　　　　B rown-Sequard综合征　　　综合征

e. T₁₀横断　　　　f. 感觉分离　　　　g. 骶郭回避　　　　h. 鞍匹感觉丧失

图 2 - 2　脊髓损伤病变的感觉障碍

有关疼痛及温度的感觉是通过脊髓内的脊髓丘脑外侧束传导,而触觉则由脊髓丘脑前束传导。

脊髓、神经根出现病变时首先出现触觉消失,继之为痛觉消失。反之,神经根损伤恢复时,痛觉恢复在前,触觉恢复在后。此两种感觉应分别检查。

发现感觉异常部位后,由感觉丧失部位向周围正常部位进行反复检查而确定感觉异常范围。感觉检查主要根据患者的主观反应,所以要求患者积极合作。

感觉检查后,将其结果记录在皮肤感觉区图上,如记录感觉迟钝、感觉异常、感觉丧失等。痛觉检查以针刺激法为佳,一般使用大头针较为方便,用后可扔掉。检查痛觉时要用针轻刺,刺激可反复给予,但不可过快。如应用痛觉计检查痛觉则更为方便(1、3、5、10 g)。

温度觉可用两个试管各装温水及冷水来检查,日常诊察可用音叉代替检查冷觉。痛觉和冷觉之间几乎无分离现象,以针刺时可因用力大小而难以区别正常和异常时,并用冷觉则可鉴别。检查痴呆患者除以针尖观察疼痛反应之外,也要试以针背(钝端),如仍诉说疼痛,则表示检查不可靠。触觉以毛笔或棉花,但要轻轻接触皮肤,如用力过大则成为

深部感觉的压觉。用 Von Frey 触毛(0.5、1.0 g)较棉球更为方便。

检查位置觉时令患者闭目,检查上肢时检查者将患者拇指末节向上或下方活动,令患者判断活动方向。正常人对轻微的活动亦能迅速正确的回答,轻度障碍者不仅回答错误,且有意识的活动该指,指向错误方向。可相继进行该指掌指关节、腕关节、肘及肩关节等大关节的同样检查,判定位置觉障碍的程度(图 2 - 3)。下肢亦同样检查踇趾,继之检查踝、膝、髋关节。位置觉障碍起因于脊髓后索病变,下肢的严重位置觉障碍时,出现闭目站立摔倒的 Romberg 征阳性(图 2 - 4)。

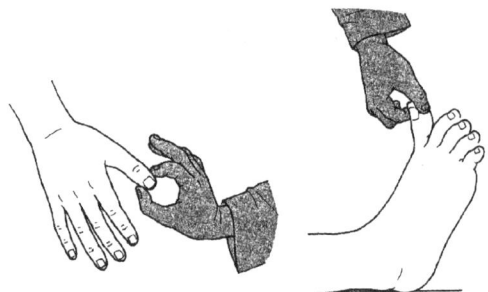

图 2 - 3　位置觉的检查方法

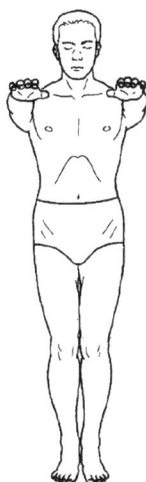

图 2 - 4　Romberg 征

闭眼两上肢如图前方上举,正常神经质者可阳性,脊髓痨等后根、后索侵犯的疾病阳性。小脑性运动失调睁眼时摇摆,闭眼时则无影响。

振动觉的检查法是将振动的 128 Hz 音叉置于腕(上肢)、踝(下肢)部位,振动停止时让患者示意告知,同时经检查者确认并对比判定(图 2 - 5)。如该部位有振动觉低下则进而检查肘、肩(上肢)及膝盖、髂棘(下肢)。更可检查胸骨而判定其障碍水平。要让患者先理解放上音叉后先出现什么样的振动感后再检查。

如患者反应可疑时应叩击音叉使之振动,但实际放置音叉于骨端时,检查者先以手制止其振动,如患者答仍有振动则不可凭信,这是常用于痴呆病例的手法。但正常人年过 60 岁以后两下肢振动觉也有低下倾向。通常认为振动觉与位置觉一样,后索病变时出现低下,但也有人认为病变不在后索而在背侧脊髓小脑束。临床上常见振动觉显著障碍但位置觉障碍却较轻的脊髓疾患;也常见位置觉低下而振动觉正常这种感觉分离的大脑顶叶病变。

四、反射

反射有深反射(腱反射)、浅反射及病理反射三种。主要深反射的检查方法如(图 2 - 6、2 - 7),反射中枢如(表 2 - 5)所示。腱反射及浅反射见于正常生理性情况,病理反射(图 2 - 8、2 - 9)见于异常时。如果反射弧有病变中断,则反射消失。反射中枢以上的脊髓和脑病变时则腱反射亢进、浅反射消失并出现病理反射。对部位诊断最有用的是腱反射,它于病变水平部位消失,病变以上正常,病变以下亢进;浅反射(图 2 - 10)于病变水平部位消失,病变以下亦消失。

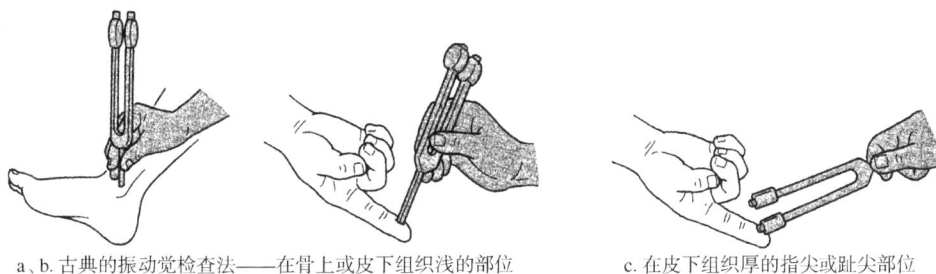

a、b.古典的振动觉检查法——在骨上或皮下组织浅的部位　　　　c.在皮下组织厚的指尖或趾尖部位

图 2 - 5　振动觉检查法

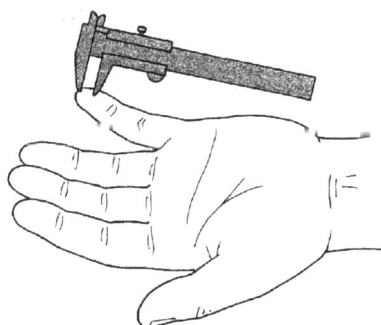

图 2 - 6　两点识别觉的检查法

两点识别阈值的正常值
指尖:3～6 mm;手掌、足底:15～20 mm;手背、足背:30 mm;胫骨表面:40 mm。

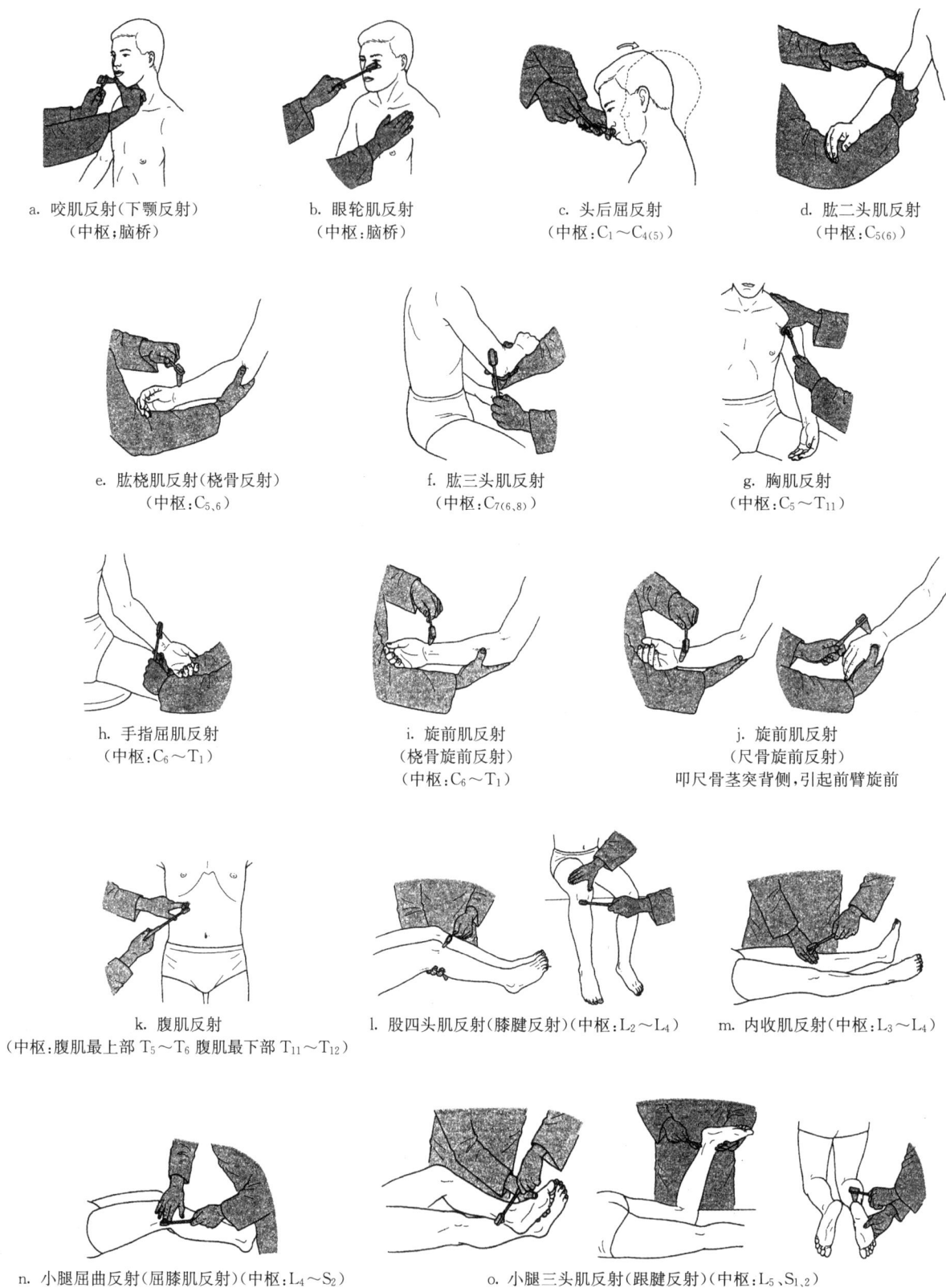

a. 咬肌反射(下颚反射)
(中枢:脑桥)

b. 眼轮肌反射
(中枢:脑桥)

c. 头后屈反射
(中枢:$C_1 \sim C_{4(5)}$)

d. 肱二头肌反射
(中枢:$C_{5(6)}$)

e. 肱桡肌反射(桡骨反射)
(中枢:$C_{5,6}$)

f. 肱三头肌反射
(中枢:$C_{7(6,8)}$)

g. 胸肌反射
(中枢:$C_5 \sim T_{11}$)

h. 手指屈肌反射
(中枢:$C_6 \sim T_1$)

i. 旋前肌反射
(桡骨旋前反射)
(中枢:$C_6 \sim T_1$)

j. 旋前肌反射
(尺骨旋前反射)
叩尺骨茎突背侧,引起前臂旋前

k. 腹肌反射
(中枢:腹肌最上部 $T_5 \sim T_6$ 腹肌最下部 $T_{11} \sim T_{12}$)

l. 股四头肌反射(膝腱反射)(中枢:$L_2 \sim L_4$)

m. 内收肌反射(中枢:$L_3 \sim L_4$)

n. 小腿屈曲反射(屈膝肌反射)(中枢:$L_4 \sim S_2$)

o. 小腿三头肌反射(跟腱反射)(中枢:L_5、$S_{1,2}$)

图 2-7　各种深反射的检查方法

表 2-5　主要的反射及其反射中枢

反　　射	反射中枢	反　　射	反射中枢
腱反射		浅反射	
下颚反射	脑桥	腹部皮肤反射	$T_5 \sim T_{12}$
头后屈反射	$C_1 \sim C_4$	提睾肌反射	$L_1 \sim L_2$
肱二头肌反射	C_5	球海绵体肌反射	$S_2 \sim S_4$
肱桡肌反射	C_6	肛门反射	$S_3 \sim S_4$
肱三头肌反射	C_7	病理反射	
膝腱反射	$L_2 \sim L_4$	Hoffmann 征	$C_8 \sim T_1$
跟腱反射	S_1	Babinski 征	$L_4 \sim S_1$
腹肌反射	$T_5 \sim T_{12}$		

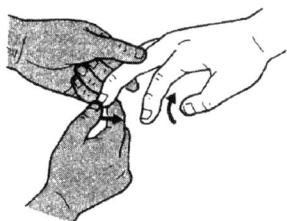

a. Hoffmann 反射(征)(中枢:$C_8 \sim T_1$)

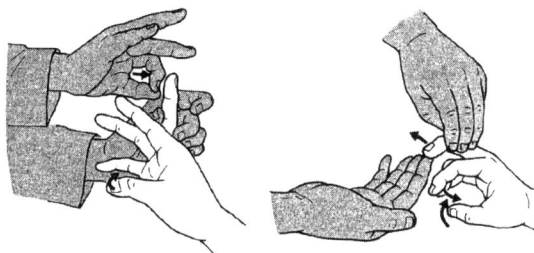

b. Tromner 反射(征)(中枢:$C_6 \sim T_1$)
腕关节轻度背屈,手指轻度屈曲,检查者用中指
(或环指)用力弹击患者中指末节的掌侧,引起拇指
的内收运动。

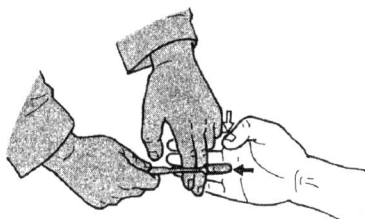

c. Wartenberg 反射(中枢:$C_6 \sim T_1$)
前臂旋后,手指轻度屈曲,检查者示指及中指放
在患者除拇指以外的 4 个手指上,叩击示.中指后引
起拇指的内收屈曲运动,正常者缺如或非常轻。

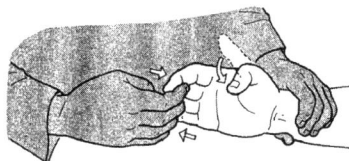

d. Wartenberg 征
检查者用一只手固定患者腕关节,除拇指外各
指屈曲,检查者勾拉已屈曲的手指,令患者对拉,引
起拇指内收屈曲运动,拇指活动明显,仅单侧出现时
有病理意义。

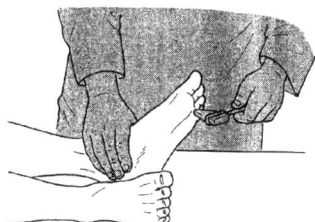

e. Rosslimo 反射
叩击足趾的跖底面,出现足趾屈曲。

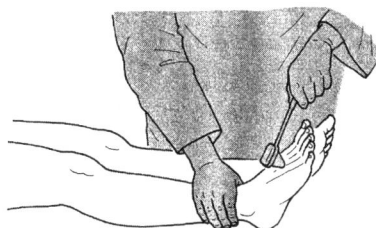

f. Mendel-Bechterew 反射
叩击足背中央部,引起足趾屈曲

图 2-8　各种病理反射的检查方法

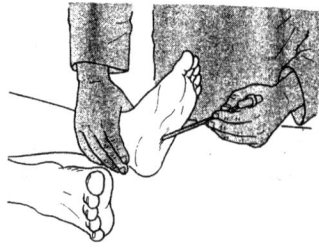

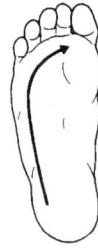

a. Babinski 反射(现象)(中枢:L$_4$～S$_1$)

① 下肢处于伸展位,用叩诊锤柄强划足底外侧,拇趾逐渐出现伸展,其他各趾扇形张开。缓解紧张,足部加温后更易引起反射,可行多种刺激来诱发反射。

② 缓慢地沿足底外侧划向足的前端,足趾向内侧屈曲,但蹑趾未动。

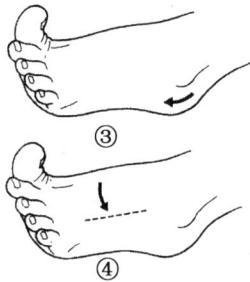

b. Chaddock反射(Babinski反射变法)

③ 沿足背外侧从后向前划过外踝,诱发出蹑趾背屈为阳性;

④ 逆转 Chaddock 法:刺激过虚线后产生蹑趾背屈。

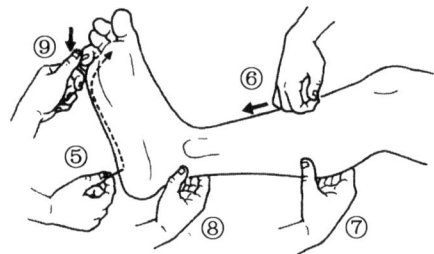

c. 下肢的病理反射

⑤ Babinski 反射;

⑥ Oppenheim 反射:沿胫骨内缘由上向下刺激;

⑦ Gordon 反射:捏腓肠肌肌腹;

⑧ Schaeffer 反射:强捏跟腱;

⑨ Gonda 反射:即压趾试验,使 2～5 趾任何一趾出现强烈的跖屈。

上例⑤～⑧试验会出现蹑趾逐渐伸展,其他各趾扇形张开。

图 2-9　各种病理反射的检查方法

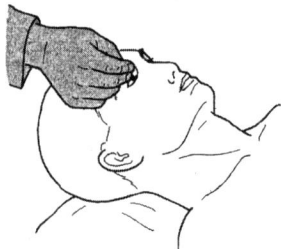

a. 角膜反射

以脱脂棉签轻触角膜引起闭眼(中枢:脑桥)

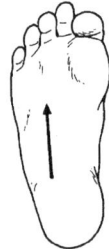

b. 足底反射

用安全针或叩诊锤柄强划足底(中枢:L$_5$～S$_2$)

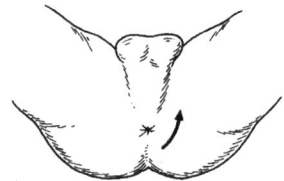

c. 肛门反射

肛门周边针刺,或指插入肛门内,肛门括约肌收缩(中枢:S$_3$～S$_{4(5)}$)

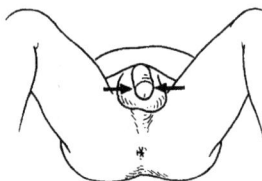

d. 球海绵体反射

阴茎龟头(女性阴蒂)检查者急捏时引起肛门外括约肌收缩(肛门中插入手指)(中枢:S$_2$～S$_4$)

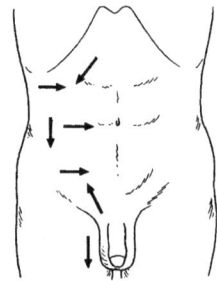

e. 腹部皮肤反射及提睾肌反射(中枢:腹部皮肤反射 T$_5$、T$_6$～T$_{12}$提睾肌反射 L$_1$～L$_2$)

图 2-10　各种浅反射的检查方法

（一）腱反射的检查法

在脊髓损伤水平的诊断中腱反射极为有用。腱反射检查法的注意事项有：① 使用好的叩诊锤，锤头应有一定重量与弹性。② 最好在卧位检查，使检查肌肉充分放松。③ 检查腱反射的肌肉应完全暴露，使检查者能全部看到不伴有关节活动的轻微肌肉收缩。④ 肌肉处于中间长度，如肱三头肌及肱二头肌，肱桡肌时恰好肘处于中间位，即比 90°稍伸展的角度最为恰当，查屈指肌腱时，手指中等度屈曲位较好。⑤ 叩打肌腱或骨，不要叩打肌腹。叩打肌腹所产生的收缩与腱反射不同，常在腱反射消失的病例中出现。⑥ 将检查者的拇指或示指末节放在叩打地点，并叩打其上，如叩打正确则患者无痛，适用于肱二头肌、肱桡肌检查。⑦ 向肌肉伸展大的方向，以一定速度来叩打，不是按压，有必要练习手腕的动作。

（二）通常检查的腱反射

常用的腱反射（表 2-6）其责任髓节及其脊椎的位置、末梢径路等，反射中枢的髓节水平，取 1~8 连续数字法便于记忆，1、2(S_1~S_2：跟腱反射），3、4(L_3~L_4：膝腱反射），5、6(C_5~C_6：肱二头肌腱），7(C_7：肱三头肌），8(C_8：手指屈肌）。

表 2-6　通常检查的腱反射

腱反射	反射中枢	脊椎节段	周围神经
肱二头肌	C_5~C_6 髓节	C_4~C_5 椎间	肌皮神经
肱桡肌	C_5~C_6 髓节	C_4~C_5 椎间	桡神经
肱三头肌	C_7 髓节	C_5~C_6 椎间	桡神经
旋前肌	C_7 髓节	C_5~C_6 椎间	正中神经
指屈肌	C_8 髓节	C_6~C_7 椎间	正中神经 尺神经
胸大肌	C_5~C_8、T_1 髓节		胸神经
股四头肌 （PTR）	L_3-L_4	T_{11} 椎体	股神经（神经根：L_3~L_4 椎间）
腓肠肌 （ATR）	S_1~S_2 髓节	T_{12} 椎体	胫神经（神经根：L_5~S_1 椎间）

1. 肱二头肌反射　肘关节呈直角稍伸展，前臂旋前，检查者拇指基节置于肱二头肌腱上，向指上叩打。

2. 肱桡肌反射　肘关节呈直角稍伸展位，前臂的桡骨与肘关节屈曲的方向一致并旋前，检查者拇指基节置于桡骨远端，向指上叩打。

3. 指屈曲反射（图 2-8）① Wartenberg 法：使患者手指稍屈曲，检查者第 2、3 指置于患者第 2 指~第 5 指上，叩打检查手指。② Tromner 法：弹拨患者第 3 指（图 2-8）。③ Hoffmann 法：用检查者拇指、示指夹住患者第 3 指，快速弹拨并松开，均可见到患者拇指屈动。

4. 胸大肌反射　检查者指放在患者胸大肌上，叩打。

（三）腱反射的记录法

有各种方法，一般常用 Mayo clinic 方法记录。完全未见肌收缩为-4，仅微弱肌收缩为-3，中等度下降为-2，轻度低下为-1，正常为 0，轻度亢进为+1，中等度亢进为+2，伴阵挛为+3，最大亢进为+4，采用 9 段分法。-2 以下的低下及+2 以上的亢进，均为病理的可能性大。

叩打某一肌腱反射时诱发起其他肌的收缩这在诊断上意义较大，应如图 2-11 所示予以记录。

有多椎间障碍及运动神经元疾病时，腱反射亢进因素与低下因素混合存在，肌收缩速度快，但缺乏关节运动，这种情况下不能单纯评级，应将肌收缩快记录为亢进。

（四）深部腱反射及病理反射检查法

在进行腱反射检查时，既要观察腱反射亢进或低下（减弱），又要观察其左右差异。检查时，患者的姿势要左右对称。要养成由下颌反射开始，继之是上肢和下肢的常规检查习惯。不能因为患者主诉步行障碍而仅检查下肢腱反射。检查下颌反射时，令患者稍张口，颌部不要紧张用力，检查者手指置下颌上，以叩诊锤叩击手指，正常人反应极轻或无反应。上下肢腱反射亢进但无下颌反射亢进时，疑有锥体束障碍，其病变可能在上位颈髓。如下颌反射亦亢进则应考虑两侧性大脑半球或脑干病变所致的皮质束或锥体束障碍。应该注意的是，有些神经质患者亦可出现下颌反射及四肢腱反射亢进，但不出现 Babinski 征（Babinski 反射时出现的踇趾背屈现象称为 Babinski 征。亦包括 Chadock 反射等其他检查手法诱发的踇趾背屈，所以此腱反射亢进并无病理意义）。桡骨反射（反射中枢 C_5~C_6），二头肌反射(C_5~C_6)，三头肌反射(C_6~C_8)之中，二头肌反射要将检查手指放在二头肌腱上叩击手指，其他则直接叩击肌腱即可。下肢要检查膝腱反射(L_2~L_4)、跟腱反射(S_1~S_2)，膝腱反射检查法如图 2-7 所示，一定要保持两下肢对称，否则不易发现轻度的左右差异。过去常见的检查法为一侧屈膝，将另侧下肢膝腘置其上而叩击腱部，如此则肌张力出现变化，轻微的左右差异不易发现。

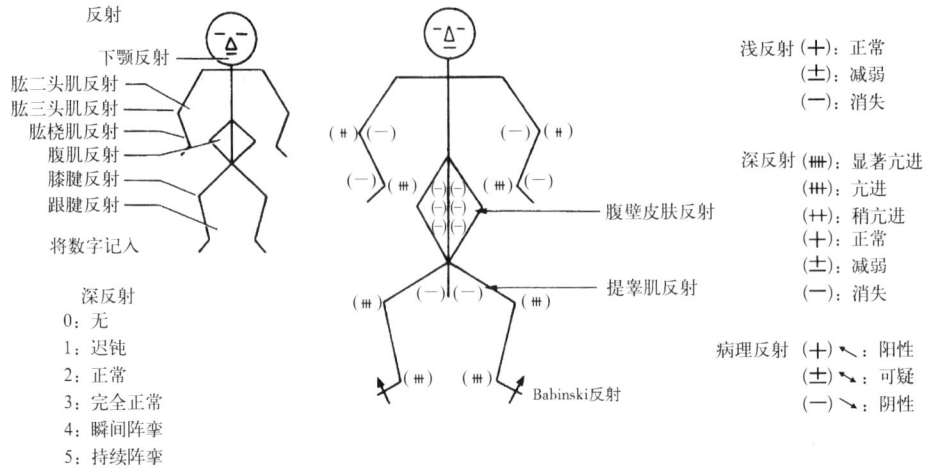

反射
下颚反射
肱二头肌反射
肱三头肌反射
肱桡肌反射
腹肌反射
膝腱反射
跟腱反射

将数字记入

深反射
0：无
1：迟钝
2：正常
3：完全正常
4：瞬间阵挛
5：持续阵挛

腹壁皮肤反射
提睾肌反射
Babinski反射

浅反射（十）：正常
（±）：减弱
（一）：消失

深反射（卌）：显著亢进
（卅）：亢进
（十十）：稍亢进
（十）：正常
（±）：减弱
（一）：消失

病理反射（十）↖：阳性
（±）↖：可疑
（一）↖：阴性

图 2-11　反射记录法

叩诊锤叩击法需左右完全均等,使叩诊锤从某距离自然落下于腱上,因此叩诊锤的胶皮要有一定重量。膝腱反射不易引发者可用增强法,即在坐椅上或床边,两小腿下垂,两手在胸前相扣,用力相拉。与此同时叩击膝腱则易引发反射(图 2-12),称此为 Jendrassik 方法。跟腱反射难于引发或欲观察其轻度左右差异时可面向椅背跪在椅子上,叩击其跟腱。

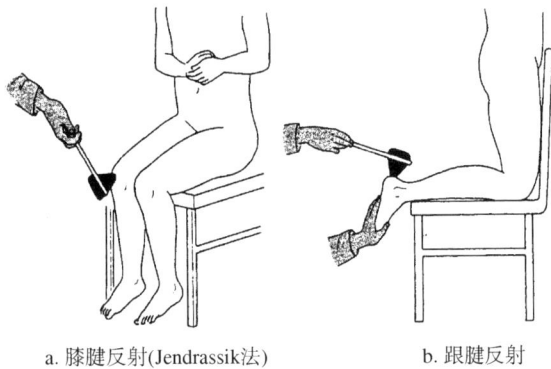

a. 膝腱反射(Jendrassik法)　　　b. 跟腱反射

图 2-12　腱反射增强法

Hoffmann 反射的检查法是检查者使患者中指末节屈曲后迅速划其指甲,如包括拇指及其他手指屈曲即为阳性;这是使屈指肌迅速伸展时出现的指屈曲反射之一。Hoffmann 反射较直接使指屈肌伸展的 Tromner 反射或 Wartenberg 反射的阳性率低。后两者正常人亦常出现,两者难以代替 Hoffmann 反射作为腱反射亢进的指标。故 Hoffmann 反射较 Tromner 反射或 Wartenberg 反射更有意义,尤其当 Hoffmann 反射有左右差异时临床意义更大。以前曾误认为此反射与下肢的 Babinski 反

射有同等价值,提示锥体束有障碍。Hoffmann 反射表示腱反射亢进,多与三头肌反射亢进合并出现,但不是锥体束障碍的绝对性指标。检查上肢腱反射时亦应常规检查此反射。

Babinski 反射系刺激足底外侧缘而诱发踇趾背屈为阳性的跖反射,提示锥体束有障碍的重要反射。检查法不正确时,可呈假阴性。最常见的假阴性结果见于:划刮过于接近脚掌心侧;脚掌敏感者或因周围神经炎而有异常感觉时,出现躲避而难以判定;足底抓握反射时其踇趾背屈难以判定。能否熟练准确引发 Babinski 反射阳性,是判断临床神经科医师诊察能力的依据之一。

Chaddock 反射系在足背外侧于外踝下由后向前刺激,如引发踇趾背屈则为阳性。此反射与 Babinski 反射意义相同,其阳性亦与 Babinski 反射相等,不因刺激脚心而躲避,且不受足底抓握反射的影响。尤其是有明显锥体束障碍可疑者,其 Babinski 反射虽阴性但 Chaddock 反射却常阳性。因此,下肢的病理反射检查要两者并举。其他下肢病理反射尚有 Oppenheim、Gordon、Schaeffer、Stransky 等反射,阳性率均较低,不必常规进行。但有必要介绍反 Chaddock 法:即 Babinski 反射。Chaddock 反射阳性病例如图 2-9 所示法当刺激由足背内侧向外侧进入腓神经领域时立即出现踇趾背屈的 Babinski 征。此法阳性率与 Babinski 法及 chaddock 法相等。且并不刺激脚心,不引起躲避动作,所以应与 Chaddock 法并列。

下肢腱反射显著亢进时可引发膝阵挛、踝阵挛(图 2-13),踝阵挛易引发,膝阵挛则要由检查者的经验及技术决定。

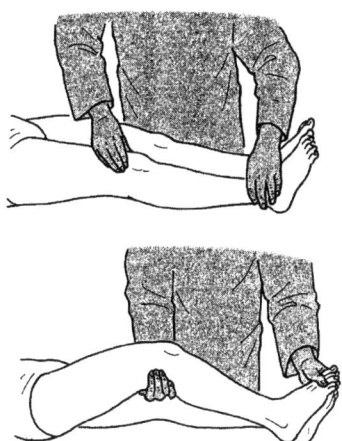

图 2 - 13　膝阵挛及踝陈挛

腹壁反射要以脐为中心分上、下、左、右刺激腹壁观察腹肌收缩情况。左右有差异则有意义，两侧均消失者亦常见于正常人而无诊断价值。可疑有骶髓、马尾障碍而有排尿排便障碍时也要检查肛门反射($S_3 \sim S_5$)。应注意到，正常时亦可有分离。

（五）脊髓损伤疾病时的腱反射

脊髓障碍时的腱反射，按障碍水平呈现髓节症状及腱反射低下，呈现锥体束症状时其以下平面的腱反射亢进，这两者齐备时，诊断障碍部位（平面）的准确性高，但常缺其中一项。仅看髓节症状时，要鉴别神经根障碍与其水平髓节障碍。仅索路症状时，要与包括颅内病变在内的其他水平病变的鉴别。

腱反射亢进或低下有时难以区别是正常的变异还是病理的。伴随阵挛和病理的锥体束体征如Babinski征时，其亢进为病理性的，并就左右差异及其他部位反射进行比较，以判断其是否为病理性的。

屈指肌反射，正常者诱发不出来，仅亢进时有意义。按 Wartenberg 法、Tromner 法、Hoffmann 法诱发的阈值高。正常者 Wartenberg 法多可诱发，Hoffmann 法几乎诱发不出来，故 Wartenberg 法能诱发出来也不一定是病理性的。Hoffmann 法能诱发时病理的亢进可能性高。颈椎疾病以 $C_5 \sim C_6$ 椎间（C_7 髓节）和 $C_4 \sim C_5$ 椎间（C_6 髓节）多发，故以 C_8 髓节为中心的屈指肌反射亢进者多见。

胸大肌反射，在以 C_4 髓节高位障碍时，即上位颈髓障碍及颅内病变时亢进，反射弧中枢在 $C_5 \sim T_1$ 的范围内，中下位颈髓病变缺乏定位意义。

（六）反射的逆转

在叩打某一肌腱想要诱发这一肌腱的反射时，未诱发出该腱反射而出现别的腱反射的现象叫做反射的逆转，对于脊髓疾病水平部位的诊断意义重大。如 Babinski 最早记录为桡骨反射逆转，即叩打桡骨下端无肱桡肌收缩，而出现屈指肌反射，这是病变在 $C_5 \sim C_6$ 髓节，该髓节症状为肱桡肌反射减弱而 C_8 髓节屈指肌反射亢进。此桡骨反射逆转发生率低，$C_5 \sim C_6$ 髓节障碍病例检查肱二头肌的腱反射时，诱发出肱三头肌的收缩及肘关节的伸展。下肢膝反射逆转见于 $L_2 \sim L_4$ 髓节病变的病例，即在股四头肌反射时诱发出腘绳肌的收缩，出现与正常相反的膝屈曲。

反射逆转是：所叩打的肌腱反射减弱；诱发出其他肌的腱反射（多为反射弱化肌下位水平的反射中枢肌），这两种因素的组合可表明腱反射减弱水平部位的脊髓障碍。不伴腱反射减弱时表现为反射的扩大，表明全面反射亢进，在颅内病变致锥体束障碍时亦可见到，但缺乏定位诊断意义。

第三节　诊断检查要点

一、检查方法的选择

检查方法有两种：一是重点检查，即以患者的重要症状为中心进行检查；二是系统的全身检查。前者即如有上肢麻木感者从检查上肢的感觉开始，下肢有肌力低下时从下肢开始检查的方法。采用此方法须有丰富的临床经验，因易于发生漏诊、误诊。对于低年资医师应该要求在系统全身检查后再检查脑神经系统，并按顺序检查四肢与躯干的运动系、感觉系、反射、站立、步行等，如此则不易发生漏诊和误诊。进行脑神经检查的目的是要将脑神经疾病和脊柱脊髓疾病进行鉴别。有时在脊柱脊髓疾病也可出现瞳孔左右不等，面部感觉、出汗异常，胸锁乳突肌、斜方肌的肌力低下，须在排除了脑神经疾病之后方可确诊脊柱疾患。

应该根据不同疾病选择不同的检查方法，并避免不必要的检查,尽量减少检查所带来的痛苦。

诊断脊髓损伤疾病时要始终围绕着病灶所在平面,在髓内或髓外,在脊髓横断面上何处受损等问题进行问诊及神经学的检查,并做好记录。

疑为脊髓疾病或损伤时,首先要进行疾病部位的诊断,继之进行属于哪一种疾病的病理诊断。疾病部位的诊断依靠床边临床检查多可完成、病理诊断多需要影像诊断,脑脊液检查,病理组织学检查。

脊髓诊断有两种,其一是"水平部位诊断",即判断自延髓颈髓移行部至马尾的哪一水平上存有病变;其二是在清楚理解脊髓横断面解剖结构的基础上判定病变在白质、灰质等具体部位的"横断面诊断"。将两者相结合对疾病进行综合诊断(表2-7)。

表2-7　脊髓的水平位诊断及横断面诊断

脊髓的水平位诊断及横断位诊断

1. 水平诊断
   - (1) 延髓颈髓移行部　　　颈部痛及运动受限,下位脑神经体征,眼震,感觉低下,症状及体征可有变动
   - (2) 上位颈髓　　　膈肌(C_4),手肌萎缩
   - 下位颈髓　　　神经根征(感觉及运动)DTRs(B. Ra-C_5、C_6/T-C_6、C_7、C_8)
   - (3) 胸髓　　　肋骨运动,乳线(T_4)Beevor征(T_{10})
   - (4) 腰髓　　　神经根征(感觉及运动),DTR(膝反射-L_2、L_3、L_4) ⎫圆锥上部综合征
   - (5) 骶髓　　　神经根征(感觉及运动)DTR(踝反射-S_1、S_2) ⎭
   - (6) 圆锥　　　鞍状感觉消失,痛(+),尿便排泄障碍
   - (7) 马尾　　　鞍状感觉消失,痛(+++)
2. 横断位诊断
   - (1) 锥体束(侧索前索)迟缓的→痉挛,无力,Babinski及chaddock反射(+) ⎫
   - (2) 脊髓丘脑束(侧索)浅感觉　　　Brown-sequard ⎬综合征
   - (3) Goll束,Burdach束(后索)深感觉↓(V>P),Lhermitt征,Romberg征 ⎭
   - (4) 前角细胞　　　肌束颤搐,肌萎缩及无力
   - (5) 中间外侧角细胞　　　自主神经系统功能低下
   - (6) Onuf核　　　排尿障碍(S_2)
   - (7) 后根进入部　　　神经痛,神经炎
   - (8) 前根　　　肌萎缩及无力
   - (9) 后根　　　放射状痛,沿神经根的感觉障碍,Lasegue征

二、水平诊断(纵向定位诊断)

(一)延髓颈髓移行部

相当于枕大孔部,其髓外病变及髓内病变均出现多种神经症状,也是诊断最难的部位,其髓外病变有髓膜瘤、神经鞘瘤、Chiari畸形;骨的变化有寰枢椎脱位、颅底凹陷畸形等。髓外病变的神经症状特征为:颈痛及颈部运动受限最为多见,此外尚有下位脑神经障碍、眼震、四肢腱反射亢进、上肢肌萎缩及无力、C_2、C_3水平部位的感觉障碍及四肢麻木感等异常感觉。发病可突然,神经症状亦有时变动,以四肢无力为例,可先见于右上肢,其次为左上肢,继之为右下肢等,亦可有多种组合方式,因该部位为锥体束交叉部位,而且向上肢及下肢的径路交叉又有参差,不在同一水平上,故出现上述情况。

此延髓颈髓移行部的髓内病变更为复杂,并无

颈部痛等髓外病变特征,除咽下障碍、构音障碍等下位脑神经障碍之外,还有锥体束征,易误诊为多发性硬化症、肌萎缩性侧索硬化症等脱髓鞘或变性疾患。因此,出现上述临床症状先要怀疑此部位的病变是非常重要的。CT、MRI等影像诊断对病灶判定十分有利。

上述延髓颈髓移行部的锥体束交叉可参阅图2-14,由该图可理解交叉性瘫痪,即一侧上肢与对侧下肢瘫痪的交叉性偏瘫。

(二)上位颈髓病变

当上肢不出现神经根症状时,其水平位诊断有时较为困难。如能证明$C_2 \sim C_4$有感觉障碍则可作为参考,如仅有脊髓压迫症状、四肢腱反射亢进及上肢肌萎缩,则有可能误诊为肌萎缩性侧索硬化症。要注意有无颌反射亢进、四肢反射亢进、Babinski征、Brown-Sequard综合征等。C_4支配膈肌,所以也要注意有无膈瘫痪及呼吸无力等症状。

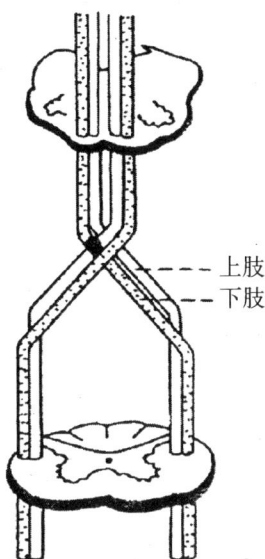

支配上肢的纤维较支配下肢的纤维早交叉。上肢纤维交叉水平在延髓～C₁之间，下肢纤维的交叉水平在 C₁～C₂ 之间，故压迫在黑点之处则产生交叉麻痹。高位脊髓病变出现一侧上肢与另侧下肢麻痹为交叉性麻痹（Cruciate paralysis）。

图 2-14　交叉性麻痹

下位颈髓病变时上肢出现的神经根性运动、感觉障碍、上肢腱反射所见等有助于水平部位的判定。如 C_5～C_6 反射弧有病变时，桡骨反射、二头肌反射减弱或消失，而三头肌反射亢进，Hoffmann 反射可阳性。颈椎病病例中，可出现桡骨反射消失，却诱发出指屈反射，称此为桡骨反射逆转，对判定 C_5～C_6 水平脊髓病变颇为重要的诊断依据（图 2-15）。

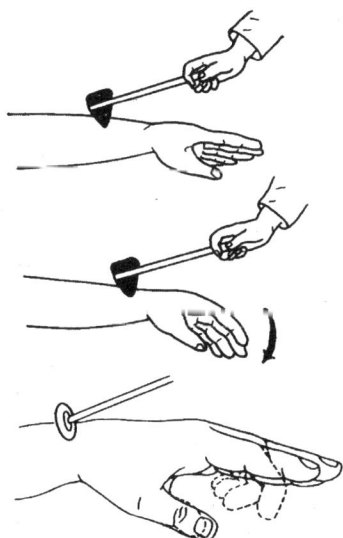

为检查桡骨反射以叩诊锤叩击该腱时，不出现桡骨反射，反而出现指屈曲反射。

图 2-15　桡骨反射逆转

（三）胸髓

胸髓在脊髓中最长，且有 12 对神经根。判定胸髓水平的决定性手段很少。感觉检查有助于诊断，但此项检查要患者协助，有很多主观因素干扰。腹壁反射可以出现敏感，但正常人也有不出现者；如有左右差异，且一侧消失者可能有锥体束障碍，但无助于水平部位诊断。腹肌反射检查法是检查者将手置于腹肌上，再叩诊检查者手而诱发腹直肌收缩的深部反射。T_6 以上的锥体束两侧受侵犯时则亢进，但不能作为水平部位诊断，所以也不常用。

T_{10}～T_{12} 胸髓有横断性病变或 T_{10}～T_{12} 胸髓及其神经根水平有障碍时，仰卧位令患者抬头观看自己脐部时，脐向上方移动，称此为 Beevor 征。也可出现脐上方腹直肌无力而脐向下方移动者，如脊髓空洞症时其脐向下方移动，这是非常重要的体征。引起瘫痪的病变如在更上位的胸髓时，因肋间肌瘫痪而胸部运动减弱，如令深呼吸时膈（C_4 支配）出现运动而呈腹式呼吸。瘫痪部分可无汗，当检查者以钥匙或音叉等金属在腹壁或胸壁皮肤上滑动时，在有汗无汗的皮肤交界处因湿润而涩滞使滑动停止。

Charles Edward Beevor（1854～1908）为英国神经病理学者，在《The Croonian lecture on muscular movements and their reprentation in the central nervous system》一书中介绍了这一重要体征，记载 T_{10}～T_{12} 胸髓及其神经根障碍时脐向上方移动。据说 Beevor 首先观察到这一体征的病例是侵犯 T_{11}～T_{12} 的脊髓恶性肿瘤，并同时指出肌病及脊髓空洞因脐以上的腹直肌无力而脐向下方移动，以及远端型肌病时出现脐向上方移动的 Beevor 征。下肢痉挛瘫痪的家族性痉挛性截瘫则不出现 Beevor 征。Beevor 征为 T_{10} 水平脊髓障碍的重要诊断依据。

（四）腰髓

腰髓水平的判定可根据腰髓神经根支配下的运动、感觉障碍及膝腱反射（L_2～L_4）的减弱或消失而判定。

（五）骶髓

骶髓亦同腰髓一样，根据骶髓神经根支配的运动、感觉障碍及跟腱反射（S_1～S_2）的消失而判定，此外尚可有排尿排便障碍。

（六）圆锥

圆锥为 S_3 以下的脊髓下端，该处病变时出现鞍状感觉消失（Saddle anesthesia）及排尿排便障碍，但无下肢运动瘫痪为其特征，称为脊髓圆锥综合征。

(七)马尾

马尾由圆锥以下的丝状终丝及 L₃ 以下的神经根构成，形状颇似马尾，相当于 L₁～L₂ 椎体以下，马尾无脊髓实质，因而会阴部及下肢神经根的自发痛为其最大的特征。感觉障碍表现为会阴部鞍状及下肢非对称性感觉消失，为全感觉障碍，无感觉分离。膝腱反射及跟腱反射均减弱，不出现 Babinski 征等脊髓实质障碍的所见，可有排尿排便障碍但较轻，此点可与脊髓圆锥综合征鉴别。马尾病变以压迫性病变为主，但动静脉畸形、血管母细胞瘤等血流旺盛的疾患则出现入浴时神经症状一时性加重，此种情况亦可见于多发性硬化症，称为 Uhthoff 现象，此时如有多发性硬化症的其他多种神经症状时则不容易误诊。此外，腰椎管狭窄马尾受压迫时，则有明显的间歇性跛行症状。圆锥与马尾障碍所致的综合征，从理论上来说，按解剖及症状学可以鉴别，但临床上情况复杂，颇难鉴别。

(八)圆锥上部

圆锥上部位于 T₁₁～T₁₂ 脊椎节段，相当于 L₃～S₁ 髓节，称为脊髓腰膨大部，此处病变时的神经症状复杂，以下运动神经元(脊髓前角细胞)症状为主体，而出现下肢的迟缓性瘫痪、足下垂、肌束颤搐。另外，尚有下肢浅感觉障碍及脊髓髓内障碍的 Babinski 反射、Chaddock 反射、下肢振动觉障碍、腱反射异常等。膝腱反射及跟腱反射多为两侧均减弱或消失，但也有一侧正常者。初诊时，其下肢迟缓性瘫痪颇似周围神经障碍或脊髓前角细胞障碍，但仔细检查会发现有锥体束障碍。可疑为圆锥上部综合征时一定要检查 T₁₁～T₁₂ 椎体水平髓内、髓外有无病变，其中以肿瘤性病变为主，但也应注意是否存在下位胸椎黄韧带骨化症。在胸椎或腰椎拍片上此部位处于 X 线片上下端，不易发现，所以要以此部位为中心进行拍片。

三、不同水平部位的体征

不同部位的脊椎脊髓疾患具有不同的临床表现。

(一)枕大孔病变

枕大孔附近易受到脑脊膜瘤、神经鞘瘤等肿瘤，Arnold-Chiari 畸形、颅底压迹等畸形的侵犯。该处病变可出现下述体征，严重病变可致四肢全瘫。

1. 后头部痛，颈部痛　为持续性或波动性，沿 C₂ 神经根走行扩延。与颈椎病的疼痛不同，不向肩、上肢扩散。

2. 手足麻木感　手麻木感或感觉迟钝，有时亦并有脚的麻木感。

3. 手笨拙　写字、扣纽扣等均笨拙，不能以手触口袋中物品判断其为何物，只有看到才能判断，也称此为失用手。检查时可见手指的深部感觉有障碍，此可出现假性手足徐动症或弹钢琴动作等不随意运动。

4. 手内在肌萎缩　与手的麻木感同时出现手内在肌萎缩、无力。

上述体征中，不难理解枕大孔病变出现头后部痛、颈部痛；但手麻、手笨、手内在肌萎缩则提示属于下部颈髓病变的体征，颇难理解。有一种解释是：来自下部颈髓的静脉血供为上行性，于枕大孔附近受到障碍而出现上述体征。另外，上述体征可出现缓解与加重，易误诊为多发性硬化症。

枕大孔附近有锥体交叉，可因枢椎齿突骨折等而受到压迫出现特异性运动瘫痪。于锥体交叉处，走向上肢的纤维与走向下肢的纤维的上部交叉，因而可出现无下肢瘫痪而仅有上肢瘫痪或一侧上肢与对侧下肢瘫痪等情况。此外，亦可出现颈项强直，下位脑神经的副神经或舌下神经瘫痪、Horner 综合征、眼球向下方振动等体征。

(二)颈髓病变

典型的颈髓病变可有以下症状。

1. 上肢的下运动神经元体征(前角、前根病变所引起)。

2. 上肢的髓节性感觉障碍(后根、后角病变所引起)。

3. 下肢的上运动神经元体征(锥体束病变所引起)。

4. 病变部以下的后索征及脊髓丘脑束征。

此外，如详细检查时，上肢也可出现 Hoffmann 征等上运动神经元体征。为正确掌握病变水平，下运动神经元体征及髓节性感觉障碍最有参考价值，要根据皮节(图 2-19)、肌节(图 2-16～2-18)、反射弧(图 2-20～2-21)的知识为基础进行诊断。脊髓丘脑束体征虽也出现于病变部以下，但其上限有时可距病变部相当远的下方；如下运动神经元体征及髓节性感觉障碍不明显时，则可以脊髓丘脑束体征即温痛觉障碍的上限作为病变的上界。

上部颈髓障碍亦可出现手笨拙，类似枕大孔病

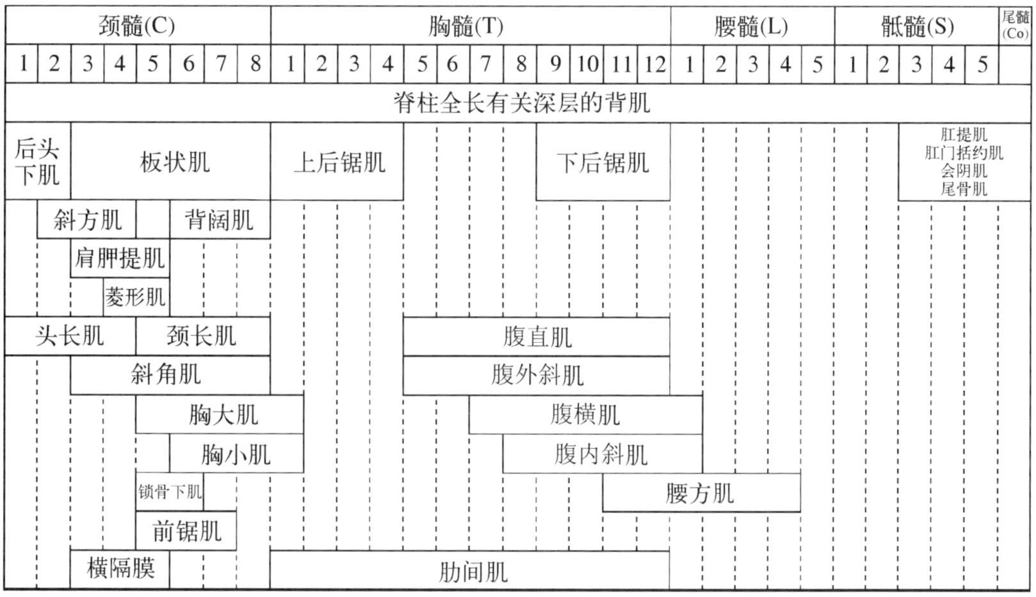

颈髓(C)								胸髓(T)												腰髓(L)					骶髓(S)				尾髓(Co)
1	2	3	4	5	6	7	8	1	2	3	4	5	6	7	8	9	10	11	12	1	2	3	4	5	1	2	3	4	5
脊柱全长有关深层的背肌																													
后头下肌		板状肌						上后锯肌						下后锯肌											肛提肌 肛门括约肌 会阴肌 尾骨肌				
		斜方肌			背阔肌																								
			肩胛提肌																										
				菱形肌																									
		头长肌		颈长肌				腹直肌																					
			斜角肌					腹外斜肌																					
				胸大肌					腹横肌																				
					胸小肌						腹内斜肌																		
				锁骨下肌												腰方肌													
				前锯肌																									
			横隔膜					肋间肌																					

图 2-16　躯干肌肉的髓节支配

变。此乃手深部感觉障碍所致的精细运动障碍,见于$C_3 \sim C_4$椎间及其以上部位的脊髓病变。此可能是由于手的深部感觉在$C_3 \sim C_4$椎间直下进入脊髓的缘故。

引起颈髓病变的疾患中,以颈椎病为最多。颈椎病易出现于$C_5 \sim C_6$、$C_6 \sim C_7$椎间,$C_6 \sim C_7$髓节及神经根最易受累。C_6髓节受侵犯时,肱桡肌反射低下甚至消失;C_7髓节受侵犯时,肱三头肌反射低下甚至消失,可出现 Hoffmann 征等手指屈曲反射。肱桡肌反射检查时,肱桡肌不收缩而出现手指屈曲反射者,称为桡骨反射逆转,提示病变位于C_6。野崎及 Bonica 将通过双侧距离乳头与锁骨中点的连线称为颈线(参见图 4-12、4-13),颈椎病时以大头针对胸部由下向上进行擦过时,颈线部位突然出现剧痛,此部位又被称为颈境界线,为C_4与T_2皮节的境界线。颈境界线明显时,提示病变位于C_4与T_2之间。为了更正确了解病变水平,要进行上肢的感觉检查。桡骨反射逆转与颈境界线虽为颈椎病常见的重要体征,但亦可见于其他颈髓疾患。颈椎病时通常其感觉障碍明显,但也有的患者几乎无任何感觉障碍而以肌萎缩为主征。肌萎缩出现于$C_5 \sim C_6$髓节支配的三角肌、肱二头肌等近位肌或$C_7 \sim T_1$支配的远位肌,临床上以近位肌的萎缩较多见。

如在枕大孔病变部分所述,病变位置与体征出现的部位有时距离较远。例如$C_5 \sim C_6$椎间盘突出时可出现并未受到压迫的C_8、T_1的髓节体征,这可能是影响了C_8、T_1髓节的血液循环的缘故。

(三)胸髓病变

胸髓为脊髓中最长者,具有 12 髓节,但与其他部位相比,判断其病变部位的方法较少,病史中最有参考价值的是后角后根体征,即背部或腹部出现的带状疼痛、麻木感、且亦常为始发症状。胸部的疼痛称为肋间神经痛,与腹部疼痛一样易被误认为内脏痛。反射则有腹壁反射、腹肌反射、Beevor 征较有意义。

1. 腹壁反射　如反射在某一髓节以下消失,在其以上存在时可作为病变的水平部位诊断。但腹壁反射于老人、肥胖者、经产妇常不出现,故不能作为参考。

2. 腹肌反射　为一种腱反射,以叩诊锤叩击后腹肌收缩,脐向叩击侧移动则表示亢进,提示该部位有锥体束体征。如该部位更有腹壁反射消失则更指示有锥体束体征。

3. Beevor 征　仰卧位下令抬起头部,则脐向头侧移动。脐在T_{10}髓节水平,此体征提示T_{10}以下的腹直肌有瘫痪。

(四)腰髓病变

因腰髓支配下肢的运动及感觉,故发生病变后会产生下肢感觉障碍、上运动神经元及下运动神经元体征。可通过其皮节检查发现髓节性感觉障碍来判断病变部位。通常,下肢的感觉障碍所见较运动障碍所见更有助于诊断。其原因是肌节不如皮

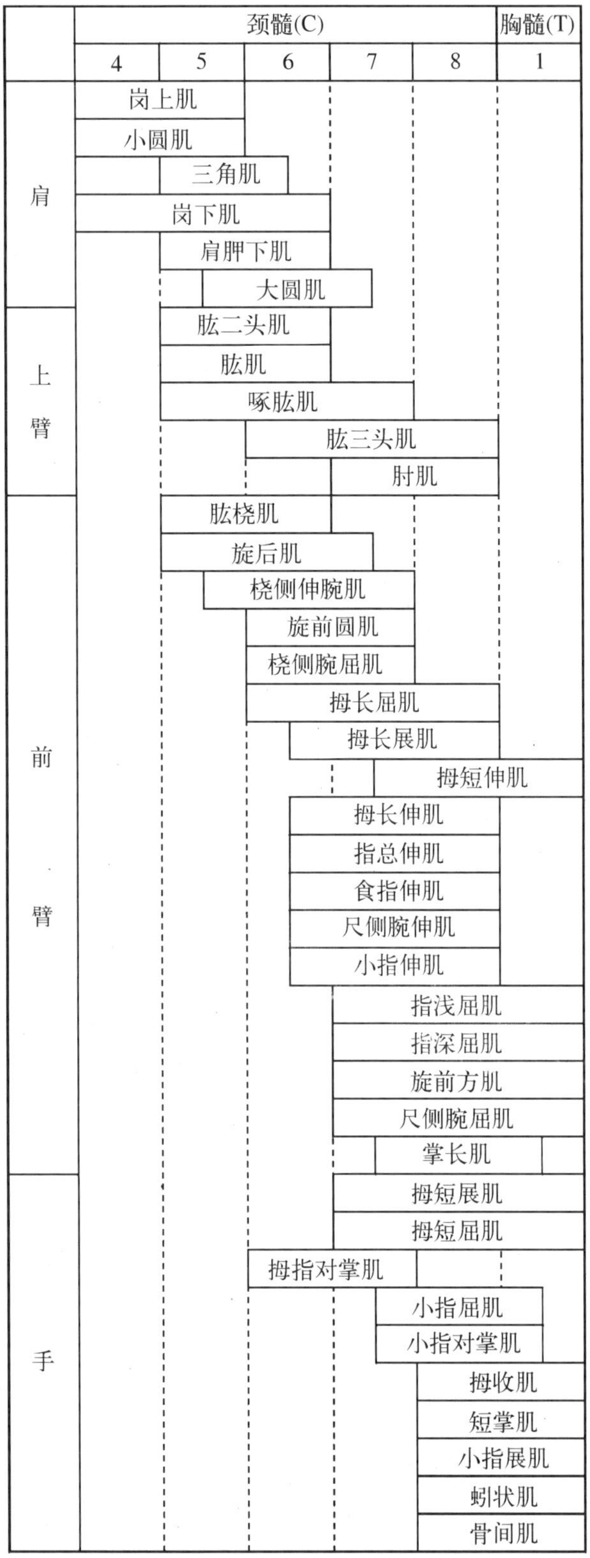

图 2-17　上肢肌肉的髓节支配

		颈髓(C)					胸髓(T)
		4	5	6	7	8	1
肩	岗上肌	■	■				
	小圆肌	■	■				
	三角肌		■	■			
	岗下肌	■	■	■			
	肩胛下肌		■	■			
	大圆肌			■	■		
上臂	肱二头肌		■	■			
	肱肌		■	■			
	啄肱肌		■	■	■		
	肱三头肌			■	■	■	
	肘肌				■	■	
前臂	肱桡肌		■	■			
	旋后肌			■	■		
	桡侧伸腕肌			■	■		
	旋前圆肌			■	■		
	桡侧腕屈肌			■	■		
	拇长屈肌			■	■	■	
	拇长展肌				■	■	
	拇短伸肌				■	■	
	拇长伸肌				■	■	
	指总伸肌				■	■	
	食指伸肌				■	■	
	尺侧腕伸肌				■	■	
	小指伸肌				■	■	
	指浅屈肌				■	■	■
	指深屈肌				■	■	■
	旋前方肌				■	■	■
	尺侧腕屈肌				■	■	■
	掌长肌				■	■	
手	拇短展肌					■	■
	拇短屈肌					■	■
	拇指对掌肌			■	■	■	■
	小指屈肌					■	■
	小指对掌肌					■	■
	拇收肌					■	■
	短掌肌					■	■
	小指展肌					■	■
	蚓状肌					■	■
	骨间肌					■	■

节那样明确，下肢肌的大多数由相似的复数髓节所支配。

提睾肌反射于 L_1 及 L_2 病变时消失；股四头肌反射于 $L_2 \sim L_4$ 病变时低下甚至消失，该部位以上的病变时亢进。出现 Babinski 征阳性的条件是病变部位在 L_4 以上，如在 L_4 以下有病变时，因反射弧本身受到障碍而呈阴性。

（五）骶髓病变

S_1 及 S_2 髓节与腰髓均支配下肢。但 S_3 以下则支配外阴部及肛门周围，S_3 以下的脊髓细小，称为圆锥，其以上的腰骶髓称为脊髓圆锥上部。

脊髓圆锥处有支配排尿、排便、性功能的副交感神经及体神经的中枢。其病变时上述功能可出现显著障碍。排尿、排便、性功能的障碍于脊髓圆锥以上的脊髓病变、脑疾患时亦可出现，但脊髓圆锥的病变对上述功能的影响显著且不伴有下肢体征。在排尿、排便、性功能障碍中尤以性功能最易受到障碍，其次为排尿障碍，排便障碍最不易受到障碍（有此种倾向）。

S_1 及 S_2 的病变时出现下肢体征，于脚的一部分至下肢的后面出现感觉障碍，长、短腓骨肌瘫痪，跟腱反射消失等。

（六）马尾病变

马尾乃是骶髓圆锥以下，即 L_2 椎体以下的神经根的聚集，出现病变时，L_2 以下神经根将有一支或多支受到障碍。其特征为：① 前根症状；② 后根症状；③ 排尿、排便、性功能障碍。

$L_2 \sim S_2$ 的神经根支配下肢肌，出现障碍时将引起迟缓性运动瘫痪、肌萎缩、肌张力低下、各种反射消失、纤维束性挛缩等前根症状即下运动神经元体征。因下肢肌较上肢肌由复数神经根支配，所以一支神经根障碍时并不引起显著的运动瘫痪，但 L_4 时胫骨前肌（踝关节背屈），L_5 时踇长伸肌（踇趾背屈），S_1 时腓骨肌群（足外翻）有时可受到明显的障碍，可参考表 2-2。

后根症状中最多见的为根性疼痛，与其他部位的根性疼痛一样，于咳嗽、用力屏气、运动等时加重，安静则减轻，向皮节放散。$L_4 \sim S_2$ 的神经根构成坐骨神经，其根性疼痛称为坐骨神经痛。坐骨神经痛为从腰背部向下肢后面、外侧、足放射的疼痛，沿神经走向有压痛。使 $L_4 \sim S_1$ 神经根伸展的检查，Laseque 征呈阳性，此检查方法也称为伸膝下肢抬高试验。

$S_2 \sim S_4$ 的神经根参与排尿、排便、性功能，出现损伤时，会引起显著的排尿、排便、性功能障碍。上

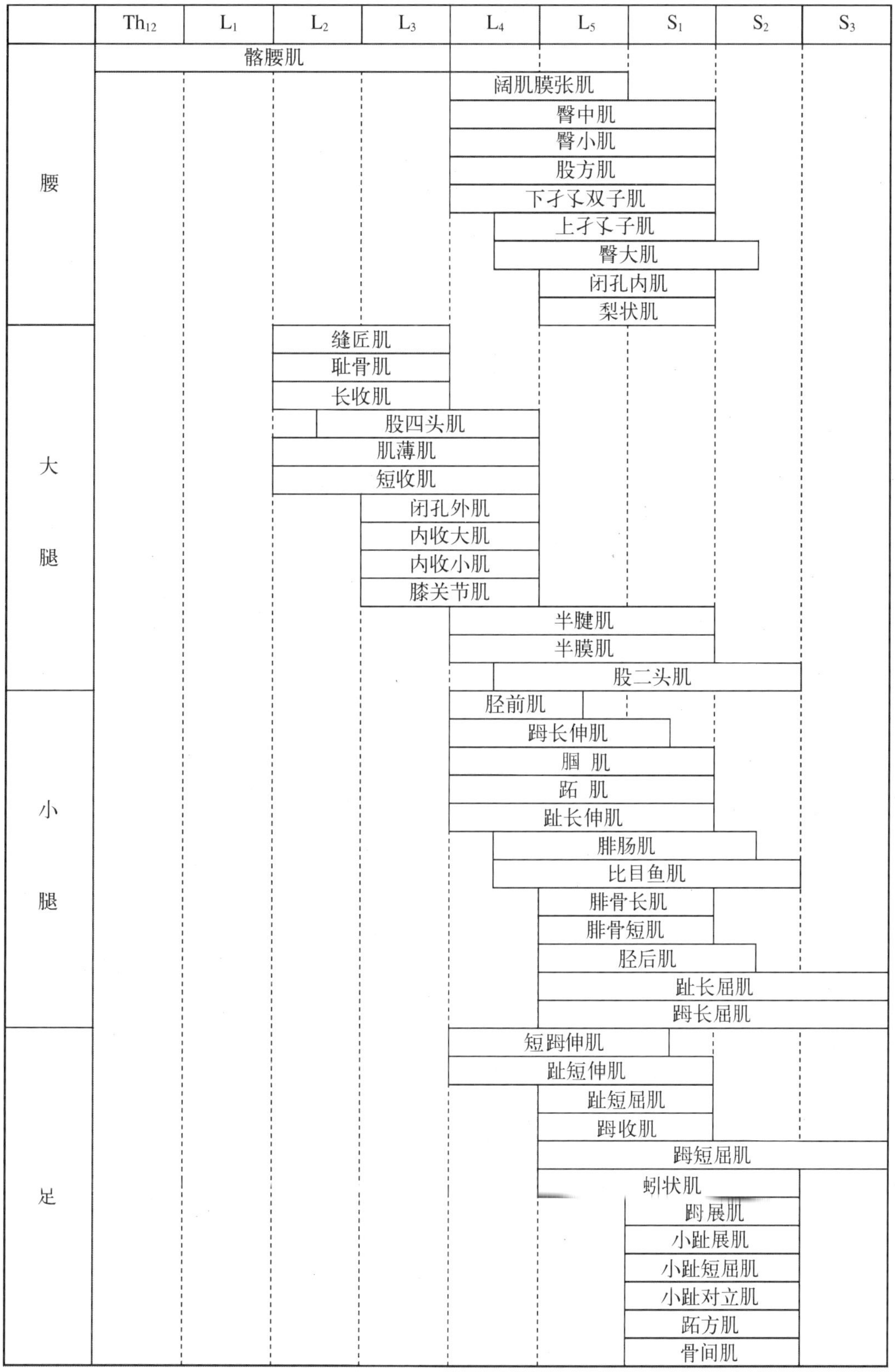

	Th12	L1	L2	L3	L4	L5	S1	S2	S3
腰	髂腰肌								
					阔肌膜张肌				
					臀中肌				
					臀小肌				
					股方肌				
					下孖双子肌				
					上孖子肌				
					臀大肌				
					闭孔内肌				
					梨状肌				
大腿			缝匠肌						
			耻骨肌						
			长收肌						
			股四头肌						
			肌薄肌						
			短收肌						
			闭孔外肌						
			内收大肌						
			内收小肌						
			膝关节肌						
				半腱肌					
				半膜肌					
				股二头肌					
小腿				胫前肌					
				踇长伸肌					
				腘肌					
				跖肌					
				趾长伸肌					
					腓肠肌				
					比目鱼肌				
					腓骨长肌				
					腓骨短肌				
					胫后肌				
					趾长屈肌				
					踇长屈肌				
足				短踇伸肌					
				趾短伸肌					
				趾短屈肌					
				踇收肌					
				踇短屈肌					
				蚓状肌					
					踇展肌				
					小趾展肌				
					小趾短屈肌				
					小趾对立肌				
					跖方肌				
					骨间肌				

图 2-18　下肢肌肉的髓节支配

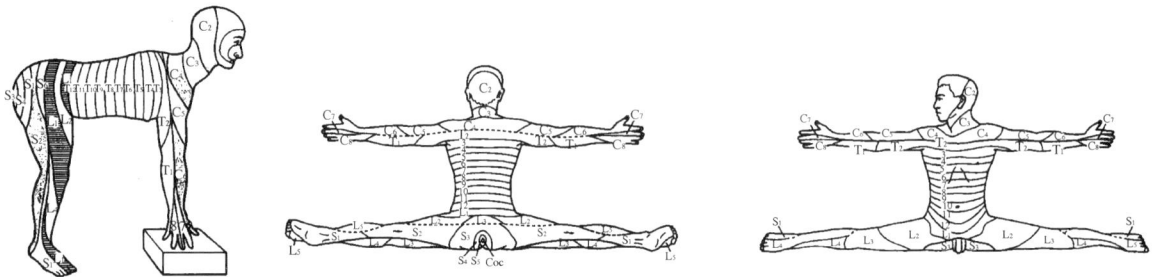

髓节性皮肤感觉神经支配(Haymaker 1956)

图 2 - 19　感觉图(皮节)

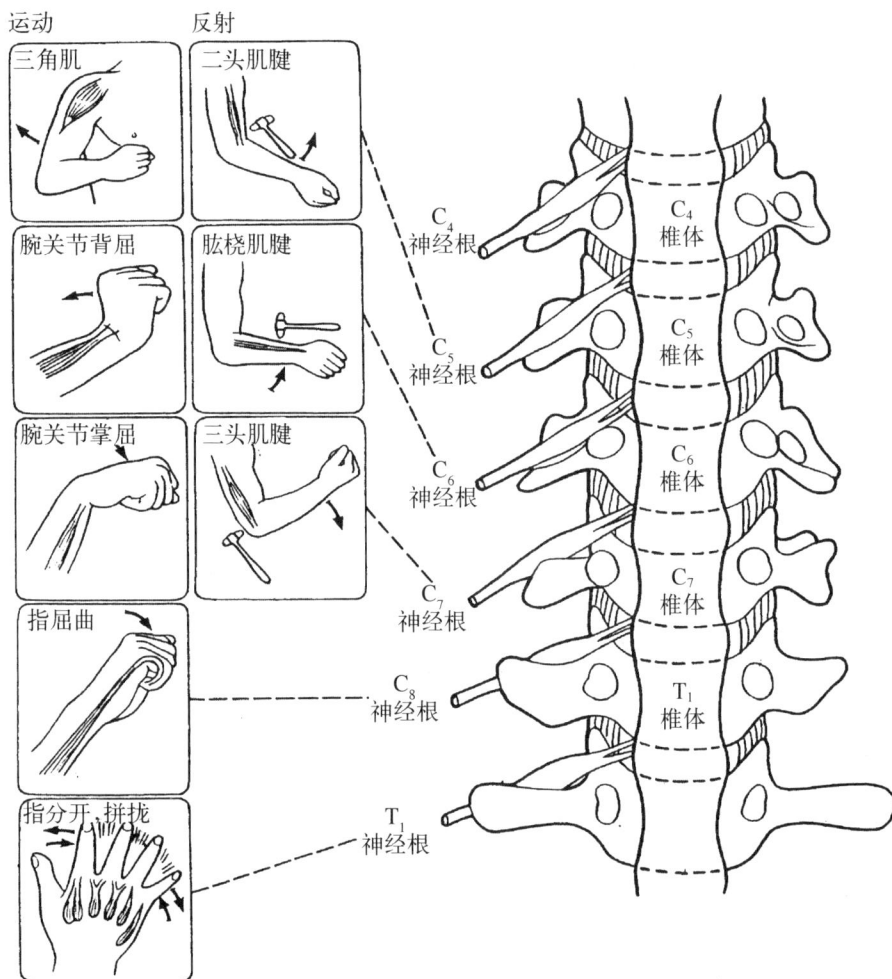

图 2 - 20　上肢肌肉的神经支配

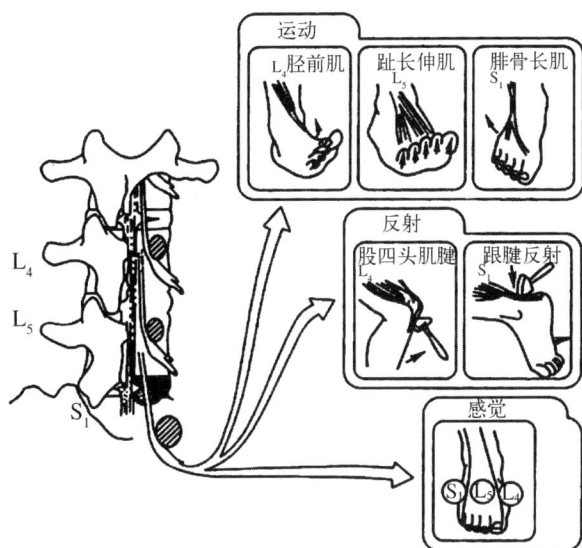

图 2-21　下肢肌肉的神经支配

述脊髓圆锥病变时亦可出现同样症状,其主要鉴别点如表 2-8 所示。临床上其两者同时出现障碍的情况亦不少。腰部椎管狭窄症马尾障碍引起的症状中有马尾性间歇性跛行。

表 2-8　脊髓圆锥病变与马尾神经病变的鉴别

	脊髓圆锥病变	马尾神经病变
自发痛	较少	多
感觉下降	温痛觉与深部感觉分离触觉保留	温痛觉、触觉、深感觉同样障碍
纤维束性阵挛	多	少
障碍方式	较对称	不对称
球海绵体反射	可有亢进	减退~消失
肛门肌张力	可亢进	减退~消失

四、横断诊断

进行横断诊断时医师要牢记颈髓、胸髓、腰髓、骶髓横断面上的解剖学特征,根据神经症状判断病变位于横断面上的何处。

为了解脊髓横断面上哪一部位有病变,就要掌握脊髓解剖及各部位所引起的体征(参见图 10-18)。体征可分为长传导束征及髓节体征。长传导束征即脊髓内的下上行的纤维束如锥体束(外侧皮质脊髓束)、后索及脊髓丘脑束障碍引起的体征;髓节征即某一髓节障碍引起的体征,主要为前角及后角的体征。长传导束体征为白质的体征;髓节体征可认为是灰质的体征。另外,临床上不能鉴别开前角及前根障碍所致的体征,也不能鉴别开后角及后

根所致的体征,有时将两体征并称为髓节、根体征。

(一) 长束征(long tract sign)

1. 锥体束征　锥体束是上运动神经元所通过的部位,出现障碍时则引起运动瘫痪(肌力低下,无力)、痉挛、腱反射亢进、病理反射等锥体束征(上运动神经元体征)。

锥体路障碍时急性期为迟缓性瘫痪,逐渐变为痉挛性瘫痪,在临床上即使较轻程度的痉挛也要予以检查和记录。锥体束障碍的确诊证据是 Babinski 征的存在。有时上位颈髓的压迫性病变出现下肢高度痉挛,而易于误诊为两下肢的痉挛性截瘫,如仔细检查会发现其有痉挛性抓握,即使极轻,对上位颈髓的压迫性病变的诊断也具有重大意义。

根据脊髓障碍的程度将运动瘫痪分为完全瘫,轻度的不全瘫、单瘫、四肢瘫等。瘫痪的特征是非单一肌肉受侵犯,而经常为一群肌肉受累,上肢与下肢其瘫痪肌群的分布不同。即上肢伸肌群(三角肌、肱三头肌、腕及手指的伸肌、手指外展肌)和下肢屈肌群(髂腰肌、屈髋肌、踝及趾的背屈肌)瘫痪程度较严重。脊髓疾病的痉挛即肌紧张的亢进状态之一,当使患者四肢被动迅速活动时感到抵抗增强;上肢于肘伸展时,下肢于膝屈曲时感到更强的抵抗,其痉挛大部分表现为自始至终均有抵抗的强直痉挛状态。很少出现像大脑内囊病时的折刀样抵抗,即在某一时点上抵抗突然消失。

除表 2-5 所示的腱反射之外,以叩诊锤叩击身体任何部位的横纹肌腱均可检查反射,亢进时很容易出现肌肉的收缩。另外,膝腱反射及跟腱反射显著亢进时可出现髌阵挛及踝阵挛(图 2-13)。腱反射亢进及病理反射提示病变水平在反射中枢以上。如能掌握肌节(参见图 2-16、2-17、2-18)知识,详细检查则可以判定在哪一髓节水平以下有所亢进。下颌反射亢进提示脑干、脑桥以上有两侧性病变,所以除外脑疾患的手段,也要将下颌反射作为常规检查之一。球海绵体肌反射的反射弧 S_2~S_4,该反射弧自身的病变使球海绵体肌反射消失,该部位以上的病变时该反射可亢进,疑有脊髓圆锥、马尾疾患时,该反射为重要的检查手段。锥体束有其躯体性排列(Somatotopy)(参见图 2-22),越靠下的脊髓纤维,越排列于接近表面部位。在上部颈髓处,其排列顺序由表层向内依次为骶髓、腰髓、胸髓、颈髓前角的纤维。因而锥体束征可出现于远离病变的部位。上述的锥体束征并非同时均等出现,可仅

有腱反射亢进或仅有明显的运动瘫痪,表现形式多种多样。锥体束被选择性侵犯的疾患有肌萎缩性侧索硬化症、遗传性痉挛性截瘫等,也有压迫性疾患仅出现锥体束体征者。

另外,急剧的脊髓严重损伤时,虽锥体束受到障碍但不出现上述体征,而呈迟缓性瘫痪,腱反射及其他反射消失的情况,称此状态为脊髓休克引起病变以下的全脊髓功能消失。脊髓休克通常于数周内开始逐渐缓慢恢复,最后出现典型的锥体束体征。

2. 后索征　通过后索的神经纤维有振动觉、位置觉、皮肤书写觉、两点识别觉、立体识别觉、本体感觉等传导深部感觉的纤维。后索受侵犯时出现上述深部感觉障碍,应按表2-4所示方法检查。常规的检查为振动觉和位置觉。深部感觉纤维自后根进入而上行于同侧后索,所以一侧后索障碍时出现同侧身体部位的深部感觉障碍。上肢时诉不能判断自己口袋中为何物件,不能很顺利地从口袋中取出,不用眼仔细观看就不能扣上扣子等情况。此种上肢症状称为拙笨手。有时令其将上肢高举,手指伸展,闭眼,则手指出现不规则的不随意运动。此现象被称为假性手足徐动症或弹钢琴动作。下肢可出现走路困难,尤其夜间或暗处很难迈步,站立闭眼(洗脸、穿内衣)时感到困难,出现Romberg征(两脚并起站立,闭眼则很难保持立位)。上下肢出现的上述体征统称为感觉性运动失调。

后索亦有其躯体性排列(参见图2-22)。传导下肢深部感觉的纤维,上行于内侧部(薄束Goll束);传导上肢深部感觉的纤维上行于外侧部(楔状束;Burdach束),因而根据其受障碍的情况可有仅上肢或仅下肢出现深部感觉障碍。选择性侵犯后

索的疾患有脊髓痨、脊髓亚急性联合性变性、Friedreich病、脊髓来自后方的压迫性疾患等。另外,后索障碍时,同侧躯体可偶尔出现痛觉过敏。亦可于被动颈部前屈时出现沿脊柱向下肢放射性电击样疼痛的Lhermitte征,即被认为是后索刺激症状。

3. 脊髓丘脑束征　温度觉、痛觉、触觉等浅感觉上行于脊髓丘脑束。此等感觉于一侧后根进入脊髓,于后角内上行1～2个髓节之后,于脊髓中央管前交叉进入对侧脊髓丘脑束。因而一侧脊髓丘脑束障碍时,1～2个髓节以下的对侧身体部位出现温度觉、痛觉障碍。触觉的第一级神经元在后根神经节内,其中枢突分为两部分,一部分传导粗触觉,进入脊髓后角更换为二级神经元,经前联合交叉至对侧形成脊髓丘脑前束,之后走行与脊髓丘脑侧束相同;另一部分中枢突在后束中随薄束、楔束上行,与深感觉传导完全相同。由于触觉既上行于前索,也上行于后索,因而当脊髓丘脑束病变时不出现障碍。脊髓空洞症的感觉分离是由于浅感觉中的痛温觉受损伤,而沿同侧后索上升的触觉纤维被保存所致。Brown-Sequard综合征脊髓半侧障碍触觉也正常;神经根、周围神经疾患时触觉出现障碍,可资鉴别。浅感觉的检查如表2-4所示。

脊髓丘脑束亦有躯体性排列,即解剖学上呈层状模式,上肢在内侧,下肢在外侧,越是先进入脊髓而上行的纤维越靠近脊髓表面,由表及里依次为来自骶髓、腰髓、胸髓、颈髓的纤维。故髓外病变压迫时感觉障碍水平由下肢开始而上升。但也常遇到颈髓压迫而感觉障碍水平只限于胸髓者。髓内病变时因骶髓经路在最外侧,所以出现骶部回避(图2-2)。根据病变的大小,有时不仅骶髓,来自腰髓、

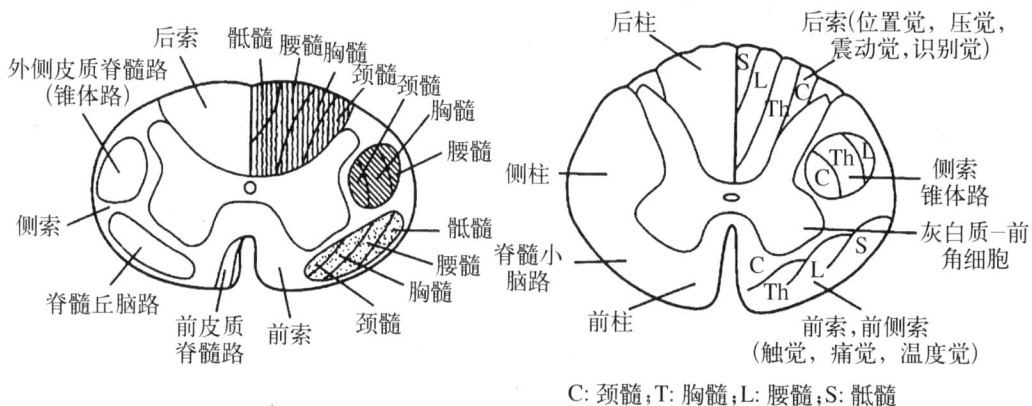

图2-22　脊髓内的神经经路

C:颈髓;T:胸髓;L:腰髓;S:骶髓

胸髓的纤维也受到回避。骶部回避通常见于髓内病变,但髓外病变有时亦出现。在脊髓丘脑束中,温度觉与痛觉的上行部位稍有不同,因此也会出现温度觉与痛觉的感觉分离。

（二）髓节征

髓节体征有前角体征及后角体征,均能提示脊髓病变的水平部位。髓节体征对横位诊断和水平部位诊断皆具有重要意义。

1. 前角-前根征　运动神经细胞位于脊髓灰质前角,其病变与前根受侵犯的体征不能鉴别,因此概括为前角-前根体征。

前角或前根病变时出现局限于该髓节的运动瘫痪、肌萎缩、肌张力低下、各种反射消失、纤维束性痉挛等下运动神经元体征。出现下运动神经元体征的部位如图 2-16、2-17、2-18 所示的肌节,若病变部位扩延,则相应的体征范围也扩大。锥体束体征（上运动神经元体征）,亦引起运动瘫痪,但其性质不同,其主要鉴别点如表 2-9 所示。

表 2-9　运动瘫痪的鉴别

	上运动神经元体征	下运动神经元体征
运动瘫痪	上肢伸肌群、下肢屈肌群占优势 无或轻度	病变限于髓节支配下的肌节肌萎缩 明显
肌紧张	亢进（痉挛）	减低
纤维束性挛缩	无	有
腱反射	亢进	减弱或消失
浅反射	消失	消失
病理反射	有	无

当前角障碍缓慢进行时,残存的前角运动神经细胞形成新芽,对已经损害死亡的神经细胞所支配的肌肉进行支配,使运动瘫痪不太显著。即前角细胞的消失与下运动神经元体征不成比例,前根障碍也可有同样情况。前角被选择性侵犯的疾患有小儿麻痹、进行性脊髓性肌萎缩症,前根主要被侵犯的疾患有 Guillain-Barre 综合征、慢性炎症性脱髓鞘性多发性神经根炎。

此外,前角、前根障碍可引起疼痛。疼痛的性质如肌肉深部被剜样,沉重的疼痛,与向皮肤表面放射样疼痛的后角-后根体征不同。

2. 后角-后根征　由于后角障碍引起的体征与后根障碍引起的体征无法区别,所以将后角-后根体征并在一起。后角-后根障碍可出现多种感觉障碍,除疼痛之外尚有异常感觉、感觉过敏、感觉低

下、感觉消失等。临床主诉最多的疼痛是根性疼痛,为锐利的剧痛,由脊椎部向皮节末梢部放射。能够使脑脊液升高的动作如咳嗽、打喷嚏、用力屏气等可诱发和加重疼痛;此外,活动脊椎的动作以及使神经根伸展的动作可诱发和加重疼痛;安静卧床则疼痛减轻。多有沿神经根走行的压痛或出现异常感觉或感觉过敏。有根性疼痛提示由脊髓后角至神经根某处有病变,客观上则浅感觉、深感觉、触觉也同样出现障碍,其范围与图 2-19 所示的皮肤分节一致。此外,脊椎部疼痛也可能由于脊椎骨周围的骨膜、韧带、椎间盘因素的参与。

无论病变在后角或在后根均呈上述的后角-后根体征,但因脊髓后角与后根的位置距离较远,所以在部位诊断上可能有问题。此时的关键是有无长径路体征,如有长径路体征则可以认为脊髓有病变。但是只有后角-后根体征或只有前角-前根体征时,其病变是在神经根或是在体内则很难鉴别,此种情况下则要借助于影像诊断。

五、横断面障碍时的体征

（一）Brown-Sequard 综合征

为脊髓半侧病变时引起的体征,其特征为:① 病侧锥体束体征;② 病侧深部感觉障碍;③ 腱侧温痛觉障碍;④ 触觉正常。此外,可有病变部皮肤分节的全感觉障碍及其上部的感觉过敏和根性疼痛。温痛觉障碍为脊髓丘脑束障碍所致,见于病变部以下 1、2 髓节处。触觉因不仅上行于病变侧后索,也上行于对侧脊髓丘脑束,所以被保存。病变部的全感觉障碍为后角病变所引起,其上部的感觉过敏,根性疼痛为后角刺激症状。此外,虽属罕见也可出现病变侧的触觉过敏及痛觉过敏。Brown-Sequard综合征可见于肿瘤的压迫、中心动脉梗死、切割外伤等时,但完全型罕见,多为不完全型。

（二）脊髓前动脉综合征

脊髓前动脉支配着脊髓前部约 2/3,其支配区域梗死所引起的即为此综合征。临床特征有:① 急剧出现的截瘫或四肢瘫;② 障碍部以下出现感觉分离;③ 由早期开始出现的膀胱直肠功能障碍;④ 发病时与病灶部一致的剧烈疼痛、束带感;⑤ 进行过程中可停止或改善等。温痛觉障碍,但深部感觉、触觉完好为其最大特征。其原因中,脊髓前动脉血栓,动脉硬化较少见,多为根动脉或其起始部的椎动脉、主动脉动脉硬化、动脉壁层分离所引起。肿

瘤等来自前方的压迫也可出现同样症状。

（三）脊髓中央综合征

为脊髓中央部病变所致，其特征性体征为短上衣或披肩型感觉障碍，其机制是：由后根-后角进入而上行于对侧脊髓丘脑束，于脊髓中央部交叉的纤维受侵犯所致，于其有病变的髓节范围内出现温痛觉障碍。病变范围较大时，前角亦被侵犯，则也可伴有髓节性下运动神经元体征。此综合征以髓节性症状为主体，只要病变只局限于中央部，则不出现长径路体征，因此，通常不出现上运动神经元体征，也无触觉及深部感觉性障碍。引起此综合征的疾病有脊髓空洞症、髓内肿瘤、外伤、分水岭梗死等。

（四）脊髓后动脉综合征

为脊髓后动脉领域梗死所致的综合征，较脊髓前动脉综合征甚为罕见。主要为后索受到障碍，但有时也同时出现锥体束受累。其临床特征为：① 急性发病，病变部以下出现显著深部感觉障碍；② 病变部以下的轻度锥体束体征；③ 膀胱直肠功能障碍；④ 与病变水平一致的全感觉障碍及腱反射消失。其运动瘫痪与膀胱直肠功能障碍可有相当程度的改善，但感觉障碍的恢复不一定很好。梗死的原因有血管炎，轻微外伤，动脉粥样硬化所致的栓塞等。此综合征远较脊髓前动脉综合征罕见的理由是：后脊髓动脉为复数（多数），而脊髓前动脉仅一支。

第四节　乳幼儿脊髓疾患的检查方法

乳幼儿的脊椎脊髓疾患几乎均是先天畸形性障碍，但也有脊髓的先天性疾病、脊髓肿瘤、外伤、血管障碍、炎症等，其数量虽不多，但有时症状颇严重，不能轻视（表2-10）。

乳幼儿的畸形性脊髓障碍中最多见的是，起因于神经管闭锁不全，伴有脊柱裂的髓膜脊髓瘤；病变程度及范围、是否合并脑积水等个体差异很大，神经障碍的分布及程度将决定未来身体障碍的轻重，因而在评价时要慎重。

虽极罕见，骶椎部起因于先天性皮肤窦的硬膜外脓肿、髓膜炎如被漏诊则可能引起不能恢复的障碍，要十分注意。

围生期的医学管理得到顺利进行之后，分娩时的神经损伤、脊髓损伤已大为减少。

起因于外伤的乳幼儿脊髓障碍多因分娩外伤所致，而年纪大些的儿童则多因摔伤、交通事故、运动等所致。寰枢脱位所致的脊髓损伤则属于特殊的损伤。

脊髓脊膜膨出等伴有体表畸形，诊断并无困难；但当皮窦微小或无体表畸形者的诊断较为困难。临床中有可疑症状时，应考虑到上述疾患的可能。

乳幼儿神经症状的诊察很难得到患儿的配合，所以要仔细观察新生儿时期、乳儿期的自发运动及反射运动。积累经验之后，仅观察亦能较正确掌握其运动障碍的情况，还要注意到脊髓障碍时，其急性期与慢性期的症状差异。

现介绍有关乳幼儿脊髓障碍诊断时运动发育的观察法及神经学诊断法，临床症状检查法，诊断的进行法。

一、乳幼儿神经学一般性检查方法

（一）视诊

观察乳儿时可观察其床上的卧床状态或令家人怀抱观察，对儿童则可通过站立姿势及步行动作观察其姿势、肢位、四肢活动（上下肢，左右差异等）。肌紧张亢进时全身后挺，下肢伸展，交叉呈角弓反张姿势，呈尖足位亦为其特征。肌紧张低下时四肢活动少，四肢呈半伸展的蛙肢位。脊髓障碍时下肢呈半开脚位，自动运动减弱或消失。脊柱裂等先天性障碍时，早期开始出现足畸形、挛缩为其特征。

表 2-10　乳幼儿时期的脊髓障碍

发生异常	肿　瘤	外　伤	炎　症	血管障碍	先天性疾患
髓膜脊髓瘤	脂肪瘤	分娩损伤（臂丛瘫痪）	脊髓灰质炎	脊髓前动脉综合征	乳儿进行性脊髓性肌萎缩症
隐性脊髓裂	畸胎瘤	脊髓出血	Guillain-Barre 综合征	脊髓梗死	脊髓空洞症
脊髓纵裂	神经纤维瘤等	脊髓空洞	横断性脊髓炎（Werdnig-Hoffmann）		先天性多发性关节挛缩症
皮肤窦					
硬膜外脓肿					

一侧上肢活动减弱可能为臂丛神经瘫痪。

（二）触诊叩诊

有关乳幼儿肌紧张度及关节活动范围的评价较为困难。

肌紧张度的评价要根据握肌肉时触感到的紧满性，关节伸展性四肢末梢部的被动性及肌力低下。因小儿皮下脂肪丰富所以肌萎缩的评价困难，其中关节伸展性的评价，在紧张度的综合评价上颇为有用，方法是对任何一关节进行被动屈伸而评价。紧张度低下时出现伸展及过屈曲，而紧张度亢进时则活动范围受限。其中以跟耳试验、围巾征（Scarf征）、Window征最为常用。

1. 足跟碰耳试验　小儿仰卧位，扶小儿足部向同侧耳的方向尽量牵拉，骨盆不离开桌面，观察足跟与髋关节的连线与桌面的角度。

2. 围巾征　系观察上肢肌张力的检查，检查者一手托小儿背颈部，使呈半卧位，将小儿手通过前胸拉向对侧肩部，使上臂围绕颈部，尽可能地向后拉，观察肘部位置，正常新生儿时期不能过中线，4～6个月时小儿肘可越过中线，肌张力增高时则不能越过中线。

3. Landau征　系小婴儿检查肌张力的方法。托住小儿胸腹部，呈俯卧悬空位，观察小儿姿势，正常足月儿背部肌肉有一定张力，头能抬起片刻，肘膝屈曲，髋稍伸直，6个月时头能抬起，与脊背达同一水平，脊柱不再过度弯曲，若肌张力低下，头不能抬起，肘、膝部位不呈屈曲状，四肢下垂。

关于四肢末梢部的被动性则握住关节近端，用力振动，观察末梢部被动振动状态进行评价。低张力时振幅大；僵硬、痉挛时则振幅小。

乳幼儿的肌力评价颇不容易，根据抗阻力，抗重力的四肢活动情况或根据能否抬起进行评价。

腱反射亢进见于脊髓炎及压迫性障碍及横断性障碍；肌反射消失见于脊柱裂、小儿麻痹、脊髓性肌萎缩症、臂神经丛瘫痪等。

脑所致的低张力、肌力低下时，除急性期外腱反射完全消失的情况是不存在的。

此外，对浅反射的提睾肌反射（L1～L2），肛门反射（S2～S4），包括肛门视诊直肠、膀胱的检查也很重要。有障碍时肛门松弛及腹压所致的尿失禁。

（三）原始反射及姿势反射

新生儿时期、乳幼儿初期的身体活动，基本为反射运动。其中，见于新生儿期而于生后2～4个月消失者称为原始反射；与颈部稳定、翻身、坐、立等姿势发育有关的称为姿势反射。上述反射于应出现时期不出现，有左右差，消失或迟延时则应予重视，脊髓障碍检查上有意义的原始反射有：自动步行、足的抓握反射、回缩反射、交叉伸展反射等。

表2-11　主要的原始反射及姿势反射

反射	临床表现
自动步行	支持新生儿腋下，使呈前倾姿势，足底着床面，新生儿交替将脚活动（2个月左右时）
足抓握反射	摩擦足底的足趾根部（前足跖），足趾屈曲（至12个月左右）
回缩反射	以锐器刺激脚底时将脚缩回（至3个月左右）
交叉伸展反射	使一侧下肢伸展，于膝部固定，刺激足底则对侧下肢屈曲后伸展（3个月左右）
Moro反射	仰卧位将头抬起后迅速落下，出现上下肢伸展及上肢出现拥抱样动作（至4个月左右）
非对称性紧张颈反射	仰卧位将头转向侧方，该侧上下肢伸展，对侧上下肢屈曲（至4个月左右）
降落伞反射	腹卧位举起，将上半身接近床面时，两上肢伸展欲支持上半身（7、8个月以后出现）

*（　）为观察可能时期

姿势反射中枢位于脑干，随成长而颈部稳定（挺直）、站立、步行等姿势保持及运动发育的基础皆在其反射中枢。

新生儿时期的Moro反射（Moro reflex）、非对称性紧张性颈反射为上肢活动的主体，对臂神经瘫痪的诊断有用，但对下肢功能的评价上则无用。

对保持坐位，保持立位有作用的站立反射，支持反应出现于乳儿期后半期。其中常用的为降落伞反射，即将乳儿以腹卧位状态下举起，将头部靠近床面时，乳儿将上肢伸出而防止颜面受撞击的动作，因乳儿将两手手指伸展，张开，所以可观察上肢功能轻微的左右差异。坐位时向侧方或前后方倾倒时将手伸展欲防止倒下的动作也是同一机制。立位时的支持性，屈伸运动，踏出一步动作等对评价下肢整体功能有意义。

二、神经障碍的分布及评价

躯干、四肢的周围神经为混合神经，检查感觉障碍即可了解其脊髓障碍水平（图10-4及表2-12）。感觉障碍诊断无患者的合作虽很困难，但根据对痛觉刺激的表情及躲避运动对乳儿期仍可作出一定程度的判定。可通过自发运动观察关节被动运动时的抗阻力来评价运动障碍的范围及程度。

表 2－12　下肢运动及神经支配(主要肌肉)

关节	运动方向	有 关 肌 肉	脊髓神经水平
髋	屈曲	腰大肌、髂肌	$L_1 \sim L_4$
	伸展	臀大肌、半腱肌、半膜肌	$L_4 \sim S_2$
	外展	臀中肌、臀小肌、阔肌膜张肌	$L_4 \sim S_1$
	内收	大、长、短内收肌、股薄肌	$L_2 \sim L_4$
膝	屈曲	股二头肌、半腱肌、半膜肌	$L_4 \sim S_2$
	伸展	股四头肌	$L_2 \sim L_4$
足	跖屈	腓肠肌、比目鱼肌	$L_4 \sim S_2$
	背屈	胫前肌、第三腓骨肌	$L_4 \sim S_1$
	内翻	胫后肌	$L_5 \sim S_2$
	外翻	长短腓骨肌	$L_4 \sim S_1$
第2～4趾	跖屈	趾长、短屈肌、足蚓状肌	$L_5 \sim S_2$
	背屈	趾长、短伸肌	$L_4 \sim S_1$

不得遗漏肛门状态的观察,有无肛门反射及对膀胱括约肌的评价。

皮肤的出汗、色泽、肤温等自律神经障碍的症状对障碍水平的诊断并不一定有意义。

三、不同时期检查所见概要

(一)新生儿期

于仰卧位,俯卧位上观察四肢活动及肌张力状态。要比较左右及上下肢活动的差异。脊髓障碍所致的下半身瘫痪则下肢活动消失,肌张力低下,肌力低下,且在俯卧位上不能将腰部抬起。

难产窒息(假死),未成熟儿则于新生儿期呈全身性肌张力低下,活动少。

(二)乳儿期

此期为颈部稳定、翻身、坐起、爬、站立等姿势及粗大运动的发育时期。并于此时期内出现抓、挟、捏等上肢功能的发育。据此可做出更明确的障碍诊断。胸髓以下的脊髓障碍时其下肢功能较上肢功能发育延迟,其感觉障碍的范围评价较易。

(三)幼儿期

此时期幼儿已能走路,包括户外的移动能力亦有提高,全身运动较活泼。下肢瘫痪而致的不能站立,走路障碍的诊断将更明确,大约至4岁已能对运动功能的预后做出判定。

四、典型疾患

以下为乳幼儿时期几种常见的脊髓疾患及应注意的临床症状和诊断要点。

(一)脊柱裂及脊髓脊膜膨出

本症为小儿脊髓障碍中最多见者。伴有脊髓脊膜膨出者初生时即可由外观上发现。多见于腰部至骶椎部,亦可见于其他部位,脊髓脊膜膨出的容积及内容有很大个体差异,神经障碍的分布及程度决定预后,所以应予尽早正确诊断。对其感觉麻痹、运动瘫痪、膀胱直肠功能障碍范围、程度进行诊断,并发症的诊断亦甚重要,要注意 Chiari 畸形、脑积水、脊柱畸形及全身其他部位有无畸形。

(二)脊髓纵裂

多不伴有外观上的畸形,如有下半身运动障碍、膀胱直肠功能障碍时,应疑及本症。MRI 可作出早期诊断。

(三)皮肤窦及继发感染

皮肤窦本身虽无神经症状,但伴有皮样囊肿时则可出现压迫马尾神经的症状,通过皮肤窦而化脓有细菌侵入时可引起脊膜炎及硬膜外脓肿。小儿的脊膜炎致病菌可为大肠杆菌,也可为因皮窦感染而使脊膜炎复发。当迅速急剧出现下肢迟缓性瘫痪时应考虑皮窦所致的脊髓硬膜外脓肿。

(四)脊髓损伤及脊髓空洞症

围生期的脊髓障碍多见于颈胸髓,以迟缓性瘫痪为主,不易与脑障碍所致的瘫痪相鉴别,过去对此病的发现及诊断颇为困难。近年来应用 MRI 以后,病例数在增加。

幼儿期以后急剧发生的四肢瘫痪中有寰枢椎脱位,多因颈部的极端后屈而引起,Down 综合征及手足徐动型脑性瘫痪易引起本症。

小儿脊髓空洞症多无症状,MRI 所证明的空洞症多为脊髓外伤之后。

(五)乳儿进行性脊髓性肌萎缩症(Werdnig-Hoffmann)

为脊髓前角细胞变性产生的先天性疾病,以常染色体劣性遗传方式遗传,表现为乳儿全身性肌张力低下的典型疾病,以无智力障碍为其特征。在乳儿期发病者为重症,这类患者有颈椎不稳、翻身障碍等运动发育障碍,卧床不起,多依赖人工呼吸机生存,其躯干、上肢等多数肌力显著低下,可与横断性脊髓损伤鉴别。

(六)副感染性脊髓障碍

伴随炎症的脊髓障碍中,过去较为多见的是小儿麻痹症,但随着预防接种的普及此病现已少见。现在有时见到的是感冒等急性病毒感染后发病的 Guillain-Barre 综合征及脊髓炎等。根据其存在先行疾患及症状的进展情况容易做出临床诊断。

第五节　脊髓后索病变的神经学检查

古典的脊髓后索病变体征是根据以下的临床病理学经验而形成的,即自 19 世纪末至 20 世纪初发现当后索出现病变的脊髓痨、亚急性脊髓混合变性、Friedreich 病时有振动觉、位置觉等深部感觉及识别性触觉障碍并有运动失调。

但所谓的后索体征是否真正由后索病变产生的仍有争议。因为脊髓痨时尚有后根及后根神经节的障碍;亚急性脊髓混合变性时也常合并有周围神经、脊髓侧索病变;Friedreich 病时后根,脊髓小脑束也有障碍。另外位置觉与振动觉分离病例的临床病理学经验也提示振动觉的传导束除后索之外也存在于侧索。

本节首先按病变水平叙述古典后索体征,之后再对脊髓疾患临床上常遇到的位置觉与振动觉的分离,上位颈髓病变时所见到的上下肢障碍程度的分离,后索功能以及有关解剖上的最近研究成果加以探讨。

脊髓后索病变古典的临床体征:后索病变时通常出现深部感觉(振动觉、位置觉、运动觉)、识别性触觉及复合感觉(二点识别觉,皮肤书写觉,立体觉)的障碍。另外,同时因感觉、运动综合输入系异常,对运动系也有重大影响,上肢则不能顺利完成精巧(细微、精细)运动,下肢则因运动失调而出现步行障碍。但此等症状的出现方式,可因病变水平而有相当差异。

一、枕大孔-上位颈髓水平

此水平上的脊髓病变出现于肿瘤,颅颈椎移行部畸形,类风湿关节炎引起的上位颈椎病变,颈椎病,椎间盘突出,后纵韧带骨化症等所致的压迫性病变、多发性硬化症、放射线脊髓病等时,通常后索病变引起的症状多较明显。

典型病例:67 岁,女性。

现病史:1991 年 9 月出现下肢肌力低下,但无感觉障碍,并有持续。1992 年 10 月出现右上肢无力,走路障碍加重而住院。

住院时神经学所见,意识清晰、智力正常。右胸锁乳肌有轻度肌力低下,浅感觉于右 $C_4 \sim T_4$ 水平上有轻度触觉迟钝,温、痛觉正常。右上肢的位

置觉近于消失,振动觉低下属中等度。下肢有右侧优势的振动觉轻度低下,位置觉正常。Romberg 征阴性。肌力呈右上肢(远位部优势)及右下肢中等度低下,但左上下肢正常。深部反射于两上肢呈亢进,两下肢减弱。Babinski 征两侧均阳性,住院后右上下肢肌力与走路有改善,但此时残存有右手的假性手足徐动症寻找拇指试验,将右侧作为固定肢时,出现显著异常。此外,尚出现两侧上下肢的同侧性模拟性联合运动(imitation synkinesia),立体觉试验时右手的主动性探索动作,极为拙笨,有显著障碍。右手的皮肤书写觉亦有高度障碍。

检查所见,颈髓 MRI 上,C_2 水平,脊髓内靠近右后方,可于 T_2WI 上见到被 Gd 增强的病变。头部 MRI 上,大脑白质于 T_2WI 上出现呈高信号的多发性病变而诊断为多发性硬化症,右正中神经刺激时的体感诱发电位 SEP 上,N13 被导出而 N18 以后的导出不佳。

(一) 深部感觉障碍的特征

1. 位置觉、振动觉障碍　通常,上肢的障碍程度较下肢显著,上肢的位置觉障碍较振动觉障碍严重,关于此位置觉与振动觉的分离及上下肢障碍程度的分离问题,本文后述。

2. 寻找拇指试验　寻找拇指试验即为在闭眼下,以对侧的拇指与示指寻找被动固定的一侧上肢的拇指这一试验。如固定肢有深部感觉障碍,则出现异常。过去的方法是将闭眼患者的指节,由检查者被动屈伸,令其说出方向而检查其关节位置觉(被动关节运动觉)。但此检查方法受到关节被活动的角度及速度的影响,而其信赖性上稍有问题。此感觉除来自肌肉、关节的传入之外,尚有来自皮肤的向心性传入很大程度的参与。如果不是多数的传入出现异常,则很难出现障碍。而寻找拇指试验(关节定位觉检查)则被认为较通常的关节定位觉检查,指鼻试验更容易发现异常,因而认为此法对于深部感觉障碍的检出敏感度较高,其评价法亦较简单而受到重视。

(二) 复合感觉障碍的特征

1. 皮肤书写觉　识别书写在皮肤的数字,属于二维平面上的,有活动的及时间的因素参与的复合

感觉。此感觉被认为是后索所固有。适合于后索单独病变的检出。Boshes 等认为顶叶障碍时的立体感觉障碍时，皮肤书写觉也出现障碍，而上位颈髓病变时皮肤书写觉正常，因而可用于两者的鉴别，但实际是上位颈髓病变时出现皮肤书写觉的障碍。

2. 立体觉障碍　立体觉需要主动探索动作，属于三维上的识别。出现障碍时则不能在闭眼状态下认知手中所持物的大小、形状、材质、重量。虽然也能以手指进行探索，企图识别，但动作笨拙，经常在所持物失落之后仍在继续探索。但有时尚能靠触觉认知手中的握着物品。顶叶障碍时出现立体觉认知障碍；而由于周围神经，脊髓后索，丘脑等深部感觉传导束障碍所致者称为立体觉障碍；两者在立体觉障碍方面无差异，很难将两者区别开来。

（三）起因于深部感觉障碍的运动障碍特征

1. 精细运动障碍　为手与指的精巧性动作的障碍，尤其主动性探索动作障碍较指鼻试验所检出的运动失调更为显著，因而常自诉日常生活中不能从衣袋中取出所需要的目的物（不能探、取物）。上位颈髓的压迫性病变时出现的笨拙的手，这种手的精巧性运动障碍，被认为深部感觉障碍比锥体束障碍有更大的影响，多发性硬化症时出现的失用手综合征，也被认为是后索的脱髓鞘性病变引起的手精巧运动障碍。

2. 假性手足徐动症　令手指伸展，掌指关节缓慢伸、屈或内收、外展（piano-playing fingers 弹钢琴指）时，患者不能将手指保持固定位置。此不随意运动于闭眼时加重，睁眼时由于视觉代偿而减轻。痉挛性、运动瘫痪严重时则难出现。

3. 模拟性联合运动　分为两种，一种为一侧手随意进行强力掌屈、背屈时另侧手亦同时出现模拟运动（镜动作）；另一种为一侧足跖屈、背屈时，同侧手亦出现掌屈，背屈动作（同侧模拟联合运动）。此体征过去被认为是与丘脑或顶叶病变有关，现在认为与后索病变有关。内侧丘系任何水平上的障碍，控制运动反馈机构的向心性传入就会发生障碍，使随意运动难以顺利进行而诱发模拟性联合运动。此乃因锥体束未成熟而只能进行对称的同期的肌肉运动，即返回到出生后不久的乳儿状态。

（四）起因于后索病变的其他体征

1. Lhermitte 征　此乃颈前屈时，出现一过性触电样异常感觉，沿脊柱向下肢放射的体征，常见于引起颈髓后索障碍的多发性硬化症，有诊断价值。其发生机制为颈部前屈时，颈髓后索被伸展压迫，脱髓鞘部出现脉冲异常传播所致。除多发性硬化症之外，尚可见于颈髓损伤、颈椎病、脊髓肿瘤、放射线脊髓病、脊髓亚急性混合变性、Behçet 病等。

2. 异常感觉　外部刺激所诱发的异常感觉，自发性异常感觉亦可见于后角、后索病变，其机制尚未完全阐明，其部位诊断的意义亦未确定。但 Nathan 等人报道，后索的局限性病变出现痛觉及温度觉的过敏，躯干及下肢的带状绞扎感也常伴随后索病变出现，其机制尚不清楚。

二、胸腰髓水平

（一）位置觉、振动觉障碍的特征

通常，振动觉障碍较位置觉障碍出现更早且更严重。高龄者、糖尿病患者等合并周围神经障碍时，也是常见有下肢远位部的振动觉迟钝，但此时伴有跟腱反射减弱。可于各水平棘突上比较振动觉，有时可有助于病变水平的诊断。

（二）下肢运动失调的特征

胸腰髓间的压迫、脱髓鞘鞘等病变时，很少有高度运动失调成为主要症状。高度深部感觉障碍引起的感觉运动失调见于脊髓痨，Friedreich 征等系统损伤后索系的疾患。此等疾患时病变也波及后索以外的后根，后根神经节或脊髓小脑束，所以称为后索性运动失调不够确切，而称为感觉性运动失调更为适合。

感觉性运动失调与小脑性运动失调的发生机制不同，症状学上亦不同。感觉性运动失调时每个运动的方向、速度、大小的调节不佳。小脑性运动失调时每个运动能较正确完成，但不能顺利完成诸动作的协调运动。感觉性运动可由视觉进行相当程度的代偿，Romberg 征阳性，但小脑性运动失调时，视觉不能代偿，Romberg 征阴性。

感觉性运动失调步态为两脚异常抬高，脚跟着地有力的走路方式。步行中两眼一直注视地面，如令闭眼则不能走路。小脑性运动失调时其步态除两脚张开之外，尚有不规律，全身高度摇摆，向侧方偏倚。

位置觉与振动觉的分离：位置觉与振动觉的分离出现于神经系的各种水平上。通常胸腰髓水平上的进行性病变时，首先出现振动觉障碍且较严重；枕大孔-上位颈髓水平时，位置觉障碍较运动觉障碍明显；顶叶病变时则不出现振动觉障碍。

1. 后索的功能性层状结构　Uddenberg 用猫证明了其颈髓后索有功能上的层状构造，即来自皮肤感受器的纤维位于靠近表层；来自振动觉感受器的纤维，偏于后索深部；来自肌梭的纤维位于中间层。Schneider 据其脊髓空洞症的手术经验认为，人体亦有此种功能上的层状构造，即在后索中，振动觉径路最靠近腹侧；识别性触觉径路最靠近背侧；位置觉通过其中间，利用此功能上的层状构造，根据病变横断面上的位置可以解释位置觉与振动觉的分离，但枕大孔-上位颈髓水平上的压迫，是否仅有后索的背侧部位受到障碍尚有疑问。

2. 上下肢脊髓内固有觉传导束　来自上肢固有本体感觉的信息，于楔状束核转递，通过内侧丘系向丘脑上行的纤维及于外侧楔状束核转递而向小脑传入的纤维均通过后索之内。来自下肢肌梭，Golgi 腱器官的信息则经 Clarke 柱（胸髓核）细胞，上行于侧索的后脊髓小脑束向小脑传入。上下肢的固有觉传导束的不同，也可能是位置觉与振动觉分离的原因之一。下肢的位置觉障碍，运动失调可能也需要有侧索的后脊髓小脑束障碍的存在，支持此推测的事实是：为除痛目的于颈髓后正中沟切开联合的病例，因伴随切开联合而有薄束病变，此时下肢的振动觉受到障碍，但并未引起运动失调。

3. 位置觉、振动觉分离性障碍　SEP Yokota 等报道了位置觉与振动觉分离的大脑及脊髓病变病例，其 SEP 所见不论其病变部位在何处，均与位置觉障碍密切相关，而与振动觉、触觉完全无关，这是颇为有趣的发现。

枕大孔-上位颈髓病变时，上下肢障碍程度的差异：枕大孔-上位颈髓病变时，尤其初期上肢体征常较下肢明显，其机制如下：① 后索内躯体皮层定位的变化：Smith 等已证明脊髓横断面上的薄束及楔状束的占据部位，根据水平而有相当变化。由下位至 C_7 髓节，薄束位于后索内侧，但自 C_6 髓节则楔状束进入薄束腹侧；C_3 髓节上则后索的腹侧由楔状束占据，且愈接近上位水平，楔状束所占据的部分越大，此种解剖学上的构造，可以解释如果病变位于上位颈髓中心部，其深部感觉障碍上肢则较下肢显著。② 上下肢固有本体感觉传导束的差异：如前项所述，来自上肢的本体感觉信息，包括向小脑的传入纤维在内是通过后索之内的，而来自下肢的则除后索之外尚通过侧索的后脊髓小脑束上行。因此，于颈髓水平上后索虽出现障碍，通过侧索的来自下肢的本体感觉传导束仍正常。因此，下肢症状较轻。脊髓后索系在种系发生上亦属于高级感觉系，人体于颈髓处尤其高度发达。因而使手指能进行极精细的动作。人体运动中感觉传入的重要性，恰如 Adams 等的神经学教科书所述。于脊髓疾患患者的诊察中，常易忽视后索功能的评价，正确评价对运动功能具有重大影响的后索病变的临床体征对诊断具有重大意义。

第六节　膀胱直肠障碍诊断检查要领

一、排尿障碍

膀胱与尿路有储尿及排尿功能，它处于复杂的神经系统控制之下。

（一）下部尿道的神经机构

储尿期中，尿存留到一定程度（150～250 ml）后感到尿意（初发尿意），并能储积充分的尿量（300～600 ml，最大尿意），此时并无尿失禁。排出期中，排尿时不需特别努力而无残尿为正常。膀胱（逼尿肌）受骨盆神经（副交感神经）支配，胆碱可使其收缩，并包括椎管内部分马尾神经，其中枢在 S_3～S_4 的中间外侧核而称其为骶髓排尿中枢。

骶髓位于脊髓的最下端（圆锥），平对 L_1。脊髓圆锥部上方膨大处称腰膨大（L_2～S_2），T_{12} 与脊髓的 L_5～S_2 髓节相对应。尿道有尿道内括约肌（平滑肌）与尿道外括约肌（横纹肌），前者由胸腰髓中间外侧核起始的下腹神经（交感神经）来支配，可由去甲肾上腺素激发收缩，后者则由骶髓前核（Onuf 核）起始的阴部神经（体神经）来支配。支配膀胱、尿道的下行传导通路位于脊髓侧索内锥体束的稍内侧。临床上，有锥体束征的人多有排尿症状。膀胱、尿道来的感觉以尿意形式通过膀胱壁从骨盆神经内脊髓丘脑束上行。另一方面，排尿立刻开始的紧急尿意，通过近位尿路向阴部神经再经脊髓后索传递。为此，脊髓痨患者膀胱感觉下降，而在脊髓前动脉综合征时多能保存，在脊髓之上有脑干（桥）排尿中枢及额叶排尿中枢。

（二）排尿症状

分为闭塞症状与刺激症状。闭塞症状有排尿开始延迟，排尿时间延长等，且膀胱功能低下，尿呈排出困难状态。刺激症状有尿频、夜尿、尿失禁等，即膀胱处于刺激状态，呈立刻要排尿的状态。刺激症状常是蓄尿期障碍，闭塞障碍为排出期障碍。要注意临床上可以有刺激症状与闭塞症状混合存在，使残余尿量增加，并使膀胱有效容量减少的复杂情况存在。

（三）尿频、尿急

日间尿频是指白天排尿次数在 8 次以上，夜间尿频是指夜间睡眠中排尿次数常在 2 次以上。尿急是指产生尿意后即要排尿的感觉。

尿频、尿急的机制为：膀胱产生异常收缩（压力上升），膀胱内压测定是经尿道插入导尿管导尿，膀胱内空虚后，以一定速度注入水后，记录此时的内压。正常达到最大尿意为止内压基本不变；如若膀胱内压不自主地急剧上升，为逼尿肌反射亢进（无抑制性收缩）。逼尿肌反射亢进多见于骶髓（$S_2 \sim S_4$）以上病变，如脑疾患、颈胸髓损伤、多发性硬化症和脊髓肿瘤等。缺乏其他神经症状而仅有逼尿肌反射亢进的高龄者应排除多发性脑梗死等疾病。但膀胱炎等下尿道疾病亦可见同样症状，要予以注意。

膀胱容量减少而无异常收缩称为感觉性尿意急迫，常见于心因性疾病，也见于神经性疾病。高龄者的夜间尿频有时是因多尿所致，要检查尿量。

（四）排尿困难、尿闭

排尿困难是排尿时尿难排出的症状。想排尿却怎么也开始不了，称为排尿延迟；还包括排尿结束时有尿不断滴下，使排尿结束延长等。

排尿时尿流由尿流计以曲线描绘出的检查即尿流率测定。排尿困难者可行此项检查，并可行残余尿量测定，测量残余尿量的方法有导尿法和超声波法，正常情况下残余尿量不足 30 ml。残余尿量在 100 ml 以上则必需药物治疗或间歇导尿。尿闭是完全不能排尿或几乎不能排尿的状态。尿闭时常伴有疼痛，如膀胱感觉障碍则可见大量尿潴留而无痛苦，有时以下腹部肿瘤来诊断。膀胱内 600 ml 以上尿潴留时对膀胱则造成不可逆性变化，在间歇性导尿及膀胱训练时以 400 ml 左右为限进行膀胱排空。

排尿困难的机制为排尿时尿道外括约肌未充分松弛，称为排尿肌及外括约肌协调不全（DSD）。以颈椎损伤及颈椎病以及骶髓圆锥上位的脊髓疾病为常见。而脑疾病中 DSD 则少见。

其他情况见于膀胱逼尿肌的瘫痪；盆神经核上性障碍，蓄尿时逼尿肌反射亢进的尿频、尿急；以及膀胱收缩不充分等，皆可发生排尿困难。脊椎裂、腰椎疾病等脊髓圆锥及马尾神经障碍以及副交感神经的节前性障碍等可致低顺应性膀胱，使排尿困难。糖尿病性神经源性疾病等可致无张力型膀胱，亦可见到排尿困难。

前列腺肥大等下部尿道闭塞性疾病及使膀胱逼尿肌收缩力下降的药物如抗胆碱药等，使尿道内压增加药物如抗抑郁药、感冒药等都可致排尿困难，会产生尿闭。

（五）急迫性尿失禁

急迫性尿失禁是指伴尿意急迫的尿失禁，与尿频、尿急相同，由逼尿肌反射亢进所致者为多。有逼尿肌反射亢进则反射性提高外尿道括约肌的肌力，尿不易漏出，但逼尿肌的收缩力比外尿道括约肌的收缩力强，则产生尿失禁。

在逼尿肌反射亢进的同时又有外尿道括约肌活动的停止，称其为无抑制括约肌迟缓（USR），较少见于脊髓疾病，而主要见于脑疾病中。有 USR 则尿失禁量与频率的出现较高。

完全性脊髓损伤及脊髓肿瘤全瘫患者中引起的反射性尿失禁，与逼尿肌反射亢进均可见尿意的消失，排尿完全不能自主，轻叩或捏大腿及下腹可诱发逼尿肌反射亢进。由于完全不能自行排尿，逼尿肌、外括约肌协调不全而常使膀胱内高压，此症状不仅见于上部尿道障碍，T_5 以上横断性脊髓障碍自主神经反射亢进（交感神经活动亢进致过高的高血压，出汗亢进等）时亦常能见到。

（六）充溢性尿失禁

是在残尿多时膀胱内的蓄积尿压力大于尿路阻力而溢出的尿失禁。

有大量残尿时表现为张力缺乏型曲线，在脊髓圆锥及马尾压迫病变、糖尿病性神经源疾患时可见。副交感神经节后障碍中产生，膀胱内压低，尿意迟缓，因逼尿肌收缩不全而产生尿闭及多量残尿，同时亦多见括约肌迟缓不全。

溢尿性尿失禁因腹压上升而易产生尿失禁，安静卧床时尿亦可漏出，与压力性尿失禁不同。

二、排便障碍

下消化道的功能有将肠内容物从小肠、大肠结合部输送到降结肠、乙状结肠的输送运动及将粪便排出体外的排便运动。

(一) 下部消化道的神经机构

小肠及近端结肠的蠕动受迷走神经(副交感神经)的支配,其迷走神经起始延髓,在脊椎脊髓疾病中通常是保存的。远端结肠及直肠受骨盆神经(副交感神经)支配,此副交感神经起始于骶髓中间外侧核,称为骶髓排便中枢。乙状结肠与直肠的境界有轮状肌收缩,平时直肠内空虚。粪便向直肠下降使直肠壁扩张,直肠内压达 $30\sim50$ cmH$_2$O 时即产生便意。此时抑制排便则内压下降而便意消失,直肠内容物达 $200\sim250$ ml 时可有间歇性内压上升及便意增加。蓄便期直肠下端肛门括约肌收缩,肛门外括约肌(横纹肌)受阴部神经(体神经)支配,肛门内括约肌(平滑肌)受下腹神经(交感神经)支配。排便期间施加腹压会同时产生直肠的蠕动,肛门括约肌的松弛,进行排便。排便运动的上位中枢为脑干部的脑桥。

(二) 便秘

便秘为下消化道的内容物停滞并延迟通过的状态,通常指排便次数每3天1次或不足1次的情况。便秘时粪便干燥,排便困难,有便不尽感。

1. 迟缓性便秘　小肠、大肠的运动低下致小肠、大肠内肠内容停滞,有时呈二次性巨结肠,严重时会呈肠梗阻,腹部膨满,肠鸣低下至消失。因神经障碍所致者称假性肠梗阻。肠运动的降低会使肠管内容物与黏膜的接触时间延长及肠管内容物的水分减少。肠运动降低的原因除中枢性疾病的帕金森病等之外,还有引起广泛自主神经障碍的 Shy-Drager 综合征及骶髓排便中枢以上的颈椎、胸椎损伤及糖尿病性周围神经障碍,也有脊椎脊髓疾患及高龄者中长期卧床、运动不足的影响,以及抗胆碱药的不良反应。小儿中所见的先天性巨结肠病是结肠阿维尔巴哈神经丛的部分缺陷而致蠕动

运动不再传递,肠内容物停滞呈巨大结肠。通常直肠无问题时不会出现溢流性便失禁。肌强直性营养不良中不仅骨骼肌,肠管的平滑肌也有病变而常呈现便秘。

2. 痉挛性便秘　大肠运动尤其是分节运动呈过度紧张亢进状态,使肠内容物低水分化(兔粪状)而停滞。如引起肠运动过度亢进状态的过敏性肠综合征等等。

3. 直肠型便秘　通常与习惯性便秘同义,与神经障碍而慢性直肠扩张、直肠感受性下降有关。高龄者及慢性疾病患者常见。也可见于肛门括约肌的松弛不全,直肠蠕动运动降低等神经障碍等原因。

(三) 便失禁

便失禁是在不确切时间出现便的排泄,与尿失禁比较其频率少。

1. 反射性便失禁　无自觉便意,由肛门周围皮肤刺激等或自然引起排便反射,呈便失禁。在骶髓排便中枢的上位颈椎、胸椎损伤及脊髓炎,多发性硬化中发生。将水囊插入直肠内测内压时可见到与测定膀胱内压时逼尿肌反射亢进类似的直肠内压的急剧上升。

2. 括约肌异常所致的便失禁　直肠肛门解剖上异常,直肠末端有异位性开口,肛门括约肌缺损可引起便失禁。生产时产道裂伤及痔瘘手术对肛门括约肌的损伤,可造成少量的便失禁。腰骶髓排便中枢以下周围神经的损害有脊椎裂、腰椎疾患、马尾神经肿瘤、妇科领域、直肠的恶性肿瘤手术等,这些疾病触诊时肛门括约肌的肌张力多低下,并缺乏便意和同时较多伴有排尿障碍。

3. 溢流性便失禁　高龄者及慢性疾病患者等引起前述的直肠型便秘时,由宿便致直肠胀满而有肛门括约肌松弛,致少量便漏出。在日常诊疗中,大小便失禁经常遇到,对此应多加了解。

(李建年　杜良杰)

参 考 文 献

1　Tashiro K. Technique of Neurological examinations. Spine & Spinal Cord, 1994, 11: 824-832.

2　HoJo H. examination of spinal cord disease in infants. Spine & Spinal Cord, 1994, 12:965-970.

3　Kameyama T，Ando T，Takahashi A. symptomatology of dorsal column lesions. Spine & Spinal Cord, 1996, 6: 421 -429.

4　Kurtzke JF. Spinal cord ataxia. Neurology, 1993, 43: 1623.

5　Davidoff RA. The dorsal columns. Neurology, 1989, 39: 1377 - 1385.

6　Tachilana S. Clinical diagnosis for spinal cord disorders at outpatint clinic. Spine & Spinal Cord, 1998, 2: 85 - 90.

7　Sakakilara R，Kita K，Hattori T. disturbance of micturition and defecation. Spine & Spinal Cord, 1998, 2: 113 - 118.

8　Sturesson B，Selvik G，Uden A. movements of the sacroiliac joints: A-roentgen-stereophotogrammetric analysis. Spine, 1989, 14: 162 - 165.

9　Hiraizumi Y. Vertebral artery test. Spine & spinal cord, 2000, 3: 221 - 222.

10　Hirazumi Y. Provocating tests for cervical nerve root lesions. Spine & Spinal Cord, 2000, 5: 383 - 386.

11　Williams MM, Hawley JA, Mc Kenzie RA, et al. A comparison of the effects of two sitting postures on back and referred pain. Spine, 1991, 16: 1185 - 1191.

12　Hiraizumi Y. Tests to evaluate malingering. Spine & Spinal Cord, 2000, 11: 1045 - 1047.

13　Hiraizumi Y. Passive movement test for the lumbar spine. Spine & Spinal Cord, 2000, 10: 945 - 947.

14　郭世绂,胥少汀.脊髓损伤基础与临床.北京:人民卫生出版社,1993:287.

15　贾连顺,李家顺.脊柱创伤外科学.上海:上海远东出版社,2000:77 - 106.

16　伊藤达雄,服部孝道,山浦晶等.临床脊椎脊髓医学.东京:三轮书店,1996:47 - 106.

17　陈雄生,贾连顺,倪文武等.颈椎不同位置时 Hoffmann 征对脊髓型颈椎病早期诊断的意义.中国脊柱脊髓,1999,2:101 -103.

第三章 脊髓辅助诊断检查

第一节 脑脊液检查

脑脊液(cerebrospinal fluid, CSF),为充盈于脑室、蛛网膜下隙的液体,与神经组织密切相接触。故神经系统出现病变时,脑脊液性状多有改变,因此,脑脊液的检查对脊髓疾病的诊断是必不可少的。

一、脑脊液的产生及循环

脑脊液主要由侧脑室及第三、四脑室的脉络丛产生,人脑脊液总量为120~150 ml,每日产量约为500 ml。脑脊液由左右侧脑室通过 Monro 孔至第三脑室经过中脑导水管达第四脑室;由第四脑室经 Magendie 孔、Luschka 孔流向小脑延髓池及延髓外侧蛛网膜下隙,被蛛网膜粒(arachnoid granulaton)吸收入静脉系统,与中枢神经系有密切关系。脊髓疾病时,尤其脊髓及神经根有病变时将直接影响脑脊液性状。

二、脑脊液的检查方法

(一)腰椎穿刺检查

1. 腰椎穿刺方法　有时行枕骨下穿刺,侧卧位,屈曲头部、髋关节及膝关节,两手抱膝姿势下穿刺。预定穿刺部位进行圆心状消毒,以普鲁卡因浸润麻醉。穿刺针有18~22 号几种,通常以20~21号针于 L_4~L_5 棘突间穿刺。一般左右髂峰上缘连线(Jakoby 线)与脊柱交点相当于 L_4 棘突处,可作为穿刺部位的标志。因腰椎变形性关节病等穿刺困难时,可坐位下穿刺。推进穿刺针过程中手感到穿刺针刺破硬膜的感觉后,观察有无脑脊液滴出。

2. 常规检查项目　有脑脊液自穿刺针滴出后,立即用三通活塞将穿刺针与脑脊液测压管连结,令头部、下肢伸展呈自然舒适体位,深呼吸数次后,要

开口闭眼安静呼吸。脑脊液压升高达一定程度后,确认有无呼吸性移动,在此侧卧位条件下,正常脑脊液压为 60~180 mmH_2O (1 $mmH_2O \approx 9.8$ Pa),200 mmH_2O 以上为脑脊液压升高,40 $mm\ H_2O$ 以下为脑脊液压低下。

常规临床化验需 3~4 ml 的脑脊液,在采取必要量脑脊液后测定终压。脊髓疾病尤其多发性硬化症所致脊髓疾病时,要测定 γ-球蛋白,脑脊液量要多取 6~9 ml。为探索不明脊髓疾病的原因,要将脑脊液 2~3 ml,按每管 0.5~1 ml 分别注入试管中,-80 ℃冷冻保存以待以后检查也是十分重要的。脊髓疾病引起蛛网膜下隙阻塞时,Quecken 试验阳性。

Quecken 试验的目的在于检查枕大孔与穿刺针之间有无脑脊液的流通障碍及蛛网膜下隙有无阻塞。以手压迫颈部,颈静脉受压迫后,向脑的静脉还流受阻,颅内压升高。正常时脑脊液压升高 100 $mm\ H_2O$(150~300 mmH_2O),解除颈部压迫后 10 s 左右又回复到初压。正常时 Quecken's test 征为阴性(Quecken's test 正常),如蛛网膜下隙有部分堵塞时则脑脊液压上升缓慢,且降压亦缓慢,称此为 Quecken's test 征阳性(Quecken's test 异常)。近年来,由于神经放射线学检查法的发展,尤其磁共振成像(MRI)能非侵袭性地描绘出蛛网膜下隙有无阻塞,因而近年来均先行神经放射线学检查,几乎不再进行 Quecken 试验,今后也可能很少进行。但对腰椎穿刺检查及临床意义仍应要有所了解。进行腰穿、脑脊液检查除可使脊髓阻塞等所致的症状加重外,尚可出现一过性头痛、脑神经瘫,尤其老年人还可有硬膜外血肿等并发症(表 3-1)。腰穿困难或有脊髓堵塞时可行枕骨下穿刺。

表 3-1　腰穿检查的并发症

1	一过性背部痛
2	一过性脊神经根性痛
3	一过性头痛（低颅压综合征）
4	一过性第 6 对脑神经瘫
5	脑膜炎或硬膜外、硬膜下脓肿
6	硬膜下血肿（尤以老人）
7	不全瘫加重（尤其有脑脊液腔堵塞时）
8	脑疝

（二）脑脊液构成成分

正常脑脊液无色透明，常规检查为细胞成分及糖、蛋白质、免疫球蛋白等。

1. 外观　正常为水样，无色透明。如有着色混浊则为病态。可因细胞成分增加而混浊，轻度时可见尘埃状浮游物，显著增加时呈白浊状。

血性脑脊液时为蛛网膜下隙出血或穿刺时血管损伤所致。临床上常用的鉴别法为，连续接取脑脊液于 3 个小试管中，每管 1 ml，观察血性脑脊液色调变化（三管试验法）。此法最简便，如为蛛网膜下隙出血则色调无变化；如为穿刺损伤则血性色调由第二管开始逐渐变浅。

脑脊液或其上清呈黄色调时称为黄变（xanthochronia）属病态。蛛网膜下隙出血时，通常 2～3 h 后出现黄变，一周后黄色调最显著，可持续 2～3 周。黄变除出血之外亦可见于重症黄疸，脑脊液蛋白量达 1.5 g/L（150 mg/dl）之时。

2. 细胞成分　蛛网膜、脉络膜等多种组织与脑脊液腔接触，所以正常脑脊液中可有多种细胞，主要为淋巴细胞，少数为单核细胞。如再有感染、出血，则可出现更多种细胞。

脑脊液中的细胞数以 Fucks-Rosenthal 计算板计算时正常为 1 mm³ 中 0 至两三个，超过 6 个即为细胞增多（Pleocytosis）。细胞增多见于蛛网膜下隙刺激状态（炎症、出血、外伤、肿瘤、药物注入、脊髓造影、腰椎穿刺等时）。但变性疾病，代谢性疾病时并不增加；多发性硬化症，Guillain-Barre 综合征等可在某一病期内增加。细胞数虽正常，但其分类上可有改变，应予以注意。

3. 脑脊液蛋白质　正常脑脊液可有微量蛋白质，大多来自血清，为血清蛋白量的约 1/200，其主要成分为白蛋白。腰穿时的脑脊液蛋白质量成人为 100～500 mg/L（10～50 ml/dl），其他尚有 IgG、转铁蛋白（transferin）、前蛋白（Prealbumin）等。新生儿高于成人，脑室、脑池的蛋白质量低于腰椎穿刺时。脑脊液蛋白质量的增加并无疾病特异性，为非特异性变化。炎症、出血、蛛网膜下隙堵塞时增加，脱髓鞘性疾病、末梢神经疾病、代谢性疾病时亦增加。应根据其增加程度并参照其他所见进行诊断。

脑脊液蛋白质的划分上，蛋白质成分可达 30 余种，其构成与血清不同。球蛋白与白蛋白之比与血清同样（1：1.5～2.3），其变动有诊断意义。球蛋白反应有 Pandy 反应及 Nonne-Apelt 反应。从脑脊液蛋白质组成上看，临床上意义较大者为免疫球蛋白的变化，但一些特殊疾病（神经梅毒、结核性、真菌性脑膜炎、脑脓肿、Vogt-小柳-原田病、类肉瘤病、亚急性硬化性全脑炎、风疹脑炎、多发性硬化症等）时血清免疫球蛋白虽正常，但脑脊液中 γ-球蛋白尤其是 IgG 增加，出现寡克隆 IgG 带，髓磷脂碱蛋白增加。

4. 脑脊液中糖及电解质　脑脊液中的糖来自血糖，正常状态下其增高或减少均与血糖值平行，其量为血糖的 2/3～1/2。脑脊液糖量与脑脊液蛋白质不同，依脑室、脑池、腰椎部脑脊液腔的顺序依次减少；静脉注射葡萄糖后 2 h，脑脊液糖达最高值，通常脑脊液糖反映 4 h 前的血糖值。脑脊液糖量正常值为 500～750 mg/L（50～75 mg/dl）。

糖代谢障碍，脉络膜丛或蛛网膜下血管通透性障碍时，脑脊液糖量出现改变。增加见于糖尿病及新生儿等情况下；减少见于低血糖，各种脑膜炎，蛛网膜下隙出血等情况。

脑脊液电解质中，目前应用于临床者仅有氯的检查，其他电解质正在研究阶段。C_l 占脊脑液中无机物的大部分，与糖同样均与血中 C_l 值平行。

脑脊液中尚有其他各种成分（包括酶活性），但其量极微少，其临床意义有待今后的进一步研究。

三、脊髓疾病时脑脊液检查的临床诊断意义

诊断脊髓疾病时，判定有无蛛网膜下隙堵塞（梗阻）是十分重要的。历来均以 Qnecken 试验判定，但已逐渐很少应用。有堵塞时进行脑脊液检查时可出现危险的并发症，如进行此项检查时要十分注意。

引起蛛网膜下隙堵塞的病变有：起因于脊椎或韧带异常的颈椎病如后纵韧带骨化等；髓内、外脊髓肿瘤；脊髓血管疾病；硬膜外血肿；多发性硬化症；伴有脊髓肿胀的脊髓病等。脑脊液的性状对脊髓疾病的原因、预后等有临床诊断意义。

（一）骨骼病变所致脊髓疾病

变形脊椎病，椎间盘脱出，黄韧带骨化，后纵韧带骨化等属此范围，如无蛛网膜下隙堵塞时脑脊液多正常。如经脊髓造影等发现有完全堵塞时脑脊液蛋白质增加，外观呈黄变（xanthochromia），可自然凝固（Froin征）。

（二）肿瘤性病变所致脊髓疾病

脊髓肿瘤分为原发性及转移性两类，前者尚可分为硬膜外，硬膜内髓外及髓内三种。

在原发性脊髓肿瘤中，神经鞘瘤、脑膜瘤及神经胶质瘤过半；尤以神经鞘瘤多出现脑脊液蛋白增加。现介绍一典型病例：女，52岁，两年来步行障碍，神经学检查有下肢深腱反射低下，袜型感觉障碍，下肢振动觉低下，下肢近端肌肌力低下，步态蹒跚。脊髓造影诊断为马尾神经鞘瘤。其脑脊液所见外观呈黄变。淋巴细胞119，中性粒细胞85（呈细胞增多），糖、氯正常，蛋白质1 000 mg/dl明显增加。但其他肿瘤如已合并蛛网膜下隙堵塞时，蛋白质亦可增加。所以仅依据脑脊液所见不能鉴别肿瘤性质。

引起转移性脊髓肿瘤的恶性肿瘤依次为肺癌、乳腺癌、淋巴瘤、肾癌。转移部位在胸椎水平上多转移至硬膜外或髓外，脑脊液蛋白质正常或增加。合并脑脊髓膜炎者亦不少，细胞诊断颇有意义。

脑脊液细胞检查时一般用1 ml左右脑脊液。脑脊液细胞检查对转移性肿瘤、白血病、Hodgkin病等弥漫性脑脊膜肿瘤等可进行肿瘤细胞的鉴定，可为临床诊断及治疗提供依据。细胞诊断常用Sayk沉淀管法和离心滤纸沉淀法。后者为前者加用离心力的方法，细胞回收率高达70%左右，本法对

HAM（HTLV-Ⅰ关联性脊髓病）亦可发现异形淋巴细胞而提供诊断依据，即本法对肿瘤性脊髓疾病以外的诊断亦有用。

（三）脊髓空洞症所致脊髓疾病

脊髓空洞症曾被认为是一种慢性疾病并出现披肩型感觉障碍等典型症状，但近年来的神经放射线学检查（CT、MRI、CT-MLG）等发现，尚有许多非典型症状及多样临床体征。脑脊液所见一般属正常，但急剧的空洞扩大致髓腔堵塞时，蛋白质量可轻度或中等度增加，细胞数亦有轻度增多。

（四）脊髓血管损害所致脊髓疾病

脊髓血管损害可分为闭塞性及出血性两类。脊髓血管损害所致脊髓疾病的脑脊液所见一般正常，时有中等度细胞增多。出现高度脊髓水肿时，随脑脊液腔的闭塞而有蛋白质增加。

根据出血的部位可将出血性脊髓疾病分为硬膜外、硬膜下、蛛网膜下以及脊髓实质内等。硬膜外及硬膜下脊髓出血时多并有脑脊液腔闭塞，而脑脊液蛋白质增加者较多。

蛛网膜下出血及脊髓实质内出血时，脑脊液呈血性，根据病期不同多呈黄变，蛋白质亦增加。

（五）脊髓感染性、炎症性疾病

炎症性原因所致的脊髓疾病中，病变局限于脊髓者称为脊髓炎，但细菌性或病毒性脊髓炎其临床上均多呈脑-脊髓炎或脑-脑脊髓膜炎症状。由于抗生素及预防医学的进步，急性脊髓灰质前角炎（polio，小儿麻痹）结核性、梅毒性脊髓炎等已很少见。这些感染性脊髓炎的脑脊液所见与脑炎-脑脊髓膜炎大体相同（表3-2）。

表3-2　脊髓疾病与脑脊液所见

疾　病	脑脊液压	外　观	细　胞	蛋　白	糖
颈椎病等	正常-升高 Queckens test 有时阳性	透明-混浊	正常	增加-正常	正常
脊髓炎					
病毒性	升高-正常	透明	增加	增加-正常	正常
细菌性	升高-正常	混浊	增加	增加-正常	减少
Polio	正常-升高	透明时有飞尘	正常-增加	正常-增加	正常
脊髓肿瘤	升高 Queckens test 阳性	黄变	细胞诊断有用	Froin征（+）	
脊髓空洞症	正常	透明	正常-增加 增加	增加	正常
弥漫性脑脊髓膜炎及癌瘤病	升高-正常	透明，混浊	细胞诊断有用	增加	减少
转移性脊髓肿瘤					
多发性硬化症	正常-升高	不透明，混浊	时有增加	增加，IgG增加	正常

近年来，被称为 HAM 的一组脊髓疾病，为明确其与热带性痉挛性截瘫（tropical spastic parapareris，TSP）及多发性硬化症的关系，已在进行国际性探讨。历来认为原因不明的脊髓疾病中发现有 HTLV－Ⅰ抗体价高且类固醇有效的病例，其意义甚大。同时 HAM 的 CT 及 MRI 上证明有脊髓肿大。

脊髓脓肿是感染性、炎症性脊髓疾病的特殊类型。脊髓脓肿可见于硬膜外或硬膜下，致病菌多为金黄色葡萄球菌，脑脊液所见亦多有脑脊液腔堵塞（梗阻）及以多核白细胞为主的细胞增多与蛋白质升高。

脊髓炎，蛛网膜下出血等之后可出现脊髓蛛网膜炎而呈缓慢进行性脊髓疾病状态。脑脊液检查时可有细胞增多及蛋白质上升。

（六）神经内科的脊髓疾病

除脊髓肿瘤等需外科治疗的疾患之外尚有多种原因所致的脊髓疾病需要神经内科或内科治疗。多发性硬化症，视交叉脊髓炎（Devic 病）时出现的脊髓疾病及急性散在性脑脊髓炎（ADEM）等与一般的感染性脊髓炎不同，多有脑脊液中免疫球蛋白的变化。多发性硬化症的脑脊液改变常为：① 轻度细胞增多；② 总蛋白量轻度增加；③ γ-球蛋白，尤其是 IgG 增加；④ 寡克隆 IgG 带的出现。症状恶化期出现上述脑脊液改变，症状缓解则细胞增多，蛋白质增多等亦多随之改善。

1942 年开始已发现多发性硬化症的脑脊液中γ-球蛋白增加，对本病的诊断及病情掌握上颇为重要。γ-球蛋白中，IgG 的增加尤为重要，如表 3－3 所示，探讨 IgG 比、IgG 指数、IgG 产量/日等与总蛋白量的比率之后发现，多发性硬化症的症状恶化期

IgG 比率增加，并称脑脊液中的 IgA、IgM 亦增加。另据琼脂凝胶电泳分析，在 γ-球蛋白领域，IgG 划分处出现不同于正常的带，称之为寡克隆 IgG 带。此带的出现对多发性硬化症可作为辅助诊断之一，有较特异性意义。但亦要考虑到神经梅毒，胶原病时亦可出现此带。另外，多发性硬化症时脑脊液中髓磷脂碱性蛋白的出现率亦较高，此物被认为是脱髓鞘疾患模型的试验性过敏性脑脊髓炎的致病物质。

表 3－3　脑脊液中免疫球蛋白

1）$IgG\% = \dfrac{脑脊液中\ IgG(mg/dl)}{脑脊液中总蛋白(mg/dl)} \times 100$

$\quad 10\% \sim 15\%$ 以上为异常

2）$IgG-白蛋白指数(index) = \dfrac{脑脊液\ IgG \times 血清白蛋白}{血清\ IgG \times 脑脊液白蛋白}$

3）$IgG\ 产生 = 5\left[脑脊液\ IgG - \dfrac{血清\ IgG}{369} \right]$

$\quad -0.43\left(脑脊液白蛋白 - \dfrac{血清白蛋白}{230} \right) \times \left(\dfrac{血清\ IgG}{血清白蛋白} \right)$

$\quad = 5\left[IgG - IgG\left(0.4\dfrac{脑脊液白蛋白}{血清白蛋白} + 0.00084 \right) \right]$

此外，脊髓亚急性联合型变性等营养性乃至中毒性疾病时，脑脊液所见一般多正常，时有轻度蛋白质上升。特别是脊髓性痉挛性截瘫、运动神经元疾患等神经变性疾病时，脑脊液可见有轻度蛋白质上升。

近年来，由于神经放射线学检查法的进展，脑脊液检查对脊髓疾病的诊断、治疗上的意义有所改变。由于 CT 及超导 MRI 的应用，脊髓造影已逐渐不用。但 IgG、病毒抗体价的测定等脑脊液构成成分对脊髓疾病的诊断仍属重要检查项目之一。

（杜良杰　陈立嘉）

第二节　脊椎脊髓影像学检查

一、X 线平片

脊椎 X 线平片有六个方向，即正位、侧位（包括前屈、直立、后屈的侧位像）和左前、右前两个斜位像。检查脊柱弯曲或畸形时可照脊椎全长平片，必要时还可照卧位和立位片。即使在已有 MRI 等先进方法的今天也决不能忽视 X 线平片检查法。

读片的要点如下。

后前像时应注意椎体的排列、弯曲、椎体边缘的骨质硬化和骨刺生成、椎间隙变窄、棘突的排列、椎间关节的适合度、椎弓间距离等。也要注意脊柱旁肌肉阴影的扩大和钙化。

侧位像时应观察椎体有无骨质疏松，骨小梁的变化、排列、弯曲，椎管前后径，椎间隙变窄，骨化阴影，关节突和棘突的排列，骨刺形成等。

前后屈的侧位像时可根据椎间盘或棘突的后

方扩大以及椎体向前或后方的偏移等来判断各椎间的不稳定性。

在斜位像时要观察椎间关节的轮廓和适合度、关节突间的分离以及椎间孔的大小等。

根据需要应测定 X 线片的数值与正常值进行比较与探讨。

二、断层摄像

断层摄像(tomography)适用于平片照相不易查出的病变，或无鲜明影像的高位颈椎和颈胸椎连接部的变化。通常以 5～10 mm 的间隔照相，对判定脊柱韧带骨化、脊椎骨折、固定术后的骨愈合、假关节等均适用。也适用于检查风湿性齿突病变和诊断脊椎爆裂骨折和脊椎肿瘤等。原则上本法应与 X 线平片做对比观察。

三、X 线计算机体断摄影术

变换 X 线计算机体断摄影术(X-ray computed tomography，CT)的窗宽(window width)和窗位(window level)能够照出骨或软组织，但在诊断目的病灶时必须拟订好条件。

(一) CT 片

适用于诊断病变向椎管内或椎体外扩展，检查有无椎间盘脱出、脊椎骨结核等炎症引起的脓肿或向椎体内扩展的病变、检查脊椎损伤(如爆裂骨折)时骨碎片嵌入椎管以及脊椎肿瘤(包括转移瘤)等。

(二) CT 造影(enhanced CT)

即在 CT 检查的基础上应用造影剂进行检查。适用于血管性病变和肿瘤性病变等。一般是静注碘造影剂的同时做 CT 检查，使出血管过多(hypervasularity)的病变组织得到强化。

(三) 脊髓 CT 造影(CT myelography)

在蛛网膜下隙内注入水溶性造影剂后做 CT 检查。一般用于椎间盘脱出、脊柱韧带骨化、颈椎病等压迫性病变与脊髓肿瘤和脊髓空洞症的诊断。

(四) 椎间盘 CT 造影(CT discography)

一般是在椎间盘造影施行后，以椎间盘为中心，用 2～5 mm 的间隔和三薄层断面(slice)的程度进行照相。条件是窗宽为 1 000 Hu，窗位是 100～300 Hu，进行椎间盘造影，对椎间盘脱出形态和变性程度，尤其对外侧型椎间盘脱出等都能得到比较清晰的影像。

(五) 三维 CT(3D-CT)

此法能将脊椎骨折脱位和先天性侧凸等以及有复杂的立体变形的脊椎外伤和疾病照出立体影像，这对准确掌握畸形和制定手术计划都有用。

四、造影检查

(一) 脊髓造影(myelography)

适用于椎间盘脱出、脊髓肿瘤、颈椎病、椎管狭窄等所有的压迫性病变和占位性病变。虽然由于 MRI 的出现，本法的适应证已经减少，但对腰部椎管狭窄和脊髓圆锥部的肿瘤等，仍然是必须做的检查。

(二) 椎间盘造影(discography)

本法是以手术为前提的检查方法，使用于椎间盘脱出、脊椎滑脱、椎间盘病变等。本法并不是纯粹的影像诊断法，对探讨腰痛原因尤其对椎间盘性疼痛的原因有一定意义。

(三) 神经根造影(radiculography)

本法能利用神经根的走行异常和阴影缺损来检查硬膜外神经根领域的压迫性病变。还可以同时注入麻醉剂阻断神经根进行病灶的诊断和治疗。适用于脊髓造影有多个椎间病灶的病例，以及影像诊断法无异常所见的神经根障碍病例等。

(四) 硬膜外造影(peridurography)

本法目前几乎不再使用。适用于脊髓造影未能照出的硬膜外病变(如腰骶部病变)。通常是俯卧位自骶骨孔注入造影剂 10～20 ml。但很难照出完整的脊椎影(full column)，看片时应予注意。

(五) 脊髓血管造影

适用于动、静脉瘘(A-V malformation)等血管畸形，血管瘤等脊髓肿瘤，脊椎肿瘤以及 A-V 畸形和出血性病变的栓塞术。在颈椎部则利用椎动脉，在胸椎和腰椎部则从肋间动脉和腰动脉对有病变的脊髓动脉进行照相。一般施行两个方向的连续照相，就能照出从动脉侧向病灶内进入的输入动脉(feeding artery)与血液池(pooling)和导出静脉(drainage vein)等的清晰影像。

(六) 脊椎静脉造影

本法是从两侧股静脉插入导管，通过腰升静脉或骶外静脉对椎内静脉丛进行造影，但现在已不再用此方法。

五、磁共振成像技术

磁共振成像技术(magnetic resonance imaging，

MRI)利用磁共振现象将内因性参数(parameter)引起的影像素材信号强度的变化转变为影像的方法。具有患者不需变换体位就能获得纵断面和横断面的任意影像,而且没有骨骼引起的假象,患者不被X线照射等优点。

变换照相参数就能区别脊髓和脑脊液,诊断出椎间盘变性程度和肿瘤的性状等。照相时利用对重复时间和回声时间的操作,可使影像显示出 T_1 和 T_2 两种加权影像来进行诊断。尤其对脊髓肿瘤(特别是髓内肿瘤)脊髓空洞症、脊髓拴系综合征(tethered cord syndrome)上部颈椎和颈髓疾病、椎间盘脱出等诊断以及门诊的筛选工作和术后经过的观察等都非常有用。静注钆-促排灵(GD-DTPA)照相时所获得的加强性(enhanced)MRI,对于脊髓肿瘤的组织学诊断、椎间盘病理变化与椎间盘脱出的缩小等的判断,对患病神经根的病理状态以及对椎间盘脱出的复发与瘢痕组织的鉴别等都很适用,而且准确性很高。

目前虽然在骨和钙化的检出上存在着困难以及不能给带有金属支具的患者做检查等缺点,但在各种脊椎脊髓疾病的各种检查法中,MRI 是必须施行的重要方法。

六、超声波断层摄影

超声波不能透过骨组织,只限于对椎管内的应用。多用于检查新生儿和婴幼儿的脊髓、探查手术中椎弓切除部的硬膜内病变、判定髓内肿瘤和空洞的位置以及脊髓空洞的缩小和蛛网膜下隙的扩大等。

七、闪烁法

闪烁法(scintigraphy)是将注入血管系统的放射性物质的全身分布状态影像化的检查方法。骨扫描能判定疾病的存在及其病变的扩展程度,从而对其病理变化进行评估。因此,适用于脊椎的肿瘤及其转移瘤、脊椎和椎间盘的炎症以及代谢性疾病和外伤等的诊断。本法的敏感度虽然很高,但非特异性,故不能区别引起双重密度影像(double density sign)的各种疾病。但可根据双重密度的程度来区别多发性骨髓瘤和转移性恶性瘤。

(孙　进)

第三节　脊椎和脊髓 CT 扫描

一、CT 扫描在诊断脊椎和脊髓病变的应用

CT 扫描不能作为脊椎或脊髓病变的首选方法。如用其他方法发现或怀疑有病变时,可用 CT 来证实或确定病变的位置及范围。

CT 能显示脊椎和椎管内结构以及椎旁血管、软组织的情况。

CT 扫描具有很高的密度分辨率。可以明确病变为实性或囊性、血管性和非血管性、浸润性或非浸润性。

CT 可以检出其他方法难以检出的病变,某些部位如颅颈交界处,某些疾病如脊柱畸形平片或造影不能显示满意者。

二、检查方法

(一)摆位

常规仰卧位,头先进入。为了减少脊柱正常曲线形成的前凸,颈段采取颈屈曲位,腰椎采取双膝屈曲位。严重前凸患者可用枕垫抬高臀部,使 X 线垂直于腰椎或平行于椎间盘。

(二)定位

常规 X 线正侧位和脊髓造影片对病变的定位很重要。然而仍需做 CT 定位片,以便根据它决定支架倾斜角度,还可以把扫描层次标在定位片上以明确各层面水平。

(三)层厚和间距

因病变小而需用薄层扫描,例如腰间盘的厚度是 8~12 mm,所以层面厚度一般为 5 mm,胸腰椎兴趣区为 5 mm 薄层。颈椎可用 2 mm 薄层。一般用骨窗观察骨质结构,用软组织窗观察椎管内及椎旁结构。

(四)曝光条件

CT 扫描一般电压是固定不能变动的,例如 120 kV。时间有两档,快和慢,可供选择,mA 可供选择幅度较大,两种情况需要高 mA:薄层和高分辨

率。例如椎间盘需要用薄层,间盘和硬膜密度差别小需要高密度分辨率。这样为了检查椎间盘脱出,CT扫描常需用高mA,至少300～400 mA,甚至于600mA。另一方面骨与周围组织密度差别大,虽然有时仍需薄层但密度分辨率的要求不高,所以可以适当降低条件。这点对不能合作的外伤患者特别重要。因为可以用较短的时间扫描以避免患者挪动造成伪影。

(五) 造影剂

如欲观察椎管内结构的细节特别是要显示脊髓时可做Metrizamide脊髓造影CT检查。需向腰椎蛛网膜下隙内注射造影剂。1975年以来一种水溶性造影剂开始在临床应用。这种造影剂黏稠度低,很容易在蛛网膜下隙内弥散和通过狭窄的间隙而且不良反应小。颈椎一般用5～7 ml,胸、腰椎8～15 ml,浓度为140～250 mg/ml,注射造影剂后,患者仰卧取头低脚高位,少则10余分钟多则3～4 h后,待造影剂适当地与脑脊液混合后才能做扫描。如疑有血管性或肿瘤性病变时,可经静脉注射造影剂行增强扫描。

(六) 照片

标有扫描层次的定位片放大3倍。脊椎和脊髓放大1.8～2.0倍。为了显示骨结构和软组织结构需用不同窗照两套片。骨窗用200～300/2 000 Hu;显示软组织窗用50/500 Hu。

三、正常CT解剖

(一) 颈椎

颈椎为7节,颈段椎管大致呈三角形。从C_1～C_3逐渐变小,从C_3～C_7大小一致。前后径的正常范围在C_1是16～27 mm,C_2以下是12～21 mm。小于12 mm则考虑椎管狭窄症。正常硬膜囊(dural sac)表现为边缘光滑规则的类圆形影,CT值在30～50 Hu。硬膜囊内有蛛网膜、脑脊液、软脊膜和脊髓。在颈段蛛网膜下隙宽大,低CT值的脑脊液(0～20 Hu),可以把脊髓边缘对比显示出来。但颈段椎管内脂肪组织很少,尤其C_1、C_2部分硬膜囊和骨膜紧贴在一起,背部和两侧方脂肪组织很少,因而平扫硬膜囊显示不满意。

C_2～C_7有椎间盘,椎间盘由软骨板、纤维环和髓核组成,纤维环由坚硬的致密纤维软骨构成,椎间盘的最外层为胶原纤维(即所谓的sharpey纤维)所组成,位于四周,髓核位于中央。软骨板即椎体的上下软骨面,形成了髓核的上下界,与相邻的椎体分开,颈椎间盘较厚,且其前缘的高度约为后缘的2～3倍,颈椎间盘的CT扫描需用2～3 mm的薄层,椎间盘的CT值为50～110 Hu。

颈段脊髓上端较粗大,与延髓相连。横断面椭圆形,前后略扁,前正中裂(anterior median fissure)在前缘正中形成一个浅的凹陷;后中沟(posterior median sulcus)不显影。虽然脊髓在第3颈段第2胸段之间曾被描绘有一膨大段,但许多实际的测量并不支持。从第3到第7颈段脊髓前后径的范围和平均值基本一致。椎管、蛛网膜下隙和脊髓前后径的正常范围和平均值见表3-4。

表3-4　颈段椎管、蛛网膜下隙和脊髓的前后径(mm)

	椎　　管	蛛网膜下隙	脊　　髓
C_1	19～32(25)	12～21(16)	6～9(7)
C_2	16～27(22)	12～18(14)	5～9(7)
C_3	15～25(20)	11～14(12)	4～9(6)
C_4	15～24(18)	10～14(12)	5～8(6)
C_5	15～24(19)	9～14(12)	4～9(6)
C_6	15～23(18)	10～15(12)	4～9(6)
C_7	15～21(18)	10～14(12)	4～10(7)

椎管的骨部,椎体后缘两侧连以椎弓根、椎弓根连于椎板、两侧椎板连到棘突基部,这样从椎体后缘到棘突围成一个完整的骨环。

除寰椎外,椎骨横断面的前部是大致呈椭圆形的椎体,边缘由骨皮质形成的致密环,中心密度一般均匀,但其内致密骨岛并非少见。在椎体横断面上有时见到由前向后的“Y”形裂隙,从椎体前部两旁走向中心,然后会合成一纵裂伸向椎体后缘中央,呈倒“V”形小切迹,或成为凸入椎管内的小骨帽(small cap of bone),此种影像是椎体静脉与椎后静脉丛相连所形成,不要误为骨折或其他骨病。

(二) 胸椎

胸椎与颈椎和腰椎不同,还有12对肋骨同它相关节,上部7对是真性肋骨,并向前同胸骨相连形成胸廓,下部5对也称假性肋骨,不与胸骨相连,每一肋骨在后部与其同一椎体的横突走行一致。肋头是一重要解剖标志,它平行于椎间盘平面,并在这一平面上与相邻椎体的半关节面形成肋头关节。肋头向外后有一狭部为肋颈,再向外在肋结节处下变宽,肋结节与同一层面的横突有小关节面构成关节。胸椎之椎体前缘凸出与纵隔相邻,其后缘呈凹陷状,胸椎之椎体前后径和横径大致相似。胸椎的椎弓根起自每一椎体的上半部,向后并略向外走行,椎弓根切迹形成椎间孔的上缘和下缘边界。胸部脊神经穿出的位置较高,相当于椎间盘的位置。胸椎的椎板较宽而短,向内后侧方行走至中线相连形成棘突,棘突比较细长向下向后走行,彼此形成遮掩。胸椎的横突较粗,伸向后外,在横断面上可显示横突与其相应的肋头、颈和肋结间的关系。胸椎的关节突关节约呈冠状位,上关节突面略朝后外,下关节突面朝前内。椎体、椎弓根和椎板形成椎管的骨环。椎弓根下方是椎间孔,是神经、血管等进出的门户。胸段椎板向后向下倾斜。椎管略呈椭圆形,椎管内脂肪组织较颈段稍多但仍限于背侧和椎间孔内。

胸段椎间盘最薄,故而 CT 扫描更需要用薄层。连接椎体的前纵韧带和后纵韧带坚实地巩固着椎间盘的位置,故而胸椎较少发生髓核脱出。

胸椎体节段内脊髓的横断面呈圆形,位于蛛网膜下隙正中稍偏前,约相当于 $T_9 \sim T_{12}$ 体节段与腰膨大相对应,向下很快缩小为脊髓圆锥(conus medullaris)。上段胸脊髓段比胸椎体段高 2 个节段,例如第 5 胸脊髓节段位于第 3 胸椎体水平。下胸段的差别更大,可以高 3 个节段。蛛网膜下隙和脊髓前后径的测量(表 3-5)。

表 3-5　胸段脊髓和蛛网膜下隙前后径(mm)

	脊　髓	蛛网膜下隙
T_1	7.5~9.5(8.1)	11.5~14.5(13.1)
T_2	7.0~9.5(7.9)	11.0~14.5(12.9)
T_3	6.5~9.0(7.7)	9.5~14.5(12.5)
T_4	6.5~8.5(7.6)	9.5~14.5(12.3)
T_5	6.5~8.5(7.5)	8.5~14.5(12.3)
T_6	6.5~8.5(7.5)	8.5~17.0(12.3)
T_7	6.5~8.5(7.5)	8.0~17.0(12.4)
T_8	6.5~8.5(7.5)	8.5~17.5(12.6)
T_9	6.0~8.5(7.7)	9.0~16.5(12.7)
T_{10}	7.0~9.5(7.8)	10.0~16.0(12.8)
T_{11}	8.0~11.0(8.4)	11.5~17.0(13.4)
T_{12}	8.5~11.5(9.7)	12.0~18.0(14.8)

(三)腰骶段

上腰段椎管的横断面呈卵圆形,下段呈三角形。CT 测量前后径的正常范围是 15~25 mm;椎弓根的距离正常范围是 20~30 mm。两个部位的测量都是 T_4、T_5 比 $T_1 \sim T_3$ 体大。进行测量要选择好窗位,这样可以减少测量的误差,Kochler 建议用

250 Hu 或 300 Hu 窗位作骨间距离的测量。窗宽对测量无影响或最大误差不超过 1 mm。

侧隐窝是神经走向神经孔的通道。侧隐窝的骨壁是椎体、椎弓根和上关节突。因为腰椎的椎板向前倾斜,上关节突也前倾,所以在椎弓上缘的侧隐窝最窄。椎体后缘到上关节突前缘的距离称为侧隐窝的宽度,侧隐窝宽度正常在 5 mm 或 5 mm 以上,如为 3 mm 或小于 3 mm 提示侧隐窝狭窄,如为 2 mm 或小于 2 mm 即可肯定为侧隐窝狭窄。上关节突增生肥大使侧隐窝变窄压迫神经根出现症状。

椎间盘包括髓核和纤维环,髓核是胶样物质,随着年龄的增长而逐渐纤维化。纤维环是纤维软骨组织和上下终板连接。腰椎间盘的横断面呈肾形,后缘相当于后纵韧带经过的部位轻度内凹;老年后缘从内凹变为平直。

(四)硬膜囊

腰段椎管内脂肪组织丰富,所以平扫即可显示硬膜囊。硬膜囊终止于 S_2 水平,其内有脊髓圆锥、终丝(filum terminale internum)和马尾神经丛。脊髓圆锥是变细了的脊髓末段。内终丝是含有软膜(pial)的和神经胶质成分(Glial)的纤维束,上接脊髓圆锥,下止于硬膜囊末端。马尾神经由发自脊髓圆锥的腰骶神经构成。在 CT 造影图像上,脊髓圆锥和内终丝形成硬膜囊中心的小圆形充盈缺损。

(五)颅颈椎移行部

枕寰枢联合是由 2 个枕寰关节和 3 个寰枢联合构成。寰椎侧块的上关节面和枕骨髁构成寰枕关节。寰椎关节面下凹并向内侧倾斜与椭圆形的枕骨髁形成关节。C_1 侧块和 C_2 以及齿状突与寰椎弓后面形成的滑膜关节都是相互通连的。该区众多而纵横交叉的韧带加强了颅颈联合的稳定性,并使较复杂的头颈部运动得以完成。前面的韧带包括:① 前面的寰枕膜:它是前纵韧带向上的延续,并且连接枕大孔前缘和寰椎的前弓。② 横韧带:它是横跨过寰椎弓的宽阔的韧带束,确保齿状突与环椎前弓相贴。上纵束与枕骨基底部相连,而下纵束附着于枢椎椎体后面的中部。整个韧带形成十字交叉韧带。③ 翼状韧带:是连接齿状突到枕骨髁内缘的坚强的韧带。④ 齿突尖韧带:连接齿突尖到枕大孔前缘。⑤ 覆膜:为后纵韧带向上的延续,在枕大孔前面附着与枕骨基底部上面。项韧带、棘间韧带、后寰枕覆膜、黄韧带和颈肌等后面的结构也起到稳定的作用。

四、椎间盘突出和椎间盘退行性改变

（一）腰椎间盘突出

90%的腰椎间盘突出发生在 $T_4\sim T_5$ 和 $T_5\sim S_1$。CT可以有四个方面的表现：① 椎管内出现突出的间盘块，它的CT值低于骨组织高于硬膜囊的75 Hu左右；② 椎管和硬膜囊之间的脂肪层消失，这是最早发现的现象；③ 多数情况下为一侧神经根被推压移位；④ 硬膜囊受压变形。CT诊断的准确率可与脊髓造影的准确率相等。

腰椎间盘突出最常发生在后外侧是因为后纵韧带比前纵韧带弱和纤维环的后部较前部薄。因为脱出偏于一侧，所以常压迫神经根而产生症状。位于正中时，不压迫神经根，但较大的间盘块可压迫马尾神经，另外纤维环、后纵韧带和硬膜的神经受压时也可引起下腰痛。

间盘中央髓核常被挤压穿过纤维环和后纵韧带，脱出到椎管内形成游离体而压迫硬膜囊内的马尾神经及神经根。髓核游离体除了在一个层面移动之外还可以上下移动，因而可以出现在椎间隙以上或以下10 mm。所以CT扫描范围有时需包括从椎间隙上10 mm到椎间隙下10 mm。值得注意的是这些游离体不可能是间盘脱出的惟一征象，而相应的椎间隙不显示局部膨出块，或者只有普遍性的向后膨出。所以当相应的椎间隙不出现间盘突出征象时，还需上下搜寻这种游离体，注意它对神经根和硬膜囊的影响。

有时髓核可以向外侧突出而进入椎间孔并推压椎间孔内脂肪移位。神经根可能受压但程度轻，硬膜囊不受影响。

脱出的间盘组织（尤其边缘）可以发生不同程度的钙化而使CT值相应的升高。

以下是需要与髓核突出（脱出）鉴别的情况：① 部分患者要求CT检查是因为手术后症状不缓解或症状复发。这可能是由于手术切除不完全或过多的术后纤维瘢痕组织增生。纤维瘢痕组织的CT值近似间盘，因而不能区别。然而，如果发现神经根受压则无论是由于残留的间盘或术后瘢痕的原因均是手术指征。② 肿瘤例如血管瘤、淋巴瘤、转移瘤或脊索瘤在椎管内软组织肿块压迫硬膜囊脊髓，可能形似脱出的髓核组织。椎间孔内的神经纤维瘤也可能形似进入椎间孔内的髓核碎块。骨关节破坏是鉴别的根据。③ 继发于各种病因的脊椎骨关节病，常合并椎间盘退行性改变。这种椎间盘突出性病变一般表现为纤维环普遍地、对称性地膨出；但有时尤其是体位不正时可以表现为局部不对称的膨出，难以和间盘脱出相鉴别，故而在诊断脊椎间盘脱出时要慎重，密切结合临床并注意对神经根和硬膜囊的影响。④ 神经鞘先天畸形。如联体神经鞘的囊性扩张形似游离的髓核块，但它的CT值和硬膜囊的相同，低于髓核块的CT值。

当椎管比较宽大，椎间盘脱出不压迫或轻微压迫神经鞘或硬膜囊，脊髓造影时既不出现一个神经鞘即所谓"腋袖"的不充盈，也不产生硬膜囊的压迹，因而结果是假阴性，这样的病例作CT检查常可明确诊断。

（二）颈椎间盘突出

颈椎间盘突出多发生在 $C_6\sim C_7$ 或 $C_5\sim C_6$。常继发于外伤。颈椎管较胸椎管宽大但同样脂肪组织少，CT平扫有时可以显示颈段间盘脱出是因为它的CT值稍高于硬膜囊。多数病例仍需注射造影剂。

（三）胸椎间盘突出

胸椎间盘突出较少见，由于胸椎管相对较小故而突出的间盘组织经常压迫硬膜囊和脊髓。临床和脊髓造影均容易确诊而无需CT检查。由于这部分椎管内脂肪组织少，CT平扫不能显示脱出的间盘，特殊情况需作CT检查的应注射水溶性造影剂。

（四）腰椎间盘的退行性变（椎间盘膨出）

随着年龄增长，髓核因水分减少而逐渐缩小，纤维环的韧性逐渐降低，结果椎间盘变扁，纤维环向周围膨出。CT表现为在椎体边缘外出现对称性的、均匀一致的一圈软组织密度影。后缘由于有坚韧的后纵韧带而可能保持轻微的内凹或平直。患者有脊椎侧弯或摆位不正时，这种膨出可能表现为不对称而需与间盘突出区别。

五、椎管狭窄和脊椎退行性病变

椎管狭窄是指各种原因引起的椎管诸径线缩短、压迫硬膜囊、脊髓或神经根导致相应神经功能障碍的一类疾病。它与脊柱发育异常、椎间盘突出、肥大性骨关节病、韧带肥厚及钙化等多种因素有关。椎管狭窄症包括椎管中央狭窄、侧隐窝狭窄及椎间孔狭窄。由于颈椎及腰椎的活动度大，且易发生外伤及其他病变，因而是椎管狭窄的好发部位。临床上大多数椎管狭窄为退行性狭窄，单纯先天发育性狭窄可以没有临床症状,当继发骨质增生、椎间盘突出或韧带肥厚等因素时才出现症状。多于50～60岁出现症状,男性多于女性,最常发生于腰椎,颈椎次之,胸椎少见,有时患者腰、颈椎可同时受累。病史较长,多数为数月至数年。病情发展缓慢,呈渐进性发展,临床症状与脊髓、神经根、血管受压有关。腰椎管狭窄,表现为腰背痛、间歇跛行、下肢感觉、运动障碍、站立、行走或长时间固定一姿势时症状加重、休息或改变体位后症状减轻或消失,临床体征较少或无阳性体征。颈椎管狭窄主要表现为颈后、肩背部疼痛,上肢无力及放射痛、有时伴下肢无力、走路不稳、严重者可发生四肢瘫、大小便失禁等。胸椎管狭窄以L_8～L_{11}为多见,起病隐袭,早期症状为下肢麻木、无力,随病情加重可出现脊髓半切或横贯性损害的表现。X线平片可以发现椎体后缘骨质增生、关节突肥大、椎管径线变小、后纵韧带钙化、椎间隙变狭窄等。椎管碘水造影可见病变部位碘柱呈节段性狭窄或中断,当蛛网膜下隙完全梗阻时,如改变体位,造影剂往往可通过,此征为本病之特征表现,随着CT的临床应用,对早期椎管狭窄的显示更为直观、全面,为椎管狭窄的早期诊断和治疗提供了可靠依据。

为对椎管狭窄作出正确诊断,了解正常椎管内结构及各种径线测量标准十分重要。椎管由各个脊椎的椎孔连接而成,其内容有脊髓、马尾、神经根以及包裹脊髓的三层包膜和血管,在脊椎蛛网膜下隙内有脑脊液流通。要明确椎管是否狭窄,首先应了解正常椎管的测量数据。正常黄韧带厚度见表3-6。

表3-6 正常黄韧带厚度(mm)

正常黄韧带厚度(mm)			
部位	颈椎	胸椎	腰椎
厚度	<1.5	<2	<2～4

CT平扫横断面上,正常颈段椎管呈三角形,胸段及上腰段椎管呈圆形,下腰段近三角形。当椎管狭窄时,其正常形态消失,如胸椎及上腰椎椎体后缘骨质增生,增生骨质向后突出椎管,使其呈三叶形,硬膜外脂肪消失,硬膜囊变形。椎管碘水造影后CT扫描可见蛛网膜下隙细窄、显影较淡甚至不显影,整个硬膜囊变扁,呈新月形,一般2～4个脊椎受累。

CT扫描可以清晰显示椎管狭窄的部位便于测量骨性椎管的程度,有助于手术方案的制订,

Epstein分析了23例颈椎管狭窄的病例,发现当颈椎管前后径为10 mm时,患者平均41岁就可出现症状。而前后径为10～13 mm时,患者平均61岁时才出现症状,因此可认为颈椎管前后径小于或等于10 mm时即可诊断为椎管狭窄。早期文献报道腰椎管前后径小于或等于11.5 mm即可诊断为椎管狭窄。有人还指出腰段横断面积测量,对本病诊断较为敏感,当横断面积小于1.45 cm²时即为异常。椎管狭窄时,有时可引起侧隐窝狭窄,侧隐窝又称神经管,为脊神经进入神经孔的通道,其前壁是椎体及椎间盘侧后缘,外侧壁为椎弓根,后壁为上关节突,其前后径正常大于5 mm,当小于或等于2 mm时神经根受压,即可诊断为侧隐窝狭窄。椎间孔的上下壁是椎弓根,前壁是椎体和椎间盘,后壁是椎板,神经贴着上面椎弓根穿出,所以椎间孔的下部狭窄不压迫神经。此外,椎间孔的面积和神经断面直径相比是宽大的,因而椎间孔明显狭窄时才能影响神经。造成椎间孔狭窄的情况有神经纤维瘤,椎间盘脱出、骨刺、脊椎向前滑脱和手术后瘢痕组织增生。

六、脊髓空洞症

脊髓空洞症是一种髓内的慢性退行性疾病,空洞形成的原因众说纷纭,第四脑室出口阻塞性病变、血管异常、外伤后坏死液积聚以及血管周围间隙的渗透等均被认为是空洞症的病因,目前认为枕大孔区的阻塞性病变是导致空洞症形成的重要因素。Gardner认为枕大孔区阻塞性病变,使具有搏动的脑脊液通过正中孔不断冲击脊髓中央管,使之逐渐扩大,甚至破入脊髓实质形成空洞。脊髓空洞症分类亦较混乱,按空洞是否与蛛网膜下隙相通或脑室相通分为:交通性脊髓空洞症和非交通性脊髓空洞症,前者又称脊髓积水(hydromyelia)。按病因可将脊髓空洞症分为:先天性脊髓空洞症和后天性脊髓空洞症。前者包括多伴有小脑扁桃体下疝或与延髓联合畸形(arnoid-chiari malformation)等先天性发育异常。后者多伴有外伤、肿瘤、蛛网膜炎或变性疾病等许多因素。颈髓及上胸髓最易受累,有时可涉及延髓、下胸髓甚至脊髓全长。此病好发于25～40岁,男性较女性略多见。主要表现为:节段型分离性感觉障碍即痛温觉消失,触觉存在。有关肌群的下运动神经元性瘫痪、肌肉萎缩。若锥体束受累则可出现上运动神经元损害的症状。此外,

还可伴有小脑扁桃体延髓联合畸形等相应症状。X线平片偶尔可证实并发的脊柱畸形和骨性椎管的扩张。椎管碘水造影可见到脊髓呈边缘光滑的梭形膨大、横径增粗、蛛网膜下隙变窄,有时可见枕大池狭窄和小脑扁桃体下疝等畸形。

在CT扫描上,80%的空洞可在CT平扫时被发现,表现为髓内边界清晰的低密度囊腔,其CT值与相应蛛网膜下隙内脑脊液相同,平均较相应节段脊髓CT值低15 Hu,相应脊髓外形膨大。少数空洞内压力较低而呈萎缩状态,此时其外形欠规则。当空间较小或含蛋白质量较高时,平扫可能漏诊。椎管内碘水造影后24 h CT延迟扫描,可在脊髓空洞内见到高密度的造影剂。当空洞不直接与蛛网膜下隙相通时,造影剂可通过脊髓血管间隙或第四脑室的交通进入空洞。因此,注射造影剂后延迟扫描发现髓内高密度影的机会很高。伴发脊髓肿瘤时,脊髓不规则膨大,密度不均,空洞壁可较厚。外伤后脊髓空洞症常呈偏心性,其内常可分隔。

七、脊椎及脊髓血管畸形

椎管内血管畸形是指脊髓血管先天性发育异常而形成的一类病变,可发生于脊髓各个节段,脊髓内外可同时受累。颈胸段血管畸形以髓内病变为主,腰段则多位于脊髓后方。据 Shapiro 统计,脊髓血管畸形的大致分布为:颈段占 12%,上胸段占28%,下胸及腰骶段占 60%,上胸段者范围较大,多累及 3 个以上脊髓节段,腰骶部者一般较小。根据异常血管的形态和结构,可将其分为四类:① 动、静脉畸形:由供血动脉、畸形血管团和引流静脉组成,动、静脉之间有直接的短路相交通;② 静脉畸形:由曲张的静脉团组成,常伴血栓形成;③ 动脉畸形:由多条动脉聚集而成,常位于脊髓表面;④ 毛细血管扩张症:由大小不一扩张的毛细血管组成,多位于脊髓后索,血管破裂出血可形成脊髓内血肿,常伴有神经系统其他部位血管畸形,其中以动静脉血管畸形最为多见,好发于儿童及青年,症状出现较早,以颈胸段最多见,50%伴有动脉或静脉瘤样扩张,易出现蛛网膜下隙出血。发病年龄较大者,发展比较缓慢,多位于脊柱下段。本病的首发症状多为病变部位神经根分布区疼痛,由于动静脉短路,部分患者因脊髓缺血而出现间歇性、活动后乏力、肢体麻木,病情进一步加重时,出现进行性脊髓压迫病,使病变部位以下脊髓功能迅速丧失。

CT平扫可见病变部位脊髓局限增粗,有时在其表面可见到斑点状钙化灶。静脉注射造影剂后CT扫描在脊髓内或其表面可见到异常强化扩张的血管,且迂曲或团状分布,多位于脊髓背外侧,其周围有时可见粗大的供血动脉及引流静脉,颈胸段病变范围较大,腰段多较局限。椎管碘水造影后CT扫描上呈现为脊髓表面点、条状边缘光滑的充盈缺损,伴有出血时可见到高密度的血肿,脊髓横径增宽。畸形血管内血栓形成时,相应脊髓呈萎缩性改变。动态CT扫描时,注射造影剂后畸形血管的密度与正常血管同步升高并迅速降低。

八、正常变异和先天异常

(一) 脊膜膨出和脊髓脊膜膨出

脊膜膨出是脊髓中胚层的先天发育异常,特征是脊膜通过脊椎缺损部位向外呈囊袋样膨出,当脊髓、脊神经、马尾与囊壁粘连并同时突出于椎管外时,形成脊髓脊膜膨出(meningomyelocele)。这种胚胎性缺损的基础是中胚层及外胚层发育障碍,囊壁由蛛网膜、硬脊膜及皮肤构成,囊内充满脑脊液及脊髓组织,常伴有中枢神经系统、骨骼系统的其他缺陷,少数可伴有脂肪瘤,又称脂肪脊髓脊膜膨出(lipomyelomeningocele)。脊膜膨出和脊髓脊膜膨出可见于脊椎的任何节段,而以腰骶部最为常见,颈椎次之,胸椎较少见。常是多个椎弓根受累,向后膨出最为多见,亦可向前向侧方膨出。因损害程度的不同,临床症状轻重不一,主要表现为下腰痛及背部软组织肿块,严重者可出现不同程度下肢迟缓性瘫痪征象,以及膀胱直肠功能障碍。

CT横断面扫描可清晰显示椎骨异常和膨出的脊膜,在发育不全的椎管后方可见到边界清楚的圆形或椭圆形结构,与鞘膜囊相交通,密度与脑脊液相同,周围有一层硬脊膜包绕,后者呈一薄层高于脑脊液密度的环形影。同时还可显示椎板、棘突等骨发育缺陷的程度和范围。椎管内注射造影剂后扫描(CTM),可显示囊性膨出物与鞘膜囊交通的情况,其密度与鞘膜囊内密度一致性增高;当脊髓脊膜膨出时,在膨出的部位可见到低密度的脂肪结构,此时应与神经纤维瘤、脂肪瘤等相鉴别。胸椎脊膜膨出可通过发育不全的椎体或扩大的神经孔向前或侧方突入纵隔,因此要与实质性纵隔肿块鉴别。

(二) 脊髓纵裂

脊髓纵裂是脊髓或终丝有纵向的裂缝,裂缝内有纤维或骨的成分,将脊髓或终丝分成两半,这两半脊髓可共用一脊膜或有各自的脊膜。常发生于胸椎末端至骶椎之间,常合并有其他畸形,如半椎体、蝴蝶椎、脊柱侧弯、脂肪瘤及脊髓空洞症等。传统放射线检查往往显示不清,而CT显示十分清楚可靠。

CT平扫能显示伴存的脊柱骨性结构的改变,往往通过椎管碘水造影CT扫描才能清楚显示脊髓纵裂情况,在高密度鞘膜囊内可见低密度脊髓,两半脊髓常呈对称大小,且较纵裂以上的正常脊髓为细,两半脊髓外侧可分出神经根。如两半脊髓不对称,小者常位于大者的前面或腹侧面,而纵裂以上或以下部分的正常脊髓在小半脊髓一侧可发育不全。如两半脊髓各拥有一脊膜,则CT平扫时往往发现骨性间隔,椎管碘水造影的CT扫描上则可见各自拥有一鞘膜囊,两半脊髓内外侧均可见分出神经根。

九、脊柱损伤

由于CT的横断面能以清楚地显示椎管的完整性和复杂性的椎板骨折,所以它在脊柱创伤患者的应用日渐增多。

(一) 骨与韧带损伤

CT检查的作用在于显示椎板骨折、骨折移位和对脊髓的损伤,平扫可以显示骨折和椎管内出血情况。因为骨的对比度高,所以可用低条件,这样在10 min左右就可以扫描45片,层厚3～5 mm。为了显示椎管内结构需注射水溶性造影剂;仍可用低条件,以便对急诊患者能在较短时间内完成检查。

(二) 创伤性椎间盘突出

急性创伤性椎间盘突出的临床表现和创伤性脊髓水肿或脊髓挫伤相同。压迫脊髓的可能为血块(硬膜外或硬膜下血肿多见)或骨折块。这些均可通过CT检查明确诊断。

(三) 椎管内结构的损伤

据统计,53%的脊髓损伤导致四肢瘫痪,47%则下肢截瘫。因为急诊患者临床不能区分脊髓是震荡、受压还是挫伤、断裂,所以受伤的24 h内所有肢体瘫痪的患者均应全面检查,以便对其中一部分患者及时减压手术。这部分患者除CT平扫外,有时还需作水溶性造影剂的CTM检查。

1. 硬膜囊撕裂和神经根撕脱 注入造影剂后造影剂会通过硬膜囊破口外溢到椎管内,硬膜囊的轮廓将变模糊,神经根撕脱后神经鞘变空虚而为造影剂所充盈。密度增高和充盈造影剂的硬膜囊密度相同。

2. 脊髓挫伤和水肿 CT表现为脊髓外形膨大,周围充盈造影剂的腔隙变窄。正侧位图像数字重建后和上下段比较更容易明确局部膨大,重要的是诊断肯定后不需手术处理。

3. 脊髓横断或半切 这种损伤必然合并硬膜囊的破裂,因而造影剂就会充盈整个椎管,硬膜囊外和硬膜囊内包括中心部分,而上下正常段仍可见椎管内充盈造影剂的硬膜囊和中间的脊髓。即使脊椎结构明显紊乱仍可显示这些特征。

4. 血肿 根据不同的CT表现可以判断血肿的部位。椎管内硬膜外血肿CT平扫表现为紧贴椎管壁的,局限性或包围整个硬膜囊的高密度软组织影,CT值50～90 Hu之间,境界清楚。

硬膜囊内脊髓外血肿CT平扫表现类似注射水溶性造影剂后CT扫描图像。而这里是高密度的新鲜血液代替了造影剂的位置。

脊髓内血肿,CT平扫表现为脊髓内出现外形不规则,境界模糊的高密度区,CT值50～90 Hu。

注意:为了显示血肿必须平扫。

十、肿瘤

椎管内肿瘤包括髓内、髓外、硬膜内、硬膜外肿瘤。

(一) 室管膜瘤

室管膜瘤为一种缓慢生长的最常见的良性髓内肿瘤,占髓内肿瘤的60%,起源于中央管的室管膜细胞或终丝等部位的室管膜残留物,可发生于脊髓各段,以脊髓两端为多,其60%发生在延髓和终丝。可累及1个脊髓节段,大多累及3～5个节段。有时可伴有神经纤维瘤病。终丝之室管膜瘤易发生粘连,黏液样变,部分肿瘤出血,但很少引起蛛网膜下隙出血。肿瘤边界比较清楚,发生囊变时,其囊腔大小不一。骶部肿瘤可沿终丝进入神经孔向髓外和硬膜外生长。临床上多见于30～50岁,男性略多于女性,疼痛为最常见的首发症状,渐渐出现肿瘤节段以上的运动、感觉障碍。表现为肢体无力、肌肉萎缩或截瘫、肌张力和腱反射异常,甚至出现括约肌功能紊乱。

CT平扫可见脊髓密度均匀性降低,外形显不规则膨大,边缘模糊,肿瘤与正常脊髓分界多欠清楚。有时肿瘤密度可以与脊髓相等。但极少高于正常脊髓密度。静脉注射造影剂后,肿瘤轻度强化或不强化,有时中央管附近呈轻度强化,钙化与囊变较少见。当肿瘤扩张,压迫邻近骨质时,可见椎管扩大。CTM可见蛛网膜下隙变窄、闭塞、移位。延迟扫描时,有时可见造影剂进入囊腔。

(二) 星形胶质细胞瘤

星形胶质细胞瘤为最常见髓内肿瘤之一,约占所有髓内肿瘤的40%,恶性程度较脑内星形胶质细胞瘤为低。据国外文献报道,星形胶质细胞瘤76%为Ⅰ~Ⅱ级。发病部位以颈胸段为最多,占75%,脊髓远端和终丝约占25%,多在脊髓实质内缓慢浸润性生长,沿纵轴伸展,往往累及多个脊髓节段,甚至累及全脊髓。脊髓明显增粗,表面可有粗大迂曲和血管匍匐,肿瘤与正常脊髓组织无明显分界,上下两端常呈梭形,38%可发生囊性变,有时合并有脊髓空洞形成。肿瘤恶性程度高低与病变范围往往不成正比。临床上多见于30~40岁,男女性之比为1.5：1,临床表现与室管膜相似,但其病程进展甚为缓慢。X线平片与椎管碘水造影及室管膜瘤相仿。

CT平扫可见脊髓不规则增粗,邻近蛛网膜下隙狭窄,肿瘤呈略低密度或等密度,少数肿瘤可呈高密度,边界不清,常累及多个脊髓节段。静脉注射造影剂后,有时可见不均匀强化。肿瘤囊性变可出现在肿瘤中心或表面,由于囊变部分与肿瘤实质部分密度差别不显著,有时常难以区分。由于水肿和肿瘤浸润,使脊髓密度下降,与相应蛛网膜下隙对比下降,因此椎管造影后CT扫描才能满意显示扩张、膨大的脊髓外形,其周围蛛网膜下隙受压、变窄,甚至完全闭塞。偏良性星形胶质细胞瘤可出现椎管扩大,很少出现肿瘤钙化。

(三) 血管母细胞瘤

血管母细胞瘤为起源于内皮细胞的良性脊髓内肿瘤,具有丰富的毛细血管网,在毛细血管之间含有脂肪或含铁血黄素构成的基质,常见于颈、胸段脊髓,近1/3伴发小脑、延髓的血管母细胞瘤及胰、肾、卵巢等良性囊肿或血管瘤。肿瘤有广泛生长倾向,有时沿神经后根或终丝延伸到髓外硬膜外。髓内囊肿的出现为本病的一个特征,约占43%,可发生在肿瘤的部位,亦可与肿瘤分开,在囊壁上有时可见到附壁肿瘤结节,肿瘤结节内常见到

血液成分,有时瘤壁可出现钙化。临床上多见于30岁左右,男女无明显差别。

CT平扫可在颈、胸段脊髓见到大范围异常低密度区,脊髓不规则粗大,有时可见到多发致密点条状钙化影。囊变时可在病变部位见到局限更低密度影。增强后CT扫描肿瘤呈明显强化,其密度明显高于邻近脊髓密度。有时在脊髓背侧可见到迂曲的血管影。

(四) 髓内其他肿瘤

包括脂肪瘤、转移瘤、少突胶质细胞瘤、髓母细胞瘤、皮样囊肿等,其CT表现可见脊髓不规则增粗,蛛网膜下隙变窄等髓内肿瘤的一般表现。髓内脂肪瘤CT平扫见髓内呈明显低密度的肿瘤组织,CT值为−2.0~−100 Hu,多无明显强化。

(五) 神经鞘瘤、神经纤维瘤

神经鞘瘤即施万细胞瘤,源于施万细胞。神经纤维瘤与鞘瘤不同,其中含有纤维组织成分。神经鞘瘤往往是单发的,有蒂,常累及神经后根,所以90%以上的神经鞘瘤是位于椎管后外侧的。据文献报道,神经鞘瘤居硬膜下的占67%,骑跨在硬膜内外而呈哑铃状的占17%,完全位于硬膜外者达17%。神经鞘瘤可位于椎管内外任何节段,以上中颈段及上胸段多见。肿瘤常呈圆形、卵圆形或分叶状,通常仅几厘米直径,位于腰骶段或盆腔者可长得很大,大的肿瘤可发生囊变,甚至出血。肿瘤一旦被全切,无复发倾向。神经纤维瘤也可位于椎管内任何节段,且圆锥以下者亦不少见。肿瘤常呈圆形,在脊髓的侧方顺沿神经根生长。先进入椎间孔,并造成邻近椎弓根与椎体的侵蚀。肿瘤一旦达到椎管外,生长十分迅速。多发性神经纤维瘤常见于神经纤维瘤病,往往同时并有椎管、骨骼及内脏方面的异常。

CT平扫常可见到椎管或神经孔扩大,椎弓根骨质吸收破坏,肿瘤呈圆形实质性块影,常比脊髓密度略高,易向椎间孔方向生长,脊髓受压移位。静脉注射造影剂后,常呈中等均一强化。当肿瘤较大并阻塞蛛网膜下隙时,椎管造影后CT扫描可清晰显示阻塞部位、肿瘤与脊髓的分界以及脊髓移位情况、阻塞部位上下方的蛛网膜下隙扩大,并肿瘤穿过硬膜囊经神经根鞘向硬膜外生长时,可见到哑铃状肿瘤的硬膜内外部分。神经纤维瘤与神经鞘瘤难区别。

(六) 脊膜瘤

脊膜瘤的发病率为椎管内肿瘤的第二位,以女

性患者为多,男女之比为 1：4。脊膜瘤以 30～70 岁为多。发病年龄较神经源性肿瘤晚。主要位于上、中胸段,也可见于颈段,T_1 罕见。脊膜瘤在发生部位与性别有一定的相关性。在女性,主要见于椎管的后外侧部,其中 82% 居胸段;在男性则为椎管前部为多,颈胸段发病率相等,不少脊膜瘤见于枕大孔区。因此,脊膜瘤发生部位与神经源性肿瘤不一样,前者无好发部位,质地较硬,近 1/3 钙化,使邻近结构变形,而肿瘤本身可塑性小。脊膜瘤往往无蒂,呈宽基底。脊膜呈哑铃形,但此属少见。据统计,绝大多数脊膜瘤在髓外硬膜下,仅 7% 同时位于硬膜内、外,只发生在硬膜外者实属罕见。

CT 扫描显示脊膜瘤最常见于胸段蛛网膜下隙后方,邻近骨质可有增生性改变,肿瘤多为实质性,椭圆形或圆形,多较局限,有完整包膜,密度多高于相应脊髓,有时在瘤体内可见到不规则钙化。增强后扫描肿瘤中度强化。椎管造影后 CT 扫描,可见肿瘤部位蛛网膜下隙部分或完全阻塞,脊髓受压变细并有明显移位。

(七) 转移瘤

转移瘤为髓外硬膜外最常见肿瘤,通常以肺癌、乳腺癌、肾癌、甲状腺癌以及前列腺癌转移。其发病率常与椎体转移瘤密切相关,两者常同时存在,有时难以区分源于硬膜外还是椎体。转移途径可有五种:① 经动脉播散;② 经椎静脉播散;③ 经淋巴系统播散;④ 经蛛网膜下隙播散;⑤ 邻近病灶直接侵入椎管。血行播散通常来源于上述肿瘤,多位于硬膜外腔之侧后方,可影响椎体及附件。恶性淋巴瘤可经淋巴系统侵犯椎管内结构,亦常分布于硬膜外,但较少累及椎体。颅内髓母细胞瘤、室管膜瘤或天幕胶质瘤可通过脑脊液循环种植而来,常易侵犯硬膜,可单发或在脊膜上形成广泛结节,大小不等,可使脊膜与脊髓牢固粘连,偶尔侵入髓内。白血病及黑色素瘤可以浸润硬脊膜、脊髓或神经根,如白血病细胞呈结节状增殖常易产生严重的脊髓受压,白血病可以同时并发脊髓血管壁浸润,引起血栓、栓塞或出血,甚至出现脊髓软化。临床上转移瘤多见于老年人,以胸段最多见,腰段次之,颈段最少,病程进展较快,大多难以确定原发灶部位。疼痛是最常见的首发症状,很快出现严重的脊髓压迫症。

CT 扫描显示骨质受累的情况特别是椎弓根和椎间小关节的改变明显优于 MRI。椎体、椎弓根常

有不同程度的破坏,大多呈溶骨性破坏,其 CT 值低于或等于邻近骨质的数值。硬膜外肿块边缘不规则,可呈弥漫浸润,硬膜外脂肪消失,肿瘤多向椎旁生长,宽度常同椎旁肌肉组织相似,肿瘤压迫硬膜囊,使蛛网膜下隙阻塞。有些肿瘤可穿破硬脊膜向硬膜内或髓内生长,脊髓常有局部受压、移位,当脊髓受浸润时,其外形不规则,与正常组织分界不清。增强后扫描,部分肿瘤可以强化,因此有助于区别肿瘤与正常组织的分界。

(八) 淋巴瘤

淋巴瘤包括霍奇金病、淋巴肉瘤和网状细胞肉瘤三种类型。病理上,霍奇金病的瘤细胞呈多样化,主要为增殖的网状细胞,有时可见到典型的多核巨细胞,此外,尚有淋巴细胞、嗜酸性细胞,浆细胞和粒细胞等,肿瘤常有局灶性坏死和纤维化。淋巴肉瘤分为淋巴细胞型和淋巴母细胞型,前者细胞较小,与正常淋巴细胞形态相似,后者细胞较大,具有吞噬作用,胞质甚多,核状态多变,可呈圆形、肾形或弯曲状,细胞间散在少量淋巴细胞和浆细胞。各类淋巴瘤常累及椎管,较颅内多 2～3 倍,以硬膜外和硬膜囊受侵最为多见,据 Millins 统计,霍奇金病最易侵犯椎管(占 4.3%),淋巴肉瘤次之(占 1.3%),网状细胞肉瘤少见(占 0.5%),肿瘤最易通过椎间孔直接侵犯到椎旁或硬膜外腔,常围绕硬膜囊及神经根生长,硬膜囊呈多节段的环形狭窄。有时肿瘤可经血管周围间隙侵犯脊髓实质,偶尔可使周围静脉和毛细血管破裂导致硬膜下血肿,椎体骨质亦可受累。临床上,淋巴肉瘤多见于男性,发病年龄不甚一致:霍奇金病为 20～40 岁,淋巴肉瘤为 30～50 岁,网状细胞肉瘤为 20～60 岁。常累及胸腰椎,主要表现为脊髓和神经根受压症状,以局部疼痛最为多见,逐渐出现下肢运动,感觉障碍和括约肌功能紊乱。X 线平片无阳性发现,有时可见椎体溶骨性破坏,椎旁软组织肿块,椎间隙多正常。

CT 扫描除了可观察到脊椎溶骨性破坏外,尚可见到软组织密度的椎旁肿块,并从椎间孔入硬膜外腔,正常硬膜外轮廓消失,肿瘤多呈实质性,密度均匀,环绕脊髓和神经根生长,硬膜囊变窄甚至闭塞,脊髓受压、移位,常为多个节段受累,静脉注射水溶性造影剂增强扫描,肿瘤边缘呈不规则强化。

(孙　进)

第四节 脊柱脊髓的 MRI 检查

一、MRI 脊髓诊断的现状

历来的放射学检查法为利用 X 线透过度的差异来拍片（影像化），而 MRI 是利用阳离子磁共振成像的影像化，两者完全不同。此法的优点为可获得任意的断层像，与软部组织的对比分辨率高，受周围骨、空气的人工假象（artifact）影响少。因而 MRI 对于呈纵长构造，且被骨包围，X 线 CT 无造影剂时亦诊断困难的脊髓疾患的检诊，最为合适。

20 世纪 70 年代末，英国的 Aberdeen 大学首先临床应用了 0.04T，Nottingham 大学用 0.1T 静磁场强度的常电导型 MRI，其空间分辨率较 X 线、CT 差，但 1981 年 Royal Hammersmiith 医院及 California 大学 San Francisco 分校使用超导磁石的 MRI，取得了与 X 线、CT 一样高的分辨率。现在我国已有 200 台以上 MRI 在临床应用中。

脊髓损伤与疾患应用 MRI 的优点为不用造影剂，而容易并直接绘出脊髓本身的情况，对脊髓损伤、空洞症及髓内肿瘤非常有用。其缺点是：① 摄像时间长；② 空间分辨率低；③ 骨皮质或钙化的检出率低；④ 侧弯症的检查困难；⑤ 脑脊液的搏动。这一人工假象使图像质量降低，但使用钆-促排灵（Gd-DTPA）将会得到改善，Gd-DTPA 为德国 Scheling 公司研制的药剂，于体内与 X 线造影用碘剂一样，分布于细胞外液而不进入细胞内。血中半衰期约为 20 min，使用后 3～7 h 从尿中排出 90% 以上，为一安全度高的造影剂，对脑和脊髓其临床评价甚高，对椎管内的可无人工假象而清晰绘出。钆-促排灵（Gd-DTPA）尤其对髓内肿瘤进展范围的诊断及伴随的脊髓空洞症、肿瘤等的描绘特别清楚有用。

二、脊髓损伤超急性期的 MRI 检查

脊髓损伤按经过分为急性期、亚急性期、慢性期。急性期多指 72 h 以内，超急性期则指伤后 24 h 以内。

（一）脊髓损伤的病理与 MRI

脊髓损伤的经时病理变化见表 3-7。一般分为急性期、亚急性期及慢性期三期。急性期不仅出现脊髓损伤，尚有因此而引起的脊髓内出血、脊髓内循环障碍、代谢障碍、自由基出现、脊髓内水肿扩散等，即出现继发性脊髓损伤。因而脊髓损伤超急性期的 MRI，则意味着超早期描绘出损伤部位的出血、坏死及周围水肿扩散的情况。

表 3-7 脊髓损伤 MRI 的分期

分 期	病 理 变 化
急性期	出血与坏死的初期阶段为急性期
亚急性期	吸收及机化的中间阶段为亚急性期
慢性期	最后或脊髓出现缺损的阶段为慢性期

（二）急性期 MRI 的有关准备

急性期，尤其 24 h 以内的 MRI 检查时。首先是呼吸系统的问题，如颈椎损伤时肋间肌无运动，仅以膈肌呼吸，如两者均无时要行气管切开。其次是血压、脉搏等循环系统的问题，脊髓损伤可引起低血压、心动过缓，因而要进行药物疗法，仍无改善时要安装起搏器，有时急性期无法施行 MRI。其次要注意脊髓损伤的状态，平片上有交锁时要进行牵引等，尽早使之复位后再行 MRI。最近有改进的牵引器便于颈椎损伤时行 MRI 检查时使用。

（三）脊髓内血肿的经时变化

1. 脑内血肿 MRI 的经时变化 Gomori 等将此变化分为急性期（伤后 7 d 内）、亚急性期（伤后 1 周至 1 个月以内）及慢性期（伤后 1 个月以上）。研究其 T_1 加权像（T_1 weight imaging，T_1WI）、T_2 加权像（T_2 weight imaging，T_2WI）上的辉度变化，发现其急性期为 7 d 以内，较长，不能与脊髓髓内血肿 72 h 以内的进行比较。但通常脑内血肿经含氧血红蛋白变为脱氧血红蛋白，再变为高铁（变性）血红蛋白，最后成为含铁血红蛋白。此等在 MRI 上的辉度变化，如 Thulborn 等的表 3-11 所示，在 T_2 加权像上呈现为低信号时，要经过数小时至数日。Dichiro 等的脑内挫伤实验中，外伤后 4～6 h，血肿一直为含氧血红蛋白，MRI 上不出现辉度变化，数日后方在增强像上呈低信号，即脑内血肿于超急性期很难描绘出血肿像。

2. 外伤性脊髓内血肿 MRI 的经时变化 外伤引起的脊髓内血肿，其亚急性期、慢性期与脑内血

肿类似，但 24 h 以内的超急性期，在 MRI 上即能确认血肿，此点与脑内血肿不同。为什么脊髓外伤急性期在 MRI 上能绘出血肿？Hackney 等认为挫伤部位水平的脊髓呈缺血，因缺血而脱氧血红蛋白则早期形成，在 T_1WI 上出现均等（iso）或低信号，T_2WI 上亦呈低信号，即血红蛋白在缺血，局部低氧血症时不能立即产生，所以外伤后 1～2 h 的 MRI 上，T_1WI、T_2WI 上均不出现高信号。

（四）脊髓损伤超急性期 MRI 所见与预后

脊髓损伤超急性期的 MRI 所见，损伤椎间盘、损伤椎体等对脊髓压迫的程度，脊髓切断、脊髓肿大程度，在脊髓的 T_1WI、T_2WI 上，其损伤部位及损伤周围信号的变化及扩展情况，依损伤脊髓信号变化的经时变化所见，可以综合评定脊髓损伤的预后。Kadoya 等在 MRI（0.5T）上见到损伤脊髓在 T_2WI 上为高信号，T_1WI 上为均等强度，这是直接外伤所致实质出血及水肿的变化，并随时间变化仍残留者预后不佳。江头等 1988 年对 7 例于 24 h 内的 MRI（0.5T）所见，T_1WI 呈均等强度，T_2WI 为高信号。脊髓损伤是否可逆，仅靠急性期 MRI 判断是不够的，还要随时间变化来观察脊髓内信号的变化，有可能提示出恢复的指标。山本等 1984 年对 16 例脊椎脊髓损伤者行 MRI 检查，急性期 7 d 内的 11 例中，T_1WI 全部为均等强度，T_2WI 为高信号，此信号变化随时间无改变者则未见神经症状改善。穗等 1990 年在 MRI 上获得了同样的结果。Kulkarni 等对 27 例脊髓损伤患者，在 72 h 内拍 16 张 MRI（1.5T）片，将脊髓损伤分为 3 型（表 3-8）。T_2WI 上为出血减少信号强度的患者，其神经症状改善不明显，而水肿或挫伤的高信号强度者则有明显改善。Cotler 1988 年对 28 例行 MRI（1.5T）于伤后 72 小时内检查，将其分为 3 型（表 3-9），按照时间的变化，认为是出血 I 型无症状改善，水肿的 II 型，挫伤的 III 型均有症状改善。以后 Boudurant 等于 1990 年用 1.5T MRI 也有同样的报道。

表 3-8　脊髓损伤急性期（72 h 以内）MRI 图像的模式（MRI: 1.5T）

MRI 图像模式	T_1WI	T_2WI	
		中央	周围
I	不纯一的	大面积低信号	（边缘淡薄的高信号）
II	正常	高信号	高信号
III	正常	小范围的低信号	边缘浓厚的高信号

表 3-9　脊髓损伤 T_2 加权像辉度的经时变化与预后

分型	72 h 以内	3～7 d	预后
I	中心低信号周围高信号	中心低信号　周围高信号	不良
II	高信号	中轴图像两侧灰白质、白质之间低信号"猪鼻征"消失	良好
III	中心小范围低信号，周围高信号	（7～10 d 后）高信号	良好

Yamashita 等于 1991 年对 31 例行 MRI（0.5T）检查，对脊髓压迫、脊髓肿胀 T_1WI、T_2WI 上脊髓辉度变化进行预后判断，决定预后首位的是脊髓压迫，然后才是 T_1WI 的变化，而 T_2WI 上的变化及脊髓肿胀不是预后差的特异性表现。随诊 MRI 上 T_2WI 为高信号状态的无症状改善，而高信号消失的有症状改善。

Schaefer 等 1992 年将 57 例 MRI（1.5T）所见分为 3 组（表 3-10），预后症状改善 I 组最差仅 9%，II 组为 41%，III 组为 72% 症状得到明显改善。

表 3-10　脊髓损伤 T_2WI 上辉度的变化

分型	信号变化
I 型	髓内损害低信号
II 型	髓内损害高信号，此高信号区域扩大到一个椎体以上
III 型	高信号，此高信号区域扩大未达到一个椎体以上

以上就目前脊髓损伤急性期 MRI 所见，根据磁场强度不同而形成的影像不同，脊髓出血、脊髓挫伤及脊髓压迫的程度可在一定程度上被描绘出来，而脊髓出血、脊髓切断、高度脊髓压迫患者的症状则呈变坏的倾向。

超急性期脊髓损伤的 MRI 影像所见可将出血、坏死及水肿等髓内的变化描绘出来，并可进行坏死及水肿的鉴别，目前尚难以把握住点状出血等小病灶的判断，损伤脊髓由继发性损害的扩展而招致症状恶化的问题，超急性期 MRI 检查并不能推测这一病情的变化。

三、脊髓损伤 MRI 诊断意义

脊髓损伤除脊椎骨折、脱位外，亦有不伴有脊椎损伤者，后者以小儿为多，而实际上颈椎病等椎管狭窄病例中的老年人，多因跌倒而受伤者近年来明显增加，MRI 可无创性地描绘出脊髓受压以及髓内的变化。MRI在脊髓损伤急性期的诊断及治疗方案的决定上起到一定的指导作用。疑为脊髓损伤病例的神经放射线学检查中,必须包括X线平片(正侧位)MRI、CT。MRI行矢状面及轴位像,常用矢状面像的T_1、T_2WI来确认脊髓损伤水平,并拍包括此水平面T_1WI、T_2WI的轴位像。骨折、脱位用普通X线照像多能诊断损伤水平,无骨折性脊髓损伤病例中,MRI是非常重要的辅助诊断方法。CT用于诊断与确认骨的损伤。

（一）MRI的读片要点

损伤的脊髓在急性期随时间的变化而有戏剧性的病理变化。为正确MRI读片,必须理解急性脊髓损伤的病理所见。刚损伤后,以灰白质为中心的点状出血为主,随时间而愈合或扩大。24～48 h后呈以灰白质为中心的出血性坏死状态,炎性细胞及水肿增强,这些变化在3～6 d后最为强烈,2～3周后有吞噬细胞的浸润,新生血管的旺盛,组织水肿减少。几个月后的慢性期中损伤部位发展到髓内空洞形成。有时以后索底部为中心的空洞变性沿头、尾侧方向发展。

1. 矢状像　颈椎骨折颈髓完全性损伤经时的MRI矢状像中最易看出脊髓的表现。从T_2WI上,除脊髓受压及蛛网膜下隙狭窄外,可见髓内变化与软组织损伤。椎体前方及棘突间血肿(高信号区)意味着韧带损伤,对推测受伤水平及机制、不稳定有意义。损伤脊髓在伤后24 h内的急性期,许多病例可见髓内有水肿的高信号。脊髓损伤越重,则髓内T_2WI高信号区越大。髓内有低信号混合存在,表明有髓内血肿,这样的T_2WI中的低信号见于Frankel A或B的病例中,表示功能预后不佳。髓内出血在伤后2周时变化成为高铁血红蛋白,T_1WI、T_2WI均呈高信号,损伤脊髓渐呈萎缩,从伤后2个月起,受伤水平头侧的后索出现淡的高信号,考虑为Waller变性。

2. 轴位像　拍T_1WI、T_2WI行损伤部位脊髓压迫及髓内变化的定位诊断。不全损伤急性期髓内T_2WI高信号,主要是灰白质水肿性改变。伴有骨折、脱位的颈髓损伤中,不可忽视外伤性椎动脉闭塞的问题,注意横突孔内椎动脉的流动空隙(flow void)。

3. 造影MRI　重症脊髓损伤的亚急性期(1～4周),向障碍部位的髓内经静脉注射钆而增强,以观察伴随新生血管的髓内修复过程,临床上并不重要。

（二）读片误区

依临床所见及神经症状来拍脊柱合适的部位,特别是C_6～C_7、C_7～T_1水平的脊髓损伤中不存在上肢运动瘫而仅有下肢瘫的病例,由于存在颈椎病的变化,MRI上可见有多处脊髓压迫,此时要决定损伤的水平,需由神经症状或MRI的经时变化观察所见来判断骨病变或损伤时,则要充分小心。在椎弓、椎弓根骨折不稳定时,因MRI拍片时的体位,看起来似无问题。有脊髓损伤症状时,要由X线片及CT来确认有否脊柱损伤。

四、颈椎、颈髓损伤的MRI检查

日本脊髓损伤中心Shiba等根据其700例颈椎颈髓损伤的观察总结出如下结论。

（一）MRI检查出来的颈髓损伤的经时变化

颈髓损伤大致上分为没有病理变化的脊髓振荡(concussion)和有病理变化的脊髓挫伤(contusion)。脊髓振荡的定义是受伤24 h以内其瘫痪症状能够恢复正常的可逆性变化,一般认为在MRI检查时对其信号变化的观察有一定困难。脊髓挫伤是脊髓组织的机械性损伤,其程度轻重不同,自小出血点和水肿的轻度病变直到广泛的出血灶、挫伤病灶乃至坏死的严重病变。

脊髓挫伤病灶的周围还出现继发性水肿等血液循环障碍。经过组织修复过程,出现软化(myelomalacia)空洞化(cavitation)胶质细胞(glia cell)的增生乃至瘢痕化(晚期病变)。

现在利用MRI检查这些组织变化时,以血肿的经时变化在MRI影像上最为明显。刚出血后,血肿内是含氧血红蛋白(oxyhemoglobin),但很快就变为脱氧血红蛋白(deoxyhemoglobin),之后为巨噬细胞所吞食,1个月左右变为含铁血黄素(hemosiderin)。

Thulborn等人指出能够利用MRI信号变化的差别观察这些血红蛋白的变化,如表3-11所示。

表3-11　血肿的MRI的经时变化

	T_1WI	T_2WI
含氧血红蛋白	=或↓	↑
脱氧血红蛋白	=或↓	↓↓
细胞内变性血红蛋白	↑	↓
细胞外变性血红蛋白	↑	↑
含铁血黄素	=或↓	↓↓

脊髓的水肿可以用 T_2 加权高信号,软化可以用 T_1 加权低信号和 T_2 加权高信号进行观察,根据以上的配合,颈髓损伤的 MRI 经时变化可与病理改变相对照加以理解。

1. 完全损伤(全瘫)的典型经时变化(图3-1)受伤48 h以内可以利用MRI观察到神经组织的挫伤和脱氧血红蛋白引起的血肿及其周围的水肿。在 T_2WI 中,如果血肿的大小在 MRI 空间分析能力以下,只能看到高信号,如果在 MRI 空间分析能力以上,则能以低信号出现。利用 T_1WI 时,可看到脊髓的肿胀或脱位引起的脊髓变形,但一般没有信号的变化。

受伤2周时,因有继发性损伤,水肿也扩大,血肿内的脱氧血红蛋白变为游离的变性血红蛋白,因此,在利用 T_2WI 时,可见表示血肿的低信号区消失,表示血肿周围水肿的 T_2WI 的高信号区此时最为明显。在利用 T_1WI 时,也有反映细胞外变性血红蛋白而出现高信号的病例。

受伤1个月时脊髓挫伤部出现软化空洞和瘢痕,周围的水肿收缩。在 T_2WI 中出现的高信号区也随之逐渐局限化。此时在 T_1WI 中表示脊髓软化的低信号区则逐渐变得明显。

受伤3个月后上述信号变化更加明显,有的病例在 T_2WI 中能反映出含铁血黄素,并且出现低信号。

2. 不完全损伤的 MRI 经时变化(图3-2)受伤48 h 至2周时,T_1WI 无变化,在 T_2WI 虽可看到高信号,但其范围窄,为局限性。即使在受伤1个月时,其 T_1WI 也不出现信号变化,而且 T_2WI 的高信号区更加缩小。此时期如果 T_2WI 为等信号,表示瘫痪大致已恢复到 Frankel E 级。

受伤3个月时在 T_1WI 上可出现低信号区,但非常之小,T_2WI 的高信号区也很窄。

(二) 利用 MRI 判断预后

脊髓损伤的预后与脊髓挫伤范围的大小和继发性损伤〔如血循环障碍和游离神经根(free radical)等〕有关。脊髓挫伤的程度能反映在血肿和神经组织挫伤范围的大小上,所以能利用 MRI 判断预后。Yuge 等将1988年以来利用判断预后的结果记述如下。

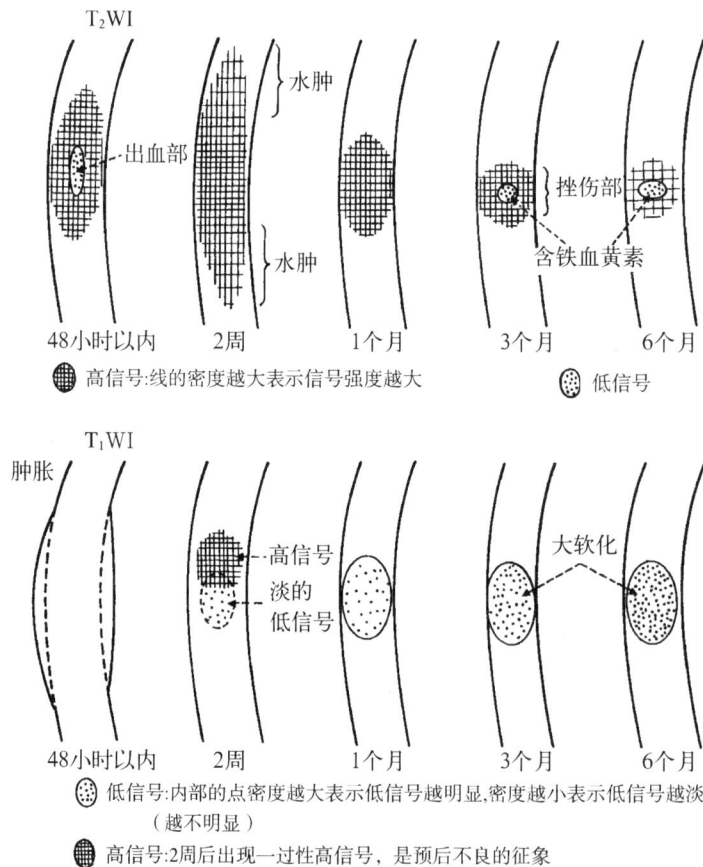

图3-1　完全瘫病例经时变化的特征

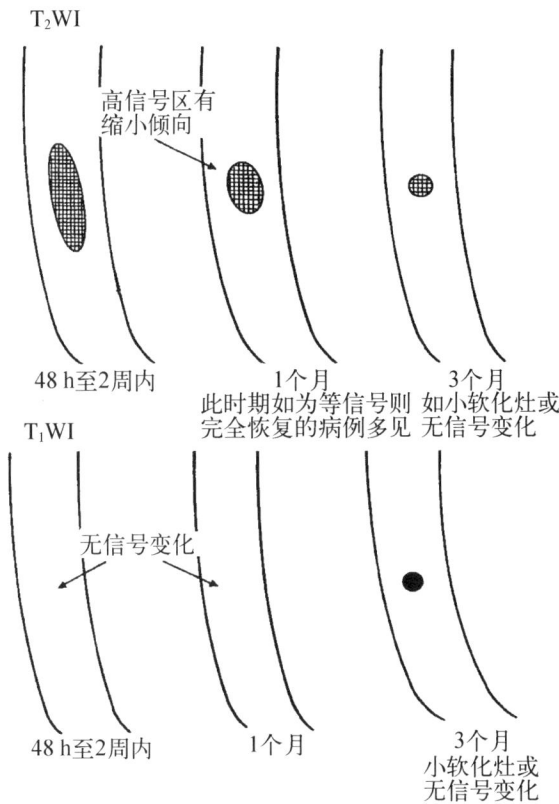

图 3-2　不完全瘫病例经时变化的特征

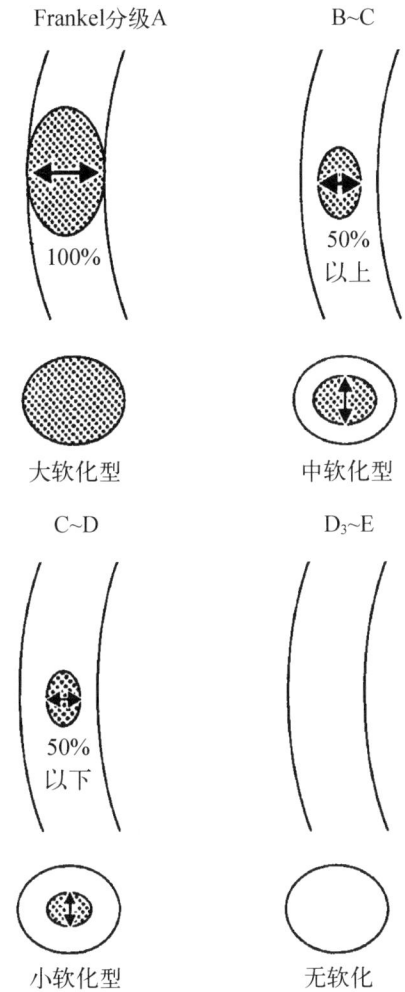

图 3-3　T_1WI 低信号（软化区）大小的分类

1. 受伤 48 h 左右，在 MRI 影像中出现 T_2WI 低信号区（其周围有高信号区）者预后不良。出现此种影像病例的 85% 呈 Frankel A→A 级状态，即使是轻度瘫痪也极少出现病情好转。这种低信号区能反映出血肿中的脱氧血红蛋白在 MRI 低信号区的范围越大，所表示的血肿越大，也就是脊髓挫伤范围也越大。

2. 受伤 48 h 左右，在 MRI 的 T_2WI 上没有信号变化的病例，其预后良好。这些病例来院时 93% 属于轻瘫，在观察中除 1 例外，都改善到 Frankel 分类的 D 或 E 级。但是在伤后 6 h 以内所做过于早期的 MRI 的病例，即使是完全瘫者也有不少患者的 T_2WI 变化很少，所以应预先应想到有这种病例存在的可能。

3. 受伤 2 周左右，在 MRI 的 T_1WI 上出现低信号的病例预后不良。这种病例都是完全瘫的患者。这种低信号所反映的是脊髓内的游离变性血红蛋白，可以认为髓内血肿很大。

4. 受伤 3 个月左右，MRI 的 T_1WI 中的低信号区占据脊髓全径的病例预后不良。无信号变化者预后良好（图 3-3）。

与脊髓前后径相比较，T_1WI 的低信号区所占比例为 100% 者，定为大软化型，50% 以上者定为中等软化型，50% 以下者定为小软化型。全部大软化型为完全瘫者；中等软化型中的 87% 和小软化型中的 21% 是遗留有 Frankel A～C 级的重症瘫痪者；无信号变化者全部改善到 Frankel D 和 E 级。

（三）特殊病例

1　外伤性脊髓空洞症　颈椎和颈髓损伤后，出现脊髓空洞症者 17 例。颈髓损伤后完全瘫痪的病例，通常是在受伤 3 个月后，在 MRI 影像上出现反映受伤部位的脊髓软化（myelomalacia）的、境界比较清晰的 T_1WI 低信号区和 T_2WI 高信号区，但在受伤经过 3 个月后，有 T_2WI 高信号区扩大的病例中就有出现脊髓空洞症的，但是也有不转变为脊髓空洞症的。转变为脊髓空洞症者都是大软化型病例。外伤性脊髓空洞症能加重原有的日常生活活动障碍，而且一旦发生瘫痪就很难完全恢复,因此必须做到早期诊断和早期治疗。所以在慢性期做 MRI 检查,出现大软化型和慢性期 T_2WI 高信号区扩大等危险因素时,要慎重地观察经过。

2. 颈椎骨折脱位并发无骨损伤性颈髓损伤 利用 MRI 检查颈椎损伤 105 例,发现其中两例其瘫痪部位与骨损伤位置有分离现象。如一例为 50 岁男性患者,诊断为 C_6 骨折脱位,神经学检查 C_5 颈髓以下有 Frankel C 级瘫痪。第一次 MRI 检查有 C_3、C_4 间的 T_2WI 高信号区。后经手术整复。在受伤 3 个月时的 MRI 上出现 C_3、C_4 间的 T_1WI 低信号区和 T_2WI 的高信号区。经 MRI 证实有比颈椎骨折脱位部更高部位的脊髓损伤。在以往认为是瘫痪平面上升的病例中可能包含有这类病例。

五、胸、腰椎损伤的 MRI 检查

胸、腰椎损伤分类广泛使用 Denis 的三柱学说,该分类是基于普通 X 线片及 CT 影像所见,但胸、腰椎损伤不仅招致脊柱支撑性受损,也多合并脊髓、马尾、神经根等神经损伤。

MRI 的优点在于其无创性,并能正确地描绘出损伤脊椎普通 X 线片、CT 所不能评定的神经组织、硬膜囊、韧带等软组织。X 线片及 CT 因骨重叠而难以掌握病情的上胸椎部损伤及单纯 X 线片假阴性的损伤也可在 MRI 上描绘出来。

MRI 与普通 X 线片及 CT 均是胸腰椎损伤,尤其是伴有神经症状时不可缺少的检查,在全身状态允许的情况下应在伤后尽早检查。

硬膜腔评定方法有脊髓造影及脊髓造影后的 CT 甚为普遍,但在脊髓损伤急性期中,因疼痛、全身状态、侵袭的范围而多有困难,作为替代方法则是 FTR 法及 FSE-三维 CT 法,而 MRI 脊髓造影更为简便有用,应予推广。

(一) MRI 的读片要点

MRI 与普通 X 线片及 CT 相比,因身体活动及呼吸而易产生假象,故急性期的患者为得到正确的资料要充分镇痛,并且因外伤性休克及脊髓休克多使患者处于不稳定状态,MRI 检查应在医师的严密监视下进行。基本上使用 SE 法 T_1WI、T_2WI 来进行矢状面及横断面像。普通 T_2WI 的拍片时间长为其缺点,使用快速脊椎共振法(fast spinal echo)可缩短时间。

1. 矢状像 对损伤部位的脊椎排列异常,椎体骨损伤,椎管内有无骨片、神经组织及硬膜囊的压迫及损伤、椎间盘损伤、韧带等软组织损伤的状态予以评定。椎体骨损伤除形态变化外,也可由信号强度异常来诊断。反映损伤椎体有出血的 T_1WI 呈低信号,T_2WI 呈高信号。可明确判定间盘损伤,特别是爆裂骨折间盘嵌入椎体内的情况。前纵、后纵韧带及棘上韧带断裂可见到黑线(black line)中断,棘间韧带断裂呈反映出血的 T_2WI 呈高信号,其他还可见到软组织的血肿等。

2. 横断像 椎管内骨片及间盘压迫硬膜囊可清晰地看到,但除有移位外,掌握椎弓及棘突骨折有困难。

3. 造影 MRI(enhanced MRI) 目前尚未确定胸腰椎损伤 MRI 增强造影的意义。

(二) 读片误区

MRI 在掌握损伤部位脊髓的病理改变上甚为有用,但掌握骨皮质及骨形态上逊于普通 X 线片及 CT。为此,读 MRI 片时,要注意神经组织及硬膜囊的异常。另一方面,后纵韧带复合体损伤常合并前柱及中柱的损伤而产生不稳定,掌握其存在极为重要。普通 X 线片及 CT 中未见椎弓骨折及棘突间距加大,而在 MRI 上见有后方韧带复合体损伤的病例应予以注意,此时有必要将 MRI 所见而重新考虑胸腰椎损伤的分类。

六、造影 MRI 的意义

世界上首次使用 MRI 造影剂于临床治疗是在 1983 年的圣诞节。在此之前认为 MRI 本身对软组织间的控制强而不必使用造影剂,由于未使用而不知其有用性。目前已认为中枢神经系统造影诊断中已成为必须使用的手段,但这会延长检查时间。

MRI 造影剂的机制与 CT 完全不同,特别是在髓内肿瘤的诊断上。

(一) 造影剂的种类与机制

CT 所用的造影剂有阴性、阳性之分,阴性造影剂在 X 线片上呈黑色,即不妨碍 X 线透过,如 CO_2 等。阳性造影剂阻止 X 线透过,X 线上呈白色,用密度浓的碘原子序号大、分子量大的液体造影剂,静注而不产生人体不良反应进行造影。此时,造影剂浓度越高,则 X 线透过越差。故血流丰富的肿瘤的造影,其增强的效果高,即脊膜瘤样血流多的肿瘤,其造影增强的效果佳,神经鞘瘤因其组织疏松,血流少,造影增强效果差。

MRI的Gd(钆)造影剂与CT的造影剂其机制有所不同,首先造影剂进入组织后,在此存在的T_1WI成短信号而产生造影剂增强效果(T_1WI短缩而使信号强度上升,T_1WI呈白色),即造影剂进入后,无质子则不产生造影增强效果。头部CT中可对大脑镰造影,MRI则见不到大脑镰造影增强的效果。脊柱骨皮质、韧带不产生造影增强效果也是同样理由。MRI存有流空效应(flow-void phenomenon)而CT则无此现象。摄影断面内有质子流入,依其流入速度而信号不同,简单说,头部中造影剂进入动脉未见造影增强效果,而静脉常见造影增强效果。头部动脉出现造影增强效果时说明血流速度下降到静脉水平。脊膜瘤因血流丰富影响流空效应而产生信号下降,造影增强的效果减弱。神经鞘瘤因其组织疏松,血流少而造影增强效果强。

MRI给质子以高频波而激发,继之将高频波感知为信号,成像给人体以高频波而返回的信号强度为多少应事前调整,将其信号分布在感知区域成像。产生造影增强效果则其信号增强,在某一处超过某一感知区域则会出现非常强的信号。此信号在MRI上描绘为黑的。注入造影剂后,按时间拍膀胱片可见3层,这是造影剂与尿按比重而分层,呈低、高信号。尿比造影剂重时,因造影剂而呈高信号,完全无造影剂的区域为尿的区域。

(二) 由造影剂增强的正常结构

骨髓、硬膜下静脉丛可以被造影剂增强,而皮质骨、韧带及椎间盘的质子少,几乎不被造影剂所增强。

(三) 脊髓肿瘤的特征所见与异常造影增强效果的意义

基本上脊髓内见有造影增强效果时,考虑为肿瘤、急性期到慢性期的炎症以及急性期到慢性期的梗死。

髓内肿瘤的MRI所见有三大特征:① 脊髓肿胀;② 异常造影增强效果;③ 囊肿形成。髓内肿瘤中,几乎全部病例均见有肿瘤的肿胀;若未见脊髓肿胀时,则考虑为肿瘤以外的疾病,如脱髓疾病、淀粉样变的血管病、假性肿瘤、硬膜动静脉瘘、脊髓梗死、慢性蛛网膜炎、囊性脊髓软化等。许多髓内肿瘤都有造影增强效果,故对疑似脊髓肿瘤,如扫描面两个以上有异常造影增强效果时则为肿瘤。但无异常造影增强效果的也不能断言无肿瘤。

肿瘤伴囊肿者有两类,即肿瘤性与非肿瘤性。存在于实质性肿瘤边缘的是反应性的,存在于脊髓中央时为脊髓空洞症。髓内肿瘤约60%在肿瘤的头侧及尾侧存在这样的囊肿。随肿瘤实质部分切除后则这些囊肿变小,由吸收而消失。由于这些不伴肿瘤内容,在囊肿周围见有异常造影效果,这在星状胶质瘤中较上皮瘤多见。

脊髓肿瘤70%为上皮瘤及星状神经胶质瘤,前者好发于成人,多存在于脊髓中央,可见均一的造影增强效果,后者多发于小孩,位于脊髓正中偏外的位置,边界不清,多表现为粗大的造影增强效果,虽基本上有这样的差异,也多难以鉴别。除外髓内肿瘤,还有脊髓血管母细胞瘤,副神经节瘤,原始性外胚瘤,转移瘤等。

(四) 上皮瘤

上皮瘤是成人中发病最多的髓内肿瘤,神经胶质细胞瘤在脊髓肿瘤中占60%,据近来报道,好发年龄平均为38.8岁,其中男性占57.4%,好发部位为颈椎,仅位于颈髓的为44%,以颈髓为主波及胸髓的占23%,仅局限于胸髓的为26%,下位胸椎以下的发生率为6.5%,即颈椎区域的发生率为67%。脊髓上皮瘤恶性者少,Wlto分类中为Ⅰ级或Ⅱ级,病理上囊肿性变化有50%,出血易发,尤其见于肿瘤的上下端,这在MRI的T_2WI上为极低信号的盖帽征(cap sign),可见20%~30%。这种所见是出血含铁血黄素沉淀所致,这在其他血管性肿瘤,副神经节瘤及血管母细胞瘤中亦可见到。肿瘤周围伴有水肿的占60%,肿瘤范围平均为3.6个椎体节段。肿瘤发源地为中央管上皮,为此肿瘤多局限于中心部位,其发生率为62.5%~76%。造影剂的异常造影增强效果达84%~89%。

(李也白　徐华梓)

第五节　电生理学检查

神经及肌肉疾病的重要辅助诊断手段之一为电生理的方法。传统项目主要包括了肌电图,神经干传导性试验,强度-时间曲线,神经传导速度。近20年来,多点表面肌电图,肌纤维传导速度,末梢神经传导速度频谱分析的测定等为肌肉病变的诊断提供了新的途径,也为运动医学提供了新的研究方法。特别是脊髓诱发电位和大脑诱发电位的研究，为电生理的方法开拓了更为重要的领域，成为脊髓功能诊断的惟一有效的手段。另外，神经磁场的研究也出现了新的曙光。

一、肌电图及其他

（一）肌电图（EMG）

肌电图是将肌肉的活动电流在显像管上增幅后的图示。一个脊髓前角细胞和从它伸出的运动纤维及其所支配的肌肉纤维群被认为是具有独立的功能、形态、营养的单位，这个单位称之为神经肌肉单元（neuromuscular unit，NMU）。一个NMU的动作电位可用适当的电极诱导出来，即为肌电图。一般常用的标准电极为1929年Adrian设计的同心型双极电极（concentric needle electrode，CNE），记录较为安定。另一为1949年由Jasper首先使用的单极电极（monopolar needle electrode，MNE）。MNE与CNE相比，虽然由于历史性的原因没有能得到广泛的使用，但是由于近年来肌电图机的明显改进，使MNE一样可以具有稳定性，并显示出以下优点：① 记录领域广，运动单元电位（MUAP）和纤维自发电位（FP）记录容易；② MUAP的振幅较高；③ 电极构造简单，造价低，刺入时的疼痛小。

运动单元电位（MUAP）可表现为单相或三相的比较简单的棘波放电。正常的NMU的持续时间为2～10 ms，振幅在2 mV以下。常见的EMG异常如下：神经支配中断时，肌纤维会出现持续时间1～2 ms，振幅100 μV的纤颤电位。前角细胞疾患和神经根受压时会出现振幅2 mV以下的有多相波形特征的粗颤。末梢神经功能障碍时，出现振幅为100 μV～2 mV，持续时间20 ms的阳性锐波。神经的连续性终断时，EMG表现为电静息。肌源性疾患时呈现为低电位。末梢神经再生时，出现振幅4 mV以上的高振幅电位。再生中的末梢神经终板电位的传导因时间相差而产生多相活动电位。EMG的研究有以下特点：① 可观察肌肉的自然活动；② 可分析步行状态下肌肉的连续活动；③ 正常的肌肉放电活动在一定程度上可反映力学活动的张力，对放电活动的测量能容易得知肌肉收缩的强度。

（二）神经干传导性试验

将刺激电极在皮肤上刺激损伤神经，观察支配肌肉的收缩状态，可判断是神经障碍还是伴有Waller变性。

（三）强度-时间曲线

使用矩形波刺激肌肉，一边变换通电时间一边观察引起最小可视肌肉收缩的电流或电压的强度与通电时间的相关性。与正常曲线相比，神经变性时曲线向右上方移动，部分变性或恢复途中曲线出现曲折。

（四）神经传导速度

神经纤维直径15 μm者传导速度最快，约为45～60 m/s。末梢神经损伤后恢复时，由于不能达到原来粗细，传导速度也比正常低。通过测量运动神经的传导速度（motor nerve conduction velocity，MCV）和感觉神经（sensory nerve conduction velocity，SCV）的传导速度可分析出神经受损的程度。感觉神经的测定较容易，而运动神经一直是注意的研究对象。其中应用最广的是Hoodes等在1948年发表的分别刺激运动神经干的两点，将测定的肌电位的潜时相减而得出运动神经传导速度，但只能测出最大传导速度，1959年Thomas等首先报道了Collision的改良方法。其后Gilliatt，中西等人（1978）进行了进一步改进。这一方法通过用肢体远端不同强度的最大下刺激阻断近端最大上刺激的一部分传导，从而测定出不同神经纤维的传导速度，发现最小传导速度可低于最大传导速度30%～40%，而且可以区别出运动神经和感觉神经。1963年Hopf等通过改变两点最大上刺激的间隔来测定运动神经的最大和最小传导速度，被认为是最优秀的测量方法。从而为研究神经损伤提供了更好的手段。另外，Barker（1979）、Cummins（1979）、土谷（1985）等开展了波谱分析法，可用于更精细地分析糖尿病、慢性肾功能不全等造成的末梢神经的病变。

（五）肌肉纤维传导速度（muscle fiber conduction velocity，MFCV）

主要用于诊断和研究肌源性疾患。方法有1955年Buchthal等发表的针电极的经典方法以及表面肌电图等正在研究的方法。其中最大上电刺激诱发的表面肌电图方法更为精确。一般肌源性疾患MFCV明显降低，而神经源性疾患无明显改变。

（六）诱发肌电图

① M波：刺激运动神经，使其支配的末梢肌肉收缩，记录所产生的电位。通过反复刺激观察M波的振幅变化，寻找神经肌肉结合部的异常，这可用于肌无力症的诊断。在骨科还可用于诊断从刺激点到电位发生部位的肌肉之间的神经纤维的异常。M波出现的潜时称为终末潜时（terminal latency），

其延迟为异常,但判断应注意与正常侧对比。② H波:这是通过电刺激末梢神经干内直径最大、域值最低的肌纺锤由来的 GIa 纤维,传导到脊髓后角,再经过单突触连接兴奋前角细胞,使其所支配的肌肉纤维收缩,发生电位。可作为判断前角运动神经元兴奋性的指标。但要注意精神紧张,姿势变化,周围环境等对检查结果的影响。③ F波:通过电刺激末梢神经干内的运动纤维,反向传导所支配的前角运动细胞,兴奋后再诱发肌肉收缩,发生电位。可用于测定难于测量的末梢神经中枢侧的传导速度和评价前角细胞的功能。

二、诱发电位

诱发电位(evoked potential,EP)系指神经系统某一特定位置给予适宜刺激,在中枢神经系统(包括周围神经系统)相应部位检出与刺激有锁时关系(timelocked)的电位变化。它是继脑电图与肌电图之后临床神经电生理学的第三大进展,近年已广泛应用于神经外科与矫形外科领域。临床上诱发电位检查种类很多,本章主要介绍几种应用较为成熟的方法,着重介绍其在脊柱外科领域的临床应用价值。

(一)常用的诱发电位检查技术

诱发电位检查主要可分为反映感觉系统功能的躯体感觉诱发电位(somatosensory evoked potentials,SEP)、视觉诱发电位(visual evoked potentials,VEP)、听觉诱发电位(auditory evoked potentials,AEP)和反映运动系统功能的运动诱发电位(motor evoked potentials,MEP)两大类。躯体感觉诱发电位技术在脊柱外科领域中应用最普遍,刺激与记录方法繁多,临床上常用的有皮质体感诱发电位(cortical somatosensory evoked potentials,CSEP)、脊髓体感诱发电位(spinal cord evoked potentials,SCEP)和节段性体感诱发电位等。

1. 皮质体感诱发电位

(1)皮质体感诱发电位(CSEP)　由刺激周围神经(如上肢正中神经、尺神经、下肢的胫后神经、腓总神经等)引起的冲动经脊髓上行,在大脑皮质感觉区产生突触后电位,发生极化、去极化、复极化而形成。因电位在皮质中央后回躯体感觉 I 区引出,故称为皮质体感诱发电位。1947 年 Dawson 首先在人头皮质上记录 CSEP,1954 年开始采用计算机叠加技术,将与刺激有固定潜伏期关系(锁时关系)的电信号进行累积加强而测定之,20 世纪 60 年代以后逐渐在临床中得到广泛应用。

(2)正常人 CSEP 波形特征　记录电极位置按国际 $10\sim20$ 系统电极配位安置(图 3-4),$F_z\sim FP_z$ 为参考点,C_z' 为下肢记录点,对侧 $C_3\sim C_4$ 为上肢记录点。

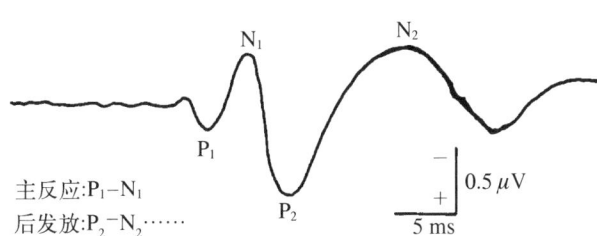

图 3-4　CSEP 记录电极放置

刺激上肢腕部神经时,在 50 ms 内可记录到 $P_1-N_1-P_2-N_2\cdots\cdots$ 串波(N 代表向上的负波,P 代表向下的正波),重点观察第一个 N 波,常在 20 ms 处出现,一般称为 N_{20}(图 3-5)。

刺激下肢踝部神经时,在 100 ms 内可记录到 $N_1-P_1-N_2-P_2\cdots\cdots$ 串波,重点观察第一个 P 波,常在 40 ms 处出现,故称为 P_{40}(图 3-6)。

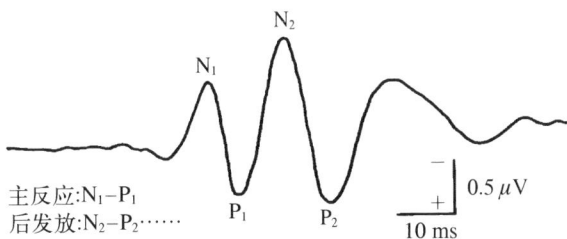

主反应:P_1-N_1
后发放:$P_2-N_2\cdots\cdots$
0.5 μV
5 ms

图 3-5　正常人腕正中神经刺激,$C_3'/C_4'-F_z$ 记录的 CSEP 波形特征

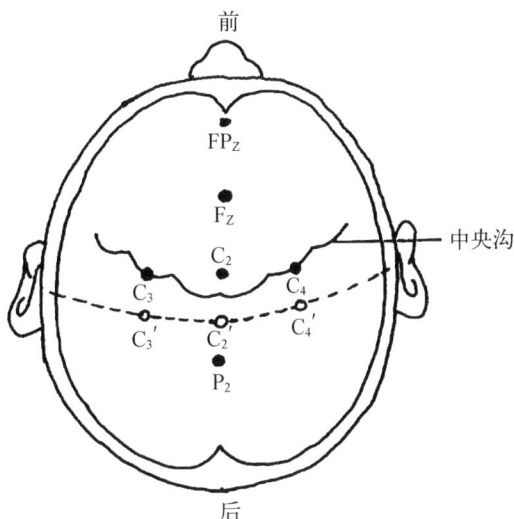

主反应:N_1-P_1
后发放:$N_2-P_2\cdots\cdots$
0.5 μV
10 ms

图 3-6　正常人踝部胫后神经刺激,$C_2'-F_z$ 记录的 CSEP 波形特征

（3）CSEP临床观察指标　主要观察潜伏期，波幅及波形的变化。

波幅测量方法（图3-7）：① 在基线至波峰间距；② P_1波峰与N_1波峰之间距；③ 一定分析时间内最大N波和P波之间距。

波幅个体差异很大，临床上常测量相对波幅或两侧对比更有意义。

潜伏期测量方法（图3-7）：① 刺激伪迹至第一波起始时间即起始潜伏期（onset latency，OL）；② 刺激伪迹至第一波峰时间，称为峰潜伏期；③ 峰间潜伏期（interpeak latency，IPL）等于目标波峰之间距。

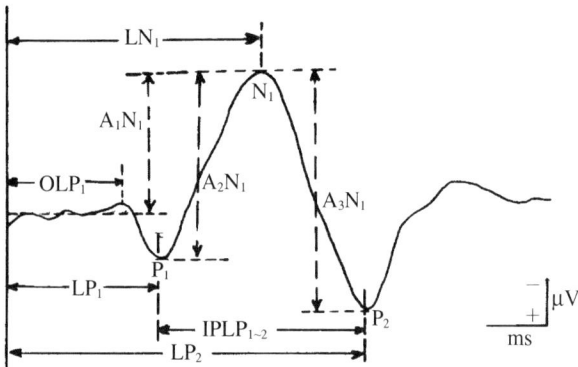

LP_1、LN_1、LP_2分别代表P_1、N_1、P_2波峰的绝对潜伏期；
OLP_1代表P_1波的起始潜伏期；$IPLP_{1\sim2}$代表P_1与P_2波的峰间潜伏期；
A_1N_1代表从基线测量的波幅；A_2N_1、A_3N_1分别代表波幅的峰值

图3-7　潜伏期与波幅的测量法

波形分析波形的改变包括某一波形成分的存在或缺失，波形的离散（dispersion）等，很难定量地进行评价。

（二）脊髓体感诱发电位

脊髓体感诱发电位（SCEP）是指给予周围神经，马尾或脊髓远端适宜的刺激时，在相应近端脊髓处记录到的与刺激有锁时关系的节段性与传导性电位。自1946年Pool测定截瘫患者的脊髓电位变化以来，该技术得到了广泛的研究和应用，已成为目前常用的一种测定脊髓功能的方法。

1. 脊髓体感诱发电位　反映了脊髓某一节段神经元与传导纤维的综合功能。它是传入纤维终末支去极化、突触后电位、髓内神经元和纤维电兴奋的总和，因此可分为节段性脊髓体感诱发电位与传导性脊髓体感诱发电位两种。前者指记录电极邻近脊髓后角的突触后电位记录，表示该节段的神

经功能；而后者则指经后索（薄、楔束）传导的动作电位记录，表示脊髓的传导功能。

2. 刺激与记录方法　刺激电极置于肢体神经干、马尾或脊髓远端。记录电极则插入脊髓近侧段的蛛网膜下隙，硬膜外腔或棘间韧带，也可以采用表面电极记录，但不如插入者记录可靠。

3. 脊髓体感诱发电位波形特征（图3-8）　脊髓体感诱发电位波形类似CSEP第一个向上的负电位（N_0波）是脊髓内神经元电活动的结果，第一个向下的正电位（P_1波）及后反应波是周围传入神经纤维去极化过程的表现。其潜伏期与波幅值的计算与CSEP相同。SCEP与CSEP联合记录可以计算出感觉系统的中枢传导时间，即等于两者的起始潜伏期差值。

N_0：神经细胞兴奋；P_1-N_1-P_2……：骨髓内纤维电话动过程

图3-8　正常人踝胫后神经刺激，$T_9\sim T_{11}$硬膜外电极记录的SCEP波形特征

（三）节段性体感诱发电位

节段性体感诱发电位常有两种不同的刺激方法，即皮节（dermatome）刺激法和皮神经（cutaneous nerve）刺激法，通过刺激脊神经后根感觉纤维特定的皮肤感觉分布区（皮节）或直接刺激感觉皮神经或混合神经的皮支，从头皮记录得到。

1. 皮节刺激法　直接电刺激皮节来观察皮层SEP成分（图3-9）。该法的优点在于方法简便，无创伤；缺点为皮节的终末感觉纤维数量少且多数不同类型的纤维传导速度不同，兴奋后多产生的神经冲动较弱，不完全同步，结果使SEP难以检出或波形欠清晰。临床上常用于腰腿痛的辅助定位诊断。在某些特殊情况如患者仅有疼痛等感觉主诉而无明显体征或者临床和影像学检查不能提供可靠的诊断时，采用皮节SEP判断神经根的功能状态特别有意义（图3-10）。

2. 皮神经刺激法　即刺激上、下肢皮神经，观察节段性SEP。该法可引起较强的同步性神经冲动，所诱发的SEP图像比皮节法更清晰（图3-11），

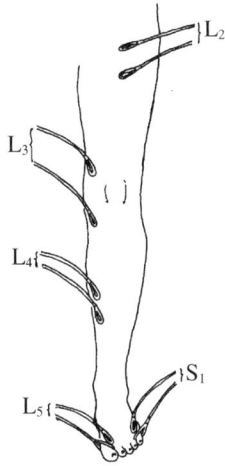

图 3-9　下肢皮节刺激电极放置

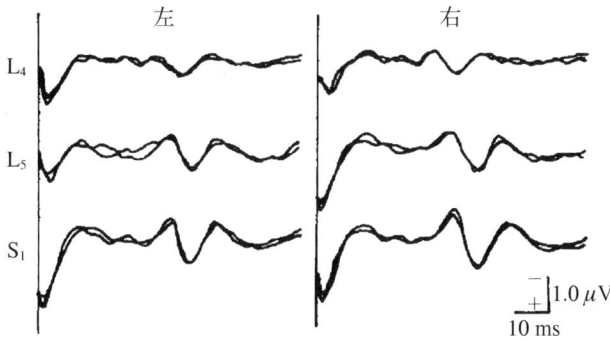

图 3-10　正常人下肢皮节刺激（L_4、L_5、S_1），
头皮记录的 SEP

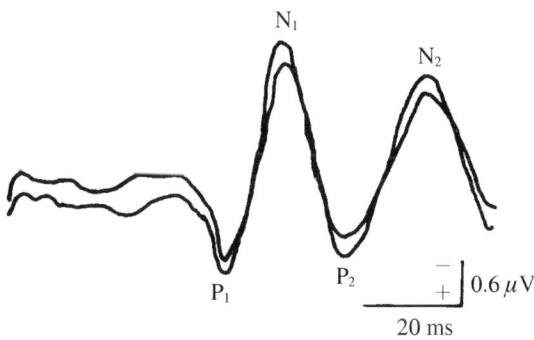

图 3-11　正常人踝部腓肠神经刺激，
C_2'-F_2 记录的节段性 SEP

若同时记录脊髓 EP，对神经根、丛和脊髓病变的判断与定位有独特的优越性。Eisen 等（1983 年）根据皮神经更具节段特异性的优点，用之以研究颈或腰骶神经根病取得了满意的结果（表 3-12）。本法的不足之处是皮神经大多涉及 2 个或 2 个以上的神经根，故刺激点的准确定位比较困难。

表 3-12　皮神经刺激诱发的 SEP 刺激部位、
代表节段及潜伏期正常值

皮神经	刺激部位	节段	N_{20} 或 P_{40} 潜伏期 $\bar{\chi} \pm SD$(ms)
肌皮神经	前臂	C_5	17.4 ± 1.2
正中神经	拇指	C_6	22.5 ± 1.1
正中神经	示指、中指相邻表面	C_7	21.2 ± 1.2
尺神经	小指	C_8	22.5 ± 1.1
股外侧皮神经	大腿	L_2	31.8 ± 1.8
隐神经	膝部	L_3	37.6 ± 2.0
隐神经	踝部	L_4	43.4 ± 2.2
腓总神经浅支	踝上	L_5	39.9 ± 1.8
腓肠神经	踝部	S_1	42.1 ± 1.4

（引自：Eisen 等，1983）

（四）运动诱发电位

1. 简史　运动诱发电位是继 SEP 后为进一步检查运动神经系统功能而设计的一项神经电生理学方法。1980 年 Merton 和 Morton 首先报道用电流刺激运动皮层，经过下行运动传导系统的传导，在躯干或肢端记录到运动神经或肌肉动作电位，称之为运动诱发电位。1985 年 Barker 等根据磁流具有穿透高阻抗组织的原理，应用磁性脉冲刺激新技术代替电刺激，在肢端记录肌肉动作电位成功。由于其无痛，无损伤，能恒定引出的特点，使运动中枢和下行运动传出通道的研究进入了一个新的阶段。

2. 刺激方法　目前临床应用的有两种刺激方法：① 经颅电或磁刺激运动皮质区或脑内下行传导束，单一刺激即可诱发一个有效的反应（图 3-12），减小了刺激频率，增加了安全性。② 直接刺激脊髓内下行传导束。采用成对脉冲电刺激可在脊髓内产生瞬时总和，在脊髓后侧，或后外侧刺激，可以记录到较稳定的最大 MEP（图 3-13），还可避免皮层刺激反应波形变异较大，对麻醉药物敏感的缺点。

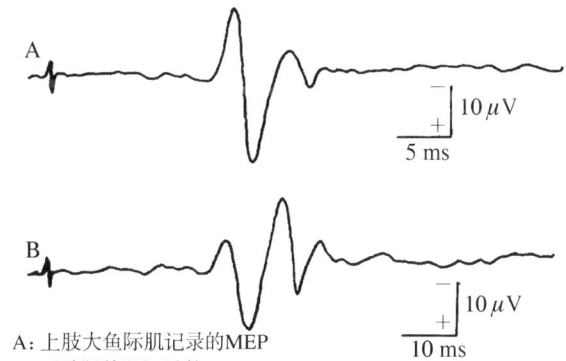

A：上肢大鱼际肌记录的 MEP
B：下肢胫前肌记录的 MEP

图 3-12　正常人磁刺激运动皮质区，上、下肢肌肉记录的 MEP

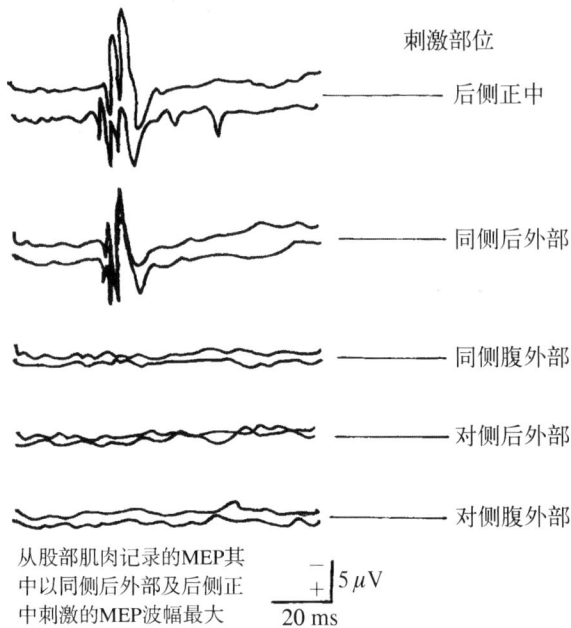

刺激部位

—— 后侧正中

—— 同侧后外部

—— 同侧腹外部

—— 对侧后外部

—— 对侧腹外部

从股部肌肉记录的MEP其
中以同侧后外部及后侧正
中刺激的MEP波幅最大

$5\mu V$

$20\ ms$

图 3 - 13　猫脊髓不同部位刺激

现在一般采用沿运动通道多区刺激,通过多处记录肌肉动作电位,从而得到更完整、更准确的信息。

3. 临床观察指标　① 通过测定肌肉动作电位的潜伏期,波幅的变化及波形的改变,可以反映出运动神经系统的功能是否健全。② 测定中枢运动传导时间(central motor conduction time,CMCT)可以更精确地反映中枢运动传导功能(图 3 - 14)。

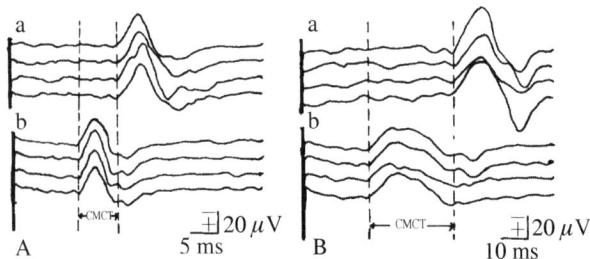

$20\mu V$　　　　　$20\mu V$
$5\ ms$　　　　　$10\ ms$

A：为头部(a)及颈部(b)刺激,从小指外展肌记录 MEP,计算头—颈 CMCT;

B：为头部(a)及腰部(b)刺激,从下肢胫前肌记录 MEP,计算头—腰 CMCT

图 3 - 14　正常人 MEP 的 CMCT 测量法

(1) 上肢 CMCT　即皮质至 C_7 的传导时间,等于上肢皮质区与颈髓至记录肌肉(常为小指外展肌)的潜伏期之差值。

(2) 下肢 CMCT　即皮质至腰髓的传导时间,等于下肢皮质区与腰髓至记录肌肉(常为胫前肌)的潜伏期之差值。

4. MEP 存在的问题　① 检查技术不够完备,皮质刺激点的定位较困难;② 临床判断标准尚未达到一致;③ 设备昂贵,需专门技术人员操作。

(五) 诱发电位技术的临床应用

1. 脊髓外伤　对脊柱骨折、脱位造成截瘫的患者,至今仍缺乏更为科学可靠的诊断技术,以至确定治疗方案和估计预后均存在困难,通过诱发电位检查,可以得出比较明确的结论。

(1) 皮质体感诱发电位

1) 估计脊髓损伤程度　脊髓损伤后,皮质体感诱发电位(CSEP)表现为波幅变小或消失,伤后波幅大小与复原时间同伤后脊髓功能状态密切相关,动物实验与临床表明,病理改变严重,临床上功能不恢复者,CSEP 不出现或很快消失,以后也不再恢复;病变轻松,临床功能有恢复者,伤后 CSEP 逐渐增大,可恢复到接近正常的水平。

Dorfman(1980 年),采用上下肢 CSEP 波幅比值及脊髓传导速度(spinal cord somatosensory conduction velocity,SSCV)定量地评价脊髓体感系统,发现脊髓损伤程度与波幅比例变小及 SSCV 减慢程度相关良好。

笔者于1980～1992 年间对 77 例急性脊髓损伤的患者进行 CSEP 检查,也证实 CSEP 的改变与脊髓损害程度有高度的相关性(图 3 - 15、图 3 - 16)。

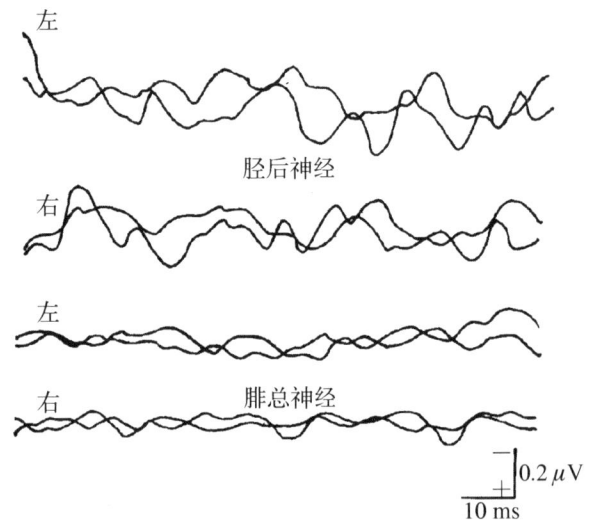

左

右

胫后神经

左

右

腓总神经

$0.2\mu V$

$10\ ms$

男,20 岁,L_1 压缩骨折脱位并完全性截瘫,术中见脊髓及马尾严重挫伤。伤后 6 h 及术后 2 周下肢 CSEP 均消失。随诊13 个月,截瘫无恢复

图 3 - 15　脊髓损害程度与 CSEP 有高度相关性(一)

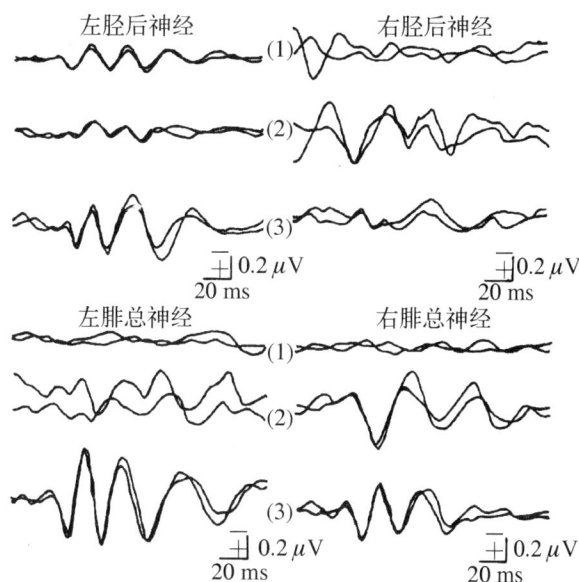

男，31岁，L_2压缩性骨折，$L_1 \sim L_2$关节突交锁，检查双下肢肌力为0级，L_1平面以下深、浅感觉消失。伤后3 h的CSEP(1)，除左胫后神经刺激引出低幅CSEP外，其余神经均未引出。急诊牵引复位满意，复位后48 h，下肢各神经均能导出低幅CSEP(2)，下肢深浅感觉部分恢复。伤后2周查CSEP(3)，除右胫后神经CSEP仍异常外，其余神经CSEP接近正常，双下肢深、浅感觉基本恢复，双下肢肌力1～2级。1年后复查，左下肢肌力4～5级，右下肢肌力3～4级

图3-16　脊髓损害程度与CSEP有高度相关性(二)

2)用于临床辅助治疗和预后评估　① 测定CSEP可以早期敏感地区分完全性与不完全性截瘫。Rowed等(1978年)测定40例急性脊髓损伤患者，结果表明完全瘫者，CSEP不能检出，不完全瘫者，CSEP可早期出现，并进行性恢复。② CSEP可作为检测脊髓功能恢复程度的临床指标。根据伤后CSEP存在的成分或再出现的时间，可以估计脊髓功能恢复的可能性。一般认为，伤后6 h内CSEP再出现，预示脊髓功能恢复良好。笔者对56例腰椎骨折伴脊髓损伤的患者施行手术减压，复位内固定后进行连续的术中术后CSEP研究，发现术中、术后CSEP改善者，临床相应有恢复，且CSEP的恢复先于临床运动机能的恢复(图3-17)。

(2)脊髓体感诱发电位　脊髓体感诱发电位(SCEP)在脊髓外伤的应用也可归纳为两个方面：

1)反映脊髓功能估计脊髓损伤程度　在脊髓损伤后，在损伤节段出现损伤的电位，从损伤水平以上均可记录到异常的SCEP。一般说，临床有部分恢复或完全恢复者，SCEP也恢复；SCEP未恢复的患者，临床功能恢复也差。完全瘫者，SCEP一般

测不到，不完全瘫者，SCEP的变化范围较大，通常表视为波幅减小或波形异常。由于脊髓后索对压迫性损害有较强的耐受力，所以脊髓损害程度与SCEP改变程度不一定成比例。

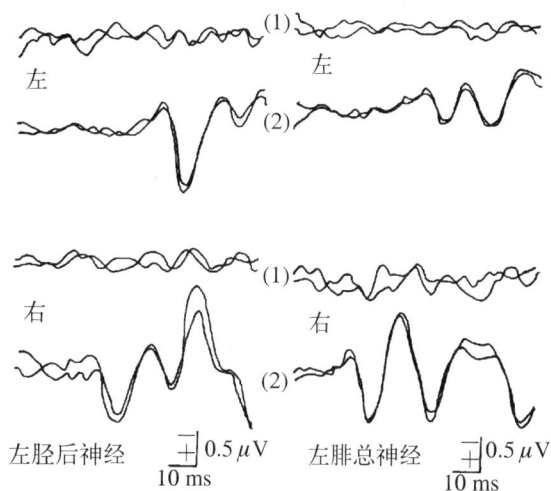

男，33岁，L_1、L_2压缩骨折移位，检查左L_4以下感觉消失，右L_4以下感觉减退，双下肢肌力0级，术前(伤后1天)，除右腓总神经刺激导出低幅、畸变的CSEP外，其余神经均未引出CSEP(1)，伤后第2天行L_1、L_2椎板减压内固定术，术后22天查下肢各神经均能导出CSEP(2)，右下肢电位基本正常，左侧电位潜伏期延长，检查双下肢感觉障碍明显好转，肌力左下肢为1级，右下肢肌力为2级。术后14个月复诊，左下肢肌力恢复至2级，右下肢肌力恢复至3级

图3-17　CSEP的恢复先于临床运动机能的恢复

2)预后评估　一般讲，急性期或早期可记录到SCEP或SCEP早期有恢复者提示预后良好；反之，则预后不佳。Matsukado等(1976年)检查11例颈髓损伤患者的手术效果，并作随访观察，发现SCEP变化小或正常者，神经功能恢复满意；SCEP中度异常或严重异常者，功能改善不满意，因此认为SCEP可为于术效果评价及术后恢复程度的预测提供参考依据。

(3)运动诱发电位　运动诱发电位(MEP)在刺激运动皮质区，在脊髓损伤平面以上可以诱发出典型的同步肌肉复合动作电位，而在损伤平面以下神经根所支配的肌肉电位则表现为低波幅，潜伏期延长，高阈值MEP或无电位反应等变化(Hayes，1991)。一般来说，脊髓横断性损伤，损伤平面以下MEP立即完全消失(图3-18)，脊髓不完全性损伤者，MEP则表现为潜伏期延长、波幅减小，且MEP的改变与脊髓运动功能的状态相一致。所以MEP可以直接检测脊髓运动束的功能并预测运动功能的恢复。

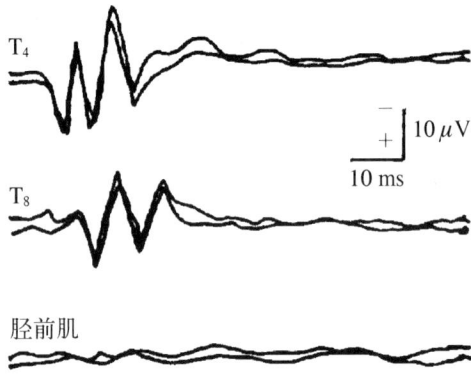

图 3 - 18　T₁₀ 骨折脱位并截瘫患者，经颅磁刺激，
从不同水平记录的 MEP 变化

Brunholal 等（1994）对 37 例颈髓损伤的患者进行 MEP 检查，结果发现采用磁刺激运动皮质方法，不但可以有效地判断脊髓运动功能的损害情况，而且对显示中枢运动传导通道的亚临床损害具有相当的可靠性和灵敏度。

2. 颈椎病　颈椎病（cervical spondylosis）是老年人的常见病，医院内以脊髓型与神经根型最多见。在诊断方面，单凭病史、体检及颈椎 X 线片仍嫌不足，CT 与 MRI 虽然在压迫水平及程度上能显示几种异常信号，但不能提示颈髓功能状态的信息，因此近年来不少学者采用诱发电位技术进行研究并取得许多经验，目前已用于颈椎病的辅助诊断、术中监测及预后判断等方面。

（1）体感诱发电位　体感诱发电位（SEP）系采用多根神经刺激（如上肢正中神经、尺神经、桡神经、下肢胫后神经及皮神经），从多个节段记录（如锁骨上窝 Evb' 点，颈部、头顶等）SEP，可用于颈椎病的辅助诊断并检测亚临床状态的后柱（dorsal column，DC）损害。

近年来，许多学者对多部位记录的 SEP 各波形成分的神经起源进行了深入的研究，初步取得了一致认识（表 3 - 13），为 SEP 反映颈椎病特定解剖结构的损害提供了解释基础（图 3 - 19）。

表 3 - 13　正中神经、胫神经 SEP 相应成分及神经起源

	正中神经 SEP	胫神经 SEP	波形成分的含义或冲动到达的部位
远场成分	P_9	P_{17}	臂丛/骶丛
	N_{10}	N_{18}	臂丛近端冲动
	P_{11}	P_{24}	冲动入脊髓处
	N_{12}	N_{24}	脊柱冲动
	P_{13}	P_{27}	脊柱核
	P_{14}	P_{31}	脑干（内侧丘系）
近场成分	N_{17}	N_{35}	丘脑
	N_{19}	N_{37}	皮质

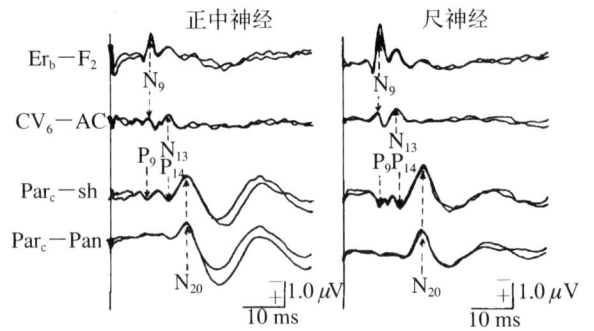

Erb - F₂：Erb 点记录，前额参考；CV₆ - AC：C₆ 棘突记录，颈前参考；

Par𝒸 - sh：对侧头顶记录，对侧肩部参考；Par𝒸 - Pan：对侧头顶记录，同侧头顶参考

图 3 - 19　正常人腕部正中神经，尺神经刺激，
在不同水平记录的 SEP

1）常规 SEP 检查　目前大多数人采用刺激正中神经、尺神经记录 SEP，有疼痛及感觉异常而无神经病学体征的患者常表现为正常的电位，而出现临床体征的严重神经根型与脊髓型颈椎病，SEP 大多异常，表现为波形成分的延迟或缺失。

Restuccia 等（1993）研究 38 例脊髓型颈椎病，记录颈椎及头皮 SEP，发现 N_{13} 的孤立性异常反映了脊髓灰质的损害（图 3 - 20），而 P_{14} 异常则反映了颈髓水平上行丘系通路的功能损害（图 3 - 21），他们还发现患者感觉系统正常时，可以通过记录表示背角反应的 N_{13} 电位显示颈椎病亚临床的颈髓部分性功能障碍。笔者对 50 例脊髓型颈椎病术前、术后 SEP 检查发现 SEP 异常与临床后柱体征密切相关，并有助于判断手术效果及评价预后（图 3 - 22）。Nancy 等（1993 年）对 100 例颈椎病手术患者进行术中 SEP 监测发现 SEP 可以早期检测脊髓与神经根的缺血性或机械性损害，及时采取措施可以有效地降低该类手术四肢瘫的发病率及手术死亡率。

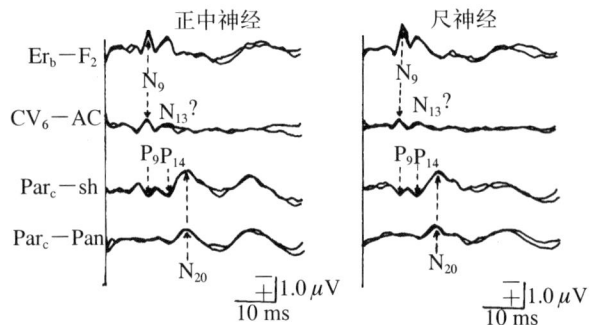

N_9，P_9，P_{14}，N_{20} 的潜伏期及 $P_9 \sim P_{14}$，$P_{14} \sim N_{20}$ 峰间潜伏期均在正常范围内。N_{13} 电位则变小或缺失。MRI 显示 $C_5 \sim C_6$ 水平压迫性损害

图 3 - 20　颈椎病患者正中神经和尺神经 SEP

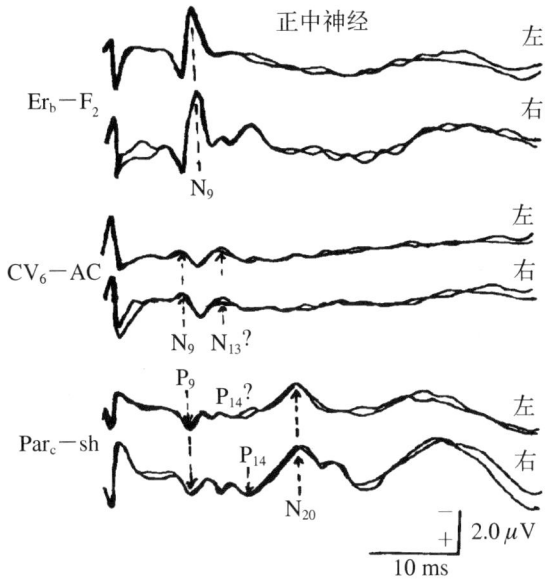

N_9、P_9、N_{20}峰潜伏期正常，N_{13}电位波幅变小，刺激左侧正中神经P_{14}辨认不出。MRI 显示 $C_3\sim C_4$、$C_4\sim C_5$、$C_5\sim C_6$ 多水平颈髓压迫

图 3-21 颈椎病的正中神经 SEP 改变

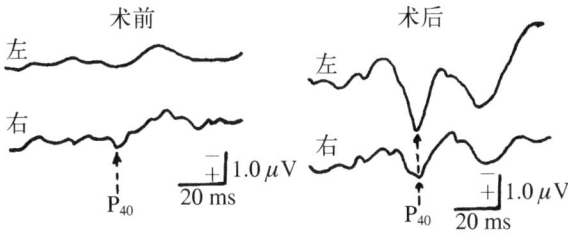

女，43 岁，术前检查：双下肢肌力 4 级，双下肢深、浅感觉明显损害，脊髓造影与 CT 显示 $C_5\sim C_6$ 椎间盘后突压迫颈髓。术前胫后神经 SEP 左侧消失，右侧波幅明显变小，潜伏期延长。术后 SEP 显示，两侧反应波幅明显变大，潜伏期接近正常与术后临床各症状及体征的改善相符合

图 3-22 颈椎病患者术前、术后胫后神经 SEP

2) 节段性 SEP（皮神经刺激法） Eisen 等（1980）通过观察肘下肌皮神经（$C_5\sim C_6$），腕部桡浅神经（$C_6\sim C_7$），示指正中神经（$C_6\sim C_7$），小指尺神经（$C_8\sim T_1$）以及下肢皮神经刺激的 SEP，发现刺激 2 个以上皮神经，对神经丛和神经根病损的定位准确性增加，而且与脊髓造影结果有很好的相关性。

DeSmedt 等（1980）报道，在外源性颈髓受压，引起四肢瘫锥体束征及下肢后柱功能损害的患者，示指刺激 SEP 正常或只有轻度改变，但腓肠神经刺激的 SEP 则明显延迟，说明下肢的传导纤维比上肢的传导纤维更易受颈髓压迫的影响，他们还发现腓肠神经 SEP 可以检出亚临床状态的颈髓损害。

3) 节段性 SEP（皮节刺激法） Schrimm 等（1980）采用刺激颈部皮节的方法研究颈椎病患者的神经病损，重点观察皮质体感原发反应，用以鉴别神经根型与脊髓型病损。结果发现大多数患者的 SEP 异常局限于一个皮节区，属根性病损，而多数皮节区 SEP 异常者，则为脊髓受损。若两个邻近皮节区 SEP 异常，则难以做出鉴别。

总之，SEP 在颈椎病的辅助诊断、判断手术效果及术中颈髓功能监测等方面确是有效的，但 SEP 不能揭示神经病损的严重程度，不能帮助判断远期效果，更无助于手术选择，这些方面的规律尚待更多的总结。

(2) 运动诱发电位 SEP 只能显示脊髓后柱功能，对脊髓前柱的损害则无法表现出来。1953 年，Mair 等证实颈椎病脊髓型的损害主要位于前角、侧索及后索前部，运动通道的损害直接影响到患者的致残程度。近年来，越来越多的学者采用 MEP 技术研究颈椎病，发现 MEP 确实可以检测到锥体束径路的异常，计算 CMCT 可得到定量的信息。

Noordhout 等（1991）发现颈椎病锥体束征与 MEP 的异常率相关密切，总的异常率为 84%～93.8%，MEP 的异常表现为波形与波幅的改变及波形延迟（图 3-23）。国内汤晓英（1992）等对颈椎病术后运动诱发电位（MEP）随访发现术后临床状态的改善与 MEP 的进步是一致的，并证明与组织学损害程度相符合，吴进安等（1992）通过计算 CMCT；发现 CMCT 延长与临床及放射学的颈椎压迫征象相当符合。所以 MEP 对颈椎病的辅助诊断是有价值的，某些患者可以检测到亚临床的病损，采用特定肌肉的反应有可能确定脊髓压迫的节段水平，与 SEP 结合应用能得到更完整的信息。

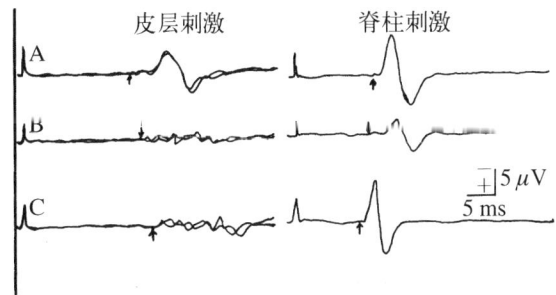

A：正常人皮质及脊柱刺激的 MEP；B：$C_3\sim C_4$ 椎间盘突出压迫颈髓：MEP 波幅明显减小，CMCT 延长；C：$C_5\sim C_6$、$C_6\sim C_7$ 水平压迫：MEP 波形及波幅明显减小，CMST 延长

图 3-23 正常人与颈椎病患者的 MEP
（从第一背侧骨间肌记录）

3. 压迫性腰骶神经根病　传统的诊断方法是临床及影像学检查,前者的准确性较差,后者则不能反映神经根的功能状态且有创伤性,应用 EP 检查,可以弥补传统方法的不足。

(1) 皮质 SEP　Feinsod 等(1982)评价 77 例脊髓造影证实为腰椎间盘突出的患者,记录腓总神经刺激的 CSEP,结果所有患者的反应均异常,表现为波形成分的丧失或潜伏期延长,而且脊髓造影显示突出大的损害常伴有健侧 CSEP 改变。但由于所刺激的神经来源于几个节段,很难确定是否单一神经根病可以引起 CSEP 异常。

(2) 节段性 SEP　皮神经刺激法应用较广,Eisen 等用该法对腰骶神经根病进行了较多的研究,取得了较好的效果,证明选择性刺激相应受累的皮神经,可以提高 SEP 的诊断率。皮节刺激法也已经有许多研究。Scarff 等(1981)报道 38 例经手术证实腰椎间盘突出压迫 L_5、S_1 神经根者,有 35 例皮节 SEP 异常。但 Aminoff 等(1985)检查 19 例 L_5、S_1 神经根压迫者,只有 5 例皮节 SEP 定位正确,其他患者虽然患侧 SEP 也异常,但与临床检查的神经根定位不一致。潜伏期的异常相对少见,而常见的异常是反应的显著减弱或消失(图 3-24)。

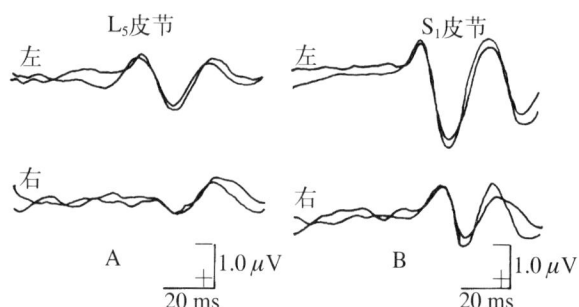

A:右侧 D-SEP 第一个波形成分消失,临床上左 L_5 神经根受损;

B:右侧 D-SEP 波幅变小,潜伏期延长,临床上右 S_1 神经根病损

图 3-24　L_5、S_1 神经根病患者对侧 C_3'~C_4'-F_z 记录的 D-SEP

(3) 脊髓 SEP　Bradshaw 等(1984)曾对 42 例腰骶神经根者的 SCEP 进行研究,主要观察从腰椎棘突记录到的 SCEP 波幅及左右波幅之差值,结果表明 SCEP 可以提示相应神经根的功能完整性。该法对临床及其他检查尚不能做出明确的结论时,应用它有一定的临床价值,有条件时还可用于术中监护。

总之,SEP 尤其是节段性 SEP 对腰骶神经根的病损是敏感的,可以反映特定的神经根功能状态,但不能显示病损的准确程度,因此不能用作首选的诊断方法,当临床与放射学结果相矛盾时采用该法有特殊的意义。

4. 其他作用

(1) 利用脊髓骨骶段中枢的反射来衡量脊髓圆锥与马尾的损伤程度 Rockswold(1976)　检查 100 例马尾或圆锥损伤的患者,证实不同程度损伤者,括约肌收缩电位的改变各异。方法是刺激膀胱壁和尿道能引起括约肌收缩记录出动作电位。发现动作电位的潜伏期延长,波幅减小或波形消失。

(2) 先天性颅颈畸形　上两个颈椎及颅底的先天性异常常产生硬膜外颈髓及脑干受压的症状和体征,持久受压会产生病理改变,手术解除压迫常常很危险,采用 EP 检查有助于减小手术风险。已有报道先天性颅颈畸形者行后路减压和内固定后脑干听觉诱发电位(BAEP)明显改善(Salazzo,1985)。Selman 等(1981)术中监测发现经口腔切除齿状突后 SEP 立即改善。Sood 等(1992)结合 SEP 与 BAEP 对 32 例患者进行评价,证实 BAEP 与 SEP 是反映脑干及脊髓功能的良好指标,应用于术中监测可以减小截瘫的发生率。

(田　伟　李佛保)

第六节　脊　髓　造　影

一、造影法

向蛛网膜下隙注入造影剂的途径有腰椎穿刺,C_1~C_2 外侧穿刺,小脑延髓池穿刺,C_2~C_3 外侧穿刺等法,最近常用者为前两种。一般除以下情况外均行腰穿。① 外伤手术后,患者体位限制较强;② 高度脊柱后弯;③ 膀胱直肠障碍等脊髓症状严重;④ 腰椎穿刺术不可能者。

1. 造影前处置　造影实施前 4~5 h 以内禁食,行 C_1~C_2 外侧穿刺法时,耳郭后至乳突部剃毛,实施前 30 min 肌内注射阿托品 0.5 mg、地西泮 10 mg、镇痛新 15 mg。

2. 腰椎穿刺法　用21或22号腰穿针,于 $L_3 \sim L_4$ 或 $L_2 \sim L_3$ 棘突间穿刺,应刺入硬膜囊正中部位,过去使用油性造影剂时要将注入的造影剂再排除,现用水溶性造影剂已无此必要,所以侧卧位或坐位腰穿均无问题。如脊髓麻痹不严重时,将患者坐在透视台一端行坐位穿刺的方法最简易准确。之后平稳地将患者变为侧卧位,最后取腹卧位。

腰穿的方法为:局部麻醉时一定要作皮肤丘疹,以左拇指或示指确认棘突间正中部,穿刺针尖端要与体轴平行并准确指向正中,确认针前端进入硬膜外腔(拔出内套针,于穿刺针末端接头部(hub)点少量麻醉剂,再缓慢进针,达硬膜外腔时麻醉剂可被硬膜外腔负压而吸入,可利用此法判定部位),有刺破硬膜的触感,有脑脊液流出后再进针 5 mm 左右,将针尖端转向头侧。

注入造影剂时应注意的注入速度及体位。为防止造影剂扩散要缓慢注入(每分钟 5 ml 左右)。为使造影剂置于腰椎前弯部,透视台的头侧要降低 $10° \sim 15°$。

造影剂的注入量及浓度要掌握在一定的程度(170 mgI/ml 以上),浓度低而量大时对拍摄脊髓、神经根有利。仅以颈椎为拍摄目的时,用 $200 \sim 240$ mgI/ml,$10 \sim 12$ ml;仅以腰椎为拍摄目的时用 $180 \sim 200$ mgI/ml,$15 \sim 18$ ml;以检查全椎管为拍摄目的时用 $200 \sim 240$ mgI/ml,$13 \sim 14$ ml。总量为 300 mgI 以内。

将造影剂注入蛛网膜下隙外,尤其是注入硬膜下的情况已少用油性造影剂之时。但现仍有注入终了后方发现上述情况者。注入时透视下如见硬膜囊边缘部、根囊部浓密度高,清晰可见时应拍点片(spot film),判断是否看清楚马尾神经。可疑有脊髓愈合不全患者腰穿时也有从旁正中部刺入法。同部位蛛网膜下隙宽,越上位脊髓越未固定,所以普通穿刺法也很少有穿刺损伤下垂的脊髓这种危险性。

如仅行腰椎摄影则无大困难,可于半立位及两斜位像(约45°)。可疑椎间盘障碍时加拍前、后屈的侧位像。由术前神经学检查很难判定病变水平或认为有多处病变时要进行全椎管造影检查,其方法如下,颈椎亦可按此法进行。

穿刺针拔出后,患者颈部要伸展位固定。之后将透视台头侧降低 $20° \sim 30°$,则造影剂上升充盈颈椎及上位胸椎蛛网膜下隙。此时要观察造影剂通过胸椎的状态。高度后弯或胸廓过厚者造影剂有时难以顺利上升。此时只有在下腹部放置一小垫以减少后弯。此外,下位颈椎处椎间盘突出严重时,如颈部保持伸展位不动,则造影剂很难上升至头侧。此时,要将透视台头侧下降角度稍减轻,同时将颈部伸展位也稍减轻则造影剂徐徐充盈于上、中颈椎蛛网膜下隙。实际上颈椎拍摄时按照上述将颈部伸展位稍减轻,将倾斜的透视台稍向水平方向改动即可。

颈椎正面像要在枕骨后下缘与下颌骨下缘重叠的位置上拍摄,则 C_3 以下均能清晰可见(继之不改变体位拍摄侧位像),C_7-Th_2 的侧位像要取游泳者位置(Swimmer's position/Twining's position),即胶片侧上肢上举并向前方轻度倾斜($5° \sim 10°$)。之后使患者仰卧位,下颌后收,颈椎保持前屈位,拍摄颈椎侧位像,继之拍摄上、中胸椎的正、侧位像。因胸椎有后弯所以在仰卧位上胸椎蛛网膜下隙充盈较好。之后将头侧升高 $10° \sim 20°$,造影剂则移动至胸腰椎移动部,腰膨大部至脊髓圆椎部再行该部正、侧位像拍摄。如无在仰卧位下进行侧面拍摄的设备时,亦可采取侧卧位。最后取半立位,使造影剂下降至腰椎管拍摄正、侧及两斜位像。

在上述过程中要特殊注意观察部位的拍摄法。要重点观察颈椎斜位像时,在腹卧位,颈部伸展位后,前胸部送入小垫使体轴呈斜位,胸椎亦同此。如仅观察颈椎时,利用管球位置可随意变动的装置(Mimer Ⅲ),患者可在保持腹卧位不动的情况下进行斜位拍摄,并可利用此装置进行腹卧位颈部后屈位及仰卧位颈部前屈位上的矢状面断层摄影,因而能观察到病态的功能性变化(动态脊髓造影)。

如仅以观察胸椎或胸椎以下为目的时,在上述腰穿、注入造影剂后,立即取仰卧位进行拍摄即可。

3. $C_1 \sim C_2$ 外侧穿刺法　腹卧位,颈部伸展位,固定头部。左拇指按乳突前端,其尾侧 1 cm,背侧 1 cm 处为刺入点大致目标。局部麻醉时侧面透视针的尖端,决定刺入点。为避免血管畸形等血管损伤及损伤脊髓,刺入要对准椎管内后 1/3,即后部蛛网膜下隙。阿部弘等 300 例椎动脉造影经验证明,约 3‰于 $C_1 \sim C_2$ 处有动脉畸形。

穿刺针用 $21 \sim 22$ 号,关键是刺入后保持水平位徐徐进针,利用正、侧位透视则容易进行。针前端达椎管附近后按前述的要领,确认硬膜外腔负压后穿刺硬膜。与腰椎不同之处是,由于硬膜外腔狭窄,确认硬膜外腔稍有困难及穿破硬膜时的触感较差。所以在透视下,针尖达硬膜囊附近不能确认硬膜外腔时,将内针插入套针后每深入数毫米即抽出内针观察有无脑脊液滴出。有时针尖首先将硬膜推成天幕状,在刺入时能刺破硬膜。另外,脑脊液的滴出并不如腰穿时那样迅速,有时要稍等待一下方见缓缓滴出。

注入造影剂时同腰穿,要缓慢进行。头侧稍升起,使造影剂充盈颈椎前弯部。一般注入造影剂的浓度为 200 mgI/ml,7~8 ml 即可,如透视下有明显通过障碍时可稍减量。

因外伤而行 Crntchfield 颅骨牵引患者或者颈部伸展位有危险者,可在仰卧位进行检查是本穿刺法的优点。此时要使头侧稍上举位注入造影剂及透视。

4. 动态脊髓造影(dynamic myelography)　正常颈椎前后屈时,颈髓也如橡皮筋一样伸缩,且前屈时向前方、后屈时向后方移位。病态时,脊柱的伸展、屈曲更常见到脊髓的改变,将此脊柱前、后屈的功能因素并入在内的脊髓造影即是动态脊髓造影,尤其对椎间盘疾病的诊断有利。检查颈椎时,腹卧位,颈部伸展位拍摄后,继之仰卧位侧面拍摄。仰卧位时要在头下置高枕,使颈部前屈,将透视台头侧降下。其程度为颈部要在最低点,可利用 Mimer Ⅲ 进行前、后屈位上的矢状面断层摄影。检查腰椎时,立位或侧卧位,行前、后屈侧面拍摄,但此种拍摄今后将被 MRI 所取代。

动态脊髓造影对椎间盘障碍、寰枢脱位、脊髓空洞症等的诊断有用。

5. 检查终了后的处置　造影检查结束后取半坐位,使造影剂下降至腰椎管。纵然梗阻较严重也要使颈椎前后屈,使造影剂不残留在梗阻的头侧。例如中、下位颈椎部有造影剂通过障碍,难上升进入头侧病例,一旦进入颈部椎管,检查结束后又出现造影剂下降困难,此种状况如放任不处置,则造影剂滞留于颅内而可能成为痉挛、大脑病灶症状的原因。所以检查结束后 6 h 以内要取半坐位,充分摄取水分。对诉有恶心者,要补液静脉点滴 500 ml 左右。应用水溶性造影剂脊髓造影后出现某种症状或不良反应者为 50% 以上。

6. 脊髓空洞造影(endomyelographly)　髓内病变中,为确认囊肿部分或其扩延程度而直接穿刺行

脊髓造影的方法。CT 上或脊髓造影可疑有髓内囊肿或空洞时进行此项检查。有许多种脊髓穿刺法,常用的是在 CT(或 CTM)证明空洞(syrinx)最大部位进行穿刺。通常颈椎时,患者坐位,于 C_5~C_6 的棘突间用 21~22 号针穿刺。在透视下徐徐进针,时时拔出内针,确认脑脊液的滴出后注入浓度为 200 mgI/ml 左右的造影剂 3~5 ml 拍摄。本法用于鉴别空洞有无沟通或鉴别肿瘤与空洞部位时使用。本检查法本身即属侵袭性,今后将被 MRI 所取代。

二、脊髓、蛛网膜下隙基本解剖

如图(3-25)所示脊髓内有多种脊髓束(tract)的白质及前、后角的灰质。脊髓腹侧有前正中裂,背侧有后外侧沟,由脊髓侧方分出许多前、后根支(rootlet),在椎间孔附近又形成单一的前根及后根。脊髓又被来自两侧方的齿状韧带所固定。脊髓后面的蛛网膜下隙中又有许多蛛网膜纤维组织,其中,后方正中者称为蛛网膜后索(septum posticum)。硬膜边围绕神经根,边移行至神经束膜。

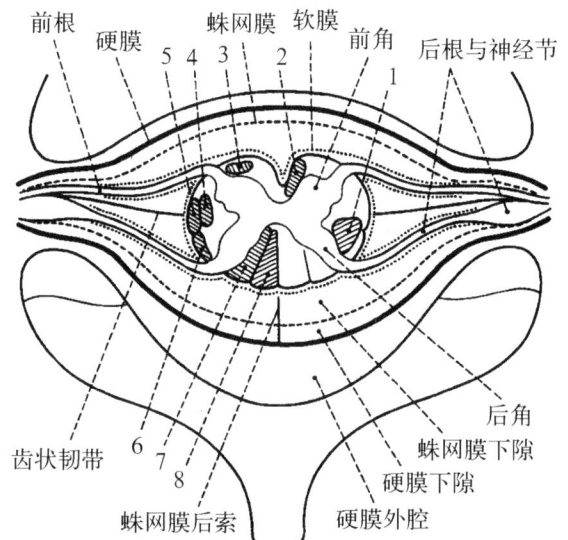

图 3-25　椎管内正常解剖的模式图

(一)颈椎脊髓造影的正常解剖及注意事项

正面像上可清晰判别脊髓阴影,外侧沟(lateral guffer)及根囊(root sleeve, arachnoid pouch),读片时要注意上述各部位的造影剂充盈缺损及其直径等情况。颈髓第 C_3~C_6 水平(第 6 颈髓节)为颈膨大部呈纺锤状轻度扩大。脊髓横径、前后径正常值如(图 3-26)所示。实际上,在椎弓根的高度上,脊髓横径与硬膜囊(蛛网膜下隙)横径比不应超

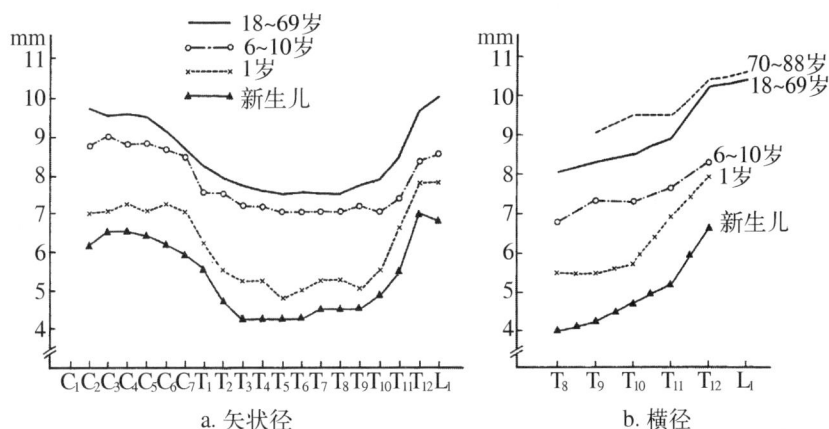

图 3 - 26　Nerdquist 脊髓计测值

过 75%，如达 80% 以上则为脊髓膨大。可见各髓节分出的前、后根支，部分与脊髓阴影重叠呈扫帚状斜向下方，横越外侧沟进入根囊等情况。近头侧的神经根支，近尾侧者为前根支。外侧沟为左右对称，浓密度较高，要注意有无非对称，部分狭小及扩张等异常。根囊为在各椎弓根下由外侧沟向侧方突出的囊状蛛网膜下隙，大致左右对称。但在下部颈椎常有呈囊肿状向侧方伸展的情况。但内根囊的外侧缘有神经根走出，所以不够清晰且阴影较淡。根囊突出消失或凸向内方的充盈缺损为异常，多因椎间盘病变所致。

斜位像上宜于观察下颌侧外侧沟及根囊，较正面像更为清晰。与正面像一样，各根囊均面向椎弓根下方呈囊状突出，要注意其充盈缺损。对侧的外侧沟与脊髓阴影的界限不清晰，这是由于从切线方向（tangential）看或从看的方向（enface）看此椭圆形颈髓外侧缘所出现的差异，系对侧外侧沟外侧缘与根囊有重叠之故。侧位像上要观察脊髓阴影及其前、后蛛网膜下隙。腹卧位侧位像上，副侧蛛网膜下隙的造影剂浓度高，且颈髓表面呈弧状，所以颈髓前面稍欠清晰。有时侧蛛网膜下隙于椎弓间处有来自后方的轻度凹陷；腹侧蛛网膜下隙于椎间隙处有来自前方的轻度凹陷，这是由于颈部后屈位时黄韧带被弯曲及椎间盘稍突出所致，轻度者无临床意义。亦可观察到背侧神经根呈扫帚状走向前下方。但与油性造影剂相比齿状韧带不够清晰。与正面像相比，颈膨大的扩张也不够清晰，要注意局部的或整体的蛛网膜下隙狭窄化。脊髓在横向上被齿状韧带及神经根固定，所以萎缩时前后径变小而横径无大变化。正常与萎缩的限定较难，主张包

括胸髓在内，在椎弓根的水平上脊髓前后径与硬膜囊（蛛网膜下隙）的比在 1/2 以下为萎缩。颈椎椎间盘病例，要观察腹卧位颈部后屈与仰卧位颈部前屈位时的病态变化，即椎间盘突出，黄韧带的弯曲，颈髓变形的程度变化等。正常时颈部前屈位其颈髓前后径亦较后屈位短缩约 10%。无论何种拍摄体位都要注意观察硬膜囊的压迫像在椎间隙、椎体、椎弓侧的哪一部位最强。

（二）胸椎、胸腰椎移行部脊髓造影的正常解剖及注意事项

正面像上要观察脊髓阴影及外侧蛛网膜下隙（外沟），根囊。各根囊仅稍向外侧突出，不如颈、腰椎处那样清晰。大致在 T_{12} 高位（L_4 节）有腰膨大部，呈纺锤状扩张。脊髓下端呈圆锥形（脊髓圆锥，conus medullaris），此高度，新生儿为 L_3 下缘，成人为 L_1 下缘或 L_2 上缘，有时在 T_{12} 下缘或 L_3 上缘。上、中胸髓为全脊髓中最细处，此处横径如大于中、下位胸髓横径时可判断为明显肿大。还要注意局部的外侧沟狭小、扩张及压迫等改变。过去应用油性造影剂时的仰卧位正面像上，后部蛛网膜下隙索状组织所产生的阴影缺损很清晰可见，使用水溶性造影剂则不太清晰，所以不会因此影响诊断。

侧位像上要观察脊髓阴影及其前、后蛛网膜下隙。因胸椎有生理后弯，所以腹侧蛛网膜下隙狭窄而背侧蛛网膜下隙较宽。在椎弓根高度上胸髓前后径与硬膜囊（蛛网膜下隙）前后径之比小于 1/2 时，则可判定为明显萎缩。

斜位像上观察脊髓阴影及外侧沟，此体位不如颈椎、腰椎那样常用，但由后方压迫硬膜囊的疾病（如黄韧带骨化症）时，斜位像上可清晰看到病变与

硬膜囊的关系(于切线方向)。并且,硬膜内髓外肿瘤时,肿瘤及肿瘤所致的脊髓压迫等改变能清晰可见。脊髓表面及外侧沟上可看到脊髓动脉或脊髓根动静脉所产生的线状充盈缺损。脊髓根动静脉与神经根走向相同。脊髓前动脉,位于下位胸髓、腰膨大部者有时蛇行扩张,且婴幼儿此种倾向更大。此外,髓外性压迫病变的头、尾侧,淤滞的软膜静脉有扩张,要注意血管阴影。

(三)腰骶椎脊髓造影的正常解剖及注意点

正面像上观察硬膜囊,马尾神经及根囊。硬膜囊下端通常在 $S_1 \sim S_2$,有时在 $L_5 \sim S_1$ 间或 S_4 处。马尾神经走向斜下方。大致在椎间隙高度上进入向外方突出的根囊。此处根囊与颈、胸椎处相比较长、较大,有时呈囊泡状(根囊肿,Tarlov 囊肿)(图 3-27)腰骶椎为椎间盘病变好发部位,应注意硬膜囊的压迫、根囊造影剂的充盈、缺损状态及神经根的压迫、偏位等。如在 L_3 以下出现脊髓阴影时则为脊髓圆锥低位,很可能为脊髓拴系。此时,腰骶神经根走向为水平方向或外上方。斜位像要注意观察一侧根囊及有关的马尾神经。并可判定椎间盘病变所致的神经根压迫、偏位及根囊充盈缺损的程度等。因对侧边缘从硬膜囊外侧显示其后外侧面,所以可判定有无肥厚的椎间关节、黄韧带等所致的压迫病变。

侧面像上观察硬膜囊及马尾神经。尤其对于判断硬膜囊前、后缘的压迫有利。侧面像上,硬膜囊前缘沿椎体后面;后缘沿棘突前缘的椎弓线形成一平滑的前凸曲线。中老年者于椎间隙及椎弓间出现轻度来自前后方的压痕多属正常。这是由于椎间盘的膨隆及黄韧带的弯曲所致,伸展、后屈位上更为清晰。硬膜外腔于腰骶椎移行部腹侧较宽,但硬膜外腔的宽度有个体差异。此外,在腹卧位,腹压,深吸气,Valsalva 法等情况下硬膜外静脉出现淤滞,因而腰骶部硬膜外腔增宽。所以腰骶椎的检查要在半立位上进行。侧面像上尤其重要的是与椎间隙一致的,来自前方的硬膜囊压痕。硬膜囊前缘的压痕不一致而出现压痕大及压痕小的双重阴影(double density)时,提示为髓核脱出。

三、脊髓造影时的"人工产物"(arch-fact)

腰椎穿刺要避免在 $L_4 \sim L_5$ 间或 $L_5 \sim S_1$ 间进行,因该处为腰椎椎间盘脱出,腰椎病及椎管狭窄

的好发部位。不仅腰穿有时困难,且脑脊液可自穿刺部位漏出,因而硬膜囊被绞扼产生假阳性改变。造影剂被注入硬膜外时,可沿神经根而流入椎管外及脊髓旁部位。

造影剂被注入蛛网膜下隙外硬膜下隙时可出现以下情况:① 脊髓及神经根造影部清晰;② 正、侧位像上造影剂柱(contrast column)边缘浓厚、鲜锐;③ 侧位像上神经根囊部的造影剂充盈不佳及来自后方的压痕样阴影;④ 造影剂充盈不佳等(图 3-27)。

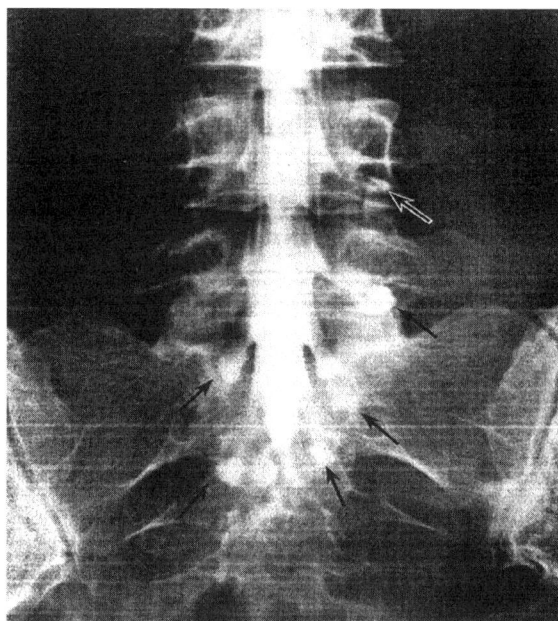

图 3-27　腰骶椎根囊椎间孔附近根囊造影剂贮留呈囊胞状(箭头)

四、脊髓造影的读片

读片时要注意硬膜囊的压、挤、偏位,脊髓阴影的肿大、萎缩、偏位、蛛网膜下隙的狭窄、扩张、造影剂的充盈缺损等。上述所见根据病变部位不同而各有特征,以下按硬膜外、硬膜内髓外、髓内病变分别介绍。

(一)硬膜外病变

充盈造影剂的蛛网膜下隙(造影剂柱)的压挤像为其特征性改变。硬膜外病变而致蛛网膜下隙完全梗阻时,其断端呈羽毛状(图 3-28),或逐渐变细。硬膜外压迫像出现于椎间盘病变,脊椎肿瘤及硬膜外肿瘤,脊椎炎及硬膜外脓肿,骨折,脱位,硬膜外血肿等外伤,脊椎韧带骨化等病变,最多的还是椎间盘病变。

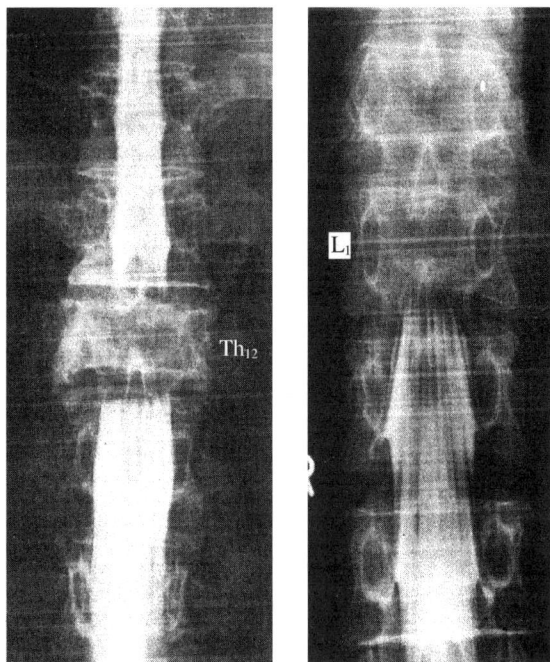

12 胸椎转移性肿瘤(甲状腺癌转移)T~12~ 与椎体一致呈造影剂充盈不良

上位腰椎硬膜外转移瘤(口腔内扁平上皮癌)L~1~~L~2~ 两侧受压造影剂呈羽毛状不整,为硬膜下腔的马尾神经

图3-28　硬膜外肿瘤致硬膜囊受压

椎间盘病变时的硬膜囊下压挤像出现在椎间隙后面,而上述其他疾病大多数其硬膜囊压挤像则于椎体后面较严重,此点可资鉴别。但髓核脱出时椎体后面的压迫像亦较严重,颇似硬膜外肿瘤。

(二)硬膜内髓外病变

因蛛网膜下隙的造影剂而病变轮廓清晰可见。肿瘤性病变体积达一定程度时,病变上下的蛛网膜腔扩张而病变上下缘清晰可见帽状缺损(cap defect),脊髓被压迫偏位,对侧蛛网膜下隙变窄。此种图像可见于神经鞘瘤,脑髓膜瘤,转移性肿瘤(肿瘤向脑脊液腔播散)。髓内肿瘤的髓外性增生,类上皮瘤等肿瘤。与上述肿瘤性质稍异的硬膜内髓外性病变尚有粘连性蛛网膜炎,脊髓动静脉畸形,蛛网膜囊肿,神经根撕脱损伤时的假性脑脊髓膜瘤等。

粘连性蛛网膜炎有以下特征:① 蛛网膜下隙内出现线状或斑状充盈缺损;② 囊状造影剂置留(衣袋状蛛网膜下隙);③ 脊髓阴影判断不清。其中以第二点所致的脊髓压迫或完全梗阻更属常见。脊髓动静脉畸形呈特征性蛇状充盈缺损。髓外性畸形血管团(nidus)或动静脉、静脉瘤等有时也出现上述硬膜内髓外病变的特征。退变性椎管狭窄时,神经根可出现伸展、蛇行、变性,而颇似神经根血管阴影。神经根所致者在脊柱前、后屈时,其形状可改变且在较局限的范围之内。

肿瘤的脑脊液腔播散,粘连性蛛网膜炎,脊髓AVM 时的扩张血管等微小变化,脊髓造影优于其他检查方法。

(三)髓内病变

引起脊髓阴影局部的或弥漫性肿大及最终出现蛛网膜下隙狭窄所见的病变有脊髓空洞症、室管膜瘤、星状细胞瘤、血管母细胞瘤、恶性淋巴瘤等髓内肿瘤、脊髓 AVM、脊髓炎、脱髓鞘疾病、脊髓损伤所致水肿等,除外伤以外,仅以脊髓造影鉴别上述病患并非易事。脊髓炎、脱髓鞘疾病等呈较局限的脊髓肿大。脊髓空洞症、星状细胞肿瘤多呈涉及多个髓节的弥漫性脊髓肿胀,但血管母细胞瘤、室管膜瘤等如合并空洞或囊肿时呈弥漫性脊髓肿胀。

髓内肿瘤出现髓外性增生时则与髓外性肿瘤相似。此时前者并不像后者那样出现明显的肿瘤上下的帽状缺损,而在某处有脊髓肿大部。

(徐华梓　徐　晖)

第七节　脊髓动脉造影

一、造影法

选择支配脊髓动脉主要径路的椎动脉,甲状颈干动脉,肋颈动脉干,肋间动脉,腰动脉,髂内动脉等插入导管而进行脊髓动脉造影(图3-29)。

检查前处置为两腹股沟备皮,检查前绝食3 h以上,约30 min 前肌内注射阿托品0.5 mg,地西泮10 mg,镇痛新15 mg。

以经皮 Seldinger 法,通过股动脉插入导管。预计进行多脊髓髓节动脉造影或行人工塞栓术时,可能要改换导管,所以最好用护套插入器(Sheathintroducer)。

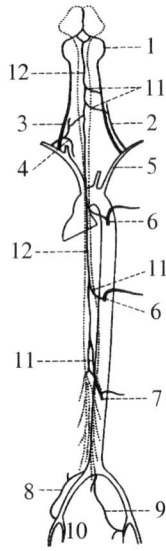

图 3-29　脊髓动脉、椎动脉、锁骨下动脉系统

1. 椎动脉　2. 颈升动脉　3. 颈深动脉　4. 最上肋间动脉
5. 锁骨下动脉　6. 肋间动脉　7. 腰动脉　8. 髂骨动脉
9. 骶外动脉　10. 髂内动脉　11. 脊髓根动脉　12. 脊髓动脉

导管要适合动脉走行及其分支的角度(图 3-30),对肋间及腰动脉造影时通常使用有一次或二次弯曲的 6.5FHS-1(cook公司)。胸与腹主动脉直径不同,且肋间动脉与腰动脉处的分支角度、位置也有若干差异,在选择导管及插入时均要充分考虑。上、中肋间动脉以 HS-2 或 Mikaelsson 导管较易插入。小儿或肋间、腰动脉较细时用 5.7F HS-1。上、中位肋间动脉其左支向后方,其右支向右方分支,之后走向斜上方。下位肋间动脉与腰动脉大致呈水平由主动脉后面分支。主动脉为两侧共通主干,根据导管前段的方向及位置可进行两侧或单侧造影。导管二次弯曲的腰部在各髓节动脉(肋间、

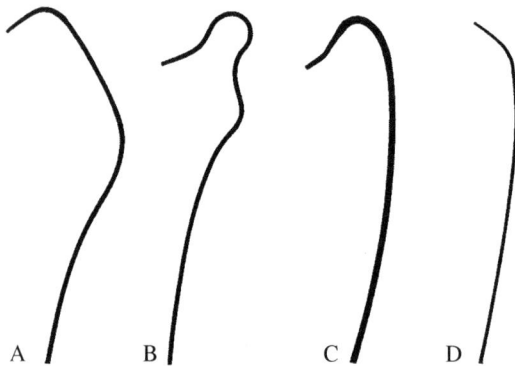

图 3-30　脊髓血管造影用导管

A:Cook spinal HS-1(6.5F)　B:Mikaelsson(6.7F)
C:Kifa red(6.6F)
D:Becton-Dickinson RPX 045H(5F)或 Cook JBI(5F)

腰动脉)入口部仅对侧的主动脉壁上成为支点,一次弯曲部则有弹簧的作用而使前端嵌入髓节动脉入口部。因此,前端至第二弯曲腰部的幅度要大于主动脉方能进行选择性插入。

通过上述髓节动脉再经脊髓根动脉(11)而进入脊髓动脉(12)。

导管操作要将前端面向主动脉后面或右侧面,如擦壁样上下移动,依次插入肋间、腰动脉,注入造影剂 3～4 ml 以内,进行突击造影并确认。导管上下移动的操作范围要大。进入某一肋间或腰动脉后再连续对其上下及同侧动脉支试行插入的方法较易成功。因脊髓前根大动脉多由第 9 肋间至第 3 腰动脉的某一动脉起始,所以从该处开始插入较好。当脊髓动脉被造影或出现异常像时要增加造影剂量(6～8 ml),注入压为 1.5～2 ml/s,注入后 10 s 之内要连续摄影或并用扩大、立体摄影。椎动脉锁骨下动脉系统用 5FH₁ 探头型(headhunter 型)或 JB₁ 型为宜。

髂内动脉系统(髂腰动脉、骶外动脉)参与马尾神经的血液供应。因而可疑脊髓动静脉畸形而胸、腹主动脉系统,椎动脉,锁骨下动脉系统造影而未显影时要检查髂内动脉系统。用 5Fshepherd hook 型导管先插入髂总动脉内,再改用 H₁ 探头型或 JB₁ 导管插入。

二、脊髓、脊椎的血管解剖

(一) 动脉

脊髓支及椎管支:脊椎、脊髓的动脉支配可分为椎动脉、锁骨下动脉系统,胸腹主动脉系统及附属的髂内动脉系统。由上述主干动脉分支的肋间动脉,腰动脉等节段性动脉(segmental artery)分出的脊椎动脉(Spinal artery)又可分为脊椎支(支配脊椎及脊椎旁软部组织的血行)及椎管支(支配椎管内壁,硬膜,神经根,脊髓的血行)两组。脊椎支由起始于肋间或腰动脉,椎动脉本干的脊椎前支及同样起始的脊侧节肌支与共通干的脊椎后支。椎管支又分为椎管前支(营养椎管内前面的硬膜及椎体后面)及椎管后支(营养椎管内后面的硬膜及椎弓前面)及中间支(参与脊髓神经根、脊髓的血行支配)。中间支即根动脉(radicular artery)及脊髓根动脉(radiculomedullary artery)。

1. 根动脉及脊髓根动脉　分别沿前根及后根走行的前根动脉及后根动脉分布各髓节共 31 对。

但到达脊髓参与其营养支配的脊髓根动脉,颈髓处前脊髓根动脉有 1~6 条(平均 3 条);胸髓 1~5 条(平均 3~4 条);腰髓 0~4 条(平均 1 条)。颈髓处左右数目大致相等,胸腰髓处则大多数由左侧进入。大的脊髓根动脉(大前根动脉、Adamkiewicz 动脉)多起始于下位肋间动脉或上位腰动脉(TH$_3$~L$_3$),半数起源于 10~12 肋间动脉,1/3 起源于第 1~3 腰动脉。参与脊髓血行支配的后脊髓根动脉数目较多,同前脊髓根动脉一样,上、中胸髓处较少。颈髓处有 3~8 条(平均 7 条);胸髓 6~14 条(平均 10 条);腰髓 1~6 条(平均 2~3 条),与 Adamkiewicz 动脉一样,在胸腰髓移行部附近的较大。上位颈髓根动脉(C$_1$~C$_3$)全部来自椎动脉;中位(C$_4$~C$_6$)来自椎动脉及颈升动脉;下位(C$_7$~C$_8$)来自颈深动脉;上位胸髓(Th$_1$)来自最上肋间动脉。

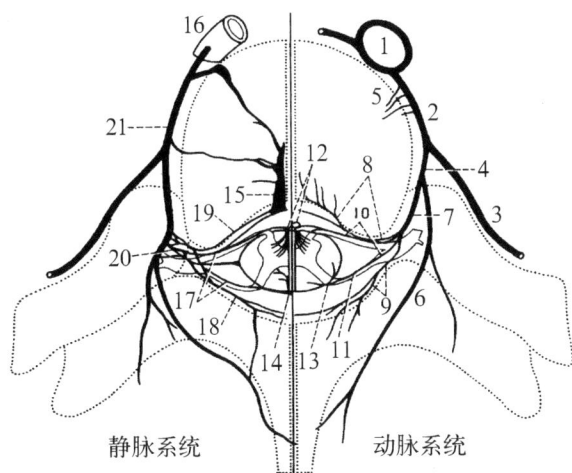

图 3-31 脊髓、脊髓的动脉支配及静脉环境
(胸-腹主动脉系统)

1. 主动脉 2. 肋间动脉 (3. 腹侧支 4. 背侧支)
5. 脊椎前支 6. 脊椎后支(及肌支) 7. 椎管支
8. 椎管前支 9. 椎管后支 10. 前根动脉 11. 后根动脉
12. 脊髓前动、静脉 13. 脊髓后动脉 14. 脊髓后静脉
15. 椎体静脉 16. 奇静脉 17. 前及后根静脉 18. 椎后内静脉
19. 椎前内静脉丛 20. 椎间静脉 21. 肋间静脉

2. 脊髓动脉 脊髓前动脉吻侧起始于颅内椎动脉或小脑后下动脉,于脊髓前面正中部下行,多处与前脊髓根动脉合流而抵脊髓圆锥。颈髓处常有两条。脊髓后动脉起始于小脑后下动脉,成对沿脊髓后正中旁部的后外侧沟下行,边与后脊髓根动脉合流抵脊髓圆锥,但较前者直径小。脊髓前及后动脉于脊髓圆锥部相吻合,形成 W 形拱门(arch, caudal anastomotic loop)。

由脊髓前动脉通过前正中裂而进入脊髓内的

中央动脉及起始于前、后脊髓动脉而覆盖脊髓表面的软膜动脉丛,提供脊髓内外的营养。中央动脉穿通白质交连后分布于脊髓半侧前角灰质及白质中心侧,支配脊髓约 2/3 的血行。上下相邻的中心动脉,基本上是左右交替地交互分布于脊髓内,相互密切重合而防御缺血。大约以第 4 胸髓为中心的上、中胸髓,属脊髓血行的分水领域,难耐缺血。

(二) 静脉

1. 脊髓静脉还流 脊髓内的静脉还流途径与动脉走行一致,仅血流方向相异。中央静脉及软膜静脉丛通过脊髓前面的脊髓前静脉,后面的脊髓后静脉向脊髓根静脉还流。脊髓后静脉可仅一条位于正中,有时于后外侧共两条,有时为丛状等多式多样。脊髓后面的静脉呈迂曲状,腰髓、颈髓处较粗。脊髓前面的静脉呈笔直状走行于正中附近。脊髓根静脉较少,全脊髓仅 9~10 条,接受来自脊髓静脉的血行。此静脉穿通硬膜时变细而防止逆流。脊髓根静脉经过椎间静脉丛而达椎外静脉丛。

2. 椎管内静脉还流 椎管内硬膜外的椎内静脉丛椎管外的椎外静脉丛均形成有较复杂的静脉还流网。

前内椎静脉丛于椎体后两侧对称,纵走,胸、腰椎处呈丛状,但颈椎处则呈静脉窦样且较粗。该静脉丛于椎弓根水平呈向内的弧状,左右于椎体后部静脉丛处吻合。于椎间隙水平则呈外向弧状而突出,于该部通过椎间静脉丛流入椎外静脉丛。

后内椎静脉丛发育较差,尤其颈椎处仅有痕迹。横断面上,前、后内椎静脉丛与椎体后部静脉丛及椎间静脉丛结合形成静脉网。大孔处与枕静脉窦,颅底静脉丛沟通;尾侧处则通过骶前孔,径骶外侧静脉与髂内静脉沟通。

椎外静脉丛以横突为界分为前、后两处,与动脉的脊椎前、后支对应。前外椎静脉丛主要接受椎体静脉,椎间静脉丛;后外椎静脉丛与后内椎静脉丛、肋间、腰静脉丛等髓节静脉、枕颈深静脉等连结。两者相互沟通,经过肋间、腰静脉,椎静脉,骶静脉而还流于上、下腔静脉。

三、正常动脉造影

脊髓动脉造影可看到脊椎支、椎管支及脊髓动脉。对脊椎管内疾病诊断上尤其重要者为根或脊髓根动脉及脊髓动脉,径更小的动脉不能判定。上述各动脉支于正侧位像或立体摄影上可确认其走行,仅正面像上也有一定程度的特征。前脊髓根动脉于椎间孔附近开始走向斜上方,于正中附近分为上行支及下行支,移行于纵走正中的脊髓前动脉。通常,下行支占优势,移行于脊髓前动脉的形态有如发夹(hairpin),弯曲度急。起始于下位肋间动脉或上位腰动脉的大前根动脉较粗(Adamkiewicz动脉),脊髓前动脉清晰可见。颈椎处前脊髓根动脉走行,较胸、腰髓处更近于水平,所以由上行、下行支移行于脊髓前动脉时呈近Y字形。后脊髓根动脉走行类似前脊髓根动脉,但于旁正中部移行于脊髓后动脉这一点不同。移行于脊髓后动脉的模式相同。脊髓前、后动脉于脊髓圆锥部吻合,如被造影则可成为脊髓圆锥的解剖学上的指标。另如侧面像上脊髓前、后动脉被造影则可提示脊髓的前后径。

椎管前支始自椎间孔附近,走向脊椎管内。走向斜上方的一支初见颇似根动脉或脊髓根动脉。但其走行较根动脉更近于水平,且走向椎体中央,与对侧同名各支吻合,并可逆行性造影而资鉴别。并且脊椎管前支不仅走向上方正中的分支可被造影而且走向下方正中的分支也多被造影。因而左右吻合则呈菱形,其顶点为相邻的上下椎体中央部及两椎间孔,此种菱形亦为其特征。

椎管后支不够清晰。脊椎后支于椎间孔附近斜下行走向棘突。脊椎前支始自椎动脉,清晰,走向斜上方。但胸、腰椎处除肿瘤外很难判定。

后期动脉相以后,造影肋间或腰动脉支配的椎体半侧多被轻度染色,不可误诊为异常浓染。

静脉相上可看到脊髓静脉,尤其是脊髓后静脉至后脊髓根静脉。内、外椎静脉丛于顺行性造影时不够清晰,进行椎静脉,上行腰静脉,奇静脉等逆行造影时方能清晰可见。从前曾进行过上述静脉内插入导管,作逆行造影观察椎间盘病变。但现已有高解像力CT可用,所以此项检查目前已不被应用,不再赘述。

四、脊髓血管造影的读片

脊髓血管造影读片时与其他部位一样要注意:① 血管的压挤、偏位;② 血管结构异常;③ 循环动态等。

(一)血管的压挤、偏位

有的病例根据脊髓前、后动脉,脊髓根动脉及脊髓后静脉有无局部偏位而有助于髓外性或髓内性肿瘤的鉴别。上述动脉尤其是脊髓前、后动脉向左右、前后有局部偏位时,很可能为硬膜内髓外性病变或硬膜外肿瘤。但应注意的是勿将中心旁、脊髓后面的脊髓后动脉误认为脊髓前动脉偏位。于侧位像上观察脊髓前面的脊髓前动脉与后面的脊髓后静脉或脊髓后动脉的前后径,有助于脊髓肿大或髓外脊髓压迫的鉴别。

有时可看到脊椎支,椎管支被伸向脊椎管内的脊椎肿瘤或脊椎旁肿瘤挤压之像,但评价这些动脉颇为困难。

(二)血管结构异常

可出现异常血管增生、浓染像,脊髓根静脉、脊髓动静脉扩张,脊髓动脉中断像等。

异常血管增生不仅见于髓膜瘤、神经鞘瘤等硬膜内髓外肿瘤,亦可见于室管膜瘤、血管母细胞瘤等髓内肿瘤及良性骨母细胞瘤、骨样骨瘤、骨巨细胞瘤、骨肉瘤、血管瘤等良性、恶性原发性骨肿瘤,转移性脊椎瘤等肿瘤性病变,亦可见于脊椎炎等炎症性疾病(多见于亚急性期)。但上述肿瘤或炎症时的改变并不一定出现特征性血管结构改变,所以在鉴别诊断上意义不大。浓染像可见于上述病变中的某些疾病,其中,髓内外血管母细胞肿瘤有边缘清晰,动脉相后期以后的均匀浓染像,早期静脉出现等兼有数个特征性改变。营养动脉多仅一条,像是多条亦多是在肿瘤直前吻合者。并不是动静脉畸形(AVM)样的血管紊乱(vascular tangle),始终是境界清晰的浓染像。脊椎的血管瘤,动脉瘤样骨囊肿等也出现类似造影剂贮留的高度浓染像,且多呈均匀状。

脊髓根动静脉、脊髓动静脉的扩张、迂曲蛇行于AVM时最明显。肿瘤时也可有扩张,但其程度、大小、管径均小。

(三)循环动态

出现营养动脉(流入动脉)及还流静脉扩张、迂曲蛇行,动静脉短路(shunt)并伴有早期静脉出现,循环加速等椎管内病变中以AVM最为典型。但虽有动静瘘而还流静脉的血流减慢,甚至滞留者亦不少见。

AVM可根据畸形血管团(nidus)的出现,营养动脉的起源,静脉还流经路而分数型。按此分类的硬膜内(软膜型)AVM型应是狭义的脊髓AVM。血管造影通常可看到自扩张的脊髓根动脉经其下行支达脊髓动脉,以此为营养动脉的血管紊乱

(tangle)，甚至动静脉瘘。脊髓后外侧面较多见，但跨越髓内外者亦不少。有的病例由较末梢的中央动脉移行于畸形血管团。血管造影上一直有如下的分类：① 由脊髓动脉直接与脊髓静脉短路而无畸形血管团者（单纯 A-V 瘘）；② 有局限的血管紊乱，营养动脉数少者（球形）；③ 畸形血管团大，有时呈弥漫性，有数条扩张的营养动脉者（幼稚型 juvenile-type），静脉还流较快。第一类和第二类的静脉还流速度较慢，达 20 s 以上方能在脊髓表面看到静脉还流。同时，此处所指的硬膜 AVM 型，并不出现前者所出现的脊髓根动脉、脊髓动脉产生的典型发夹弯曲（hairpin curve）的流入经路。椎管支成为流入动脉，椎间孔附近有小畸形血管团，由该部蛇行的血管走向斜上方，继之移行于在脊椎骨约中央部上下流动的血管。所以在椎管内描绘出的扩张、蛇行血管是逆流的脊髓根静脉及脊髓的软膜静脉丛或冠静脉丛与脊髓前、后静脉。同时，流入动脉也多为根动脉的椎管支，但其扩张程度并不一定非常明显，血管畸形团亦不明显。上述的静脉流速极缓慢，由远离畸形血管团的脊髓高位的其他脊髓根静脉流出。硬膜 AVM 中也有不同于上述还流硬膜内静脉者而完全流入硬膜外静脉（椎前内静脉丛，椎间静脉等）的类型。

（徐华梓　徐　晖）

第八节　超声波在脊柱脊髓外科中的应用

近年来，脊柱脊髓外科已开始在术中利用超声波检查多种疾病，但术中超声波最发挥威力的是对脊髓髓内肿瘤、脊髓空洞症等髓内病变，这一点已被大家所公认，但对肿瘤以外，诸如脊髓型颈椎病亦很有用。

一、术中超声波检查（Intraoperative ultra-sonography）

术中脊柱脊髓超声波检查是脊柱脊髓外科手术程序的一种改革，具有非常实用的价值，它比 MRI、CT 或 CTM 费用低廉，而且安全，特别是能在术中实时、动态地重复检查观察是其他影像检查所不及的。

术中用超声波观察脊髓则与 CT 脊髓造影、MRI 等完全不同，而是以不同的视点观察压迫性脊髓病的表现，并且可以在术中检查脊髓状态，是对脊髓病变有意义的辅助检查的手段，很有实用价值。

二、仪器和方法

（一）仪器

二维实时超声仪，小体积的扇形、凸形、线形探头均可，有横河 Medical 制 RT3000，RT3600 及 Aloca 制 SSD-330，探头为 5.0 MHz 或 7.5 MHz 的 Linear 型及 7.5 MHz convex 型。配以录像，波检片，135 照像机等记录系统以备分析。

（二）方法

检查脊髓必须在椎板或椎体切除后施行，故称其谓术中超声检查。切除椎板从后方检查或切除椎体从前方检查，手术创内注入几厘米深度的生理盐水，探头在水里检查即所谓的水浸法，不可直接接触脊髓，严防损伤脊髓。

三、正常脊髓的声像图

（一）纵切

探头→水道（无回声区）→背侧硬膜（强回声线）→背侧蛛网膜下隙（无回声带）→脊髓（均匀的低回声，其正中有一条强回声线是中央管的回声）→腹侧蛛网膜下隙（无回声带）→腹侧硬膜和椎体后缘（强回声伴声影）。

高分辨率的超声仪，还能看到与心律一致的脊髓搏动及脊髓前后的小血管结构。

（二）横切

脊髓呈扁圆形，由后到前的结构层次同纵切，只是两侧回声有脱失，蛛网膜下隙不像脊髓造影时显示为一圈。

（三）形态上

后方减压时，可明显绘出脊髓与前方的椎管前壁，压迫性脊髓病中无论是椎间盘脱出或 OPLL、黄韧带骨化，其图像变化均可为脊髓本身受到前后方的压迫，所以减压后的脊髓将以椎管前壁为铸横而受其凸凹的影响，脊髓型颈椎病多呈多椎间膨隆型，因而脊髓本身亦呈锯齿状倾向。减压后因脊髓前方有蛛网膜隙的存在，脊髓已不再受椎管前壁凸凹的影响。巨大 OPLL 等病例，于减压后有时出现脊髓与 OPLL 相接的图像，此时判断为减压不充分，还是判断尚需前方减压是很困难的，只有依据患者的临床症状作出判断。

术中超声波检查对判断减压后脊髓的复原状态具有很大的作用。减压后脊髓复原可分为瞬间复原及缓慢复原，一般术后经过一段时间缓慢复原者，其临床状态的改善较好。超声波检查于术中能确认手术操作后当时的状态，这一点是非常优越的检查法，但在形态学上超声波检查的信息目前尚有很多不明之处。

（四）动态上

术中超声波检查可了解硬膜搏动与脊髓搏动两者动态上的关系。脊椎手术时，术中具有硬膜搏动，一直认为表示脊髓减压成功，即硬膜的搏动被认为是减压的标志，但从术中超声波检查获得脊髓、椎管前壁的信息之后，发现有的病例行椎间盘脱出后减压及椎间盘切除术后硬膜及脊髓搏动由＋＋变为＋时则不宜作为减压的指标，它反而提示尚残留有压迫因素的存在，即术中以硬膜搏动作为减压指标具有一定的危险性，应以术中超声波检查来确认脊髓的状态极为重要。

硬膜所以产生与心搏一致的搏动，被认为是由于脊髓的搏动及脑脊液的流动。硬膜搏动明显的病例其脊髓搏动亦明显，两者之间关系密切。

（五）脊髓搏动

自 Jokich 等（1984）报道脊髓搏动与心搏一致以来，已有很多报道称脊髓搏动受到以脊髓前动脉为中心的血液循环的影响，但 Rubin 等以 MRI 对脑脊液流动进行研究后认为，椎管内的脑脊液主要往返流动于脊髓的前方，利用 MRIcine-mode（电影方式）观察颈髓病例术前术后脊髓与脑脊液动态，证明术前、术后脊液的流动有明显差异。考虑脑是由于与心脏搏动一致而改变其容积而搏动，所以脊髓搏动是其血液循环、脑脊液的流动及由脑直接传播来的搏动等三者所形成。

上述方式产生的脊髓搏动，每个病例其搏动的大小及方式均不相同。关于脊髓波动的大小与临床症状具有相关性，搏动大者效果好，但亦有报道搏动大小与临床症状的改善并不一定有密切关系。

影响脊髓搏动大小及其方式的因素有椎管前壁的形态，颈椎的位置，脊髓的硬度（这与脊髓内变性程度有关）及脊髓形态变化等。其中直接影响术后成效的因素为脊髓的血行，脊髓的变性，脊髓形态的变化。

四、临床应用

（一）脊椎骨折和脱位

术中超声可直观地检出椎板或椎体骨折的碎块、椎体错位以及其对脊髓压迫的损伤的程度，为术者提供实时的影像。在声像图上，碎骨块（片）呈强回声，后方伴声影，错位的椎骨使脊椎骨呈角状排列，压迫或损伤脊髓时可见其前方蛛网膜下隙变窄或消失，脊髓向后移位等。损伤段脊髓在急性期因为水肿、出血可见脊髓体积增粗、中央管回声往往消失，后期由于纤维组织增生和胶质疤痕形成，脊髓实质萎缩，体积变细。

（二）椎间盘突出

在椎体压缩性骨折时常伴有椎间盘突出，在声像图上，椎间盘物质通常是高于脊髓，低于椎骨的偏强回声，根据椎间盘突出的位置不同，可使腹侧蛛网膜下隙的细带状暗区变形或不清，脊髓亦可能向后方或侧方移位。

（三）脊髓内、外血肿

急性脊髓损伤时，可引起髓内，硬膜下及硬膜外出血。声像图上，血肿呈无回声或以无回声为主其内有细光点的回声区。因此不论血肿在髓内、髓外，还是髓前、髓后，利用术中超声都能检出并定位，尤其在后路手术时，对于发现髓前血肿很有意义。对髓外血肿，无需切开硬膜就可进行处理。

（四）监测脊髓减压及脊椎内固定

脊椎骨折后，特别是爆裂性骨折后，为了减压及复位，术中超声可以监测手术过程，并能即刻看到减压效果。术中超声对脊髓作横断扫描时，可以看到内固定物的位置。当手术复位及碎骨被整复或清除后，声像图上立刻能看到无回声的蛛网膜下隙恢复，移位的脊髓复位。Montalvo 报道脊柱脊髓损伤病例术中超声的方法是在椎板切除部位获得超声窗，然后进行三次超声，第一次于椎板切除后即刻进行，观察脊椎排列、骨损伤与脊髓受压情况，第二次于内固定后观察上述情况有无变化或改善，如脊髓未获完全减压则需采取进一步措施，继之行第三次术中超声，直至观察到脊髓完全减压。

（五）脊髓空洞症

脊髓外伤后,可因脊髓与蛛网膜下隙受压中央管梗阻扩张或脊髓软化而形成脊髓空洞,术中超声检查脊髓空洞症很灵敏,比 MRI 或脊髓 CT 造影都易于辨别,有报道术中超声探及最小空洞直径仅0.2 cm。对需要引流减压的脊髓空洞,术中超声可以监视引流管安放的位置及引流的即时效果。

（六）颈椎减压的术中监测

Kauakami 对 49 例脊髓型颈椎病,OPLL 及颈间盘突出行后方减压时进行下列超声检查。

1. 椎管前壁的形态

（1）平坦型　椎管前壁形态大致平坦。

（2）单椎间膨隆型　向后方单独膨隆不超过一个椎体者。

（3）多椎间膨隆型　多个椎间有不连续的向后方的膨隆。

（4）广范围膨隆型　超过一个椎体,广范围向后方膨隆。

平坦型手术改善率较其他型为高,平均达79.3%。

2. 颈髓横断面形态　因病变不同则术中超声波检查的表现亦各异,颈髓显著扁平化者其颈髓横断面积为 13.9 mm^2,前后径为 1.3 mm。对压迫部位要测定其横断面积、前后径、横径及其形态。

3. 脊髓动态的观测　脊髓搏动的方式分五种,① 振动型搏动;② 上下型搏动;③ 混合型搏动;④ 杠杆型搏动;⑤ 波状型搏动。脊髓或硬膜的搏动分为四个阶段:① ++显著搏动;② +明显搏动;③ ±轻微搏动;④ -无搏动。

（李建军　杜良杰）

第九节　脊髓活检

一、脊髓病变影像学诊断的现状和问题

在 MRI 之前影像学诊断脊髓病变以脊髓肿瘤、脊髓空洞为主,对多发性硬化及初发的非肿瘤性非空洞性脊髓病变则几乎不可能做出诊断,在MRI 出现后的今天才进入了脊髓实质影像学诊断的阶段。

依脊髓病变的发病经过及症状、MRI、脊髓液及全身所见等大多可做出诊断,但遇到疑为肿瘤性病变及特异性非肿瘤性病变时,MRI 亦难做出诊断,此时脊髓活检（Spinal cord biopsy）可对病变的性质做出判定,并可成为选择治疗方法的重要手段。

自 Cohen gadol 等 2003 年报道脊髓活检 38 例后,脊髓活检已成为神经外科、神经内科、神经放射科与病理科医师共同关注的问题。安藤于 1988～1998 年 11 年间共行 38 例脊髓活检,其中炎症病变20 例,非特异性病变 10 例,肿瘤 8 例,特别是以脱髓鞘的结节病为最多,21%出现有轻微并发症,1 例留有永久性障碍。

现在,对非肿瘤性非空洞性脊髓实质病变,如影像学不能做出诊断时,有必要进行脊髓活检,包括:① 感染(结核、寄生虫、脓肿);② AIDS 相关疾病;③ 脊髓梗死;④ 脊髓炎(自家免疫疾患,Sjogren综合征,白塞病,血管炎);⑤ 变性;⑥ 脊髓疝;⑦ 中毒;⑧ 维生素缺乏。

脊髓实质性病变 MRI 影像学的鉴别诊断见下表。

二、脊髓活检的适应证

脊髓活检对区分脊髓髓内病变系肿瘤或非肿瘤时是极为重要的手段,在可疑为肿瘤且症状进展而治疗效果不佳或对激素不起作用时,应尽早施行,它对确定病情,选择治疗方法及判断预后都是需要的。但活检也有不能确定诊断或确诊后仍为进展性病变的可能,要向患者及家属说明常见的手术并发症及其可能出现的功能障碍,以及即使活检也存在不能确诊的可能性,在充分沟通并达成协议之后再进行。在作出慎重决定后,也要把危险控制在最低限度。

神经外科医师对周围神经、肌肉、脑等有过活检的经验,但具有脊髓活检经验者尚少。脊髓活检是相当困难的,它可引起种种麻烦,涉及术后加重以及侵袭的大小等,脊髓活检并非易事,应慎而又慎。但活检又是了解病理变化的惟一途径。脊髓及脑组织活检不同于其他脏器的活检,取材要小且

表 3-14 脊髓实质性病变 MRI 影像学的鉴别诊断

	肿瘤	脊髓炎	血管性	外伤	遗传性	其他
T_2WI信号异常及局部呈均一的增强	上皮瘤,血管母细胞瘤,转移瘤,星形细胞瘤,淋巴瘤	结核,真菌症,寄生虫,结节病,免疫性脊髓炎	梗死			
T_2WI信号异常及不均一的增强	星形细胞瘤,上皮瘤,淋巴瘤	疱疹,HIV、结核、真菌症,结节病,多发性硬化,放射线照射后,免疫性脊髓炎	梗死,硬膜动静脉畸形			
造影效果缺乏T_2WI高信号的病变	星形细胞瘤	多发性硬化,梅毒,狼疮,放射线照射后,免疫性脊髓炎	梗死,硬膜动静脉畸形			亚急性联合性脊髓变性,AIDS,肌萎缩侧索硬化,外伤后脊髓病变,脊髓型颈椎病,维生素H酶缺乏症
T_1WI、T_2WI高信号与低信号混合存在的病变	上皮瘤伴出血,星形细胞瘤,转移瘤,恶性、黑色素瘤		海绵状血管瘤,动静脉畸形	出血伴挫伤		
髓内病变与髓膜增厚	转移瘤,淋巴瘤,白血病	细菌性,真菌性,结核,梅毒,结节病,免疫性脊髓炎				
脊髓萎缩,造影效果无					副肾白质萎缩(ALD),肾上腺脊髓神经病(AMN),遗传性失调	多发性硬化症,AIDS,肌萎缩侧索硬化症,外伤后萎缩

易干燥,易挫灭,这些对病理医师是不利的,其他脏器可以多次采取,如胃活检可分三组出结果,而脊髓则不可。脊髓活检时病理医师判断肿瘤是第一位的,并要对肿瘤增殖能力做出判断。由于取材小,遇到非特异性所见,如炎症、脱髓鞘或循环障碍等时,判断上会有很大困难。H-E染色提供的信息量少,因此标本有必要进行特殊染色及免疫染色,免疫染色有助于区分细菌、病毒的直接感染及区分多发性硬化。对疑为髓内肿瘤,临床症状在不断进展的病例,以及无法确诊为多发性硬化、脊髓梗死、Sjögrn综合征,髓内肿瘤的病例有必要行脊髓活检,活检是脊髓诊断方法中的一大进步。

对脊髓疾患做出正确诊断,要求临床医师、病理医师、放射科医师三者要紧密结合,密切合作,但实际工作中常有对病变判断不相一致的时候,诸如:

1. 例1 患者疼痛剧烈,C_3、C_4为中心向上伸延,T_2WI高信号,T_1WI低信号,临床诊断为髓内肿瘤,术中超声波所见与术前MRI所见不同,脊髓几乎不肿胀,取材髓内乳脂样物活检,病理诊断为轻度炎症。

2. 例2 MRI T_2WI C_2~C_7呈多髓节高信号,沿髓膜出现增强效果,影像学诊断为星形细胞瘤,活检病理诊断为脊髓结节病。采用长期大剂量激素及硫唑嘌呤等免疫制剂治疗后,痉挛步态改善,一年后脊髓肿胀消失。

脊髓结节病需长期采用大剂量激素治疗,因此必须在组织学确诊之后方可进行。通常采取侵袭小的方法,如经支气管的肺活检(TBLB),前斜角肌淋巴结活检等来确定。脊髓结节病依影像学所见及激素反应大部分可以明了。对疑似病例行镓扫描及结核菌素阴性者90%可以确定。对肺门淋巴结肿大,镓扫描不能施行者采取脊髓活检,活检对疑为结节病患者是最为有效的诊断方法。

3. 例3 患者10年前神经内科诊断为进行性脊髓病变,影像学所见T_1WI低信号,T_2WI高信号,疑为星形细胞瘤,活检病理为嗜酸细胞浸润,诊断为特异反应性脊髓炎。术后激素治疗除IgE高以外,全部化验值正常,并已恢复原工作。此例为脊髓活检最适宜的病例。

4. 例4　患者两年前下肢温痛觉障碍与肌力下降，膀胱直肠障碍，近半年病情加重，$T_2WIT_5 \sim T_6$髓内高信号，脊髓轻度肿大，临床诊断为髓内肿瘤，活检取材髓内中央部颜色异常组织，病理为嗜酸细胞及淋巴细胞浸润，病理诊断为过敏性肉芽肿，确定为特异反应性脊髓炎。

5. 例5　患者，70岁，患有高血压、糖尿病、高尿酸血症、高脂血症，服药治疗中。主诉突然发生左胸部以下两下肢麻木及背部疼痛，次日症状加重。胸髓MRI T_1WI T_1平面脊髓肿胀，T_2WI呈现纺锤状高信号病变，脊髓中心部呈同心圆状。胸部CT肺部淋巴结肿胀，疑为原发性髓内肿瘤、转移性髓内肿瘤、多发性硬化、脊髓结节病等。胸髓钆(Gd)造影见中心部有弱化现象，依造影效果的变化否定其为肿瘤而考虑为炎症性及脱髓鞘性、血管性疾病的可能性大，脊髓血管造影并未见病变部位有何异常，体感诱发电位结果，N_{21}延迟，显示为腰至颈部后索损害，为决定治疗而施行活检。

手术切除$C_7 \sim T_2$椎板，后正中沟进入髓内，见脊髓肿胀，纵向排列穿透软膜的静脉呈镰状，用小锐匙取出坏死变化的白色混浊肥厚的膜样物活检，病理报告为缺少正常细胞的坏死组织，没有肿瘤、肉芽组织及脱髓鞘性病变的所见，混浊白膜部分钙化，病理诊断为脊髓梗死。

脊髓梗死较脑梗死非常少见，为与急性脊髓障碍相鉴别的重要疾病之一，好发部位以颈胸髓移行部$T_{10} \sim T_{12}$为多，其中$C_2 \sim C_3$为缺血最脆弱部位。本例病变在T_1为分水岭区域的脊髓梗死。

呈现急性脊髓障碍的疾病有剥脱性主动脉瘤、脊髓急性硬膜外血肿、脊髓出血、椎间盘脱出、椎管狭窄、多发性硬化症、急性播散性脑脊髓炎(ADEM)、特异反应性脊髓炎、脊髓结节病、HAM(HTLV-Ⅰ)、脊髓肿瘤(原发及转移性)、外伤、放射性脊髓病等均可发生。

三、脊髓活检的具体方法

(一) 硬膜外阶段

术者应是脊髓疾病的专家，依MRI病变最明显部位，脊髓肿胀最明显的部位切除两个椎板，在手术显微镜操作下处理好硬膜外静脉后，术中在超声波监测及定位下进行。在进入硬膜外阶段，即可鉴别脊髓肿瘤与脊髓肿胀，脊髓轻度肿胀时后索有界限不清的回声区。正中超声正常结构时为脊髓水肿所见，正中超声轻度偏位为脊髓肿胀，正常结构消失则为脊髓肿瘤(图3-32)。

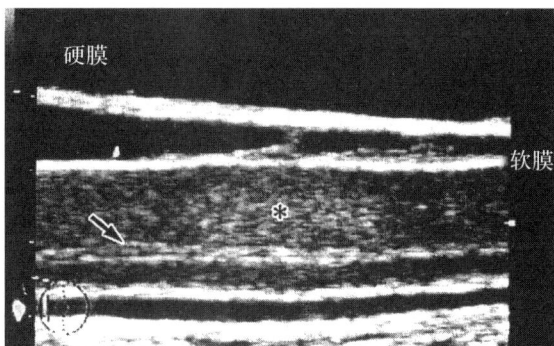

图3-32　脊髓超声脊髓稍微肿大时正中超声→脊髓背侧轻微高信号＊

(二) 观察脊髓外观

将硬膜、蛛网膜切开2cm，观察脊髓外观有无蛛网膜炎的表现，对脊髓结节病、免疫性病变及炎症性肉芽等采取脊髓表面的索状组织。

(三) 进入脊髓内采取活检组织

一般均采取后正中沟进入，因其系正常解剖进路，正常组织损伤程度最小为其优点，后正中沟进入困难时可采取后根进入法(DREZ)进入，原则上后正中沟进入法并发症少(图3-33)。

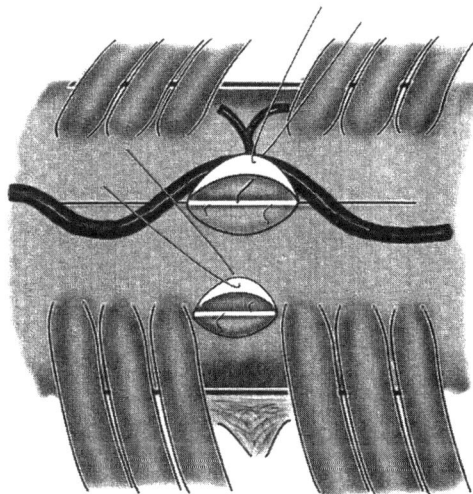

上：后正中沟进路
下：后根(DREZ)入路
图3-33　脊髓活检入路

从小视野观察肿大的脊髓，难以判定后正中沟，观察两侧后根，找到正中，与髓内肿瘤有丰富的静脉不同，可见细小沟静脉，追踪可找到后正中沟。将外层软膜切开1cm，断端用5-0尼龙线缝上，用

3 g 左右的钳子挂在上外侧。沿细小沟静脉进入脊髓内,剥离后正中沟,见到沿术野内壁有沟静脉走行,依此可确定是否在后正中沟内。炎症所致的粘连会使后正中沟的剥离较肿瘤困难。钳子尖端周围出现黏感即已进入脊髓内,应立即停止操作,髓内进入部用薄止血海绵代替被膜,就不再由此进入。从 2~3 个沟静脉处连接起来剥离而将后正中沟展开,为进入的窍门。反复剥离后即可遇到褐色半透明的硬化病变,但在硬化病灶内无法判定后正中沟,5 mm 左右深度即达脊髓中心。活检取材以与炎症交界的脊髓组织为好,但负责活检的医师常常不得不从病变部位采取直径 1 mm 组织两个。取材时很难用刀切,最好使用前头有杯状直径 1 mm 的耳垢钳子,此时会有少量出血,用止血海绵压迫即可。

　　脊髓肿大无法确认难以区分后正中沟时,先暴露出无水肿的正常脊髓,从侧面观察也无法判定时,切开认为是正中的外侧软膜,在软膜下向左右分离,用钳子提起软膜的断端即可见后正中沟。沿沟静脉进入,若能剥离即为后正中沟。确定后正中沟后,沿长轴方向切开外层软膜 1 cm,用血管吻合钳及解剖钳钝性向深处剥离。

　　病灶在一侧时从后根进入部(DREZ)进入,颈髓后根之间可暴露 5 mm 的脊髓,在此有后外侧沟,进入 3 mm 左右沟则终止。在此外侧用耳垢钳子采取标本,外侧走行有痛觉纤维,可以切断,内侧有抑制痛觉的丘系纤维,损伤后产生麻木。脊髓后动脉沿后根进入部走行于后根腹侧,确认后保存。

　　何处取材及取材多少往往是很困难的,过小不利于对特异性病变、炎症、脱髓鞘、循环障碍等的判断。取材时髓膜血管是必要的,硬膜取材困难,基本上采取蛛网膜、软膜,取材基本上是白质、后索处,而灰白质是不可取的。尽量采取后索表面有血管的灰白质前后联合,尽量取得白质的前联合(图 3 - 34)。

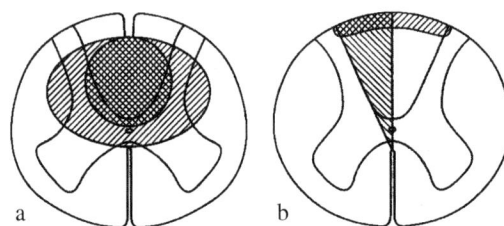

a:依肉眼异常所见行病灶内摘出
b:从后索到交连部摘出
▨ :依MRI所见预定采取的部位
▨ :摘出范围

图 3 - 34　活检组织摘出范围模式图

(四) 脊髓监测

　　术中用 MEP 进行脊髓监测,可反映术后即时的肌力,因此必须使用。SSEP 后索电位反映了双侧功能,但不能检出单侧障碍。

　　　　　　　　　　　　　　(周天健　李建军)

参 考 文 献

1　李佛保,等.脊髓损伤后皮层体感诱发电位的变化.中华骨科杂志,1982,2:339 - 342.

2　李佛保,等.脊髓急慢性损伤皮层体感诱发电位的变化.中国脊柱脊髓杂志,1993,3:114 - 116.

3　Brunholzl C, et al. Central motor conduction time to upper and lower limbs in cervical cord lesions. Arch Neurol,1994, 51:245 - 249.

4　Restuccia D, et al. Segmental dysfunction of the cervical cord revealed by abnormalities of the spinal N13 potential in cervical spondylotic myelopathy. Neurology, 1992, 42: 1054 -1063.

5　Richaid J, et al. The use of dermatomal evoked responses during surgical procedures that use intrapedicular fixation of the lumbosacral spine. Spine,1993,18:2401 - 2407.

6　Mii K, Mishima D, Suwa K. Techniques in Spinal Cord Biopsy. Spine & spinal cord, 2005, 7: 775 - 778.

7　Nagashima. H, Tani A, et al. Surgical Procedure for Spinal Cord Biopsy. Spine & spinal cord, 2005, 7:779 - 782.

8　Ishizu T. Cerebrospinal Fluid Examination. Spine & spinal cord, 2005, 5:640 - 646.

9　阿部弘等.脊髓动脉造影.脊髓の外科,东京:医学书院.1990.

10　Goto T, Tsuyuguchi N, Hara M. MEG study of the spinal cord Function. Spine & spinal cord, 2005, 5:634 - 639.

11　松本昭久.电气生理学的诊断.脊髓の外科,东京,医学书院.1990.

第四章　脊髓损伤疾病特有的临床表现

第一节　反　射

一、脊髓自动反射

脊髓自动反射(spinal autonatism,SA)也称为防御反射(defence reflex),指给予各种刺激后下肢出现屈曲的现象。此反射可通过简单手法引出,且非常有用,一般的神经学书上很少记载,似乎尚为鲜为人知。

(一)脊髓自动反射

原本指接触灼热物时立即将手缩回等防御反射,可分为:① 屈曲反射;② 交叉性伸展反射。此现象首先由 Prochaska(1784)记载,由 Pierre Marie 及 Foix 命名为 SA。此种反射可在疾病状态下增高,易出现于四肢,尤其在下肢。

屈曲反射及交叉性伸展反射:屈曲反射因浅表性侵害刺激而诱发,受到刺激的肢体出现屈曲运动,所以也称为屈肌反射、缩回反射(withdrawal reflex)。出现于下肢时,与刺激同侧的髋关节、膝关节屈曲,踝关节背屈,所以下肢整体均屈曲。而交叉性伸展反射则诱发于强烈的浅表性侵害刺激之时,对侧的肢体伸展(图4-1)。

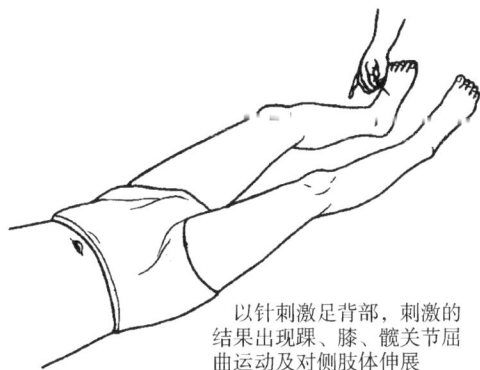

以针刺激足背部,刺激的结果出现踝、膝、髋关节屈曲运动及对侧肢体伸展

图4-1　脊髓自动反射

此两种反射同时出现时,受刺激侧整个下肢屈

曲避离刺激,而对侧下肢则伸展而支持体重。因而,此等反射被解释为保护身体免受侵害刺激为目的的防御反射。

(二)脊髓自动反射的神经结构

SA 特征是局限的皮肤刺激,出现下肢整体广泛范围肌群的收缩,所以刺激产生的冲动必须有多数肌群活动。反之属深反射的伸展反射时,只有伸肌收缩,所以脊髓内的冲动传导呈集中状态。

首先注意到此特征,对 SA 神经径路进行探讨并提出神经元学说的是 Cajal。由图4-2可见,皮肤表面的刺激信息首先通过一次向心纤维进入脊髓,经突触传导至脊髓灰质中间神经元。因中间神经元在脊髓内向首尾方向广范围伸出轴索,所以冲动向多数髓节传导,因而多髓节的运动神经元相继兴奋而出现广范围肌群的收缩。在 Cajal 的假说中,冲动在脊髓内的扩散为其重要特征,所以中间细胞的轴索,要由形态学上证明向首尾方向广泛的多节段投射。

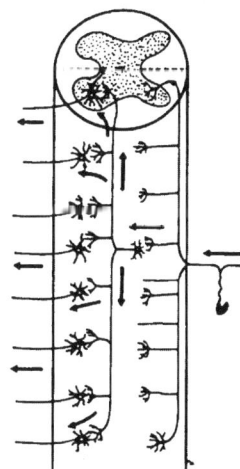

箭头表示冲动在脊髓内扩散

图4-2　Cajal 的脊髓自动反射示意图

之后 Mannen(1975)为阐明轴索全长的三维形态,采取超薄切片观察追踪细胞的方法,记述了在 Golgi 标本上,脊髓中间细胞确向首尾广泛多髓节投射。在神经回路这一概念尚未普及的 1990 年,由 Cajal 首先提倡的假说,在神经解剖学研究方法有了飞跃发展的今天,才得到证实。

概括已明确的 SA 的神经结构如(图4-3),可能有 2 或 3 个脊髓中间细胞参与此反射。来自皮肤表面的刺激由细微的一次向心纤维(被统称为Ⅱ、Ⅲ、Ⅳ群,屈曲反射传入)传导至脊髓内中间细胞,通过其兴奋或抑制作用,使同侧的肌群中屈肌出现兴奋,伸肌出现抑制。而对侧的肌群中,伸肌出现兴奋,屈肌出现抑制。由于上述中间神经元的兴奋性作用及抑制性作用而形成了相反的神经支配,从而能够出现迅速的同侧屈曲,对侧伸展。

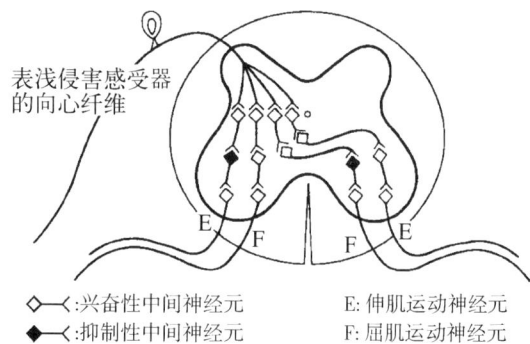

表浅侵害感受器的向心纤维

◇:兴奋性中间神经元　　E:伸肌运动神经元
◆:抑制性中间神经元　　F:屈肌运动神经元

图4-3　脊髓自动反射神经回路

SA 仅在有侵害刺激时出现,通常呈潜伏状态。但于某种病态时,此反射增高且易出现,其出现机制的研究,主要来自临床观察。

曾认为其责任病灶为锥体束。但确属仅锥体束障碍的肌萎缩性侧索硬化症(ALS)时,其增高不如脊髓完全损伤疾患时更明显,所以认为此反射的出现,除锥体束之外尚应同时有其他下行传导束等的障碍。此时,来自上位中枢的对伸肌的兴奋或对 SA 的抑制被解除可能是其原因。

SA 出现时,除下肢屈曲现象之外,时有足趾的张开现象出现或因刺激下肢远端皮肤而诱发,所以有人认为 SA 与 Babinski 反射有关联。如 Wartenberg、Pierre 及 Foix 等将 Babinski 反射视为 SA 之一。但恰如 Babinski 所主张,目前应将此两者区分开。其根据是 Babinski 反射于锥体束障碍时出现,但 SA 除锥体束之外尚有其他脊髓下行束及中间细胞障碍时方可出现。

(三)脊髓自动反射的发生机制

SA 被认为是脊髓原所具有的自律性反射结构,因解除了上位中枢的抑制而显现的反射。通常此反射见于外伤,血管障碍或压迫性疾患等高度损伤之时,据称伴随锥体束损伤所致的下肢运动瘫时出现。但平山等称,无运动瘫痪或轻度的脊髓疾患者亦可出现,即 SA 的出现与有无运动瘫痪无关,与其程度轻重亦无关。并且,下肢有锥体束体征,肌萎缩不严重的肌萎缩性侧索硬化症时并无此 SA,所以认为此反射与引起运动瘫痪的锥体束障碍无直接关系而出现。此外,对下肢伸肌群有抑制作用的中间神经元及对屈肌群兴奋作用的中间神经元均由背侧网状脊髓系所控制,因而推测 SA 与背侧网状脊髓束的障碍有关。

(四)脊髓自动反射的临床意义

此反射的反射弧由感觉刺激向心通路及脊髓离心通路的 α 运动神经元及其间的中间神经元所构成。因此,此反射弧如直接受到损伤则无 SA 的出现,即如出现 SA 则表示其病变在应出现此反射髓节的上方。诊断脊髓疾患的病变范围时,要了解病灶部位横断面上的范围(横向诊断)及纵断面上的范围(纵向诊断),并且纵向诊断上还要诊断病灶的上界及下界。SA 对诊断其下界有作用。所以不仅要了解有无此反射,还要了解诱发刺激区域的上界。

此外,严重的脊髓疾患时可出现屈曲性截瘫,据称在此屈曲性截瘫的形成上有 SA 参与,这是因为在下肢运动瘫痪的基础上,更有强力的 SA 参与,因而呈现被固定了的屈曲反射状态。

(五)脊髓自动反射的临床应用

Babinski 在其 1915 年的论文中,对 SA 的性状作了详细记载,开拓了临床上的应用。以该论文为基础介绍迄今为止的成效如下。

1. **检查方法**　临床上重要的是出现于下肢的 SA。刺激则以指甲持续划擦或捏起皮肤为宜。刺激越在下肢末端越有效果。病态时反射缓慢出现。屈曲反射较易出现,如不明显出现时,也多可看到大腿内侧屈肌群的收缩,所以判断有无此 SA,注意该部即可。

脊髓自动反射的引出方法:在下肢伸展的状态下给予刺激,任何刺激均可引出,但通常以不舒适的刺激,侵害性刺激最易引出。刺激要有一定程度的持续。最常用的具体方法如下。① 以针反复直刺皮肤,但不可过强以免引起逃避反射;② 以指甲捏皮肤,并保持一定时间;③ 以冰水试管接触皮肤;④ 检查使其足趾被动跖屈(Marie-Foix 方法)。

不仅下肢,腹部及胸部亦可进行刺激,要判断出现反射的上界。

脊髓自动反射的判定法:出现下肢屈曲,其典型者为踝关节、膝关节、髋关节三处持续的屈曲运动,称为三重屈曲运动。平山等将此反射的程度,模式分为三个阶段。

(1)因刺激出现强度三重屈曲运动,并保持片刻持续的收缩状态,停止刺激亦不立即恢复原来的伸展状态。

(2)下肢出现明显的三重屈曲运动,但停止刺激后下肢立即恢复原来的伸展位的状态。

(3)下肢的三重屈曲运动轻微,仅有一次或数次的轻度肌收缩,下肢出现振颤样活动,停止刺激后此振颤样动作即呈停止状态。此阶段也包括不出现下肢的三重屈曲,仅有轻度振颤而背屈及大腿内侧部肌阵挛样肌收缩者。

2. 病变范围的诊断　首先将 SA 应用于病变范围诊断的是 Babinski。脊髓肿瘤等病变时注意其感觉障碍的分布即可了解其上界,但神经症状学上不能判断其下界。Babinski 证明:由腹股沟以上的刺激诱发出 SA 时,将刺激由下向上逐渐移动,不能诱发出反射的部位即为脊髓病变的下界。

3. 病变严重程度的指标　脊髓病变或包括锥体束的大脑障碍如较强则 SA 亦较强。所以当 SA 逐渐增高时,其病变很可能亦属进行性。脊髓因外伤,血管障碍等原因而迅速出现迟缓性瘫痪时,SA 则立即出现;病变恢复时 SA 亦同时逐渐减弱,这表示 SA 与病变的严重程度相关。

SA 频繁出现时,两下肢有时可呈屈曲位,称此为脊髓性屈曲性截瘫,属深反射难于出现的状态。

SA 属防御反射,其机制已在神经回路水平上得到阐明,临床应用价值亦较高,其特征如下:① 通过向多节段投射的中间神经元,局限的皮肤刺激可使多数肌群活动,即出现同侧肢体的屈曲及对侧肢体的伸展。② 锥体束之外尚有其他下行传导束障碍时其反射增高。③ 临床上可用于诊断脊髓病变范围并可用于判断障碍严重程度的指标。

二、球海绵体肌反射

球海绵体肌反射(bulbocavernosus reflex,BR),同肛门反射一样,其向心通路及离心通路均为阴部神经,通过骶髓而反射。此反射已被泌尿科尤其神经源性膀胱专科医师所熟习,但其他科医师似很少了解,实际上 BR 在临床上较肛门反射更为有用。

(一)球海绵体肌

球海绵体肌如图 4-4 所示,主要位于球部下方的膜样肌,其作用为向外部排出尿道内容物,射精时排精液,排尿终了时排出尿道内残留的尿液。女性此肌小于男性,所以认为对男性,其前者的作用似更为重要。此肌的肌力随增龄而低下,因而出现排尿终了后尿液由外尿道口漏出,即"终了后滴下"现象(图 4-4)。BR 与外尿道括约肌,肛门外括约肌一样,受 $S_2 \sim S_4$ 阴部神经核的支配。

(二)检查方法

此反射的刺激方法为检查者以手指轻轻捏住男性龟头或压迫女性阴蒂,刺激的结果是不仅球海绵体肌收缩,且属同一阴部神经支配下的肛门括约肌,尿道外括约肌亦收缩。检查者以手指触诊球海绵体肌表面即可了解其收缩力,但其收缩力较弱,所以观察肛门外括约肌的反应,临床上更易评价。肛门外括约肌有无收缩及其程度则以插入肛门内检查手指的感觉来判定为更易(图 4-5)。当然使用针肌电图则可对肛门外括约肌及球海绵体的反射均可作出更准确的评价。反射的判定有消失、减弱、正常、增高四级。

(三)临床意义

有人称此反射于健康者亦可消失,但用针肌电图检查则健康者均正常,所以球海绵体肌反射的消失、减弱、增高均属异常。BR 消失,减弱见于马尾,周围神经疾患及骶髓损伤等反射弧直接受到障碍之时,而骶髓以上的中枢神经疾患时并不出现。但肛门反射可见于周围神经疾患,也可见于中枢神经疾患,此点与 BR 不同,临床更为重要的是,中枢神经疾患时 BR 有时增高,迄今的报道中也有 BR 增高见于伴有痉挛的脊髓疾患,反射性膀胱病例,但中枢神经疾患时亦可出现 BR 增高。可以认为 BR 的评价与腱反射的评价具有同等价值,即 BR 增高时,提示其病变部位在 S_2 以上,反射低下乃至消失则其病变在 S_2 以下的反射弧上,但实际上并无通过 S_2 以下的腱反射,因而 BR 对临床是有意义的检查。球海绵体反射与肛门反射与脊髓、圆锥、马尾神经损伤的关系(表 4-1)。

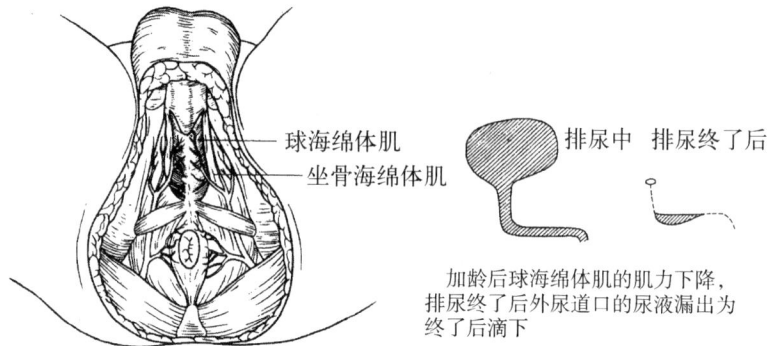

球海绵体肌
坐骨海绵体肌

排尿中　排尿终了后

加龄后球海绵体肌的肌力下降，
排尿终了后外尿道口的尿液漏出为
终了后滴下

图 4-4　球海绵体肌

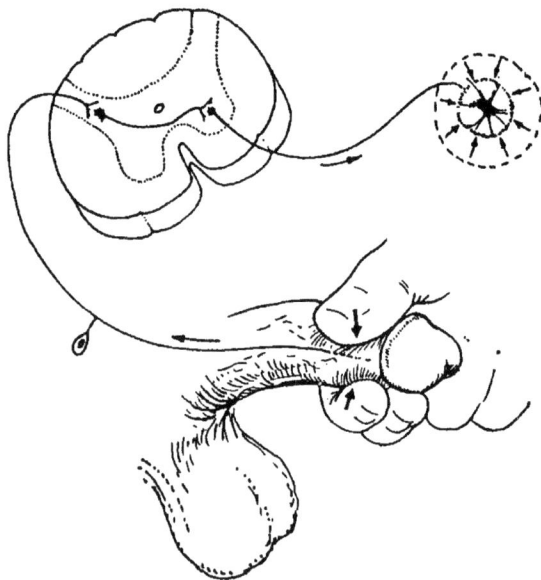

捏住龟头部，给与刺激时，肛门括约肌收缩。BR 存在，表
示膀胱及直肠的反射支配仍存在

图 4-5　球海绵体肌反射

表 4-1　球海绵体反射及肛门反射与脊髓、
圆锥、马尾神经损伤的关系

	肛周感觉	肛周运动	球海绵体肌反射	肛门反射	阴茎异常勃起
脊髓完全损伤	－	－	＋	＋	＋
脊髓不完全损伤	＋	＋	＋	＋	±
圆锥、马尾损伤			－	－	
正常	＋	＋	＋	＋	＋

（四）增高的机制

前已述及，中枢神经疾患时可出现 BR 增高，服部等对其增高是与锥体束征象有关或与锥体外束征象有关进行了探讨，其结果是：BR 增高者于有下肢锥体束征的 121 例中有 56 例（46％），有下肢锥体外束征的 44 例中有 15 例（34％），具有两征的 36 例

中有 24 例（67％），按统计学处理，BR 增高在下肢有锥体束征及锥体外束征的两组中并无有意义的差异，但在两征俱有的病例组中，有意义地高于其他两组。所以认为 BR 增高与锥体束及锥体外束两者的障碍有密切相关性。

本文就神经源性膀胱专科医师以外较鲜为人知的 BR 做了介绍。BR 的判定常需肌电图的检查，对骶髓功能障碍属核上性或核下性的判断上有意义，所以在神经疾患的诊断上应更为广泛应用。

脊髓休克期结束后，脊髓功能可能全部恢复，也可成为完全或不完全脊髓损伤，大多数学者认为球海绵体肌反射的出现是脊髓休克期终止的标志。圆锥马尾完全性损伤者属于下运动神经元损伤，不会出现球海绵体肌反射。

三、自主神经反射增高

自主神经反射增高（autonomic hyperreflexia, AH），为见于脊髓疾患时自主神经系的过度反射，神经源性膀胱的专家们对此颇为熟知，而其他人对此似较为生疏，但 AH 绝非罕见，尤其外伤性脊髓损伤时更属常见。因不仅康复患者存在护理上的困难，而且有时可以致死，所以从事脊髓疾患的医师与护士对此要有充分的认识。

（一）临床表现

AH 出现于第 5～6 胸髓以上的脊髓损伤，一般于脊髓恢复期之后或疾病患者当其因有某种诱因附加之时，在脊髓休克期并不出现。亦可在脊髓损伤后 2～3 年之后出现，但进入慢性期后逐渐减轻。

AH 典型病例的症状为发作性高血压，搏动性头痛，心动过缓，心律不齐，出汗，颜面潮红，同时有不安感。高血压可达到 300 mmHg 以上，因而可致脑出血，蛛网膜下隙出血，且严重的心动过缓及心律不齐甚至可致停搏,即患者可因 AH 而死亡。但此种典型严重的病例较少,而仅有轻度头痛及出汗的病例较多。

AH 诱因中最多见的是留置导尿管的阻塞,排尿括约肌不协调,无抑制收缩等,或者导致膀胱扩张及收缩的内镜操作,膀胱炎、粪块所致的直肠扩张,压疮的刺激、分娩、骨折、性交、皮肤的刺激或触觉刺激等。也有无特殊刺激而出现者,也可能由于当时的肠蠕动或环境温度的变化而成为诱因。

(二) 发生机制

支配内脏的交感神经节前细胞多位于第 6 胸髓以下的中间外侧核。因而此髓节上位的脊髓出现障碍时,此等神经细胞很易出现反射性兴奋,其结果是引起骨盆脏器的痉挛及周围血管收缩,而产生高血压。出现高血压后主动脉弓、颈动脉的压力感受器发挥作用而引起心动过缓。主动脉弓、颈动脉窦压力感受器的反射性调节是通过脑干迷走神经及吞咽神经进行,而在脊髓疾患时该二神经并未受到损害而健存,即心动过缓、心律不齐是对异常高血压正常反应的结果。出汗是反射性兴奋的交感神经作用的结果,出汗的部位是脊髓病变部位下位脊髓所支配的范围。颜面潮红等血管扩张也是对高血压的反应,其出现范围是病变部位上位脊髓所支配的部位。此外,AH 的结果,尿道周围平滑肌收缩引起排尿困难,其结果更加重 AH,即会引起恶性循环。

已如上述,AH 见于第 5～6 胸髓以上脊髓损伤,且其条件是病变不波及第 5～6 胸髓以下。脊髓病变常上下波及很长,出现 AH 征象则表示病变部位的下限在上述髓节以上。

四、马尾性勃起

脊椎脊髓疾患时性功能障碍者绝非罕见,甚至可以说是常见症状。通常其性功能障碍为阳痿和不能射精的所谓脱落症状,但也有不随意地出现阴茎勃起的刺激症状者。不随意的勃起可见于骶髓以上的脊髓疾患,也可见于马尾疾患,前者为阴茎或其周围受到感觉刺激而反射性出现,是较为人所熟悉的;后者为步行所诱发,鲜为人知,称此为马尾性勃起。

(一) 临床特征

关于马尾性勃起的报道甚少,在有关腰椎狭窄症报道中有较多的病例,往往是步行约若干米后两下肢出现麻木感并扩散至会阴部,同时并有肛门部热感,如继续步行即出现阴茎勃起。脊髓造影可见腰骶部不同程度的阻滞像。

Rarindran 报道一例诊断为脊髓滑脱的男性,66 岁,诉步行约 200 m 以上时,腹股沟以下出现麻木感同时出现阴茎勃起,休息后症状消失。脊髓造影于 L_4 锥体下部呈完全阻滞像,行腰椎椎板切除后症状完全消失。

新谷等的病例为腰部椎管狭窄症男性,64 岁,诉步行后由肛门周围、小腿胫前部至足底出现麻木感及绞扼感,继之出现阴茎勃起而不能步行,蹲下稍事休息,5 min 后又可步行。脊髓造影,腰部见多处阻滞。

Hopkins 等报道 2 例。① 例 1,男性,自 57 岁时起步行时于左臀部至下肢有放射痛及麻木感,逐渐步行距离缩短,62 岁时步行 50 m 即出现阴茎勃起,阴茎勃起时不产生性欲,坐下后数分钟内上述症状消失。② 例 2,34 岁,男性,诉步行时两小腿出现痉挛样感觉及麻木感,逐渐波及臀部及阴部并同时出现阴茎勃起,休息 5～10 min 后症状消失。两例均有明显的腰部椎管狭窄,行腰椎椎板切除后症状完全消失。

马场等也曾报道 7 例腰部椎管狭窄症所致的间歇性阴茎勃起病例。其中 5 例于步行中出现阴茎勃起,2 例于弯腰、盘腿坐、下蹲、用力排便时出现阴茎勃起。行椎板切除后 3 例改善,4 例无改变。

综上所述病例可将马尾性勃起特征概括如下:① 多见于腰部椎管狭窄患者;② 通常于步行时出现;③ 疼痛、麻木感或热感波及阴部时出现阴茎勃起;④ 休息数分钟后即消失。

腰部椎管狭窄症并发的间歇性阴茎勃起于 1964 年由 Brish 等首次报道。日本于 1974 年莲江等报道后至今,文献上共有 28 例,马场等报道,在腰部椎管狭窄病例中有 3%,吉田等认为腰部椎管狭窄手术的病例中有 9% 曾发生阴茎勃起,似乎不一定是罕见的。如积极地进行问诊则病例数有可能还要多些。在日本报道的 28 例中有脊椎滑脱者 19 例,L_4 前移最多,为 15 例,脊髓造影呈完全阻断像的病例有 19 例(68%)之多,故考虑阴茎勃起即为由于脊椎滑脱前移时引起椎管中心性狭窄,使马尾神经被高度挤压所引起的一个症状。

(二) 发生机制

阴茎勃起的机制大致分为两方面:其一是精神活动方面的,称为心因性勃起(图 4-6),另一个是阴部的向心性刺激经阴内神经,使位于 S_2～S_4 的骶髓勃起中枢兴奋而出现的反射性勃起。

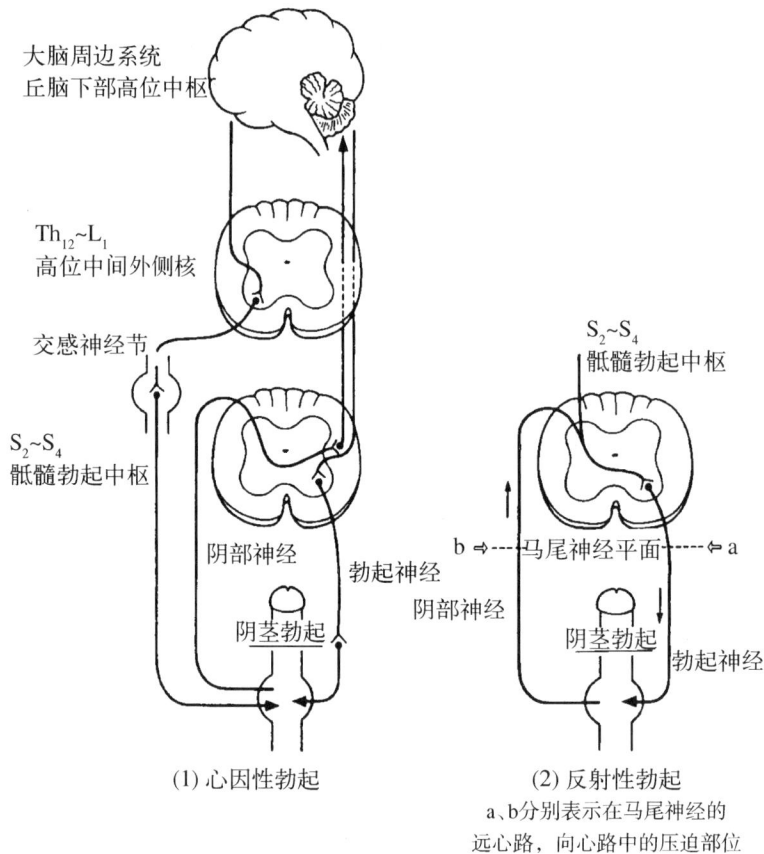

図4-6　马尾性勃起
（1）心因性勃起
（2）反射性勃起
a、b分别表示在马尾神经的
远心路，向心路中的压迫部位

腰部椎管狭窄症时阴茎勃起的发生机制是反射性勃起，可考虑有两个径路（图4-6）：一个是马尾神经的远心路，在a处受机械性压迫或缺血的刺激，通过勃起神经而发生的；另一个是马尾神经的向心路，在b处受刺激，通过$S_2 \sim S_4$处骶髓勃起中枢的经路。此时，b处压迫可以使阴部出现麻木感和灼热感样的感觉。本组病例即因伴有阴部麻木感、灼热感，而是以b外压迫所致的径路为主。但出现此症状的病例，如前所述，因脊椎前移而伴有高度挤压者较多，故究竟是马尾神经的传入路或传出路哪一方面单独地被挤压，很难断定，可以考虑是a、b两个机制共同参与的。

行腰椎椎板切除后症状消失，可见其原因为对马尾的直接压迫所致。骶髓处的骨盆神经核对勃起具有重要作用，发自此核的离心路形成马尾的一部分。所以勃起是因骨盆神经的运动纤维受到直接刺激而出现。Hopkin等所主张，因疼痛、麻木感波及阴部时通过走向骨盆神经核的向心路受到过度刺激而反射性出现勃起，所以Hopkin等主张可能正确。

马尾性间歇性跛行属日常诊疗上常见，而以同样机制出现的阴茎勃起却非常少见，令人感到意外。其原因可能有：① 莲江、新谷等的病例证实，行走出现疼痛及麻木感后，如坚持继续步行，方出现阴茎勃起，而患者若在出现阴茎勃起前已停止步行则不会发现，这是少见的原因之一。② 也有可能患者出于羞耻心理而不主动诉说而无法发现。因此，如果医师能积极提问，则可能发现率更高，服部对马尾性间歇性跛行患者积极问诊后，已证明数例同时有阴茎勃起。

五、上肢的反射逆转

（一）概念

反射逆转是指在做诱发腱反射时，叩打时其反射消失，反而引起拮抗肌及邻接的其他肌肉收缩所产生的现象，此现象在脊髓水平诊断中具有重大意义，但对"逆转"词仍有不同看法，Waltenberg批判"逆转"一词"绝非逆转，或某一反射的代替而出现其他反射"，不如说这是同Marie与Foix所说的那样，"一个反射消失，其他反射存在而产生的分离"。

最为人所知的是Babinski最早记录的桡骨反

射逆转,即叩打桡骨下端不出现肱桡肌腱反射,反而出现手指屈曲。其他的上肢反射逆转有肱二头肌反射逆转(诱发肱二头肌腱反射时出现肱三头肌收缩而伸肘),肱三头肌反射逆转(诱发肱三头肌腱反射时则出现肱二头肌收缩而屈肘)。

(二) 机制

某一反射增高时,会产生反射刺激扩大的现象,如颅内疾病时腱反射均增高时,由叩打桡骨下端不仅产生肱桡肌收缩,也产生前臂的旋前及手指的屈曲,这可以说是由一个刺激同时引发多个腱反射。此现象与肱桡肌的腱反射消失组合在一起,称为"桡骨反射逆转"。

(三) 临床意义

桡骨反射逆转时,$C_5 \sim C_6$ 髓节障碍肱桡肌的腱反射消失,而 C_8 髓节的手指屈曲反射出现增高。将此现象之一的髓节症状与长传导束征同时捕捉,在脊髓障碍水平诊断上具有很高的价值。C_5、C_6 神经根障碍时即使产生肱桡肌反射消失,通常也不产生手指屈肌反射的增高,但此时可判断疾病发生在何处脊髓髓节的可能性很高。

同样,肱二头肌反射逆转表明 C_5、C_6 髓节障碍,肱三头肌反射逆转为 C_7、C_8 髓节障碍。肱三头肌反射逆转出现时,C_5、C_6 髓节的腱反射增高的病变(多椎间病变,合并颅内疾病)有可能并发。

桡骨反射逆转:按平时诱发肱桡肌腱反射操作,肘关节在 90°屈曲位,前臂旋前位用叩诊锤叩打桡骨下端,不出现肱桡肌腱反射,而出现包括拇指在内的手指屈曲(图 2 - 15)。

六、腹部皮肤反射与腹肌反射

腹部皮肤反射亦称腹壁反射,由擦过腹部皮肤而得到腹肌收缩,是浅反射之一。另外,腹肌反射是腹肌本身的牵张反射。

(一) 腹部皮肤反射

患者仰卧,腹壁放松,用较钝的针在腹壁(上、中、下腹部)左右各从外侧向正中擦过,正常人由腹肌收缩使脐或白线向刺激侧活动。诱发反射要长距离快速有力擦过,最好在吸气末腹部膨隆时进行。高龄者、经产妇、肥胖者等腹壁松弛,反射在两侧多已消失,无左右差即使减弱亦不是病态。重复反射会因疲劳而引不出,仅一侧易疲劳时为病态。

反射弧从周围感觉神经由后根入脊髓,经颅内反射弓沿锥体束下行,由前根到腹肌,故在这些部位的疾病时,反射会消失或减弱。

(二) 腹肌反射

患者仰卧位,检查者手指分别放在腹直肌肋骨缘附着部、骨盆的附着部或腹直肌本身,一边压,一边在指上叩打,则腹直肌收缩。腹直肌反射是正常反射,常很弱,也有缺如的。反射中枢在 $T_6 \sim T_{12}$,此反射双侧性增高为 T_6 髓节以上水平的双侧锥体束障碍。

(三) 临床意义

腹部皮肤反射消失,腹肌反射增高时(反射的分离)为 T_6 以上水平锥体束障碍的重要所见,多发性硬化症常在其锥体束征未出现的早期有腹部皮肤反射的消失。小儿脊柱侧弯病例腹部皮肤反射消失,则是小儿无自觉症状的早期脊髓空洞症所表现的重要体征之一。

七、竖毛反射

(一) 概念

人的体毛与体性感觉有关,由各种皮肤刺激而竖毛肌收缩,出现的鸡皮疙瘩为竖毛反射,在人仅是痕迹现象,系自主神经功能之一。皮肤表面竖毛肌缓慢收缩毛立,毛囊闭塞,其作用在颈部、腹壁上部、背部、四肢近端等处皮肤明显,其他部位不明显。睫毛、眼睑皮肤及鼻部细毛,上唇部毛,腋毛均缺乏竖毛肌。竖毛肌为平滑肌,与汗腺及附近血管均接受交感神经支配。刺激一个交感神经支的起始部,以其周围部为中心 2～3 分节的区域均见有竖毛反射。竖毛时皮肤苍白,汗腺活动增高,全身发热及恶寒,寒冷刺激时产生广泛竖毛,防止体温扩散,恐怖及惊愕等精神应激下出现竖毛,此一现象确定为中枢神经机制。

诱发刺激有冰及酒精等寒冷刺激,搔、压迫、尖锐的声音等。试验以电流刺激及 1% 乙酰胆碱 0.1 ml 皮内注射,刺激后 4～5 s 后产生竖毛,10 s 之后最大,持续几分钟。由轴索反射、刺激部产生竖毛向周边扩大,此轴索反射可由 1% 普鲁卡因皮内注射而阻断。

(一) 临床表现

竖毛反射异常有低下与增高,低下多注意不到,糖尿病等神经疾病及 Guillain-Barre 综合征自主神经急性失调时可见,脊髓休克时亦可见到。

增高是在自主神经反射增高时(Head-Riddoch 综合征),出汗、潮红、头痛、有时可有痉挛等。T_6 以上高位脊髓疾病的四肢瘫患者会产生。Fukutake 在不伴有运动障碍的 Klippel-Trenaunay-Webe 综合征患者中见到浅感觉低下左胸部的竖毛反射增高。产生增高的药物有米斯卡林、LSD、多巴胺、烟酸、甲氧胺福林等,有报道过敏性反应及 Stiff-Person 综合征中亦可伴有。

自主神经性癫痫发作Ⅰ型的竖毛发作在临床极为罕见,仅有 20 例左右的报道,有被忽视的可能,伴有恶寒、发汗、特有的上腹部症状等,无特异脑电图异常。卡马西平及苯妥英钠有效。原因以脑肿瘤为最多,亦有报道非酮症高血糖时出现,对责任病灶有不同看法,可为下丘脑、边缘、额叶眼窝面、运动前区等。

八、脊髓损伤引起的体位性低血压

脊髓中有交感神经下行通路,T_6 以上的高位脊髓损伤时,此下行通路被阻断,除运动瘫之外尚出现多种自主神经障碍症状而严重影响功能恢复。尤其体位性低血压严重时,影响康复训练而延迟恢复,本文介绍高位脊髓损伤尤其颈髓损伤时出现的体位性低血压(orthostatic hypotension,OH)。

(一)症状

通常,体位性低血压仅见于发病初期而逐渐恢复。其症状为取立位或坐位时出现不舒适感受,恶心、眩晕、颜面苍白等,严重时可意识丧失,直至卧位则症状消失,立即恢复正常。对此种病例采取倾斜台训练,从不出现症状的角度逐渐抬高则可获得适当的代偿功能而减轻 OH 症状,其详细机制尚不够明了。

(二)起立试验

进入慢性期,虽可乘用轮椅者,如属近完全损伤的重度损伤者,几乎全部病例均有 20 mmHg 以上的收缩压下降,即仍有起立时血压下降现象,有关起立试验的角度及时间等目前尚未统一。常用的方法是令被检者仰卧于倾斜台上,确认血压稳定后,将台摇起 60°立位,30 min 后再恢复仰卧位,此间每隔 1 min 以自动血压计测定收缩压、舒张压及脉搏数。正常人由卧位变为立位后血压不变,甚至有上升趋势,由立位再变为卧位时血压又恢复原来状态(图 4-7A)。但颈髓损伤者于卧位转变为立位后即刻,可出现迅速的血压下降,但之后又逐渐上升,继之以下降(rebound 反跳)(图 4-7B),此反跳的顶峰时间为这种立位后平均 10.5 min,此现象未

见于其他疾病(无报道),推断为交感神经下行路阻断所特有的现象。舒张压与收缩压的变动大致相同。有的病例于本试验起立后虽立即出现一时性不舒适感,但 5 min 后又自动消失。此等自觉症状可用血压的 rebound 反跳变动模式加以解释。很多学者在自主神经非常不稳定的初期,可保持 30°立位 30 min;40°立位时会立即出现收缩压急剧下降达 40 mmHg 以下,同时眼花,不舒适而难保持立位。此种病例如反复进行起立训练仍可达到 60°立位并保持 30 min,此后则可长时间乘坐轮椅。

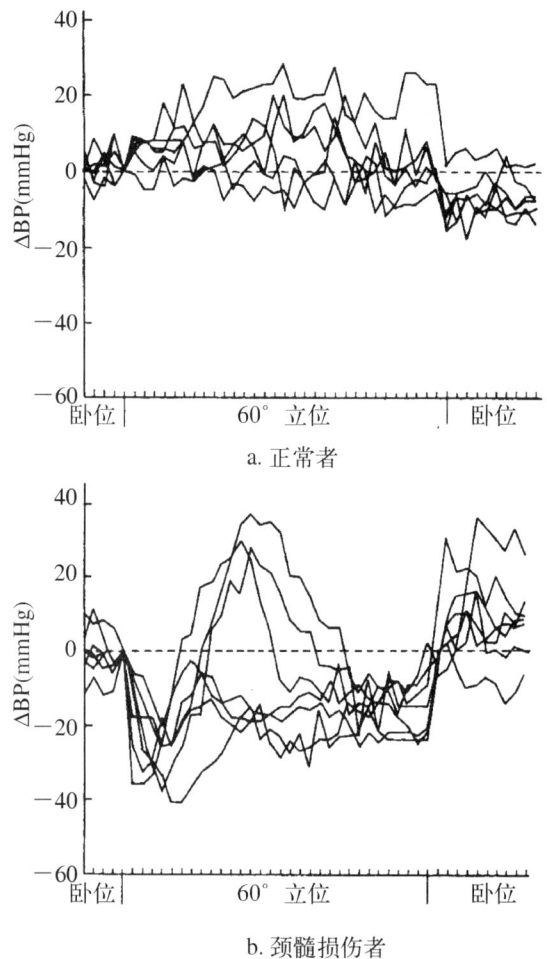

a. 正常者

b. 颈髓损伤者

a. 正常人由卧位变立位后血压不变甚或有上升趋势,由立位变卧位后,血压又恢复至立位前的数值;

b. 颈髓损伤者由卧位变立位后立即迅速血压下降;之后又逐渐上升,又再次下降(rebound 反跳);恢复卧位时,血压反较立位前的血压还高,有的病例立位中的反跳较立位前血压远远高出

图 4-7　起立试验(60°立位 30 分钟)时的收缩压变动模式

正常人起立时可出现反射性心动过速,颈髓损伤者仍保存此反射性心动过速。但伴发于糖尿病的直立性低血压,则无此反射性心动过速,两者正

相反。

60°起立负荷中出现的收缩压与脉搏数的变动正常人呈正相关,而颈髓损伤者呈负相关,两者相反。

(三) 循环系的异常

颈髓损伤时因交感神经下行路被阻断,压力感觉器反射消失。因而瘫痪部位的周围血管呈扩张状态,虽立位负荷周围血管亦不收缩,血液淤滞,静脉灌流减少,其结果心搏出量减少,遂致血压低下。

(四) 血液生化异常

已知正常人随起立而血中去甲肾上腺素升高,但颈髓损伤者安静时血中去甲肾上腺素呈低值,且有人报道起立后亦有低下者,血中肾上腺素则可有反应,亦可无反应,此两种情况均存在。

亦有报道称:血中肾素安静时就高,起立负荷早期呈过度反应,且血中抗利尿激素(ADH)亦呈过度反应。此种过度反应尚无报道见于其他疾病所致的直立性低血压,可以认为是交感神经下行路障碍时的特征性所见。

九、出汗障碍

出汗属自主神经的功能,在体温调节上起重要作用,出汗中枢位于大脑的下丘脑,其离心性纤维于同侧脑干及细胞,所以各种脊髓疾患时,下行性纤维或节前细胞受到障碍时则可出现各种出汗障碍(DS)。DS可分为无汗及出汗过多,均为脊髓疾患时常见的症状,但日常诊疗似很少被注意。

(一) 无汗

截瘫、四肢瘫痪患者多于病变部位以下无汗。如躯体广范围无汗或显著减弱时,则体温调节难于正常进行,其结果则体温随环境温而升高。据称全身完全无汗时,皮肤温几乎上升到与环境温相等。参与出汗的节前细胞存在于第1胸髓以下,所以支配全身出汗的下行性纤维通过颈髓,颈髓病变时可出现全身无汗或严重的出汗功能低下,所观颈髓疾患者于酷暑的夏天易发生闷热。问诊颈髓疾患患者时,多回答夏季不好受,没有空调的房间则很难度过。全身性体温调节障碍不仅见颈髓,上部胸髓病变亦可出现,但第8胸髓以下障碍时虽下肢无出汗,但全身出汗情况大致正常,颈髓半侧损伤时,包括颜面在内的同侧半身有出汗低下,但不至于无汗,即出汗功能部分被保存。因而Brown-Sequard综合征时不出现体温调节障碍。

通常脊髓损伤而引起无汗或高度出汗低下时,多同时伴有重症运动瘫,但也有运动瘫不显著者。行脊髓前外侧束切断术的病例并不引起运动瘫,在其温痛觉消失的同时也出现无汗,这是可以理解的。Nathan等对此种病例进行研究的结果,证明出汗运动的下行路通过如(图4-8)所示部位。同时也有运动功能及感觉功能完全障碍而出汗功能仍保持正常者。对此种病例了解其出汗功能有助于判断病变是完全性或不完全性。

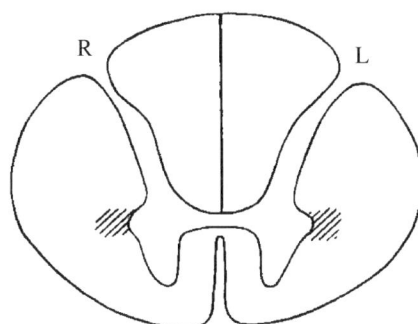

(引自Natean,1987)

图4-8　支配出汗的下行纤维通过脊髓的斜线部分

(二) 出汗过多

出汗过多指仅出现于高温环境者及与环境温度无关而多汗者。前者为代偿性出汗,后者称为脊髓性出汗。

代偿性出汗亦可见于全身广范围无汗而一部分仍残存有出汗时,即体温调节仍被保存,而残存的汗腺过多发挥作用所致。服部经验过的病例(外伤性颈髓损伤例)仅一侧额部出汗,气温高时该部位汗流如注,每年夏季要以风扇对准该部而度过。

脊髓性出汗过多为反射性出汗,通常见于自主神经反射增高属其部分症状。自主神经反射增高可因种种刺激而出现,膀胱充盈为最多见的刺激。出汗可仅见于身体的一部分,但高位的脊髓损伤时可见于颜面及上半身;下位的脊髓损伤时,下半身易出汗。出现脊髓性出汗的理由是:出汗运动的下行路是抑制性径路,后者的径路受障碍则出现脊髓性出汗。德留等报道动静脉畸形致上部颈髓障碍病例,其温热性出汗见于左颜面至左上肢,而脊髓性出汗则于膀胱充盈时出现于右侧颜面及颈部,他们因而认为出汗的促通性径路及抑制性径路,至少在颈髓并同侧下行,并认为抑制径路系前节前交感神经细胞感觉神经的传入而发挥抑制性作用。

此外,Kneisley报道了不同于代偿性出汗,也不同于自主神经反射增高的持续性出汗过多。该病例为外伤性壁间主动脉分离所致的胸髓损伤,其出汗见于 T_{10} 髓节以下,其持续出汗的理由他认为是,来自上位的抑制径路受到损害,所以侧角细胞脱离了抑制或感觉神经的误导所致。

以上为脊髓疾患时常见的无汗、出汗低下及较为少见的反射性出汗过多。对无汗、出汗低下患者要注意其体温调节,对脊髓性出汗患者,要治疗其诱因。

十、脊髓空洞症的出汗过多或过少

近年来,人们比较注意到脊髓空洞的运动系统、感觉系统症状以外的自主神经症状,如瞳孔不等,Horner 征,出汗异常,皮肤、骨、指趾甲等营养障碍,Charcot 关节、排尿障碍等。其中尤以出汗障碍引人关注,有关报道较多。但出汗异常是出汗过多或出汗过少,区别与范围及与其他神经症状的关系,出汗障碍的发生机制,出汗异常与脊髓空洞的患病期间及经过关系等尚未充分阐明。

最先记录脊髓空洞症自主神经障碍的是 Dörin(1949),他认为在早期出汗过多,随疾病发展而过渡到无汗,将此现象说明为从刺激过度状态到疲劳状态。此说法后由 Schlieb 加以推广,经过约半个世纪后,由病例观察予以证明,出汗障碍的推移、机制、部位与空洞的关系及其他神经症状的关系已经明确。出汗过多是交感神经节前神经细胞(PGN)的活动增高,出汗过少是 PGN 活动下降所致。脊髓空洞症受 PGN 活动影响的机制有以下两种。

第一种,脊髓空洞及其周围的神经胶质增生等组织变化致使中间至外侧核部交感神经节前神经元(PGN)髓节的直接刺激。PGN 在脊髓组织障碍轻时 PGN 接受刺激,组织障碍重时障碍波及到PGN,故刺激状态消退产生功能下降。

第二种,是由 Stovner 等就自己的病例予以考察,发现脊髓空洞致障碍波及 PGN 附近的抑制性中间神经元(ILN)引起 PGN 的脱抑制而产生出汗增高。ILN 的障碍先于 PGN 障碍,早期对 PGN 的抑制作用减弱,而导致 PGN 活动增高,这种状态长时间持续,使 PGN 周围组织障碍增强,PGN 本身也被障碍导致功能减退。

无论上述哪种机制,在参照脊髓出汗皮区、脊髓空洞位置(侧别、水平高位)与髓节性出汗异常(特别是出汗过多)出现部位等均是一致的,两种机

制中早期均有 PGN 功能增高,随病程而低下,两者均相同,这种 PGN 功能与出汗状态的变动,与 Sudo就脊髓空洞症病例中肢体肥大机制中 PGN 功能增高是一致的。推测脊髓空洞症时的异常出汗不与PGN 的功能有关,而且与各种自主神经的症状有关。

如上所述,对日常生理现象异常的脊髓空洞症的出汗异常,虽专业书中有所记载,但未能充分弄清其意义,但在精心临床观察下,可以明确,临床上脊髓空洞症中出汗过多时因空洞致脊髓障碍尚不够严重,相反,全身性出汗低下时脊髓障碍反而加重,可将本症状作为推测脊髓障碍程度的一个指标。

Sudo 就脊髓空洞症出汗异常进行 30 例的临床观察和研究。30 例均以 MRI 确诊,包括 Chiari 畸形并发脊髓空洞症在内,其中手术 12 例。对出汗功能的临床评价采取下述方法。

1. 出汗的分布、性质及气温、运动、衣服、心理状态、食物摄入等的影响进行问诊。

2. 由视诊、触诊及音叉或金属匙在皮肤上滑过其阻力,以确定皮肤的湿润度(金属匙检查)。

3. 必要时红外热相检查。

4. 再必要时利用碘淀粉反应行全身出汗检查。

功能障碍程度按 Karnofsky 结果(K 评分)来评价,本评分分值为 $0 \sim 100$,功能保持程度好的评分高。

统计处理方法依:

(1)出汗状态(过多、正常、过少)与临床上的 5个因素(检查时年龄、发病年龄、发病后到检查的期间、K 评分、随访期间)的关系用 Fisher 的 PLSD(protected least significant difference)法,即 Fisher保护最小显著差数测验法。

(2)出汗状态与出汗两因素(目前出汗异常的发病年龄及脊髓空洞症发病后到最终检查时出现出汗异常的期间)用非配对 t 检验。

(3)就脊髓空洞症发病后到检查时的期间与 K评分的相关系数。

结果:按出汗状态分为 3 组:① 出汗过少组 8例(26.1%);② 髓节性出汗过多 10 例(33.3%);③ 正常出汗组 12 例(40%)。出汗障碍出现部位全部病例均在空洞一侧(多偏向中央管的一侧,分跨两侧的也是偏向于一侧者多),感觉障碍为主的临床症状亦与左右差别出现部位相一致。

30 例中 5 例病史中出汗时间长的病例(平均 10 年以上)中见有髓节性及弥漫性减少。患病时间出汗过少组比出汗正常组更长,其他组之间未见有意义的差别。表示功能水平的 K 评分,出汗过少组中与过多组及正常组比均有意义的偏低。从脊髓空洞症发病到最终检查时出现出汗障碍的时间,出汗过少组比过多组有意义地更长,脊髓空洞症发病至检查时的时间与 K 评分间见有意义的负相关。全部病例随经过年数功能障碍更重,随之从增高到正常再发展到出汗过少。

病例介绍:例 1,52 岁,男性,出汗过少。

26 岁时以右手无力发病,神经学检查见有双上肢迟缓性瘫痪(右大于左),双下肢痉挛性瘫痪及右侧优势的全身明显痛觉减退。肾功能正常,饮水 1L 后的温热出汗试验中,虽在高温干燥室 60 min 体温上升 3.2 ℃,但视诊仍完全未见出汗。

例 2,18 岁,男性,出汗过多。

15 岁时,双手指前端皮肤及指甲出现变形,19 岁时出现眩晕,视物横向晃动。神经学检查有右侧水平眼振,左上肢轻度肌萎缩与肌力低下,双上肢腱反射低下,左上肢至躯干钝痛及该部温痛觉减退。18 岁时出现右手乏力及麻木,神经学检查左上肢轻度肌萎缩及无力,左下肢占优势的下肢痉挛,左上肢腱反射减弱至消失,右上肢及两下肢腱反射增高,双侧 Babinski 反射阳性,左 $C_2 \sim T_7$ 与右 $T_7 \sim L_3$ 的温痛觉障碍,脊柱左侧轻度侧弯,温热出汗试验见左上半身出汗增高。

十一、脊髓空洞症与手巨大、足巨大

脊髓空洞症患者常有手、足萎缩,有时也可见到一侧手肥大。一侧手肥大最初由 Charcot(1891) 所报道,称其为手巨大,当时是讨论与两侧性手肥大的肢端肥大症的鉴别。同样,在脊髓空洞症患者中所见一侧足肥大最早由 Marie(1894)所报道,此病当时在法国成为议论的问题,而在英、美等国则根本未予重视。其后 Josserand(1926)在 Froment 指导下,进行详细的临床研究,强调本症是脊髓空洞症中营养障碍的一种。另外,手足巨大亦伴有自主神经症状,从病理生理上推测与脊髓自主神经症状有关。Kita 经临床研究提出,应重新认识脊髓空洞症中,手、足巨大的重要性,本症可成为小儿脊髓空洞症初发症状,可表现为骨肥大与肌肥大,并伴有自主神经功能异常(主要为增高),伴有发育生长期脊髓交感神经异常,并由此形成手、足增高性营养障碍,这可能与本症的病理生理有关。

(一)临床症状

1. 手巨大、足巨大 手巨大是一侧比另一侧手、宽、大、厚。手指粗,长度增加不明显。外表看如同戴上手套的手。Josserand 认为如同洗衣手,手指肥大常不均等,几个手指尤其明显。手巨大常在一侧,肥大不是纵向的。而是以横轴方向即增宽为主,此点可明显与肢端肥大相鉴别。手肥大使手的皮纹及肌腱轮廓均消失,无水肿及肿胀,不同于有时在脊髓空洞症时看到的因血管运动、营养障碍而至肿胀的"多汗手",手巨大时的手称为"干手"(即无汗手)。

足巨大与手巨大相同,既宽且厚,但无长度的增加,足巨大不如手巨大明显,其理由如下:足趾较手指短,不易注意到其变化,穿上鞋子后更不易注意到其变化。足巨大几乎均为一侧性的,无水肿及肿胀。足巨大均伴有手巨大,有的与手巨大同侧,有的不同侧。

手足巨大明显者在儿童期。幼儿园时代,由本人及其母亲所发现,轻微时多在检查时被确认,但足巨大较手巨大不易被注意到。

2. 肢体巨大 在手、足巨大时,肥大不只局限于手、足,也分别波及到前臂、上臂、小腿及大腿。Kita 5 例中均伴有肢体肥大,但临床上引人注目的肥大部分仍是手和足,这也是在法国称之谓手巨大,足巨大的原因。

3. 自主神经症状 手足巨大者中常见有手、足的自主神经症状,尤其是交感神经增高症状,即出汗过多,皮温异常(低下或上升),也可见皮肤发红、冻疮、冻僵、皲裂、指甲变形等,未见水肿。

4. 运动、感觉神经症状 手足巨大及肢体肥大的全部病例均有感觉分离(温痛觉消失或迟钝)及腱反射消失,运动障碍者极少,可有轻度肌力下降及肌萎缩。

5. 脊柱侧弯 全部病例见有脊柱侧弯,手足巨大侧多为侧弯的凹侧。对有脊柱侧弯的脊髓空洞患者,要注意有无手足巨大。

(二)检查所见

1. 骨放射性检查 巨大侧手足单纯 X 线片与对照侧比,可见骨整体变宽,骨阴影增强等骨肥大所见。Kita 4 例手足巨大患者,由骨测量,可见指骨增宽,平均达 9%,而与此相比,指骨长度平均增大

2%,手巨大以横轴方向肥大为主。骨密度量(MD/MS法)见巨大侧骨盐密度增大,伴有骨硬化的骨肥大。

2. 肌肉CT 手巨大,足巨大病例,分别在其上肢(前臂,上臂),下肢(小腿,大腿)的肌肉横断面上,呈现其横断面面积增大的肌肥大所见。

3. 自主神经功能检查 可见皮肤交感神经功能的整体增高,在发汗功能检查中,巨大侧Minor实验安静时出汗过多,直接密封舱式发汗计中见交感神经性发汗反应增大,表明发汗运动功能增高。

皮肤血管运动功能检查中,巨大侧红外热相检查,安静时皮温上升或减低,激光多普勒法血流测定见有交感神经性血流反应的增大或减少,表明有皮肤血管运动功能的增高或降低。

4. 脊髓MRI 手巨大的病例中,从颈至胸髓均见有广泛的脊髓空洞,脊髓空洞多从脊髓中央偏向至巨大侧。

(三)发病机制

1. 手巨大及足巨大 在手足巨大形成中有几个必要条件:① 幼儿,小儿期发病的脊髓空洞症;② 有患肢交感神经功能增高状态;③ 有患肢感觉迟钝、麻木。即在患肢的生长发育期中,持续性交感神经功能增高状态需在感觉系统反馈被阻断状态下长期起作用,其结果招致患肢产生"增高性"的营养障碍,在平时常见到的"减退性"营养障碍所致的萎缩相比,偶尔亦有肥大出现。本病与反射性交感神经性营养不良(RSD)病理生理相同,在脊髓内产生的某些感觉神经、交感神经异常反射,可能引起与RSD萎缩相反的肥大。

2. 骨肥大 有关手巨大、足巨大的骨肥大机制中,本症存在自主神经增高状态,与RSD晚期(自主神经功能低下期)所见Sudeck骨萎缩相比,增高性营养障碍的参与可能性大。

3. 肌肥大 肌肥大发生机制中,以往推测有先天性因素及肌失神经后残存肌的代偿性肥大,与骨肥大一样,肌肉的增高性营养障碍时自主神经性因素参与的可能性大。日本平山病病例中见有手内小肌肉萎缩,但手巨大仍很明显,Kita病例中1例尽管见有上肢肥大,但仍有肌萎缩。因此,肢体肥大本质并非仅是肌肥大。

4. 交感神经功能增高 脊髓空洞症交感神经障碍的责任病灶在颈、胸髓侧索内侧下行性交感神经传导路或胸髓侧角的交感神经节前神经元。即因脊髓空洞症病变致下行性交感神经路障碍,其抑制性支配被阻断,下位的自主神经反射增高,或病变直接刺激作用于下行性交感神经路或胸髓侧角交感神经细胞。手巨大病变侧与空洞位置的关系,多是空洞常偏在于肥大侧,说明对脊髓交感神经系的影响以肥大侧为强。

(四)诊断价值

手巨大、足巨大虽是少见症状,但本征确实存在于脊髓空洞症患者中,成为脊髓空洞症的特异性症状。尤其在小儿常为脊髓空洞症的首发症状。脊髓空洞症外科治疗的进步到目前为止,多主张早期枕大孔部减压可缩小空洞,改善神经症状或防止神经症状的出现。为此,诊断脊髓空洞症时应将手巨大、足巨大作为早期症状,其意义重大。

第二节 感　觉

一、振动觉

振动觉是深感觉之一,是神经学检查中不可缺少的一部分。尤其对了解脊髓病变的平面及大小甚为重要。据说是Rumpf(1889)最早由音叉检查振动觉,以后由Symns(1918)广泛应用于神经学检查,但时经一个世纪之后,至今对振动觉传导路仍有不明之处及问题。

(一)振动觉的生理解剖

振动觉原本不是独立感觉,考虑为压觉的一型。但因刺激方式及感觉的感知部位与皮肤压觉不同,故临床上将振动觉独立对待。

振动觉的周围感受器为Pacini小体,其第一次神经元的纤维沿同侧的脊髓后索上行,大部终止于延髓的后索核。后索核发出第二次神经元的纤维形成内弓状纤维而在延髓的腹部正中交叉(丘系交叉),沿对侧上行形成内侧丘系,止于丘脑的腹后外侧核(VPL核)。第三次神经元通过内囊后支,止于顶叶中心后回的躯体感觉区。振动觉沿脊髓后索上行的古典看法是基于脊髓痨、亚急性脊髓联合变性、Friedreich 病等振动觉与位置觉均障碍的临床经验，即脊髓痨中后根及后根神经节均障碍，亚急性脊髓联合变性中周围神经与脊髓侧索常合并发病，Friedreich 病后根及脊髓小脑路亦有障碍。脊髓病变中振动觉与位置觉分离的病例也较多存在，从这些临床病理学观察来看，振动觉的传导路在后索以外的侧索也存在。

（二）临床

1. 振动觉检查　使用音叉，现在最常用的是振动数 $C^0 128$ 或 $C^1 256$，如图（4－9）所示，对这些振动数的感觉阈值低。

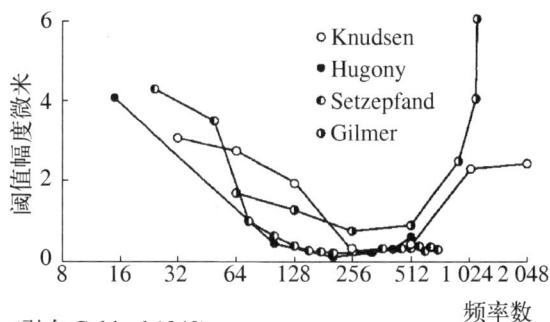

(引自 Geldard,1940)

图 4－9　振动数与阈值的关系（指尖测定）

检查部位利用骨突出部位。下肢为踇趾、内踝、外踝、胫骨、髌骨，上肢为手指、桡骨及尺骨的茎突、鹰嘴，躯干为锁骨、胸骨、肋骨、髂前上棘及脊椎棘突等。振动刺激的感觉器是 Pacini 小体，广泛分布于皮下组织、肌膜、腱及关节的周围（图 4－10）。音叉放于骨突起部位，骨是振动的良导体，其周围 Pacini 小体易于受到刺激产生兴奋。皮下脂肪多的胖人，皮下水肿重的人，皮下与骨直接接触困难时，不能正确检查振动觉。

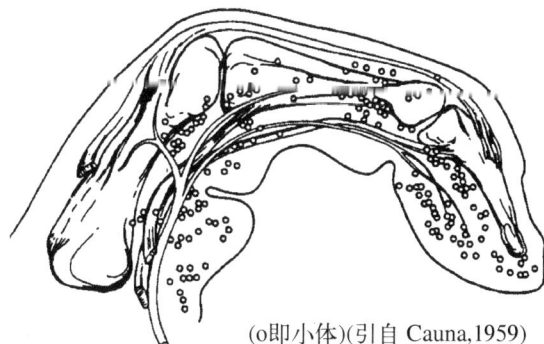

(o即小体)(引自 Cauna,1959)

图 4－10　示指的 Pacini 小体

实际检查时，将音叉放在这些部位，探讨这些

部位对振动的感知情况。通常是先强叩音叉使之大振，放在检查部位后振动逐渐减弱的过程，当感受不到振动时，被检者作一表示，由此时的振动强度了解阈值。阈值推测法有：被检者感受不到振动后将音叉放在检查者相同部位测其强度，或患部感受不到振动后，将该音叉移至其对侧身体的相同部位或附近正常部位，视其是否尚存有振动。普通音叉振动的强度受叩击外力所左右，阈值评价并非绝对，左右比较及正常部位间比较，都是相对的。故检查结果记录并不严密。记录方法一般用：正常（0），轻度减弱（－1），中度减弱（－2），高度减弱（－3），消失（－4）。

为消除音叉使用中的缺陷，可用能自由改变振动数及振动强度的装置来测定阈值，但床边检查时操作繁杂，不太适用。自觉异常感觉强烈的患者，有时实际振动已完全消失后仍诉有振动感觉。高龄者及有认知障碍的患者可完全感受不到振动，视其能否立即回答，以确认检查的可信性与再现性。其他尚需注意的有，正常时身体不同部位的振动觉阈值亦不同，加龄则会有所减退。

2. 正常者振动觉阈值依身体部位而不同　正常时上肢较下肢敏感，尤其上肢远端最为敏感。躯干上部锁骨、胸骨、肋骨与下肢一样，躯干下部最迟钝（表4－2）。肥胖者躯干部皮下脂肪多肥厚，躯体与肢体差别更为显著，了解这种正常情况下振动阈值部位的差异，在解释检查结果上非常重要。

表 4－2　身体各部的振动觉阈值

部　　位	阈值
躯干：第 7 颈椎	15
锁骨	15
胸骨	15
肋弓	15
第 1 腰椎棘突	10
髂前上棘	10
上肢：拇指指间关节	25
示指掌骨头	25
尺骨茎突	15
尺骨鹰嘴	15
下肢：踇趾趾间关节	15
踇趾跖骨头	15
第 2 趾近位趾间关节	15
内踝	15
外踝	15
髌骨	10

骨这一良导体易将音叉振动刺激传递到其他

部位,故振动觉障碍的空间分布上,详细研讨浅感觉没有多大意义。左右差、上下肢比较、远端与近端比较有诊断意义。

3. 伴随增龄振动觉的减退 振动觉随增龄而有定量、定性的显著下降,阈值上升 2~10 倍。尤其下肢下降显著,当上肢也有减退时,下肢下降更大,此时跟腱反射亦减弱或消失。Takahashi 等发现随增龄振动觉的减退与听力下降有关。对此结果,在发生学上听觉与振动觉是"侧线听觉系统"是同类,成为陆上动物与鱼类的侧线变成振动觉系统,从系统发生上予以比较。

伴随增龄的振动觉下降,其形态学背景为周围神经中有髓神经,尤其是大径纤维的减少,节性脱髓和轴突变性增加,以及脊髓后索,特别是薄束变性等。像这种由年龄增加而伴随周围神经及脊髓的变化,系何种机制所引起尚不清楚,与后根神经节细胞体的变性脱落有关。应重视动脉硬化等血管病变所致的缺血,或变形性脊椎疾病所伴有的马尾神经压迫。

(三)各种神经疾患中振动觉障碍的特征

1. 周围神经障碍 侵及全身系统的多发性神经疾病中,一般振动觉在四肢远端左右对称性减弱,通常是下肢比上肢障碍程度重。诊疗中周围神经障碍以糖尿病性神经炎发生率为最多,在缺少自觉症状的早期,双下肢远端的振动觉即下降,跟腱反射减弱或消失。

Fisher 综合征有眼球运动障碍、运动失调、深部腱反射消失等三大症状,并有脑脊液蛋白质细胞分离的疾病。本症振动觉障碍以躯干部为主,四肢远端亦有,呈现特征性分布。

2. 脊髓变性及代谢性疾患 Friedreich 病所代表的脊髓型脊髓小脑变性性疾病、亚急性脊髓联合变性中,具有双下肢远端占优势的振动觉障碍,位置觉同时障碍,Romberg 征阳性。

3. 脊髓的占位性病变 肿瘤及脊髓压迫病等局部病变致胸、腰髓平面障碍时,双下肢振动觉较位置觉更早地出现高度障碍。在各不同平面脊椎棘突上比较振动觉,可某种程度上推测病变水平,如前所述,骨易于传导振动刺激,但如同浅感觉那样明确诊断平面尚有困难。另一方面,枕大孔至上位颈髓平面部位的病变中,深感觉障碍上肢较下肢明显,上肢的位置觉障碍较振动觉障碍重。

4. 脊髓以上部位的病变 内侧丘系及丘脑障碍通常多为一侧性的,振动觉下降为病变的对侧,丘脑至上位大脑的病变中无振动觉障碍。

振动觉正确运用于评价疾病及临床症状,需要经验与熟练,正如"运动是感觉"那样,深感觉对运动功能有重大影响。脊髓疾病患者的检查中,深感觉的检查与评价常被忽视,因此强调深感觉之一的振动觉,对正确的诊断与症状的评价,是十分重要的。

通常用 $C°128$ 音叉强叩击振动后至感到消失的时间以 5 s 为单位。

二、位置觉与振动觉的分离

神经学检查上感觉可概括分为三类:痛觉、温冷觉、触觉所构成的浅感觉;关节位置觉、运动觉、振动觉等构成的深部感觉;立体觉、二点识别觉、皮肤书写觉等构成的复合感觉。温冷、痛觉主要在前外侧索传导;深部感觉在后索传导;触觉则通过以上两者在脊髓内传导。因脊髓病变而 3 个感觉发生障碍并有分离时,可对脊髓横断面上进行局部诊断(即诊断哪一部位有病变)。通常深部感觉的关节位置觉、运动觉及振动觉可有程度上的不同,但多同时受到障碍,亦有时两者的障碍完全分离(不同时出现)。本文对这些现象的临床诊断意义,结合体感诱发电位所见加以探讨。

(一)深部感觉的解剖、生理

1. 关节的位置、运动觉 关节的位置、运动觉的感受器为骨骼肌的肌梭,Golgi 腱梭、Pacini 小体和关节囊的 Ruffini 小体、Pacini 小体。肌梭及 Golgi 肌梭随着肌伸展张力的变化而出现冲动的发射。此外,脊髓前根纤维中的 γ 纤维对肌梭的冲动发射亦有影响。Ruffini 小体对关节运动敏感,仅在 15°~30° 的关节角度范围内发射冲动,发射频度与运动方向及速度有关。Pacini 小体内急速运动而被复活,与关节的加速运动有关。

关节位置、运动觉的脊髓向心路主要为后索及脊髓小脑束。上行于后索的向心纤维中有的于后索核处交叉,经过对侧的内侧丘系,丘脑的腹后外侧核,投射于大脑皮质后中央回,一次感觉区(Brodmann 3-1-2 区)上升到意识系列;另一系,即来自下肢的纤维进入后索,上行数节后终止于 Clarke 柱细胞,与脊髓小脑束连接的径路及来自上肢的纤维,经后索核中的外楔状束而至小脑系列。后脊髓小脑束是由胸髓的 Clarke 柱细胞发出,止于同侧小脑;前脊髓小脑束于腰髓灰质中间层发出,大部分交叉后至对侧小脑。脊髓小脑束传导肌梭、Golgi腱梭的冲动。

肌梭、Golgi腱梭的冲动很少参与意识的感觉,主要是由关节感受器经后索-丘系而传导,构成位置、运动觉。

2. 振动觉 振动觉的感受器被认为是 Pacini 小体。Pacini 小体广泛分布于皮下组织、肌膜、肌腱及关节周围。但骨突出部感受性高,这可能因为骨是振动的良导体,其周边的 Pacini 小体受到刺激后很易兴奋的缘故。向心路可能为后索-侧丘系,但脊髓内可能尚有其他径路。

(二) 位置觉与振动觉的分离

位置觉与振动觉分离的现象早在 1921 年 Hamilton-Nixon 的报道中即已知晓,在其 10 例脊髓急性联合变性的病例中,10 例的振动觉明显有障碍但位置觉正常,其病理学上均有明显的后索变性,此后方引起人们的重视。

Weinstein-Bender 称,无论大脑、脑干、脊髓的任何病变,均可出现位置觉与振动觉的分离,这种障碍并不少见,且根据病变部位而有其特征,即顶叶脑肿瘤 7 例出现位置觉、二点识别觉、立体感觉障碍而振动觉几无障碍,但并无相反病例。枕大孔及上部颈髓肿瘤的 3 例出现了上肢位置觉较振动觉更易障碍的倾向,而胸腰髓髓外肿瘤的 4 例则与此相反,振动觉出现障碍而位置觉大致正常。Weinsteim 等认为其机制是,位置觉除后索以外尚有上述的脊髓小脑束等脊髓传导束。另一根据是,为解除疼痛目的而切开颈髓后正中沟及联合的病例,因薄束障碍而下肢出现振动觉障碍但位置觉并无障碍。

Fox-Klemperer 检查了 17 例脊髓障碍患者,发现 2 例有位置觉、振动觉分离,但有位置觉障碍者均有振动觉障碍,且后索确有损害者振动觉也有障碍。同时报告称,前索切断病例无振动觉障碍。由上述事实,他们认为振动觉除后索之外,还有前索以外的其他脊髓径路。

Netsky 解剖了上肢有振动觉障碍而位置觉正常的脊髓空洞症患者发现,后索正常而仅侧索内侧附近有病变,所以认为振动觉也通过侧索附近传导(图 4-11)。出现位置觉与振动觉分离的有脊髓肿瘤、外伤、多发性硬化症(MS)、脊髓痨、Friedreich病等。

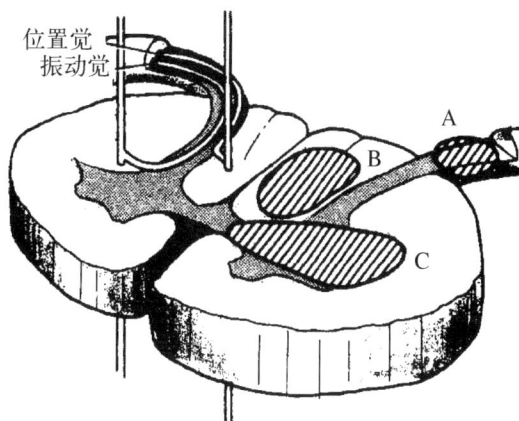

脊髓空洞症病例,因 C 处病变而振动觉有障碍,但位置觉正常 (引自 Netsky,1953)

图 4-11 位置觉与振动觉分离

猫动物实验记录到了振动刺激在后索及体性感觉领域的活动电位,由此可大致证明振动觉于后索传导。同时 Morin、Andersson 证明:给猫以轻叩击刺激时传导束不仅是后索,也于侧索背侧上行(Morin 传导束)。根据以上研究可以认为:位置觉、振动觉的脊髓传导路虽说不十分明确,但两者均于后索传导则大致可确定,而振动觉于侧索附近有另一传导路。因而胸、腰髓病变时出现的位置觉与振动觉的分离与此似有关系。

位置觉、振动觉分离障碍与体感诱发电位(SEP)的关系。Yokota 等诊疗过出现位置觉振动觉分离的大脑病变 5 例(脑出血 2 例,脑梗死 3 例),脊髓病变 5 例(多发性硬化症 3 例,肿瘤 1 例,外伤 1 例)。与历来的报道一样,大脑病变全部病例及脊髓病变中的 1 例出现位置觉障碍,但振动觉正常,胸腰髓病变则相反。颈髓病变 1 例其位置觉较振动觉障碍明显。大脑病变病例均包括丘脑后部的病变。已知 SEP 与深部感觉、触觉的关系较温痛觉更密切,但 SEP 的传导径路与上述哪个径路更接近尚无定论。Yokota 等的位置觉、振动觉障碍分离病例的 SEP 所见证明,与病变部位无关,与位置觉的关系密切而与振动觉、触觉完全无关。

典型病例:诊断 MS,37 岁,男性。1986 年反复出现球后视神经炎,1987 年呈 T_4 水平的横断性脊髓病。振动觉于髂骨棘以下消失,但位置觉正常,Romberg 征亦阴性。虽振动觉消失但下肢 SEP 正常,1988 年 3 月出现 C_3 平面的感觉障碍,运动瘫,右上肢的位置觉明显减弱但左上肢正常;反之振动觉于右上肢正常而左上肢减弱。右上肢 SEP   N19

潜在时明显延长。振幅减弱而左上肢 SEP 与障碍前无改变而正常。下肢两侧位置觉低下,Romberg 征阳性。下肢 SEP 的大脑电位消失。1988 年 12 月下肢位置觉改善,但右上肢位置觉障碍及振动觉无改变,SEP 仅下肢刺激有改善。

位置觉与振动觉的障碍有时分离出现。胸、腰髓病变时振动觉有障碍而位置觉正常;大脑病变时则与上述相反,位置觉障碍而振动觉正常。颈髓病变时可出现上述两种情况的任何一种。位置觉、振动觉分离障碍时 SEP 所见与位置觉障碍一致。位置觉、振动觉障碍的模式可作为病变部位诊断的参考。

三、皮节与颈线

人体脊神经的神经支配(皮节)图很早即有多名作者提供,大体一致,但细看有不同之处。近来用大白鼠有关鼠皮肤分节的研究中,野崎及 Bonica 的图(图 4 - 12)清楚地显示出其规律性,其结论与临床相符合。该图系前胸部的颈胸髓分界线为颈线,为 C_4 与 T_2 皮节的分界,在此产生皮节的非连续性,这是脊髓病变神经学诊断上一个重要的线索。即由感觉低下的下方起用针,从皮肤上擦过在某些患者中,如过颈线或未过颈线时即出现急剧的原有疼痛,此时则为颈线阳性或记录为有颈线(图 4 - 12)。

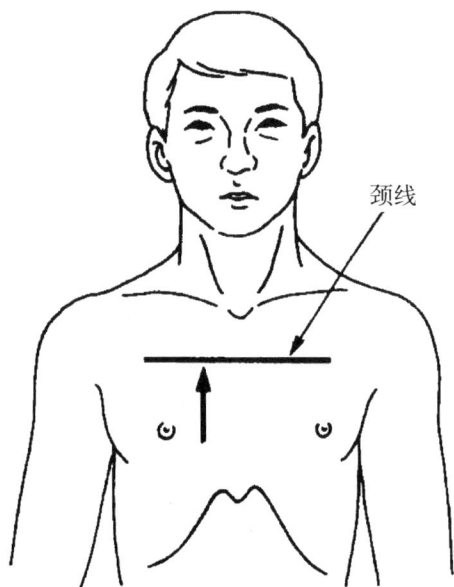

图 4 - 12　颈境界线(Cervical line)为 C_4 与 T_2 皮节的境界线

颈线阳性可见于 C_4 与 T_2 之间的脊髓病变,常在下方痛觉障碍不明显时见到。此检查锐敏,实用

性强,原本前颈部为较敏感的部位,要点是以境界线为界有否急剧变化,上方疼痛是否够强。

与颈线相同,从图 4 - 13 臀部、大腿侧可见由 L_2 跳至 S_2 这一点与颈线有相似之处,亦可采取与颈

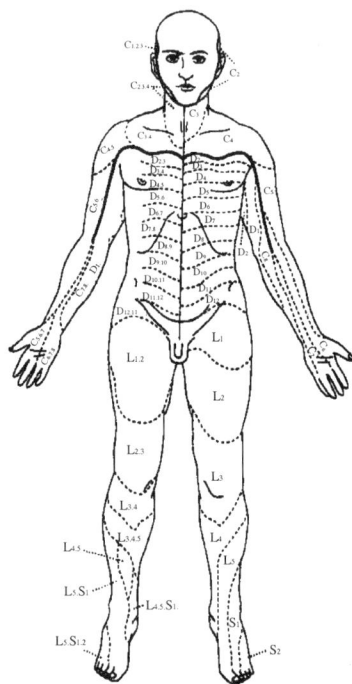

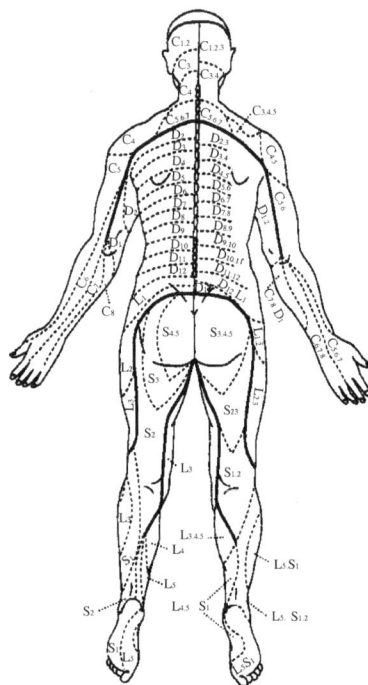

前后面图的右侧为皮肤髓节支配图,左侧为髓节皮肤感觉领域图,感觉丧失有时用前者,感觉迟钝或过敏,神经根痛等用后者,粗线为颈髓上界线,颈脑髓界线,腰骶髓界线

(引自 Bonice,1990)

图 4 - 13　皮肤分节(皮节)图

线同样手法,用针连续擦过皮肤观察疼痛的变化,在手掌及足底感觉障碍时使用。从手掌、足底侧擦到手背、足背侧,在过其界限时瞬间有强烈疼痛,在慢性炎症性脱髓多发性神经根疾病(chronic inflammatory demyelinating polyradiculoneuropathy,CIDP)患者可见到这种情况,手掌与足底无毛部在感觉上有特殊的相关性,在 Guillain-Barre 综合征患者亦有这种感觉障碍的现象,感觉部位的差异在手掌、足底有痒的感觉,手背、足背则不产生。

四、感觉转位症

(一)概念

给予某种感觉刺激而无感觉时称为感觉丧失;减弱时称为感觉减退,过度时称为感觉过敏,均为日常临床所常见。感觉清晰度与刺激的轻重程度不相符者称为感觉不良;以棉絮触之而感疼痛者为触物感痛(dysesthesia)。与实际刺激部位完全不同的部位感觉到刺激的现象称感觉转位症(alloesthesia),较为罕见。

病例介绍:42 岁,男,临床诊断为颈部椎间盘突出。约 2 周前开始咳嗽时出现左上肢有刺痛伴发麻木感。之后麻木感经常出现于左第三、四指,诉咳嗽、肩运动、翻身时由左肩胛下部至左上肢尺侧也出现疼痛。

诊察发现 C_7、T_1 棘突上有叩击痛,左上下肢有轻度肌力减弱,左下肢有痉挛,右半身 C_8 以下有温痛觉减退且用力掐捏皮肤或以针刺 T_4 皮区至大腿部,均无痛感,但稍后于身体对称部位感到不适(如图 4-14)所示。脊髓造影及 CT 脊髓造影(MCT)检查结果,C_6~C_7 有椎体平面不全阻塞,因突出的椎间盘使脊髓向右后方移位。

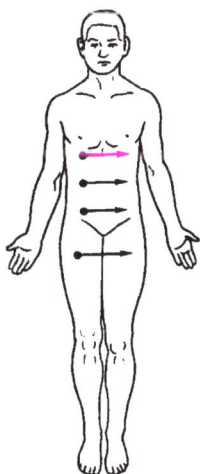

图 4-14　感觉转位症的感觉传位

(二)临床特征

感觉转位症(alloesthesia)系指身体一侧受到刺激后于对侧对称部位感到刺激的征象,即如上述病例,掐捏右半身皮肤时,该部位全无痛感,而于左半身对称部位感到刺激,实属奇特征象。此征象约 100 年前由 Obersteiner 首先报道,最近已几乎被人忘掉。

河村等于 20 例高血压性脑内出血及 3 例脊髓疾患患者身上发现了本体征。脑内出血均于急性期而且病变为右半球的患者。脊髓疾患除上述颈部椎间盘突出外,1 例为脊髓肿瘤,1 例为多发性硬化症。

无论脑疾患或脊髓疾患,其感觉转位症的临床特征均大致一样,可概括如下:① 一侧有半身感觉障碍时,向障碍侧给予侵害刺激时,约迟半秒后于对侧对称部位被感知;② 侵害刺激被感知为与刺激内容不同的感觉;③ 感觉转位症见于躯干、四肢近端的刺激,但很少见于颜面、四肢周围部的刺激;④ 此征象无论患者睁眼或闭眼状态均同样出现。

(三)发生机制

Ray 及 Wolff 于行过脊髓前外侧束切断术的病例上发现了感觉转位症,所以提出了刺激上行非交叉性脊髓丘脑束而到达大脑皮质的机制(图 4-15)。但因脑疾患而出现此征象的病例,几乎均为右半球,尤其是顶叶的病变,所以要考虑有疾病失认(anosognosis)、半身无视(hemineglect)等高层次大脑功能的障碍。但河村等认为无论脑疾患或脊髓疾患均可用 Ray 及 Wolff 的学说加以解释。

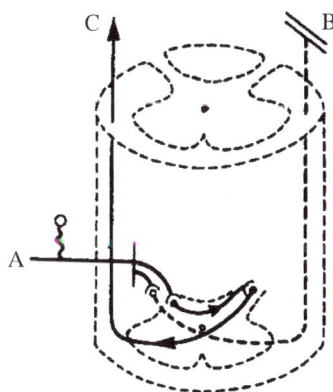

来自 A 的刺激本应通过对侧脊髓丘脑束上行,因 B 处有障碍而不能传导至脑,通过 C 的同侧脊髓丘脑束而被感知
(引自 Kawamura,1987)

图 4-15　感觉转位症的刺激传导径路

非常罕见的感觉转动症征象,如上所述,感觉

转位症刺激时应于对侧对称部位感知,但也有例外的于非对称部位感知者。

五、脊髓损伤产生的幻肢现象

众所周知,已截肢者感觉到四肢尚存时称为幻肢现象(phantom limb,PL),但脊髓损伤,脑卒中偏瘫者亦可出现类似的现象。脊髓损伤时出现的幻肢现象系指:瘫痪肢体的丧失感,与实际不符的瘫痪肢体的姿势感,瘫痪肢体的随意或不随意运动感(实际上无运动),感觉消失区域的疼痛感(幻肢痛)等。

病例:36 岁,男,驾驶摩托中与卡车相撞。受伤后立即被救护车送往医院,途中向救护队员说"下肢屈曲得太厉害,请给我伸开",但实际上两下肢一直取伸展位。X 线诊断为 C_7 骨折脱位,神经学检查呈 T_1 水平以下全瘫。颅骨牵引,安静卧床中仍继续有感到髋关节、膝关节高度屈曲的幻肢现象。受伤 2 周后行颈椎前方固定术,术后 PL 迅速消失,未复发。

(一)临床特征

首先报道脊髓损伤时产生幻肢现象的是 Riddoch,系一枪伤所致的脊髓损伤患者。报道称:患者感到瘫痪肢体被屈曲及下半身的丧失。之后欧美文献中有关此现象的论文偶有发表,但其用语不一,有称幻肢现象,有称"身体形象的障碍(disorders of body image)"及幻肢体位(phantom position)等等。据文献上的统计脊髓损伤时的幻肢出现率颇高,Okamoto 于脊髓完全损伤 24 例中证明 19 例有幻肢现象。所以实际上 PL 应属常见(图 4-16)。

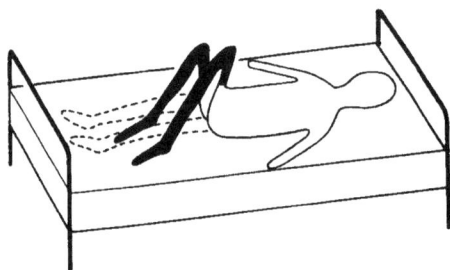

图 4-16　脊髓损伤产生的幻肢现象

脊髓损伤所致 PL 的定义,分类尚未确定,但确有数种类型。最常见的是:与实际不符的肢位感类型,Ettlin 等称此为幻肢体位。其幻觉的肢位又常与受伤时姿势一致。Okamoto 等也经验一例因交通事故受伤卧床患者讲"我现在也感到还像坐在汽车里"。幻肢不仅见于下肢,四肢瘫痪者也可出现于上肢,均以屈曲位幻觉多见。

此外,尚有感到实际上完全无活动的瘫痪肢体有随意或不随意运动的类型,感到瘫痪肢体完全丧失的类型等等。还有感到感觉已完全消失区域的疼痛、麻木感,多称此为幻肢痛。

与截肢者 PL 的不同点为:① 无幻肢的延长或短缩感;② 多在较短期间内消失,多在康复治疗开始后自然消失等。

(二)发生机制

脊髓损伤所致的 PL,脊髓完全损伤及不完全损伤均可出现。不完全损伤出现 PL 者其机制可能与本体感觉的不完全障碍产生的假突触有关;而完全损伤,其幻肢的脉冲由感觉完全丧失区域通过什么途径传至中枢有不同学说,但以 Melzack 和 Loeser"产生机制的模型"最有说服力,他们的解释是:脊髓损伤幻肢痛的发生部位在损伤部位的中枢侧,因来自周围的传入神经被阻滞,所以在中枢神经内的神经元汇集中引起异常碰撞,此异常碰撞被感觉为疼痛,至少在脊髓完全损伤病例,其幻肢产生的机制也大体如此。

但从心理学方面亦可认为幻肢现象是一种身体形象的障碍,它由基于过去经验的记忆形象及每个瞬间由各感觉系传入的感觉形象两者所构成,当后者受到障碍而前者增幅或被歪曲的结果即可出现幻肢现象。

上述各学说可概括如图 4-17,脊髓损伤者除颅颈牵引时期以外,对瘫痪肢体可获得视觉信息,即可以看到肢体。其幻肢现象较截肢者较早消失的原因也可能即在于此。

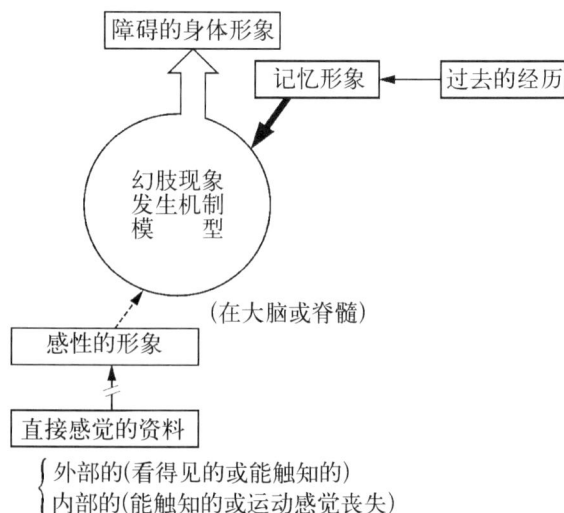

图 4-17　幻肢现象的发生机制

脊髓损伤所致的幻肢现象应属常见,但多被忽略。其原因可能是患者虽觉奇怪,但医生不主动询问则很少自己提出的缘故。此外,障碍较重或康复进展不顺利等使患者心身严重不安者,其 PL 可持续较长期间,所以心理因素亦很重要。

六、分离性感觉障碍

同一区域内某种感觉障碍而其他感觉保持正常时,称其为分离性感觉障碍或感觉分离。

脊髓丘脑束及脊髓后角或中心灰白质病变中,温痛觉细神经纤维功能被障碍而识别性触觉及位置觉、振动觉等粗神经纤维功能尚保存。脊髓后索及内侧丘系的局限性病变中,则仅识别性触觉与深部感觉障碍。

(一)原因疾病

脊髓中心灰白质及后角被侵犯的代表性疾病为脊髓空洞症。Chiari 畸形的脊髓空洞多始于中下部颈髓一侧的后角,然后向上下及对侧扩大,故仅呈现温痛觉障碍的分离性感觉障碍,由一侧上肢呈髓节性分布,并逐渐向上下髓节及对侧扩大,呈披肩型分布(图 4-18)。同样感觉障碍亦可见于髓内肿瘤及脊髓出血。

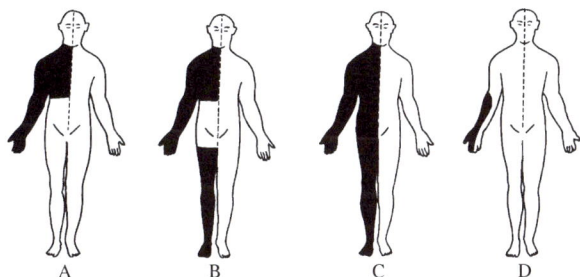

A:披肩型;B:披肩+下肢型;C:半身型;D:上肢末梢型

图 4-18 分离性感觉障碍

脊髓前 2/3 障碍的脊髓前动脉综合征中脊髓丘脑束障碍时后索保持完好,故障碍水平以下温痛觉丧失,而触觉与深感觉保持正常。

Wallenberg 综合征时因外侧脊髓丘脑束障碍,病灶对侧颈部以下温痛觉障碍,而通过延髓内侧的内侧丘系无障碍,触觉与深感觉仍保持。脑桥下部及延髓外侧部的局灶性梗死时,由外侧脊髓丘脑束的部分障碍,其分离性感觉障碍有时看似有脊髓病变样"平面",注意这是假性髓节性体征。

周围神经疾病中,无髓神经及细径有髓神经被选择性侵犯的家族性淀粉样多发性神经病及某种遗传性感觉神经疾病中,可见仅有温痛觉障碍。

侵犯后索内侧丘系的代表性疾病有脊髓痨、维生素 B_{12} 缺乏症致使脊髓发生联合变性、脊髓后动脉综合征、延髓内侧综合征等深感觉与识别性触觉障碍而温痛觉保持。

(二)临床意义

如有上述温痛觉障碍而仅查感觉或仅查触觉则温痛觉易被忽略或漏查,这是由于温痛觉障碍在患者本身并无太多痛苦而缺乏自我察觉者为多,故在其感觉障碍区域烫伤及小外伤常有反复。

七、重复感觉与感觉对侧转位

(一)重复感觉

重复感觉(polyesthesia)是接触单一的刺激而有数个或数处出现感觉的病态,最早由 Stephen Hales(1733)记载。Polyesthesia 一词于 1923 年 Schlder 用在梅毒患者中,在时间上和空间上曾多次用于感觉的临床表现上。

同样症状多记录为联觉、两侧错觉、关联感觉。联觉与两侧错觉是指单一刺激在两个部位产生感觉的情况。关联感觉多见于刺激部位无感觉而其他部位产生感觉,在参阅文献时要注意区分。

诱发刺激以摸、摩擦为有效。刺激部位本来已有感觉产生,但在另一地方有与之不同的痒、针刺样不快感,常出现于刺激的同侧。有再发性,可达数十年,重新再在联觉出现部位刺激则不再出现两处感觉。但重复感觉不仅在空间上重复,在时间上也重复,本征有时间、空间两个方面(表 4-3)。

表 4-3 重复感觉的分类

分 类	临床表现
(1)专一的重复感觉:空间性重复	单一的刺激在刺激部位及身体不同部位产生重复感觉,包括联觉、两侧错觉等,多同侧重复,病态见到的为联觉
(2)短暂的重复感觉:时间性重复	单一的刺激在同一部位上产生时间轴上的重复: ① 后感觉 ② 触觉性保持 ③ 瞬间疼痛
(3)空间—时间的重复感觉:	空间、时间的重复

(二)感觉对侧转位

感觉对侧转位是指一侧给予刺激,而在未给予刺激的对侧大部对称部位出现感觉的情况。与异侧感觉一词有同样意义而使用。

本征在脑血管疾病患者常会遇到。据 Hecaen 记载,于感觉障碍侧刺激大部分在健侧感觉到。在对侧感觉到的,本质上保持感觉的性质。Kawamura 提到,在增加伤害性刺激而产生的感觉是与刺激不同的不快感。

(三) 脊髓损伤时的重复感觉与感觉对侧转位

Bors 在外伤性脊髓损伤患者的研究中,由对损伤部位以上有正常皮肤感觉的部位予以刺激,不仅刺激部位,而且有感觉障碍部分的一侧或两侧均产生感觉,在其观察的 50 例中,有 6 例(12%)有这种情况。其中 5 例是同侧性,1 例为两侧性产生感觉。据他认为与脊髓损伤的平面无关,伤后不立即出现,一般为 1～5 年,长者约 8 年后出现这一体征。

Kawamura 的 3 例脊髓损伤患者出现感觉对侧转位,与脑出血患者相比较,发现两者并无差异。此外,已知为止痛而行脊髓前外侧束切断术患者中亦有感觉对侧转位者。

(四) 发病机制

1. 重复感觉

(1) 新芽形成　Bors 认为脊髓损伤后 1.5～8 年产生联觉的原因,是脊髓断端的近侧形成新的突触与幻觉的机制相同。但从远离损伤部位刺激产生联觉,难以在损伤部位找到原因。已知神经损伤后出现脱神经过敏和发芽。Evans 从大脑躯体特定区考虑,后索核及丘脑为正常人联觉的责任区,该部亦是易于产生发芽的部位。发芽与细胞间联系较少,后索核细胞本身陷于脱神经过敏时,即使少许联系也会启动后索核细胞。

(2) 抑制被解除　胎生期感觉神经与中枢的形态结合范围广泛,其大多数在功能上被抑制,但主要传导路受损,则抑制被解除而发挥作用。正常人的重复感觉原本是被抑制径路一部分的功能残留。Sterlin 也认为胚胎中连接体系缺陷为其原因之一。重复感觉的机制可能不是单一的,由各种疾病而引起。

2. 感觉对侧转位　Kawamura 就脊髓损伤中感觉对侧转位的发病机制,介绍了 Ray Wolff 的论文,据此,从后角至对侧后角的传导路径是存在的,阻断一侧脊髓丘脑束,由此途径来的刺激向对侧后角传递信息,似产生刺激对侧对称部位的感觉。

产生重复感觉的有效刺激为摩擦、叩打、振动刺激,温痛觉及轻触觉刺激无效。首先应考虑到与后索、内侧丘系的参与有关。下肢来的向心纤维在 T_{10} 附近被阻断。但从手与脚的位置关系,在下部

胸髓水平难以找到原因。后索核内足底来的纤维与手掌来的纤维其终止部分有相当的距离,两者中间躯干也存在异常感觉的诱发带,后索核附近为产生这一现象原因的可能性极大。根据脊髓损伤 2 年后发病,较容易被认为是发芽现象。重复感觉与感觉对侧转位常是患者自身诉以奇妙的感觉,而听到的医生又多不予重视,医生应该知道有这样一种症状出现。

病例介绍(介绍一例脊髓损伤后的重复感觉病例):34 岁,男性,全身系统性红斑狼疮。

主诉:挠手及躯干时脚也会产生感觉。

病史:1968 年因特发性血小板减少性紫癜而发病,产生肾小球综合征,左股骨头坏死后,于 1997 年发生 T_{10} 水平横断性脊髓障碍。2 年后注意到了主诉,至今症状不变。1987 年因血小板减少加重而入院。

神经学检查:意识、智力、精神状态正常。痉挛性瘫痪,双下肢腱反射亢进,Bablinski 征双侧阳性,腹壁反射下部消失,L_4 水平以下全部感觉迟钝、麻木。

有关主诉所见(图 4-19):① 对有正常感觉的手和躯干进行刺激,则感觉完全麻木、迟钝的脚会

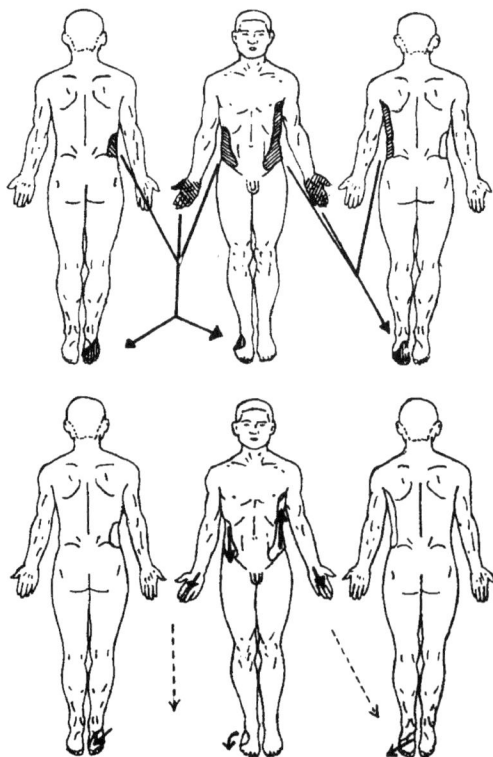

两侧平掌及躯干外侧摩擦刺激时,刺激侧同侧的足则同时出现同样感觉。按上图箭头方向挠手及躯干,脚亦产生箭头方向的摩擦感觉。
　　　　　　　　　　　　　　　　　　　(引自 Koike,1997)

图 4-19　重复感觉

产生同样的感觉。② 摩擦、叩打、振动刺激会有效果，而轻触、痛、温、冷觉刺激及手指、腕关节自动、被动运动不诱发。③ 对诱发带加以有效刺激，则常有与刺激同样的感觉出现在同侧脚上，感觉的时间无延迟。④ 自出现截瘫后约 2 年出现，以后未再改变。⑤ 刺激脚时手部不产生异常感觉。

检查所见：轻度贫血，血小板减少，蛋白尿，系统性红斑狼疮(SLE)免疫学的活动降低。影像诊断上缺乏有意义的所见，头部及脊髓 MRI 未见异常。体感诱发电位的主要异常所见为：① 胫、腓神经刺激中头皮上没反应；② 皮区体感诱发电位(SEPS)在 T_{10} 胸髓以下刺激无反应；③ 右正中神经刺激，CZ 后方 2 cm 点为中心左右排列 15 点的 SEP 记录，将正常平均与电位分布比较，患者最大振幅约偏离正中 3 cm。

两侧手掌及躯干外侧摩擦刺激时，刺激侧同侧的足同时出现同样感觉。按图箭头方向挠手及躯干，脚亦产生箭头方向的摩擦感觉(图 4-19)。

八、脊髓型颈椎病所致假性多发神经炎型感觉障碍

脊髓型颈椎病患者有时出现与多发神经炎类似的感觉障碍。有的作者等曾以假性多发神经炎型感觉障碍作过报道。

吉山在 61 例住院的脊髓型颈椎病患者中，有 10 例(16%)为假性多发神经炎型(图 4-20)。柳为 3/60 例(5%)，井山为 7/60 例(12%)。有报道 108 例门诊患者中有 6 例(6%)，据统计脊髓型颈椎病患者约有 10%左右出现这种感觉障碍。

(一) 症状

假性多发神经炎型感觉障碍的定义为：呈两上下肢对称性，周围部较严重，越靠近近位端，其客观的浅感觉迟钝就越减轻，且与周围神经障碍的多发神经炎不同，有以下特征。

1. 自觉的感觉障碍 自常上肢有麻木感，但下肢仅有 40%病例自觉有麻木感。且有时上下肢虽均有麻木感，但其麻木性质有所不同。上肢有肿胀样，僵硬样，电击样，而下肢则为绞扼感等，即同一患者其上下肢痛觉障碍的性状不同。

2. 客观的感觉障碍 痛觉迟钝上下肢为对称性，越远端其境界越不明显。扩展范围上肢仅限于手者 60%，达前臂者 20%，达上臂者 20%，下肢则仅限于足者 70%，达小腿者 20%，达大腿者 10%。其特征为：上肢的疼觉迟钝范围及程度均较下肢严

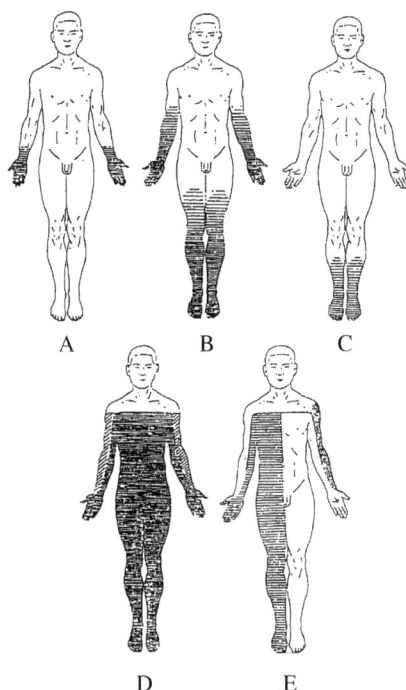

A：上肢型 25%；B：上下肢型，假性多发神经炎型 10%及其他 3%；
C：下肢型 0%；D：上下肢躯干型 38%；E：半侧型 18%
(引自 Yoshiyama,1996)

图 4-20 脊髓型颈椎病感觉障碍分布的分类及其出现率

重；触觉迟钝与疼痛迟钝，大致在同一部位，上下肢均有。而振动觉迟钝，则 70%见于上下肢，30%仅见于下肢，前者的 60%，其下肢的程度较重，即振动觉下肢较重为其又一特征；被动的关节运动觉迟钝较少(30%)，探寻拇指、足趾试验也有时出现异常(60%)。

3. 运动障碍 总体来说，障碍较轻，肌力低下最明显部位，其徒手肌力也有 4/5 级的程度。上肢肌力低下者见于 60%患者，下肢肌力低下亦为 60%，见于屈肌群。几乎无肌萎缩及纤维束性收缩(10%)。

4. 腱反射 上肢腱反射可增高或消失，各式各样，但肱三头肌反射全为正常。80%出现有 Hoffmann 反射。下肢腱反射增高者 40%，正常范围者 60%。上肢虽可有消失但下肢无减弱或消失为其特征。Babinski 征仅有 30%为阳性。

5. 神经症状的演变 脊髓型颈椎病时可有多种浅感觉障碍模式。Yoshiyama 等 61 例中，上肢型 15 例(25%)上、下肢型 12 例(19%)，上、下肢加躯干型 23 例(38%)，半侧型 11 例(18%)(图 4-20)。上下肢型之中除 2 例其上肢浅感觉障碍不是远位

优势的多发神经炎型之外,有 10 例(16％)为假性多发神经炎型。上述感觉障碍模式于经过中有的有变化也是脊髓型颈椎病感觉障碍的特征之一。

初诊时曾为上肢型,随经过而增加了下肢感觉障碍而变成假性多发神经炎者有之。有的病例最初为假性多发神经炎型,由于颈椎 Glison 牵引,症状反而加重,演变为上下肢、躯干型,经中止牵引,安静又变为假性多发神经炎型。

6. 与其他感觉障碍型的比较　将假性多发神经炎型与上肢型,上下肢躯干型的前角、侧索、后索症状的出现率进行比较时,发现假性多发神经炎型被认为是前角症状的上肢肌萎缩较其他型为低(10％);被认为是侧索症状的上肢肌力低下为60％,腱反射增高为40％,痉挛为50％,Babinski 征30％,其出现率分别为上肢型与下肢、躯干型的中间程度,而被认为是后索症状的下肢位置觉低下为30％,振动觉低下为 100％,其出现率较高。

(二) 鉴别

最需要与之鉴别的是多发神经炎。腱反射的表现,本型时通常其上肢浅感觉障碍较严重等很有鉴别意义(易于区别开),包括髓内、髓外肿瘤在内,凡引起颈椎病的疾患均为鉴别对象。枕大孔肿瘤,上中位颈髓障碍亦可出现四肢远位优势的感觉低下,但通常以两手深感觉障碍为主体,出现手的精巧运动障碍等是不同的。

(三) 病态生理及解剖学背景

关于障碍水平问题,本文病例肱三头肌反射均正常,从腱反射来判断,认为 C_7 髓节以上的障碍颇为重要。从脊髓造影,造影后 CT、MRI 等图像上,多呈多椎间病变。但可见以 $C_4 \sim C_5$、$C_5 \sim C_6$ 为中心,障碍波及 $C_3 \sim C_4 \sim C_6 \sim C_7$ 椎间。横断面像上可见因前方正中压迫病变所致的脊髓扁平化。电生理检查上神经传导速度正常,无神经根障碍的所见,但上肢刺激的体感诱发电位(SEPS)出现异常。无一例出现仅尺神经刺激的异常,SEPS 异常的病例其脊髓障碍,可能波及到 $C_6 \sim C_8$ 髓节。针肌电图上异常极轻,但提示 $C_5 \sim C_7$ 髓节前角有障碍。有人指出后角有时较前角向下方移位约一个髓节,这与 SEPS 所提示的 $C_6 \sim C_8$ 髓节脊髓障碍的水平是一致的。

脊髓型颈椎病的力学模型,实验模型上,据称脊髓横断面上的中央部,灰质中心于初期均有障碍。也有报道压迫所致的应力障碍可波及上下两个髓节。也有人报道病理组织学上,灰质、白质双

方均有不同程度的变性,并且称白质中的侧索变性最明显,后索则以前部为中心而受到障碍,但前索、侧索等脊髓腹侧白质的变性则不太明显。假性多发神经炎型与其他型相比,前角症状较轻;侧索症状为上肢型与上下肢、躯干型的中间程度;后索症状较重,所以可能是由于除脊髓中心向后方扩延的病变之外,尚附加有前侧索障碍。假性多发神经炎型的感觉障碍移行病例,其长传导束征减弱时则移行为上肢型;增强时则移行为上下肢、躯干型。从以上各点可知本型为因髓节症状而向上下扩延的脊髓中心部障碍产生的两上肢的感觉障碍之外,又附加了长传导束征的两下肢感觉而出现了本型的上述特征。Schvarcz 根据立体排列脊髓切开术(stereotactic myelotomy)时的刺激试验认为:后索内的层状构造与历来的学说不同,腹背侧方向也有躯干皮层定位,并认为后索前部有下肢的定位(图 4 - 21)。这提示下肢优势的振动觉迟钝可能是因脊髓中心部障碍所引起。

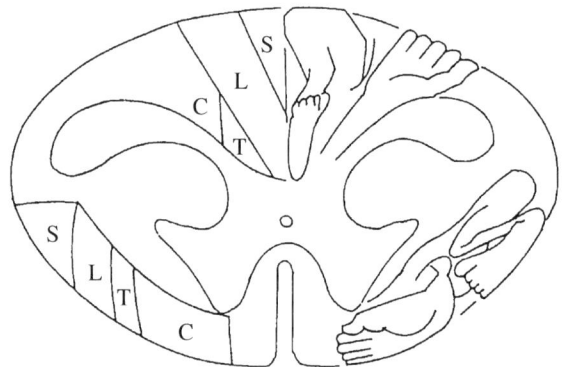

左:古典的皮肤分节层结构　右:Schvarcz 的人体模型样 Somatotopy
C:颈髓;T:胸髓;L:腰髓;S:骶髓

图 4 - 21　高位颈髓感觉传导束的躯体皮层定位(Somatotopy)

病例介绍:患者:62 岁,男性。

主诉:两手足远端麻木感。

现病史:1981 年左右出现后颈部疼痛,颈椎牵引后颈部疼痛消失,但出现了两手足远端麻木感,虽经继续治疗,麻木感无改善,1989 年诊断为脊髓型颈椎病,每日进行颈椎牵引,足麻木感减轻,但手部麻木感无改善。1990 年入院。

神经学所见:痛觉触觉迟钝于四肢末梢较严重,其范围为:上肢腕以下;下肢由足尖至足跖。四肢远端振动觉呈迟钝,但被动关节运动觉正常,Hoffmann 反射(±),Babinski 征(-),未见协调运

动障碍,有尿意紧迫感及夜间尿频。

脊髓造影:中间位、前屈位未见明显的脊髓硬膜囊受压,但后屈位时,可见硬膜囊受到 C_5～C_6 椎间前方的压迫。后屈位造影后 CT 上,于 C_4～C_5、C_5～C_6,尤其 C_5～C_6 椎间,可见来自前方正中的压迫而脊髓扁平化。

MRI:矢状断面上可见 C_5～C_6 椎间盘突出对脊髓的压迫;横断面上于 C_4～C_5、C_5～C_6,尤其 C_5～C_6 椎间,可见脊髓扁平化。

神经传导检查:运动及感觉均正常。

针肌电图:C_6、C_7 髓节支配肌有神经源性变化。

经过:出院后,着用颈椎硬领,于附近医院继续行颈椎牵引,下肢痛觉迟钝改善并消失,仅局限于上肢(上肢型)。同时握力亦有轻度改善(30～38 kg)。

脊髓型颈椎病时类似多发神经炎的浅感觉迟钝,呈假性多发神经炎型的感觉障碍。本型呈四肢远位优势的浅感觉迟钝,但痛觉低下呈现上肢优势,振动觉低下呈下肢优势。运动障碍均属轻度,全部三头肌反射正常,于经过中有与其他感觉障碍型有移行的病例。此两点为其特征。影像诊断上出现以 C_4～C_5、C_5～C_6 椎间水平为中心的前方正中病变;电生理学上有 C_5～C_7 髓节障碍。本型是由于中下颈椎水平的脊髓中心部附近病变引起上肢感觉障碍(髓节症状)并附加有长径路征的下肢感觉障碍所致。

九、脊髓损伤所致的身体形象障碍

已被截肢的肢体仍感到其尚存在的现象通常称为幻肢,但幻肢并不一定出现于被截肢之后,其肢体尚存在之时亦可出现。有报道于重度的周围神经障碍、脊髓神经根、神经丛障碍、中枢的神经障碍(脊髓、脑干、丘脑、顶叶)时亦可出现幻肢现象。

此种幻肢伴有肢体的感觉减弱及瘫痪,不同于截肢后的幻肢,称其为剩余幻肢或第三幻肢。这种现象实际上不能正确判断其实际肢体体位而常常感觉到的则是异常肢位,患者感觉到的是肢体的异常屈曲或伸展且极度不适,患者的感觉与实际的肢体体位不相一致,称此为身体形象障碍。

(一)频度

截肢以外的幻肢最多见于脊髓障碍,脊髓受到急性横断或接近于此的障碍时最易出现。最初的报道者为 Riddoch(1917),记载了受伤所致的脊髓损伤者出现的幻肢。原因中最多的为外伤,其他尚

有血管障碍、肿瘤、多发性硬化症等。外伤性脊髓损伤时,如包括轻度幻肢在内,则约有半数以上,在其病程经过中发生率较高,尤其多见于早期。Bors 等报道 50 例中有 21 例,Ettlin 等报道为 37 例中 19 例,冈本等报道为 24 例中 19 例。但很少由患者主动诉说,多由问诊而发现。其原因是大多情况下患者自觉到此现象为异常,并注意到其与实际肢位的差异而不予主诉。

(二)分类、特征

脊髓障碍所致的身体形象障碍尚无明确分类,Conomy 据其症状作如下分类:① 空间的身体位置认知障碍(瘫痪的两下肢呈伸展位而感到为屈曲位)。② 肢位、运动感觉的认知障碍(感到足趾屈曲或被扭转向脚底方向)。③ 身体容积、形态、连续性的认知障碍(下肢仅大腿消失的感觉)共三型。实际上"①"型最多见(图 4 - 22),诉说的异常肢位多近于受伤之前的姿势。此种幻肢于四肢瘫时不仅出现于下肢,也可见于上肢。此外,光线暗、闭眼等遮断视觉的传入时,此感觉加重。通常多在短期间内逐渐消失,有时幻肢也有变化。

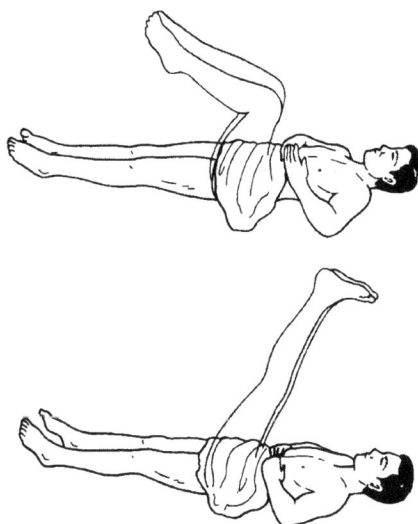

(引自 Conomy 1973)

图 4 - 22　脊髓损伤后两下肢截瘫患者的多余幻肢

截肢的幻肢多有短缩现象,即距离的异常接近感(截肢端直接与手脚相连),但脊髓性幻肢时很少有此种情况。

(三)发病机制

产生幻肢的机制可认为是身体形象(body image)障碍。通常,身体形象是根据体验知识而被概念式记忆的模糊形象,并在此基础上更有身体感觉到

的感觉传入参与,或通过比较而形成。感觉系统传入可分为:通过视觉及与其他部位(包括自身的躯体)接触而产生的浅感觉(即与外界有关者);还有深感觉,主要是感觉关节运动等运动感觉(即内在性感觉)两种。脊髓障碍时出现浅感觉、深感觉障碍,因后者的感觉传入中断或减弱而来自大脑皮质的身体形象呈优势,遂出现本文所述的躯体形象障碍,在此基础上再加上视觉传入的阻断(闭眼等),则此种异常更被增强。也有另一种主张;认为其原因在脊髓本身,即由于障碍部位末端的神经纤维的易受刺激性或不完全的异常再生,及来自周围的感觉遮断而使体性感觉投射系统神经元异常兴奋产生异常感觉,此主张易解释脊髓损伤时出现的幻肢痛。

脊髓障碍所致的身体形象障碍(幻肢)虽不太受到重视,但确较经常出现。也有的患者为此而颇苦恼,今后应加以重视。

十、上肢感觉障碍——神经根间的重复支配及颈髓损伤时出现的特异感觉障碍模式

上肢麻木疼痛时的病变部位诊断,当然是要正确掌握其感觉障碍的范围属周围性支配域分布还是髓节性分布。将触觉或痛觉的障碍范围,参照周围神经、臂神经丛、神经根(髓节)的皮肤支配,则部位诊断多较容易。但临床上有呈例外的感觉障碍模式的病例,也确实不少见。例如单一神经根障碍病例,其感觉障碍范围,较该皮节狭小很多,或基本上不出现感觉减弱。另外,于脊髓型颈椎病时出现四肢远端优势的多发性神经疾病型感觉异常者亦可遇到等等。

(一)神经根障碍时痛觉较触觉更正确反映障碍皮节

判定感觉障碍范围时,因被动关节位置觉、振动觉的检查部位受到限制,因而触觉和痛觉所见极为重要。上肢出现麻木、疼痛患者中,腕管综合征、肘管综合征等的周围神经病变时,出现与正中神经或尺神经支配区域一致的触觉、痛觉减弱,但臂神经丛神经根等神经干近端障碍时,其分布多不像教科书中所记载那样,像周围神经病变那样分布,这被认为是由于邻接的神经束,其支配区域有重复重叠之故。此重复支配在触觉与痛觉上,两者是有差异的。

Foester 对因治疗四肢痉挛而切断后根的病例进行了观察,证明触觉的皮节比痛觉的皮节上下均宽。该氏还记载了 $C_4 \sim C_5$ 后根切断后,于肩周围明显出现温度觉、痛觉减弱,但全无触觉障碍的病例。Inouye 等从刺入颈髓各神经根附近的记录电极,记录了上肢对种种周围神经电刺激的神经活动电位,其结果证明了通过大径有髓纤维的感觉(触压觉、位置觉、振动觉)有相当多的重复支配,根据上述等结果一直认为痛觉的重复支配较少,能更正确反映有障碍的皮节。最近又有人通过痛觉刺激及触觉刺激的体感诱发电位(SEP),证明了此种现象。

(二)颈髓损伤时出现的特殊感觉障碍模式

1. $C_3 \sim C_4$ 颈椎间盘突出时的两手麻木及精巧运动障碍　引起两手麻木及精巧运动障碍的"麻木及笨拙手",多是由于高位颈髓病变,即枕大孔附近的肿瘤或畸形。其主要症状为指端麻木感及两手深部感觉障碍引起的精巧运动障碍。假性手足徐动症,其主诉为"扣不上衬衫最上面的扣子","拿不出衣袋中的硬币",这不是运动瘫痪而是手指深部感觉障碍所致。两手虽有较严重的深部感觉障碍,但下肢多无感觉障碍或痉挛。此种特征性综合征亦可同样见于 $C_3 \sim C_4$ 椎间盘突出,引起正中外侧(楔状束)部的脊髓压迫而呈"麻木及笨拙手"。Nakajima 等曾经治疗 9 例 $C_3 \sim C_4$ 正中部椎间盘突出引起的麻木及笨拙手的病例,该 9 例于手术后,手功能能得到良好的恢复,提示早期诊断的重要性。两手的深部感觉障碍被认为是脊髓后索(楔状束)病变引起的长传导束征;下肢深部感觉(薄束)之所以保持正常,其原因被认为是:由于椎板的左右成斜形结构特点,形成后正中两椎板于棘突交叉点下方空隙大,椎板斜形部分间隙较窄,正中部受压时,薄束位于正中,后方留有空间余地,楔状束位于外侧的缘故。关于病变平面,手指的深部感觉传入于 $C_6 \sim T_1$ 髓节,所以 C_5 髓节以上的病变时可出现此综合征。发病率较多的 $C_5 \sim C_6$、$C_6 \sim C_7$ 椎间的椎间盘突出时,虽后索受到障碍,但障碍髓节主要为 C_7 以下,因而手指的深部感觉传入的阻断仅为一部分,所以不引起精巧运动障碍那样明显严重的症状。

2. 脊髓型颈椎病时出现的多发性神经疾病型感觉障碍　脊髓型颈椎病有时引起多发性神经疾病时出现的四肢远端优势的感觉障碍。根据吉山等报道 61 例脊髓型颈椎病中,有 10 例四肢远端优势的感觉迟钝麻木,其特征为:① 上肢为痛觉迟钝,下肢为振动觉迟钝占优势;② 运动障碍轻;③ 易于 $C_4 \sim C_5$、$C_5 \sim C_6$ 前方正中出现病变。上下肢感觉异常的性质不同。被认为是:上肢感觉障碍由髓节性障碍引起;下肢的感觉障碍由长束征引起;两者的复合症状即出现四肢远端的感觉异常。支持此假

说的所见为:感觉障碍的分布于病情经过中常常移行变为脊髓型(颈部以下)或神经根型(仅上肢)(图4-23)。初诊时呈多发神经疾病型感觉障碍而缺少下肢长传导束征时的部位诊断,是临床上的难题。但根据上述的上肢与下肢之间,其感觉障碍的性质不同,下肢的反射不减弱即可判断(图4-23)。

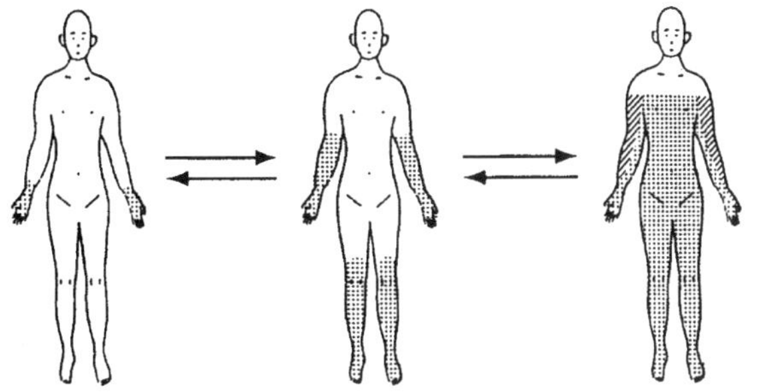

图4-23　假性多发性神经疾病型感觉障碍
(脊髓型颈椎病感觉障碍分布的变化)

十一、假髓节性感觉症状与躯干部带状感觉

(一)假髓节性感觉症状

髓节性分布的感觉障碍表明有脊髓或神经根病变存在,尤其在水平诊断上为一重要症状。在脊髓以外的中枢神经病变中,亦会看到呈现类似脊髓病变的髓节性分布的感觉障碍。像这样的假髓节性感觉症状,在影像诊断已充分发展的今天,也会成为定位诊断的陷阱,要充分注意。

1. 顶叶病变　Foerster(1916)最初报道顶叶病变在对侧某平面产生感觉障碍,Redlich对此予以详细论述。Critchley就顶叶障碍中产生感觉障碍的奇异分布予以论述,其中包括有一侧躯干水平以上感觉障碍,仅一侧下肢的障碍及仅一侧上肢桡侧或尺侧的障碍等。Kim提示了由顶叶局限梗死致对侧手感觉障碍的病例,其中3、4指局限性感觉障碍。另外,Breuer报道1例因顶叶动静脉畸形致出血,而在对侧T_6水平以下产生感觉障碍。古川报道了由右顶叶局部出血致左$C_4 \sim T_6$水平感觉障碍的病例。

顶叶病变中,浅感觉、立体感觉及重量觉等复合感觉高度障碍为其特征。顶叶局限性病变所致特异性感觉障碍的分布多起因于感觉区及投射于此纤维的身体局部定位。

2. 脑桥下部及延髓外侧部病变　Wallenberg综合征(延髓外侧综合征)中病灶对侧颈部以下温痛觉障碍,其病例感觉障碍局限于某一水平上,这在其原著中有所记载。像这样髓节性分布的感觉障碍,在Wallenberg综合征恢复过程中也可见到。山本等总结了脑桥下部及延髓外侧部的局限性脑梗死致髓节性感觉障碍的病例,按感觉障碍分布的部位,分为以下两型:① 交叉型:病灶侧颜面部与对侧躯干、下肢的髓节性障碍。② 一侧型:病灶侧对侧颜面部与上肢,躯干的髓节性障碍(图4-24)。

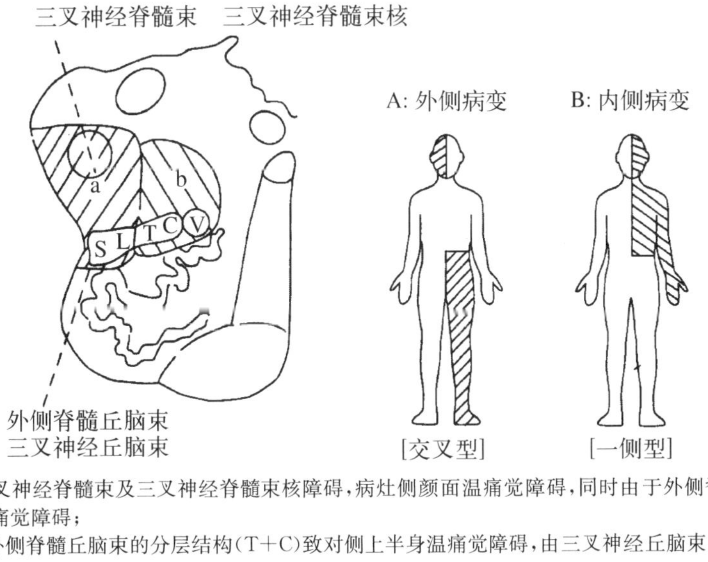

A:外侧病变中由三叉神经脊髓束及三叉神经脊髓束核障碍,病灶侧颜面温痛觉障碍,同时由于外侧脊髓丘脑束的分层结构(S+L)致对侧下半身温痛觉障碍;
B:内侧病变中,由外侧脊髓丘脑束的分层结构(T+C)致对侧上半身温痛觉障碍,由三叉神经丘脑束障碍致对侧颜面部痛温觉障碍

(引自 Matsumoto,1998)

图4-24　脑桥下部至延髓外侧水平病变部位与感觉障碍分布

原则上这些病灶所见髓节性感觉障碍不伴内侧丘系的障碍,仅温痛觉障碍,而触觉、振动觉保留,呈分离性感觉障碍。

3. 枕大孔及上位颈髓病变　枕大孔至上位颈髓的压迫性病变中,感觉障碍常初发于一侧或两侧手。通常5个手指均障碍,呈手套型。柳氏等对上位颈髓($C_1 \sim C_3$)髓外肿瘤14例28只手,手指麻木发病时及手术前麻木与感觉障碍分布变化进行了研讨。发现手指麻木呈手套型开始者最多为15手,以髓节性分布开始者有7手,其中5只手好发于第4、5指和尺侧。此髓节性分布病例约半数在较短期间内改变为手套型,术前则手套型占绝对多数,始终呈髓节分布型者极少。

枕大孔部至上位颈髓病变的手指感觉障碍为长传导束。髓节性尤其是尺侧优势的分布机制尚不清楚。

4. 手掌-口综合征(cheiro-oral syndrome)　最早由Sittig(1914)报道,一侧口角周围与同侧手掌同时见有感觉障碍。有时伴同侧舌及颊黏膜的感觉障碍,手感觉障碍以桡侧为主,呈节段性分布(图4-25)尤其恢复过程中,最早手的感觉障碍为从第1指到第5指呈球形,有时仅限于第1、2指尖端。原因多为对侧丘脑及脑桥被盖内侧部局限性血管障碍(栓塞、出血),顶叶及中脑病变也会产生本综合征。

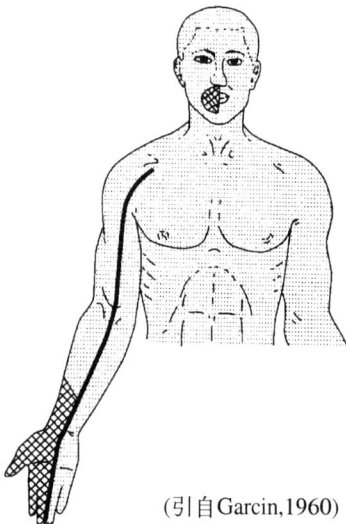

(引自Garcin,1960)

图4-25　手掌-口综合征感觉障碍的分布

Kameyama报道1例左丘脑腔隙梗死致右口角周围及第1、2指麻木病例及MRI所见。丘脑感觉中继核的腹后外侧核(VPL)与腹后内侧核(VPM)有Hassler所示"身体定位区域",即手与口周围区域两者广泛接触,此部位局限性病变则产生手掌-口综合征。

顶叶与脑桥、口与手指区域在解剖学上是绝对不相连接的,但手与口周围易于产生选择性感觉障碍,因为:① 手与口周围的"身体定位区域"广泛;② 手与口感觉有关神经束的刺激阈值较其他部位低。

本综合征手的感觉障碍呈节段性分布,同时存在同侧口周围感觉障碍,了解这些便于诊断。

(二)躯干部带状感觉

脊髓病变患者中自我感觉异常中常有胸、腹部束带感,这是因颈椎疾患而来,"颈性心绞痛(cervical angina)"与发作时间短的心绞痛不同,为持续性;常为左、右、前、后周围束带样感,与疼痛不同。患者有时会因此异常感觉而感觉很疼痛,为此产生生活活动障碍,易陷入抑郁状态。

此束带感水平与病变水平一致者少,无助于水平诊断。颈髓病变多呈胸、腹部束带感。在此举例$C_5 \sim C_6$椎间盘突出致胸部束带感的病例。

40岁,女性,双下肢麻木与步行障碍,从双下肢远端开始,约1个月后麻木上升,伴胸部乳房下水平束带感,同时步态不稳,神经学上$T_5 \sim T_7$水平有束带感,其水平以下有温痛触觉迟钝并以两下肢远端为主,双下肢振动觉中等度减弱,呈痉挛步态。颈部伸展无阳性体征(Jackson试验阴性,Spurling试验阴性),但于颈部屈曲时则诱发双髋部向大腿放射的异常感觉(Lhermitte征阳性)。最初,疑为胸髓水平的病变行胸椎MRI检查未见异常。

根据其双手尺侧出现麻木的病史,行颈椎MRI检查,见$C_5 \sim C_6$间盘突出压迫脊髓,为其责任病灶。行颈椎前方减压固定术后,感觉平面下降,束带感消失,步行障碍改善。

本例诉有浅感觉障碍水平上界一致的束带感,也有不伴浅感觉障碍,仅诉有束带感的情况,这种不伴神经症状仅以自觉主诉为主的病例,易误诊为内脏疾病及歇斯底里,应予以注意。中岛等报道深部感觉障碍型颈椎疾病中$C_3 \sim C_4$间盘突出致脊髓正中压迫病例诉有T_5水平束带感,此水平及其以下无浅感觉障碍,但双下肢振动觉消失。

躯干部束带感一般因脊髓后索障碍而引起,与病变水平不相一致,此束带感不是"髓节征"而是"长传导束征",提示病例中后索征中伴有Lhermitte征,两下肢振动觉降低,支持后索起因学说,但机制尚不明。

脊柱脊髓疾病中常有躯干束带感,这是一个非常有意义的症状,今后应由症状学分析入手,充分与影像诊断及电生理学相结合,以阐明其机制。

十二、躯干的带状痛及带状感觉

带状痛及带状感觉与带状感觉消失等词汇虽被编入神经学、神经外科学、精神学辞典,但从中找不到对其详细的解说。Prysephillps 及其同事在描述糖尿病性躯干神经疾病、脊髓病、带状疱疹等根性神经疼的分布时,曾用过躯体一部分呈"束带状"一词。De Jong 神经检查法教科书中提及"根性疼痛为双侧对称性的,侵及躯干时称为带状痛"(图4-26)。躯干的全周或前部,有一定宽度的带状区(原则上与皮节相一致)的疼痛称为带状痛,同部位感觉异常称为带状感觉。但带状感觉的性质多令人认为是深部痛的束带感,也许两者无区别的意义。

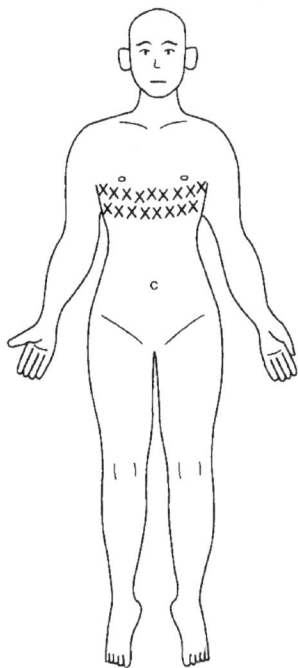

图4-26　可逆性脊髓水肿患者的带状痛

(一) 机制

带状痛、带状感觉的发生机制:第一,当然是胸髓中央部病变所生(髓节性),进入后角的两侧脊髓丘脑束走行的纤维在白质前联合交叉的地方受到伤害,表现为背心或吊带式感觉障碍的亚型。胸髓原本难以出现运动障碍,中央部病变也常缺乏长传导束征,带状痛及带状感觉为惟一症状,故应注意。

除脊髓空洞、多发性硬化症可见到此症之外,黄韧带钙化、脊髓动静脉畸形、蛛网膜囊肿等也可见到。Fukutake 曾见到长时间练习花样游泳的女教师,在练习两天后至 2～3 周持续性乳房下带状痛,其原因经 MRI 检查见 T_5 水平出现可逆性脊髓积水。第二,是由比胸髓高的颈髓病变所致(一种长传导束征)。脊髓型颈椎病中,中位及高位的颈髓病变常可遇到。Nakajima 曾报道 8 例 C_3～C_4 间盘突出患者乳房下见有此症状,并指出中位颈髓的中央综合征时为其特征性并发症状,其机制可能与中央灰白质或背侧白质中存有脊髓固有束有关。

(二) 鉴别

要鉴别的不是神经学上的,而是鉴别由缺血性心脏病及肌肉痛、内脏牵涉痛等非神经学上的疼痛。有带状感觉时,应行胸髓、颈髓的 MRI 检查。

十三、异常感觉性大腿神经痛

基于股外侧皮神经的障碍,大腿前外侧疼痛、感觉迟钝、异常感觉,尤以烧灼感为主要症状,不伴有肌力下降及膝反射减弱。腹股沟韧带外侧部的神经受压与机械性张力常为发病原因,左右均可发生,10％～20％为两侧性,所有年龄均可发生,但以中年人居多。立位及步行时加重,肥胖者坐椅子时最感不适。有报道称其为 Bernhardt 综合征、Bernhardt-Roth 综合征,最初由 Remark 所记载,优先采取原因疗法(除去原因的治疗),总之预后良好,所有病例在数月至数年内均可治愈。

股外侧皮神经在穿过腹斜肌腱纤维部时,神经几乎折曲成 90°,在此部位由物理机械性障碍所致,每当髋关节伸展时加重,屈曲时缓解,腹股沟部有压痛点及扳击点。

(一) 原因

① 腰部和骨盆紧束的牛仔裤、矫形器等物理性压迫。② 妊娠与急剧肥胖,长距离步行等对腹肌的异常紧张。③ 下腹部、骨盆内手术操作(如为确保视野的拉钩、牵拉)、交通事故的安全带等机械损伤。④ 糖尿病等神经疾患为主要原因。也有常染色体优势遗传性的家族。另外,立位及长时间卧位也是加重的因素,曾有长期入院卧床的病例(70 岁以上的男性)。

(二) 鉴别

L_2 与 L_3 神经根的刺激症状为主要鉴别对象。由肌力下降及腱反射减弱等神经症状有无及影像学检查来鉴别。髋关节疾病中常有大腿外侧不适主诉。糖尿病性神经疾患发病时伴有与本症状相同的感觉刺激症状。骨盆内及后腹膜肿瘤性疾病侵犯股外侧皮神经的近侧会出现同样症状,要予以注意。

十四、延髓脊肌萎缩症的感觉障碍

(一) 概念

本病发病于成人期,有延髓麻痹,无锥体束征,呈缓慢进行,为伴性劣性遗传,于 1960 年代由肌萎缩症的分类中排除,也被称为 X-连锁隐性球脊髓性神经元疾病及 Kennedys 病。其特异性伴随症状有女性乳房及男性性腺功能不全,内分泌学上推测有男性激素受体异常。1991 年发现 X 染色体上的异性激素受体基因外显子(exon)的雄激素受体基因(CAG)类脂体延长约 2 倍。其经过为平均 40 岁时自觉肌力下降,通常罹病期间为 20～30 年。多数因上呼吸道感染或误咽出现急剧的呼吸不全而死亡。

(二) 延髓脊肌萎缩症的感觉障碍及后索病变的研究简介

Magee 与 Kennedy 等于本病的最早期的论文中,分别报道了 1 例尸解病例,发现于髓鞘染色体薄束有轻度淡染,认为本病本属于肌萎缩症而无感觉的障碍是诊断的标准之一。初期的报道记载几乎均无感觉障碍,但山本等报道了有感觉障碍的病例。

1980 年向井报道了多例有轻度感觉障碍,1982 年 Harding 等证明电生理学上其感觉神经的活动电位有明显低下,因此患者有周围障碍存在,因而提倡将本病不应称为肌萎缩症而称为神经元病更为适合。1984 年尾野等报道了有感觉障碍的病例。长岛等尸解了有感觉障碍的病例,在病理学上也发现神经障碍,并于 1985 年的日本神经病理学会上作了报道。1987 年 Wilde 等发表欧美地区腓肠神经活检所见有神经障碍存在。1989 年 Sobue 等对神经障碍及后索病变进行综合探讨,提出本病的病理生理为中枢性及周围性轴索疾病。

典型病例

例 1. 患者:死亡时 72 岁,男性。

家族史:母方叔父及弟患同一疾病。

病史:39 岁左右时自觉口周围及写字时手颤,言语亦不清晰,逐渐走路变缓慢。54 岁左右开始上楼梯感到困难。

66 岁时的神经学所见:意识、智力无异常。脑神经出现咬肌、颜面肌、胸锁乳突肌、舌肌的轻中度肌力减弱及肌萎缩,并有轻度构语障碍及咽下障碍。四肢肌于上下肢均在近位肌有中等度、远位肌有轻度肌力减弱及肌萎缩。感觉于下肢远端有振动觉中等度减弱。深部反射全部减弱,Babinski 征阴性,无膀胱、直肠障碍。

检查所见:肌酸激酶(CK)为 45U。肌电图上呈神经源性变化,有神经肌肉单位(NMU)数的显著减少及高电位 NMU。正中神经的运动神经传导速度为 59.6 m/s,属正常范围,远位潜时为 5.6 m/s迟延。胫神经的运动神经传导速度为 40.1 m/s 属轻度减弱,远位潜时为 5.2 m/s 属正常范围。正中神经感觉神经传导速度为 61.2 m/s 属正常范围。活动电位 13.8 μV 属轻度减弱,腓肠神经的感觉神经传导速度为 43.6 m/s 属轻度减弱,活动电位 1.8 μV 减弱。

经过:68 岁时结肠癌手术,由肝转移,72 岁死亡。

神经病理所见:大脑、小脑基底核未见异常。脑干处三叉神经运动核、面神经核、舌下神经核的神经细胞有脱落。脊髓于肉眼上变细,前根有萎缩。脊髓的前角细胞与前根显著减少,尤其大型神经细胞,大径有髓纤维显著减少。后索处颈髓薄束于髓鞘染色上呈淡染,神经纤维数轻度减少。后根神经与后根有极轻度减少。腓肠神经的大径纤维有高度脱落。罹患肌有群性萎缩及肌源性变化。

(三) 延髓脊肌萎缩症的感觉障碍

1. 临床症状　与肌萎缩肌力低下相比较,感觉障碍明显属于轻度。临床上多为无感觉障碍或脚趾仅有轻微中等度振动觉减弱,但有时于下肢远端也可有轻的中等度全感觉障碍而上肢则很少出现感觉障碍。通常不出现高度感觉障碍、异常感觉及左右差异。从发病过程中,其感觉障碍也无加重或虽有亦极轻微。

文献中,有感觉障碍记载的 182 例中,足出现感觉障碍者有 33 例(18%),其中轻度者 22 例,中等者 11 例。

2. 电生理学所见　运动神经传导速度正常或仅止于轻度减弱。远位潜时轻度延长。文献中,正中神经的运动神经传导速度为 51±7 m/s (25 例)(正常为 52 m/s 以上),远位潜时为 4.6±0.9 m/s

（正常 3.7 m/s 以下）；腓神经的运动传导速度（21例）为 43±3 m/s（正常 43 m/s 以上）。

感觉神经传导速度亦正常或仅止于轻度减弱，但活动电位显著减弱。腓肠神经多不能诱发出活动电位。文献中，正中神经（16 例）的感觉神经传导速度为 48±7 m/s（正常 49 m/s 以上）；活动电位为 5.9±5.1 mV（正常 15 mV 以上）。脊髓诱发电位（SEP）于上肢可诱发出，大致正常，但下肢未能诱发出来。

3. 病理组织学所见　脊髓上，与肌萎缩相对应，前角细胞有高度变性与脱落。感觉系则薄束于髓鞘染色上呈淡染。薄束的有髓纤维数减少，远端更为显著。后根神经节及后根大致正常，腓肠神经的有髓纤维脱落，尤其大径纤维明显减少，无髓纤维正常，有轴索变性，也可见节性脱髓。

本病以前角细胞变性，肌萎缩等 2 级运动神经元障碍为主体，但亦有感觉障碍。

腓肠神经活检：可见有髓神经高度减少，且感觉神经的活动电位亦显著减弱，但临床上感觉障碍极轻，这种极慢性的周围神经障碍系由代偿功能发挥作用的结果。

周围神经病变，病理学上为轴索变性，脱髓被认为是继发性变化。此与电生理学上运动及感觉传导速度大致正常及活动电位低下是相对应的所见。

后根神经节，后根大致正常而一级感觉神经元的中枢支远端的薄束与周围支远端的腓肠神经有髓纤维减少。这一事实提示一级感觉神经元受到障碍，由其远端开始变性的中枢性及周围性轴索疾病为感觉障碍的病理改变。同样的所见亦见于 Friedreich 运动失调症、Charcot-Marie-Tooth 病，与此疾患比较，本病的运动系障碍较严重，而感觉系的障碍较轻微。本病的原因被认为是 X 染色体上的男性激素受体基因异常，但如何引起 2 级运动神经元及 1 级感觉神经元变性的机制尚待今后阐明。

十五、瘙痒发作

瘙痒感即是引起瘙痒反射（scratching reflex）的皮肤特有的感觉。瘙痒感通常见于湿疹、皮炎、荨麻疹等皮肤疾患及肉眼上皮肤没有什么变化的皮肤瘙痒症。后者常见于肝肾疾病、恶性肿瘤、内分泌疾病等全身性疾病及老人，其瘙痒感持续存在于身体广范围。除上述常见原因之外亦偶有见于神经疾患患者。神经疾患所致的瘙痒感局限于某一部位，且发作性反复，常在诊断及治疗上有一定难度。

瘙痒发作见于神经疾患，仅文献上有少量报道，而教科书中很少有记载。本症是真少见，还是未受到重视而少见？迄今报道中可见于多发性硬化症、脊髓痨、脊髓血管障碍、脊髓炎、脊髓肿瘤、脊髓型颈椎病、Guillan-Barre 综合征、带状疱疹等中枢神经及周围神经疾患。脊髓疾患主要为髓内病变，而髓外病变似为例外。上述神经疾患中伴有瘙痒发作（paroxysmal itching）最多见者为多发性硬化症。

多发性硬化症出现瘙痒发作，有 Osterman 等于 1975 年报道以后已引起重视，日本的首例报道始自矢吹等，该例为 37 岁的多发性硬化症患者，其瘙痒感甚为剧烈。突然出现于左颜面，持续数秋，连续 10 d 后转变为三叉神经痛。深田此后又专门探讨了出现瘙痒发作的神经疾患，他们于 19 例多发性硬化症中证明 14 例（74%）有瘙痒发作，所以他们认为瘙痒发作并非罕见而实属常见的体征。深田等在脊髓血管障碍、脊髓炎、脊髓肿瘤等脊髓疾患 50 例中，证明 10 例（20%）有瘙痒发作，之所以其发作率少于多发性硬化症，但也有较高的发生率。瘙痒发作的特征如下。

1. 出现时间　多出现于夜间或清晨，常影响睡眠，一般多见于疾病的重病期，见于恢复期者亦不少。多发性硬化症时不论恶化期或缓解期，均可出现。

2. 强度　多发性硬化症的瘙痒程度较其他脊髓疾患时为重，患者常搔破皮肤，所以皮肤上多有新与旧的搔伤及瘢痕。

3. 持续　一次发作多为数秒～10 min，1 d 可数次反复，可于某一期间内频繁发作，其频繁发作的期间多为 3 d～1 个月。

4. 部位　多见于痛觉过敏带或绞扼感水平的上限附近，或数个髓节上方无感觉障碍的部位。

5. 发生机制　据称，瘙痒感是在传导痛觉纤维中，尤其 C 纤维对痛觉阈值以下的刺激而兴奋时产生的感觉。

脊髓疾患时瘙痒感易出现于有痛觉过敏水平的上方这一事实提示：瘙痒感的出现与髓内的痛觉纤维未完全障碍的状态有关（痛觉纤维完全障碍则无瘙痒感）。

十六、寻找拇指试验及寻找踇趾试验

（一）概念

日常神经学诊断中，体性感觉的检查占有重要地位，它对疾病诊断和功能的判定是不可缺少的。尤其深部感觉的评价，较感觉本身更为重要，它对运动功能及预后的判定上有重要意义。但在骨科等实际的检查中，多重视痛觉等的浅感觉试验而很少进行深感觉的试验。

其原因之一是，一般采用的深感觉检查法为"使肢（指）节在一个关节上下活动、停止、令患者说出方向"这种位置觉检查法不够敏感，即运动笨拙（协调运动障碍）如不太明显则很难出现异常，因而多被用作为确认而进行的检查。而寻找拇指试验则是简便而敏感的深部感觉检查方法，对于诊断及筛选鉴别均有很重要的意义。

此诊察法在很早的教科书（Nead 与 Holmes，1910 年）中已有记载，其敏感性也被证实，但可能由于方法复杂而一直很少使用。

另外，两上肢间的此种试验称为寻找拇指试验；上肢与下肢间进行者称为寻找踇趾试验。有时也统称为寻找拇指试验。

（二）方法及判定

1. 寻找拇指试验（图 4-27 上）　检查者以一只手握着被检查的一只手（不是握手）。只使其拇指保持自由，检查者的另只手，把持患者的肘部，使该上肢在空间上处于任意位置并固定一任意姿势，称该上肢为固定肢。固定后，令患者以另只手指寻找并抓住固定肢的拇指。抓拇指的上肢称为运动肢。首先，要在睁眼下迅速正确抓几次，经确认后再令患者闭眼，将固定肢充分移动，固定于任意位置后再令患者寻找拇指并抓住。位置每次都要变更，综合数次的结果进行评价。

2. 寻找踇趾试验（图 4-27 中、下）　将被检者的一只脚固定于小凳上，令被检者以某侧示指（运动肢）接触踇趾（固定肢）。先在睁眼下确认能正确执行后，再令闭眼进行。要将脚或凳充分移动（换位置），在患者示指能够到达的范围内，将脚固定后再进行同样动作。每次都要将脚或凳移动，反复进行数次后评价。被检者不能采取坐位时，可在仰卧位，检查者分别将左右下肢抬起，在示指能够到达的范围内，将下肢屈曲，固定后进行。试验以左右上肢为运动肢，左右下肢为固定肢，共应进行四组

的组合。

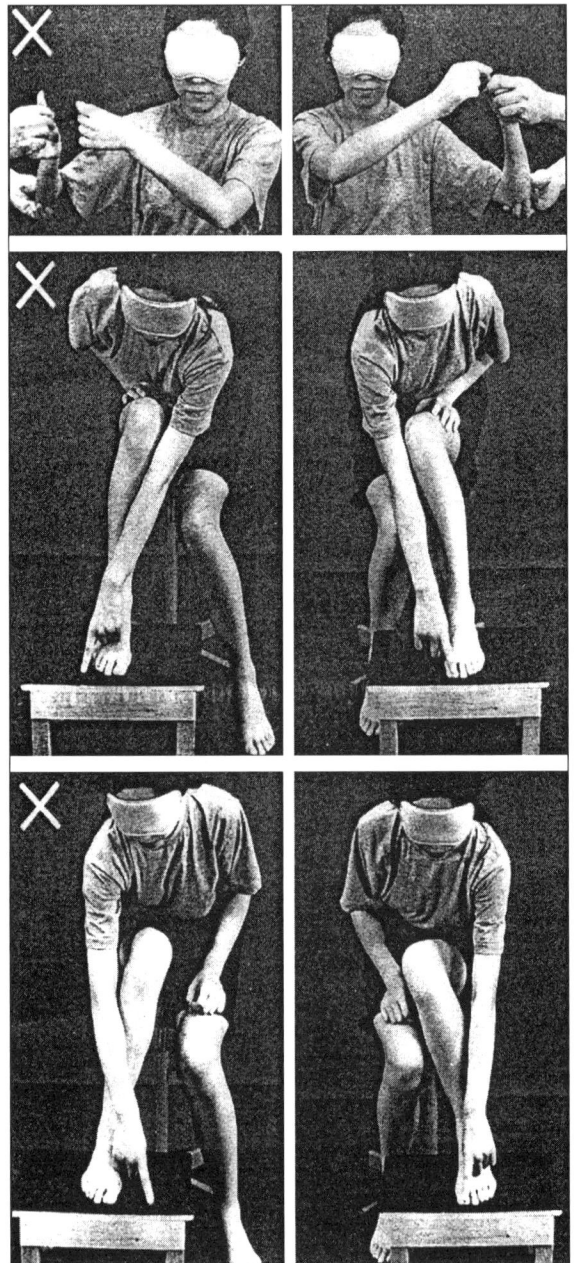

上：寻找拇指试验，右上肢固定时阳性；
中、下：寻找踇趾试验。将两试验加在一起，则提示为文中所说的（同侧型）　　　　（引自 Fukutake，1997）

图 4-27　寻找拇指及踇趾试验

3. 判定及记录法　运动肢的手指不能迅速、正确地找到固定肢的拇指、踇趾，而在目标附近探索之后方到达者为Ⅱ度；根本到达不了的为Ⅲ度，均属明显的异常。运动肢手指虽距离目标数厘米能立即纠正而到达目标者为Ⅰ度，如仅为少数几次，也不算作异常。如仅偶尔成功，经常为Ⅰ度时可判

定为轻度异常。左右差是否明显,也是判定的根据。如运动肢有轻度瘫痪或运动失调,可与睁眼时的动作对比,则多能判定。记录方法可用略图记录(图 4-28)。

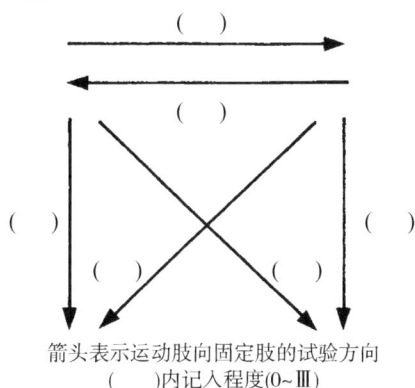

箭头表示运动肢向固定肢的试验方向
(　　)内记入程度(0~Ⅲ)

图 4-28　试验结果的记载法

(三) 两试验异常的临床意义

通过颈髓及更高位病变多数病例的寻找拇指试验及胸腰髓病变患者的寻找踇趾试验的探讨,得出以下几点结论。

1. 一侧脑病变患者,以其对侧上肢为固定肢时出现异常,而以其为运动肢时则无异常,即寻找拇指试验的异常不是来源于运动肢,而是在固定肢。周围神经病变时,仅一侧出现异常的病例较少,但此时如以病变侧同侧的上肢为固定肢时,则出现异常,这提示异常还是在固定肢。

2. 寻找拇指试验与痛觉、温度觉无关联(分离),但与触觉、振动觉则相关,而且与历来的位置觉(称为被动关节运动觉)更有相关。寻找踇趾试验与痛觉、温度觉、振动觉无相关,但与触觉,被动关节运动觉及 Romberg 试验有相关。

3. 但有时两试验与被动关节运动觉同时出现障碍,有时也有分离性障碍,所以两者的本质是不同的。

4. 两试验障碍的频率为被动关节运动觉障碍

的 2~3 倍,较敏感。作为感觉障碍有时仅出现本试验的异常,所以未进行本试验而判断感觉正常是有问题的。

另外,对寻找拇指试验仅一侧异常的病例组,分析其寻找踇趾试验异常模型进行分析的结果是:对脑病变的判定上颇重要。因篇幅所限不能详述,主要的结论是:高位颈髓病变病例与脑干至丘脑、后中央回的感觉传入系病变的病例同样多呈同样模式(同侧型),而顶叶后部病变时则呈对侧型。

(四) 有关的解剖生理

两种试验(踇趾、拇指)出现异常时,医生与患者有时均错误认为运动肢侧有障碍,实际上如上述结论"1"已述及,障碍是在固定肢。一侧性脑病变患者,以病变对侧上肢为运动肢时,有时好像有异常,这是由于主动的运动觉受到障碍,令其指耳、指鼻等其他部位时也出现异常,所以不能判定为本试验异常。对防止此种误解,要事前进行核对、检查。上述结论"2"所述的与其他感觉障碍进行对比,本试验的感觉(暂称为固有本体定位觉)在解剖生理上,较脊髓丘脑束更与脊髓后索内侧丘系有密切的关系。实际上脊髓后索有多发性硬化症病灶、局限性血管瘤等的病例,本试验出现显著的异常。脑干的小梗死大致局限于内侧丘系的病例,无运动瘫痪,其他感觉无障碍,寻找拇指试验亦无异常者,有时仅出现寻找踇趾试验异常。

历来的位置觉试验与本试验的差别是前者仅为 2 肢节(指节)间的相对的、二维的位置关系(方向),而后者与多关节有关,并且与身体内空间感觉产生的拇指、踇趾对体轴的三维位置的确认,可能是前者单纯,所以稍有病变也难检出,而后者复杂,所以同样的病变也容易查出。

寻找拇指试验及寻找踇趾试验是检出四肢位置感觉异常的敏锐试验,对脊髓疾患,后索障碍的筛选有用,两试验组合应用可作为定位诊断之用。

第三节　运　　动

一、来源于脊髓、脊柱的不随意运动

通常,不随意运动出现于大脑基底核系的功能异常,而其他部位病变引起的不随意运动则易被漏诊,这可以说是目前的现状。但多种部位的病变均

可引起种种不随意运动。脊髓-脊椎病变引起的不随意运动有:假性手足徐动症、舞蹈病、肌张力障碍、肌阵挛、振颤、疼痛性强直性痉挛、腿痛趾动综合征等等。舞蹈病为无规律的、无目的的非对称性不随意运动,运动突然出现,迅速而多样性,但持续

较短。因随意运动、精神紧张而加重。手足徐动症如虫爬样运动，为不规律的，无目的的缓慢而持续的不随意运动，多由四肢末端开始，同样也因随意运动及精神紧张而加重。肌张力障碍为采取坐位或立位等随意体位时出现的异常姿势。虽被解释为四肢近躯干部分或颈部、躯干的缓慢的扭转样运动，实际上并不是运动而是异常姿势。肌阵挛为突然出现的、暴发的、冲击样的短不随意运动，出现于某肌的一部分或整个肌肉或肌群，常有反复性。有时呈舞蹈病样，振颤样。

（一）假性手足徐动症样自发运动

假性手足徐动症（PA）这一名称是 Lewandowsky 于 1900 年代初、为和手足徐动症相区别而提出的。但 Herman 等已明确本病是因本体感觉障碍所引起。但他为了将此与其他假性手足徐动症区别而将本病称为假性手足徐动症样自发性运动。

目前，假性手足徐动症指由于本体感觉而闭眼时出现的手足徐动样不随意运动，安静时不出现不随意运动。上肢伸展尤其水平上举位时，闭眼则手指出现缓慢不规律的张开或上下摆动。因像弹奏缓慢的钢琴曲时的手指活动而称为钢琴弹奏动作；或因像用手摸找什么也被称为搜索动作。腕关节多呈掌屈，前臂呈旋前位，有时下肢、足趾也出现同样运动。

Herman 报道多发性硬化出现于脊髓空洞症、播散性硬化症、背侧的脊髓痨及多发性神经炎等。此外，有的教科书也记载着顶叶障碍也可出现此症。最初，其典型病例为周围神经，脊髓的本体感觉障碍所引起的病例，但之后又扩大至周围神经-脊髓-丘脑-顶叶障碍，即扩大到伴有本体感觉障碍的所有手足徐动样运动。并且，有时也有近于舞蹈样运动者，即作为假舞蹈病手足徐动症而将概念范围更加扩大。总之，可以作如下理解：由于本体感觉障碍而感觉运动系的综合功能出现障碍，因而在无视觉辅助的状态下出现的不随意运动。但各病例的本体感觉障碍程度不同，临床上的本体感觉障碍亦多种多样，但至少在感觉诱发电位上会出现异常的。平山等的"寻找拇指试验"对本体感觉障碍检查上是有作用的检查法之一。其方法是：闭眼，一侧上肢被动固定，以另侧拇指及示指寻找捏住蹞趾的试验。

脊髓、脊椎领域的障碍，无论脊髓内或脊髓外的障碍均可引起假性手足徐动症。有的病例是因神经或后根神经节疾病而出现了假性手足徐动症。脊髓领域的假性手足徐动症病例中，还有因颅颈椎移行部先天畸形、颈椎病、全身性红斑狼疮、多发性硬化症、亚急性联合变性等而引起者。特殊病例有针（灸）治疗后其留置针迷入引起颈髓障碍而出现者。脊髓领域以外病灶引起的假性手足徐动症有以下几种情况。

1. 顶叶　有中央沟回的原发性脑肿瘤、转移性脑肿瘤、头部外伤等引起的，但顶叶的病灶易伴有空间、病态、身体失辨觉等种种症状，实际上很难掌握其假性手足徐动症。

2. 丘脑　多因脑出血、脑梗死等血管障碍致患侧及对侧丘脑外侧核病灶而引起，但丘脑病灶引起的手足徐动样不随意运动中，有的伴有深部感觉障碍，有的则不伴有，前者被称为假性手足徐动症。

3. 脑干　有脑出血、脑梗死等血管障碍、脑干肿瘤、多发性硬化症等。

4. 周围神经　这一组是很久以前就被认识到的，有 Guillain-Barre 综合征、单一周围神经麻痹（尺神经麻痹）、感觉神经肿瘤、纯急性感觉神经疾病、营养的感觉神经疾病等。

尚有一种颈舌综合征，这是由于颈部运动而出现于一侧的上颈部至头后部的数秒~1 min 的激烈疼痛、同侧舌麻木、异常感觉的综合征。此种病例中有的出现一过性舌的假性徐动。C_2 脊髓神经根通过外侧寰枢关节背侧，此关节也受 C_2 的支配。此外，舌咽神经的舌向心纤维也通过 C_2 脊髓神经根，由于颈部的运动，C_2 神经根受到刺激，因而出现了舌及上颈部的症状。此外，舌向心纤维具有舌的本体感觉作用，其障碍引起了假性徐动的出现。有的病例，其原因为先天性畸形、关节炎、骨折、颈椎间盘突出等。

（二）肌张力障碍

肌张力障碍通常因大脑基底核病变而出现，1887 年，Thorburn 记载了 C_6 骨折致颈髓损伤而上肢呈特异姿势的病例。1960 年 Penry 等对呈异常姿势的肌肉进行电生理学检查，证明有持续性不随意肌放电而称为痉挛，但以后又将此分类为肌张力障碍。脊髓前角的 α 运动神经元的持续性兴奋引起肌张力障碍，其病因被认为是脊髓内的特殊病变，推测为与脊髓中介神经元障碍、锥体外系脊髓内下行束的障碍等有关，但其本质尚不明。有报道称，引起此种肌张力障碍（dystonia）的原因除外伤致脊髓损伤之外,尚有颈椎病引起的颈髓障碍、髓内肿瘤等。肌张力障碍也可出现于两上肢、下肢或斜颈。也有报道称,一侧手的触电感觉可出现手及手指的肌张力障碍,但电生理学检查上未见周围神经障碍,其病因仍推测为脊髓的功能异常。

另外,尚有一种周围性肌张力障碍综合征,其原因为外伤、卡压等。脊髓领域中,可出现于椎板切除之后。肌张力障碍中有手指肌张力障碍、书写痉挛、下肢肌张力障碍、斜颈、躯干肌张力障碍等等。也有的病例呈动作诱发肌张力障碍。其机制不明,但有外伤史等情况时要注意其为心因性或诈病,此种情况并不少见。诊断需要详细的电生理学检查。通过此种检查可确认患部有运动神经元的自然放电,问题是为何引起此种病理改变。据称是由于神经单位的发芽、脱神经的过度敏感、外部刺激、抑制消除或神经元间接触的传导等机制而 γ 神经元过度兴奋所致。这些病例可伴有疼痛或反射性交感性营养不良等,也有伴振颤者。如上所述,周围性肌张力障碍的症状多种多样,其病理发病机制也很可能不同。

（三）肌阵挛

肌阵挛(myoclonus)为大脑皮质、脑干、脊髓等的功能异常而出现的发作性、反复性急剧的肌肉不随意收缩。1950 年代开始认识到脊髓病变引起的肌阵挛,是分节性肌阵挛,出现于上肢、躯干、膈、下肢等部位,可为一侧性,但多为双侧性,双侧性者也多为左右非同期性。脊髓病变部位多见于胸腰髓。虽属罕见也有因声音、光、痛或叩击肌腱等的感觉刺激或电刺激而诱发肌阵挛者,称此为脊髓反射性肌阵挛。电生理检查上,与肌阵挛相一致,出现群放电位,持续时间大多为 1 s 以内,较其他病灶引起的持续时间有较长的倾向。其原因有病毒性脊髓炎、带状疱疹、脊髓肿瘤、缺血性障碍、动静脉畸形、颈椎性肌病、脊椎病、外伤、腰麻后遗症等等。

详细检查可发现有脊髓运动神经元兴奋性增高及异常长的去极化。有人认为这是兴奋性增高直接作用于运动神经元而产生的,有人认为是中介神经元、轴索返回支或突触前抑制等运动神经元抑制机构的障碍所致。多数病例氯硝西泮有显效。

疼痛性强直性痉挛及延长性强直性痉挛(prolonged tonic seizure)是见于多发性硬化症的脊髓病变等时出现的发作性症状之一,伴有疼痛的一侧或两肢上肢或下肢的强直性痉挛发作。发作急剧出现,持续时间大多在 1 min 以内,因体动、体位变换、深呼吸、皮肤触觉刺激等而诱发。发作中的四肢姿势各病例可不同,但每个病例均有一定模式,氨甲酰氮䓬多有显效。与此相反,也有不伴疼痛、持续时间达 10～30 min 的肌张力障碍样者,称此为延长性强直性痉挛。最近也有称此同样症状为运动产生的肌张力障碍者,将其包括在肌张力障碍中是适合的,呈发作性为其特征。

二、假性手足徐动症

通常,无论是随意或无意识运动均可从"运动是感觉-运动的功能连续"这一观点上进行理解,因而可以说运动是在感觉因素参与下方能形成。上肢有深部感觉障碍而运动系统正常时,令手指伸直而保持一定位置,则手指可出现缓慢的变位而引起手足徐动性运动,严重时可出现钢琴指样动作。此现象亦可见于下肢,且闭眼后更显著。当努力保持姿势时,因深感觉障碍而出现的手足徐动症样运动,被称为假性手足徐动症(pseudoathetosis PA)。受到障碍的感觉有振动觉、手指的位置觉、运动觉、立体觉。其责任病灶为由周围神经、后根、脊髓后索至顶叶的深部感觉障碍。因深部感觉障碍时不能正确判定自身的空间位置,所以除 PA 外尚可有步行不稳,闭眼时跌倒(Romberg 征)。

（一）原因

所有影响深部感觉的疾患,都可成为本症的原因,常见者有视丘及顶叶病变的脑血管障碍及肿瘤、脊髓痨、脊髓亚急性联合性变性、多发性硬化症、脊髓空洞症、枕大孔上位颈髓病变、颅底颈椎移行部畸形、风湿上位颈椎病变、后纵韧带钙化(OPLL)、颈椎病、癌性多发神经炎、多发性硬化症、放射性脊髓病等。

（二）手足徐动症及假性手足徐动症

手足徐动症系由 Hammond 从总称为舞蹈病的不随意运动中区分出来并命名的,其意思为不能保持固定的肢位,其特征为保持某种姿势或持续某种运动时出现。其运动是缓慢的,伴有肌紧张的,很少有不规律动作的,无目的的不随意运动,尤其易出现于随意运动之际。其责任病灶为与纹状体有关联的基底核,出现于脑瘫、基底核变性疾病及脑血管障碍。所以,手足徐动症是由基底核障碍所致,而假性手足徐动症(PA)则可认为是深感觉障碍所致的手足徐动样运动。丘脑障碍所致的"丘脑手"这一现象即为置于空间的手指出现不同的活动而呈现手足徐动样运动,此点与假性手足徐动症(PA)相同。总之,深部感觉障碍所致的手足徐动与大脑基底核障碍所致的手足徐动症是不同的现象。

(三) 发生机制

19世纪初已知前根为运动传出纤维,后根为感觉传入纤维这一事实,而感觉对运动有无影响及其程度如何的研究,是从19世纪后期用灵长类试验开始的。后根被切断而全部感觉传入受到障碍的猿,其手足的使用呈共济失调而笨拙,日常生活中的动作亦极困难,因而认为感觉的传入对微细的随意运动是不可缺少的。从后根、脊髓、顶叶这一连接径路任何部位的障碍均可引起运动障碍,但后根切断者较顶叶切除者其障碍更为严重,也有报道称顶叶切除者的障碍是一过性的,并认为障碍侧肢体的动作笨拙,不能进行微细运动的原因是,感觉传入的反馈对运动的控制不够充分。

同时,Rothwell等详细探讨了全部感觉高度障碍而运动系保持正常的多发性神经炎患者,该氏称患者虽能按检查预先告知的那样活动手指或正确分开手指,但在日常生活中,其手指几乎毫无用处。患者不能执笔写字,不能扣扣子,不能拿杯子,其原因是失去了修正随意运动的自动反射及没有视觉的反馈而不能使肌肉保持一定水平的收缩。闭眼状态下,甚至单纯的运动程序也不能长时间持续,全部感觉障碍时出现的随意运动障碍其特征可概括如下:虽能进行正确的运动,但动作缓慢,微细运动笨拙,无视觉的反馈则不可能保持一定姿势。

但有人报道全部感觉障碍中包括浅感觉及深感觉的传入障碍。通过缺血仅使手的浅感觉障碍时则扣扣子、捏住硬币等需要手微细活动的操作则感困难,而写字及拿杯子等仍能顺利完成,实验证明深感觉对姿势保持是非常重要的。

运动功能是在感觉因素的参与下方能完成;PA是因深感觉反馈障碍而出现的姿势保持障碍,从而产生的手足徐动运动。姿势保持障碍可通过视觉的反馈部分被控制(控制一定程度),闭眼时则更为明显。

三、镜像动作

活动身体一部分,而伴有其他部位的运动为联合运动。1874年Westphal将在偏瘫患者见到的"对称性"的联合运动与其他联合运动予以独立记述。1979年Erlemeyer将此现象称为镜像动作(mirror movement),其后并未被人重视。Bauman(1932)在Klippel-Feil综合征中见到多例,才被人重视。近年来,电生理、功能性MRI、正电子发射断层显像/X线计算机体层成像(PET)等功能性活动研究的进步,引起人们对与运动控制神经机制相关的兴趣。

(一) 特征与检查方法

镜像动作系一侧肢体的自主运动时,而在对侧肢体的对称部位产生不自主动作,自主运动停止,则对侧不自主运动亦消失。具有对称性、对侧性、不自主性、同期性、同一性等特征。镜像动作多见于手指,如右示指活动时左手示指则出现不自主活动,有时亦偶尔见于四肢近端。以下为具体检查方法。

1. 四肢远端镜像动作的观察

(1) 单侧前臂的反复拮抗运动、腕关节的屈伸运动(有镜像动作时,对侧也可见到前臂的旋前、旋后动作或腕关节的屈伸运动)。

(2) 单侧手指的屈伸运动,或单手弹钢琴(有镜像动作时,对侧手指同部位也有同样的动作)。

2. 四肢近端镜像动作的观察方法 看上肢能否做自由泳动作,不能做左右分开动作,将自由泳变成蛙泳。

3. 近、远端可用哑剧动作或使用实际物品,如命令其拿刀、叉切肉的动作,或观察实际用刀、叉动作。有镜像动作时则这些动作不能完成。

通常,镜像动作在用力、动作反复、疲劳时则加重,意识可达到某种程度的控制。

(二) 原因疾病

镜像动作见于正常小儿运动发育的一个时期,10岁左右消失,以后如再出现则为异常,除伴有镜像动作的基础疾病之外,正常人也可见到。基础疾病有先天性或后天性偏瘫、引起半球离断的疾病(胼胝体未形成,脑孔症等)、引起锥体交叉异常的疾病(Klippel-Feil综合征、脊髓肿瘤等)。帕金森病等锥体外束疾病、苯丙酮尿症等各种疾病中均有镜像动作的报道。Woods镜像动作的分类见表4-4,Scott等则分为:① 家庭性常染色体优势遗传形式的;② 先天性或后天性神经疾病所伴有的;③ 无遗传史的正常人。

表 4 - 4　Woods 镜像动作分类(1992)

分　类	表　现
（1）见于正常发育过程中	学龄前明显，10～12 岁后消失 疲劳与重体力劳动中成人亦可见到 有意努力可抑制
（2）与先天性异常有关	脑形态异常，围生期的发育异常（如 Klippel-Feil 综合征、Kallman 综合征） 与非交叉性皮质脊髓束有关 不能抑制
（3）遗传性	表示有优势遗传，不伴随镜像动作以外的症状 不能抑制 不伴随行为异常
（4）与发育延迟有关	10～12 岁后仍有镜像动作 学习能力异常、多动、多兴奋
（5）与偏瘫及半侧感觉迟钝有关	偏瘫发病越快越易出现于正常肢体 半侧感觉迟钝出现于患肢较少

责任病灶：镜像动作责任病灶有：① 额叶内侧以补充运动区为中心的部位；② 胼胝体；③ 颈髓周围。各种责任病灶镜像动作的对比见表 4 - 5。额叶，尤其以补充运动区为中心脑梗死发病后可出现镜像动作。此病例中不仅手指，两上肢近端均有同样活动，其特征为不能做自由泳样动作，胼胝体病变以 Fisher 报道的胼胝体血管障碍的病例为代表，此例见有单侧镜像动作，还具有强烈抓握及半球间离断症状，颈椎先天性 Kippel-Feil 综合征病例记载有镜像动作者较多。Farmer 的病例记载较为详细，该例仅见双手远端局限性镜像动作，Ichikawa 观察的 2 例其镜像动作特征如同 Klippel-Feil 综合征的镜像动作，并在婴幼儿时期即出现镜像动作(图 4 - 29)。

表 4 - 5　各种疾病所致镜像比较

病　因	先 天 性 (Lchikawa) 例 1	例 2	额叶病变 (高桥等) 脑梗死 (补充运动区)	胼胝体病变 (Fisher) 蛛网膜下出血 前交通动脉瘤	颈椎病变 (Farmer 等) Klippel-Feil 综合征
利手	左利	右利	右利	？	？
镜像动作的特征					
上肢	＋	＋	＋	＋	＋
右手　左手	＋	＋	＋	右　左	＋
左右差	左　右优势	－	－	＋	－
出现部位	近端－		＋＋	＋＋	
	远端＋	＋	＋＋	＋	＋＋
被动运动诱发	－	－	－		
自我抑制	±	±			
某动作时易出现	钢琴演奏	钢琴演奏		道具使用	手指的运动
镜像写字	－	＋	＋	－	？
下肢	－	－	－		
合并运动症状					
强制抓握	－	－	－	＋	
道具的强迫使用				＋	
胼胝体离断症状				＋	
锥体束征	－	腱反射增高	＋	＋	

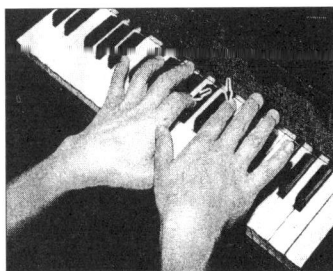
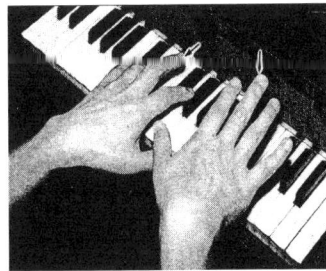

A　　　　　　　　　　　　　B

A：左手示指叩键盘时右手示指同时屈曲（箭头）；

B：左手中指伸展时右手中指亦同时伸展（箭头）

图 4 - 29　镜像动作（风琴演奏时）

（三）机制

小野村认为有：① 皮质运动区内对侧活动受抑制的机制不起作用（抑制机制学说）；② 下行运动传导束即皮质脊髓束双侧性传导（异常径路学说）；③ 上述①、②合并，三个假说。补充运动区侧与胼胝体病变病例中的镜像动作，在此假说中推测为大脑中行为抑制系统的障碍。另一方面，人的锥体交叉中交叉与非交叉成分之比有个体差异，尸体解剖见 Klippel-Feil 综合征有锥体交叉的缺如，以此为基础，在研究上重视了锥体交叉的异常神经传导路。电生理上也支持皮质脊髓束的异常分支致双侧性支配的异常径路学说。Cohen 等对先天性镜像动作的病理生理进行研究，发现：① 事件相关电位，PET 所见表明单侧上肢活动时双侧皮质运动区的活动性增高；② 皮质运动区的磁、电刺激所见，说明锥体束对前角细胞有双侧性支配的可能性（异常径路学说）。

镜像动作是一侧肢体的自主运动伴随对侧肢体对称部位所产生的不自主动作。近年来，人们注意到这一症状及其临床表现。镜像动作在 Klippel-Feil 综合征中出现率高，锥体交叉或皮质脊髓束传导异常在镜像动作发生机制中受到重视，另一方面推测大脑中行为抑制系统异常亦有关。

四、脊髓性间歇性跛行

间歇性跛行（intermittent claudication，IC）有血管性、马尾性、脊髓性三种。血管性 IC 系因下肢周围动脉血行障碍而发生；马尾性 IC 系因腰部椎管狭窄所致；两者出现率均较高。但脊髓性 IC 也因其出现率较少，尚鲜为人知。

间歇性跛行为步行时出现疼痛、无力而引起一过性步行困难的现象。症状出现于步行大致一定距离或时间之后，但中止步行则症状迅速消失，而可再步行。再开始步行时又出现同样症状，因而步行呈间歇性。此步行障碍的症状可因不同患者而不同，有疼痛、痉挛、僵硬、易疲劳等。

其原因主要有神经源性及血管性（动脉或静脉性）。神经源性者有以圆锥部为中心的脊髓障碍所致者（脊髓性）及以马尾障碍所致者（马尾性）。按其原因不同，临床表现及治疗法亦不同，因而需要鉴别。

脊髓性间歇跛行（spinal intermittent claudication，SIC）为步行中出现下肢痉挛、麻木、无力，偶有

感觉障碍加重的临床症状，Dej erine 及 Sottas 曾有最初的记载。但迄今报道较少，其机制尚多有不明之处。

既往一直认为本症的病理多由梅毒性脊髓血管炎、主动脉粥样变性等脊髓的内因性病变引起的脊髓缺血而致一过性的脊髓功能障碍，亦有因胸椎部黄韧带骨化（OYL）而引起者。

典型病例 1：患者：72 岁，男。

主诉：步行中两下肢无力，麻木感。

现病史：1986 年左右，出现腰、臀部无力感，1988 年 11 月开始步行中两下肢有肌肉痉挛感觉，不能走 50 m。且步行中出现尿意紧迫感而入院。

入院时症状：神经学检查，L_1 髓节以下有周围优势型感觉迟钝，但安静时膝腱反射、跟腱反射正常，无 Babinski 反射或膝、踝阵挛。下肢肌力正常。诊断为神经源性膀胱所致的尿意紧迫及尿频。继续步行约 50 m 后两下肢出现肌痉挛而不能再走。虽无感觉障碍的加重，但诉说步行中有高度尿意紧迫感。

影像诊断：$T_9 \sim T_{10}$、$T_{10} \sim T_{11}$ 水平有黄韧带骨化，该部位并有脊髓被压迫的图像。

脊髓诱发电位（SEP）：$T_9 \sim T_{11}$ 水平，SEP N1 振幅减少，T_{10} 水平位上 N3 消失。

根据上述症状及所见而诊断为 $T_9 \sim T_{11}$ 的黄韧带骨化所致椎管狭窄而行 $T_9 \sim T_{11}$ 椎板切除术。术后感觉障碍及间歇跛行均完全消失。

典型病例 2：患者：19 岁，男性，软骨发育不全。

主诉：步行困难。

现病史：小学时期曾有过步行约 1 km 后即有两下肢麻木感。1989 年 8 月，步行中出现与以前不同的两下肢肌肉痉挛，且逐渐增重并有麻木及冷感而入院。

入院时症状：体检呈典型的软骨发育不全特征，胸椎部呈平背。神经学检查，安静时于 L_1 髓节以下亦有浅感觉及深感觉障碍，两侧膝跟腱反射亢进，Babinski 征阳性，并有膀胱、直肠功能障碍。步态为前倾状，步行 240 m 后，两侧膝跟腱反射亢进增强，下肢肌肉出现高度肌痉挛。休息数分钟后痉挛消失，又能步行。

影像诊断：脊椎除呈广范围椎管狭窄之外，$T_4 \sim T_5$，$T_{10} \sim T_{11}$，$T_{11} \sim T_{12}$ 处有黄韧带骨化。脊髓造影 $T_4 \sim T_5$ 间完全梗阻，$T_{10} \sim T_{11}$、$T_{11} \sim T_{12}$ 处胸腰椎椎体后缘呈扇贝状，胸椎处有椎弓根形成不

全,上关节突扁平而硬化,其前端有黄韧带骨化。

电生理学诊断:体感诱发电位(SEP)检查胸椎部多处压迫性病变处,于上行性 SEP 上,$T_4 \sim T_5$ 出现阳性电位,因而诊断该处为障碍的病灶部位。

根据以上所见,施行了椎板切除术。硬膜因 $T_4 \sim T_5$ 部位受黄韧带骨化压迫而变薄,但粘连较轻,且硬膜搏动良好。手术后数日,下肢无力感消失,术后 12 d 的 SEP,阳性电位消失,呈正常电位。术后两周开始站立及步行,痉挛性步态已完全消失。按术后改善率为 80%。

典型病例 3:70 岁,男性,临床诊断脊髓动静脉畸形。

约 8 个月前始出现两足麻木感、冷感、触觉迟钝。逐渐向上扩延,1 个月后达小腿中部,6 个月前开始出现排尿困难,不久呈尿闭状态,由医生指导行自我导尿。大约由此时起感到下肢无力,呈现稍事休息后恢复后再走的状态。此无力感最初只出现于快步走,以后以通常速度步行时亦出现,逐渐步行距离短缩,步行 20~30 m 即要蹲下休息,乃至最后下肢经常有无力感呈现需扶持方能步行的状态而就诊于神经内科。入院时神经学所见为 L_2 以下全部感觉迟钝,两下肢有显著肌力及肌张力低下,膝腱反射消失。但跟腱反射正常,Babinski 征阴性。脊髓造影 $T_3 \sim T_{12}$ 水平处有屈曲蛇行的异常血管阴影,脊髓血管造影该部有单一蛇形动静脉畸形。

典型病例 4:65 岁,男性。

主诉:① 走路时两侧腰腿麻痛(右>左),无力,必须走走歇歇。② 右下肢外侧麻木感。

现病史:1994 年秋季,为进行运动,开始每天步行数百米,但发现有上述主诉:认为是过去很少走路的关系,继续坚持之后出现症状的距离越来越短。1996 年 4 月,麻木及疼痛范围已扩延至肛门周围,连续步行百米已很困难,同年 7 月来诊。

神经学所见:右 Lasegueet 征。

放射学所见:腰椎平片上腰椎后弯减少,两侧 $L_4 \sim L_5$ 椎间孔狭窄。腰椎 MRI 及 CT 上,有骨性腰椎管发育性狭窄,$L_4 \sim L_5$ 处有椎间关节增厚,黄韧带肥厚,椎间盘膨隆等显著椎管狭窄及右椎间孔狭小。

治疗:同年 8 月行 $L_4 \sim L_5$ 椎板切除减压,术后间歇性跛行症状消失。

(一)发病机制

步行时支配下肢肌肉的腰髓前角细胞代谢增高,血流增加,上述疾患时由于不能满足腰膨大部

血供增加的需要,则神经功能低下出现跛行,在 Foix-Alajovianine 病时,其病变则涉及动静脉两个系统,不一定都有动脉的阻塞性病变,因静脉障碍所致灌流不全也可参与而引起本症。

通常间歇跛行(IC)患者主动告诉医生者甚少,由于出现经常性下肢麻痹后方来就诊者并不少见,届时间歇跛行(IC)已消失。所以此征象须医生主动问诊。被认为可以引起 IC 疾患的典型疾患时,尤其是可能有脊髓血管形成异常(Foix-Alajovianine 病)时,要考虑到有此 IC 的可能而需主动问诊。

脊髓性者的病因有脊椎病、后纵韧带骨化、黄韧带骨化或以此为原因的椎管狭窄。但是,有间歇性跛行症状及无间歇性跛行症状者,两者在解剖学上可无差异;有的行脊髓选择性血管造影后间歇性跛行即改善;无论有无间歇性跛行外科减压术后脊髓症状均可缓慢改善,而有间歇性跛行症状者术后则立即改善,因而认为:压迫部位的远位,脊髓在缺血状态下勉强维持其平衡,当步行负荷而需要血液增加时,该部位即因缺血而出现症状。

马尾性者有椎管狭窄的背景,再加上腰椎伸展,使椎间盘膨出及因黄韧带的折曲,使马尾受到来自前后双方的压迫,同时马尾本身也被伸展,这就是出现症状的机制。其原因有腰椎部外伤(骨折、脱位)、肿瘤(脊髓圆锥末端的终丝发生的室管膜瘤、神经根发生的神经鞘瘤、转移性肿瘤等多见)、椎间盘突出、强直性脊柱炎、脊髓动静脉畸形、神经根肥厚性神经障碍等。

据称 Uhthoff 现象出现于 80% 以上的患者,其机制是部分脱髓神经细胞的传导受到高体温的阻断。但是有的患者于体温上升时出现的神经症状变成持续性,或体温上升前即有神经症状加重,或体温上升时的神经症状加重之后出现反跳现象,即高体温或体温上升中神经症状得到改善。因此,最近认为热本身的影响,血清钙的作用,离子通道的阻滞,循环变化,热休克蛋白,未断定的体液中物质等多数因素为其机制。

(二)鉴别诊断

脊髓性、马尾性、血管性间歇性跛行其鉴别要点见表 4-6。

脊髓性者多因脊髓圆锥部或圆锥上部障碍引起,亦有更上部的颈髓、胸髓障碍所致者。

马尾性者临床上腰部前屈休息可迅速改善,后屈则易诱发,此点为其特征,因此,除步行之外,长

表 4-6　间歇性跛行疾病的鉴别

	脊 髓 性	马 尾 性	血 管 性
无力与疼痛	以无力为主(并非因疼痛而不能步行)	移动性疼痛(行走),无力	缺血性疼痛(动脉性)血液灌注障碍而肿胀胀满感(静脉性)
出现部位	腰骶部(两侧性或单侧性)	腰骶部至下肢(主要为两侧性)	下肢则根据动脉阻塞部位(动脉性)障碍侧的大腿部(静脉性)
神经症状	依障碍部位出现深部腱反射增高或消失膀胱直肠障碍	根性运动及感觉障碍深部腱反射消失,Laseque 征阳性	无
体位的影响	无	腰背屈时加重腰前屈时减轻	无
原因疾病	动脉硬化,动脉炎,椎管狭窄,肿瘤(血管内皮瘤等),血管畸形(Foix-Alajouanine 病),多发性硬化症。脊椎软化发育不全,黄韧带骨化	脊柱椎管狭窄间盘突出	下肢的闭塞性动脉硬化症 Buerger 病等(动脉性),下肢的深静脉血栓,慢性静脉不全症(静脉性)

时间腰椎伸展位坐后,用脚尖站立、伸展后背这种体位时亦可出现。反之,推婴儿车,骑自行车体育活动,打网球等腰部前屈的体位,则不出现或不加重症状。

　　脊髓性与马尾性的症状,因障碍部位不同而有很大差异。但有时两者很难鉴别。尤其圆锥部病灶所致者与马尾性者难鉴别,通常脊髓障碍症候以圆锥部位、圆锥上部者明显;马尾性者较轻。L_2、L_3神经根,尤其两侧有障碍时易出现。

　　脊髓性间歇性跛行中,特殊者有多发性硬化症(MS),MS 时,运动、入浴、高温等而体温上升时,神经症状加重(Uhthoff 现象)。其加重程度不像上述脊髓性、马尾性、血管性那样剧烈,所以步行时仅感到易疲劳,因而可属于广义的间歇性跛行,本病时体温下降、神经症状恢复所需要的时间,通常为数十分钟以上,而马尾性间歇性跛行的典型例,仅数分钟即可改善,两者表现不同。

　　典型的脊髓性间歇性跛行(SIC)是以安静时不出现锥体束症状而步行负荷则可诱发或加重为特征。已有不少报道称其髓内病变原因为梅毒性脊髓动脉炎、Foix-Alajouanine 病、脊髓血管畸形等。上述病患时因脊髓血管内腔狭窄,所以虽然安静时脊髓能得到充分血液灌注,但继续步行时则呈相对缺血状态而出现脊髓功能障碍。而 Foix-Alajouanine 病等时,因静脉压升高呈静脉高血压状态,所以有人认为由此而产生脊髓循环不全。直接测定脊髓血行,实际上是不可能的,所以根据因休息而症状能迅速、完全消失而推测神经组织并无器质性障碍,而是因血行动态、脑脊液压等的功能性不全所致。

　　武藤等最近报道脊髓型颈椎病发生 SIC 者,经前方固定术后症状消失。马场 2 例均是胸椎部黄韧带骨化症所引起。此种压迫性(外因性)病变以何种机制引起本症尚属不明,但经脊髓减压后,症状完全消失,由此亦可推测椎管狭小性病变可直接或间接引起脊髓的供血不足。

　　SIC 要经过详细询问病史并经过步行负荷试验方能明确。通常,安静状态下不出现肌力低下或痉挛症状。但步行负荷后出现下肢无力而被迫休息,客观上出现一过性的下肢深腱反射增高、踝阵挛及 Babinski 征。例 1,安静时完全无痉挛;例 2,步行中腿脚不灵而不能继续,经数分钟休息后虽仍有痉挛但已能步行。两例安静时及步行负荷时的所见虽不同,但步行负荷后锥体束症状出现或加重则是共同的。本病通常无疼痛或感觉障碍。Dejerine 记载称仅伴有无力、束缚感、沉重等自觉症状。平山则称:可伴有感觉障碍,其特征为远位优势,由振动觉障碍开始,逐渐出现触觉、痛觉、温度觉障碍而位置觉则始终正常,该氏并称上述感觉障碍也呈间歇性为其特征。本文例 2 有间歇性感觉障碍,且与马尾性的鉴别存有一定困难。

　　对 SIC 症状的影像诊断要慎重进行。本症状虽为脊髓症状但缺少髓节体征(segmental signs),为确定障碍责任部位,要对全脊髓进行详细检查。尤其例 2 系因软骨发育不全所致广范围椎管狭窄并于胸椎部多椎间黄韧带骨化,所以障碍责任部位的诊断仅据影像诊断颇有困难。胸椎部的脊髓病,其影像诊断多不明显,因而脊髓诱发电位检查对障碍责任部位诊断是很有意义的。例 2 于 $T_4 \sim T_5$、$T_{10} \sim T_{11}$、$T_{11} \sim T_{12}$均有黄韧带骨化病变,但脊髓诱发电位上 $T_4 \sim T_5$ 明显的阳性电位(障碍电位),因而得以诊断该部位为责任部位。在本病的诊断上,脊髓诱发电位等生理学检查是必不可少的。

SIC 是脊髓障碍进一步发展至痉挛性瘫的过渡期症状或脊髓病变的可逆性症状。如脊髓本身出现器质性的不可逆性变化，则此间歇性—过性症状将消失。因而从脊髓功能障碍的早期诊断及早期治疗的观点上，SIC 是临床上非常重要的症状。

血管性间歇性跛行亦称末梢性间歇性跛行，最早由 Dejerine 及 Sottas 所记载并命名。血管性 IC 多因下肢疼痛而引起，而马尾性 IC 主要因臀部以下麻木感而步行困难，此点两者是不同的。脊髓性间歇性跛行通常安静时肌力正常，无痉挛，但在步行之后出现下肢无力而被迫休息，并立即出现—过性腱反射增高、踝阵挛及 Babinski 征阳性，这一所见可通过步行负荷试验，进行客观检查。但步行负荷试验在病房走廊进行时，多不能出现 IC，应在室外院内人行道或小路上进行。

间歇性跛行为神经内科、骨科、神经科领域常见的疾病，因其症状特殊，问诊时常可得到初步印象，因而要经常考虑到其可能性。间歇性跛行的症状，依其原因不同而具有独特的鉴别之处，经过问诊及神经学检查即可大致得出诊断。尤其高龄者常多有多脏器障碍倾向，所以不要仅注意一个异常所见，要对全身症状神经学所见及影像所见适当综合诊断。并且注意不要将血管性者漏诊。

五、手指张开迟延现象

手指张开迟延现象（delayed finger opening，DFO）即一旦攥拳后再张开手指颇有困难的现象，因而患者极感痛苦。但症状较轻时日常诊疗上常易漏过或仅认为是肌力低下所致。

（一）出现 DFO 的疾患

1. 以肌紧张性营养不良、先天性肌强直、先天性肌强直肌痉挛病为代表的肌肉疾患，此疾患时作为全身肌强直现象之一而出现此 DFO，叩击大鱼际出现叩诊肌强直为其特征。

2. 自 1961 年 Isaacs 以"持续肌纤维活动综合征"报道以后受到重视的疾患，其后各国相继有报道。其症状为：四肢躯干的肌强直，全身肌纤维抽搐，出汗过多，无叩诊肌强直的 DFO。本症的原因推测为运动终板处乙酰胆碱过多的持续分泌或周围神经的过度兴奋。

3. 众所周知，于颈髓障碍时亦可出现 DFO。本文就颈髓障碍时的 DFO 加以介绍。

4. 其他疾患中有脑干所致的等等关于用语上的问题：如上所述，Isaacs 综合征不出现肌强直综合征时的叩诊强直，且其发病机制亦不同，所以被称为假性肌强直、神经性肌强直、假性肌强直性反应等等，此外，Hoffmann 综合征时的手指张开困难，也有人称其为假性肌强直。

同时，上述"3"的颈髓障碍时出现的 DFO 与 Isaacs综合征所代表的疾患虽机制不同，也被称为假性肌强直或原样不动地称为 DFO 或手指抓握迟延现象，因而在用语上易出现混乱。

岛田等提倡：以 Isaacs 综合征为代表的疾患出现此现象时称为假性肌强直；颈髓疾患时出现的 DFO，应属于不同机制产生的综合征，所以应称之为手指张开迟延综合征。

（二）颈髓障碍（损伤）时出现的 DFO

早已知晓颈椎病时可出现手指张开困难，其原因则认为是肌力低下等而未深究。

1972 年 Satoyoshi 等对伴有脊髓病的颈部神经根障碍时的 DFO 加以详细的临床电生理学探讨之后，引起了有关人员的注意。

1. 自觉症状　手张开时有僵硬感，手不灵巧，细致动作困难，客观体征有手指张开困难，但与肌强直综合征时不同，反复运动后困难反而加重；肌强直综合征时拇指的外展最迟延，而颈髓障碍的 DFO 则 2～3 指或 4～5 指的伸展多最为迟延，且在寒冷负荷时症状亦不加重。其他的特征尚有：欲张开手时可看到或触到前臂伸肌、屈肌均同时出现收缩。

无小脑症状，但可见手指拮抗运动的笨拙，前臂、骨间肌有肌萎缩，虽有肌力低下而握力尚较好也属其特征之一。

2. 电生理学特征　针肌电图上能反映其为颈椎病，多出现纤维性颤动电位或巨大尖峰等神经源性变化。

神经传导速度大致正常，但时有 F 波传导速度低下。也有 H 波恢复曲线异常者。

最特征性所见是手伸展屈曲时由伸肌、屈肌两者取得的表面肌电图上，屈曲时虽仅有来自屈肌的肌放电，但伸展时却有来自伸肌及屈肌双方的放电。由此可知手指伸展时伸肌及屈肌两者均收缩，致使手指的伸展受到妨碍。更有据 Satoyoshi 等的病例，针肌电图上同时记录的伸肌及屈肌的肌活动电位中，有伸肌屈肌完全同步者，这提示伸肌屈肌可能受同一前角细胞的支配。

3. DFO的发生机制　由上述电生理学上的特征认为颈髓损伤时的DFO机制可能为：① 神经损伤后再生时，拮抗肌间出现二次运动神经元的错误连结；② 前角细胞水平的交感神经支配障碍。关于"①"的部位，Satoylshi等推定在前角细胞以下的神经根水平，其根据是对掌长肌支配神经的正中神经给予上行性电刺激，测定其拮抗肌指总伸肌的诱发活动电位潜在时及传导速度。木下等根据动物实验证明了拮抗肌间有通过侧芽形成的神经再支配（经电生理学及病理学证明），因而认为DFO是神经再支配所引起的。木下等认为有关"②"的问题是：前角细胞处，对拮抗肌的抑制障碍，神经细胞兴奋的总和使拮抗肌的神经细胞也出现了兴奋的结果。

进行性脊肌萎缩症时也可见到DFO，其机制可能属上述的"②"有关。

除上述机制之外，临床上见到的肌力低下也可能有关。总之，DFO可能是多种因素复合的结果，DFO除颈髓之外，中脑、脑桥障碍时亦有时出现，所以其机制尚待今后的研究及探讨。

六、翼状肩胛

翼状肩胛（scapular winging）系肩胛骨的内侧缘从背部胸廓离开，向后方突出，呈翼状。但在冈上肌及冈下肌萎缩及消瘦者仅仅是能清楚地看出肩胛骨轮廓，不能称其为翼状肩胛。翼状肩胛一般的检查方法是：上肢向前方上举到与肩平高，向前按压墙壁，亦称此法为肩水平法，Makin提倡更敏感的腰水平检查法，即将按放在墙上手的位置变换到腰的位置。

肩胛骨由斜方肌（副神经支配）、菱形肌（C_5、肩胛背神经）、前锯肌（$C_5 \sim C_7$、胸长神经）固定使其不离开胸廓，在胸廓上伴随上肢运动。无论上述某一肌肉出现障碍，均会产生翼状肩胛，其中以前锯肌及斜方肌最为重要，此两者可在检查中予以鉴别。前锯肌障碍使肩胛骨取内收位，上肢前方上举时翼状肩胛明显，而斜方肌障碍时肩胛骨呈外展位，上肢向侧方上举时翼状肩胛清晰。

可引起前锯肌或斜方肌肌力下降的所有疾病均可成为其原因疾病，诸如肌营养不良、多发性肌炎等肌病，运动神经元疾病、上肢近端肌肉障碍严重、前锯肌与斜方肌障碍明显时，则出现翼状肩胛。副神经单独损伤（侧颈部淋巴结活检时可产生）时呈现斜方肌瘫，胸长神经单独损伤（年轻运动员会产生）时因一侧前锯肌瘫亦可产生翼状肩胛。

颈椎病等脊柱脊髓疾病中，C_7前根损害或C_7前角障碍均会产生前锯肌翼状肩胛，这是因为前锯肌的中心髓节为C_7。脊髓疾病产生翼状肩胛时，同样由C_7髓节支配的肱三头肌也多同时受损。

第四节　肌阵挛及肌萎缩

一、脊髓性肌阵挛

肌阵挛（myoclonus或myoclony，MC）系发作性迅速的肌肉不随意收缩，脑皮质、脑干、脊髓等的功能异常时出现。脊髓性MC以下简写（SMC）罕见，其诊断并不一定很简单，患者常常以此为主诉，是脊髓病的重要体征。其生理学分析对脊髓功能的研究也很重要。

（一）概念

1897年Marinesco记载了脊髓空洞症病例上肢出现了5 Hz迅速的肌收缩，这可能是脊髓源性不随意运动的第一例报道。之后有许多SMC报道见于文献，部分病例虽有些混淆不清之处，其共同的基本概念如下：① MC局限于脊髓某特定髓节支配部位。② 出现MC的髓节附近或其上位髓节有器质性或功能性脊髓病变。③ 排除癔症及脊髓以外的中枢神经起源的MC。但也有不少报道主张：虽不能证明"②"的脊髓病变，只要满足达到"①"及"③"的要求亦可诊断为SMC。

历来称睡眠中出现的下肢不随意运动为夜间肌阵挛或睡眠中间歇性运动（PMS），但最近报道了10例脊髓障碍患者也有同样的下肢不随意运动。此中2例为完全性脊髓损伤病例，其他病例也随脊髓病而加重或减轻，其下肢不随意运动的频率也相应增减，因而提示此不随意运动属脊髓起源。此不随意运动的临床表现与脊髓逃避反射完全一样，呈下肢的三重屈曲，表面肌电图上也呈多阵挛（polyclonic）或强直（tonic）肌收缩，与通常的肌阵挛明显不同。并且睡眠中较觉醒时频发,周期也较慢为1～6 min,所以与脊髓性肌阵挛的性质很不一样。将其列为另一种脊髓性不随意运动,而不包括于脊髓性肌阵挛之中。

（二）征象

有仅呈轻度肌收缩者,亦有伴关节运动甚至影响随意运动及呼吸者,程度不一。肌阵挛的分布如上述呈髓节性,有报道称躯干肌多于四肢肌,虽属罕见亦有因中部颈髓病变而膈出现肌阵挛者,多为两侧性,约30%为单侧性。肌阵挛出现于固定部位,并不移动,其频率多为10～60次/min,通常较Parkinson病的振颤及软腭MC的频率低。多有规律性,但恢复期可变为不规律。多数病例于睡眠中其MC减弱或消失,但也有与觉醒时一样持续的报道,心算负荷等精神紧张可影响其频率的变化等。有报道称:感觉刺激后有1/3病例的MC加重。虽报道较少,感觉刺激诱发MC者对阐明MC的病理生理颇有意义。诱发MC的刺激有叩击膝腱（肌伸展）、痛觉、触觉刺激及对周围神经的电刺激。

将病变部位的髓节与出现MC的髓节进行比较,可见出现MC的髓节与病变部位的髓节一致或在后者的下位髓节。带状疱疹及脊髓动静脉畸形的病例出现了病变部位上位髓节的MC,但很可能其实际上有障碍的髓节已波及到上位髓节。文献上有4例作过尸解,与MC出现髓节大体一致,有脊髓神经细胞变性,淋巴细胞浸润,空泡变性,上述所见于后角和中间部交界处其神经元较脊髓前角细胞更为明显。

（三）电生理学所见

表面肌电图上有群放电位,持续时间几乎均为100 ms。出现于一侧上肢或下肢的多数肌肉时,包括拮抗肌在内,被检肌之间有同类性,将此MC电活动为运动单位进行分析时,可有Parkinson病的振颤,在各群放电位上共同,运动单位最多仅有两次放电,而脊髓性MC时则有复数放电。

脑电上并无与MC有关联的异常波出现,且以MC出现触发的与肌肉反射锁时（jerk-locked averaging）的平均观察,也未见先行于MC的脑皮质活动。

关于刺激过敏性髓节性脊髓MC,迄今已有7例报道,其中5例有详细的电生理学探讨。3例其胫神经刺激至比目鱼肌收缩的潜伏期固定为40～50 ms,可能为脊髓内多突触反射。1例L_2平面叩击腹直肌收缩的潜伏期为110 ms,较长,且痛觉刺激可诱发发作,但触觉,振动觉刺激未能诱发发作,所以考虑为反射的向心性通过冲动传导速度慢的$A\delta$纤维引起的脊髓反射。其余的1例,潜伏期不定为70～160 ms,其机制可能为脊髓-球-脊髓反射（SBS反射）。

（四）脊髓性肌阵挛的原因

关于脊髓性肌阵挛的原因,Yokota等报道称病毒感染占2/3。近年来已有水痘-带状疱疹病毒、艾滋病（AIDS）、HTLV - Ⅰ相关联脊髓病（HAM）等引起脊髓性肌阵挛的报道。其他原因尚有脊髓肿瘤、脊髓空洞症、脊髓血管畸形、颈椎病等所致的脊髓压迫、脊髓外伤等。变性、脱髓性疾患中有肌萎缩性侧索硬化症、多发性硬化症、Devic病（视神经脑脊髓病）等引起的。与外科处置有关椎板切除、剖腹术、胸交感神经切除、硬膜外阻滞、假性脑脊膜膨出等见于手术后。此外,也有对脊髓动静脉畸形患者使用造影剂后出现了SMC的报道。如上所述,通常是脊髓的直接障碍引起脊髓性阵挛,但也有脊髓无原发的障碍,而继发脑死后出现脊髓性阵挛的报道（1例）。

原因疾病中最多见的是脊髓炎,占报道的1/4。可疑为病毒性感染者最多,其他则为脊髓肿瘤、脊髓血管障碍（缺血性疾病、血管畸形）、颈椎病、脊髓外伤。偶有脊髓空洞症、癌转移、髓膜脊髓囊肿、人嗜T淋巴细胞病毒Ⅰ型（HTLV - Ⅰ）关联性脊髓病（HAM）、艾滋病、继发于脑出血的脑死（表4 - 7）,总之原因疾病并无特异性。

表4 - 7　脊髓性MC的原因疾病（42例）

原因疾病	例数	原因疾病	例数
病毒脊髓感染	11	脊髓空洞症	1
脊髓肿瘤	6	癌转移	1
颈椎病	5	HAM	1
脊髓外伤	5	艾滋病	1
缺血性脊髓障碍	5	其他	?
脊髓动静脉畸形	3		

（五）SM的临床特征

增生性脊椎肌痉挛（SM）见于多种脊髓疾患,最多者为病毒性脊髓炎,其次为脊髓神经肿瘤,缺血性脊髓障碍,增生性脊椎炎,脊髓外伤等。出现SM的部位可局限于身体的某一部位,且属髓节性,即局限于髓节支配肌群的一系列肌群同时收缩为其特征。并不出现于身体任何部位而仅见于某一固定肌群,所以应称为脊髓性髓节性肌阵挛(SSM)方为正确。出现 SM 的肌群与脊髓病灶部位一致或多在其以下,罕见于脊髓病灶部位上方。

SM 通常有规律性,其出现为 2～3 min 1 次至 100～150 次,但以每分钟 10～60 次者多见,但亦偶有不规律性的,SM 的强度亦不等同,轻者仅肌肉的一部分收缩而无关节运动,重者可因其剧烈活动而影响安静及随意运动。轻度 SM 也有被漏诊的可能。多数病例是不被外部刺激而诱发(刺激不敏感或特发性肌阵挛),但也有受声音、感觉、光、腱叩击而诱发者(刺激过敏或反射性肌阵挛),出现部位多为下肢躯干,且多为两侧性。本文病例虽于深呼吸时减弱,睡眠中消失。但 SM 受随意运动、睡眠、精神紧张、感觉刺激等的影响,有的病例可因而增强,有的则可减弱,且亦有不变者。所以其反应性似无一定。

SM 的出现系由脊髓前角运动神经元的异常兴奋所致。运动神经元的兴奋机制与中间神经元破坏所致的除神经过敏,促通性中间神经元的兴奋及抑制性中间神经元的破坏等有关。SM 的经过及预后因其原因疾患而异,可有短期间一过性者,也可有持续数年者等等。轻症者或一过性者可能极易漏诊或其他神经症状不太明显者亦可能被误诊为癔症。

(六) 鉴别诊断

1. 肌阵挛与其他不随意运动的鉴别　其他不随意运动有纤维束抽搐、肌纤维颤搐、抽搐、振颤、舞蹈运动等。

(1) 纤维束抽搐　为周围性疾患时出现的不随意运动,不是整个肌肉,而是肌纤维的部分呈束状,瞬间收缩现象。与肌阵挛相比,其运动弱而速。

(2) 肌纤维颤搐　为某范围的肌表面呈微波状的波动现象,与肌肉整体呈电击样收缩的肌阵挛不同。

(3) 抽搐(TIC)　有时亦呈肌阵挛样短而速的收缩而难于鉴别。但 TIC 可在一定时间受到意志的抑制,精神紧张时可减弱,此点可资鉴别,另外,TIC 多比肌阵挛呈复杂的运动。

(4) 振颤肌阵挛的运动呈规律性时,则与振颤的区别较困难,但鉴别点是,肌阵挛较振颤更呈电击样运动。另外,振颤通常是主动肌与拮抗肌交替收缩,而肌阵挛时这些肌肉通常是同期收缩。

(5) 舞蹈运动　表现为数个肌群的分散收缩,呈连续而如流动的活动,因而与同一肌群反复的肌阵挛容易区别。

2. 与起源于脊髓以外的肌阵挛的鉴别　诊断为脊髓性阵挛的条件有:① 特定的脊髓神经支配下,呈髓节性的肌阵挛;② 不是脊髓以外中枢神经产生的肌阵挛。关于"①"要求对肌阵挛要有充分的并且要客观地观察,因而要有表皮肌电图及录像记录;并于"②"要有电生理学检查。电生理学检查尤其对于起源于大脑皮质的皮质性肌阵挛的鉴别非常重要。皮质性肌阵挛有以下特征:① 脑电上出现棘波、棘慢波;② 体感诱发电位上出现巨大 SEP 及 C 反射;③ 与肌肉反射锁时的反向平均上出现与肌阵挛相关的脑电位,由于上述方法即可排除来源于大脑皮质的肌阵挛。有的论文称皮质性肌阵挛时与其他肌阵挛相比,肌电图(electromyography,EMG)活动的持续时间长为其鉴别点,但有作者认为并不是所有的脊髓性肌阵挛的持续时间一定长,要予以注意。

皮质反射性 MC 与持续性局部癫痫、网状结构反射性 MC、骨骼肌规律性 MC、癔症等鉴别:皮质反射性 MC 与持续性局部癫痫的鉴别要参考有无多导生理仪及与肌肉反射锁时的平均等与 MC 有关的脑电及体感诱发电位上的巨大体感诱发电位。网状结构反射性 MC 时其 MC 最早出现于球肌,有其他脑神经支配肌及骨骼肌传播的特征,即潜伏期阶段迟延。骨骼肌(规律性)MC 是指脑干的 Guillain-Mollaret 三角(齿状核-红核-下橄榄核)障碍引起的软腭 MC,不仅波及来源于鳃弓肌,而且波及四肢肌者,多见于上肢及肩胛带肌。其性质类似脊髓性 MC,但伴有软腭 MC 及其他脑神经症状而得以鉴别。呼吸性 MC 也是鳃弓肌 MC 的一型,与中部颈髓病变所致的膈 MC 鉴别有一定难度,但亦可按上述方法进行鉴别。与癔症的鉴别要点为:MC 与解剖学髓节是否一致及睡眠中有否 MC 出现;刺激过敏性 MC 时,刺激至肌收缩的潜伏期一定,但两者的鉴别困难者亦不少见。

(七) 脊髓 MC 的基础研究

Luttrell 等向猫脊髓内注入 newcastle 病毒成功地引起了髓节性律动性 MC;此时注入前切脑干或脊髓也可引起 MC,因而证明了脊髓起源性 MC 的存在。接种病毒于颈髓,则首先前肢,继之后肢出现 MC;此时如切断胸髓则后肢 MC 消失,所以认为前肢的 MC 为该髓节的障碍,而后肢 MC 是通过长径路出现的。另外切断后根则 MC 的程度有变化,这提示感觉性传入对此 MC 有影响。

二、脊髓固有性肌阵挛

脊髓损伤、病变时所出现的脊髓固有性肌阵挛的报道甚少,是极为少见的疾病。一谈起脊髓性肌阵挛一般均认为是脊髓髓节的阵挛,很少想到脊髓固有性肌阵挛。

(一)病理生理

脊髓固有性肌阵挛最早由 Brown 等报道为不随意运动,从产生活动的肌肉顺序地通过脊髓固有束而传播,故命名为脊髓固有性肌阵挛。

脊髓固有束为起于脊髓止于脊髓径路的总称,分为长脊髓固有束和短脊髓固有束,这些通路在蜈蚣顺序活动体节行走时,猫等顺序活动前、后肢步行时发挥作用,即为在脊髓保持协调中起作用,如步行需要脊髓调节在运动发生活动的模式中发挥重要作用。此径路的特色是多突触性(有时每 1 节 1 个突触),缓慢传递,在双侧引起反应。人类这个脊髓固有束起什么样的作用,尚不够清楚。偶见报道似乎人类没有太大的作用,这个径路因某些原因迅猛启动"去抑制"的结果形成了脊髓固有性肌阵挛。实际上本病多见于颈髓病变,由此处病变"去抑制",而由胸髓扩展到脊髓上下的模式者为多,但症状中以腹部肌肉的收缩最为显著,不随意运动多由腹肌开始。

(二)临床症状

有基础疾病时则伴有该病的症状,特发性发作时则出现不随意运动。基础疾病的症状是其水平的症状,而脊髓固有性肌阵挛的症状则是:几乎均呈现急剧躯干屈曲的症状,简言之,身体像虾一样活动,痉挛见于腹肌及脊柱旁肌,颈肌以及四肢近端肌肉,这种痉挛在脊髓固有束所控制的躯干肌,四肢近端肌肉则与动物的所见相一致。床边检查时以腹肌痉挛较为明显,痉挛在许多情况下是自发的,也常由刺激而诱发。刺激以对四肢、躯干进行拍打或电刺激有效,而声音刺激对其无效为其特征,这与临床上看似惊吓反应是不同的。

(三)原因疾病

至今为止,报道中有一半是特发性的,Ugawa 报道的病例中,发病时并有腹痛而无消化系统病变时,考虑为脊髓的血管病变,而 MRI 并不能发现其异常,其他令人瞩目的原因则为颈椎外伤,颈

部外伤使胸髓水平的抑制丧失,而产生源自胸髓水平并向上下传递的肌阵挛。有因颈部肿瘤、多发性硬化症、人类免疫缺陷病毒(HTV)感染、带状疱疹、莱姆病而产生本病的报道。多发性硬化症、颈髓病变病例肌电图的动作始于颈髓支配的肌肉。总之,有基础疾病时在病变水平或病变水平以下开始启动,通过脊髓固有束向上下扩展。特发性时,由胸髓下部开始启动,多在腹肌最早出现肌电图动作。

(四)临床神经生理检查

Ugawa 病例:女,23 岁,以急性发作性腹痛入院,几小时后腹痛控制住了,但出现以躯干肌为中心的痉挛,测其表面肌电图见有始于 T_9 水平,扩展到下部胸髓,波及颈肌的痉挛,但肌电图的开始潜时 1 次与 1 次均不相同,表明为多突触反应。肌电图动作持续时间为 80~200 ms 左右,与皮质肌阵挛比相当长,就各个肌肉肌电图动作开始潜时的潜时差来推测,此反应的脊髓内传递速度为 10 m/s 以下,为相当忙的传递路径,这些所见与脊髓固有束相一致。如此,仅靠几个肌肉的表面肌电图可获得相当多的信息,故当见有腹肌出现不自主运动时,至少也要记录表面肌电图。问题是如何与惊吓反应鉴别。表面肌电图完全不同,而且在肌痉挛中未见有先出现的脑电图的棘波及运动准备电位,这也支持肌挛缩起源于脊髓。

(五)其他检查所见

脑脊液、MRI 等当有原因疾病时,仅为原发疾病的异常所见,特发性脊髓固有性肌阵挛时无特殊所见。

(六)鉴别诊断

首先是心因性肌阵挛,诈病而产生肌阵挛时会伴有运动准备电位(MRCP),可与不伴 MRCP 的本病相鉴别。另一个需要鉴别的是惊吓反应,对此可用声音来诱发,在表面肌电图上从吻侧至尾侧出现肌放电,这一点与脊髓固有性肌阵挛不同,仅用表面肌电图即可鉴别。

三、脊髓性僵硬

根据神经学教科书,肌张力增高状态可分为痉挛及僵硬,前者为大脑皮质运动区至脊髓前角细胞锥体束的障碍,后者则为大脑基底核、脑干部障碍时出现。因而一般认为脊髓疾患时的肌紧张状态为痉挛。但脊髓疾患时也可出现僵硬,并以此为主

要症状的病例亦偶有报道,现将脊髓疾患的僵硬,概括如下。

(一) 临床表现

僵硬及痉挛均为检查者活动被检者肢体关节时感到抵抗增强的状态。痉挛为缓慢进行被动运动时抵抗较少,迅速进行时则在运动开始感到如弹簧样抵抗,超过某点后则抵抗消失,即所谓折刀现象,而僵硬时的抵抗则不受运动速度的影响,从运动开始至终了,在所有的方向上均一样乃其特征。大致符合上述僵硬定义的状态见于脊髓疾患者称为脊髓性僵硬,而见于 Parkinson 病等的通常所称的僵硬则称为锥体外束性僵硬。脊髓性僵硬已有报道见于脊髓肿瘤、外伤、脊髓炎、融合椎所致的椎管狭窄等。僵硬可见于上肢、下肢、颈部、背部等处,有时可为初发病症而长时间局限于一个肢体。自觉症状为患者诉说手脚僵硬,活动困难,使不上劲。脊髓性僵硬可在肌电图上证明有持续性放电,给予地西泮、氯丙嗪后可改善,但以利多卡因行硬膜封闭并无影响。

(二) 发病机制

已知动物实验上使其腰骶髓一过性呈缺血状态时,下肢可出现被称为缺血性僵硬的肌张力亢进状态。此乃因缺血使中间神经元受到高度障碍而 α 运动神经元仍有较好的残存,此残存 α 运动神经元脱离了中间神经元的抑制而解放,呈异常兴奋性增高状态的缘故。人体的脊髓性僵硬也与此缺血性僵硬同样机制产生,可能因炎症、肿瘤等压迫而选择性地使脊髓的中间神经元脱落、消失。此点已由尸检证实。

僵硬尚分为 α 僵硬及 γ 僵硬两种不同类型。前者因 α 运动神经元本身的兴奋性升高而引起,后者则因调节肌梭感受性的 γ 运动神经元兴奋性升高而引起,行脊髓后根切断或神经阻滞后可消失,但 α 僵硬无变化为主要鉴别点。据称缺血性僵硬切断后根亦无改变,人体脊髓性僵硬及利多卡因行硬膜阻滞亦无改变,所以均被误认为是 α 僵硬。此点与 Parkinson 病的僵硬及去脑僵硬以 γ 僵硬为主体是显著不同的。

通常脊髓疾患时的肌张力增高和腱反射增高,一般称为痉挛,但如何仔细检查则教科书上所说的痉挛反而少见,而也有僵硬参与或应称为僵硬与上述的脊髓性僵硬的机制不同,所以也可认为有另一种类型的脊髓性僵硬存在。

四、疼痛性强直性痉挛

疼痛性强直性痉挛(PTS)是指发作性四肢一定部位相继出现的疼痛及痉挛,多发性硬化症常出现此症状而受到重视,曾被认为是多发性硬化症的特异性症状,但现已虽少见,也可见于其他疾患。

股部报道1例47岁,女性,临床诊断为多发性硬化症。32岁时患左视神经炎之后左视力逐渐减弱,39岁时出现两下肢感觉障碍,约2个月后好转。45岁时出现两下肢瘫及排尿障碍,3个月后上述症状开始好转但出现了先右下肢继之左下肢的PTS,痉挛易出现于活动下肢时及下肢受到触及或冷刺激(尤其坐在浴室瓷砖地面上之际)。先有两下肢整体疼痛,继之左下肢呈屈曲位,右下肢呈伸展位。疼痛通常由足底开始然后上行,发作于数分钟内停止,有时可不伴有右下肢痉挛,仅有疼痛发作。

(一) 临床特征

自黑岩等报道此征象后,已为众所周知,概括其特征如下。

(1) 征象急剧出现。
(2) 持续时间短,通常在 1 min 以内。
(3) 体动、体位变换、深呼吸、皮肤的触觉刺激等容易诱发。
(4) 多先有特殊的异常感觉。
(5) 先出现于某一固定部位,之后可向固定方向迅速扩延。
(6) 呈破伤风样强直性痉挛,伴有剧痛或异常感觉。
(7) 发作中四肢各呈特异姿势。
(8) 出现皮温升高、出汗、"鸡皮样"等自主神经反应。
(9) 频发时可 3 min 内出现 1 次。
(10) 无意识障碍。
(11) 发作中脑电图正常。
(12) Chvostek 征及 Trousseau 征阴性。
(13) 无血清钙值低下。

PTS虽多见于多发性硬化症的恶化期、终期,但亦可见于恢复期,前已述及多发性硬化症,其出现率欧美为1%～3%,而日本为17%～18%。日本多见可能与日本的多发性硬化症常有重症横断性脊髓炎有关,多发性硬化症之外,也有报道见于外伤性脊髓损伤、颈椎间盘突出、急性坏死性脑脊膜炎脱髓性脊髓炎等。作田等报道的外伤性脊髓损

伤病例为 T_2 以下的痉挛性截瘫患者,受伤 3 年后开始出现两下肢 PTS,颈部被动屈曲及深呼吸可诱发。

（二）发病机制

Maattews 认为其发病机制与破伤风类似,但黑岩报道发作时血钙值无变动。矢吹等认为因具有绝缘作用的髓鞘破坏,传到中枢神经系的运动感觉刺激于病灶内并向其他传导系传播,所以在病灶水平以下出现异常兴奋,作田等报道有因深大呼吸过度而诱发者,认为病灶的缺氧可能为疼痛性强直痉挛(PTS)的诱因。

五、分离性手部小肌肉萎缩

手部的小肌肉萎缩是在侵犯颈髓前角的脊髓疾病和周围神经疾病时常见的神经症状。手部小肌肉是腕横线前方的内在肌群的总称,包括大鱼际肌、小鱼际肌、骨间背侧肌及蚓状肌等。这些肌肉均受 $C_8 \sim T_1$ 髓节的支配。鱼际肌可能还受到 C_6、C_7 一定程度的支配。在周围神经水平是受正中神经和尺神经的支配。桡神经所支配手指伸肌的肌腹均位于腕横线上方即前臂上。腕横线前方仅有肌腱存在。出现手部小肌肉萎缩时表示下部颈髓的前角或神经根以及臂丛以下的正中神经和尺神经有病变。本文概略地叙述颈椎性肌萎缩、肌萎缩性脊髓侧索硬化症和青年型一侧上肢肌萎缩特点和病理。

（一）大鱼际肌和小鱼际肌萎缩的定量评价

手部小肌肉萎缩时,利用骨间背侧肌、大鱼际肌、小鱼际肌等容易进行观察,但是仅凭视诊和触诊较难区分某个肌肉损伤较为严重。各个肌肉的障碍程度或相对的障碍程度的定量方法是对检查神经传导的复合性活动电位(CMAP)振幅进行评价和电生理学运动单位数的测定。上肢运动神经传导的检查通常多在正中神经和尺神经进行,这是因为大鱼际肌中的拇短展肌(APB)和小鱼际肌中的小指展肌(ADM)在解剖学上容易做 CMAP 记录,而且在此肌上放置记录电极很少受到周围肌肉电位的影响。CMAP 振幅与运动神经纤维数有相关关系,因此,如比较 APB 和 ADM 的振幅,大体上能对大鱼际肌和小鱼际肌的相对障碍程度进行评价。

但是在慢性疾病神经功能丧失时,由于轴索的新生引起残存运动单位的增大,可能代偿 CMAP 的振幅降低,所以进行运动单位数的测定则更为准确。运动单位数的测定是诱导出若干单一的运动单位的电位,用其振幅的平均值去除 CMAP 振幅而计算出来的。以前有关报道 APB 和 ADM 的运动单位数均为 $120 \sim 300$ 个。

运动单位数＝小运动神经元数。

（二）利用症状进行鉴别

肌萎缩性脊髓侧索硬化症(ALS)、青年上肢远端肌萎缩(平山病)和下部颈椎水平的颈椎病性肌萎缩(CSA)均以手部小肌肉萎缩为主要症状,但其萎缩的分布各有特点。在 ALS 时,手部小肌肉中以大鱼际肌所受侵犯最为明显,此时的 APB/ADM 的复合性活动电位(CMAP)振幅比值与正常对照组、平山病、CSA 和神经病变等相比较都显示出明显的降低,比值越小,大鱼际肌比小鱼际肌的损害越明显。这种倾向在发病早期更为明显。从鱼际肌这种相对的选择性萎缩来看,与腕管综合征正中神经麻痹的手有相似之处。相反,在平山病时小鱼际肌的萎缩要比大鱼际肌萎缩明显得多,而且 APB/ADM 比值也出现明显的高值,也就是在平山病时,大鱼际肌大体上能保持原状的同时,小鱼际肌和骨间背侧肌却出现明显的肌萎缩,所以在外观上与尺神经麻痹的手有相似之处。怀疑迟发性尺神经麻痹而就诊的患者中有不少实际上是平山病的病例。在颈椎病性肌萎缩时,每个患者都可看到轻度大鱼际肌及小鱼际肌为主的肌萎缩。

（三）分离性手部小肌肉萎缩的病理生理和解剖学的背景

1. 肌萎缩性脊髓侧索硬化症(ALS)　ALS 的病因假说有自身免疫说,神经营养因子缺乏,氧化应激反应和谷氨酸兴奋毒等,均未脱离假说范围,但其中以支持谷氨酸兴奋毒的见解较多。在 ALS 时,上位运动神经元有原发性障碍,其功能障碍就引起它和下位运动神经元的神经递质谷氨酸释放过多,这种兴奋毒性可致运动神经元死亡。这个假说能很好地说明在 ALS 时要比其他肌萎缩性疾病出现更多的肌纤维自发性收缩,不出现眼球运动障碍和括约肌障碍,(一般认为在眼球运动神经核和 Onuf 核的上位神经元和下位神经元之间有中间神经元所以没有触突的直接结合),也能说明在动物有自然发生的 ALS 样疾病(上位和下位神经元的触突直接结合除在人类之外都不发达)等事实。在美国已经证实谷氨酸释放阻止剂能延长延髓麻痹型 ALS 的生存时间,并得到食品药物管理局(FDA)的许可。

拇指要比小指做复杂得多的动作,所以它接受更多的上位神经元的结合,因此也就容易受兴奋毒性的影响。另外,对拇指在使用上的要求程度也高于小指,所以拇指也容易受氧化应激反应影响。

2. 平山病(青年上肢远端肌萎缩) 平山病是在颈椎前屈时硬膜后壁随之前移,因而引起下部颈髓前角出现选择性障碍的一种疾病。与 ALS 不同,它的病变水平为局限性,因此在拇短展肌和小指展肌的障碍程度上有明显差别,这表示两肌的髓节支配(即肌节)可能有所不同。根据成书记载小指展肌的肌节几乎都是 $C_8 \sim T_1$,而拇指展肌的肌节则有 $C_8 \sim T_1$、$C_7 \sim T_1$ 和 $C_6 \sim C_7$ 等不同记载。人的肌节是利用具有局限性神经根病变的临床病例的分析,或者根据单一神经根的术中电刺激等所见来决定的。但对于手部小肌肉间的细微差异未做过探讨。在平山病时,根据能相对地保存拇短展肌这一现象可以推测平山病时的拇短展肌是在容易发生障碍的 $C_8 \sim T_1$ 髓节之外,还可能有 C_7 或 C_6 的支配成分。平山病时与颈椎病性肌萎缩不同,脊旁肌群不发生障碍是其特点,可以认为除了单纯性压迫之外,可能还有循环障碍以及其他机制的参与。

以手部小肌肉萎缩为主要症状的疾病之中,在肌萎缩性脊髓侧索硬化(ALS)和青年上肢远端肌萎缩时能看到病肌的选择性,这有助于诊断,根据对萎缩分布的详细观察和电生理学的定量评价能扩大关于病理和解剖学的见解。

六、Keegan 型瘫痪

颈椎病中有一种类型患者,其感觉没有什么异常但有肌萎缩及上肢运动障碍,Keegan 称其谓分离性运动瘫痪(dissociated motor loss, DML)该氏于1965年报道1例男性61岁,双肩痛,上臂肌肉萎缩,运动障碍发病后6年,X线片为 $C_3 \sim C_7$ 颈椎病,以后经 Benny-Brown 检查发现其有感觉障碍,考虑其原因为根性或 $C_4 \sim C_8$ 髓节两侧灰白质的囊性变所致,而肌萎缩症状一直存在,死后尸体解剖见 $C_3 \sim C_4$、$C_4 \sim C_5$、$C_5 \sim C_6$ 间盘水平骨刺压迫使神经根扁平化,这一所见则成为 Keegan 前根障碍说的有力根据。在以后的报道中发现病因不止于前根而波及到前角,故又称其谓颈椎病性肌萎缩(cervical spondylotic amyotrophy, CSA)。

(一) 临床症状

初诊年龄平均50岁者占半数,男多于女,初发症状以腕及手指易疲劳感为最多,同时出现颈、肩、腕疼痛及手指麻木者亦不少,多在肌肉明显萎缩后,特别是肩胛部肌萎缩无力,造成生活动作不便时就医,此时往往已在发病后数月至1年。

1. 神经症状 特别明显的特征为一侧肌萎缩伴有无力,而感觉障碍及锥体束症状轻微,肌萎缩的部位分近端型与远端型。

(1) 近端型 无力、肌萎缩为 C_5、C_6 支配的三角肌,肱二头肌。深部腱反射以患侧肱二头肌腱反射减弱而不消失为特征,肱三头肌腱反射减弱者也不少,因其病例多为 $C_3 \sim C_4$ 至 $C_5 \sim C_6$ 水平。

(2) 远端型 无力、肌萎缩在 C_7 以下支配的手指伸肌、屈肌及手内在肌,深部腱反射为患侧肱三头肌腱反射减弱或消失,其原因为 $C_5 \sim C_6$、$C_6 \sim C_7$ 水平者多。

两型的感觉障碍几乎都是感觉迟钝,轻者为一过性,下肢深腱反射增高。

2. 肌电图 肌肉瘫痪甚而萎缩系肌肉神经元性变化,有时显示为纤维颤动电压等失神经病例中所见到的多相波及高振幅等变化,在患侧三角肌、肱二头肌以及健侧和患侧上下支配的肌肉均可见到,说明障碍的范围较为广泛。

3. X线及 MRI 所见 单纯 X 线像在责任部位可见脊椎退行性改变、椎间隙变窄、Luschk 关节变性、骨刺、椎间孔变小,特别是后方及后侧方骨刺明显。脊髓造影可见脊髓向健侧偏位,神经根袖的影像缺损,左右不对称,水平化,迂曲,分离等改变,有时间盘明显突出,CT 脊髓造影(CTM)有利于发现病灶。

(二) 局部病变

Keegan 瘫痪依其脊髓,神经根压迫的部位不同而不同。① 椎间孔起始部则压迫前根;② 正中旁部的压迫则为前角(图4-30),但亦有两种压迫同时出现症状的情况。

1. 椎间孔起始部(preforaminal)前根的压迫 Keegan 最初提倡压迫部位在此,系由后方肥大的骨刺、椎间盘突出、后纵韧带肥厚或骨化所致。

2. 正中旁部(paramedian)前角的压迫 Keegan 型瘫痪则出现下肢腱反射增高,健侧及障碍部上下部位支配的肌肉其肌电图异常,说明前根障碍波及脊髓,故称此型为颈椎病脊髓型的一种亚型,即颈椎性肌萎缩(cervical spondylotic amyotrophy,

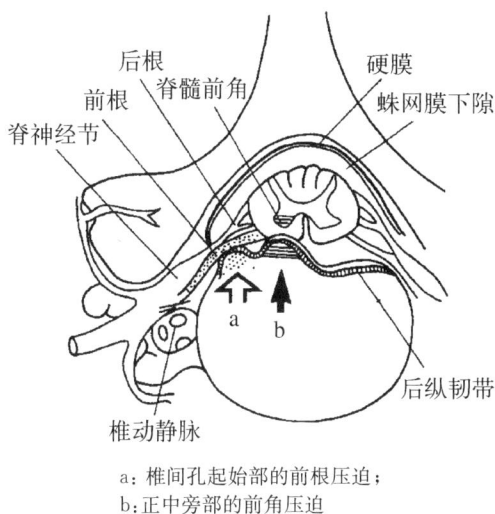

a：椎间孔起始部的前根压迫；
b：正中旁部的前角压迫

图4-30　Keegan型麻痹脊髓神经根的压迫部位

表4-9　Keegan型瘫痪与肌萎缩性侧索硬化症的鉴别

症　　状	Keegan型瘫痪	肌萎缩性侧索硬化症
延髓症状	无	有
下颌反射增高		
颈部肌萎缩	无	有
肌力低下		
上肢肌萎缩	髓节性、局限	弥漫性、进行性
	近端型＞远端型	近端型＜远端型
下肢肌萎缩	无或轻度	高度
纤维束挛缩	无或轻度	明显、高度
颈椎病变化	有	无或轻
肌酸磷酸激酶（CPK）升高	无	有

CSA），并分近端萎缩为主及远端萎缩为主的两型。Keegan型瘫痪前根单独障碍者少见，主要以前角障碍者为多。

（三）鉴别诊断

主要与出现同样症状主诉（感觉异常、无力、肌萎缩）的运动神经元疾患相鉴别，其中包括肌萎缩性侧索硬化（ALS）、进行性脊肌萎缩（SPMA）、进行性延髓麻痹（PBP）等。对延髓症状、锥体束体征（上运动神经元体征）、前角体征（下运动神经元体征）要予以区别（表4-8），特别是手术可以改善的Keegan型瘫痪与不能完全治愈的肌萎缩侧索硬化症进行鉴别是极为重要的。对两者颈部症状，肌电图所见、反射、延髓麻痹的有无、肌萎缩的进展，颈部、上肢、下肢肌萎缩的特征，X线改变，磷酸肌酸激酶（CPK）值等要认真进行鉴别（表4-9）。对肌源性疾患重症肌无力及进行性肌萎缩，以及卡压性神经障碍进行鉴别亦是必要的，肌电图、神经传导速度测定有助于诊断。

表4-8　Keegan型瘫痪与运动神经元疾病的鉴别诊断

疾　　病	延髓症状*	锥体束体征**	前角体征***
Keegan型瘫痪	－	±	＋（限局性）
肌萎缩侧索硬化症（ALS）	＋	＋	＋
进行性脊肌萎缩（SPMA）	－	＋	＋
进行性延髓麻痹（PBP）	＋	－	－
PBP＋SPMA	＋	－	＋

* 构音障碍，吞咽障碍，舌瘫痪、萎缩，纤维束性挛缩。
** 深部反射增高，出现病理反射。
*** 肌萎缩，纤维束性挛缩，肌力低下，原则上无他觉的感觉障碍、膀胱直肠功能障碍、小脑体征、锥体外束体征。

七、局限于一侧下肢的慢性进行性肌萎缩症

出现于下肢的肌萎缩可波及整个下肢，也可局限于大腿或小腿及多个不同部位，但仅一侧的肌萎缩颇罕见。过去，急性脊髓前角炎（小儿麻痹）的后遗症，曾较多出现过一侧下肢肌萎缩，近年来口服减毒疫苗引起的情况也已消失。但原因不明的慢性缓慢进行性或非进行性一侧下肢肌萎缩症虽属罕见，但偶尔亦能遇到，这是属于脊髓性肌萎缩症典型的一侧下肢，尤其是小腿肌萎缩症，有其独特的临床体征。

（一）原因疾病

一侧性下肢肌萎缩出现于脊髓以下至肌肉这一广范围内的障碍，大脑皮质障碍时可出现下肢的单瘫，但并不出现明显的肌萎缩。患者虽主诉为一侧，也要注意检查，有时其范围颇大。脊椎病、腰骶神经丛以下的病变时，通常不仅出现肌萎缩，也伴有感觉障碍。无感觉障碍时应考虑为前角细胞障碍，上述的一侧下肢肌萎缩症应可疑为急性脊髓灰白质炎小儿麻痹后遗症。下肢肌的萎缩虽出现于脊髓内及神经丛障碍之时，但马尾障碍时很少引起仅一侧的肌萎缩。下肢的局限性肌萎缩时多为其支配的神经根或周围神经的障碍。

（二）临床症状

性别以男性占绝对多数，发病年龄为15～36岁，较为年轻，大多数于2～3年后因一侧下肢肌萎缩或下肢肌力低下而就医。

大多数的下肢肌萎缩局限于小腿，如缓慢进行时其大腿下部亦被波及，出现进行性肌萎缩，但不

向另侧发展。不出现纤维束性收缩,也均无感觉异常的主诉。深腱反射中:罹患部的膝腱反射,跟腱反射正常者、增高者均有。跟腱反射减弱、消失者亦有,但无病理反射,无客观的感觉障碍,无膀胱直肠功能障碍。

上述神经症状提示为腰髓前角细胞至周围运动神经的二次运动神经元的障碍。血液化学、血清化学无异常,血清病毒抗体价,包括小儿麻痹在内均正常。脑脊液蛋白质增加(—),细胞数增多(—)。电生理检查:肌针电图上,罹患侧小腿屈肌、伸肌群均有急性、慢性脱神经所见,但有半数其同侧大腿各肌也有同样神经源性变化,且另侧下肢也有散在的脱神经所见。运动、感觉神经传导速度均正常,F波亦正常。腓肠肌活检可见有小群集萎缩等神经源性肌萎缩为主体及肌纤维大小不同等肌源性肌萎缩的混合存在。个别病例 MRI 发现有椎间盘突出。

预后呈缓慢进行性或非进行性的局限于一侧下肢的脊髓性肌萎缩症的表现,但不向另侧进展。

(三)病理生理及解剖学背景

有将缓慢进行性的一侧小腿局限的肌萎缩称为良性局限性小腿肌萎缩症(beningn focal amyofrophy,BFA),Muzio 及齐藤等对此亦有所报道。

本症的原因不明,不向另一肢体发展,临床上被认为是脊髓性进行性肌萎缩症的亚型。与此病患相对应的有一侧上肢肌萎缩症,青年上肢远端肌萎缩(平山型)。尤其平山型根据尸检,证明有微小损伤所致循环障碍而引起脊髓前角细胞障碍。同时,因本病预后良好,尚无病理学方面的资料,因而关于其发病机制尚待今后探讨。欲将本症与其他运动神经元进行区别,对于预后的判断上颇为重要,认识到良性局限性小腿肌萎缩症(BFA)的存在,在临床上是很重要的。

解剖学上下肢的肌群是由坐骨神经及其分支的胫神经、腓总神经(腓浅、腓深神经)支配。坐骨神经的脊髓支配为 $L_4 \sim L_5$、$S_1 \sim S_3$,是由感觉纤维和运动纤维构成的混合神经。

(四)鉴别诊断(表 4-10)

1. 大腿、小腿整体的肌萎缩症

(1)急性脊髓灰质炎(小儿麻痹)　出现发热、头痛等类似急性感染症,解热数日后伴有脊膜刺激症状再次发热,下肢运动瘫痪后 2~5 d,有时更迟亦可出现上肢迟缓性运动瘫,通常为非对称性,多

为一肢,亦有时为四肢均障碍。下肢最易受侵害,呈一侧下肢迟缓性瘫痪及肌萎缩者并不少见。运动瘫的预后与脊髓前角细胞的破坏程度相关。通常无感觉障碍或膀胱直肠功能障碍。现本病已不再发生,但不显性感染偶尔散发,也应留意。

表 4-10　鉴别诊断

1. 压迫性脊髓疾患　脊髓肿瘤,椎间盘突出等
2. 脊髓血管障碍　动静脉畸形,脊髓动脉闭塞症
3. 急性脊髓灰质炎,脊髓灰质炎后迟发性进行性肌萎缩症
4. 肌源性、神经源性肩胛小腿肌萎缩症
5. 进行性神经性腓骨肌萎缩(Charcot-Marie-Tooth 病)
6. 腰神经丛神经疾病
7. 运动神经元疾病
8. 远位型肌病

(2)小儿麻痹后迟发性进行肌萎缩症　小儿期患过脊髓灰质炎痊愈或遗留轻微的迟缓性瘫痪而恢复者,重新出现的肌萎缩症,也称此为脊髓灰质炎后肌萎缩症或脊髓灰质炎后综合征等。即过去确有过典型的脊髓灰质炎既往史,发病后有部分功能恢复,至少残留有一肢的迟缓性瘫痪,经几年以上症状无变化期之后又出现进行性肌力低下者,可出现于脊髓灰质炎患者也可出现于非罹患肢,出现于患肢时鉴别困难。发病后有半数出现肌萎缩及肌力低下,有数年后波及另一肢的倾向。70％为非进行性、缓慢进行性。

(3)运动神经元病(表 4-11)　肌萎缩性侧索硬化症(ALS)或进行性脊肌萎缩症(SPMA)发病时,可有一个时期仅一侧下肢(小腿)呈肌萎缩。其

表 4-11　典型、非典型运动神经元疾病
(前角细胞障碍)鉴别诊断

病变范围	运动神经元疾病
1. 全身性(弥漫性)	肌萎缩性侧索硬化症
	进行性脊肌萎缩症
	进行性延髓麻痹
2. 局部性	(1)上肢
	一侧上肢肌萎缩
	青年上肢远端肌萎缩(平山型)
	良性局部性肌萎缩症
	远位型神经源性肌萎缩(家族性)
	(2)下肢
	假性神经炎型
	一侧小腿肌萎缩症
	两侧下肢长袜状肌萎缩症
	慢性进行性股四头肌神经源性肌萎缩症
	脊髓灰质炎后综合征

分布虽为一侧性,但常呈不均一性。ALS 时尚有其他神经症状,如包括患侧在内的四肢深部腱反射增高,病理反射的出现,痉挛状态等锥体束征和延髓麻痹。SPMA 时则四肢深腱反射低下、消失呈迟缓性瘫痪。在此时期于针肌电图上,ALS 及 SPMA 于脊髓的多髓节上均出现急性、慢性的脱神经改变,脊柱旁肌也多有同样所见。

(4) 远位型肌病　初发时,一侧下肢远端肌萎缩明显,但逐渐呈两侧对称性。从初期起针肌电图上两下腿即有明显的肌源性变化。

(5) 坐骨神经全损伤　支配大腿、小腿的神经为坐骨神经,子弹的贯通等损伤可出现下肢肌萎缩,但通常伴有感觉障碍。

(6) 大脑病变　大脑皮质运动区的肿瘤等可出现下肢的单瘫,但原则上不出现中枢性肌萎缩。虽有时数年后出现,但萎缩程度轻。

2. 下肢的局限性肌萎缩

(1) 糖尿病性肌萎缩症　为下肢近端伴有剧烈疼痛而发病的肌萎缩症。

(2) 多发性单神经元肌病　多伴有感觉障碍。由于胶原病等缺血性病变、肿瘤压迫等而有时出现肌萎缩。

八、斜萎缩

见于青年上肢远端肌萎缩(平山病)中前臂的肌萎缩。平山曾报道肌萎缩在"前臂周围侧的二分之一","从前臂的中部开始至周围变细,程度重者可见前臂尺侧缘的轮廓消失,呈直线状,未萎缩的肱桡肌界限清楚,由肘部向桡侧缘中央部再向前、向后斜行走行。"最近认为此斜线的出现系尺侧屈腕肌萎缩与桡侧屈腕肌保持未萎缩而形成,故称其为"局部解剖斜肌萎缩",即斜萎缩(oblique atrophy)。

(一) 发病机制

本症状病理解剖学背景为 C_8 髓节局限性前角障碍所致。

(二) 原因疾病

本症状为平山病的特征之一,无特异性,在颈椎病性肌萎缩的远位型中亦可见到。平山在 108 例颈椎病中,上肢肌萎缩为 22 例,其中远位型 7 例,2 例出现斜萎缩,该氏在其后近位型 16 例及远位型

15 例中,又有 8 例为斜萎缩。肌电图上肱桡肌中见有神经源性变化,8 例中有 3 例,此点可与平山病相鉴别。脊髓空洞症及不并有脊髓空洞症的 Arnold-Chiari 畸形病例中也可见有同样的斜萎缩。

九、脊髓疾患的手

在神经症状中上肢、手的症状极为重要,具有丰富的内容,这不仅仅是由于上肢易于检查,而是众多的神经元与手及手指的活动有关。颈髓中锥体束障碍的手即为颈髓疾患中特征性的症状,称其为脊髓疾患的手(Myelopathy hand),主要检查方法有以下两种。

1. 手指逃逸征(the finger escape sign)　手掌向下,两手向前展开时小指离开不能并拢达 30 s 以上,由不能内收发展到环指及小指伸展困难,这种现象以尺侧为主。

2. 10 s 试验　与"1"同一姿势快速"握与松开动作",计算 10 s 内可能的次数,正常成年人能做 20 次以上,此外尚有灵活性下降,手指屈肌张力增高,腱反射增高等。

上述体征的发生率,小野观察 31 例颈椎病者中为 90.3%,OPLL 27 例中为 92.6%,14 例颈间盘突出为 17.4%,脊髓肿瘤为 100%,发生部位以 $C_5 \sim C_6$ 为最高,而 $C_6 \sim C_7$ 较少。尸检见锥体束有明显的障碍。Sonstein 将上位颈髓压迫致手异常的"假定位体征"1966 年发表时亦称其为"脊髓疾病的手",其发生部位多为 $C_3 \sim C_4$。

本征发生的原因有:走向前角细胞的动脉血流障碍或硬膜外静脉淤血等说法,目前尚不够明了。这种症状同痉挛及步行障碍等较早期出现,应予以注意。

脊髓疾患的手有其特异性,假阳性率尚不明显,为一简便而有用的方法。

诊断要点:脊髓疾病的诊断主要依:① 神经根、髓节体征。② 长传导束症状。③ MRI 等影像及电生理检查。鉴别诊断为运动神经元疾病、多发性硬化症、HTLV-I 相关联脊髓病(HAM)、周围神经障碍等,由症状及影像学所见易于鉴别。判定脊髓病手的程度可采取上述两个试验方法,关于手的变形在周围神经疾患,脑血管障碍等均有类似所见,可依症状进行鉴别。

第五节　颈椎和颈髓

一、脊柱脊髓疾病与头痛

（一）发生率

与脊柱脊髓疾病有关而产生的疼痛，则依疾病而不同，颈椎病中发生者为 $13\%\sim79\%$，非直接外伤为 $48\%\sim79\%$。脊柱脊髓疾病的头痛其临床表现多种多样，易于误诊，不易确定。但相反，一次性头痛（紧张性头痛及偏头痛）其疼痛多只限于枕部，故多被判断由颈椎而来。有关脊柱脊髓疾病所致头痛的论著较少，尚无统一的分类。Fukutake 提出下述分类：① 与脑脊液压力异常有关的头痛；② 与寰枢椎关节在内枕大孔周围病变有关的头痛；③ 与颈椎病（含间盘突出）有关的头痛；④ 挥鞭损伤有关的头痛；⑤ 其他。

（二）原因与机制

1. 脑脊液压力异常有关的头痛

（1）脑脊液压增高伴随的头痛　以下的脊髓病变引起脑脊液压增高者较少，首推脊髓肿瘤，其中以上皮瘤为多，其次为脊膜瘤、神经鞘瘤、少突胶质瘤。症状与假性脑肿瘤，即原发性颅内压增高症相似，有头痛、头晕、呕吐、颞颥征、展神经麻痹、视乳头水肿、盲点扩大/视野障碍等。根据肿瘤部位而出现的头痛，常夜间加重。肿瘤半数发生在腰部，其余一半在胸腰部，颈部较少。机制推测与脊液蛋白质高、脑脊液吸收障碍有关。脊神经根疾患、Guillain-Barre 综合征可产生同样临床表现。此时应考虑蛛网膜颗粒的自身免疫作用。

（2）脑脊液压力低所伴的头痛　脑脊液压力下降（$50\sim90$mm H_2O 以下）后，脑内组织被牵向下方，脑表面桥静脉被牵拉而产生头痛。除去原因不明特发性的之外，因某些理由所致的脑脊液瘘则成为其原因。诸如腰椎穿刺后、外伤（神经根撕脱伤等）、手术、骨肿瘤、骨髓炎等。蛛网膜囊肿及根袖缺损也会成为原因。特征性症状为体位性头痛，即坐位或立位后数分钟至 15 min 出现头痛，卧位 30 min 后减轻。头痛部位为额、枕、顶、后颈或这些部位的组合，性质常用束带、沉重、真空样、头响等来形容。其他症状与脑脊液压增高相似，也会有耳鸣、光过敏、声音过敏。腰穿后头痛病例约 10%（青年、女性为主），出现眼症状及听觉症状者占 0.4%。

2. 寰枢关节包括枕大孔周围病变有关的头痛　此部位的病变其症状不尽相同，如具备几项特征性症状即可称其为枕大孔综合征，其中包括头痛、枕部痛。

（1）枕大孔肿瘤　以神经鞘瘤（从高位颈髓神经根发生）及脊膜瘤为多。颅后窝内脑脊液梗阻时出现头痛、视乳头水肿、颈项强直等。

（2）Chiari-I 畸形　疑为 Chiari-I 畸形的症状有，除颈痛及肌力下降外，有不能说明的感音性耳聋、头晕、运动失调、平衡障碍、吞咽障碍及其他脑神经障碍等，进而头痛，令人瞩目。Fukutake 经治的 34 例 Chiari-I 畸形中，短于 5 min 的咳嗽性头痛者 10 例，3 h 至数日持续较长的头痛为 14 例，持续性头痛者 8 例。其发生机制有脑干压迫、脊髓的中央性变化、颅内压增高等，也有劳累性头痛的病例。调查咳嗽性头痛的报道中，许多病例为 Chiari-I 畸形。交通性脊髓空洞症 14% 见有头痛。有因咳嗽等中心静脉压升高而使疾病恶化的报道，亦有头痛为其惟一症状者。

（3）寰枢椎半脱位/脱位　寰枢椎半脱位/脱位是由关节风湿、外伤、发育异常等产生。其症状有后枕痛、颈痛、神经根痛、脊髓症状等，称为上位颈髓综合征。诉后枕部深部疼痛、起床及头颈部运动时（尤其前屈时）出现及加重，常为重度。有时是尖锐痛、呈圆圈状分布及太阳穴、眼部的局限性痛，也可见后枕部周围神经的压痛及压迫而诱发头痛。头痛成因有因上位颈椎椎间关节疾病致反射性肌收缩所致。也有头痛为惟一症状者，颈椎徒手复位要特别小心。

（4）枢椎化脓性骨髓炎　枢椎骨髓炎甚为少见，诊断困难，常被延误。病变向周围扩大时，以枕骨大孔综合征出现，实际上症状表现轻微且多种多样，易被忽视。典型初发症状是颈痛，并常合并头痛。血液呈现炎症性反应（尤其是血沉快）明显。诊断延迟的原因有：此部位缺少其他椎体解剖学上的特性，即 $C_1\sim C_2$ 间无间盘仅有滑液囊，不会发生间盘炎及菌血症的关节炎等，X 线检查上的变化不易掌握。有疑问时可行矢状面断层摄影及 MRI。

3. 与颈椎病（含间盘突出）有关的头痛　颈椎病多见于中年以上男性，多无症状，头痛不能立即与放射线检查上的变化相结合，但有神经根症状及脊髓症状的40％患者中，头痛为惟一的主诉。颈椎疼痛可由局部炎症变化，根性疼痛的关联痛以及附近肌肉反射性异常收缩而产生，头痛亦可由同样机制而产生。与颈椎病有关的头痛，始于早晨，呈持续性顽固性疼痛，如同紧张性头痛，较多见有颈部肌肉收缩及枕下部的压痛。

枢椎齿状突起致脊髓压迫时，会在头部面部出现口罩状束带感样异常感觉，$C_3 \sim C_4$ 间盘突出即可有此症状。

4. 与挥鞭损伤有关的头痛　挥鞭损伤时，寰椎的横韧带，上位颈椎的滑液囊及其周围的软组织受损，后枕部的周围神经同时受损，由此出现急性或慢性头痛，Fukutake 就 300 例 6 个月以上追踪观察，2/3 为女性，每日均头痛者 59％，每周头痛者 14％，余 27％为有时或完全没有头痛。每日头痛者全部为后方的强烈头痛。以周为单位或不足 1 周者则类似于普通的偏头痛。与本病有关的头痛尚有 Barre-Lieou 综合征、颈椎性偏头痛、颈椎性头痛。

颈椎性头痛（Cervicogenic headache）是由 Sjaastad 所倡导，为发作性搏动性一侧性（强调限定于固定侧）的头痛，见于颞部、额部、眼窝周围，持续 3 h～1周，每 2 d～2 个月发作一次，多为女性年轻者，伴有呕吐、呃逆、畏光等偏头痛样症状，并提出有颈椎活动受限并听到捻发音。本病由颈椎活动而诱发，以此可与偏头痛相鉴别，C_2（有时 C_3）、神经根阻滞可完全或部分缓解亦为鉴别的依据。以 Wolff 冠名的头痛，是否系普通型偏头痛的一种目前尚无定论。

（三）其他脊柱脊髓疾患与头痛

1. 枕神经痛　枕神经痛系指枕大神经或枕小神经区域内发作性顽固性神经痛，有时伴有同部位的感觉迟钝、感觉过敏、神经出口处压痛，这些与上位颈椎的异常及肌肉、血管致颈部神经根受压有关。同侧三叉神经第 1 支也有放射痛时称此为枕大三叉神经综合征，是脊髓内冲动刺激同侧三叉神经束而产生。枕大神经痛后出现皮疹称为 C_2 带状疱疹。此时，常因头发的遮掩而不宜被发现，也有局部仅出现水肿者，需加以注意。

2. 颈-舌综合征　系小儿及青年人中由于急剧颈椎旋转而产生的综合征。患者于一侧上位颈部或枕部有尖锐疼痛（同部位有麻酥酥的麻木感），同时出现同侧舌的麻木，此乃因传递舌本体感觉的舌神经，经舌下神经传至 C_2 神经。

3. 脊髓蛛网膜下隙出血及炎症性蛛网膜粘连所致头痛　有关报道甚少，因蛛网膜下隙出血及炎症性蛛网膜粘连所致头痛，均系急性发病。

4. 与腰椎疾患、腰痛有关的头痛　尚无明确统计，腰痛患者如无颈椎等其他疾病而合并头痛者，多随腰痛的改善头痛亦消失。多为紧张性头痛，偏头痛可因腰痛而引起或加重，有报道腰痛女患者中偏头痛的发病率较普通女性明显增高。

二、颈性头痛

颈性头痛通常是指颈部组织，主要是颈椎及其支持组织的器质性或功能性异常而引起的头痛。头痛原因甚多，国际头痛学会头痛、脑神经痛、颜面痛分类（表 4-12）的第 11 项即为"颅骨、颈、眼、鼻、鼻窦、牙、口或其他头部、头颅组织起因的头痛或颜面痛"。颈部异常可致头痛是众所周知的。

表 4-12　国际头痛学会的头痛、脑神经痛、颜面痛的分类及诊断基准

功能性头痛
1. 偏头痛
2. 紧张性头痛
3. 密集发作性头痛及慢性发作性偏头痛
4. 其他非器质性头痛
体征性头痛
5. 头部外伤所致的头痛
6. 血管性疾病所伴随的头痛
7. 非血管性颅内疾患所伴随的头痛
8. 药物或脱离药物所伴随的头痛
9. 头部以外的感染所致的头痛
10. 代谢性疾病所伴随的头痛
11. 颅骨、颈、眼、鼻、鼻窦、牙、口或其他头部、脑组织起因的头痛或颜面痛
12. 头部神经痛、神经干痛、失神经后痛、其他
13. 不能分类的头痛

Sjaasted 等曾提出过颈性头痛这一概念，之后颈部疾患与头痛的问题又再次引起注意，但他们所指的头痛与偏头痛是否为同一实体（entity）尚需探讨。

本文的颈性头痛系指颈部疾患引起者，即因颈部起因的头痛。

（一）颈性头痛的病理生理

颈部组织病变引起头痛要有以下两个条件：① 颈部组织的痛觉感受器（受体）受到疼痛刺激；

② 有颈部向头部放散的神经径路。

1. **按被认为有痛觉感觉器的组织分类，将颈性头痛的原因疾患列举如下。**

（1）脊柱本身　脊柱骨关节及滑液关节、纤维环、脊柱韧带、骨膜等疾患则有关节炎（骨关节炎、类风湿性关节炎、强直性脊椎炎等）、外伤、感染、肿瘤等。

（2）头颈部肌肉　外伤或主要是：脊柱疾患时伴随的反射性肌紧张所致的疼痛。

（3）颈部神经根及神经　除寰枢椎不全脱位、Arnold-Chiari 畸形等异常之外，尚有颅后窝肿瘤及带状疱疹等炎症性疾患。

（4）椎动脉及其交感神经丛　动脉壁层分离、粥样梗化性闭塞等为其原因。

2. 出现头痛除上述条件外尚需有由颈部向头部放射的神经径路，其疼痛的特征如下。

（1）第 2 颈髓感觉神经根及枕大神经因压迫、刺激、炎症等而向枕部放射疼痛。

（2）第 1 颈髓神经根（对此存在尚有不同意见）可引起由额至枕部的疼痛。

（3）第 3 颈髓感觉神经根及其分支的枕小神经，耳大神经。

（4）三叉神经脊髓束及核下降至第 2 颈髓后角固有核，胶样质水平，可能引起因上部颈髓病变以三叉神经领域眼为中心的颜面放射痛。颅后窝处脑膜受第 3 颈髓神经的支配，但据称与三叉神经分支的天幕神经有吻合，所以颈髓病变可引起颜面痛；颅后窝病变可引起枕部痛。其他也有人称枕大神经与三叉神经分支的眼神经有吻合。

（5）颈部至头部的肌肉痛也可被感觉为头痛。

（二）颈性头痛的原因疾患

据表 4－13 所示有以下几种疾病。

1. 头颈移行部畸形　颅底凹陷症、先天性寰枢脱位、齿状突起分离、寰枕融合、寰枕脱位等骨性异常多为诱因。多伴随 Arnold-Chiari 畸形、Dandy-Walker 畸形、脑积水、脊髓空洞症等骨性异常而出现。颈部前屈时加重，卧床后减轻，其性质为枕部、枕下部撕裂样疼痛。Anold-Chiari 畸形时的头痛原因为脑积水或向尾侧移位的小脑扁桃体对第 2、3 颈髓神经根的压迫。

2. 头颈移行部的后天性疾患　枕大孔部及上部颈髓部肿瘤（脊膜瘤、神经纤维瘤、上皮瘤）造成上部颈髓神经根的压迫。MRI 对诊断甚有价值。

表 4－13　颈性头痛的原因疾病（Edmeads）

1. 头痛原因证明与颈部病变有关而发生者（颈部病变的治疗可使头痛减轻）

（1）头颈移行部畸形　颅底凹陷症、先天性寰枢椎脱位、齿状突起分离、寰枕融合、寰枕脱位、Arnold-chiari 畸形、Dandy-Walker 畸形、脑积水、脊髓空洞症

（2）头颈移行部的后天性疾患　枕大孔及上部颈髓肿瘤（脊膜瘤、神经纤维瘤、上皮瘤）、多发性骨髓瘤、转移性肿瘤、骨髓炎、Pott 病、Paget 病

（3）类风湿关节炎、强直性脊椎炎 寰枢椎半脱位、颈部韧带、神经根的牵伸、骨关节、滑液关节的炎症

（4）颈内动脉、椎动脉的壁层分离或外伤

2. 头痛原因尚未证明与颈部病变有关者（颈部的治疗对症状改善尚不清楚，对头痛的原因尚无定论者）

（1）颈椎病、颈椎间盘变性

（2）包括挥鞭损伤在内的脊椎外伤

（3）第 3 枕神经性头痛

（4）颈部后交感神经综合征（Barre-Lieou），颈性偏头痛（Bartschi-Rochaix）

（5）颈性头痛（Sjaastad）

颅骨、颈椎本身的多发性骨髓瘤、转移瘤、骨髓炎、Pott 病、Paget 病等疾患所致的骨膜性疼痛、Paget 病合并颅底陷入症等。

3. 类风湿关节炎　强直性脊椎炎多伴有寰枢椎不全脱位。因上部颈椎韧带，神经根的伸展而引起枕下部头痛。疼痛也有因骨关节炎症而引起者。此时疼痛局限于颈部、后头部。

4. 颈内动脉、椎动脉壁层分离或外伤。

5. 颈椎病、颈椎椎间盘变性　是否可引起头痛尚有争议，X 线上颈椎病性变化 40 岁以上者较多见，很难每个病例均能与头痛联系起来。为单侧性后头部痛，多无搏动性，而与颈部运动有关。头痛原因为骨关节病变、反射性肌收缩、骨刺压迫神经根、椎动脉的被压迫等。

6. 包括挥鞭损伤在内的脊椎外伤　其因果关系同颈椎病。以后头部疼痛为主，原因为颈椎韧带或肌肉伸展或捻挫。颈部有外伤，颈部活动可诱发疼痛。

7. 第 3 枕神经性头痛　第 3 枕神经障碍引起的头痛，第 3 枕神经系第 3 颈髓感觉神经根的分支，支配头半棘肌，$C_2 \sim C_3$ 椎骨关节突关节及皮肤。$C_2 \sim C_3$ 关节突关节异常在 X 线上可取得证明，并可由第 3 枕神经阻滞而使头痛消失。

8. 颈部后交感神经综合征（Barre-Lieou）、颈性偏头痛（Bartschi-Rochaix 综合征）　Barre-Lieou 综合征 症状为头部转动时，发作性出现眩晕、耳鸣、视力障碍、声哑、一过性失声、颈部深部不适感及杂音、易疲劳等，X 线上多可出现第 4、5、6 颈椎的骨刺

形成,原因为骨刺刺激颈部交感神经或椎动脉病变。多有外伤既往史。

颈性偏头痛则因骨刺或外伤引起,椎动脉受压迫亦为原因之一,当然亦有对此两综合征有疑义者。

粥样硬化致椎动脉闭塞,动脉壁层分离也可引起同样症状。

9. 颈性头痛　系 Sjaastad 等人最近提出的综合征,其诊断标准见表4-14。其症状为偏侧性头痛,发作次数较少,但伴有持续性疼痛,发作持续1～3 d 左右,发作间期为1～4 周,无头痛的密集发作。有颈部障碍的体征(颈部活动或压迫枕大神经、C_2神经根、C_4～C_5 横突可诱发发作,有同侧性颈部、肩臂痛等),其他伴随症状有与疼痛同侧的结膜充血、流泪(但无密集发作性头痛时的 Horner 征),有时也可出现声响恐怖、畏光、恶心、呕吐、眩晕、头痛与同侧的视觉异常。发作间歇期有颈部活动范围变小,肌张力亢进。疼痛可因颈部活动而诱发,咳嗽亦可诱发。头痛程度不等,但很少如密集发作性头痛那样夜间睡眠中被痛醒。第2颈髓神经根,枕大神经,C_4～C_5 横突上的压迫可诱发头痛。吲哚美辛治疗无效,但第2颈髓的阻滞疗法有效。多有颈部头部外伤史,X 线上很少能发现有意义的颈椎病变。

表4-14　颈性头痛诊断标准(Sjaastad 等)

(1) 一侧性头痛
(2) 有颈部病变症状或体征
(3) 由颈部头部放射的中等度间歇性头痛,不群发
(4) 神经根或神经阻滞可减轻
(5) 虽非必备症状但偶可有以下伴随症:自主神经异常、眩晕感、高声恐怖、单眼性视觉异常、吞咽障碍

因症状的重叠与偏头痛是否为同一疾患尚有争议,其鉴别点之一为有无视觉异常。颈性头痛时则与头痛同属一侧,偏头痛则每次发作,其头痛可不同侧,而颈性头痛则经常固定一侧,且无闪光暗点。密集发作性头痛多见于眼窝部或其周围,现时颈部起因的头痛则几乎均出现于后头下部,疼痛很少密集发作,慢性发作性头痛为两侧性头痛,不被颈部活动诱发。

(三) 问诊要点

要忆起上述颈性头痛的机制、原因疾患等进行诊断,初诊时应从一般的头痛鉴别诊断开始。头痛患者中可有影响生命的慢性硬膜下血肿、脑脊髓膜炎、蛛网膜下隙出血等。多数可根据详细问诊及系统的神经学检查所见而得到鉴别方向。类风湿关节炎患者当然要注意颈椎异常。

问诊要点如下。

1. 发病方式　可分为突发性、急性、亚急性、慢性等。以前有无同样发作? 首发年龄? 至此次头痛的间歇期中是否有完全不痛?

颈性头痛时,疼痛多为逐渐出现、加重,即慢性或亚急性病症过程。详细问诊多可得知以前也因颈部活动有过头痛等病史。

2. 头痛性状、部位　是否为搏动性,如受压时的钝痛? 或如神经痛样短时间的剧痛?

头痛部位是否为单侧? 每次发作头痛部位是否变换?

颈性头痛多为受压样钝痛或神经样剧痛,但亦有主诉为搏动性头痛而寰枢椎不全脱位者,应注意,偏头痛时疼痛为搏动性,最长于2 d 内消失,间歇期完全不痛。颈性头痛部位多在后头部,一侧性,且痛侧多固定不变。

3. 经过(持续,次数)　疼痛持续多长时间? 是否逐渐加重? 发作次数? 间歇期多长? 密集发作头痛时的特征为夜间睡眠中疼痛。

颈性头痛的持续时间不短,多为继续性,逐渐次数加频而来院。

4. 诱因　颈性头痛绝大多数因颈部运动而诱发,头颈部有无打扑伤史很重要,如因改换枕头而疼痛加重者也提示为颈性头痛。

其他过劳、睡眠不足,精神压力也有关。血管性头痛多因饮酒、巧克力、奶酪的摄取或服用血管扩张药、月经等为诱因。

5. 伴随症状　偏头痛时多伴随同侧的结膜充血、流泪、流鼻涕、鼻塞、颜面潮红、Horner 征等,但颈性头痛亦可有声响恐怖、畏光、恶心、呕吐、易怒、眩晕、头痛与同侧的视觉异常、流泪、结膜充血。

6. 家族史　有时可有母亲有头痛病的家族史,但颈性头痛则很少有家族史。

(四) 诊断要点

1. 神经学所见　常规的系统的神经学所见十分重要,其次重要的是颈部有无所见。要注意颈部的可动性,活动范围有无受限,有无头痛诱发点。除明显可疑为颈椎疾患之外,可行 Spurling 试验及 Jackson 试验。可疑为颈椎疾患时则要注意有无脊髓疾病,要重点检查有无锥体束症状、感觉异常及

膀胱直肠障碍等(表4-15)。

表4-15　颈性头痛的所见(Edmeads)

(1) 伴随急剧的头颈部运动而发病
(2) 长期持续的一侧性后头部,后头下部痛(头痛侧不变)
(3) 仅颈间运动即可诱发头痛
(4) 头部、颈部的异常姿势
(5) 因疼痛而上部颈椎的运动受限
(6) 头颈移行间的活动性异常
(7) 感觉异常,下部延髓或上部颈髓体征

2. 放射线学检查所见　颈部X线检查要包括过屈曲位及过伸展位的拍片,尤要注意包括寰枢椎的上部颈髓变化。C_1与齿状突间距离,成人中间位2 mm以上时应可疑为寰枢脱位。也要注意上颈椎与颅骨的关系。齿状突应在左右乳突连线上方1 cm。要注意C_1与颅骨有否愈合。有报道称颈椎病有头痛及无头痛组,在X线上缺乏有意义的变化,但亦有提出颈椎生理性前弯消失者。总之颈部X线多无特殊改变,但颈椎X线完全正常者亦有枕大孔至上部颈髓有肿瘤性病变者。此时头颈部MRI则对诊断甚为有利。通常,头痛的鉴别诊断上头部CT是必要的,但颈性头痛时其必要性较低。

三、颈椎疾患所致头痛

已知外伤、肿瘤或颈椎畸形疾患时伴有头痛,但有关其性质、部位等具体内容在脊椎疾患或头痛专著中叙述甚少。医生可经常遇到颈椎疾患患者主诉头痛,但其头痛是直接由颈椎、颈髓病变所致或与紧张性头痛、偏头痛的合并有关,其鉴别常有困难。以下就颈椎疾患所致头痛加以介绍。

(一) 可引起头痛的颈部组织

颈部有许多引起疼痛的组织,如颈神经、神经根、脊髓、脊椎骨本身、关节囊、椎间盘、韧带、骨膜、颈部肌肉、动脉等,所以颈椎疾患时上述组织受到刺激而容易出现疼痛。此时的疼痛,通常见于颈部,但有时也可使头部感到疼痛。颈部疾患而感到头痛,与眼球或牙齿疾患而出现的头痛属同一机制,即所谓牵涉性痛(图4-31)。此牵涉性痛引起头痛的机制如下。

(1) C_2的神经根因压迫、炎症而受刺激。因C_2的后根及其分支支配枕部感觉,所以枕部可出现此牵涉性痛。

(2) C_1神经根受刺激后不是枕部,而是眼窝、额部、顶部出现疼痛。

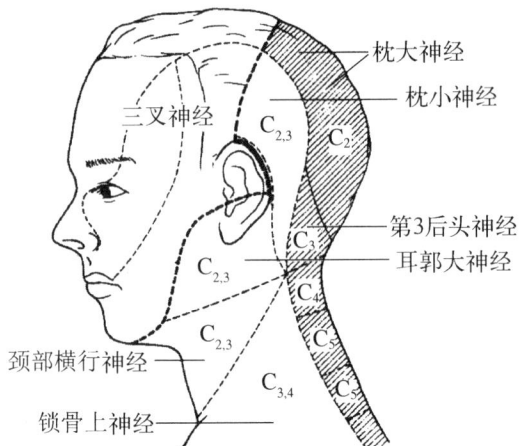

图4-31　头部与颈部的感觉支配C_2后根及其分支支配枕部的感觉

(3) 三叉神经与C_2神经根于颅后窝与天幕神经吻合,因而C_2的刺激可于三叉神经第一支领域出现疼痛。

(4) 因三叉神经脊束核降至$C_2 \sim C_4$髓节与颈髓后角连接,所以上位颈髓神经根的刺激可在三叉神经支配的领域感觉到。

(5) 肩、颈、头皮的肌肉,通过肌膜、腱膜而有功能上的连接,所以颈肌的紧张、痉挛可使头皮肌亦收缩。颈肌的紧张出现于颈髓前根受刺激时,因而可出现紧张性头痛。

(6) 椎动脉周围的交感神经受刺激后,据称也出现眩晕、耳鸣、视觉障碍等并有枕部疼痛,称此谓颈部后交感神经综合征(Barre -Lieou sydrome),但亦有不少人对其存在表示疑问。

(二) 引起头痛的颈椎疾患

上述机制中除有Barre -Lieou综合征外,可以说头痛的出现与上位的神经根有关,即颅底颈椎移行部的畸形,上位颈椎部椎间盘突出等情况下,出现枕部头痛者甚多。枕大孔附近肿瘤时,枕部、颈后部疼痛为最多见的早期症状。额部的疼痛可因机制中的"2"~"5"而出现,但与枕部痛相比则甚为罕见。即使额部有疼痛,通常亦伴有枕部痛或病史上先由枕部开始,之后疼痛波及额部者多见。上述头痛见于一侧,且随颈部活动而加重者,由颈疾患引起的可能性较大,但此种类型的头痛有时也难与偏头痛鉴别;两侧性时也有时难与紧张性头痛鉴别的情况甚多。此外,上位神经根尚未被侵犯的颈椎病者其头痛应在颈椎、颈髓以外寻找其头痛的原因。所以当出现头痛时通常首先要从头部寻找其

原因,但颈椎疾患时也可出现,且有时以此为初发症状,所以应加以注意。

四、颈性眩晕

眩晕是患者最多见的症状之一,但此用语颇含糊不清,其内容有旋转样感觉、神智障碍的感觉、站立不稳、走路失去平衡的感觉、摇摇晃晃的感觉等,因此将上述多种症状统称为眩晕,所以其原因疾患亦繁多,因颈部疾患而产生的颈性眩晕(cervical vertigo,CV),即其中之一。是否真正有颈性眩晕,议论尚甚多。某医院的统计较多而另一医院的统计则完全没有此症。急剧变换头部位置时,前庭三半规管受到刺激而诱发眼振、眩晕感,此时颈部也被转动受到刺激。将头部固定,使躯体按体轴转动并使颈部转动时,是否可出现眩晕?实际上是可以出现的。令无两侧温度眼振反应患者头部左右转动时,多出现类似三半规管似完全正常的眼球反应。

(一)临床概念

颈性眩晕(CV)一词首先于1955年由Ryan及Cope提出,但其概念未被明确理解。其原因即因"颈性"的解释有问题,不少人将"颈性"理解为颈髓疾患颈髓及颈神经根所致,所以认为颈髓无障碍的眩晕不是颈性眩晕。Ryan及Cope的原著中原因疾患有颈椎病、颈椎牵引、颈部外伤等病例。"颈性"不仅指颈髓、颈脊神经根,也包括颈部的多种疾患。此外对眩晕的解释也有问题,眩晕可分为真性眩晕即有"旋转性"的眩晕及无"旋转"性的眩晕(dizziness),前者为前庭系障碍所致,后者见于多种神经疾患、心血管疾患、精神疾患等。当然也有人将头晕、无旋转性眩晕及旋转性眩晕均包括在颈性眩晕的概念之中,但Ryan及Cope原著中的病例,仅有旋转性眩晕,所以将无旋转性眩晕也包括在内似有问题。综上所述,CV即颈部疾患引起的真性眩晕综合征,对头部多种疾患所引起的真性眩晕可称其为"头性真性眩晕综合征",由此则亦可有相对应的颈性真性眩晕综合征的概念。

CV指颈部向某方向转动或屈曲或固定于某位置时出现眩晕或眼振者。但日常多见的头眩晕多以活动颈部而诱发眩晕及眼振,所以诊断CV时要除外头性眩晕。其重要的鉴别点是,颈部保持不动而头部与颈部一体活动,如出现眩晕则为头性眩晕而不是CV,此外,CV患者通常有颈部、后头部疼痛,有时伴有颈部僵硬也有助于CV与头性眩晕的鉴别。

(二)颈性眩晕历史

1956年Ryan及cope于Lancet志上发表了颈性眩晕一文,被认为是有关颈性眩晕第一次报道。该文中的定义是颈部疾患常为眩晕的原因,提议称此为颈性眩晕综合征。此处的眩晕可能含有旋转性眩晕及非旋转性眩晕双重意义,不仅指旋转性眩晕,且含有非旋转性眩晕即动摇感,沉降感等"广义眩晕",该文将颈性眩晕分为三型。

(1)退行性颈椎病患者。

(2)由颈部转动而诱发眩晕的患者。

(3)某种类型的颈部外伤诱发眩晕的患者,并称此类病例,通常多伴有颈部痛、枕部痛,将颈部向某位置屈曲或侧转等均可诱发眩晕,并因颈屈曲可诱发眼振,列举其有以下三个原因。① 椎动脉闭塞;② 颈部交感神经系障碍;③ 颈反射障碍。

以上三种障碍与眩晕的关系,如此前及Ryan等所指出,并非每个单独障碍而是三者相互关联而产生眩晕,正如Biemand等称颈部疾患患者,其眩晕及眼振系因椎骨颅底动脉循环障碍,脊椎交感神经丛或本体感觉神经障碍而产生,多数疾患不幸而同时有上述解剖学结构上的障碍。如欲从每名病例发现其单独,惟一的原因是不会得出正确结论的。1959年Cope及Ryan在其论文颈椎眩晕与耳石性眩晕中又指出两者均于颈部转动时出现眩晕。1960年后颈部眩晕的研究更盛行,日本于20世纪70年代,随交通事故的挥鞭损伤的剧增而加强了研究,但颈性眩晕的诊断仍有相当难度。

(三)发生机制

1.椎动脉参与的眩晕　椎动脉参与前庭器官、脑干、小脑、枕叶等血液循环,其循环障碍可引起多种神经症状,其中以眩晕为最多,但仅有眩晕者很少,通常多伴有视力模糊(雾视)、眼前发黑等视觉症或意识障碍。据称头部的转动也可使正常人的椎动脉血流量减少9%～23%,有颈椎病、动脉硬化时,其减少将更显著。此外椎动脉受压部位形成的血栓,栓塞及来自动脉粥样化斑的栓塞症也可引起椎动脉循环障碍。

2.颈部本体感受器参与的眩晕　颈部的本体感受器存在于颈椎间关节及韧带中,对紧张性颈反射有重要作用。紧张性颈反射即当颈部本体感受器受到刺激时。四肢肌张力分布出现变化的反射。

来自颈部本体感受器的刺激由 C_1～C_3 后根进入脊髓，紧张性颈反射的中枢在 C_1、C_2 髓节。颈部本体感受器更与前庭神经核亦有联系，可因其阻断、刺激而出现眩晕、眼振。但其程度较迷路障碍时为轻，短期间内可被代偿。Hattori 所经验的 C_5～C_6 外伤性椎间盘突出病例的眩晕也曾为一过性者。所以很难说此机制对 CV 的出现有重要意义。

3. 后颈交感神经系参与的眩晕　后颈交感神经于椎动脉起始部，环绕椎动脉而上行，因颈椎病等受到刺激时，可引起后头部痛、颈部痛、眩晕、耳鸣、视觉障碍。按原作者姓名而称此为颈部后交感神经综合征(Barre-Lieou sydrome)，有报道称以电刺激后颈交感神经，可引起上述症状，但颈椎病等的刺激，是否与电刺激一样尚有疑问，所以此神经对 CV 的出现有多大意义尚待今后的研究。

CV 的发病率似甚小，如确有 CV，其原因中很可能有椎动脉循环障碍，如不加治疗则有可能引起脑干梗死。因此对颈部疾患患者要积极问诊有无眩晕，如有眩晕者要积极探讨其原因并加以治疗。

(四) 颈性眩晕的病理生理

Brandt 将眩晕分类为非前庭性眩晕，将本体感性眩晕隶属其中，包括典型的颈性眩晕。该氏认为颈部不仅辅助眼球与头躯体的协调而且也影响空间定向能力与姿势的控制。这提示对颈部的刺激或该部病变可能引起眩晕。Kaga 经治过的以颈部病变为中心的病例，为 11 岁女性，有第 1、2 鳃弓综合征(两侧)，并有显著颈部至脊椎的侧弯，有注视眼振及垂直性下向性自发性眼振，颈部病变与眼振的关系不明。

1. 与椎动脉供血不足有关的眩晕　三半规管的血管支配，为椎颅底动脉分支的前下小脑动脉的迷路动脉。因此有椎动脉供血不足时，会出现三半规管的血行障碍而出现一过性迷路障碍而很可能产生眩晕。椎动脉供血不足即一过性脑缺血发作(TIA)之一种。椎动脉血流量的一过性减少即为出现 TIA 的原因。

使椎动脉血流量减少的因素有：① 心搏出量减少；② 脑血管阻力增加；③ 椎动脉领域的自动调节障碍；④ 通过脑底动脉环等颈内动脉系的侧支功能障碍；⑤ 椎动脉狭窄、屈曲、发育异常等。多数情况为出现血流的代偿作用而得到足够的血流输送，但因某种附加因素，代偿低下使血流量低下则出现症状，除增龄、细小动脉硬化之外，正常人的颈部转动

亦可使血流量减少 9%～23%，如有退行性颈椎病等则更使之减少。此外微小栓塞亦可引发。

Nagashima 的实验证明，在局部麻醉下阻断一侧椎动脉血流时出现了：① 视力障碍即伴有急剧眩晕感及外界在动摇，眼前检查者的手指可被认为很远或很近、雾视、眼前发黑等。② 意识障碍即意识模糊，近晕厥状态等。③ 恶心、呕吐、憋气、气闷、血压下降等，并均伴有眼振或眼球运动。所以日常生活中转动颈部或过伸展等即可能出现类似症状。Nagashima 统计的各种眩晕的出现率见表 4-16。

表 4-16　185 例椎基底动脉供血不足时眩晕感的性质(Nagashima)　　　(%)

A. 与身体平衡的关系	
旋转性眩晕(Virtigo)	45
浮动感。动摇感等眩晕	25
B. 与意识的关系	
神志昏迷	40
意识丧失	15
落下感	35
C. 与视觉的关系	
眼前发黑	15
雾视	60
振动幻视	20
复视	30
D. 其他	
发作性倒下	15
E. 伴随症状	
恶心	50
恶心＋呕吐	20
上肢麻木感	50
球状或长袜型感觉异常	10
耳鸣与难听	5

2. 颈部交感神经系的障碍　颈部有连接上、中、下颈部交感神经节的颈交感神经干构成的颈部交感神经节，及从椎动脉起始部开始环绕椎动脉而上行的椎神经及椎神经丛的深部颈交感神经。因而颈椎病等引起的神经、神经丛刺激可致眩晕、耳鸣，颈部痛等，Barre 称此为后部颈交感神经综合征，以后又称为 Barre-Lieou 综合征。有的病例刺激星状神经节无何自觉症状，但刺激椎动脉周围神经组织时则可出现眼振而上下或左右移动，所以后部颈交感神经可因颈部屈曲、转动、过伸展等刺激而出现眩晕。

3. 颈反射障碍　本体感受器存在于四肢、关节、躯干、肌肉、骨膜、肌腱等处，与前庭、视觉等一起将神经信号由本体感受器向中枢传送而有助于平衡功能的维持。紧张性颈反射即指，转动颈部时四肢的紧张变化。例如将转向右侧时左上肢于肘

关节处屈曲,右上肢伸展增强,两下肢均伸展,此反射可见于乳头儿或脑积水儿。迄今已进行过的颈部 $C_1 \sim C_4$ 后根神经切除,局部麻醉下证实可出现旋转性头振颤及平衡失调等。将头部固定,使躯干转动时颈部出现扭曲,但闭眼(人)将躯干扭动 $60°$ 时则眼向反对侧偏位 $5°$,称此为颈-前庭-眼相互作用(图4-32),临床上可因电刺激、振动刺激而出现眩晕感、眼振。对颈部钝痛,转动或突然活动头部而出现眩晕者,可用颈托适当固定颈部,肌张力增高时使用肌松弛药、精神安定剂多可奏效。

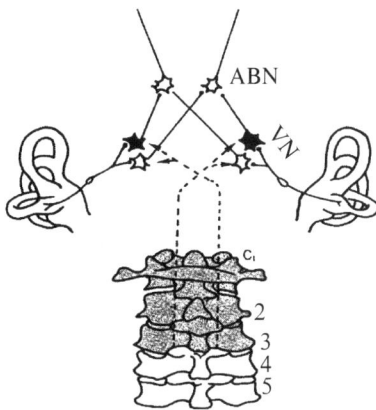

颈-前庭-眼相互作用
第1、2、3颈椎部的固有感受器的冲动上行到脑干交叉后进入前庭神经核(VN),此处黑细胞为抑制性、白细胞的兴奋性细胞向二次神经元的展神经核输送冲动,水平半规管的兴奋性及抑制性冲动向前庭神经核(VN)传送。

图4-32　颈性眩晕

五、椎基底动脉供血不足

眩晕可分为伴旋转感的眩晕与漂浮感或摇晃感而无旋转的眩晕。产生眩晕的代表性疾病有:内耳障碍所致周围性前庭眩晕,由前庭神经核等脑干、小脑障碍而来的中枢性眩晕,其中已明确因颈椎疾患亦能产生眩晕。1995年Ryan等发表了"颈椎性眩晕"一文,开始有颈性眩晕的概念。颈性眩晕是由颈部疾患所致全部眩晕在内的综合征,即有旋转性眩晕,也有非旋转性眩晕。

(一)椎基底动脉供血不足原因

(1)椎基底动脉供血不足。

(2)颈部交感神经系统障碍。

(3)颈反射障碍。

Ryan等认为这些原因不是单独起作用,而是互相关连才出现颈性眩晕。近年来对急剧增加的挥鞭损伤所致"外伤后颈性眩晕"较复杂的临床表

现,经多方面研究探讨,发现眩晕在伤后初发为 6% 左右,在以后的慢性经过中增至 $20\% \sim 30\%$,其成因之一即椎基底动脉供血不足(vertebrobasilar insufficiency,VBI)。

(二)椎基底动脉的解剖

双侧锁骨下动脉基部开始分叉的左右椎动脉进入 C_6 横突孔后上行,由枕大孔入颅内,其后,分支出小脑后下动脉及脊髓前动脉,在延髓上端与对侧椎动脉汇合成一根基底动脉,供应脑干、小脑、枕叶、前庭周围器官(通过小脑前下动脉及迷路动脉)的血供。锁骨下动脉至 C_6 为第Ⅰ区,C_6 至 C_2 为第Ⅱ区,C_2 至枕骨大孔为第Ⅲ区,以后至合流为止为第Ⅳ区(图4-33~图4-34)。

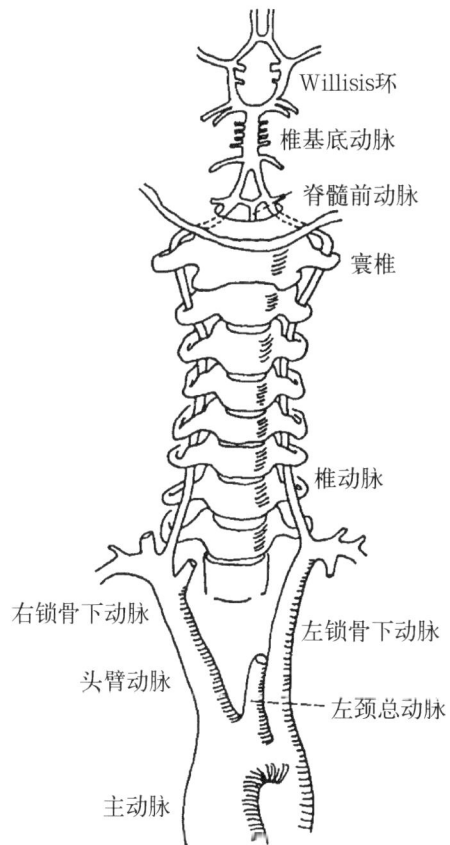

图4-33　椎动脉走行

(三)椎神经的解剖生理

神经系统中颈部存在连接颈髓两侧的上、中、下颈交感神经节的交感神经干,椎动脉的周围有前后椎神经和椎神经丛,与星状神经节有纤维连接(图4-35)。前椎神经丛由椎动脉前面椎神经节的上极附近出来,在动脉前面上升后,在动脉周围形成神经丛,后椎神经丛环绕椎动脉起始部背侧的下

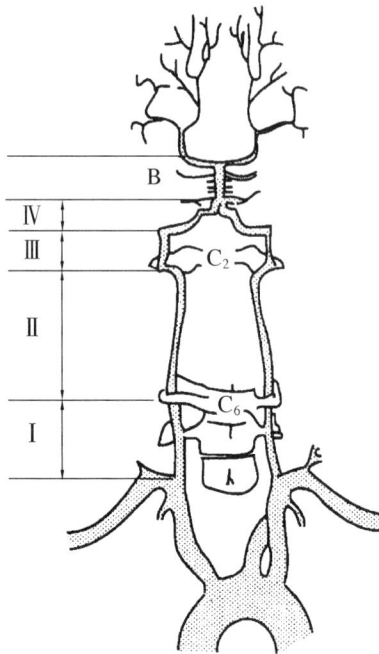

锁骨下动脉至 C₆ 为第 I 区，C₆ 至 C₂ 为第 II 区，C₂ 至枕大孔为第Ⅲ区，以后至合流为第Ⅳ区

图 4-34 椎基底动脉

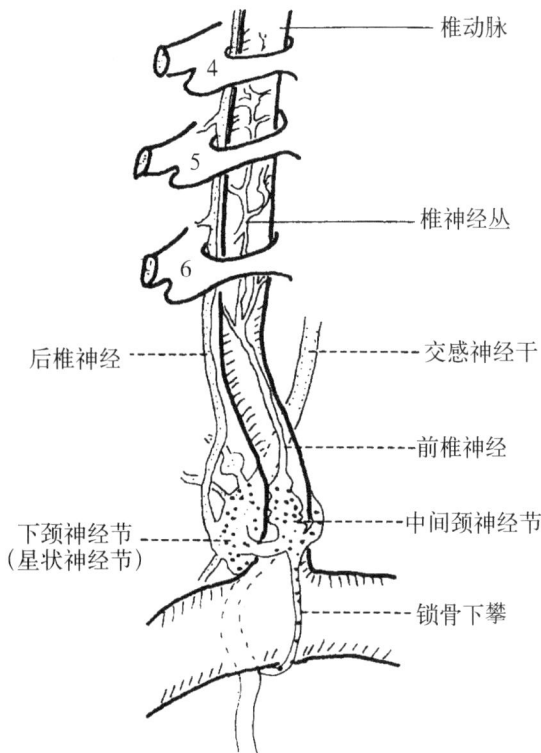

图 4-35 椎神经

颈部交感神经节，在与第一胸神经节融合而形成星状神经节处成一主干，在脊椎动脉背侧上升，该神经丛包括许多神经细胞群，与体性感觉神经以向心、离心性纤维相交通，为交感神经干的副干。

（四）椎基底动脉供血不足

这一概念最早由 Denny-Brown 于 1953 年提出，椎动脉系统因某种原因血流减少，产生一过性缺氧症状，对平衡感觉及眼运动有各种影响，发作性眩晕与头晕，视力模糊，意识模糊，跌倒发作等均会发生。根据日本平衡神经科学会的诊断标准，病史诊断中常注意以下几点：① 眩晕诱因多为颈部运动；② 多为旋转性眩晕，眼前发黑；③ 可产生视觉障碍，轻度意识障碍，口角麻木，四肢末端感觉障碍等为特征（表4-17），其中血管性器质性病变少，多为体位性，头位变换性等血供动态的血流动力学机制所致，称其为血流动力性椎基底动脉供血不足（hemodynamic，VBI）（表4-18）。这一综合征发生的机制不是血管闭塞这一固定形式，而是功能性的，可逆的，其根源在于产生一过性血流不足的缺血或缺氧。

表 4-17　椎基底动脉供血不足(VBI)诊断标准

1. 根据病历
　1.1　眩晕的特征
　　1.1.1　眩晕的诱因：快速转头，过伸展，体位变换等时多发
　　1.1.2　症状：旋转性头晕多，也有浮动头晕，眼前发黑
　　1.1.3　伴随症状：视觉障碍（视力模糊、动摇视、复视）、意识障碍（意识不清，短时间消失）、恶心、呕吐、口角麻木、上肢麻木
　1.2　听觉症状
　　伴有耳鸣，耳聋的非常少
　1.3　其他脑神经症状
　　上肢麻木，四肢末端感觉障碍
　辅助诊断：1.1、1.2、1.3 在午后出现应疑有 VBI
2. 根据检查
　2.1　转颈，过伸展致发作性头晕、失神、视力模糊、眼振
　2.2　神经科所见：颈旋转、颈过伸诱发眼振、注视眼黑、视运动性眼振、跟踪眼球运动的障碍等中枢平衡所见者多
　2.3　超声波多普勒血流计显示椎动脉血流呈病态低下，左右有差别
　2.4　椎动脉血管造影：颈旋转，过伸展可致造影出现屈曲、蛇行狭窄
　2.5　颈部 X 线片见椎体骨刺等
　临床诊断：检查 2.1、2.2 有所见，2.3～2.5 所见中有一个则增加了诊断的准确性

（引自：Equilibrium Res，1988，47：245-273）

表 4-18　血流动力性椎基底动脉血供不足(VBI)诊断标准

1. 临床症状
眩晕的性状：旋转感、摇晃感、视野模糊、不能集焦等
眩晕时间：瞬时至数分
发病时情况：突然站立时、颈位置变化时、步行时可见
其他神经症状：少，有时口周围、手脚麻木、视力模糊、复视
2. 临床检查
(1) 常规平衡功能检查　急性期以外平衡功能检查极少
眼振检查：视动性眼震(OKP)、视标跟迹试验(ETT)中枢性平衡障碍所见
(2) 安静卧位血压　低血压者多，高血压的起立性低血压者多
(3) Shellong 试验阳性者多
(由卧位改变立位后，最高血压下降 15 mmHg 以上，脉搏数反而增加，表示循环功能调节有问题)
(4) 血生化检查
血脂高，血小板凝集能力亢进
(5) 影像学检查
1) 颈椎 X 线片：颈椎横突骨刺形成，椎体紊乱
2) 头部 CT：幕上、下均无异常
3) 头部 MRI：T_1 加权像见低强度，T_2 加权像见高强度的幕下多腔隙梗死，有时见血流缓慢
4) 头颈部磁共振血管造影(MRA)，椎动脉造影(VAG)：可见椎动脉(VA)，基底动脉干(BA)的蛇行、屈曲、动脉硬化性改变，狭窄闭塞等
(6) 血流动态检查：
1) 血流动力性 VBI 是诊断上最重要的检查
2) 锝[^{99m}Tc]双半胱乙酯注射液(ECD)：VA 血流速度下降，左右差
3) 颅多普勒超声(TCD)：BA 血流速度下降，FPI 高值，CO_2 反应不良
(7) 除外诊断　天幕上病变，小脑病变，脑干部器质病变可由头部影象诊断除外，VBI 由颈部伸展、旋转、屈曲负荷时血管摄影变化及影像诊断除外，内耳病变由神经耳科检查，特别是平衡功能检查除外
(8) 危险因素　年龄、高脂血症、低血压、体位性低血压、血小板凝集值高等

注：椎基底动脉系的缺血循环障碍加上低血压、高脂血症等因素，由快速站立、快速头位变换等血流动力学改变致使脑干前庭神经核区灌注血流下降(脑干供血不足)而产生眩晕，称此谓血流动力学 VBI，与 VBI 有所区别

(五) 椎基底动脉供血不足与眩晕

椎动脉除由颈椎直接压迫外，颈部交感神经的过度紧张也会引起供血不足，并产生继发性前庭神经及内耳的血流障碍。椎动脉由前、后椎神经所包围，当其周围出血、水肿及瘢痕、颈椎变形等使椎神经长期于受刺激状态时则易受损伤。经典著作上记载 Barre-Lieou 综合征的定义为："椎神经(后部交感神经)受刺激而发生，主要见于颈椎病，X 线片上多为 C_4~C_5 骨刺形成，症状有头痛、视力障碍、声音嘶哑、有时可出现无声、颈深部不适感、摩擦音、

易疲劳、血压下降等，以自觉症状为主"。而松永则认为血流动力性椎基底动脉供血不足，是以椎基底动脉系统的血流调节及侧支循环血运障碍为基础，在易受损害的脑干部的循环障碍、血压下降、体位变换等致使功能性或器质性循环障碍时所致。由于对缺血脆弱的前庭神经核及神经元活动障碍及功能障碍而招致中枢前庭系兴奋异常，而产生眩晕(图4-36)。

(六) 磁共振血管造影(MRA)的观察

近年有报道用 MRA 及 MRA 血流计测法(direct bolus imaging，DBI)，用于五官科眩晕患者的筛选(直接静脉注射造影剂或放射性同位素浓缩药团的影像)，并用于说明椎基底动脉供血不足的临床表现。挥鞭损伤后的 Barre-Lieou 综合征不仅由颈部，而且由脑干部分的功能不全所引起，对其进行 MRA 研究的结果，发现 MRA 中椎动脉异常者，正常人群组为 16.7%，而挥鞭损伤组则 39%椎动脉左右血管径存在差别。DBI 在健康人群组为16.75%，而挥鞭损伤组 47%观察到其左右流速存有差别。与健康人相比，Barre-Lieou 综合征中椎动脉流速下降，血管径狭窄多有显著差别($P<0.05$)，同一病例中的 SEP，以 P14 为中心，脑干部的传导延迟达 52%。已知椎动脉走行及外径左右存有高度变异，龟山经尸解研究，发现椎动脉左右有差异者达 31%，左侧粗者为 24%，右侧粗者为 7%。椎动脉左右的差异在脑桥梗死病例中显著增高，成为危险因素。但椎动脉的变窄是否系外伤的变化，尚不可知。但潜在的椎动脉形成不全的病例中，即使较轻微的外部障碍也易产生前庭神经及脑干的血流障碍，左右的差异可能造成对前庭脊髓反射，前庭眼反射，前庭自主神经系统反射的不平衡，从而出现眩晕及自主神经失调等颈部后交感神经综合征。

病例介绍．68 岁，女性，美容院仰卧位洗发后约 30 min 出现旋转性与非旋转性混合性眩晕。

来诊时左上、下肢不全瘫，立位困难，手套及长袜型感觉迟钝，左右注视性眼振，上方注视性眼振。椎动脉 MRA 见左椎动脉狭窄与椎动脉支配区域丘脑枕部损害。近年来时而发现美容院脑卒中及椎基底动脉供血不足的患者。

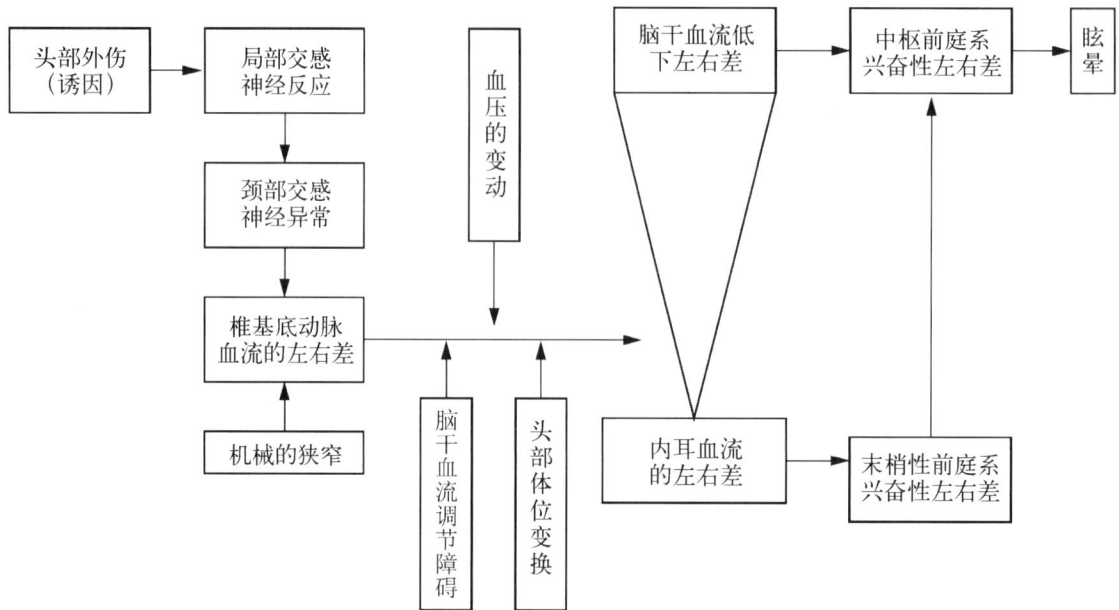

图4-36　血行性 VBI 的发生机制

六、脊髓型颈椎病的步行障碍

脊髓型颈椎病中,存有仅以步行不稳为主征而运动、感觉障碍不明显的病例,但这类患者一直不被人们所注意,脊髓型颈椎病可分为四型(表4-19)。

表4-19　脊髓型颈椎病分型

(1) 运动障碍主体型　肌无力、肌萎缩为患者主要症状,即使有感觉障碍亦较轻微

(2) 感觉障碍主体型　感觉障碍为主要症状,运动障碍如有也轻微

(3) 运动+感觉障碍型(混合型)　运动障碍(肌无力、肌萎缩)与感觉障碍(麻木、痛、浅感觉障碍)合并存在

(4) 步行障碍型　仅步行障碍的症状,无感觉运动障碍,如有亦轻

脊髓型颈椎病步行不稳的机制:仅以步行障碍为主要症状的颈椎病,其影像学上的改变多较轻微,但步行不稳可成为脊髓型颈椎病的早期症状,其最大的特征为步行障碍及平衡非常差,这些仅用腱反射增高是难以说明的,检查时要注意可能存在的轻度深反射障碍及脊髓小脑路障碍。

运动学认为脊髓中存有在步行运动中形成的运动模式即中枢性发生器模式(略为CPG)步行运动中必须由CPG来决定其肌活动的时间和空间。此CPG与上位中枢来的控制及周围的传入系统相关,存在复杂的神经回路。推测与上位中枢控制有关的有红核脊髓束、前庭脊髓束、网状体脊髓束等。

红核脊髓束与屈肌群肌紧张的控制,前庭脊髓束与伸肌运动神经元的兴奋,网状体脊髓束对经由 V 运动神经元系统的肌紧张有影响等,均是与肌紧张有关的脊髓下行路。不仅深感觉障碍及脊髓小脑束障碍等脊髓上行路有问题,包括这些脊髓下行路在内,与步行有关神经回路上某处出现轻度障碍,即可出现步行不稳。

一般颈椎病患者平均年龄较大,以步行障碍为主的脊髓性颈椎病,应视为高龄者颈椎病患者的特异性体征,步行中的平衡非常差而不稳定,为其最大的特征。

七、上位颈椎类风湿关节炎患者睡眠性呼吸暂停

通过周期性胸壁、肺的扩张及收缩而进行气体交换,此种肺的周期性膨胀、收缩不能进行,不能气体交换则称为呼吸暂停。由呼吸运动可将呼吸暂停分为两类。胸壁的扩张、收缩由吸气肌及呼气肌的周期性收缩而进行,如果使呼吸肌活动的周期性命令停止或达不到呼吸肌而产生的呼吸暂停称为中枢性呼吸暂停。来自中枢的命令正常到达呼吸肌则使呼吸肌肉收缩(正常),但空气通路阻塞而不能气体交换时出现的呼吸暂停,称为阻塞性呼吸暂停。引起此种阻塞的原因有数种,不仅有器质性变化,也有功能性变化产生的,且呼吸暂停不能进行随意性呼吸运动,也因睡眠中多见所以也称为睡眠

性呼吸暂停。本文以呼吸系统疾病为中心阐明其病理生理机制如下。

（一）控制呼吸肌及呼吸道肌的中枢机制

呼吸肌的自动运动中枢中心位于脑干、延髓，其神经回路网称为中枢性呼吸模式产生机构（CPG）。CPG控制向呼吸肌形成最终冲动的脊髓或延髓内的运动神经元。呼吸运动由节律及深度两要素构成，是CPG内的单一神经回路决定此两个要素还是决定节律与深度的神经回路是两个，这是呼吸生理学多年来尚未解决的问题。未能解决的理由之一是：呼吸节律是否由起搏形成未能明确。最近已在脑干-脊髓的体外标本上确认延髓腹侧部有起搏细胞存在，参与呼吸节律的形成，同时也明确了对呼吸深度的决定上延髓腹侧部也非常重要。节律形成机构在延髓腹侧部，模式形成机构则可分为延髓腹侧部与前运动神经元存在的，以疑核为中心的腹侧呼吸神经细胞群，及以孤束核为中心的背侧呼吸神经细胞群。前运动神经元向脊髓的呼吸肌运动神经元发出冲动。支配上呼吸道肌肉的舌下神经，迷走神经运动核的运动神经元，分别存在于延髓的舌下神经核及迷走神经核内。这些神经元受模式形成机构的控制与呼吸运动同步活动。呼吸肌的调节系统（包括上呼吸道肌）见图4-37。

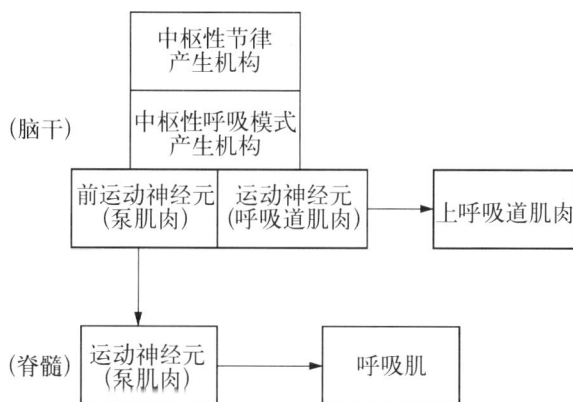

图4-37　呼吸中枢与呼吸肌

（二）阻塞性睡眠性呼吸暂停

最近10年来对阻塞性睡眠性呼吸暂停（OSA）的病理生理，已有相当大的研究成果，且已有新的治疗方法。呼吸暂停的定义为：呼吸停止10 s以上，且1 h内反复5次以上者方为呼吸暂停。OSA患者的特征是睡眠中打大鼾，且白天也爱睡觉。上呼吸道的阻塞尤多见于肥胖者，颈部的脂肪量为压

迫气道的主要原因，扁桃体肥大等也是气道阻塞原因，甲状腺功能低下等内分泌疾患也可引起OSA。不仅器质性病变引起气道阻塞，肥胖人中有的因上呼吸道肌肉功能性异常亦可引起OSA。Remmers等记录了患者的颏舌骨肌活动，发现该肌活动低下与咽头内压升高有关。RA患者多伴有下颌关节异常。小颌症患者上述颏舌骨肌与吸气肌收缩产生的咽头内压平衡破坏而引起上气呼吸道阻塞。

（三）中枢性呼吸暂停

1. 中枢性呼吸暂停的动物模型　呼吸的节律及深度于脑干，尤其于延髓内形成。但呼吸性神经元集中存在的腹侧呼吸神经细胞群及背侧呼吸神经细胞群虽被破坏，呼吸节律仍不停止。Speck等用延髓内局部冷却阻滞法，明确了引起呼吸暂停的部位。延髓腹侧部傍橄榄区，靠近尾侧部舌下神经根的外侧进行局部冷却阻滞时，呼吸深度不变，但节律受到抑制产生了呼吸暂停，称此部位为"呼吸暂停区"。但其呼吸暂停也有两种，即"暂时呼吸暂停"与"抑制性呼吸暂停"两种。

2. 上位颈椎RA病变患者的中枢性睡眠性呼吸暂停　Homma观察的病例为RA女性9例，进行睡眠中呼吸监测。平均年龄61.7岁（49～80岁），Ⅲ期5例，Ⅳ期4例；2级1例，3级4例，4级4例。夜间睡眠中的呼吸监测使用了多导生理仪，脑波、眼球运动分别使用贴在头皮上及眼睑上的表面电极进行记录。气流则用贴在鼻部的热敏电阻记录，胸壁、腹壁的运动则分别根据装置于该部的应变仪测定。动脉血中氧饱和度（SaO_2）则用安装在指尖的脉冲血氧计测定。上述各数据，以8频道插笔式记录器连续记录。上位颈椎的X线计量使用了寰椎齿状突间距离（ADI），Ranawat值、Redlund-Johnel值也参考了MRI。

将呼吸暂停指数在5以上者称为睡眠性呼吸暂停综合征，结果9例中，有7例为呼吸暂停指数在5以上。其中甚而有达40以上者2例。X线计量上，ADI 3 mm以上的前方脱位有6例，后方脱位有3例。且垂直脱位指示的Ranawat值异常者5例，R-J值异常者8例。其中，与气流停止的同时胸壁、腹壁的呼吸运动停止者有3例，均为后方脱位，其中有2例的呼吸暂停指数为40以上为典型病例。该例为呼吸运动与呼吸暂停反复出现，为中枢性呼吸暂停与阻塞性呼吸暂停的混合型。但此等病例的混合型并不是因阻塞性呼吸暂停而胸壁与腹壁

的运动呈相反的奇异呼吸,是由中枢性呼吸暂停开始逐渐出现呼吸的过程中,对呼吸肌的输出尚小,气流并无变化的状态。呼吸恢复过程中,呼吸节律上无变化,输出即呼吸深度在逐渐恢复。同理,也有从呼吸暂停突然呼吸恢复者,此时呼吸的冲动,即呼吸的深度无变化,亦即出现了与动物实验时下部延髓腹侧部阻滞时的两种呼吸暂停模式的病例,其一次的呼吸停止达 20 s～1 min。其结果是 SaO_2 降低至 60%～69%。后方脱位病例,X 线上有齿状突骨溶解像,寰椎前弓向后方移位。MRI 上齿状突后上方有滑膜增生,并可见由前方向上位颈髓及下部延髓的腹侧有压迫。

动物实验上,下部延髓的腹侧部阻滞可引起中枢性呼吸暂停。本文上位颈椎 RA 病变患者,尤其后方脱位患者出现的中枢性睡眠性呼吸暂停与延髓腹侧的异常虽不能认为有直接关系,但图像上,后方脱位出现的对下部延髓的压迫所见值得重视,它提示了上位颈椎 RA 病变患者的下部延髓的呼吸神经细胞群可能有异常。

八、颈髓不完全损伤者的睡眠性呼吸暂停

睡眠性呼吸暂停综合征(sleep apnea syndrome,SAS)的病理生理颇为特异,且可引起睡眠中突然死亡,并且其临床症状可有失眠或昼间嗜睡。近年来此综合征引起神经生理、呼吸生理等基础科学部门及精神神经科、神经内科、小儿科、耳鼻科等临床科室等部门的广泛兴趣。

SAS 的定义:呼吸时的气流于鼻孔或口的水平上至少停止 10 s 以上,在 6.5 h 以上的睡眠期间内,呼吸暂停次数每小时 5 次以上方能称为睡眠性呼吸暂停综合征。此时,单位时间出现的呼吸暂停次数称为呼吸暂停指数,简称 AI。

(一) 睡眠时的呼吸模式

进行观察的项目有脑电图、眼球运动、下颌肌电图,用热敏电阻测定口罩部分的呼吸流量、胸廓周径变化等。

伴随呼吸暂停而口罩部分的气流完全停止期间,胸廓可见有小的周期性动作(阻塞性呼吸暂停)。由呼吸暂停至呼吸重新出现直前,脑电图上出现 a 波,同时也出现眼球运动及下颌的肌电图。由此事实推断,于呼吸暂停的终期,患者已大致觉醒。

呼吸暂停的种类,有胸廓的活动,但口罩部分无空气流动时为阻塞性,两者均无活动时为中枢性,而两者相混时为混合性。在总计时间内阻塞性为 87.9%,混合性 9.8%,中枢性为 2.3%。

观察睡眠深度与呼吸暂停的情况,可见到当由呼吸暂停移向呼吸重现时,其睡眠变浅,几近觉醒状态。

(二) 关于睡眠中呼吸暂停的发生机制

Severinghans 曾报道过呈同样症状的上部颈髓伤残者 3 例,认为其原因系延髓化学感受器功能异常,按照德国传说而命名为 Ondine's Curse 综合征(水妖昂底奴的咒语)。Ohashi 报道 1 例其颈髓损伤平面为 C_3～C_4 附近,认为该处有膈运动神经核,因此可能出现了部分膈麻痹病伴有呼吸暂停。因此可以认为觉醒时是由无麻痹的颈部的辅助呼吸维持其肺换气,而睡眠时此等随意肌的肌群停止活动,所以呼吸也被停止,并认为在此种情况下颈部肌群易于活动的坐位较仰卧位的一次换气量更大些。

Ohashi 更对完全无任何自觉呼吸症状的颈髓完全损伤者 8 人,检查了其睡眠时的呼吸模式,结果有 6 人出现了应属于睡眠性呼吸暂停综合征范畴的异常。有关此 6 人呼吸暂停的出现,损伤水平、受伤至今时间或年龄上未能出现一定倾向。因此认为此 6 例患者所共同的因素——胸廓的感觉丧失等对其睡眠性呼吸暂停综合征性呼吸节律的形成很可能有影响。

病例介绍:男,65 岁,主诉四肢瘫痪。

1983 年 12 月踩滑了楼梯而跌倒,之后立即出现了四肢瘫痪而住院,诊断为颈椎颈髓损伤进行颅骨牵引等保守治疗。4 个月后进行坐位训练,斜台站立训练,但体位性低血压明显,仅能坚持坐位 1 h,立起仅能达 60°。包括进食在内,日常生活动作均需辅助。

现病史:身长 179 cm,体重 63 kg,无何疼痛主诉,配合检查,呈消耗样颜貌,谈话有时因胸廓及腹部的肌痉挛而中断。意识清晰,定向正常,四肢及躯干的痉挛性较强,因被动运动或体位变换很容易诱发起四肢的伸展及屈曲集合反应。四肢的关节活动范围于两肩高度受限,并有约 60° 的屈曲,外展运动即出现剧烈疼痛、手指肿胀,呈显著的伸展位挛缩。

感觉为第 5 颈髓节段以下温、痛觉迟钝,触觉及尿意正常。运动功能可见第 5 颈髓节段水平的

三角肌、肱二头肌有随意的肌收缩,但手指功能丧失,髋、膝关节有较强的痉挛而不能随意运动,但两踝关节及足趾的随意运动良好。因而判定为上肢瘫较重的中央型颈髓损伤。

检查:颈椎 X 线片上见全部颈椎呈颈椎病改变,但无明显椎体骨折、压缩变性等外伤性改变。

脊髓造影可见 $C_3 \sim C_4$ 部位有造影剂的流通障碍,造影后的颈椎 CT 检查可见同部位有椎管狭窄。

其他检查:心电图上有房颤,脉搏于安静时为 76~80 次/min,未见室性期前收缩或心动过缓心律不齐。临床血液检查、动脉血气分析、呼吸功能无明显改变。

经过:来院后 1 个月,体位性低血压稍有减轻,坐位可维持 4 h(较以前的 1 h,明显延长),但四肢及躯干的痉挛性仍如前,较强而无变化,胸廓的被捆绑样压迫感同前,自诉仍很难说话。肩关节的挛缩亦无改善,虽上肢使用吊带,滚球轴承给食器(ball bearing fieder)仍不能获得桌上进食动作等的自立。下肢利用共同运动能够伸展但仍不能获得有助于转移动作的支持性。现日间有嗜睡倾向,随以多种波动扫描器(polygraph),夜间睡眠时的呼吸模式进行了观察。

结果是,观察 8 小时 30 分钟期间,呼吸暂停出现了 397 次,总计时间为 4 小时 6 分 41 秒,最长为 97 秒,平均为 37.28 s,AI 为 46.7,因而诊断为睡眠性呼吸暂停综合征。该例未能有机会以肌电图确认颈部辅助呼吸肌群的活动,因此不能断定为膈麻痹状态。但将仰卧位与坐位的一次换气进行比较时,仰卧位的一次换气量大,因此认为膈肌仍有一定功能残存而能进行有效的换气。

本例为中央型颈髓损伤不全四肢瘫患者的睡眠性呼吸暂停病例,虽幸而未引起突然死亡,但有显著的昼间嗜睡及易疲劳感,对其功能训练颇有较大妨碍。颈髓不完全损伤患者出现的易疲劳性实为睡眠性呼吸暂停综合征的临床症状。

次年 7 月为了减轻痉挛及提高下肢的支持性,施行了 $C_3 \sim C_7$ 椎管扩大成形术,术后 1 个月胸廓的压迫感减轻,而下肢随意的屈伸运动也稍有好转,但麻痹的恢复仍不理想,其地面动作、转移动作仍不能自立。于是,为了回归家庭,对房屋进行了改造,对家属也进行了健康管理的技术指导,并为了患者能在家中作业,进行了使用口棒、电话及电脑操作的训练。但因坐位作业训练中的疲劳甚大,

很难继续功能训练。

因本例强烈要求回归家庭,因而未进气管切开,或装用人工呼吸机等,而给予了据称对睡眠性呼吸暂停有效的三环类抗郁剂而出院。然而,受伤后 1 年 7 个月,并未出现夜间突然死亡的严重问题而继续在家疗养中。

(注:本病例系日本神奈川综合康复中心康复主任大桥正洋先生提供)

九、颈髓损伤患者的心跳骤停

通常脊髓损伤时因交感神经被阻断而副交感神经处于相对优势而出现心动过缓。在此种状态下吸引刺激咽头。气管或压迫腹部而刺激膈肌易诱发血管迷走神经性反射,助长心动过缓或心跳停搏。有报道在低氧症的状态下更易诱发,对颈髓损伤的亚急性期前方减压固定术时有突然出现心跳骤停者。

病例介绍:病例 1:27 岁,男:劳动中被重约 100 kg 的货物落下砸伤,入院时血压 122/48 mmHg、脉搏 48 次/min,无心律不齐,无呼吸困难。为 C_5 骨折脱位。C_6 以下是全瘫及 T_5 以下的感觉迟钝。评价为 Frankel B,血气分析 pH 7.365,PaO_2 82 Torr,心电呈窦性心动过缓。

受伤第二天对压迫脊髓的椎间关节交锁行后路复位固定术,3 周后又行前方固定术。

前方固定术后 4 d,因咳痰排出困难而行吸引操作中突然心跳骤停,立即复苏。之后 PaO_2 呈 60~90 Torr 而不稳定,脉搏 45 次/min 以下呈持续高度心动过缓。对此行吸氧,硫酸阿托品继续投用,但此后吸引时共出现 3 次心跳骤停,遂插入体外式起搏器。之后吸引操作时亦使心跳更慢,但未再出现心脏停跳,受伤 3 个月后拔掉起搏器,8 个月后转入康复治疗。

病例 2:43 岁,男:骑自行车摔入 3 m 下的沟中而受伤。入院时血压 110/70 mmHg,脉搏 48 次/min,无心律不齐,无呼吸困难。诊断为 C_5 泪滴骨折,C_6 以下运动、感觉均有障碍,评价为 Frankel A,心电为窦性心动过缓及心室性期前收缩。

口腔内吸引时出现高度心动过缓,插入体外式起搏器,第二天行 $C_5 \sim C_6$ 前方固定术。

术后 3 周拔掉起搏器,1 周后为排便时进行腹部推压时突然心脏停跳,但属一过性,其后心动过缓得到改善,未再出现心跳骤停,5 个月后转入康复

治疗。

Lehmann 等报道：四肢瘫的重症颈髓操作患者,100%出现心率 60 次/min 以下的心动过缓,71%出现：45 次/min 以下的高度心动过缓及 16%与脊髓损伤有关的心跳骤停。柴田等报道：$C_4 \sim C_5$以上的高位颈髓损伤患者的 45%,$C_5 \sim C_6$以下低位颈髓损伤患者的 17%,出现高度心动过缓及心跳骤停的发生率越高(表 4-20)。

表 4-20 颈髓损伤的严重程度、损伤平面与心动过缓、心跳骤停的关系 （%）

著者	损伤严重程度与损伤平面	心跳数		心跳骤停
		<45 次/min	>60 次/min	
Lehmann	严重颈髓损伤 (Frankel A. B)	71	100	16
	轻度颈髓损伤 (Frankel C. D)	21	35	—
柴田	高位颈髓损伤 ($C_2 \sim C_4 \sim C_5$)	45		平均 2
	低位颈髓损伤 ($C_5 \sim C_6 \sim C_7$)	17	—	

本文的两例,其损伤部位为中下位颈髓,为重度麻痹。而且,心脏停跳前的治疗措施诱发了血管迷走神经性反射(图 4-38),并且例 1 事先已有明显的低氧症,此亦是引起心脏停跳的原因之一。

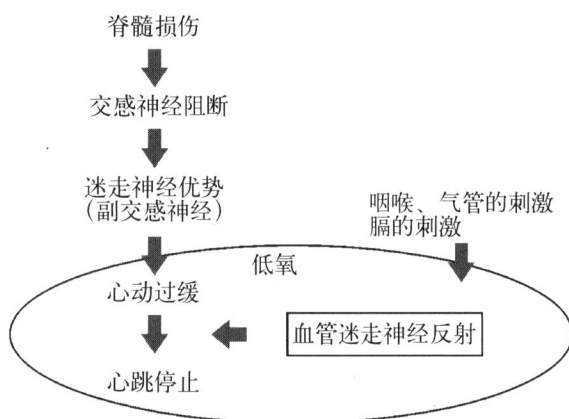

图 4-38 脊髓损伤心跳停止的主要原因

本文两例均为前方固定术后发生心跳骤停,但术后并未出现血压、脉搏的大变动,亦未出现 Horner 征,很难考虑为手术操作损伤或刺激了交感神经而引起心脏停跳,应考虑为脊髓损伤后急性期的患者处于交感神经系阻断状态为其主因。

对低氧症给予高浓度吸氧,对心动过缓给予阿托品及体外式起搏器的插入,对急性期的心脏停跳

预防及恢复心跳均奏效。因而认为对于易呈心动过缓倾向及低氧症状态的患者,应进行上述预防性措施,即对于口腔、气管内吸引、腹部压迫、体位变换等刺激加重其心动过缓的患者,虽然不是需要氧的情况下,也要在吸引等之前应给予高浓度吸氧。此外,亦有报道称：每日 4 次的阿托品肌注这种持续性给药有效,属刺激药物的异丙肾上腺素,普萘洛尔的投予,对预防有效。对上述药物反应不佳时,应行体外式起搏器的插入。

例 2 于心脏停跳之前行体外式起搏器拔掉。因有人指出长期间的留置可出现感染等问题。但是,其循环状态虽有一定程度稳定的亚急性期,尤其在受伤后 6 周以内,不应拔掉起搏器,要仔细观察经过,但是纵然进入慢性期,如仍有循环状态变动剧烈并有显著心动过缓者,应毫不犹豫地行永久性起搏器。颈髓损伤四肢瘫痪者,在低氧症状态下口腔及气管内吸引,或其他对迷走神经的刺激,均易引起血管迷走神经性反射而出现心跳骤停,因此对颈髓损伤患者,特别是低氧症状态下,对心动过缓患者行口腔及气管内吸引时,应采取预防措施,高浓度吸氧或随时给予阿托品,必要时行体外式起搏器的植入。

十、上位颈髓的呼吸中枢与"仙女诅咒"

"Ondine"(仙女诅咒)是出自于德国神话的水妖,因对人类恋人的背叛和不忠,被加上了夺去其身体功能自律性的诅咒,为此她必须以自己的意志来命令自己呼吸,不能睡觉,最终疲劳至睡中死亡的故事。

美国 Severinghaus 等于 1962 年报道 3 例在上颈髓及脑干手术后睡眠时无呼吸而需行人工呼吸,其中 1 例咳嗽反射、咽反射均消失,1 例因无呼吸而死亡,2 例在 1 周后好转,他们将此命名为"Ondine's curse 诅咒灾祸",认为是起因于延髓的 CO_2 化学感受器的障碍。

本疾患是因延髓、颈髓交界处,即上部颈髓、下部脑干的器质性病变而失去呼吸中枢的自律性,在清醒时也存在呼吸抑制,睡眠后则由自主性呼吸转变为自律性呼吸而使呼吸停止或明显恶化,其原因系上部颈髓、延髓的呼吸中枢功能不全,脑干部血栓、外伤、脑炎后遗症及脑肿瘤等。

为什么上部颈髓、下部脑干的病变会发生睡眠时无呼吸,在此,呼吸中枢支配呼吸肌神经元的脊

髓下行路很重要。动物实验证明，自律性呼吸中枢的上部颈髓、延髓的呼吸性神经元的下行性轴突在颈髓的前侧索下行。此时吸气性神经元的下行纤维广泛分布于前侧索，呼气性神经元仅局限于前索的一部分（图4-39）。随意性呼吸运动主要下行路有以往已知的皮质脊髓路（CST），还有一部分是红核脊髓路（RST），即自律性与随意性呼吸运动的下行路在脊髓内各自有独立通路来与控制呼吸运动神经元相连接。故因各种病变致上位颈髓、脑干的呼吸中枢下行路发生局限性障碍，而随意性下行路无障碍时，能在清醒时有一定程度的随意性呼吸，而易产生睡眠时无呼吸的症状。

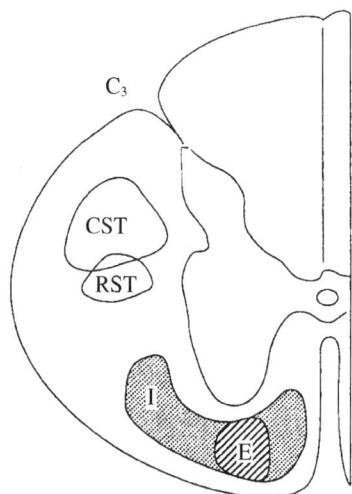

图4-39 C₃水平呼吸性神经元(I与E)下行性轴突的走行部位与皮质脊髓束(CST)及红核脊髓束(RST)的位置

延髓、颈髓移行部手术时，呼吸中枢支配呼吸肌神经元的脊髓下行系同时受到伤害，是导致上述3例"仙女诅咒"的机制。

就呼吸中枢的神经机制而言，除已知脑干部以外，上位颈髓也存在有呼吸性神经元的局限所在，其结构的复杂性超过我们目前已知程度。由脑干部以及上位脑如何接受周围感受器来的，对呼吸中枢的向心性输入，目前尚不清楚，如能弄清楚这一部分，将更能明确包括"Ondine诅咒"在内的睡眠时无呼吸的病理生理。

(一) 延髓及上位颈髓的呼吸性神经元

1. 呼吸性神经元组群的所在部位 以往认为驱动呼吸的神经元活动是由局限于延髓"呼吸中枢"的作用而组成的。但从以后的猫、狗等动物实验结果看，呼吸中枢不只局限于延髓的特定神经

核，而是广泛分布于脑干及上部颈髓内，由这些呼吸性神经元组群所形成的神经回路网整体称为呼吸中枢。这些呼吸性神经元的连接与相互作用则产生了有节奏的吸气与呼气的连续运动。

由微电极记录的实验结果来看，脑干-上位颈髓有两组呼吸性神经元（图4-40），一组的神经元主要以吸气相活动（吸气性神经元），另组神经元则以呼气相发射活动（呼气性神经元）。吸气性神经元(I)是孤束核附近(NTS)的背侧神经元组群(DRG)，疑核(NA)附近腹侧神经元组群(VRG)存在于上位颈髓。呼气性神经元(E)与疑核(NA)相邻，在两个吸气性神经元组群之间，后颜面神经核附近，非常接近头侧部。在脑桥也存在呼气与吸气神经元，Aoki发现并报道的上位颈髓的吸气性神经元(UCIN)与膈神经同期发射，从猫的实验证实存在于颈(C₁～C₂)节段的灰白质中间外侧部及一部相邻的白质内。由许多记录部位可推测局部位置，颈髓呼吸性神经元沿吻尾方向形成连续的薄层板状神经组群。这种神经元发射在C₂节段下部开始频率减少，仅少数可在C₃节段吻侧部可记录到。这种上位颈髓呼吸性神经元其后证实在鼠、兔、猴等动物中同样存在于C₁～C₃节段。猫、兔、猴等记录下来的呼吸性神经元几乎全部为与吸气相同期发射的吸气型，但鼠中除吸气型外还有10%在呼气相发射活动。

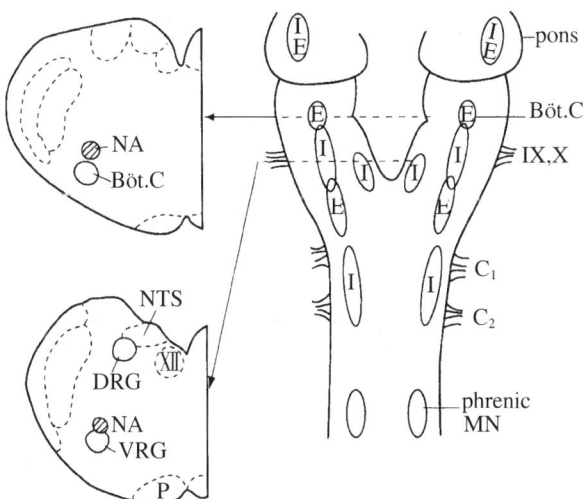

IX、X：舌咽、迷走神经的神经根 C₁、C₂：第1、2颈髓的神经根 PY：锥体路 Phrenic MN：横膈运动神经元 pons：脑桥 BötC：单侧和双侧 Botzinger 复合体

图4-40 猫脑干中吸气性神经元(I)及呼气性神经元(E)的所在部位疑核(NA)与孤束核(NTS)位置与呼吸性神经元 VRG、DRG 及 Bötc 的区域

2. 呼吸性神经元组群间的连接形式　有节奏的呼吸运动是由脑干、上位颈髓的呼吸性神经元组群间兴奋性及抑制性突触连接的相互作用而形成。此时,由切断实验结果发现,脑桥以上的上位横切断后呼吸仍会持续,而且在上位颈髓横切断后则呼吸停止,说明主要在延髓内有呼吸节奏与产生呼吸形式的神经机制。

根据实验记录可认定有几种不同类型的神经机制,几种神经元分别在吸气相(I)发射,其他几种在吸气后相发射,再重新呼气的第 2 相(E2)发射,这些各种类型的延髓呼吸性神经元与兴奋性及抑制突触接连,由身体周围感受器及高位中枢来的向心性输入引起网状体的连续活动,这使吸气相关的"ramp"神经元活动,再经过吸气前运动神经元使控制吸气肌的运动神经元活动。

(二) 上位颈髓呼吸性神经元的下行性连接

上位颈髓吸气性神经元(UCIN)的下位轴突与下部颈髓的膈肌运动神经元及胸髓的肋间肌运动神经元以突触连接与否? Aoki 的实验如下:在 $C_4 \sim C_5$ 或 $T_8 \sim T_{10}$ 节段水平用微电极针刺入同侧前侧索内,记录 UCIN 是否有逆行性应答。实验结果为,在 $C_4 \sim C_5$ 水平逆行性刺激中大部分(95%)以上的神经元有应答,由此可证明 UCIN 的大部分沿同侧向下送出轴突,一部分可能与膈神经核的运动神经元相连接。以后的实验又证明 UCIN 向胸髓水平的外肋间肌运动神经元及腰髓水平送出下行性轴突。

UCIN 是否与膈运动神经元有否实际上兴奋性突触的连接? Aoki 的实验结果为:① 在 UCIN 记录部位,用刺激电极代替记录电极行微小电刺激,以数 mA 的刺激波宽 $2 \sim 4$ ms,可在同侧 C_5 膈神经支诱发神经发射;② UCIN 发射组的尖波为扳击量,从膈神经发射平均为 $50 \sim 200$ 次时,潜时 $2 \sim 6$ ms 后可见有单或双峰性的峰形;③ 同样以 UCIN 发射为扳击量,从膈肌运动神经元到微小玻璃电极来记录突触电位,最短潜伏期 $1.8 \sim 4.5$(平均 2.5)ms 后可记录到兴奋性突触后电位(EPSP)。根据这些事实,再考虑到脊髓内传导时间、突触传导时间,表明 UCIN 至少一部分是以单或多突触性与膈肌运动神经元有兴奋突触连接。

总结上述实验结果,颈髓呼吸性神经元大部分是同侧性地向下送下行性轴索,一部分是与下部颈髓膈神经核的膈肌运动神经元及胸髓的肋间肌运动神经元以单或多突触性连接。一部 UCIN 的下行性纤维下行到腰髓水平,与腹肌控制运动神经元及下部肌肉控制运动神经元连接,与安静呼吸运动以外的行动,如呕吐反射等也相关。

(三) 延髓到上位颈髓呼吸性神经元组群的连接

用猫进行延髓呼吸中枢的 VRG、DRG 的神经元与 UCIN 的连接方式进行验证,使用两个微小电极,最初记录 UCIN 的发射,然后以一个电极对延髓 VRG(NPA)或 DRG(弧束核,NTS)至吸气性神经元的发射,予以同时记录。在此再换用记录电极,予以微小电极刺激,看其有否顺方向性的应答。

首先,NPA 微小电极刺激($20 \sim 50$ μV)时,颈髓记录侧与对侧后疑核刺激时有高频率(93%)的应答。此时的应答中,刺激强度越大潜时越缩短,并且 50 Hz 以上的高频刺激时不追随,故为顺方向性应答,其比例低于 50% 以下,应答潜时在对侧刺激为 $2 \sim 8$ ms,同侧为 $2 \sim 7$ ms,对侧刺激时多在 4 ms 以下出现短潜时应答。

另一方面,NTS 刺激时对侧刺激应答率为 65%,同侧为 56%,近于相等,与后疑核刺激相比应答率较对侧为低。应答潜时无论在哪一侧刺激均相同,以 $2 \sim 13$ ms、$4 \sim 8$ ms 潜时为多。

这些实验结果说明延髓呼吸中枢的 VRG、DRG 吸气性神经元组群与对侧及同侧 UCIN 有兴奋性突触连接,系单或多突触,依最短潜时(2 ms)则为单突触性,Douse 等、Hoskin 等用相互相关法与 Aoki 实验结果相一致。但多突触连接中间神经元存在于何处等有关突触的连接还有待日后解决。

VRG 吻侧部头侧的呼吸性神经元,由渐增型、渐减型、持续型三型呼气性神经元(E)构成。已知渐减型呼气性神经元中许多向对侧脊髓投射轴突。用逆行性刺激法及神经峰刺激的相互相关法研究发现,在所查头侧神经元中,与 UCIN 呈抑制性连接者约有百分之几,潜时为 $2.5 \sim 3.0$ ms。由此,UCIN 从头侧神经元处接受呼气相的抑制,这一连接较弱,总结这些后,除已知延髓腹侧神经元组群(VRG)、背侧神经元组群(DRG)至脊髓膈肌运动神经元及肋间肌运动神经元的直接下行路以外,还有经 UCIN 的间接经路。

(四) 上位颈髓呼吸中枢机制

人及哺乳动物的呼吸运动以脑干的呼吸中枢为基础,在此形成呼吸性神经元有节律输出,下行性地传给脊髓的各种呼吸肌控制运动神经元,产生呼吸运动,而实际上,脑干-脊髓的呼吸神经机构比这要复杂得多。

Aoki对猫、鼠、猴等动物实验的结果,明确了以下事实。

(1) 在颈髓上端(C_1节段),全横断的脊髓猫,常产生自发性呼吸运动(脊髓性呼吸),在此种情况下,再行尾侧C_3节段水平全切断则不能产生自发呼吸运动。

(2) 使用巴比妥浅麻醉,且去脑(中脑上丘)的猫,在上位颈髓(C_1～C_2)水平用微小电极探索,可记录到自发呼吸运动的吸气相,即膈神经活动与同期发射的吸气性神经元发射活动,可在细胞外记录。

(3) 此颈髓上部的脊髓呼吸性神经元发射可在颈髓上端与延髓切断后短时间内节奏仍残存。

上述事实表明,不仅存在原来已知脑内的,而且脊髓内也存在与呼吸运动节奏形成有关的神经机制。

十一、缺少上肢所见,呈痉挛性截瘫的颈椎病

颈椎病所致的神经体征乃因神经根或脊髓或两者均受障碍而产生。神经根障碍时,只有上肢、上肢带出现神经体征。而脊髓障碍时,灰质体征出现于上肢、上肢带;长传导束征出现于躯干、下肢。一般说来,脊髓型颈椎病时,灰质、白质均有障碍,因此,通常是出现上肢与躯干及下肢双方均出现神经体征的,即脊髓型颈椎病时几乎均有上肢体征。

但也有颈椎病并无上肢体征或很少有上肢体征,而仅有下肢体征(痉挛性截瘫,感觉障碍)者。

(一) 缺少或无上肢所见而呈现下肢体征的机制

神经根、灰质被保存,仅白质障碍的情况下,可仅出现躯干及下肢的白质体征。平山108例颈椎病所致神经障碍分析中,有4例属此类型,平山称此为下肢型。祖父江等的研究:脊髓型颈椎病106例中,10例仅有下肢障碍,全部病例下肢深反射均多少有些增高,其中9例尚伴有下肢感觉障碍。另2例呈Brown-Sequard综合征,此种仅有白质体征病例,于颈椎后纵韧带骨化症的86例中,也有7例(8%)。此种大致只有白质障碍才能出现的躯干、下肢白质体征,在任何椎间的颈椎病均可出现。

例1:患者,34岁,男性,颈椎病、颈椎间盘突出,后纵韧带骨化。

主诉:躯干、下肢右侧感觉异常。

既往史:3年前垒球运动中跌倒致颈部疼痛,1周内活动困难,四肢无异常。

现病史:1992年9月左手指尖发冷、麻木,1993年9月因工作忙,颈部及左肩持续钝痛4～5 d,经按摩后发现全右下肢麻木感,2～3 d后右乳头以下半身感觉迟钝,左腕关节轻度疼痛,疑为肿瘤而入院。

入院检查:右乳头上部(T_3)以下半身痛觉、温觉迟钝出现感觉分离,触觉、振动觉、位置觉正常,右下肢无力,下肢肌力低下,步行正常,两下肢深反射增高、踝阵挛,Babinski征阳性。上肢手指屈肌反射(Wartenberg反射)增高,并有运动及感觉异常,握力右52 kg,左47 kg,颈椎运动受限,颈椎运动时上肢、躯干、下肢出现放射痛,无排尿障碍。

颈椎X线检查C_4～C_5椎间孔变突,侧面断层摄影见C_3～C_4,轻度分节状后纵韧带骨化,MRI C_3～C_4、C_4～C_5椎间 T_1WI 等信号、T_2WI 高信号、间盘突出脊髓明显受压,脊髓造影、MCT 均见 C_3～C_4、C_4～C_5椎间脊髓受压,肌电图上下肢无异常,周围神经传导速度正中神经、胫神经、腓神经的运动神经传导速度(MCV)、感觉神经传导速度(SCV)均正常。

入院后经颈椎牵引后右乳头以下感觉分离障碍逐渐下移,右下肢无力感消失,2周后出院,1个月后自觉症状消失。

本例以间断的左手麻木感、凝肩,继之呈亚急性躯干,下肢右半身分离性感觉障碍 Brown-Sequard型轻度痉挛性瘫痪。曾推测为胸髓障碍,但MRI证明为C_3～C_4、C_4～C_5椎间盘突出所致的长传导束征,主要是颈髓白质障碍,所以只出现了长传导束征。虽呈亚急性发病,脊髓压迫持续,但经近1个月的牵引而获得接近痊愈的迅速改善,提示其发病机制中循环障碍的参与较机械性压迫的可能性更大。

(二) C_6～C_7颈椎病的情况

颈椎与颈髓的水平有所偏离,据都筑等对脊椎与脊髓间水平高位关系的研究,日本人较欧美大约高半个椎体(髓节位置高于脊椎半个椎体)。国分等根据手术病例的探讨提出了脊髓型颈椎病责任椎间高位判定的诊断指标,与都筑等提出的脊髓的位置关系大体一致。据该氏记载:C_6～C_7椎间的髓节水平相当于T_1或C_8与T_1的交界处,所以C_6～C_7的颈椎病引起的压迫,在上肢几乎不产生运动及感觉障碍,国分手术证明,一半的病例其上肢正常无

症状;平林的病例无1例出现上肢麻木,下肢深反射增高者,仅有33%病例出现了以C_8为中心的感觉障碍或手指的肌萎缩。

例2:患者:35岁,男性,C_6~C_7颈椎病。

1994年11月前屈颈部时曾有下半身过电样、针刺样麻木感,1995年2月沐浴时发觉右下肢温度觉消失,曾诊断为胸髓(T_{10})的Brown-Sequard综合征,进行胸椎X线、胸髓MRI检查,均无异常而介绍来院。神经学检查:脐以下的右半身痛觉,温度觉迟钝,手指屈肌反射,膝腱反射,跟腱反射两侧轻度增高,Babinski征阴性。下肢肌力步行正常。两肩及肩胛部有压迫感及钝痛。上肢的详细感觉检查发现右腕关节内侧有本人未察觉到的感觉迟钝,颈椎C_5~C_6X线有轻度间盘突出及硬膜囊受压,胸椎部MRI上未发现异常。正在观察经过中,症状固定无进展。

本例有T_{10}水平Brown-Sequard综合征,但MRI上胸椎水平无压迫,仅颈椎C_6~C_7有轻度的惟一压迫,Lhermitte征阳性,因而考虑为颈椎病为其原因,压迫轻度而出现神经症状令人推测为循环障碍有很大关系。

(三)伴随颈椎病,胸椎水平上也有压迫性障碍的情况

颈椎病与颈椎后纵韧带骨化症合并病例也常在胸椎水平上合并黄韧带骨化、后纵韧带骨化。此胸椎水平的压迫为主要责任病灶时,也是以痉挛性截瘫等下肢体征明显,而无上肢神经症状或极轻,此种情况下要进行体征学上的分析,同时进行MRI、脊髓造影等全脊椎水平的检查,是否胸髓水平上的脊髓压迫最严重,对此明确之后方能得出正确诊断。

(四)无上肢体征或甚少,以下肢体征为主征的脊髓型颈椎病的特征

历来的文献已证明,有的病例虽为颈椎病但仅出现下肢症状,但此种病例有何种特征性体征则无明确的报道,现将其几点特征总结如下。

1. 呈两下肢运动,感觉障碍的痉挛性瘫为最多,其次是无下肢感觉障碍,仅有下肢深部反射增高的痉挛性瘫痪亦较多,仅有下肢感觉障碍的病例则少见。

2. 下肢的白质体征一般较轻,即脊髓丘脑束征的下肢感觉障碍未达消失的程度,锥体束征的步行障碍也达不到需人辅助的程度。颈椎病,后纵韧带

骨化症脊髓内病变,通常是由灰质前角开始,首先有上肢症状,逐渐波及白质则出现躯干、下肢的长传导束征。由白质开始出现障碍的病变,当其病变达到一定程度后也一定向灰质波及而呈横断性脊髓障碍,所以仅白质障碍的阶段,其白质体征轻微也是理所当然的。

3. 虽仅有躯干、下肢症状,但详细检查有时可发现有患者本人尚未觉察到的上肢症状,如手指屈肌反射常有增高,三角肌部限局性感觉迟钝则提示C_5髓节障碍。例2腕关节部的感觉迟钝等即属于此。

4. 详细询问病史,可能会发现在下肢症状出现以前,曾有过凝肩、颈部痛、上肢麻木等神经根或来自髓节的症状。

5. 有时会有颈椎伸展时向肩、上肢放射的疼痛,麻木感;颈椎屈曲时向躯干、下肢放射的麻木感(Lhermitte征)。

6. 当躯干、下肢的半侧感觉障碍迅速上升至脐或乳头水平而呈Brown-Sequard临床表现时,纵然无上肢症状也提示颈椎水平有病变,尤其感觉障碍呈分离性感觉障碍时。例1、2均属于此。颈椎水平的压迫病变,有时轻微,此时也要考虑到亚急性发病、缓解这种临床经过也可能与脊髓循环障碍的影响有关(压迫轻而自然缓解者可能系因循环障碍而非病变直接压迫了脊髓所致)。脊髓循环障碍中,动脉性者主要为灰质,静脉性者主要为白质受到障碍,但仅出现脊髓长传导束征的病例是否有静脉性循环障碍参与是今后应探讨的课时。

总之要考虑到上述的症状特征,再进行MRI等影像检查,探讨其有无颈椎、胸椎的脊髓压迫、部位、程度,再进行电生理学检查的,最后诊断下肢症状的原因是否为脊髓型颈椎病。

十二、先天性脊椎骨骺、干骺端发育不良引起的呼吸性四肢瘫

先天性脊椎骨骺、干骺端发育不良(SED)约1/3系因齿状突发育不全、寰枢椎半脱位而于新生儿期、乳儿期因伴有呼吸障碍的颈髓病变而发病,但成年人亦有因此而罹患呼吸性四肢瘫者。此种进行性呼吸性四肢瘫痪要考虑到其生命预后及呼吸管理的极端困难,这是因为SED不仅有骨骺软骨的异常,且喉头、气管软骨的发育不全而出现全周性气管狭窄,有的需要气管切开,喉头气管成形术。

如气管前后径极细,插管时可因刺激而易出现气道水肿,因而需要气管切开或插管后气管切开。对颈部短环状软骨与胸骨间仅一横指,且有大下颚重叠者其气管切开并非易举,而且,其后长期的气管管理以及神经症状的追踪观察是非常必要的。Ohshima 报道 1 例如下。

患者,男性,34 岁,主诉:呼吸困难,痉挛性四肢瘫痪。

病史:其父母为表兄妹结婚,出生时并无异常,自幼儿期,开始出现躯干四肢发育障碍,4 岁时初走,13 岁时两膝呈 O 形腿畸形而行关节固定术。后来以修理钟表为主,30 岁时四肢麻木无力,1 年前开始呼吸困难,逐渐出现排尿障碍。住院前 2 个月开始不能自立行走,进食亦需人帮助。

临床所见:身长 83 cm,体重 22 kg,躯干及四肢呈短缩型矮小症。下肢因痉挛而呈剪刀腿,C_2 以下感觉减退,上下肢肌力为 3 级,四肢痉挛显著及胸部运动受限,呼吸困难。动脉血检查:PO_2:77 mmHg、PCO_2:50 mmHg,呈现高碳酸血症,肺活量 29%,1 秒率 68.9%,为混合型呼吸障碍,即 C_2 髓节以下横断型呼吸性四肢瘫痪。

检查所见:X 线上呈高度扁平椎,长管骨骨骺出现异常的 SED。无 SED 特征性的寰椎半脱位,但枢椎齿状突前倾,C_1 后弓位于 C_2 椎弓的前方,齿状突-寰椎后弓间的距离为 13 mm,较短,脊髓造影该部完全梗阻。

CT 像上 C_1~C_2 椎间关节的骨性关节炎(OA)变化,不仅椎管的前后径,且横径亦短缩,预计手术时的困难为气道狭窄(气管前后径为 5 mm)。

十三、颈椎病变引起的斜颈

斜颈指间歇或持续的头颈部由正中线上偏位的状态,其频率为 1 万人中 1 名的程度。多数相当于特发性局部性或髓节性肌张力低下。继发性斜颈多见于幼儿期,其基础疾患有:上位颈椎旋转脱位、第三脑室或颅后窝肿瘤、颈髓硬膜外肿瘤、副神经压迫等。合并于颈椎病变的斜颈少见,多为小儿病例。因颈肌群的疼痛、痉挛、伴随活动受限的反射性斜颈较多见,无疼痛的斜颈可算例外。

参与颈部运动的主要肌肉有胸锁乳突肌、夹肌、斜方肌,参与旋转的肌肉有:胸锁乳突肌将颈部向对侧转动,夹肌与斜方肌使颈部向同侧转动。斜颈通常指颈部向所有方向的倾斜,但倾斜向侧方时称为侧斜颈,倾向前后方向时称为前斜颈或后斜颈。

(一) 特征及原因疾患

斜颈患者可因异常肌紧张持续作用于颈椎而可引起继发性颈椎病,其典型者为手足徐动症型脑瘫患者,进入成人期后发病的脊髓型颈椎病及脊神经根病变,因颈椎病变引起的斜颈则罕见,诊断为颈椎病变引起斜颈时要有以下根据:与颈椎病变的其他症状同时或前后出现斜颈并经治疗后,其症状均得到改善。除颈肌群的疼痛、痉挛、活动受限伴随的反射性斜颈多见之外,与特发性痉挛性斜颈在症状学上并无差异。

构成斜颈原因的颈椎病变有以下几种。

1. 先天性骨性斜颈 新生儿期的斜颈中,仅次于肌性斜颈。Klippel-Feil 综合征时,因先天性颈椎融合而呈活动受限的斜颈。齿状突形成不全时,一侧肩胛骨呈高位而出现斜颈。

2. 外伤 因寰枕关节至 C_2~C_3 椎间颅颈椎移行部损伤所致者多见。藤村等的探讨认为:上颈椎损伤 196 例中 24 例(12%)呈斜颈,尤其小儿期外伤所致的颈部旋转位固定及成人的寰枢关节的旋转脱位时,斜颈为必然发生的症状。

3. 感染、肿瘤 颈髓的硬膜外肿瘤,髓内星形细胞肿瘤引起的斜颈大部分为小儿病例,但也有颈髓硬膜外脓肿引起斜颈,术后改善的成人病例报道。

4. 颈椎病、椎间盘突出

(二) 病理生理

痉挛性斜颈时,可见颈肌群的异常高度紧张,而相互的紧张平衡被破坏。此外,紧张增高的肌肉可伴有振颤及痉挛。

关于继发性痉挛性斜颈的发病机制,探讨尚不够充分,大多数报道为:与原因疾患的经过并行而出现斜颈或消失,并据此探讨了两者的相关性,先天性骨性斜颈等时,考虑形态异常与斜颈的出现有直接关系。颈部外伤、感染、肿瘤、椎间盘突出为原因时,多伴有剧痛,因采取防御性体位而呈斜颈。

(三) 治疗

斜颈患者的颈肌群紧张平衡被破坏,这一点是明确的,但其中枢机制尚多有不明之处,治疗仅为对症性。迄今施行的治疗有心身医学治疗之外,为纠正异常的高紧张而用药物疗法、生物反馈疗法、经皮后索刺激疗法等保守疗法及颈神经根切断术及立体定位丘脑手术等外科疗法,但效果均不确实,目前认为对高紧张肌肉的局部疗法则以肉毒素或酒精注射最为有效,其有效率为90％左右。

举例:女,36岁。

发病2周,向左后方斜颈及伴有左上肢运动、感觉障碍。影像检查上有$C_3 \sim C_6$间盘突出。

因瑜伽训练(系一种精神疗法为生物反馈训练法之一)而多以倒立,取以头支撑身体姿势。1992年2月中旬,出现后颈部至左肩的抽搐样感觉并颈部向左后方倾斜,更出现左上肢肌力低下及麻木感。左上肢不能上举超过肩部。

现症状:颈部向左旋转,后屈,左上肢整体有中等度肌紧张低下,手法肌力评定(MMT)检查肌力为3级,触觉及痛觉减退。左上肢深部腱反射消失、锥体束征(一),排尿障碍(一)。

检查所见:影像检查上(颈部MRI、脊髓腔造影及造影后CT)可见$C_3 \sim C_6$椎间盘向后方突出,颈髓及神经根受压,颈肌的表面肌电位上,安静时以左夹肌为中心有肌紧张增高。

(周天健 李也白)

参 考 文 献

1　Odajma N, Furukawa T. Orthostatic Hypotension in spinal cord Injury. Spine & spinal cord, 1990,10:791 - 799.

2　Fukutake T. Girdle pain and girdle sensation in the trunk. Spine & spinal cord, 2000,3:233 - 234.

3　Hattori T. Headache due to cervical spine disorder. Spine & spina cord, 1989,7:517 - 518.

4　Edmeads J. the cervical spine and headache. Neurology, 1998,38:1874 - 1878.

5　Hattori T. Painful tonic seizure. Spine & spina cord, 1988, 2:157 - 158.

6　Sudo K, Tashiro K. Intermittent claudication. Spine & spinal cord, 1997,5:485 - 488.

7　Kikuchis, watanabe E, Hasue M. Spinal intermittent claudication due to cervical and thoracic degenerative spine disease. Spine 1996,21:313 - 318.

8　Hattori T. Spinal rigidity. Spine & spina cord, 1989,11: 845 - 846.

9　Wada Y, Furukawa T. Disorders of body image after spinal cord injury. Spine & spina cord,1990,9:711 - 713.

10　Yokota T, Furukawa T. Spinal myoclonus. Spine & spina cord,1991,1:63 - 66.

11　Sunohara N, Tomi H, Arakawa K. Involuntary movements caused by spinal cord or vertebral lesions. Spine & spinal cord, 1997,1:57 - 63.

12　Mc Guire E J, Rossier A B. Treatment of acute autonomic dysreflexia. J Urol,1983,129:1185 - 1186.

13　Michikawa M, Furukawa T. Pseudoathetosis. Spine & spinal cord, 1990,12:963 - 965.

14　Otoyama k. Herpes Zoster. Spine & spinal cord, 1998,6: 595 - 598.

15　Yokota T, Furukawa T. Dissociated impairment of position and vibration senses. spine & spinal cord, 1990, 8: 619 -623.

16　Mitoma H Furukawa T. Spinal automatism. Spine & spinal cord, 1991,2:155 - 157.

17　Okamoto Y, Watanale T. Phantom limbs due to spinal cord Lesions. Spine & spinal cord, 1990,1:65 - 67.

18　Homma I, Ishikawa K, Inagaki k, et al. Sleep apne in RA patients with upper cervical lesion. Spine & spinal cord, 1996,1:11 - 15.

19　Kawamura M, Hirayama K, shinohara Y, et al. Alloesthesia. Brain, 1987,110:225 - 236.

20　Fouillet N, Wiart L, Arne P, et al. Propriospinal myoclonus in tetraplegic patients; clinical, electrophysiological and therapeutic aspects. Paraplegia, 1995,33:678 - 681.

21　Kameyama T. Pseudoathetosis. Spine & spinal cord, 2007, 6:725 - 730.

22　Sato K, Kaji R. Dystonia. Spine & spinal cord, 2007, 6: 719 - 723.

23　闵合明,王绍祥. 头痛、头晕的颈源性病因. 中国脊柱脊髓, 1994,2:91 - 93.

24　冯金升,李义凯,邹建荣等. 颈源性头痛的诊断和治疗. 中国脊柱脊髓,2001,1:45 - 46.

25　周天健,李建军. 脊柱脊髓损伤现代康复与治疗. 北京:人民卫生出版社,2006.

第五章 脊柱脊髓损伤疾病有关体征及综合征

第一节 体 征

一、Babinski征

与本征相关联的现象由 Marshall Hall(1841)首先记载,Babinski于1896年报道了题目为"见于中枢神经系某种器质性疾病的足底皮肤反射"的论文,并于同年发表了题为"足趾现象及其症状学意义"的论文,阐明了本征系锥体束障碍所致并认为有诊断价值。Erb(1899)承认此体征并于1900年于德国神经学杂志上发表了"Babinski反射"。

但1903年Babinski又发表文章称:本体征除踇趾背屈外有时伴有其他四趾的张开现象(开扇现象),并认为四趾张开现象与踇趾背屈不同,系另一机制所致。

以检查本征的同样方法刺激足底时,正常人踇趾向跖侧屈曲,故曾称为足底反射。因而直至1960年左右一直认为本体征与足底反射是由完全不同的机制所产生。但有关本征病理生理的认识已发生变化,即目前认为Babinski征是属于正常人的足底反射的异常或变型,所以应称本征为足底反射的Babinski征。

Babinski(1896)发表了那篇著名的论文后,已明确了Babinski征是因锥体束障碍而产生,但本征仅出现于人及一部分灵长类动物,很难以实验动物阐明其机制,因而这一过程被推迟了约60年。直至Kugelberg(1948)用肌电图方法阐明了足底反射机制以后,Landau & Clare(1959)及Kugelberg等(1960)对本体征的病理生理机制作出了突破性贡献。

本体征因摩擦足底皮肤而诱发,所以可以说是一种浅反射,但疼痛、冷刺激等多种刺激均可引起,诱发部位广泛,属多突触性,潜伏时长,反应迟缓为其特点。最终决定本体征的向心性纤维者是Kugelberg(1948),该氏的结论为:初期的肌活动电位是由传导A纤维的冲动所诱发;缓慢出现的肌活动电位是由传导C纤维的冲动所诱发。因此可认为:皮肤刺激诱发的冲动通过A纤维及C纤维到达脊髓,在脊髓水平上通过多数突触而使离心性纤维兴奋。此时,仅往返向心性及离心性纤维就需要约50 ms,所以本体征潜伏时的短短50 ms证明它是不可能经过脑的。但潜伏时100 ms以上的潜伏较长者则不能排除脑水平上通过多突触冲动的可能性。

本征是通过多突触的传导使离心性纤维兴奋的结果,但究竟支配哪一肌肉已由Landou、Clare、Kugelberg等及Grimby等所阐明。虽Landou及Clare与后两人的结论在某些枝节性问题上尚不一致,但多数肌参与此征是一致的。Kugelberg认为参与踇趾运动的肌肉正常者为踇短屈肌、踇长伸肌、胫前肌;Babinski征阳性者为踇短伸肌、踇长伸肌、胫前肌等,即踇趾的屈曲与伸展由多数的踇趾屈肌群及踇趾伸肌群的力量对比所决定。因而正常足底反射时踇趾跖曲的肌群占优势;Babinski征阳性时则因锥体束障碍而使踇趾背屈的肌群在力量上占优势。

Kugelberg根据肌电图所见提出了感受区这一概念,即分别刺激足底皮肤的多处,将足底反射以屈肌及伸肌的肌活动电位为指标进行观察时,正常人仅在刺激踇趾时出现踇趾背屈运动而Babinski征阳性时系刺激足底外侧部方出现踇趾背屈,其肌电图所见与刺激正常人踇趾时相同,并对此作出如下说明:Babinski征阳性时刺激足底外侧之所以引起背屈,是因为感受域由踇趾扩散到外侧部的缘故,即足底外侧是正常成人刺激该处引起踇趾跖屈的部位,疾病时因感受域扩大而变成了能引起踇趾背屈的部位。至于感受域通过何种机制而扩大其机制尚不清楚。

因而又有人试图从阈值方面进行说明。Landau & Clare,Grimby,Shahani 认为:使踇趾跖曲肌肉的神经刺激阈值本来就低,使踇趾背屈肌肉的神经刺激阈值本来就高;强烈刺激时踇趾伸肌(背屈肌)兴奋,较踇趾屈曲肌(跖屈肌)力量大,其结果踇趾背屈。Shahani 认为踇趾伸肌兴奋后,踇趾屈曲肌受到抑制而踇趾伸肌更呈优势。Nakanishi 等也经历过此种病例。

另外:Bathien & Bourdarias 认为:锥体束障碍时踇趾屈肌阈值不变,但踇趾伸肌阈值相对低下,使一个很小的刺激成为阈上刺激而使踇趾易于产生背屈动作。Nakanishi 等也经验过此种病例,即踇趾屈曲肌完全不出现反应,仅踇趾伸肌活动而踇趾背屈的病例,此种病例只能认为是踇趾伸肌阈值低下,踇趾屈肌阈值相对升高所致。

即有时可能因阈值相对的变化而出现本征,但阈值的本质仍未得到阐明。且虽电刺激诱发了踇长伸肌及踇短屈肌,而机械性刺激时仅踇长伸肌被诱发的病例也有,电刺激与机械刺激所诱发的肌肉有何不同之处仍不明,所以本征的机制尚待今后研究。

正常婴幼儿所见到的 Babinski 征认为是由于锥体束尚未发达的见解亦未得到生理学的证明,尚待今后研究。

Babinski 征易受到药物的影响,藤崎、祖父江等研究证明:东莨菪碱、阿托品可降低本征的阈值,毛果芸香碱、vagostigmine 则使阈值上升,Grimby 称 Barbital 对屈肌活动无影响,但随麻醉加深而增加伸肌的活动性。

Babinski 征还受到下肢体位的影响,膝关节屈曲位时 Babinski 征减弱。

检查方法:仰卧位,伸展下肢,检查者手握踝部,先以钝针或尖端较锐的叩诊锤柄或钥匙尖端,于足底外侧部从足跟向小趾处划过(图 5-1)。要注意的是,此时勿刺激到踇趾根部,否则正常人亦出现踇趾背屈。

Babinski 征于温度低时难诱发,寒冷时要使足保持温暖后再进行检查。

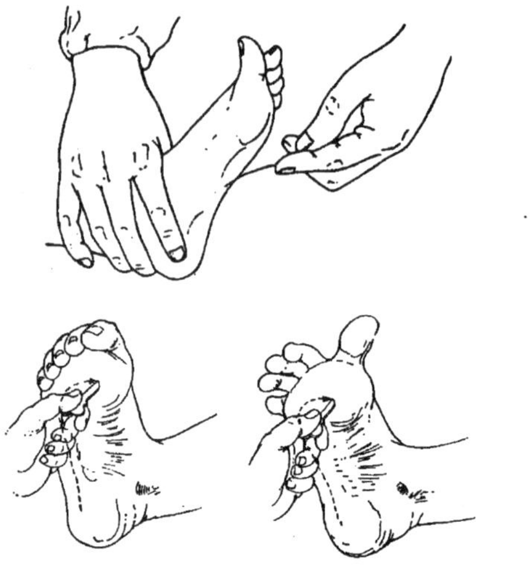

图 5-1　Babinski 征检查方法

判定:本征出现踇趾背屈时为阳性。但同样刺激可引起踇趾屈曲,但屈曲过程中约有 30% 出现一定程度的背曲,判定时要注意。但背屈的方式不同,正常人的背屈迅速而 Babinski 征则缓慢出现,据此可易区别两者。有时 Babinski 征也出现迅速的背屈,要注意。

检查本征时踇趾以外的四趾可出现张开现象,但此现象与本征的出现系不同机制所引起,所以不应以此影响 Babinski 征的判定。实验证明,运动区(4 区)障碍时出现本征及 Chaddock 征;运动前区(6 区)障碍时出现张开(开扇)现象及 Hoffmann 征,握持反射(把握)。

Babinski 征对锥体束障碍有诊断价值,如能从病态生理上更深刻了解本征则判定上会更准确。

二、Laseque 征及 Kernig 征

神经学检查上 Laseque 征及 Kernig 征与 Babinski 征、Romberg 征同样,均为重要的神经体征之一。探索回顾此等神经体征发现的经过即等于学习神经学历史。

Laseque 征及 Kernig 征均为抬高下肢使腰神经、骶神经伸展而产生的体征,即神经根放射体征。此两征一个对腰椎间盘突出,一个对脑脊髓膜炎的诊断上极为重要。19 世纪后期临床学家发现此两征从而奠定了现代神经学的基础。

(一) Laseque 征

1. 发现的经过　Laseque 征的最初发现者被认为是巴黎大学医院 Ernest Charles Laseque(1816～1883)教授。该教授关于癔症等发表有多篇论文,

1864 年由他编著的《Archives Generales de Medicine》中发表了题为"有关坐骨神经痛探讨"的内容。

Laseque 强调指出 Laseque 征对坐骨神经痛的诊断非常重要。但他本人对 Laseque 征并无记述,而指导他的助手 Forst 于 1881 年写出一篇学位论文,在此论文中有 Laseque 征的记述。之后,Laseque 征被登载于 Oppenheim 等著的神经学教科书上。

但前南斯拉夫的 Dimitrijevic 指出最初的直腿抬高试验(straight leg-raising test,SLR)记载是 1880 年由 Lazarevic 发表于"Senbian Archieves",文章题目为"Ischias positica contunnii",并指出此记载早于 Forst 一年。Laseque 及 Forst 认为 Laseque 征的机制为大腿后部肌肉对坐骨神经的压迫;1884 年 De Beurman 又修改为坐骨神经被伸展所致。Dimitrigeric 更指出 Lazarevie 于 1880 年既已提出坐骨神经伸展学说,因而不应称为 Laseque 征而应命名为 Lazarevic 征。但 Lazarevic 在塞尔维亚国外无人知晓。

2. Laseque 试验　Forst 记载的 Laseque 试验原法为:患者仰卧位,膝关节伸展状态下,抬起其下肢,沿坐骨神经出现神经痛样疼痛,即 SLR,继之屈曲膝关节状态下再屈曲髋关节时则无疼痛。以此法可知 Laseque 征出现于下肢伸展时腰部神经根被牵拉所致而不是髋关节及髂腰肌等肌群疾患的症状。通常只强调 Laseque 试验的 SLR,但没有了解原法上有上述两种方法(图 5-2)。

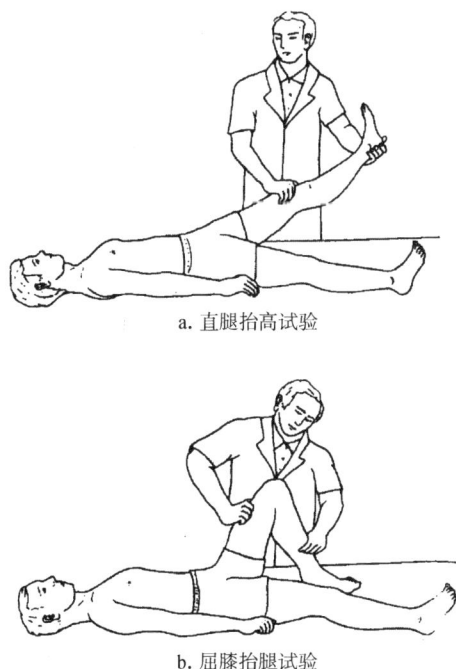

a. 直腿抬高试验

b. 屈膝抬腿试验

图 5-2　直腿抬高试验

3. Fajersztajn 健腿抬高试验(交叉 Laseque 试验)　1901 年维也纳的 Fajersztajn 利用尸体进行 SLR,证明了健侧的大腿抬高试验(SLR)时,腰神经根、硬膜也向下方伸展而出现患侧疼痛,因而命名为坐骨神经痛交叉现象。1950 年 Woodhall 等也指出该试验的重要性。1977 年 Hudgins 称同一试验为交叉直腿抬高试验(图 5-3)。

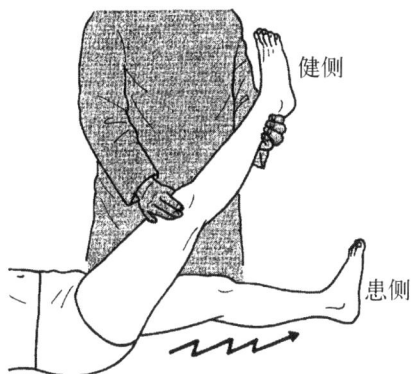

图 5-3　交叉直腿抬高试验

如此试验阳性多为大的腰椎间盘突出,位于患侧神经根内侧。

4. Bragard 试验　SLR 出现疼痛者,被动背屈其踝关节时下肢痛更加严重,即 Bragard 试验(图 5-4),此现象 Fajersztajn 也有记载。另外,SLR 时将下肢抬起并保持此肢位上,将患侧下肢髋关节内收也加重疼痛,而外展则减轻疼痛(Bonnet 试验)。Sicard 试验则是使踇趾背屈行 SLR 亦出现疼痛加重。此外尚有压迫颈总静脉(Viets-Naffzigger 试验);排便时的屏气用力等(Dejerine 试验)产生的腰痛、下肢痛,这些试验亦均为根性痛。Nerri 试验为:立位下将患者颈部前屈,则患侧下肢膝关节呈屈曲位。

5. 两侧直腿抬高试验　即两侧同时进行直腿抬直试验的方法,此时较单侧抬起角度增大方出现疼痛。此外尚有下落试验。

6. 腘神经压迫试验　1953 年 Cram 于侧卧位行 SLR,出现疼痛以指压迫腘中央部的方法屈膝 20°再抬起下肢又出现疼痛时。仰卧位、坐位上亦可实行此法(图 5-5A),也称此为拉弓征(Bowstring sign)。

上述的 Laseque 试验,伸展下肢并抬起使下腰及腰骶神经根水平的神经根向下方移动,尤是以第 5 腰神经根受影响最大。已知最大可向下方移动 7 mm。所以最能反映 $L_5 \sim S_1$、$L_4 \sim L_5$ 水平的情况。

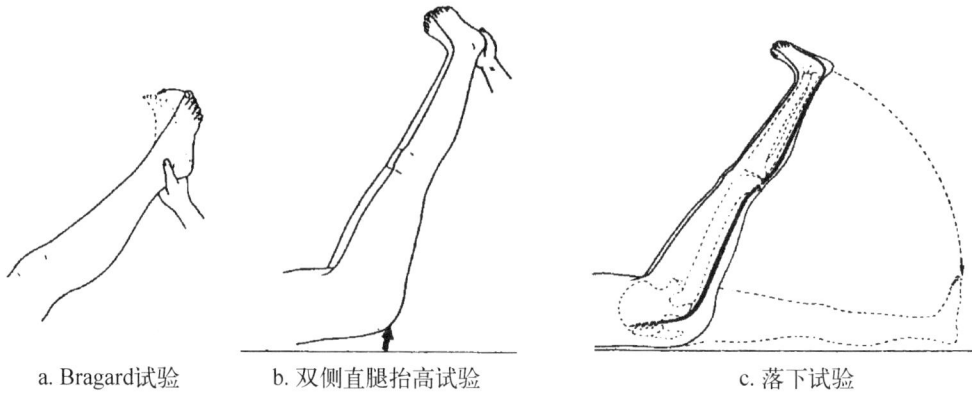

a. Bragard试验　　b. 双侧直腿抬高试验　　c. 落下试验

图 5-4　直腿抬高试验（变法）

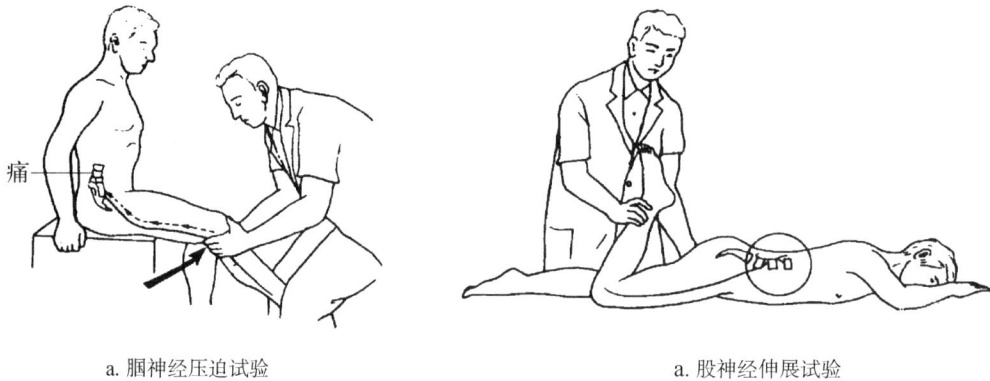

a. 腘神经压迫试验　　　　　　　　a. 股神经伸展试验

图 5-5　神经牵拉试验

7. Elys 股神经伸展试验　了解腰椎上部的腰神经状态时可应用此法。O'Connell 称此试验为反 SLR 试验，系检查股神经伸展状态的试验（图 5-5B）。

8. 逆 Laseque 试验　盐泽注意了腰椎管狭窄症、下部腰椎间盘突出患者，因体位后屈而出现放射痛，不得不采取侧卧位前屈姿势的患者，将大腿牵向后方时出现根性痛，此乃因将大腿牵向后方时加重了腰椎管狭窄，使椎管内神经压迫加重所致。此试验与 Gaenslen 试验、Ober 试验类似，均为了解髂胫束有无挛缩、骶髂关节有无病变的试验，但其目的有所不同。

（二）Kernig 征

1. Kernig 征发现的经过　Kernig（1840～1917）为彼得堡 Obchow 医院神经科医生，1882 年、1884 年于俄国的杂志上，1884 年、1907 年又于德国杂志上做了详细报道。1884 年的报道"脑膜炎体征"中称：令脑膜炎患者坐床边时项强加重，下肢伸展受限于 135°，由仰卧位改为坐位时下腿屈曲，如更进行 SLR 时下腿痉挛等。1897～1898 年巴黎流行了脑膜炎时 Nelter 发现了 Kernig 征的有用性。

Hassin（1905）提出称此征为 Kernig 征。

1907 年 Kernig 的论著"脑膜炎时的膝关节屈曲挛缩"中介绍了仰卧位下腿伸展的手法及临床观察，神经症状的发现经过。

2. Kernig 体征　1882 年及 1884 年首先记载的 Kernig 征原法是在坐位上即令患者下肢伸展，仰卧位被动抬起上身时膝部抬起。检查者虽加压仍有膝关节屈曲时为阳性（图 5-6A）。

而 Kernig 征的方法则是不抬起上身，下肢保持伸展，而抬起时，膝关节出现屈曲（图 5-6B）。与 Laseque 征不同，此时的膝屈曲并非由疼痛而是由于屈膝肌的挛缩所致的运动限制，其机制与 Laseque 征一样因下肢抬起而脊神经根受到牵拉而采取的防止过伸的防御姿势。

3. 其他体征　类似 Kernig 征的神经征有 Brudzinski 征。Brudzinski 征是患者仰卧位，抬起其头部前屈时，下肢亦出现屈曲（图 5-7），与 Kernig 征均为脑膜刺激症状之一。此外，Brudzinski 征以 Kernig 征同样方法检查时，对侧下肢于膝关节处屈曲。

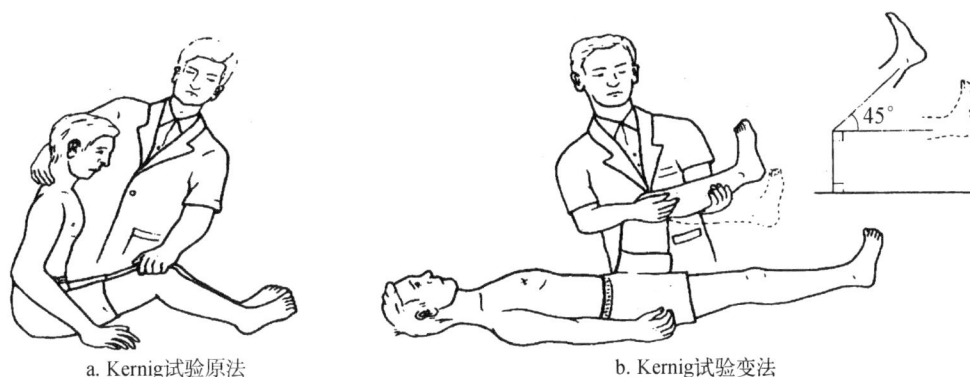

a. Kernig试验原法　　　　　　　　　b. Kernig试验变法

图 5-6　Kernig 试验

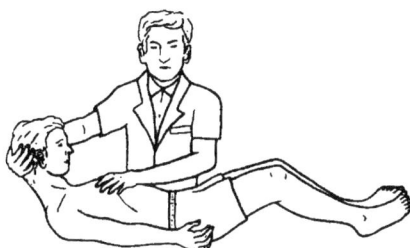

图 5-7　Brudzinski 症

使颈部前屈则脊髓被牵向头侧;SLR 则是神经根被牵向下方。脑膜炎时脊髓处于被刺激的状态下,为使后根不受到张力的牵拉出现的防御姿势和体位,给后根施加牵拉张力则是与神经体征出现的机制有关。

三、Romberg 征

Romberg(1795～1873)以其 Romberg 征而出名,他也是现代神经学奠基人之一。1840～1846 年间编写了当时第一木系统神经学教科书《人体神经疾患》(德文)。该书中对脊髓痨进行了深入探讨,关于 Romberg 征的记载如下:令患者直立、闭眼,则立即出现躯体摇摆。并又记载了脊髓痨患者处于暗处时或洗脸时其不稳定性增加。洗脸时摇动性增强被称为洗脸现象,多由患者自己发现,问诊时了解此情况有助于了解发病时期。

(一) 出现 Romberg 征的疾病及其意义

1. 定义　Romberg 征系指令患者两脚并拢直立,证明无摇摆之后再令闭眼即出现躯体逐渐摇摆加重跌倒。Romberg 征现已成为神经学检查中的常规项目。一般认为 Romberg 征提示有深部感觉障碍。有深部感觉障碍的患者不能充分判定自己的躯体偏移而以视觉辅助矫正。闭眼后则视觉信息丧失,因而不能保持平衡遂出现摇摆。有人为提高此检查的敏感度而令患者单腿站立或两脚前后站在一条线上再闭眼,如此进行时正常人亦可出现阳性,所以通常仍以原法检查。

2. 脊髓性运动失调时的 Romberg 征　据称 Romberg 征有助于脊髓性与小脑性运动失调的鉴别。即脊髓性运动失调时,睁眼时摇摆较轻,闭眼时明显加重。小脑性运动失调者睁眼时摇摆频繁,但闭眼后其摇摆程度无大改变。通常情况下两者容易区别开,但症状轻微或过重时有时难以判定。其原因之一是脊髓性运动失调除后索之外,脊髓小脑束亦可同时障碍,此时其躯体摇摆亦有小脑性因素参与。此外,深部感觉也有障碍的周围神经损伤时,也出现与脊髓性运动失调时大致同样的 Romberg 征等失调症状。但依其神经症状不难与脊髓性运动失调鉴别,然而维生素 E 缺乏症等引起变性者,其脊髓后索与周围神经同时出现损伤,对此应予注意。神经根病变引起深部感觉障碍,出现 Romberg 征者可谓常见,但也有极少见于多发神经根炎患者。

3. 其他疾病的 Romberg 征　如上所述,Romberg 征原本于脊髓痨时发现,为深部感觉障碍指征。但前庭、迷路障碍时亦可于站立、闭眼时出现摇摆、跌倒(前庭、迷路性 Romberg 征)。Barre 指出两者的跌倒方式各有特征。脊髓痨时闭眼后立即躯体摇摆而且迅速跌倒,跌倒方向不固定,而前庭、迷路障碍患者则于闭眼后经过一定时间方逐渐开始出现摇摆,且为横向摇摆。其跌倒方向亦为前庭、迷路障碍侧,改变头部位置后其跌倒方向亦可有变化。此外,偶可因下肢无力而 Romberg 征阳性。也有因腓骨肌群肌力下降,躯体摇摆时使不上劲,并因闭眼而加重者(末梢性 Romberg 征)。尚有癔症患者亦可出现 Romberg 征,称此为假性 Romberg 征。此时的特征为足跟位置不动而全身大幅度摆动。虽失去平衡亦能巧妙地恢复姿势,即使跌倒也不会受伤。

(二) Romberg 征的发生机制

横田等做了以下研究。闭眼时软颚出现肌阵挛的同时亦出现眼球肌阵挛,探讨其出现与闭眼、睁眼的关系,阐明了眼球阵挛与有无视觉信息无关,随意的闭眼即可出现。这虽然是特殊的病态,但提示随意的闭眼本身对脑干功能即有影响。

在 Romberg 征出现的机制中也有闭眼本身的影响。Andre-Thomas 指出,脊髓痨患者于站立、步行时不一定眼总是盯着自己的脚。Dercum 观察到了失明的脊髓痨患者因闭眼而跌倒的现象。同时也知道有 Romberg 征的脊髓痨患者中也有无明显的深部感觉障碍的病例,这提示 Romberg 征并不是仅根据有无视觉而出现,随意的闭眼本身对保持立位的协调运动系统有一定的影响。

(三) 出现 Romberg 征的各种疾患

脊髓后索性运动失调所致的 Romberg 征出现于表 5-1 所示的各种疾患。脊髓痨、多发性硬化症、脊髓亚急性联合变性(维生素 B_{12} 缺乏)等时,脊髓后索性运动失调的出现率颇高,且以此为主要症状。脊髓肿瘤、颈椎病等压迫性病变时,运动失调不多见,即使有,也多被运动瘫痪掩盖。引起深部感觉障碍的各种周围神经障碍可出现 Romberg 征,尤其糖尿病性周围神经障碍时,其症状酷似脊髓痨,因而被称为糖尿病性假性脊髓痨。

表 5-1 后索病变致出现 Romberg 征的各种疾患

出现率高的疾患	常常出现的疾患	很少出现的疾患
脊髓痨	脊髓肿瘤	颈椎病
脊髓亚急性联合变性(维生素 B_{12} 缺乏)	酒精性脊髓病	肝性脊髓病
多发性硬化症	恶性肿瘤时伴发的脊髓病	脊髓空洞症
Friedreich 病		
维生素 E 缺乏病		
亚急性脊髓视神经神经病		
subacute myelo-optico neuropoathy(SMON)		
家族性后索性失调		

(四) 出现 Romberg 征病例的检查

只有跌倒方可判定 Romberg 征阳性,所以并不是敏感度高的检查。但应用重心摇摆计则能定量计测立位时躯体的摇摆性;睁眼时与闭眼时的重心摇摆距离、面积比具有 Romberg 征的同样的意义。对轻度障碍的检出、治疗效果的及时评价均有用(图 2-4)。

体感诱发电位(SEP)与深部感觉中关节位置觉的关系尤为密切,对 Romberg 征阳性患者位置觉的客观评价及障碍部位的判定上颇为有用。

脊髓的图像诊断,因 MRI 的出现而有了长足地进步。Romberg 征阳性病例的原因中有髓内肿瘤,多发性硬化症、脊髓空洞症等历来较难诊断的疾患,由于应用 MRI 而已较前容易诊断。对原因不明者应测定维生素 B_{12}、维生素 E 及检查梅毒、糖尿病、恶性肿瘤等。

(五) Romberg 征与脊髓肿瘤

后索性运动失调出现起立及步行障碍时 Romberg 征较为重要,该征通常伴有的关节位置觉障碍均系深感觉障碍。

特征:后索性运动失调可见起立与步行障碍,脚大步迈向前外方时足跟先出,足着地时如叩打一样,摇摇晃晃地步行为其特征。

Romberg 征阳性为并足站立,睁眼时不跌倒,闭眼后摇晃而跌倒。患者日常生活中常在洗脸及暗处起立步行时感到有障碍出现。

产生脊髓后索病变的疾病有脊髓痨、维生素 B_{12} 缺乏致亚急性联合性脊髓变性及 SMON 病,此外还有多发性硬化症、迟发性放射性脊髓坏死等,有时亦有以后索性运动失调为主的脊髓肿瘤病例。脊髓肿瘤多先以根性疼痛而发病,然后出现运动、感觉障碍,一般难以出现后索性运动失调。神经鞘瘤中,首发症状多为发生神经鞘瘤附近部位的根性疼痛,确定诊断时症状为疼痛者为 60%～70%,脊髓压迫致运动障碍者为 60%,感觉障碍者为 57%。脊髓肿瘤中难以出现后索性运动失调的理由有以下两点:① 脊髓后部有两根脊髓后动脉环流,动脉间吻合丰富,机械性压迫致缺血与脊髓前部压迫相比则难以产生,后索较难产生动脉性循环不全。② 机械性压迫对后索的可塑性比前、侧索有更高的可能性。只要肿瘤直接压迫后索而无继发性血管障碍,未产生变性者,术后可有良好的神经学方面的改善。

四、Beevor 征

Beevor 征系指第 10 胸髓水平病变,腹直肌下半部出现无力,患者仰卧位令其头部抬起时脐向上方移动的现象,此乃提示第 10 胸髓水平有器质性病变的重要体征(图 5-8)。

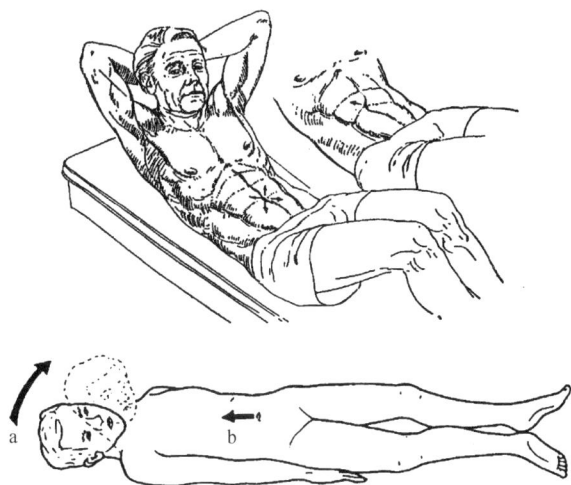

仰卧位,令头部抬起时(a),脐向上方移动(b)。

通过此征可了解腹直肌的髓节支配情况,将两手相叩,置于头后,令患者悄悄抬起上身,观察其脐的移动,正常时脐不动。如脐向上下或左右移动时则表示 T_{10} 以下腹直肌麻痹

图 5-8　Beevor 征

(一) Beevor 原著及以后的解释

Beevor(1854~1908)于其 1904 年的专题论著中记载了此现象。兹摘其一部分如下:"正常人欲采取坐位的动作时,其脐的位置不变。但下位脊髓或由该处发出的神经有病变时,脐以下的腹直肌出现瘫痪则正常的上部腹直肌将脐向上方牵引,有时可移动 1 英寸。脐水平的腹壁由第 10 胸髓神经根支配,欲采取坐位的动作时,脐显著向上方移动即表示第 10 与第 12 胸髓之间或由该处发出的脊髓神经根之间有病变",以上也即是一般所理解的 Beevor 征,但应注意的是 Beevor 也记载了脐以上腹直肌无力,也可使脐向下方牵引的病例。从重视原著的立场上也应将脐向下方移动认定为 Beevor 征的一型。De Myer 称,如因下位运动神经元病变,腹直肌出现无力则脐可向正常腹直肌收缩的任何方向移动。例如,一侧腹直肌较弱则可向强力收缩侧横向移动。关于脐向横方向移动一事,Beevor 并无记载,但Oppenheim 编著的(1923 年第七版)医生及医学生教科书中描述了一例腹直肌瘫痪时脐向健侧移动的内容,并附有照片。Oppenheim 著此教科书的第一版为1894 年,如在此版中已有关于脐移动的记载则早于Beevor,但这不影响 Beevor 的这一发现。

典型病例介绍

例 1:53 岁,男性,1981 年 4 月步行时出现跌倒,同年 6 月出现腰部无力呈拖曳步态。10 月就诊后住院。当时的神经学阳性所见有两下肢的痉挛及深部腱反射亢进,Babinski 征、Chaddock 征阳性,第 10 胸髓水平以下的浅感觉及振动觉低下,并有Beevor 征。脑神经、上肢无异常。以后下肢无力呈慢性进行,1984 年开始不能独自行走,进入轮椅生活至今。但仍有下肢痉挛,脐水平上有感觉障碍,Beevor 征继续存在。

本例的 MRI T_2 增强像上,与椎体 T_8~T_{10} 一致有高信号病变,可能由此而引起横断性脊髓病,致 T_{10} 以下出现瘫痪及 Beevor 征。本例病变,据其神经学所见最可疑为脊髓肿瘤,但也不能排除脱髓性病变。

(二) 肌病时的 Beevor 征

前已叙及 Beevor 原著中已观察到肌病时也有脐的移动。但对何种类型肌病则无记载。田代观察到伴有裂隙空胞的周围性肌病的病例,脐向上方移动,介绍如下。

例 2:44 岁,男,1977 年发现两侧足背屈困难,1979~1980 年膝以下的远端肌萎缩、无力、步行障碍,1984 年初诊,神经学所见:胸锁乳突肌、两侧上下肢有远端肌群优势的肌萎缩,肌力下降。受侵犯肌分布的特征为:小腿伸肌群,大腿屈肌群及内收肌群最严重。Gower 征阳性,下垂足,步态呈蹒跚及跨阈步态(摇摆及鸡状步态),肌肉 CT 扫描上呈现特异性肌萎缩像。肱二头肌活检确认有裂隙空泡。Gower 征阳性系进行性肌营养不良症的阳性体征(Duchenne muscular dystrophy,DMD),患者呈攀登性起立,四肢爬起后一侧手扶小腿、膝、大腿,立起上身的起立体征。

本例出现脐向上方移动的 Beevor 征,肌 CT 见上部腹直肌及脊旁肌大致正常,但下部脊旁肌有明显脂肪变性,并因人为现象而难以判定,但仍可疑有下部腹直肌变性及萎缩,由于上部与下部肌损害的差异而使脐向上方移动。伴有裂隙空泡的所谓远端型肌病,其 CT 扫描特征是:大腿伸肌群与屈肌群的损伤有显著差异;至于腹直肌,脊柱旁肌于脐的上下有无损伤的差异,尚待今后病例的积累。

脊髓疾患的神经学检查时,要考虑并判定该病变的水平高度及横断面上系白质或有神经细胞的灰质部分,即考虑病变水平高度的诊断又要考虑横断面的诊断。此时如为上下肢障碍可根据上下肢支配肌的无力、萎缩、根性感觉障碍、腱反射减弱至

消失或亢进，推断其脊髓病变水平。但脊髓中最长且有 12 对神经根的胸髓病变其水平却很少有判定方法。通常只是根据感觉障碍的分布，出汗水平或利用腹壁反射、腹肌反射等手段。因而出现的问题是：感觉检查一定要依赖患者的反应，所以实际上很可能无器质性病变而患者称感觉不到，就判定他感觉不到。此外，腹壁反射有人敏感，也有很多正常人不出现反应者，所以不能说是个很有效的检查。因此，能客观证明胸髓水平病变的 Beevor 征的有用性受到了重视。关于皮肤的皮节，各著者之间有较大差异，但脐的位置与第 10 胸髓神经根支配区域是一致的。仰卧位，抬起头部而脐移动这一简单手技，对于下肢痉挛性或迟缓性瘫痪患者可以说是必须检查的项目。

　　Beevor 征可见于胸髓的横断性脊髓病，压迫性或肿瘤性病变，脱髓性疾患，血管障碍、血管畸形及脊髓空洞症等脊髓实质的损伤，虽可引起痉挛性截瘫，但家族性痉挛性截瘫、亚急性脊髓视神经神经病（SMON）、肌萎缩性侧索硬化症等索性脊髓变性者及引起迟缓性瘫痪的 Guillan-Barre 综合征、多发性神经炎等并不出现此征也是重要的。肌病时出现 Beevor 征可能较少，但如注意观察方能发现，此征的发现者 Beevor 对患者细致而独特的观察令人敬佩。脐是胎儿至娩出前人类的生命线。对成人也不是无用之物。它是重要的神经学标记。对此要有重新认识和重新评价的必要。

　　Beevor 征是脊髓脊椎疾患诊断时必不可忽略的重要体征。

五、Spurling 试验及神经根征

　　判断神经根是否有损伤的 Spurling 试验（或 Spurling 压颈试验）现已被广泛应用于临床。该氏于 1944 年发表的论文中仅记载"本检查对脊柱内病变的诊断极为重要并有病理意义"。同样，用于神经根损伤诊断的 Jackson 试验也如此。Jackson 称头部过伸展位，向体轴方向压迫其本身即可使上肢及背部出现放射性游走性疼痛的现象为过伸展压迫试验阳性，仅记载具有重要诊断意义，并未命名为 Jackson 试验。本文对被认为诊断神经根损伤有用的 Spurling 试验加以介绍，并对神经根损伤的临床表现、历史背景加以回顾及概述现在的认识。

（一）历史沿革

　　颈椎病、颈椎间盘突出可引起神经根症状一事

很早已被知晓，最先记载神经根病变的被认为是 Parkinson(1817)，他记载了某病例的三角肌无力及萎缩系风湿对三角肌的损害。当然，现在则可认为是颈椎病所致 C_5 的神经症状，但是颈椎病在此部位引起局限性肌萎缩者并不多见，也有必要考虑为腋下神经损伤。最先报道椎间盘损伤引起慢性脊髓压迫症状的是 Ollivier(1824)，其后 Key(1838) 又明确了椎间盘突出与退行性脊柱病引起脊髓障碍的机制有所不同，但当时并未能将脊髓障碍与神经根障碍分别开。Gower(1886) 记载了椎间盘突出引起脊髓及神经根障碍，但认为神经根障碍极少见。此后，首先明确记载椎间孔狭窄引起神经根损伤的是 Elliot(1926)，其原因疾患被记载为骨关节炎，现在应以颈椎病较为正确。首先报道颈部椎间盘突出引起神经根压迫症状的是 Stooky(1928)，其论文中报道了向外侧方突出的椎间盘仅压迫了 C_7 前根的病例，而未考虑到椎间孔内的压迫。

　　此后，Brain(1948) 对神经根压迫的症状及脊髓压迫的症状进行了区别，并明确地鉴别了颈椎病及急性椎间盘突出的病理改变。O'Connell(1956) 更提倡分为椎间盘突出、继发于椎间盘突出的颈椎病及原发性变形性颈椎病三种病理改变。当时认为脊髓损伤的主要原因为突出的椎间盘、骨刺的压迫。虽然强调了神经根损伤的原因有椎间孔内的压迫，但也有人提出由于脊髓的移动而被牵引的学说。

　　近年来，由于对脊椎病的病理生理进行了大量研究，其概念在逐渐稍有变化。属颈椎病变化的椎间盘突出及骨刺的压迫性病变，其引起的临床症状确有很大的差异。但 X 线上或尸解上有同样骨、关节改变者，有的有临床症状而有的则全无症状一事也被证实。所以不得不考虑颈椎病出现临床症状，一定尚有其他许多因素参与。有如前述，最基本的病理是椎间盘的变性，此外尚有椎间关节的退行性变化、动态因素、神经根周围的纤维化、脊髓的血管性因素（尤其根动脉的压迫、静脉系的淤滞所致的循环障碍）、先天性椎管狭窄等复杂因素参与方构成颈椎病的病理改变。所以临床症状也不能完全明确区分开脊髓损伤或神经根损伤，因而有人提倡应分为髓节症候及长索束体征（long tract sign）为宜。

（二）Spurling 试验的检查方法

　　前已述及，原著中对其检查方法的记载颇简

单:稍伸展位上使头部轻度倾向患侧,将头顶部向体轴方向压迫,则受累的神经根出现特征部位的疼痛及感觉障碍(图 5-9),也有将头部向患侧倾斜即诱发出症状者,如将头部向健侧倾斜,通常可使症状减轻。这是由于颈部过伸展,侧屈加上从上部的压迫,这三种因素可使椎间孔容积缩小而加重了对神经根的压迫,即钳子机制所致。但 Jackson 认为有的病例仅向病灶对侧屈颈即可诱发出症状,所以该氏的试验仅进行过伸展而不另施加外力。的确,原著所说的向患侧反对侧屈颈可使症状减轻并非绝对如此,有时仅可诱发症状出现。这是由于神经根症状并非单纯压迫所致,而粘连牵拉亦可诱发。

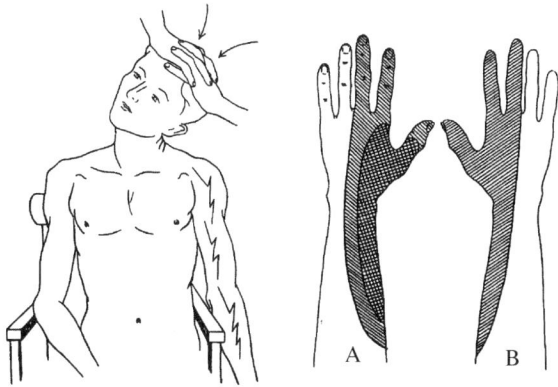

左:患者坐位颈部过伸并向患侧倾斜,从头部上方按体轴方向压迫则上肢出现神经痛样疼痛为阳性;

右:A——前臂背侧图上呈格线部位为 C_6 神经根障碍时疼痛、感觉异常,有时可见感觉低下,斜线部位为 C_7 神经根压迫时出现异常的部位。

B——前臂掌侧面图上斜线部位为 C_7 神经根受压迫出现异常所见的部位。头压迫试验时此部位疼痛再现。

图 5-9　Spurling 征原法

(三)神经根病变的临床表现(表 5-2)

引起神经根损害的病变,被认为是颈椎病的骨刺及向外侧方突出的椎间盘,使神经根于椎间孔内受到压迫而产生的。但目前意见尚不一致,也有认为其病理机制并不一定仅是由于压迫。其临床表现不论疾患是什么,均有一定的一致性。可分为感觉障碍及运动障碍,主要是感觉障碍。

感觉障碍有自发痛、感觉异常、触觉过敏和感觉过敏、感觉迟钝等刺激症状及触觉、痛觉低下、消失等瘫痪症状。病变初期以刺激症状为主,病程进行后多出现瘫痪症状,但也常有刺激症状与瘫痪症状同时存在者。

1. 感觉症状

(1)疼痛　疼痛(自发痛)根据性质及分布可分为神经源性及肌源性。前者被认为是后根刺激所产生,其性状有锐痛、刺痛、放射痛、电击样痛沿皮节出现。但疼痛波及该皮节全部的情况较少见,最多见的是局限于疼痛的最强点部位或神经分布最致密的指端。

肌源性疼痛的机制尚未完全阐明,被认为是前根刺激症状,为持续的、深部的、不舒适的、被剜样疼痛,分布与肌节一致。常伴有肌肉压痛,多见于颈部、肩、上臂等近位肌。其发病机制被认为是:前根的刺激引起局部肌肉痉挛,此痉挛刺激了肌肉内存在的本体感觉神经而再现疼痛。前根障碍引起肌萎缩后则疼痛消失这一事实也支持上述学说。此外,神经源性疼痛与肌源性疼痛常同时存在。

Spurling 试验所诱发的即为神经源性疼痛。

表 5-2　神经根障碍与临床症状

神经根	椎间	客观的感觉障碍	自觉的感觉异常(Spurling 试验诱发疼痛)	自觉的无力、肌力下降,肌萎缩及自觉的肌肉痛	深反射的变化	障碍发生率(%)
C_5	$C_4 \sim C_5$	上臂部、三角肌部有,手部感觉障碍无	项的下部、肩及上臂外侧可诱发疼痛,不向肘部以下放射	肩部自觉无力明显,冈上肌、冈下肌、三角肌、肱二头肌、肱桡肌	肱二头肌反射减弱、消失	2 (2)
C_6	$C_5 \sim C_6$	上臂前外侧、前臂桡侧,第 1 掌骨骨间部、特别是多局限于拇指与示指	手的桡侧和拇指放射性痛	全上臂自觉无力,肱二头肌、桡腕肌、肱肌、三角肌、伸腕肌、肌肉痛波及肩胛部、前胸部、上臂、前臂	肱二头肌反射减弱、消失时而肱三头肌反射减弱	19 (24)
C_7	$C_6 \sim C_7$	上臂后外侧、前臂后侧,手背,第 2~4 指特别是多局限于第 3 指和手背的远侧部位	第 2、3 指与手的背侧放射痛。	全上肢广泛的自觉无力感,肱三头肌、肌肉痛以肱三头肌为强,其他同 C_6	肱三头肌反射减弱、消失	69 (70)
C_8	C_7/T_1	局限于手的后侧与第 5 指	前臂后侧与第 5 指,第 4 指的一半呈放射性疼痛	手自觉无力,手的固有肌、手指伸肌、屈肌群	深反射正常,有时肱三头肌反射减弱	10 (4)

（2）感觉异常　感觉异常（感觉异常、感觉迟钝）均为后根刺激症状，颇为重要。上述两种感觉常被混同使用，神经学者也有混淆不清而混同使用。按 Dejerine 的定义：感觉迟钝为疼痛以外自发的感觉障碍，即所谓"麻木感"，具体地讲"触电感"、"针刺感"、"蚁行感"等均属此范畴。而感觉异常是客观感觉障碍之一，指对给予的刺激产生与其本质不同的感觉，此中包括：感觉变形、感觉延迟、感觉融合等。但与痛觉过敏，触觉过敏或触觉低下等的鉴别并非易举。此两者（感觉异常与感觉迟钝）与自发痛，客观感觉障碍相比较，作为局部体征价值较低。但患者主诉中此两者占有很大部分，所以对其部位及诱发条件等要重视。

（3）感觉减退、感觉消失（他觉的-客观的-感觉障碍）　前项述及的疼痛、感觉异常属于神经根刺激症状时，感觉减退至消失则属瘫痪症状。但自觉的感觉障碍与客观感觉障碍的程度及部位均不一致的情况甚多。客观的感觉障碍分布与损伤的皮节一致，但多出现在皮节重叠较多的末梢部（图 5-10）。此外，完全的感觉消失极为少见，痛觉低下，触觉低下者较多。Foester 认为单一后根切除时不出现感觉消失这一主张未必完全正确，但神经根损伤，涉及的髓节越多，其感觉障碍越明显却是事实。

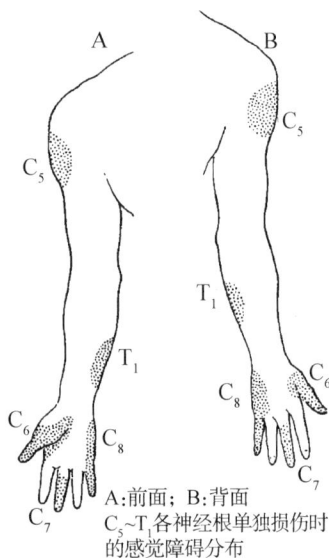

A：前面；B：背面
$C_5 \sim T_1$ 各神经根单独损伤时
的感觉障碍分布

图 5-10　上肢的皮节

（4）感觉障碍的加重因素　上述的自觉感觉障碍多因颈部运动、体位而加重，其体位及运动方式和程度可因病例而不同，但重要的是运动与症状之间有再现性，Spurling 试验也是其中之一，Spurling 等也强调称：牵引使症状减轻也具有同等意义。使神经根的紧张或脊髓腔压力升高的咳嗽、喷嚏、憋气等使症状加重也同样具有诊断意义（Dejerine 征），睡眠可使症状改善，但有的患者于睡眠中因颈部的活动也可使症状加重。枕头的适当高度也因人而异。

2. 运动症状　前根损伤则出现下运动神经元障碍症状，即于该肌节处出现肌力下降、肌萎缩、肌张力低下、深部反射消失及急性期的纤维束挛缩。但多数肌肉受到多髓节的支配，所以单一神经根损伤而引起显著肌萎缩，肌力下降的情况，据认为并不多见。主要由该神经支配的神经根损伤时，其肌萎缩及肌力下降较其他肌肉明显也是事实。运动障碍时，有时不仅前根损伤，也有前角细胞、锥体束的损伤参与，并且对疼痛的防卫性运动受限也可参与其中，所以较为复杂。肌源性痛、深部肌的痛觉过敏均可能为前根的刺激症状，并且此种疼痛易与凝肩综合征、假性心绞痛相混。此外，假性肌强直性反应、握拳后张开困难也是重要的神经根损伤体征。Smith 认为此体征罕见，但如注意观察并非罕见，但此体征仅前根损伤似不易出现，且对损伤神经根的高位诊断均无人提及。也有人认为前根损伤可引起前斜角肌持续痉挛，而出现前斜角肌综合征及种种自主神经体征。矢田认为仅以前根损伤很难解释，将历来的伴随神经根病变出现的运动障碍的所有体征，均以神经根的压迫性损伤是难以解释的。

（四）神经根病变的辅助诊断

颈椎单纯 X 线片为基本检查，正面像上可见到 Luschka 关节部有骨刺形成；斜位像上可见到骨刺所致的椎间孔狭窄。脊髓造影上最重要的所见是神经根袖的缺损。为更进一步明确也可行硬膜外造影。颈椎 CT 及 CT 脊髓造影能明确神经根与椎间孔及骨刺、突出的椎间盘等之间的关系。近来迅速普及的 MRI 是描绘颈部病变最佳影像诊断的方法。能描绘出神经根与周围软组织的关系。但形态学上变化虽大致正常，其神经学上的异常却常有很大差异，影像诊断法仅反映形态上的而不能反映功能上的变化。因此，要求有能客观掌握功能变化的检查法。由生理学检查，历来认为不太能发现异常改变，但今后 F 波及短潜伏时体感诱发电位（SSEP）可能会发挥作用。F 波被认为反映前根功能,SSEP反映后根功能,如更加上颈部位置,体位等动态检查方法,则可能成为神经根体征的客观指标。

约半个世纪前 Spurling 提倡的、诊断脊髓神经根损伤的床边检查方法,至今尚未得到充分的阐明,对此颇令人感到遗憾。

六、Lhermitte 征

(一) 定义

Lhermitte 征指:仰卧位,被动屈曲患者颈部时,由颈部沿脊柱由上而下出现电击痛,可达下肢末梢,亦可有向上肢放射者。停止运动则不存在,每次活动均致反复出现,不伴有项强,此乃颈髓后索障碍所致的刺激症状,被认为系冲动异常传播所致。

脊髓后索本非疼痛的传导路,但侵犯后索的各种病变皆可引起同样性质的电击样疼痛(后索痛)。在病变主要侵犯髓鞘而轴索大致正常时出现此种疼痛,对脊髓的脱髓疾患有诊断意义。多发性硬化有7%～53%出现此征。尤其据称疼痛性强直性痉挛患者更多见此征。但多发性硬化症之外,颈髓肿瘤、颈髓结核、变形性脊椎病、脊髓外伤、头部外伤、脊髓亚急性联合变性、蛛网膜炎、放射性脊髓病等也出现 Lhermitte 征(表5-3)。

表5-3　伴随 Lhermitte 征的疾患

1. 多发性硬化症	7. 脊髓结核
2. 脊髓损伤	8. 结核性脑膜炎
3. 颈椎病	9. 椎间盘突出
4. 脊髓肿瘤	10. 外伤性椎体不全脱位
5. 颈部外伤	11. 放射线脊髓病
6. 脊髓亚急性联合变性	

Lhermitte 征或 Lhermitte 电击征一词,因坐在理发椅上颈部前屈而可诱发此征,所以又称为理发椅征。法国则喜用放电型疼痛这一术语。此征可概括如下:① 仰卧位被动前屈颈部出现电击样疼痛。② 疼痛立即出现,停止运动则不持续存在,但每次活动时反复出现,无论在时间上及空间上均呈闪电样。③ 电击样疼痛由上向下,由项部沿脊柱,多可达两下肢末端,有时也向上肢放射。④ 不伴有项强。

(二) 检查方法

令患者仰卧位,检查者以手支撑患者头部将颈部前屈,观察是否能诱发电击痛。但要注意如检查者用力过度,颈部高度前屈可致项部疼痛,不可将此误为 Lhermitte 征。

不仅颈部被动前屈,日常生活中多种动作均可诱发 Lhermitte 征,如欲拾起地面之物而弯腰,抱起重物之际皆可诱发此电击痛。Lhermitte 原著中记载:欲梳头而低头或会话中深点头表示同感时出现此征的病例。疼痛非常剧烈,患者常以雷击中背部来形容其疼痛,咬牙挺住则疼痛多迅速消失。所以此检查常给患者带来痛苦,不可无必要的数次检查。

(三) 症状的出现及持续时间

Lhermitte 推定此征的病灶为脊髓内病变,但之后已证明髓外病变压迫后索亦可出现。出现病灶至出现症状的潜伏时间及症状的持续时间可因原因疾病而有所不同。颈部外伤,头部外伤,放射线损伤等多为2～3个月以内,Lhermitte 征的持续期间也在2～3个月以内,多由自行限制而消除。

颈部前屈引起此异常感觉的机制被认为是:颈前屈时,脊髓后面伸长使薄束中心部的上行纤维受到压迫之故。也有人认为 Lhermitte 征的出现不仅后索,脊髓丘脑侧束的损伤亦可出现。认为颈部前屈时,脊髓因附着于齿状韧带,所以对脊髓丘脑侧束后外侧面的神经纤维造成压迫,从而引起腰骶髓区域的异常感觉(图5-11)。

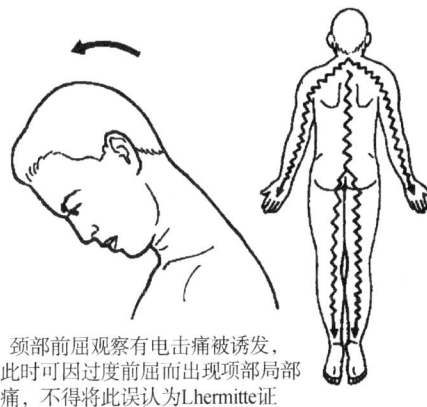

颈部前屈观察有电击痛被诱发,此时可因过度前屈而出现项部局部痛,不得将此误认为Lhermitte征

图5-11　Lhermitte 征检查法

(四) 历史

文献上的首次记载并不是 Lhermitte,而是 Marie 及 Chatelin(1917)。该两位于第一次世界大战中工作于 Salpetriege 医院,在头部外伤伤员中发现此现象而报道了颈部前屈两上下肢有下行电击感觉的病例,并根据臂神经丛的牵拉亦可出现同样症状,而认为是神经根损伤所致。次年 Babinski 与 Dubois(1918)报道了颈部外伤后伴有右侧偏瘫、

Brown-Sequard 综合征病例，于颈部前屈时右上下肢电流流过的感觉，并称此症状为放电型疼痛，认为是脊髓损伤的缘故。Lhermitte 在此报道的讨论中认为 Babinski 的主张较 Marie 等的主张更符合实际，即认为系脊髓损伤而产生此现象。1923 年 Lhermitte 与 Bollak，Nicolas 一起在多发性硬化症病例中观察到了同样症状，并对其做出了目前已被广泛承认的解释，即认为多发性硬化症较外伤性脊髓震荡的症状更为显著，病变主要侵犯髓鞘而轴索几乎无损伤时方出现电击样痛。认为此种情况下的神经纤维，颈部轻度的转动也能感到刺激。之后又有很多报道也认为脱髓是出现此症状的必要条件，并认为此征对诊断多发性硬化症，至少对诊断脊髓的脱髓疾患是有价值的。由于上述变革，电击样疼痛为多发性硬化症的症状之一广为人知。由 Marie 前先记载，Babinski 命名的电击样疼痛一词，因 Lhermitte 做了正确的解释及其意义而被命名为 Lhermitte 征。

七、Strümpell 征（胫前肌征）

Adolf Strümpell（1853～1925）于 1881 年任 Leipzig 大学讲师时期观察到，下肢被动屈曲时足及足趾背屈现象，认为这是一种联合运动。他继续对此异常联合运动进行观察探讨。1887 年任 Erlangen 医院内科主任时期，他报道了该征在各种中枢神经疾患并不少见，有时不仅患侧，健侧亦可出现阳性。

此现象被称为"Strümpell 征"或"胫前肌征，胫前肌联合运动"等，被认为是一种广义的锥体束征。

"tibialis sign"有时被译为"胫骨征"，但本体征并不表示胫骨，从其内容上可知是以胫前肌为关键的体征，所以应译为"胫前肌征"。

（一）历史

1881 年 Strümpell 报道了题为"有关脊髓病理"一文，介绍了脊髓的"联合性系统疾患"。此处所说的联合性系统疾患群系脊髓呈系统的变性疾患的总称，与以后 Russel 于 1900 年提出的"联合性并急性脊髓变性"当然不同。

Strümpell 于报道中记载了名为 Bertha Werner 家庭主妇（1878 年 4 月住院，32 岁时 1879 年 4 月死亡的病例）有关本征的内容如下："足与足趾呈不随意性痉挛样背屈，于足背上可看到肌腱高度紧张的状况。小腿的屈曲及伸展均可诱发此足的联合运动，不用力的小腿运动亦可诱发。"

本例临床上有肌萎缩性侧索硬化症的症状，尸解见锥体束与后索有联合变性，此外尚有小脑侧索束的轻度变性。但前角细胞无明显病变。

（二）有关神经疾患常见的足与足趾的异常联合运动的几个问题

数年前 Strümpell 报道了 1 例复合性系统疾患时出现的特异的足联合运动。文中未探讨该运动是否也出现在其他神经疾患。但最近的观察又发现了明显的病例，而又重新对此现象加以注视，并认为此现象绝非罕见。

无神经疾患的正常人，在通常的仰卧位上屈曲髋关节及膝关节使下肢贴近躯干时，踝关节并不出现特殊的运动，即通常足底仍保持扁平，踝对床面呈垂直位。实际上正常人屈曲下肢时踝关节也有时出现运动。但绝非有规律地出现，即使出现也仅是轻度跖屈。

与此相反，多数神经疾患者开始屈曲下肢时，即使轻度将大腿抬起，胫前肌也显著隆起，呈现一定程度的背屈，足内侧缘转向上方。此现象明显出现时，足的运动有时呈强直性痉挛样。足斜向内方背屈时，似乎像是有意识的动作。虽非全部病例，但多数病例的此种联合运动波及姆长伸肌甚至有时波及趾总伸肌。这就是将足背屈理解为联合运动的原因。上述肌腱在足趾高度背屈期间，一直隆起可见。

令患者注意足的联合运动，并令患者努力使足跖屈也几乎是不可能的。有的患者给腓肠肌以特殊神经兴奋方能使足保持跖屈位，但即使此时亦可看到足仍有保持背屈位的倾向。

越令患者强力伸展与大腿屈曲有关的肌肉，则足越出现高度联合运动。如欲诱发此联合运动明显出现，将患者大腿压向床面有时即可达到此目的（图 5-12）。即命令患者尽全力屈曲大腿时，大多数病例出现非常明显的足联合运动。

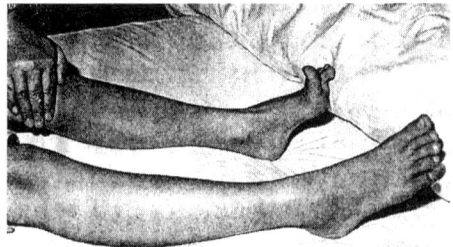

左下肢阳性，右下肢阴性，系一右大脑前顶叶巨大动静脉畸形病例

图 5-12　Strümpell 征

有些病例踝关节背屈不仅能出现于屈髋时,其他运动亦可出现。Strümpell 发现于旋转髋关节时有的病例也出现踝关节背屈。多数情况是此联合运动仅限于能随意运动的一侧,但该氏以前报道的复合性系统变性病例经常于两侧出现此联合运动,但以后尚无机会观察到同样现象。

此联合运动的出现,迄今为止主要见于两种疾病群,即脑性偏瘫与脊髓疾患群,两者均或多或少有所谓痉挛性脊髓瘫痪的临床表现。

值得注意的是此现象于偏瘫患者,通常为一侧性,仅出现于患侧。但有时健侧也有轻度的表现。此种情况并非绝无仅有,例如腱反射亢进亦常常出现于健侧等。当然此联合运动只能出现于下肢未完全瘫痪的病例,即通常是髋关节能屈曲的病例,与此相反,应注意的是,这与踝关节单独保持随意的背屈是无关系的。下肢肌瘫痪,即足不能单独随意背屈的病例,Strümpell 也数次观察到屈曲其大腿时也出现明显足背屈这一联合运动。这种事实令该氏在理论上深感兴趣。

偏瘫病例的此联合运动出现率甚高,并认为此现象几乎可能经常出现,至少,从其注意到此点以来,几乎没有完全无此现象的病例。但与偏瘫类似的病例则出现率不高,Strümpell 经常于脑卒中所致偏瘫病例,脑梅毒所致偏瘫病例观察到此现象,尤其强阳性者见于小儿脑瘫。

脊髓痉挛性瘫痪时,此种足的联合运动虽非经常,但出现率非常高。众所周知,本病解剖诊断上并无确切可靠的根据,Strümpell 诊治过的病例,或为慢性脊髓炎,或为多发性硬化或为联合性索性疾患。此外,也于脊髓半侧病灶的两例观察到本现象,此两例于运动瘫痪侧此现象有非常明显的阳性,而感觉障碍的对侧则无此现象,其中一例,虽然是足不能单独背屈的全瘫,但联合运动的背屈却为强阳性。

与上述内容有关,且绝非罕见的另一现象是:呈痉挛性脊髓瘫痪症状的多数患者,其足趾尤其踇趾呈某种痉挛状态,其足趾的伸肌腱明显可见,患者安静卧床时亦甚明显,足趾尤其踇趾呈背屈不变的状态,严重时踇趾背屈几乎呈直角位。

具有此体征的患者,当使下肢靠近躯干时多出现足的联合运动,但当令患者将足放松置于床上足底着床保持安静时,通常足趾的背屈立即消失,也看不到足趾伸肌腱的显露。但再度使下肢伸展时足趾又背屈,踇趾可呈弓状显著背屈,有时足趾也可背屈后再恢复安静时的位置,但仅能一定程度上而不能完全恢复安静时的状态。此时的足趾高度背屈是作为在有意识的伸展下肢时的联合运动而出现。从运动的角度看,此现象很强而有力,有意识地制造此状态几乎是不可能的。

对上述事实,Strümpell 设想:相邻的病的神经纤维间发生了异常的横向传导而出现上述现象。对此问题在其他疾病的联合运动中亦能见到。

(三) Strümpell 征的诊断意义

Robert Wartenberg(1887~1956)于 1947 年发表了题为"Babinski 反射 50 年"的论文,文中称:Babinski 反射应称为同侧性集团屈曲反射,是复杂的集团反射中的重要组成部分。其后虽有许多方法但以 Babinshi 法为最佳,最可信赖者。

Wartenberg 在他的名著《神经诊断法》(1963)中强调指出胫骨肌联合运动是锥体束体征中特别有用的检查,特别是明显出现于一侧时则具有非常重要的意义。

继承 Wartenberg 学派的 Massey 等于其著作中(1985)也称 Strümpell 征为提示锥体束功能不全最敏感的体征。

八、Hoover 征

Hoover 征在美国已为日常诊疗上经常应用的检查之一。Friedland 断言 Hoover 征为诊断一侧下肢癔症性瘫痪最为有用的检查。

(一) 有关 Hoover 征的不同定义

当代神经内科学代表作之一的 Adams 与 Victor 著《Principles of Neurology》中对 Hoover 征记载如下。

Hoover 征与 Babinski 的躯干-大腿征同样,是由器质性偏瘫中除外癔症性偏瘫的有效检查方法。诱先 Hoover 征的手法是,患者仰卧位,检查者两手置于患者两足跟下,令患者两脚跟用力向下压。器质性偏瘫时仅在健侧脚感到压力。继之,检查者将一手置于健侧脚上,令患者抬起健侧下肢。器质性偏瘫时,仍置于患侧脚跟下检查者的手,不应感到压力。但癔症性偏瘫时本应是瘫痪的患侧脚跟下仍感到压力。

而同样为神经内科代表作之一的 Baker 与 Joynt 著《Clinical Neurology》中对 Hoover 征的记载如下:令仰卧位的患者屈曲大腿,抬起一侧下肢时,正常情况下对侧大腿出现向下用力的动作。检查手置于患者脚跟下便可感到此运动,也可于脚跟下置一压力计定量计测此运动产生的力量。大脑性偏瘫,其他器质性原因所致一侧下肢肌力下降时,当患者欲抬起患侧下肢之际,健侧下肢出现向下的力量较正常人还强,患者抬起健侧下肢时,瘫痪侧下肢也同样出现向下的力量(虽较弱)。癔症、诈病的下肢肌力下降时,虽然患者像是在努力抬起患侧下肢,但健侧下肢并不出现向下压的现象。但患者抬起健侧下肢时,有时患侧下肢可出现此现象(正常联合运动)。

通过上述有关 Hoover 征的两种记载,可知两者有较大差异。Adams 与 Victor 认为 Hoover 征的重点是:癔症性偏瘫时,本应瘫痪的下肢有运动(检查者以手可感觉到);而 Baker 与 Joynt 认为 Hoover 征的重点是:癔症、诈病时在同样的病态下,本应有运动的健侧下肢并不出现运动。目前在美国应用 Hoover 征的文章,如不仔细查问,有时弄不清是按哪一定义的判定。为什么会出现此种混乱?哪一定义更正确?以下参照 Hoover 原著探讨如下。

(二) Hoover 原著的定义

Hoover 是居住在 Ohio 州 Cleveland 市的内科医生,他介绍本征的论文题为"诈病及功能性下肢不全瘫的新体征",刊登于 1908 年 8 月 29 日出版的"美国医学会杂志"上。其论文开始的部分如下:

"我介绍的体征,是我本人两年来所应用的,我能观察到的病例虽仅 4 例,但我认为此体征非常重要。因为此体征的根据是正常人下肢及器质性偏瘫或一侧性下肢不全瘫等患者健侧下肢必然出现的正常功能。"接着,Hoover 记载了正常人的所见如下:

"令仰卧位躺在沙发椅上的健康人,左腿伸直抬起时,随左大腿-小腿的抬起,将可看到右跟部向沙发下沉。如将手置于右下肢跟腱下,即可感到右下肢肌力所产生的抵抗,其力量与左下肢从沙发抬起的力量相同,右下肢在压向沙发。"(图 5 - 13)

即正常时的规律是"仰卧位将一侧下肢抬起时,定会在另侧产生将下肢向下压的反向运动;反之,一侧下肢向下压时另侧下肢则产生向上抬起的反向运动。"接着又记载了此规律亦见诸器质性偏瘫、器质性原因所致的一侧下肢肌力下降。

"令偏瘫或包括下肢的单瘫患者仰卧位下,将患肢伸直抬起时,不论该下肢有无随意的肌力,健侧下肢出现上述的反向运动。此种现象我已在多数偏瘫患者身上观察证实,无一例健侧下肢不出现此反向运动者。令半侧不全瘫患者将健侧下肢由沙发抬起时,患侧下肢也出现反向运动。其力量与患者欲随意运动患侧下肢时产生的残存肌力成比例。"

此部分的重点是"器质性一侧下肢肌力下降时,欲抬起患侧下肢之际,健侧下肢产生与正常人一样的反向运动;抬起健侧下肢之际,患侧下肢也产生与残存肌力成比例的反向运动。"

最后又介绍了他所经治的病例,有诈病的下肢不全瘫 2 例,癔症性偏瘫 1 例及癔症性截瘫 1 例。

当指令诈病的下肢不全瘫患者将健侧腿由沙发上抬起时,并由检查者手对该下肢施以一定压力时,本应瘫痪的患侧出现了明显的反向运动。指令抬起患侧下肢时,似乎在努力执行指令但健侧下肢毫无反向运动。假定其不全瘫属真实无假,则抬起患肢的自然的努力,其健侧下肢应出现有力的压向沙发现象。

由以上可知"抬起瘫痪侧下肢时,不出现应该出现健侧下肢的反向运动",才是 Hoover 诊断诈病及癔症性下肢瘫的最重要体征。所以本文前述的两种定义中,Baker 与 Joynt 著教科书中的定义较为正确。

(三) 后世对本征的修正

目前,Hoover 原著的内容并未毫无改变的被通用,有两点被修正。

第一点:器质性一侧性肌力下降时,努力抬起患侧下肢时产生通常以上的反向运动(Hoover 原文为与正常人一样,正确的是超过正常人)。对此,Baker 与 Joynt 的记载中也有说明。此外,Arieff 等的论文中也称:本征阳性时系指出现大于正常时的反向运动。

第二点:本征不仅出现于器质性肌力下降时,亦可出现于一侧性下肢及腰背部有疼痛之时,Arieff 等报道了在坐骨神经痛患者本征阳性的事实。

最后将上述内容以图 5 - 13 做概括表示,要补充的一点是:本征阳性时多为因器质性肌力下降或一侧性下肢疼痛等而产生的健侧下肢过多的反向运动。

病例介绍:患者 57 岁,男性。

主诉:右大腿部痛,右下肢肌力下降。

既往史:家族史:无特殊事项。

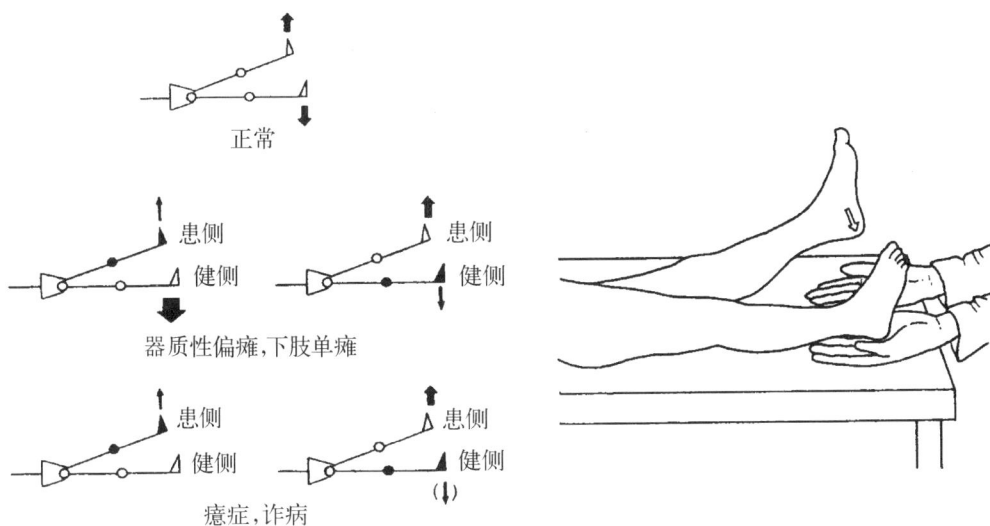

图 5‒13　Hoover 征(箭头方向为反向运动)

现病史：1984 年春，发现右大腿部有局限的钝痛。同年 6 月自觉右下肢无力感，医生诊断为抑郁状态心因性反应，服药后疼痛及无力感消失。同年 7 月又出现右下肢无力感而住院。

住院时体检：一般内科体检无异常，神志清晰，脑神经系统无异常，两下肢肌力试验发现有明显近位优势的右下肢肌力下降，患者诉右大腿部有疼痛。令患者仰卧位抬起右下肢时，其左下肢出现有力的反向运动(压向床面)。感觉检查正常，下肢的深部反射亦无明显左右差异。

检查所见：血常规、血生化学检查、凝血机制、尿均正常。胸部 X 线发现左下叶有直径 3 cm 的肿瘤阴影。腹部超声发现右髂骨有直径约 4 cm 的肿瘤。

住院后经过：可疑为肺癌及转移所致腰神经丛损伤而行支气管镜检查。右肺下叶病变诊断为小细胞性未分化癌，开始化疗。治疗后约 1 个月右大腿部疼痛完全消失，右下肢肌力亦有改善。

由以前曾诊断为心因性反应的一侧性肌力下降而发现为肺癌及其转移灶的病例。神经学所见上仅 Hoover 征提示了器质性病变的存在。因此，Hoover 征对于鉴别一侧性下肢肌力下降为功能性或器质性时是很有用的。

九、Barre 征及其有关问题

19 世纪后期兴起的临床神经学最重要课题之一，就是如何客观鉴别癔症性功能障碍与器质性病变的神经症状。在此种情况下，Babinski 1900 年在《Gazette des Hopitaux》杂志上发表了"器质性偏瘫与癔症性偏瘫的鉴别诊断"论文。该文奠定了神经学临床研究的新基点，具有很高的价值。

目前，以 Barre 命名的神经体征的论文最初刊载于 1919 年 12 月 24 日圣诞前夕发行的《La Pree Medical》杂志上，论文题为"下肢试验——锥体束障碍所致瘫痪及不全瘫痪的新客观体征"，即记载了现在一般称为"下肢 Barre 征"的现象。Barre 认为这是能检查出轻微锥体束障碍的最敏感的检查方法。Barre 以后于 1937 年在《Revue Neurologique》杂志上发表了"锥体束性脱落综合征"这一论文。该论文的内容为总结了包括此下肢试验在内的几种锥体束障碍检查方法，以 Barre 命名的所有试验及体征均记载于上述两篇论文之中。

(一) Barre 的下肢试验

Barre 提倡的下肢试验由二种形式构成。

第一种形式：患者腹卧位，令膝关节屈曲呈直角，并令小腿保持垂直时正常人很容易做到，而如有锥体束性瘫痪时，瘫痪侧小腿下落，膝关节角度开大。其下落情况可有不同：检查者撒开手后立即下落；最初能保持垂直位，但逐渐下落；一旦少许下落又能恢复垂直位，可反复数次而终于下落。此外，如瘫痪极轻微时，撒开手后立即下落至 $120°\sim$ $140°$，并保持此位置者较多(图 5‒14A)。

岩田的经验是：在做上述体检时，常见大腿逐渐外旋致使瘫痪侧的足向内侧落下，如第一种形式时的图 5‒14 所示，并要确认屈膝肌腱明显的隆起。因为器质性瘫痪时，屈膝肌腱有隆起而小腿下落。

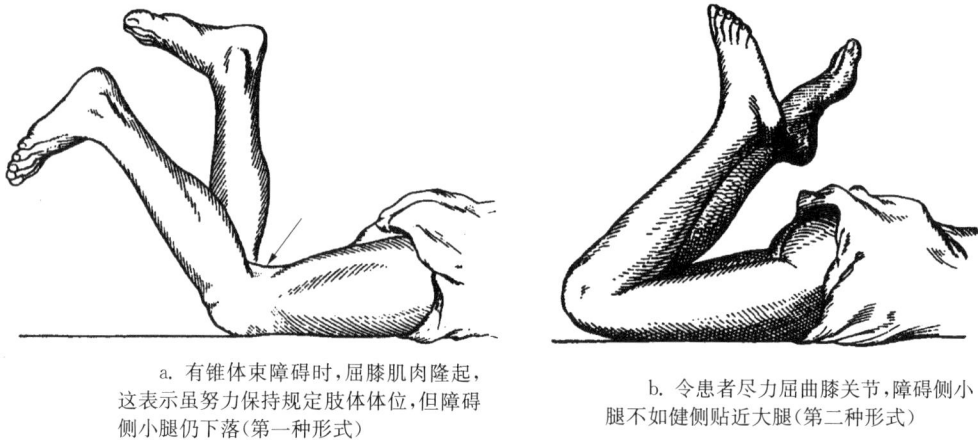

a. 有锥体束障碍时,屈膝肌肉隆起,
这表示虽努力保持规定肢体体位,但障碍
侧小腿仍下落(第一种形式)

b. 令患者尽力屈曲膝关节,障碍侧小
腿不如健侧贴近大腿(第二种形式)

图 5‑14　下肢 Barre 试验

癔症性瘫痪时小腿下落,但无屈膝肌腱隆起,这在鉴别上很重要。

第二种形式:仍保持原腹卧位,但令患者尽力屈曲膝关节,使两小腿贴近大腿时,瘫痪侧小腿屈曲程度不如健侧贴近大腿,瘫痪侧小腿与大腿形成的角度,大于健侧(图 5‑14B)。进行此第 2 种形式试验后,再一次进行第 1 种形式试验时,瘫痪侧更容易下落(即更易出现阳性)。

第三种形式:仍保持原腹卧位,令患者屈曲膝关节,检查者手握小腿伸展膝关节的同时,令患者尽力屈曲膝关节,与此相抗。检查者可立即感觉到抵抗,但由于瘫痪侧膝屈曲力量出现较慢,不能立即感到抵抗。第 3 种形式的检查法也可如下进行:检查者边推动踝部使膝关节高度屈曲之后,令患者用力伸展膝关节。同时迅速解除踝部的外力。健侧小腿稍伸展后立即停止而瘫痪侧小腿则如弹簧样强力伸展,致小腿与大腿形成的角度大于健侧。

Barre 指出进行此试验时要确认是否因下肢痛或挛缩影响小腿伸展:两足要离开,嘱患者要给予合作。与锥体束障碍无任何相关的下肢深部感觉障碍或周围神经性瘫痪时亦可出现下肢下落,所以要充分注意。

此下肢试验的第 1 种形式即目前被称为 Barre 试验,此试验出现小腿下落现象被称为 Barre 征。但因 Barre 对上肢、手也有同样的锥体束障碍检出用试验方法的记载,为与之相区别,多分别称为下肢 Barre 试验或上肢 Barre 征。Barre 称第二、三种形式所见系第一种形式的补充,如第一种形式无明显所见时,第 2、3 种形式的结果则有助于诊断。并称,并不一定每例患者的第 1～3 种形式均有异常

所见。所以任何某一种形式出现异常所见均有诊断价值。

(二) Barre 下肢试验与 Mingazzini 试验

Barre 将锥体束障碍的症候分为两类:即因肌力下降而出现脱落症状的为一类及出现深部腱反射亢进、痉挛、Babinski 征锥体束刺激症状的为一类。Barre 对各种锥体束脱落症状即 Mingazzini 试验和 Babinski 征的大腿躯干联合屈曲现象进行比较之后,认为下肢试验对锥体束障碍的检出最为敏感。Mingazzini 试验的方法为患者仰卧位,令其屈曲髋关节及膝关节并保持小腿不下落(图 5‑15)。有锥体束障碍时髂腰肌收缩力减弱,髋关节形成的角度扩大,下肢整体下落或因股四头肌肌力下降而膝关节屈曲,仅小腿下落的现象。

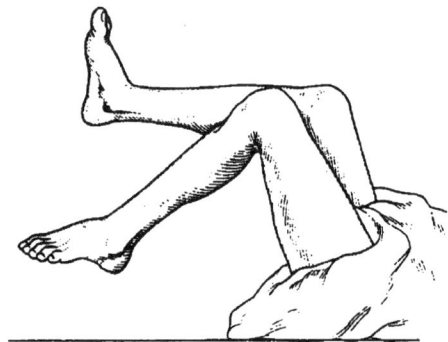

障碍侧的髋、膝关节均不能保持屈曲位而落下

(引自 Riser,1952)

图 5‑15　Mingazzini 试验

Barre 称,仅检出股四头肌肌力下降的方法应属 Mingazzini 试验,而髋关节不能保持屈曲的试验应称为腰肌试验而加以区别。Barre 还认为,Mingazzini 试验、腰肌试验的异常与其说是锥体束障碍所致,不如说是自脑干开始的下行运动路的障碍所致。并认为下肢试验是锥体束障碍时的特异性检出方法。他还认为大腿躯干联合屈曲现象也不是锥体束障碍的特异性现象,小脑障碍患者也可出现。关于此大腿躯干联合屈曲现象,是由 Babinski 首先记载,并称亦可见于小脑障碍患者。

因此,Barre 主张他所提倡的下肢试验是最敏感、最特异的锥体束性脱落体征;Babinski 征为锥体束刺激征中最重要的,两者相辅相成。

(三) 以 Barre 命名的其他体征

在 1937 年的论文中,Barre 不仅讨论了下肢试验也探讨了上肢的锥体束性脱落综合征。他以 Mingazzini 上肢试验的名称介绍了这一试验,即令患者两上肢保持前方伸展上举时,有锥体束障碍侧上肢则落下(图 5-16)。

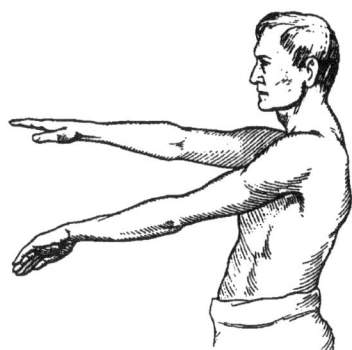

Barre 提倡的原法是上肢呈旋前位进行,障碍侧上肢下落的同时,肘、腕、手指屈曲　　　(引自 Riser,1952)

图 5-16　上肢的 Barre 征

此试验现已称为上肢的 Barre 试验,下落时多称为上肢的 Barre 征。过去此试验于上肢旋前位上进行,但现在均在上肢旋后位上进行。这对于分别观察上臂的下落,肘关节的屈曲,前臂的旋前及腕、手指的屈曲更为方便(图 5-17)。

Wartenberg 提倡的前臂偏位试验与 Barre 原法不同,上肢呈旋后位上进行,此法可观察到前臂的旋前。

Wartenberg 尤其重视整个上肢的下落及前臂的旋前,并分别称为前臂偏位试验及手旋前试验。Wartenberg 称,癔症性瘫痪行前臂偏位试验时,上肢立即"吧哒"地落下,而器质性偏瘫时其下落是逐渐的,两者显著不同。上肢整体有高度深部感觉障碍时,闭眼进行此试验则上肢下落,睁眼则不下落。

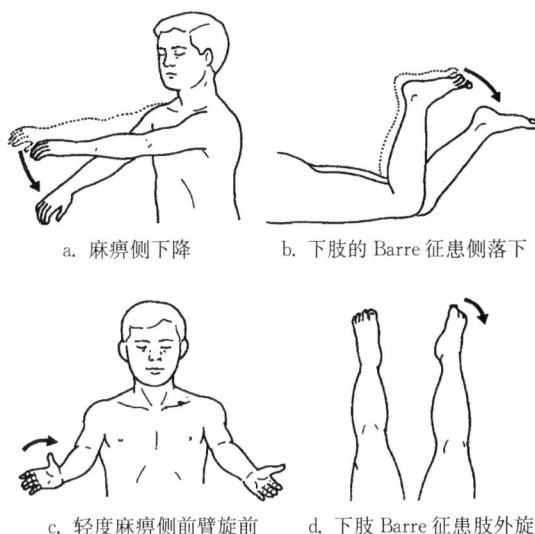

a. 麻痹侧下降　　b. 下肢的 Barre 征患侧落下

c. 轻度麻痹侧前臂旋前　　d. 下肢 Barre 征患肢外旋

图 5-17　Wartenberg 提倡的前臂偏位试验与 Barre 原法不同,上肢呈旋后位上进行,此法可观察前臂的旋前

Barre 提出的另一上肢试验,虽在日本、英国、美国教科书中很少介绍,但在法语圈内则广为人知,即手的 Barre 征。方法为两手臂靠近,对立,但不接触,手指尽量张开时,锥体束障碍侧张开程度小于健侧(图 5-18)。此体征与 Carcin 提倡的手凹陷症均为上肢锥体束障碍的重要体征。

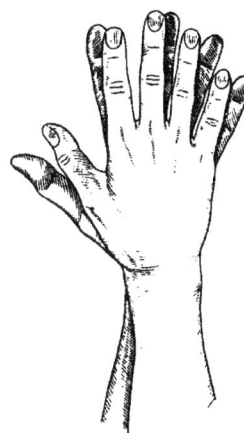

令患者尽力张开手指时,患侧手指张开较小　　(引自 Riser,1952)

图 5-18　手的 Barre 征

(四) Barre 征的意义

上述 Barre 的各种试验均对轻微的锥体束障碍的检出极为敏锐,已被公认为临床上有用的检查方法之一。但 Barre 征是否属锥体束障碍时的特异所见? 试以下肢 Barre 征之一为例,即可知并非肯定。如下肢试验时小腿的下落,不仅见于锥体束障碍,下位运动神经原性肌力下降,深部感觉障碍时亦可出现。所以只有在排除其他因素之后方可确定为锥体束障碍的体征。

锥体束障碍时,与其他下肢肌力相比,髂腰肌、屈膝肌群的肌力最易出现低下一事已广为人知。所以,下肢试验时腰肌试验的下落,当然表示此等肌肉的收缩力低下。但上述肌力无明显低下的病例亦可在此试验时出现阳性,且下肢试验时保持小腿垂直位并不需要多大肌力。并且,下肢试验对几乎肌力下降的锥体束障碍均能检出。所以很难认为下肢的Barre 征仅表示肌力下降,对此,Barre 本人做过如下说明:锥体束障碍时除肌力下降这一因素之外,尚有另一因素出现,即保持一定肢位时产生的拮抗肌群间的肌张力失衡。Barre 试验不仅能检出肌力下降,并能敏感地检出拮抗肌群间的失衡。

但是,舞蹈病、手足徐动症、肌张力障碍等时均可在肢位保持上出现肌力异常,无锥体束障碍亦可出现上述征象。此外,Barre 试验、Mingazzin 试验的异常也可见于不介意运动。此时单侧进行试验则不出现肢体下落(双侧同时作则出现)。所以,也可能是由深部感觉作用的肢体保持反应出现的一种消除现象,由此可知 Barre 试验可受到多种因素的影响。同时这也是该试验敏感较高的原因。所以,不能根据 Barre 试验出现异常而立即判断锥体束确有障碍。但可提示有关运动功能的中枢神经内传导路有器质性障碍,所以可以认为 Barre 的各种试验具有很高的临床意义。

十、Marie-Foix 屈肌逃避反射(Marie-Foix 征)

1910、1912 年法国的 Marie 及 Foix 报道了此反射的基础研究而被命名为 Marie-Foix 屈肌逃避反射,此反射的表现为:因明显的痉挛性截瘫或偏瘫而下肢呈显著伸展位的患者,使踇趾外的四趾被动持续屈曲,此时踇趾出现背屈,同时踝关节、膝关节、髋关节等三个关节也出现屈曲。进行被动的足趾屈曲操作,临床上称为 Marie-Foix 手法,已广为人知(图 5‐19A)。但在文献中可查到 1906 年,彼得堡的 Von Bechterew 已报道了同一现象,所以也被称为 Bechterew-Marie-Foix 反射。

但根据 Wartenberg 对文献进行详细检索后称,较上述报道更早,于 1888 年已有美国费城的神经学者 Wharton Sinkler 在其"The toe reflex"论文中记载了同一现象。在该论文中 Sinkler 更记载了有 T_6 以下脊髓完全横断症状的患者,不论单独屈曲踇趾或使全部足趾屈曲,均可出现同样的屈曲反射。但最先记载,最先报道的 Sinkler 的名字竟未出现于神经学教科书之中,这提示当时美国神经学水平并未受到全世界的重视。本文为了尊重最先提出者而愿意提出 Sinkler 的大名。

(一) Marie-Foix 屈肌逃避反射

此反射无论下肢的皮肤刺激或深部刺激均可诱发。因显著的痉挛性截瘫而呈伸展位的下肢,通常对任何外来刺激均有将其三个全部关节屈曲,缩回下肢的倾向。踝关节的背屈是由胫前肌、踇趾长伸肌、趾长伸肌等伸肌进行。上述各肌虽命名为伸肌,但从生理学上乃是屈肌,除使踝关节、膝关节屈曲之外同时也有短缩下肢的作用。即屈曲患者踇趾外的四趾(深部刺激)或给下肢皮肤以痛觉刺激(皮肤浅刺激)时,足、膝、髋三关节出现由伸展位而呈屈曲位的三重屈曲反应。此反应即为 Marie-Foix 征;此反射即 Marie-Foix 屈肌逃避反射(图 5‐19B)。

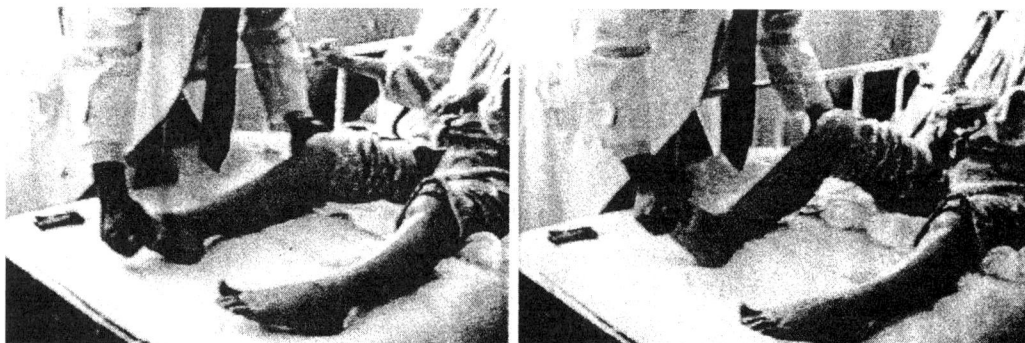

a. 患者下肢呈伸展位,踇趾有背屈。除右踇趾外,尽力使其他踇趾关节屈曲即 Marie-Foix 手法

b. 于刺激同侧出现"三重屈曲反射"踝、膝、髋三关节屈曲短缩现象,而对侧的伸展更加显著

图 5‐19　胸髓中部横断性脊髓损伤患者 Marie-Foix 屈肌逃避反射

此外也称 Marie-Foix 反射为刺激同侧集合屈肌反射或病的短缩反射。

（二）本反射的意义及机制

锥体束障碍（正确应为皮质脊髓束障碍）所致完全偏瘫、完全截瘫患者，因上运动神经元抑制消失，被解放的锥体束症状则出现下肢的多种脊髓自动反射。此种反射的出现是因为脊髓原有的自律性反射机构，因脊髓病变，其抑制作用被解除而呈亢进状态。其中因痉挛性而呈伸展的下肢，因足趾持续被动屈曲而出现短缩现象，踝、膝、髋关节屈曲的三重屈曲反应即是 Marie-Foix 屈肌逃避反射，也称为集合屈曲反射。

本体征属防御反射的脊髓自动反射，是正常人潜在的反射，同锥体束症状一样当高位中枢的抑制活动被解除时而明显化了的反射。

下肢的脊髓自动反射中也偶有对侧性集合伸展反射，即刺激侧出现同侧性集合屈曲反射的同时，对侧足趾及踝关节则向跖侧屈曲（生理学上认为是延长下肢的伸展）。Wartenberg 将此两下肢的交替性，一侧下肢屈曲及对侧下肢伸展现象，认为是人体攀登过程的联合运动，他认为锥体束的抑制受到障碍后，攀登这一复杂的联合运动，作为原始的反射被解放出来而出现于下肢，即逃避反射的表现。

通常，脊髓性截瘫患者出现屈曲性反射及伸展性反射，并且其反射有时出现于刺激同侧，有时又出现于刺激对侧。Sherrington 实验结果，脊髓完全切断犬，因屈曲性反射而呈屈曲性截瘫；去脑动物则因伸展性反射而呈伸展（paraplegia in extension），这一有名的实验结果常被引用，根据他一系列的研究及以后其他人的临床报道，进行探讨的结果已判明：根据刺激的强度，持续时间的不同，有时更可因刺激部位的不同而同一患者可出现多种反射。

Marshall 报道，44 例痉挛性截瘫患者中，全部病例均出现同侧屈曲反射，对侧伸展反射 41 例，同侧伸展反射 35 例，仅踝关节向跖侧伸展的同侧屈曲反射 21 例；对侧屈曲反射 12 例。Marshall 认为，持续短的刺激出现屈曲性反射，长时间刺激出现伸展性反射。

关于 Marie-Foix 征与 Babinski 征是否相同，意见一直未能一致。Wartenberg 认为，Babinski 征仅是脊髓自动反射中部分的集合屈曲反射，属脊髓自动反射的 Marie-Foix 征则很少出现于大脑半球性

疾患及肌萎缩性侧索硬化症患者，但却常见于脊髓几乎完全病变所致的锥体束及其他下行性离心束（主要有前庭脊髓束，网状脊髓束）障碍及下肢随意运动完全障碍的脊髓性截瘫病例。此时趾长伸肌收缩的踇趾背屈（Babinski 征）多不因足底刺激而出现，而足底刺激产生阔肌膜张肌征或 Marie-Foix 手法出现的 Babinski 征则提示锥体束障碍的神经学所见。

通常，无论脑性或脊髓性疾患，包括锥体束的下行性离心束的障碍越严重，其脊髓自动反射也越强而深部腱反射则减弱。根据上述事实，广濑认为临床上 Marie-Foix 征与 Babinski 征的意义相同，且 Babinski 征最敏感，是最明显的屈肌反射现象之一。

见于重症脊髓病变患者慢性期的屈曲性截瘫肢位，可能是因屈肌反射的继续出现而引起的，皮质及包括基底核在内的广范围病变所致的脑性偏瘫患者，可出现以本体征为中心的脊髓自动反射；瘫痪下肢因此反射而于慢性期呈屈曲位，且对侧下肢亦呈屈曲位即临床上常出现 Yakolev 所称的脑性屈曲性截瘫肢位。

十一、胸椎黄韧带骨化症的神经体征

黄韧带骨化由 Le Double（1912）首先记载，被认为是一种增龄现象。Schmorl 称"出现于黄韧带的骨化现象，出现于椎弓附着部，X 线片上可确认该部有锯齿状骨隆起，继之成为架桥状，最后成为全骨，X 线片上呈现椎间孔显著狭窄化。黄韧带可骨化，但是否能引起神经症状尚要慎重定论。"Oppenheimer 在风湿性脊椎关节病 50 例中，证实 8 例有黄韧带骨化，但认为骨化的程度与神经症状出现的关联性尚不清楚。安藤（1939）的报道方明确了黄韧带骨化能引起神经症状。继之日本学者山口、小泉等报道了其研究成果，甚而称其为"东方病"。但欧美也有 Towne（1931）、Meredith（1938）、Dockerty（1940）等的报道。山口等从病理所见上也确认了黄韧带的骨化，并明确了与骨刺形成不同。小泉发现了韧带附着部有明显骨组织的增生，骨膜显著肥厚，伴有细胞浸润的炎症所见，且散在有出血，尚在此部位及周围有动脉硬化等有趣的所见，并据此推测了骨化机制的原因。但上述所见，从以后的研究报道证明，实属例外。

（一）病因及解剖、组织学所见

黄韧带在胸椎起始于椎弓上缘及上关节突关

节囊内侧,止于上一个椎弓的下缘及下椎间关节突关节囊内侧窝,为具有弹力纤维的韧带,亦有人称此为椎弓部与关节突部。黄韧带尾侧的骨化初期是由椎弓或椎弓与上关节突分界部的上缘,向上方开始的。逐渐骨附着部也向前方或正中方向增宽。头侧则由椎弓与下关节突内侧面形成的 V 字形部分开始骨化,并向下方伸展。

据伊藤对胸腰椎部尸体标本黄韧带初期骨化的组织学研究,得出此下结论:黄韧带骨化,也可以是一种增龄现象。黄韧带骨化组织层次分有四层,即骨组织、钙化软骨层、非钙化软骨层、韧带四层。Nieple 等认为是韧带、关节囊、骨附着部其特征性的结构为填补过程。

填补即是由于力学应力的过度使用,而出现的变性过程,同时也有修复及骨过度形成的过程。骨化的具体经过是:软骨层增宽,弹力纤维在软骨层内减少及断裂,骨化进展则出现软骨细胞增生,韧带组织的钙化。韧带组织出现广泛变性后,引起成纤维细胞消失及软骨细胞更显著的增生,而黄韧带骨化也采取上述同样过程。骨化除增龄以外尚有其他原因,但从组织学上也是填补过程。关于后纵韧带骨化症,已有人提出(从全身疾病类推及动物实验)氟、糖尿病、生长激素、雌激素、钙代谢异常、骨盐含量、甲状旁腺功能低下与之有关。但黄韧带骨化症的原因目前尚未十分清楚。

(二)流行病学

Ohtsuka 等对本病的流行病学调查,于 50 岁以上 1 051 例的 X 线片上确认胸椎黄韧带骨化症者,男 26 例(5.9%),女 22 例(3.6%),男女之比为 8:1,8:3(Yonenobu 等),6:2(Miyasaka 等)。骨的增龄现象与此程度相等,但显著病理性增大并出现神经症状者男性明显增多。在欧美,有 Terayama 等对 Bologna 及意大利的调查:胸椎、腰椎黄韧带骨化为 4.1%,与日本大致相同,所以欧美也并非很少见。

(三)神经体征

黄韧带骨化症在神经内科疾患的鉴别诊断中甚为重要。多发性硬化症、人嗜 T 淋巴细胞病毒 I 型(HTLV-I)关联脊髓病等引起的脊髓病,以及Guillain-Barre 综合征、慢性炎症性脱髓性多发性神经炎(CIDP)等,呈末梢性症状的疾病作鉴别诊断时,必须牢记此黄韧带骨化症。有时也出现与肌萎缩性侧索硬化症等运动神经元疾病、脊髓空洞症极

相类似的症状。以下列举几项诊断时的注意点。

1. 发病方式　因黄韧带肥厚、骨化进展缓慢,所以有人认为其发病方式呈慢性进展,但亦有突然发病及症状急剧恶化的病例,当然可考虑到血管系统与之有关,但 Adamkiewicz 动脉于脊髓前面走行,静脉有丰富的侧支,所以血管系统很难想象为决定性原因。但也有报道称手术时见有静脉怒张,可能与急剧的应力有关。有人认为胸椎的活动范围小,运动所致的应力不大,但也有人认为黄韧带经常存在于张力之下,且很少松弛。也有人认为易出现黄韧带骨化的下位胸椎,其屈曲及伸展度较大。

2. 骨化的部位　据 Chtsuka 等的流行病学调查,骨化的部位顺序如下:$T_9 \sim T_{10}$:28 例,$T_{10} \sim T_{11}$:23 例,$T_8 \sim T_9$:18 例,$T_7 \sim T_8$:4 例,$T_{11} \sim T_{12}$:4例。而对出现神经症状的患者调查结果为:$T_{11} \sim T_{12}$:6 例,$T_{12} \sim L_1$,$T_9 \sim T_{10}$,$T_{10} \sim T_{11}$ 各为 1 例。Yonenobu 的报道也是以 $T_{11} \sim T_{12}$ 最多,依次为$T_{10} \sim T_{11}$,$T_9 \sim T_{10}$,$T_{12} \sim L_1$。很明显是以下位胸椎多见,但出现临床症状者则多集中于更下位的$T_{11} \sim T_{12}$,此种现象仅用增龄是不能解释的。下位胸椎易出现症状的原因有:虽然第 4 胸节和第 1 腰节都是脊髓血供危险区,上下胸段脊髓都具有脆弱性,然而下位胸椎负荷较大,由于腰膨大的关系使椎管比上胸椎相对狭窄。另外,骨化的发生率及程度,与其大小并不一致,伊藤指出骨化程度以下位胸椎为重,来自上下椎弓的骨化进展增大而愈合,形成架桥者以下 $T_{11} \sim T_{12}$ 处最为多见。

3. 圆锥上部综合征　黄韧带骨化症以胸椎为好发部位,因而一般认为以痉挛性瘫痪,下肢腱反射亢进,病理反射、膀胱直肠障碍等白质征为主征。但菊地曾报道 3 例,下位胸椎黄韧带骨化而出现迟缓性瘫痪,其临床症状令人考虑为神经根以下的末梢性障碍,但经各种检查后证明系由腰膨大部障碍所致。

柳、服部、斋木等也称,黄韧带位于 $T_{11} \sim T_{12}$,$T_{12} \sim L_1$ 等下位胸椎、胸腰椎移行部时,由于腰膨大部病变而出现了小腿肌萎缩,下肢腱反射低下,肌电图上也有时呈神经源性变化。斋木等报道 16 例$T_{10} \sim T_{11}$ 黄韧带骨化症中,膝腱反射、跟腱反射均亢进者 11 例,无变化 1 例,膝腱反射低下、跟腱反射亢进 1 例,均低下者 1 例。$T_{11} \sim T_{12}$ 间的 3 例中 2 例有股四头肌萎缩及肌力下降,肌电图上亦提示为神

经源性变化。服部等的病例中亦有迟缓性步行,胫前肌萎缩,大腿肌纤维束挛缩等。

腰膨大部障碍历来有不少诊断名称,Austin 称 $L_3 \sim S_1$ 髓节为圆锥上部位于 $T_{11} \sim T_{12}$ 椎体水平,该部障碍可出现下运动神经元障碍而呈迟缓性瘫痪及足与小腿的麻木感。Adams、Elliot 等认为胸腰移行部障碍时,有马尾及脊髓的障碍,所以其有关运动系统的症状是既有上、也有下运动神经元两种重叠在一起的体征。Bedbrook 称脊髓髓节与脊髓下端虽为同一部位病变,可以有多种多样的神经症状。$L_3 \sim S_1$ 髓节可称其为腰膨大、圆锥上部、胸腰椎移行部等名称,与圆锥脊髓综合征相对应,称此为圆锥上部综合征。

在黄韧带骨化症中圆锥上部综合征的发生率并无报道,只能按体征分析推断:即 $T_{11} \sim T_{12}$ 或 $T_{12} \sim L_1$ 的黄韧带骨化症可能较为多见。

4. 后索症状 因黄韧带骨化出现于脊髓后面,所以后索症状可早期出现且较重。虽有振动觉位置觉低下的报道,但为数不多。而同属后索症状的下肢烧灼样感觉,电击样感觉等症状却不少。也有人指出姿势可加重感觉障碍,这可能与静脉系的淤滞有关。

5. 一前一后的损害 在患有黄韧带骨化的同时还患有后纵韧带骨化者谓一前一后损害。黄韧带骨化症患者可合并有多种多样的颈椎、腰椎压迫性病变或韧带骨化,称此为 Tandem 损害。Ohtsuka 等报道,黄韧带骨化病例的 48% 有后纵韧带骨化症。而后纵韧带骨化症,则仅有 8% 有黄韧带骨化,这提示虽同属骨化现象,但后纵韧带骨化可能比黄韧带骨化先出现。此外,合并于后纵韧带骨化的黄韧带骨化,其部位多倾向出现于颈椎、上位胸椎。此种一前一后的损害不仅使病变部位的判定复杂化,并使黄韧带骨化症诊断本身出现困难。颈椎也有病变时,究竟哪个是主要病变? 有人提出可根据自觉症状及上下肢腱反射亢进的差异进行判断。但当黄韧带骨化位于下胸椎时,则这种基准也无效。所以最重要的是,诊断之际要牢记还有一前一后损害的可能性。

(四)神经放射学检查

1. 胸椎单纯 X 线片 侧位像有意义,但稍呈斜位即出现上关节突混同的问题,典型的变化更像鸟嘴形。脊髓造影、CT 扫描也有同样问题。上位胸椎检查时,肩关节、肩胛骨的阴影影响读片。

2. 脊髓造影 侧位像较正位像更有信息价值。

3. CT 扫描 对于判定韧带肥厚,骨化状态以及骨化的内部结构有用,但要事前决定病灶部位。

4. MRI 虽然区别骨化与肥厚尚有一定难度,但目前仍为最有意义的检查手段。无侵袭,可筛选数个水平是其他方法无法比拟的优点。同时也可观察到对脊髓压迫的程度。

$L_5 \sim S_1$ 髓节,因 $T_{11} \sim T_{12}$ 或 $T_{12} \sim L_1$ 黄韧带骨化而受到来自后方的压迫,此部位的障碍被称为圆锥上部综合征,出现下位运动神经元障碍的症状(Duus,1982)。

十二、枕大孔病变时的神经体征

枕大孔部病变较罕见,但此部位的神经组织及骨性结构的发生方式颇为复杂,包括神经管在内的具有特异的闭锁愈合机制,所以可出现多种畸形,而且通过狭窄的延髓下部,上部颈髓易受到周围的影响,如压迫、伸展等,因而易出现障碍。

见于此部位的疾病甚多,且其体征、自觉症状、神经症状等亦多种多样,故掌握与了解其解剖学上的责任病变十分重要。现将较为多见且症状复杂的 Chiari 畸形等,就这一神经体征探讨如下。

病例介绍:患者 38 岁,男性。

主诉:步行障碍,两上肢麻木感。

家族史:无特殊记载。

既往史:出生时正常,开始行走时间延迟。

发病史:中学毕业后在纺织厂工作,入院前数年出现足僵硬,缓慢进展,最近下台阶困难,两上肢麻木,以左侧为重,触觉减退,操作不便,数月前出现排尿困难及阳痿。

检查:无短颈脊柱轻度侧弯,眼睑下垂,两眼水平性眼颤,左颜面温痛觉迟钝。运动系出现四肢不全性痉挛瘫痪,肌萎缩及纤维束性挛缩,左侧颜面至 T_{12} 温痛觉迟钝,左手指位置觉与振动觉低下,两侧腱反射亢进。病理反射两侧 Babinski 征阳性。SEP 正中神经刺激短潜时,右侧刺激正常,左侧刺激 P14 诱发不良。MRI:小脑扁桃体陷入延髓-上部颈髓前受压,延髓下部-脊髓空洞,侧脑室-第三脑室扩大,胼胝体受压。

本例于神经学上,出现了两侧性锥体束征及左侧面部至 T_{12} 的感觉障碍,并有特征性影像所见,因此诊断为 Arnold-Chiari 畸形 I 型,合并延髓、脊髓空洞症。本例截瘫的主要责任病变为:小脑扁桃体下陷引起脑干受压，合并延髓、脊髓空洞症。脑室扩大为脑积水，与症状无关。经枕骨部分切除及 C_1 椎弓切除减压后，截瘫症状很快改善。由此结果亦可推断，脑干受压系责任病变。

（一）枕大孔部病变的体征

对此体征早有记载，从神经学上找出其部位，颇为重要。因其发病率并不甚高，在影像诊断发达的今天，也要事前对其有所考虑，再结合影像所见即可诊断，否则极易漏诊。此部位的疾病多为良性，但属慢性进行性，如不加治疗则可引起不可逆性四肢瘫或截瘫。

枕大孔部病变的原因疾患如表 5－4 所示，其中最多见者为 Arnold-Chiri 畸形，其次为伴随类风湿关节炎的枢椎齿突异常。Chiri 畸形Ⅰ型虽属先天性疾病，但大多数至成人方出现症状，对此要十分注意。

表 5－4　枕大孔周围病变的疾患

先天性畸形	后天性变性	肿瘤	其他
骨畸形	枢椎齿状突异常	神经鞘瘤	多发性硬化症
颅底陷入症	终末小骨齿突起骨发育不良	髓膜瘤	小脑变性等
寰椎枕骨融合		脊索瘤	
寰椎后弓低		转移瘤	
枢椎齿状突异常			
Klippel-Feil 综合征			
神经系畸形			
Arnolel-Chiari 畸形			
延髓-脊髓空洞症			
蛛网膜囊肿			
Dandy-Walker 综合征			
类皮囊肿			

自觉症状中具有特征性者为枕部痛、颈部痛，多以此为始发症状。有时疼痛向肩、上臂放射，也有时主诉为凝肩、旋转性眩晕。

1. 下位脑神经障碍　舌咽、迷走、副及舌下神经等下位脑神经的神经核及神经根在延髓水平，因此枕大孔周围受到压迫时，可出现咽反射消失、吞咽困难、胸锁乳突肌及斜方肌障碍、舌萎缩等。尤其副神经脊髓根始发自上部颈髓，一度上行于枕大孔内，之后再经颈静脉孔下行于颅骨外，枕大孔附近病变，副神经最易受到影响，因而非常重要。

2. 眼震　可出现注视方向性眼震，垂直性向下视时的眼震。出现后者时，通常应考虑到 Chiari 畸形Ⅰ型，橄榄、脑桥、小脑萎缩症或苯妥英中毒。此征诊断价值颇高。

3. 锥体束征　病情发展至一定程度时，必定出现锥体束体征，可见痉挛性不全瘫（四肢瘫痪）、偏瘫、交叉性四肢瘫痪、单瘫及深部反射亢进、Babinski 征阳性等。上部颈髓、延髓移行部进行性病变时的特征为：始发于一侧上肢，向同侧下肢，继之向对侧下肢，最后向对侧上肢进行的运动障碍，此种特征性体征被认为是由于延髓及上部颈髓部位锥体交叉后的皮质脊髓束具有特异的层状排列的缘故（图 5－20）。锥体交叉时，交叉尾部的病变首先压迫位于交叉最外侧走向上肢的纤维束，其次是于排列稍下方交叉的走向同侧下肢的纤维束受到波及；再其次为位于对侧脊髓内的内侧、交叉后走向对侧下肢的纤维束；最后是位于对侧最外侧的走向上肢的皮质脊髓束受到压迫。

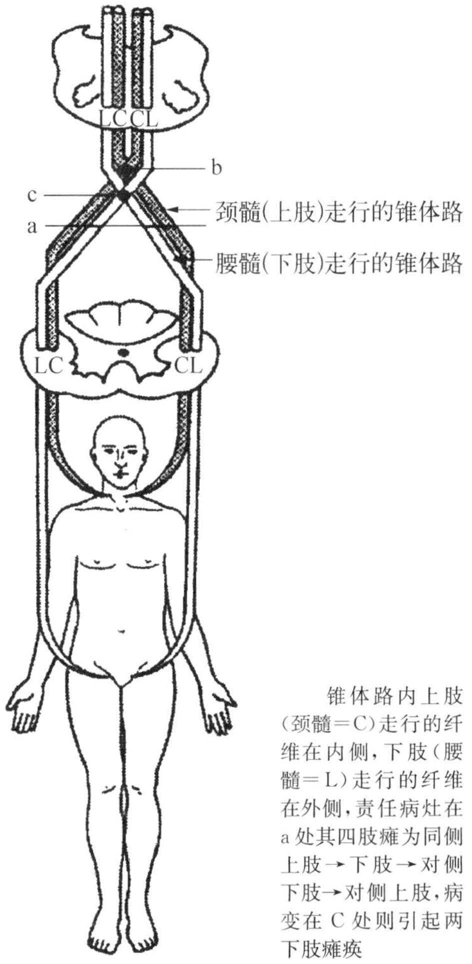
LC CL
b
c
a
颈髓(上肢)走行的锥体路
腰髓(下肢)走行的锥体路
LC
CL
锥体路内上肢(颈髓＝C)走行的纤维在内侧，下肢(腰髓＝L)走行的纤维在外侧，责任病灶在a处其四肢瘫为同侧上肢→下肢→对侧下肢→对侧上肢，病变在C处则引起两下肢瘫痪

图 5－20　锥体交叉病变瘫痪发生的机制

但有时下肢的症状较轻，而仅两上肢出现障碍。当然病变以下水平的手指，肋间肌引起肌萎缩，深部腱反射减弱。Taylor 等用猴进行了枕大孔

附近脊髓受压的实验,证明约有 50%,于病变水平以下的上肢出现无力及肌萎缩,并认为其机制是:脊髓压迫致病变水平以下出现静脉淤滞及相继引起脊髓灰质的缺血。

4. 感觉障碍　感觉障碍中有温痛觉障碍及后索症状的位置觉、振动觉的异常。温痛觉障碍可一侧亦可两侧,障碍局限于颈、胸髓水平者,亦可呈披肩型(不连在一起)分布的分离性感觉障碍,这是空洞症时常见到的症状。Chiari 畸形 I 型图像上不仅见于合并脊髓空洞症者,无脊髓空洞症者 MRI 上亦可见到,其原因可能是中央管周围灰质出现继发性血行障碍而缺血所致。目前,应利用 MRI 对感觉障碍的机制进行进一步的探讨。

后索症状中,可出现一侧或两侧位置觉、振动觉低下或消失,尤以上肢较为多见。此征较多见于上肢的原因是由于后索受到两侧后外方的压迫,来自上肢的后索纤维束的楔状束,两侧均有受到障碍的可能性。Smith 等对深部感觉束进行了详细研究认为:上部颈髓处,薄状束并未达到深部白质,楔状束深入占据了深部白质,所以也可引起血行障碍及脊髓空洞症等种种脊髓中央部病变。

此外,后索症状见于上肢的患者中,因手指位置觉消失,所以将上肢伸向前方、闭眼、令手指分开(呈扇状)时,各手指、腕关节上下左右活动呈手足徐动症样运动,有人称此为假性手足徐动症或弹钢琴指,但称其为假性手足搐动症较为恰当。

5. 手的镜像运动　手的镜像运动,在 Klippel-Feil 综合征,或 Arnold-Chiari 综合征等均有报道。此征的引出方法为:令两上肢向前举起伸直,令一侧手作弹钢琴动作,令手指向左右移动,则对侧手指也出现对称样动作,此镜像运动仅限于手,由哪侧开始均一样。对此征出现的机制,根据 Klippel-Feil 综合征尸检病例可以作出说明:该综合征解剖上有锥体交叉的缺损及脑胼胝体的异常发育不佳,即由延髓锥体交叉的胎生学异常作出了说明。但 Shibasaki 等对呈先天性镜像运动的患者,测定了患者的运动相关电位,结果是不仅对应的手指运动区,并于对侧的运动区也记录到了迟发阴性斜率。因而认为由两侧运动区发出运动的兴奋,系本体征的原因。

(二) 影像诊断

MRI 问世以来,此区域的影像诊断有突飞的进展。属骨性异常时,平片、CT、MCT 均有用。尤其

枢椎齿突异常等情况时,仅颈部屈曲时压迫脑干,一般常规的中间位检查,不能发现其压迫,对此应加注意。根据患者病情进行颈部屈曲及伸展位的检查。

枕大孔病变的体征,自古以来已有多种报道,但不一定为其所特有,且出现率也不高,所以,以 MRI 为中心的影像诊断是必不可少的。如果一定要列举此病的特征性体征则为:下位脑神经症状、垂直性向下视时的眼震,上肢末端两侧性深部感觉障碍,交叉性瘫痪及手的镜像运动,截瘫者较为少见。如发现上述所见,则应考虑到枕大孔周围病变并进行影像诊断。

十三、胸腰椎移行部(圆锥上部、脊髓圆锥、马尾)神经学体征

胸腰椎移行部相当于脊髓的:圆锥上部、圆锥马尾,此部位的神经症状多式多样且复杂,与延髓颈髓移行部同样,这是因为该部有其解剖学特点,即腰骶髓及神经根密切参与之故,所以多难以统一的症状及体征来说明。

(一) 胸腰椎移行部的解剖学特点

脊椎水平与脊髓水平于颈髓及上部胸髓两者大体一致,但于下部胸髓通常则一个脊椎水平可有复数(多个或两个以上)髓节存在。通常 T_{12} 椎体水平处相当于 L_4、L_5、S_1 髓节,T_{12}～L_1 椎体水平处有脊髓圆锥,其末端(相当椎体 L_1～L_2 以下)则为终丝而无脊髓实质存在。同时,从脊髓髓节看则 L_4～S_2 髓节为圆锥上部;S_3～S_5 及尾髓为圆锥;再末端为马尾(图 5-21)。

近年来影像诊断迅速发展,脊椎脊髓疾患的诊断也因使用水溶性造影剂行脊髓造影及 CT、MRI 等而迅速进步,特别是 MRI 对脊髓的描绘更为清晰。

但神经学的基础是正确听取病史及正确的神经学检查从而决定病灶。特别是胸腰移行部疾患的神经症状尤为复杂更应通过每一具体病例,认真学习。

典型病例:

例 1:患者 60 岁,男性,T_{12}～L_1 黄韧带骨化症致圆锥、圆锥上部综合征。

主诉:步行障碍。

现病史:6 年前开始于练习剑道时感到左足尖站立有困难,并因左下腿肌肉亦出现变细而就医,无放射痛但有轻度排尿障碍。

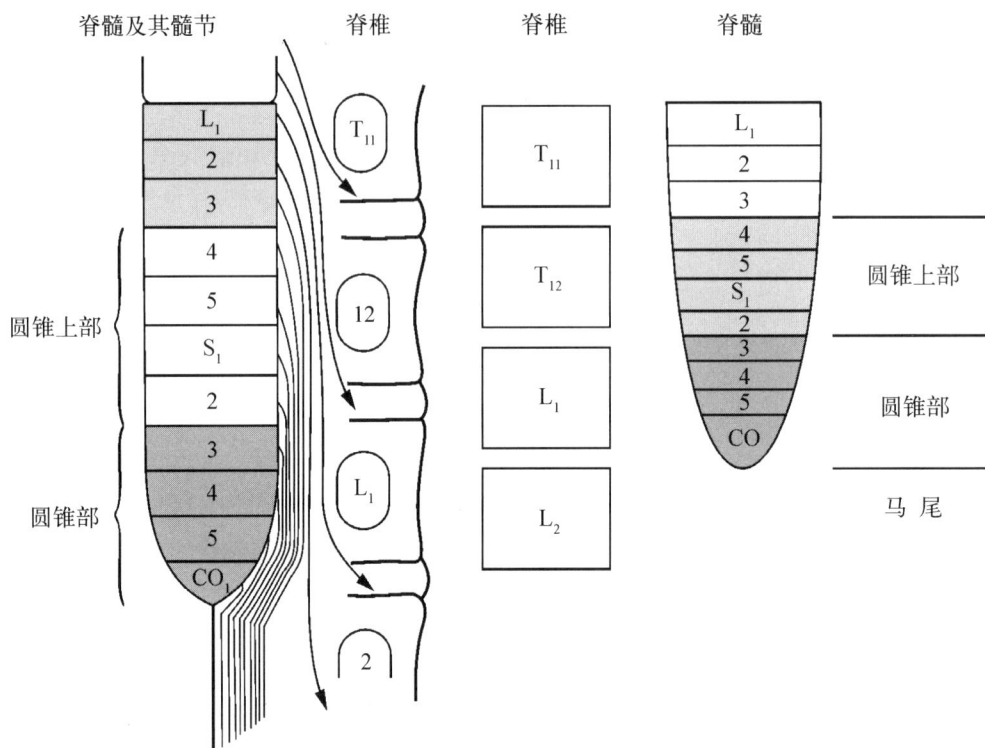

图 5 - 21　胸腰椎部椎体与髓节及神经根的关系

神经学阳性所见:① 左下腿屈肌群萎缩及肌力下降;② 不能左足尖起立;③ 左跟腱反射消失。

问题:本例经过较长,有左腓肠肌萎缩及肌力下降,左跟腱反射消失,但膝反射正常,且无自发痛。因而可疑有 $L_5\sim S_2$ 水平病变,即圆锥至圆锥上部综合征而进行了胸腰椎移行部的平片及断层拍片,更进行了 CT 检查,证明为 $T_{12}\sim L_1$ 黄韧带骨化,手术后症状减轻。

胸腰椎移行部病变,依其解剖学特点可出现脊髓实质的上及下运动神经元、神经根及周围神经的混合而复杂的症状。

此部位的神经症状,按教科书所载可总结如表 5 - 5 所示。其中马尾综合征尤其受到重视,神经学区域中属重要综合征。

马尾综合征:最特征的症状为自发痛,向会阴部、外阴部、下肢放射,有时以腰背痛而发病。感觉障碍也可呈会阴部的骑跨状感觉消失,非对称性的沿下肢神经根的感觉障碍(病变进行时则为两侧)。运动障碍也可呈下肢无力、萎缩及足下垂。深腱反射及属浅反射的肛门反射消失,可从其反射弧上解释并无矛盾,因其无脊髓障碍所以不出现 Babinski 征。排尿障碍较轻,此点有助于与圆锥综合征相鉴

表 5 - 5　圆锥上部综合征、圆锥综合征、马尾综合征的症状

	圆锥上部综合征	圆锥综合征	马尾综合征
自发痛	＋	＋	＋＋＋
感觉障碍	下肢	会阴部	会阴部、下肢
运动障碍	下肢(下垂足肌萎缩纤维束挛缩)	－	下肢(下垂足,肌萎缩)
深部腱反射	膝腱反射(－)~(＋)	膝腱反射(＋)	膝腱反射(－)
	跟腱反射(－)~(＋)	跟腱反射(＋)	跟腱反射(－)
病理反射	Babinski 征(＋)	Babinski 征(－)	Babinski 征(－)
浅反射		肛门反射(－)	肛门反射(－)
膀胱直肠功能障碍	＋＋	＋＋＋	＋
间歇性跛行	－	－	＋

别。以压迫性病变为主的尚有神经鞘瘤、室管膜瘤、畸胎瘤、转移性肿瘤、腰椎管狭窄症、椎间盘突出、外伤、蛛网膜炎、蛛网膜囊肿等。动静脉畸形、血管瘤等血运丰富的病变则入浴时症状恶化,对此应值得注意。腰部椎管狭窄症所致的马尾压迫则出现间歇性跛行为其特异性症状,即起立、步行时出现下肢无力及疼痛,但休息后消失。先天性腰部脊椎管狭窄所致的起立、步行对马尾压迫所引起马尾综合征是由 Verviest 首先确立的。

圆锥综合征:因其解剖部位属 S_3 以下的脊髓下端,可知其症状为会阴部骑跨状感觉消失及排尿、排便障碍,但无下肢运动瘫痪,深腱反射正常,亦无 Babinski 征。

理论上马尾与圆锥障碍所致的综合征虽然可以分别开,但实际上症状常相互混淆而不易鉴别。脊髓脊椎神经外科学的先驱者——美国 Elsberg 于其1916年的著作中已有所指出。该书中列举了圆锥、马尾神经症状的特征,并另设一章“圆锥与马尾损害”进行讨论,该氏首倡且非常重要的内容是:圆锥、马尾病变时出现一侧或两侧的足下垂,有时此足下垂是下肢运动障碍的惟一体征。

圆锥上部综合征:因其神经症状相当于 T_{12} 椎体水平,即脊髓的 L_4～S_2 髓节,如表5-5所示该部位混有脊髓实质及神经根,应牢记对此特殊解剖部位的检查。可有自发痛但较轻,感觉障碍为根性分布,此点容易理解,但有时出现袜形感觉障碍,令人可疑为周围神经障碍。脊髓前角细胞或周围神经障碍症状有下肢迟缓性瘫痪、足下垂、肌纤维束挛缩。此外,也可有 Babinski 征、Chaddock 征、下肢振动觉障碍、腱反射中膝腱反射消失而跟腱反射正常或相反,也出现长束征。圆锥上部综合征的特征为:下肢迟缓性瘫痪,更混有周围神经障碍、脊髓前角细胞障碍,甚至也可有锥体束障碍。其原因疾患以肿瘤性病变为主,值得注意的是尚有下位胸椎黄韧带骨化症。

胸腰椎移行部病变时的神经症状多种多样,但多出现足下垂及鸡步步态,如例1易误诊为 ALS,应予以注意。同时,ALS 的特征之一是无感觉障碍,但注意问诊时也有诉感觉异常者。出现足下垂的疾患较多,表5-6为其主要者。

胸腰椎移行部的神经症状极为复杂,但如注意观察及进行神经学检查并辅以影像诊断是可以确诊的。

表 5-6　引起足下垂的疾病

1. 常见的腓神经瘫痪
2. 胫前综合征
3. L_5～S_1 间盘突出
4. 马尾及圆锥综合征
5. 因胸椎黄韧带骨化、肿瘤等引起的圆锥上部综合征
6. Charcot-Marie-Tooth 病
7. 周围神经疾病
8. 肌萎缩性侧索硬化症
9. 脊髓灰质炎
10. 末梢性肌病
11. 肌紧张性营养不良

十四、Wartenberg 反射与 Wartenberg 征

Robert Wartenberg(1887～1956)是20世纪伟大的临床神经病学家,冠以其名的疾病及检查方法很多。Pryse-Phillips 编著的临床神经学辞典中,记载了7个 Wartenberg 体征。现仅取其有关手指屈曲的两个检查手法。

其一是指屈肌反射,由 Warterberg 本身详细记录了其方法,即手外旋,手背放在膝上,手指稍屈曲。检查者伸直自己的示、中指,横向放置在患者四个手指的指端,然后用叩诊锤叩打自己手指的背面,患者四个手指及拇指末节均反射性屈曲,这表明此反射存在。Wartenberg 提议用其名命名此反射,并与以下的 Wartenberg 征相区别。

其二是拇指联合运动,患手处于旋后位,检查者用自己的左手从下方紧握患者的腕部,让患者屈曲四个手指,用自己右手4个手指屈曲与其相钩。患者对抗检查者的手指进一步屈曲手指,令其尽可能用力。另一个方法是让患者手指钩在水平固定棒上,从下方来拉(图5-22)。4个手指用力屈曲可产生联合运动的拇指屈曲,称其为 Wartenberg 征。

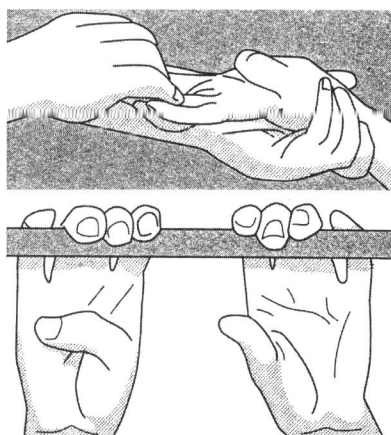

图 5-22　Wartenberg 征

临床意义：Warteberg 反射与 Wartenberg 征，Trömner 指现象均为连续的手指屈肌反射之一，让患者手指屈曲，为其增强法。从刺激强度看 Hoffmann 征最弱，而 Trömner 指现象、Wartenberg 反射顺序增强，故虽有例外，但 Hoffman 征无左右比较而绝对为反射亢进，而 Wartenberg 反射中，有反射及无反射是否为病态，需依情况而定。Wartenberg 本身也认为此反射有左右差时为病态。

Wartenberg 征为病态联合运动，为极早期出现的锥体束征。手仅轻度痉挛瘫痪时，患者拇指内收、屈曲、手掌向上向内方活动。Wartenberg 认为其敏感在无功能的缺陷患者中，患者本人未查到任何变化时也为阳性，则表示为锥体束障碍，因此，此征为颈椎颈髓诊疗中不可缺少的检查方法之一，应普遍应用于临床。

十五、倾斜征

古川（1985）提出倾斜征这一概念，这是将"pisa 征"、半坐位征、"斜卧位征"予以综合的概念。其中"pisa 征（比萨征）"最早由 Ekbom（1972）提出，治疗早老性痴呆抗精神药的副作用中，出现躯干向侧方倾斜及轻度扭转，类似比萨斜塔，故冠此名，也称为侧弓反张。除抗抑郁药等中有报道外，也可见于帕金森病、阿尔茨海默病、多系统萎缩疾病中。帕金森病时多倾斜向轻的一侧，坐位时明显。半坐位征是指从仰卧位坐起时不能完全垂直坐起，而在中途倾斜，处于不稳定姿势，表情上若无其事，但过后会有腰痛。斜卧位症是指卧于治疗台或病床上时不能沿台或床的头尾轴成直线的状态，患者满不在乎，症状与左右侧无关。后两者亦常在帕金森患者中见到。

机制：这三个体征是相互有关的体征，有的受重力影响，有的不受重力影响，机制并不完全相同。

比萨征有从药物研讨角度研讨了 5-羟色胺及去甲肾上腺素类的参与。帕金森病时症状重的一侧会产生凸侧侧弯的倾向。一项报道称 37 例帕金森病中 15 例产生向优势症状侧的凸侧侧弯，17 例产生向对侧的肩下垂，9 例见有向对侧的头倾斜。动物实验中对黑质纹状体予以破坏或刺激，会观察到躯干的倾斜与旋转。包括上述 3 个体征在内帕金森病的姿势障碍，除肌张力外，以往怀疑前庭系统的参与，现在认为没有这种参与，而与视觉垂直水平的认知和身体图式认知等高级功能障碍有关。

治疗：比萨征有报道用 pimozide（哌迷清）及金刚烷胺（amantadine）治疗。在帕金森患者，使用抗帕金森病药会改善其他症状，但不会改善此类体征，长期患病者会看到脊柱本身变形。

"半座位征"时，抗帕金森病药会改善肌僵硬及振动，甚至会消失。斜卧位征与比萨征同样几乎无治疗效果。

第二节　综　合　征

一、抗利尿激素分泌异常综合征

脊髓损伤者急性期经常出现低血钠症，因抗利尿激素分泌异常被称为抗利尿激素分泌异常综合征（syndrome of inappropriate antidiuretic hormone secretion，SIADH）引起的低钠血症则临床表现更为严重。由于对本综合征认识不足，往往治疗失误，使症状加重，使已恢复的神经功能再次丧失，甚至造成患者死亡。

SIADH 是无低血容量、低血压或无心、肾、甲状腺、肾上腺功能障碍的患者出现低血钠、水排出障碍，低血浆渗透压和尿渗透压增高为特点的一组综合征。Schwartz 等在 1957 年首先报道两例支气管源肺癌患者合并 SIADH，此后，大量不同原因引起的 SIADH 病例见诸于文献报道，并且认为 SIADH 是住院患者发生低钠血症的最常见原因。

在介绍 SIADH 之前，首先回顾口渴和抗利尿激素在调节水盐平衡中的作用，然后阐述 SIADH 的病因病理和临床表现，最后提出有关 SIADH 的诊断及急性脊髓损伤合并 SIADH 的治疗，特别是急性颈髓损伤患者合并 SIADH 的治疗。

（一）抗利尿激素分泌和口渴在水盐平衡调节中的作用

水盐平衡是维持血浆渗透压稳定的重要因素，血浆渗透压和其形成的主要因素——血清钠的浓度通常在一个非常小的范围内（分别为 280～300 mosm/kg 和 135～145 mmol/L）变动，通过体内总水量和盐分的调节来实现平衡。保持内环境稳定的最重要的是渗透压调节机制。渗透压增高可引起口渴反应和抗利尿激素分泌改变，从而调节水排出和回吸，保证水分不会过多地排出和体液过分浓缩。

抗利尿激素是一种八肽化合物，在视丘下部的视上核和室旁核合成，经垂体柄输送到脑垂体后叶储存并分泌，其最重要的生理功能是通过增加肾脏远端曲管对水的重吸收以减少水的排出。

在正常状况下，抗利尿激素分泌主要受体内有效渗透压的影响。正常人体内渗透压绝大部分而不是全部取决于钠离子和其相应的阴离子，但是，糖尿病患者的血浆渗透压中，血糖也起重要作用。下视丘前部的渗透压感受器由于体内渗透压发生改变而兴奋，导致抗利尿激素分泌改变。血浆渗透压和血钠低于阈值（正常人为 280 mosm/kg 和 135 mmol/L）时，血中抗利尿激素水平降低甚至降低到无法测定的程度，随之发生尿稀释，尿渗透压低于 100 mosm/kg 且尿流率增加，可超过 100 ml/min。这种水利尿现象可防止因大量饮水而引起的体液稀释。当血浆渗透压或血钠超过阈值时，抗利尿激素分泌和尿渗透压也随之上升，当渗透压升高至 295 mosm/kg 或血钠为 145 mmol/L 时，血浆中的抗利尿激素含量可达到最大抗利尿水平，即尿渗透压超过 800 mosm/kg，尿流率少于 1 ml/min。

血容量和血压迅速改变同样可影响抗利尿激素的分泌。血流动力学改变刺激心房和主动脉中的压力感受器，压力感受器的神经冲动经脑神经传入，并经延髓和脑桥的多突触神经元与神经垂体相连系，血容量和血压改变可直接引起脑垂体后叶分泌抗利尿激素分泌的改变，无需渗透压机制的参与。血压和血容量变化引起血管加压素分泌变化的原因可能是改变了渗透压引起抗利尿激素分泌的阈值，使之与血压和血容量的变化相对应。血压或血容量降低则抗利尿激素分泌阈值降低，因此，低血容量使肾小球的滤过率降低和肾小管对水的重吸收率增加，所以，患者的尿仍表现为高渗状态和尿流率降低。

抗利尿激素分泌同样受许多非渗透压、非血流动力学性刺激的影响，恶心是最有力的刺激，其他有妊娠、低血糖、严重的低氧血症、高碳酸血症、颅内压增高、机械通气和使用特殊药物。这些因素对抗利尿激素分泌的影响较小，但是，在特定的条件下，它们将会改变或妨碍通过渗透压调节机制控制抗利尿激素分泌的能力，影响尿浓缩的能力。

口渴是体内需要水分的有意识的感受。当体内渗透压增高时，位于视丘下部前方的渗透压感受器兴奋，产生口渴欲饮的感受，大量进水使血浆渗透压迅速恢复正常。口渴反应也由渗透压感受器调节，该感受器与引起抗利尿激素分泌的渗透压感受器两者相邻。当体液渗透压降低时，产生对水的满足感，从而主动减少饮水。相反，当血浆渗透压升高或血钠浓度升高时，一方面引起抗利尿激素分泌，从而使肾脏水回收增加，同时引起口渴患者大量进水使血浆渗透压恢复正常。应注意的是，当血压或血容量降低时同样可引起口渴，这时由于血容量降低，使引起口渴反应的渗透压感器兴奋阈值降低所致。其他引起口渴和抗利尿激素分泌增加的因素尚有妊娠和月经周期的黄体阶段。

（二）抗利尿激素分泌异常综合征（SIADH）的病理生理

为了证实抗利尿激素在 SIADH 发病中的作用，1953 年 Leaf 等为实验对象注射长效垂体后叶浸出液，以增加水摄入和减少尿稀释来进行 SIADH 发病机制的研究。当保持水摄入的低水平时，试验对象的血钠和尿钠排出并不增加；相反，当水摄入保持在高水平时，其超过机体需要的部分则由于使用垂体后叶浸出液而通过肾小管对水的重吸收而潴留体内，实验对象体重增加，血钠进行性降低并出现持续性抗利尿现象，此时患者并不出现水肿。当停止使用垂体后叶浸出液后，实验对象即使仍过量进水，所有不正常表现全部消失。实验结果表明，尿稀释障碍和过量的水摄入是 SIADH 临床诊断的必要条件。但是，该实验没有研究在最大限度抗利尿的状态下，正常进水量和进水速度会否引起低钠血症。Schwartz 等进行了相应的研究，对健康的志愿者使用抗利尿激素类似的药物 1-去氨基-8-D 精氨酸加压素（DDAVP：弥凝，是一种新型止血药）并让受试者按正常量和速度进水，结果证明受试者出现尿渗透压增高和尿排出量减少，同时体重增加和由于水潴留而出现血钠浓度降低。由于血浆渗透压和血钠浓度降低，受试者主动进水愿望逐渐降低，并在短时间内因水排出而恢复内环境的平衡，体重增加和低钠血症以及尿钠丢失不再发生，即使再使用 DDAVP10～14 d，低钠血症不再出现。这一结果表明，在基础状态下，水饱和作用可抑制进一步的水摄入，即使在最大抗利尿作用状况下，抑制作用足以防止低钠血症的发生。水饱和作用的机制尚不清楚,可能与渗透压降低引起对水的满足感有关。部分受试者出现对任何种类液体皆有厌恶的表现。

大部分患者抗利尿激素分泌异常系内源性的,其分泌部位可不相同,如由肿瘤分泌或视丘下部受到刺激而引起的神经源性分泌。抗利尿激素分泌异常有 4 种类型:A 型(分泌不稳定型):抗利尿激素分泌不受渗透压感受器功能改变的影响;B 型:视丘下部抗利尿激素分泌功能正常但其分泌阈值下降;C 型(抗利尿激素溢出型或持续型):渗透压低于正常分泌阈值时抗利尿激素分泌即高于正常水平,当渗透压达到正常水平以上时,抗利尿激素分泌即开始正常形式的分泌增加;D 型:虽然血钠降低和异常抗利尿状态,患者有 SIADH 的各种表现,但患者抗利尿激素水平仍低于正常甚至测不到。最后一种类型中,可能患者体内存在一种未知的抗利尿激素样物质或者患者肾脏对抗利尿激素过度敏感所致。

SIADH 患者异常水摄入大致可分为内源性和外源性两种。一部分患者是由于入院后予以盲目输液之后发生,另一部分水来自于机体代谢过程中的自生水。

(三)SIADH 的诱因

1. 恶性肿瘤 抗利尿激素可由肿瘤细胞异源性分泌,最常见的是肺麦粒细胞癌。

一旦出现 SIADH,患者的临床表现一般已很明确。但有的癌症患者其抗利尿激素分泌并非是异源性的,因为这类患者的肿瘤部位并不能测得抗利尿激素,甚至极少数患者无法证明有抗利尿激素分泌障碍,这些患者出现 SIADH 的原因尚不清楚。

2. 中枢神经系统病变 许多中枢神经系统疾病可以出现 SIADH,诸如颅脑损伤、脑血管意外、急性脊髓损伤、感染等原因经常引起抗利尿激素分泌异常,但其确切机制尚不清楚。

3. 肺部疾病 一般见于呼吸衰竭阶段,当肺部疾病患者出现低血氧、高碳酸血症、肺部感染、发热等合并呼吸功能衰竭时或行机械通气时,患者易出现 SIADH。一旦呼吸功能好转,SIADH 将自动消失。

4. 其他 重大外科手术后 3~5 d,患者经常出现抗利尿激素分泌增加,该阶段输入低张性液体(如右旋糖苷和水)则会出现水潴留和低血钠综合征,但是,输入等张性液体则不会出现水潴留和低血钠综合征。某些药物如氢氯噻嗪(双氢克尿塞)

也可引起 SIADH,氢氯噻嗪为噻嗪类药物,它抑制磷酸二酯酶从而使肾小管细胞内 cAMP(环-磷酸腺苷)含量增加,肾脏远端曲管和集合管对水的通透性增强,产生类似抗利尿激素的作用。另有一种特发性 SIADH,该类患者无法发现引起 SIADH 的诱因,其 SIADH 的病程较长,一般持续数月甚至数年,抗利尿激素分泌属于上述的第三型。

笔者所在医院急性脊髓损伤患者中 9 例颈髓损伤患者合并 SIADH。分析其诱因有以下几种:① 9 例急性颈髓损伤患者受伤时全部为头面部着力,其中 5 例患者损伤后有昏迷史。故受伤当时可能合并损伤或刺激视丘下部;② 颈髓损伤后,由于自主神经功能障碍,迷走神经功能占优势,瘫痪平面以下血管运动障碍,患者有效循环血量减少,血压减低,使抗利尿激素分泌阈值降低,抗利尿激素分泌增加;③ 1 例 C_4 脊髓损伤患者由于膈肌功能部分损伤,必须使用呼吸机维持换气;④ 1 例 SIADH 患者在出现 SIASH 前,曾服用氢氯噻嗪。

(四)临床表现

低血钠和低渗透压引起临床上一系列 SIADH 典型表现。患者表现为疲劳、肌肉酸痛、厌食、恶心和呕吐,迅速出现的低钠血症可引起意识障碍、昏迷甚至死亡。典型的病例并不出现凹陷性水肿。

笔者所在医院 9 例急性颈髓损伤合并 SIADH 的临床表现见表 5-7。

表 5-7 9 例颈髓损伤合并 SIADH 临床表现

临床表现	例数	临床表现	例数
厌食	9	凹陷性水肿	2
头痛	2	神志淡漠	8
球结膜水肿	4	谵妄	1

神经系统症状是由于神经细胞水肿所致,神经系统症状和体征的严重程度取决于低钠血症的程度和发生速度。成人在 24 h 内发生的急性低钠血症,其血钠低于 120 mmol/L 时,神经系统症状和体征发展迅速和严重,死亡率极高。当血钠下降较慢时,体内代偿机制就会发挥作用,神经细胞内的氨基酸向细胞外转移,以代替细胞外液中丢失的钠离子和相应的阴离子,使神经细胞内外的渗透压达到新的平衡。这种代偿机制使慢性低血钠患者不出现或减轻低钠血症的神经系统症状和体征。

神经细胞的代偿机制可使神经细胞免受慢性低血钠和低渗透压的损伤。但是,由于这种代偿机制的存在,在治疗过程中又会进一步引起神经细胞损害。如果用高渗盐水迅速纠正低钠血症,细胞外液渗透压升高时细胞内渗透压仍维持原有水平,因此,神经细胞内水分向细胞外转移引起细胞脱水并引起髓鞘断裂,造成严重的有时甚至是不可恢复的神经系统损害,即中央脑桥脱髓鞘病变（central pontine myelinolysis, CPM）。CPM 有时也可发生在中枢神经系统的其他部位。病变发生在中枢神经系统其他部位并且较小时,患者可以没有临床表现,如果病变大,患者可以出现四肢瘫、延髓瘫痪、昏迷甚至死亡。如果患者原有慢性酒精中毒、肝病或营养不良,则 SIADH 时更易发生 CPM。9 例颈髓损伤发生 SIADH 的患者中,有 1 例患者即因快速补充高渗盐水后使原已恢复的神经功能再次消失,直至 SIADH 缓解后 3 个月,消失的神经功能方逐渐恢复。

1967 年,Bartter 提出,如患者符合以下 4 个特点时可诊断为 SIADH:① 血钠降低（<130 mmol/L）;② 血浆渗透压降低（<270 mosm/kg）;③ 24 h 尿钠排出增加（>20 mmol/L）,尿渗透压高于血渗透压;④ 患者无糖尿病史、无低血容量及低血压,无甲状腺和肾上腺病变。

该诊断标准已在临床医疗工作中所采用。

在诊断过程中应注意“假性低钠血症”,即高血脂或高血浆蛋白患者用火焰光度计测量血钠时所引起的误差或高血糖患者,由于细胞外液渗透压增高使细胞内水向细胞外转移引起的细胞外液中的钠稀释。假性低血钠时患者血浆渗透压正常或偏高,真正低血钠低渗透压的患者其血浆渗透压降低。

在临床工作中,低血钠低血浆渗透压的患者只要没有严重尿稀释,即尿渗透压不低于 100 mosm/kg 就可考虑发生 SIADH。尤其是 B 型患者,因其视丘下部抗利尿激素分泌功能正常只是分泌阈值降低,所以,当患者抗利尿激素分泌增加时血浆渗透压业已减低到一定程度并已发生尿稀释,故这类患者的尿渗透压往往低于正常。如果低血钠患者经补充高渗盐水使血钠接近正常时已发生尿浓缩,那么 B 型 SIADH 的诊断即可成立。

诊断 SIADH 以前,必须除外肾脏、肾上腺功能不全,这些腺体功能不全时也可出现低血钠和尿稀释障碍。

（周国昌）

二、颈-舌综合征

颈-舌综合征指颈部急剧转动时,一过性出现一侧枕部痛及同侧舌半侧麻木感的病态,1980 年首先由 Lance 等报道 4 例,日本则于 1982 年首先由野田报道 1 例,迄今共报道约 10 例。

（一）临床特征

其特征如下:① 好发于 10～30 岁之青年。② 体育运动中急剧颈部转动时出现发作性一侧（颈部转动方向同侧或反对侧）的项部、枕部激烈疼痛并有同侧的半侧舌麻木感,也可同时出现同侧手指麻木感。③ 发作持续时间为数秒至数分钟,发作间歇期无症状。④ 有时可有寰枢枕骨融合,椎弓融合。⑤ 预后良好。

（二）病理生理

以通常的解剖,生理学知识很难说明,上述症状组合的成因可解释如下。主要通过动物实验认为舌的深部感觉由舌神经通过舌下神经与颈神经襻与 C_2 神经前支相连,经 C_2 神经后根进入颈髓,即舌的深部感觉经过 C_2 神经。因而颈部转动时引起外侧寰枢关节处不全脱位,使邻近的 C_2 神经根被压迫而同时出现舌麻木感及枕部痛（Lance 等的主张）（图 5-23）,为本综合征发生机制解剖学的基本解

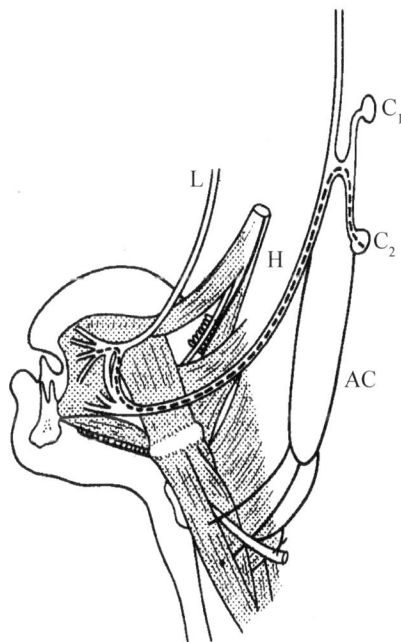

虚线为舌神经的向心纤维经由舌下神经通向 C_2 神经的示意图

L:舌神经　H:舌下神经　C_2:第 2 颈神经　AC:神经襻

图 5-23　舌神经的解剖图

释。但 Bogduk 在尸体颈部详细解剖后认为 C₂ 神经根主要位于脊椎管内,所以颈部转动时并不被周围骨组织压迫,外侧寰枢关节部压迫的是 C₂ 前支。Bogduk 认为舌的麻木感是由 C₂ 神经支受压迫所致。Elisevich 等观察到,本综合征的重症病例当切除 C₂ 神经时,被突出的外侧寰枢关节高度压迫的是 C₂ 神经前支,并在切除的 C₂ 神经前支表层证实有纤维性变化,有髓及无髓纤维的消失,小血管的透明样变性,从而于病理学上支持 Bogduk 的主张。但并未直接证明了所主张的发病机制的外侧寰枢关节不全脱位,且 Lance 或 Bogduk 的学说均不能解释手指麻木感的症状。

野田等及 Cassidy 等报道了可能由颈部转动肌群痉挛引起的卡压综合征,按其主张,即因颈部转动肌群的痉挛引起一过性胸廓出口综合征,对手的麻木感亦可说明。Fortin 等认为脊髓病变与此有关。也有进行过脊髓造影的病例,未证实有异常。

本综合征的报道例数甚少,今后可能有更多的研究所见被发现。

(三) 治疗及预后

尚无确定的治疗方法。Lance 等外侧寰椎关节不全脱位也可能引起脊髓病,主张避免颈部转动。Fortin 等着用颈椎"硬领"取得显效。Elisevich 等对着用颈椎"硬领"无效病例行 C₂ 神经切断,但效果不理想,野田等在除掉引起高度颈部肌群紧张亢进诱因的基础上,给予肌松弛剂,取得了减轻的效果。Cassidy 等使颈部紧张肌肉的缓解,应用了脊柱按摩术或指压疗法,有 3 例显著奏效,并未出现新的神经症状的报道,预后良好。

三、腿痛趾动综合征与手痛指动综合征

腿痛趾动综合征(painful legs and moving toes,PLMT)为 1971 年首先由 Spillane 等报道的综合征,其后也相继有数例报道,被确定为一综合征,但对其病理现仍未充分阐明。PLMT 症状为一侧或两侧下肢的深在性且持续性的难以忍受的疼痛及足趾的缓慢的、规律性的不随意运动。以下根据 Spillane 等的 PLMT 6 例,概述其临床特征。

发病年龄为 51～68 岁,年龄较高,男女比为 4:2,一侧 4 例,两侧 2 例,一侧较多。有 3 例其疼痛病史较不随意运动长。疼痛部位为下肢,呈深在性疼痛,其程度不一,有的呈不适感,有的则如被拷打。性状如烧灼、如撕裂、绞扎、牵拉等。但不似神

经根痛那样的锐器刺痛,与皮肤分节、肌节亦不一致。且可因走路、站立及活动而加重,有时也可因浸入冷温水或压迫而减轻。

另外,不随意运动出现于下肢末梢,全部病例见于足趾,但严重时亦可见于大腿肌肉。足趾的不随意运动为趾的屈曲、伸展、内收、外展,表现为足趾扭曲、屈、伸,如开扇、如转动,动作微小时如振动。不随意运动多为持续性,亦有呈间歇性,可渐增或渐减。健侧足或间歇期的患侧足不能模仿。有时可由意志控制片刻,但有时欲控制反而加重。可因应力及疼痛而加重,但睡眠中消失。半数病例有腰痛、坐骨神经痛既往史,放射学上可见 L₄～L₅ 椎间隙狭窄或椎间盘脱出。脑脊液检查、肌电图等未见异常。施行交感神经节阻滞的全部病例,其疼痛及不随意运动均消失。

手痛指动综合征(painful hands and moving fingers,PHMF)的报道较 PLMT 更少见。其症状为上肢呈不适样疼痛及主要为掌指关节以下手指呈持续性屈曲、伸展、内收、外展等不随意运动的综合征。1985 年 Verhagen 等首先报道了因乳腺癌接受放疗致臂神经丛受损而出现上肢痛及手指不随意运动的 54 岁患者,其病名即为臂痛指动综合征,也有手指切断后出现者但病例太少,详细病理尚不明了,只是由于疼痛及不随意运动与 PLMT 相同,因而说 PHMF 与 PLMT 的临床表现类似。

(一) 脊椎脊髓及有关疾病与本征的关系

PLMT 及 PHMF 综合征,其临床表现及责任病灶因病例而不同,尚有诸多不明之处。也有将其病灶推测于神经根、后根神经节、周围神经、交感神经节者。认为脊髓有器质性变化者甚少。另外,一般认为除疼痛及不随意运动之外很少有神经学所见及常规检查的异常所见。因而很难从脊髓上探讨其特征的原因。但 Shoenen 等探讨了 6 例的症状及电生理学改变,将 PLMT 又分类为两个亚组,认为第一亚组为末梢水平上的障碍,其不随意运动的群化放电频率为 4～6 Hz,拮抗肌群也常有同步。第 2 亚组提示为接近脊髓较为中枢水平的障碍,以 1.5～3 Hz 的频率与拮抗肌交替群化放电,疼痛较轻微,据报告称其病灶疾患有腰痛、坐骨神经痛、下部腰椎病、椎间盘变性、突出、骶骨囊肿、外伤、手术等骨科疾患,因而推断其病变在脊椎附近。另有两侧腰部曾受枪伤(子弹伤),于出现脊髓下部马尾的神经症状之后出现了 PLMT。

如具备有难以忍受的深度疼痛及远端持续性且较缓慢而不能模仿的不随意运动这一特征性临床症状，则诊断并不困难，但仍有待鉴别的疾患（表5-8）。如何进行与每个疾患的鉴别，本文不赘述，但 PLMT、PHMF 均多于睡眠中消失。虽不能模仿其不随意运动，但能由于意志可使之短时间（数秒间）停止。诊断时可同时见到疼痛及不随意运动，但仅疼痛先出现的情况甚多。腰部交感神经节阻滞有时可奏效。疼痛的界限不清，与解剖学分布不一致，缺少客观的感觉障碍所见，很难指出其原发病灶，由此等特征亦可进行临床鉴别（表5-8）。

表5-8　与 PLMT 及 PHMF 鉴别的疾病

1. 多发性纤维性肌阵挛
2. 肌阵挛
3. 肌纤维颤搐与痛性痉挛综合征
4. 疼痛痉挛
5. 下肢不能安静综合征
6. 肌肉疼痛纤维囊性痉挛综合征
7. 舞蹈病
8. 舞蹈手足综合征
9. 视丘综合征
10. 静坐不能
11. 四肢发育不全
12. 反射性交感神经性营养不良
13. 肢端感觉异常
14. 各种神经病

（二）病理生理及解剖学背景

PLMT、PHMF 的基础疾患多种多样，已报道的有腰痛、腰椎退变、腰椎间盘突出及伴发的神经根病变、坐骨神经痛、多发性神经炎、肥厚性单神经炎、药物性、腰部带状疱疹、周围神经外伤、腰椎外伤、黄韧带骨化症、帕金森病、脊椎压缩性骨折、放射线治疗后等等。

Spillane 等的原著记载，交感神经节阻滞有效，因而认为交感神经干内的向心性小径神经纤维与本病有关。Nathan 报道，后根神经节、马尾神经、神经根、周围神经处有病灶时，后根频繁产生的自发性向心性冲动通过中间神经元而刺激运动神经元，遂出现不随意运动，之后此学说受到支持一直至今。但 Schott 认为下肢外伤后由于周围神经障碍，包括感觉、运动、自主神经纤维在内的下部脊髓则成为受刺激的中枢。Wulff 推测为局部的中间神经元对来自中枢侧的脉冲抑制不全所致。Montagna 用多导生理仪等探讨认为睡眠模式的异常及中枢性病变对本病有影响。Schoenen 等发现 PLMT 的某些病例合并有面部、躯干、膈的不随意运动而认为可能有中枢性病变。由于睡眠中不随意运动有变化，可以考虑有以锥体外束、自主神经系为中心的中枢神经系直接、间接的参与。佐桥根据下肢深部有血行障碍而推测脑干自主神经中枢等及脊髓与之有关。据以上所述可以认为，以自主神经为主的来自中枢和末梢的种种传入而引起此综合征。目前，虽然尚无有效的治疗方法，有的病例有时还是比较有效的，应加以试用（表5-9）。

表5-9　PLMT 及 PHMF 的治疗

药物疗法	其他疗法
dopamine 激动剂	腰交感神经节阻滞
dopamine 阻滞剂	腰部硬膜外阻滞
抗胆碱药	理疗（热裹法）
精神治疗药	脊髓硬膜外刺激
GABA，GABA 激活剂	局部麻醉
钙拮抗剂	肉毒毒素局部注射
镇静剂	
各种维生素	
神经营养药	

（三）总结

1. PLMT 及 PHMF 均多先出现疼痛，而后出现不随意运动。

2. 疼痛见于上肢或下肢，其分布难以用解剖学解释。性状为深在性难以忍受的不舒适的疼痛。

3. 不随意运动主要出现于中指节（第2指节）以下，为反复屈曲、伸展、内收、外展的缓慢的规律运动，但不能模仿。

4. 症状多于睡眠中消失。

5. PLMT 时常有腰痛等腰椎疾患，但其原因疾患可多种多样。

6. 虽尚未确立有效的治疗方法，但个别病例有时有效，应试用。

四、Foix-Alajouanine(F-A)综合征

1926年，Foix 与 Alajouanine 首先发表了一种之后被冠以其姓名临床上呈进行性的脊髓疾患，他们认为这是一种炎症性疾患而称之为"亚急性坏死性脊髓炎"，其病因为感染性血栓性静脉炎。但于两人报道之后相继有 Greenfield-Turner、Wyburn-Mason、Scholz-Manuelidis、Brion Netsky-Zimmerman 等从本疾患的尸检病例探讨了其病理学本质。但阐明本病并非炎症，其本质为血管畸形者则是1960年的 Djindjian、Doppmann 等的神经放射学研

究。从脊髓造影上虽能在一定程度上判定其病变，但脊髓血管造影则能明确显示，因而此项检查实属具有划时代的意义。之后，随血管造影的研究及进展，乃有许多报道称其短路部位多在硬膜外。

脊髓血管造影除阐明了 F-A 综合征具有的本质之外，更因而找到了治疗法，应对此给予较高的评价。以下就 Foix 及 Alajouanine 的临床记载开始，对本病的临床表现作一介绍。

（一）Foix 及 Alajouanine 记载

Foix 及 Alajouanine 其临床观察共 4 例（29 岁，男；27 岁，男；31 岁，男；37 岁，男）。均于出现脊髓症状后经过 11 个月～2 年 9 个月而死亡，两人对此 4 例作了详细观察、分析，将其临床症状总结如下：① 呈进行性的肌萎缩性截瘫，最初为痉挛性继之成为迟缓性，肌萎缩及迟缓性逐渐由下向上进展，而痉挛性则被迫再向上方移动。② 感觉障碍最初为分离性，其进展较运动瘫痪及肌萎缩的进展稍迟，最后达全部感觉丧失。③ 脊髓液有蛋白质、细胞分离，但蛋白质增加显著，细胞的增加为轻度或中等度。④ 经过为亚急性 1～2 年内死亡。

此总结极得要领，可以说是已涉及本病的本质，除上述外尚记载了有高度膀胱直肠功能障碍。

（二）病因

本征血管病变的病因，一直有血栓性静脉炎学说及血管炎学说，两者均不能解释本征特有的病变性质及部位（下部胸髓-腰骶髓），因而目前已被否定。与此相对 Stolze 认为：本征的血管病变见于静脉；迂曲的血管畸形乃系因体质异常所致的血管壁脆弱性而产生的，其结果所引起的静脉血还流异常及逆流淤滞则引起血管结构异常及脊髓实质坏死，因此 Stolze 认为体质异常引起的静脉形成异常及继发的脊髓障碍应称为 Foix-Alajouanine 综合征（简称 F-A 征）。

Wechsler、Losacco 更将 Stolze 学说发展一步认为，其内因为脊髓血管体质异常，某种外因作用之后乃形成血管畸形，即具有先天脆弱性的脊髓静脉，因某种原因而产生持续的静脉还流异常时则形成血管畸形，当出现静脉还流代偿不全时即发病，此学说能较好解释各点：F-A 征易合并各种先天性畸形；本征发病于小儿者少，而中高年居多（随年龄增长而静脉淤滞进展恶化）。Losacco 认为本征静脉异常好发于胸髓下部至腰、骶髓的原因是由于：此区域在脊髓根静脉中具有与最大径的大根静

支的支配区域一致，所以心功能不全，尤其支气管扩张症时的右心不全、下腔静脉血栓症、外伤、感染、妊娠等髓外静脉还流障碍及淤滞时，亦易引起该区域的静脉淤滞。

同时 Antoni 发现脊髓血管畸形尚有动静脉短路，因而主张本征可能为动静脉畸形。此种想法从脊髓血管造影的结果也得到支持，而最近出版的修订版《Greenfilds Neuropathology》（德）也将本征列入动静脉畸形范畴之内。

齐藤将脊髓血管畸形分类为：① 海绵状血管瘤；② 静脉葡萄状血管瘤；③ 动静脉畸形；④ 毛细血管扩张；⑤ 动静脉短路；⑥ 血管母细胞瘤。本征与动静脉畸形是否为同一疾患则要确认动静脉短路的有无。所以桶田主张，由胸髓下部至腰、骶髓有静脉系的扩张、迂曲及伴有脊髓实质坏死，并能除外动静脉瘤时可称为本征。

（三）病理

本征的脊髓病理形态变化有：① 脊髓外及脊髓内的静脉性蔓状血管瘤样血管畸形；② 脊髓实质坏死；③ 脊神经根病变。

1. 脊髓外、脊髓内静脉性蔓状血管样血管畸形　由下部胸髓到腰骶髓的脊髓后静脉及其分支显著扩张、迂曲、肥厚。此血管变化可达颈髓下部，但其程度逐渐变轻微，脊髓前面的脊髓前静脉区域分支也有同样变化，但一般较后面轻，即本征的血管畸形呈特异的病变分布。组织学上扩张迂曲蛇行的静脉，其内膜呈同心网状纤维性肥厚，且出现弹性纤维、胶原纤维及平滑肌增生等变化。静脉壁无炎性细胞浸润或纤维蛋白变性，亦无血管炎改变，但确可见内腔有血栓、阻塞及静脉肥厚，与此相反脊髓动脉系统并无变化。

脊髓表面的静脉变化可连续波及髓内静脉而出现髓内小静脉的迂曲、扩张，纤维性肥厚，球状化，毛细血管呈球瘤样变化。

2. 脊髓实质坏死　与脊髓静脉的迂曲、扩张部位大体一致出现脊髓实质萎缩，尤其灰质出现明显的疏松化。血管周围出现纤维蛋白、血浆性浸出物，但组织的分解清除过程甚少，缺少星形神经胶质细胞，小神经胶质细胞活跃或极轻微。神经细胞虽减少，但残存的神经细胞仍很完整，此种有血浆性渗出物而组织分解清除过程甚少的坏死状态被称为"血浆浸润性坏死"。白质则前索多被保存，而侧索则与灰质同样出现坏死及疏松化，轴索也已

破坏。

本征的脊髓实质病变于灰质、中心部最为显著,但进展后则除边缘部以外均形成横断性病变,且于下部胸髓至腰髓最为明显,其上下部位则出现上行性及下行性变性。

上述的血管畸形与脊髓坏死并存乃 F-A 征诊断上必不可缺少的。

3. 脊髓神经根障碍 后根神经出现不规整的斑状脱髓及神经纤维间的纤维化,脊髓神经节亦可有同样变化。有人指出:根神经的变化不仅是继发的变性,也有可能由后根神经内的静脉病变所致。

桶田认为:本征因实质性病变的进行而静脉淤滞系因脊髓静脉结构异常而产生,所以本征可以先有马尾综合征及根神经障碍,而侧索、灰质、后索受侵后呈同时加重的形式。

Foix、Alajouanine 对病理学方面的记载如下:① 主要侵犯灰质,但白质也出现几乎同样的变化,即有坏死倾向的脊髓炎。② 腰膨大部出现破坏性变化,更向上方延伸,于中部胸髓上方附近消失。③ 此脊髓炎伴有异常的内膜炎及中膜炎,但管腔无阻塞;同时侵犯髓内外血管。因其内膜炎及中膜炎呈现血管壁肥厚,所以与梅毒性不同。F-A 征的临床病理记载已非常精确地探索到本病的本质,但内膜炎及中膜炎的判断尚有些牵强。

(四)临床特征

1943 年 Wyburn-Mason 从 Queen Square 医院的大量病例中,探讨了脊髓血管畸形的临床及病理。在其静脉葡萄状血管一项中,对本征的临床症状作如下记载。

1. 好发年龄大致为 25～35 岁,男性多。

2. 症状为卒中样方式的反复发作,发作休止期间,症状缓解。

3. 躯干中段以上部位全无症状。

4. 下肢的症状为上神经元与下神经元障碍混在一起的症状。

5. 有严重的膀胱直肠功能障碍。

6. 感觉障碍于鞍区较重,为分离性。

7. 皮肤的血管痣提示有脊髓血管畸形。

8. 通常病期较长。

上述临床与 Foix、Alajouanine 的病例记载比较,虽表现不同但几乎无本质差异,对肌萎缩及肌肉迟缓性瘫则认为是下神经元的障碍;分离性感觉障碍的记载也是同样的,Wyburn-Mason 病理组织

上认为与 Foix、Alajouanine 所述一致,认为两者为同一疾患,并认为脊髓血管畸形为其原因。

但以后对本征的病理学所见仍相继有许多学说提出,未能取得一致意见。其中以 Brion、Netsky 及 Zimmerman 认为本征为 A-V 畸形是值得注意的。

1960 年代,Djindjian 等报道了脊髓血管造影,并认为本征是在血管畸形的基础上产生的。

目前的问题是:脊髓的变化是因血流的盗窃所致还是由异常血管压迫所致。

Yoshimura 等认为本征的脊髓病变系静脉形成异常而继发的脊髓实质的坏死,而主张本征为血管形成异常坏死性脊髓病,并归纳本征的临床表现。

1. 患病年龄及性别 好发年龄为 30～70 岁(30～79),平均 55 岁,70 岁以上及小儿罕见。男女比为 4∶1,有男性好发倾向。

2. 症状 疼痛最多见于下肢及躯干,呈根性分布(40%～50%),可呈电击样疼痛,感觉障碍及下肢肌力下降,步行障碍,直肠膀胱功能障碍症状,间歇跛行等而发病。

发病方式大多以根性疼痛、感觉障碍及运动性瘫痪等症状,呈进行性加重,但经过中呈卒中样急变者较多。有的病例以卒中样方式急性发病,此时则可疑有血管畸形向脊髓实质内的出血。

3. 患病期间 通常多为 2～6 年,10 年以上者亦有。

4. 本征因运动而加重,因休息而减轻,且因前屈姿势而加重,女性则因月经、妊娠而症状加重,此外,感染,外伤,寒冷也可诱发。

5. 脑脊液 细胞数不增多而蛋白质量增加(蛋白质、细胞解离)。

6. 脊髓造影 由下部胸髓到腰髓、骶髓多可见迂曲、扩张性血管阴影像。

7. 血管造影 血管造影可见动静脉畸形及滋养动脉,但仅据此而诊断本征颇为困难。

8. 并发症 已报道的有:下肢静脉瘤,脑、肝、消化道、肾的血管瘤,脊髓空洞症,脊柱裂,先天性蛛网膜囊肿。

Mannen 等曾以脊髓血管畸形为对象进行过调查,对日本全国主要大学医院及国立医院脑外科及骨科进行了问卷式调查,共收集到 114 例脊髓血管异常病例,其临床症状如下。

自觉症状:始发症状以腰痛或背痛的自发痛为

多,约 60%的病例有自发痛。自发痛以间歇性及持续性者占多半,但在经过中无自发痛者也有 39%左右。

有温度觉、痛觉、触觉等异常主诉者如表 5-10 所示。以浅感觉异常者为最多,而被认为是本征特征性的分离性感觉障碍仅为 3%左右,但上述结果并非诊查的结果而是患者自己的判断结果,对此要注意。

表 5-10 自觉的感觉障碍

感 觉 障 碍	百分比(%)
自觉无感觉障碍者	11.4
自觉有感觉障碍者	78
温痛觉、触觉	57
温痛觉	2.6
位置觉	0.9
不明	17.5
不明	10.5

自觉有运动障碍者,以步行异常为最多(步态异常或步行困难)达 83%,间歇性跛行为 Foix 和 Alajouanine 所强调的症状。本调查中患者明确自觉有此症状者仅 18.4%。

Aminoff 的调查:始发症状以自发痛最多,其次为感觉障碍,第 3 为下肢肌力减弱,第 4 为排尿障碍。

(五)诊断确定时的主要临床表现

运动障碍中最显著的是下肢肌力减退及肌萎缩,如表 5-11 所示,约有 80%出现客观的肌力减退。且肌萎缩亦约为 38%,但问卷回答中不明者约 10%,如能对本征临床所见的认识提高,则其发现率可能更高。

于诊断确定时约 83%患者主诉有步行障碍,由表 5-11 所示的肌力下降,肌萎缩的数字可推测 83%的步行障碍是可信的。文中并未能阐明步行障碍为上神经元或下神经元障碍所致,当属今后研究课题,从本征的病理上,明确划分两者也许不可能。

表 5-11 运动障碍 (%)

运动障碍	有	无	不明
肌萎缩	37.7	51.8	10.5
肌力下降	78.9	14.4	2.6

与运动障碍有关的症状有深部反射,其调查结果如表 5-12 所示,此表将膝腱反射及跟腱反射的结果归纳为一组。

表 5-12 下肢深反射

腱反射		百分比(%)
膝腱	亢进	44.7
	正常	7.0
	低下	7.9
	消失	11.4
膝腱	正常-亢进	
跟腱	消失	3.5
膝腱	消失	
跟腱	正常-亢进	3.5
膝腱		2.6
跟腱		0.8
一侧优势		9.8
不明		8.8

第一组为两者呈同一状态,即两者均亢进者约为 45%,均低下或消失者为 19%。第二组为两者情况不同,之所以出现不同,当然是由于病变是否扩延至腰髓或骶髓而产生的。第一组可能骶髓灰质变化较重,第二组则可能为腰髓的灰质变化较其周围白质变化更严重的结果,膝腱反射与跟腱反射的不一致,对本征的诊断上是很重要的。

有的病例其下肢反射可偏重一侧,这种现象是不足为奇的。Babinski 征阳性 43%,阴性 49.1%,不明 7.9%。这提示 Babinski 征阴性亦不能否定本征。

表 5-13 为初诊时掌握的感觉障碍,但诊断确立时尚有 13.2%并无浅感觉障碍这一点确令人奇怪,但 Aminoff 报道的 60 例 A-V 畸形中,有 6 例在诊断确定时无感觉障碍,对此事实应予重视。约半数出现深部感觉障碍。膀胱直肠功能障碍为本征的重要征候,如表 5-14 所示有障碍者达约 67%,同时问卷回答中的阳痿约有 1/3(仅以男性为对象),此项调查很难取得确切数字,但临床上是值得重视的问题。

表 5-13 客观的感觉障碍(初诊时)

感觉障碍	百分比(%)	感觉障碍	百分比(%)
无浅感觉障碍	13.2	触觉	0.9
有浅感觉障碍	83.4	不明	6.2
温痛觉、触觉	72.8	不明	3.5
温痛觉	3.5		

表 5-14 膀胱直肠功能障碍与阳痿 (%)

	有	无	不明
膀胱直肠功能障碍	66.7	30.7	2.6
阳痿	32.8	21.2	46.1

合并皮肤血管瘤已为众所周知，但实际上并不多，该调查仅有 3.5%，实验室检查中最重要的是脑脊液所见，Foix、Alajouanine 强调了蛋白质、细胞分离，但与蛋白质增加的同时亦有细胞数增多者亦不少见，有报道称临床症状恶化时期常有细胞数增多，所以不能因无蛋白质分离而否认此征，该文的调查结果提示，蛋白质超过 1 g/L(100 mg/dl)时要一定考虑到本征的可能性(表 5-15)。

表 5-15　脑脊液总蛋白质量

脑脊液总蛋白质量/[g/L(mg/dl)]	百分比(%)
0~0.4(0~40)	27.6
0.41~1.0(41~100)	34.5
1.01~2.0(101~200)	16.3
2.01~10.0(201~1 000)	9.0
10.01~20.0(1 001~2 000)	5.5
20.0 以上(2 000 以上)	7.1

（六）其他症状

已知本征可呈 Brown-Sequard 综合征样，亦引起蛛网膜下隙出血，虽然后者较少见，但遇到出血不明的蛛网膜下隙出血，则要考虑本征，据迄今为止的报道，病变出现在颈髓时蛛网膜下隙出血较多，所以椎动脉拍片后的读片时要注意。前项中已分别探讨了运动感觉的症状，实际上本征诊断要点正如 Wyburn-Mason 所指出，呈现"慢性脊髓炎"症状而症状固定于胸髓下部者，应首先考虑本征。

目前仍有轻易把本征作出"脊髓炎"这种诊断的情况，由于 MRI 的发展，脊髓的影像诊断虽已有飞跃进步，但诊断仅根据 MRI 是不能充分否定本征的。

首要的要积极怀疑到本征方能确诊，当然这是所有疾病所共通的注意事项，尤其本征过去被认为预后不良的疾患，而现已有治疗方法，所以为救治患者应提高对本征的认识以免漏诊。

五、Oppenheim 手失用综合征

Oppenheim 手失用综合征(the useless hand syndrome of Oppenheim)的体征为除位置觉障碍之外，尚有振动觉、两点识别觉、文字图形认知觉、立体觉的障碍，而手不知灵活使用，无浅感觉障碍或较轻，通常为一侧性，轻症时不能认知手触及物的形、性状或不能描述。常因立体觉、文字、图形认知觉低下而发觉，重症时出现因位置觉消失的假性手

足徐动症。病变可能为丘系，主要为脊髓后索。据称此征为多发性硬化症(MS)所特有，可为一过性亦可持续数月但均自然缓解。作如上定义的是 Hashimoto 和 Paty(1986)。

（一）有关历史

Hermann Oppenheim(1858~1919)生于德国瓦乐尔堡，学医于 Gottingen 大学，其师为名教授 Westphal。Oppenheim 活跃的 19 世纪 90 年代正是临床神经病学成果最多的时期。他对神经学的贡献有以他的名字命名的变形性肌张力障碍亦称 Oppenheim-Ziehen 病，还有先天肌松弛亦称 Oppenhenm 病，更有为大家熟知的 Babinski 征诱发法之一的由胫骨上部向下方滑动擦压使姆趾背屈的 Oppenheim 反射。Oppenheim 著作的医师及医学生用神经疾患教科书，本文就其第 7 版的内容介绍如下："在此疾病(MS)全过程中，感觉很少有不被累及的，但严重并持续者罕见。据 Oppenheim 及 Freund 观察，基本属轻度少数感觉障碍，详细持续观察、检查方能发现，时有感觉异常、麻木感、四肢末梢或其他部位感到麻痛；客观检查可有触觉、痛觉、温觉低下，以及位置觉障碍。大多为仅有触觉迟钝及时而有一部分感觉瘫痪，亦可仅有温觉迟钝单独出现或温度刺激传导迟延。感觉障碍可数周~数日内消失，亦可复发，亦可持续更久。很少有半侧感觉消失型，但一过性半侧感觉消失可视为本疾患的特征之一。"

上述原文中值得注意的是：谈到了位置觉障碍；感觉障碍可轻可缓解；尤其是一部分感觉瘫痪，即可认为相当于手失用。

文献上 Kelly(1985)于《Handbook of Clinical Neurology》一书中，第 3 章报道了手失用的病例，Miner 等(1987)报道了 Oppenheim 手失用综合征 5 例。Miller 等病例的病灶均在颈髓背侧面其高位水平为延髓颈髓移行部到 C_5 范围，临床上有一侧手显著的本体感觉障碍，与 MRI 确认的病变侧一致。Francis 等于 1991 年发行的神经学教材多发性硬化症(MS)中也有手失用的记载：

感觉障碍手为 MS 时的特征性，但不常见，因位置觉的明显改变而引起活动障碍但无肌力丧失。

总之欧美国家现已颇为重视此征与 MS 的关系。

手失用综合征确系 MS 时多发且特异的体征，

凡有脊髓症状的 MS 病例中，如注意检查，此征为并非少见的重要症候，MS 时其神经症状多种多样，与此相重叠或一过性而缓解，以致很可能得不到及时的发现。

MRI 能明确地发现 MS 的脱髓斑，其优越性已被国内外多数报道所证实，小岛曾报道两手指位置觉低下，两手指于动作到一定姿势时出现高度手足徐动样不随意运动，MRI 上的病变水平在 $C_2 \sim C_5$，并有瘙痒发作。山本（1989）等报道了出现瘙痒发作的 MS，其中 3 例神经学均有上肢位置觉、振动觉障碍及精细动作障碍，其 MRI 所见为延髓颈移行部至 C_3 水平上，且病变均在脊髓背侧部。田代等报道手失用综合征 4 例，脊髓病变均在 $C_2 \sim C_4$，即高位颈髓，轴面像上脊髓背侧的后部为病变中心，神经症状的左右差与 MRI 的病变侧一致。

六、多发性硬化的 Oppenheim 手失用综合征

多发性硬化脊髓病变中伴有手精细动作障碍时 Hermann Oppenheim 称其为 Oppenheim 手失用综合征（UHSO）。多发性硬化的 UHSO 具有以下特征：① 多为一侧性，也有两侧性的。② 病灶侧有感觉障碍。③ 深部感觉障碍中，多数病例为振动觉、关节位置觉、立体觉障碍，各种深感觉检查中，有的仅为拇指寻找试验异常。④ 假性手足徐动无证据显示于所有病例中。⑤ 病变从延髓下部至上部颈髓，尤其是集中于 $C_2 \sim C_4$，病侧与同侧背侧（后索）见脱髓鞘灶。故认为 UHSO 责任病灶在上位颈髓背侧部。

Hashimoto 等认为本病是由于深部感觉障碍致手运动体性感觉控制的障碍，Kaga 等根据拇指寻找试验出现异常推测被动关节运动位置觉及关节固定位置觉在 UHSO 出现具有重大作用，另一方面若有 UHSO 与假性手足徐动同时出现，考虑其责任病灶存有若干不同。

（二）主要症状

深感觉障碍致手精细运动障碍，推测上部颈髓（$C_2 \sim C_4$）为其责任病灶，此症状有助于病灶的立体诊断。对不伴有无力而手灵活性运动障碍时，须以拇指寻找试验为中心检查深部感觉。UHSO 为多发性硬化的特异性体征，已知 $C_3 \sim C_4$ 椎间盘突出与本征极为相似，应行脑脊液检查及 MRI 以区别两者。

病例介绍：男，24 岁，自觉右手写字困难，入院时右上肢肌力未见明显减低，但右手难以系扣等精细动作障碍。尤其在闭眼时难以使用右手，摸到的是什么也分辨不清，右手上抬时见有如弹钢琴样手指运动，即假性手足徐动，双下肢痉挛，右侧占优势的四肢腱反射亢进，双侧见有假性踝阵挛，病理反射阴性。右上肢振动觉、关节位置觉、立体觉障碍，右上肢固定时拇指寻找试验异常，温痛觉无异常。脑脊液细胞为 7/3，蛋白质 300 mg/L（30 mg/dl），血糖 520 mg/L（52 mg/dl），除轻度细胞增多外，见有脱髓鞘脑脊液中的脂质碱基蛋白（MBP）增加，MRI 在 $C_3 \sim C_5$ 背侧面 T_2WI 为高信号，造影增强未见异常信号区。此异常信号区在激素治疗后消退，表明脊髓病变为多发性硬化症的活动性改变。

七、枕大孔综合征

枕大孔周围病变（尤其髓外肿瘤）临床的特异性从 Abraham 等的最初报道以来，引起人们极大的关切，这是用普通解剖学知识难以理解的复杂症状，与水平不相一致的上肢末梢的体征，成为诊断上的陷阱，安冈等就其复杂的临床表现，将以下六大症状（手麻木、副神经瘫、立体感觉障碍、后颈部感觉迟钝、手内在肌萎缩、枕后颈部痛）归纳后提出枕大孔综合征这一概念，目前已被通用。枕大孔肿瘤为局限于 $C_1 \sim C_3$ 或大孔，稍发展即达到颅后窝。

（一）枕大孔综合征的历史

1913 年 Openheim 最早记录了枕大孔部附近肿瘤的特异临床表现，以后由 Abraham 等（1921）、Cushing（1923）、Elsberg 等（1929）予以报道，为了达到早期诊断枕大孔周围肿瘤的目的，基于其特异的初期症状，Blom 等于 1962 年神经外科杂志上以"早期枕大孔脑脊膜瘤的新综合征"为题的论文中，基于 2 例讨论，强调两点即假性手足徐动症在上肢的钢琴指及锥体路损害的小腿。1983 年 Yasuoka 与 Takakura 为防止枕大孔肿瘤的误诊，根据 75 例临床总结出以下 6 项构成枕大孔综合征，即：① 手的感觉迟钝（寒冷感觉迟钝）；② 第 XI 脑神经瘫痪；③ 实体觉丧失；④ 披肩式感觉丧失；⑤ 手内在肌萎缩；⑥ 颈及枕骨下疼痛。其中①、②、④中只要有一项即可作为枕大孔部位病变的定位诊断，强调定位诊断具有重要价值。

（二）临床症状与诊断

1. 定位诊断有关的症状 枕部（C_2区域）及后颈部到肩的区域感觉迟钝与副神经瘫（胸锁乳突肌萎缩）易漏诊，在枕大孔水平的定位诊断中是一很重要的症状。诉重度冰冷感的寒冷感觉丧失，也是枕大孔肿瘤的特征。

2. 易弄错定位的症状 手撕拉痛的麻木感从五个手指开始，呈现髓节以下高频率的颈后颈部持续疼痛，起因于C_2神经根的压迫及牵引。实体觉丧失，伴随手指灵活运动的障碍，系由深部感觉障碍所致，可与由顶叶障碍所致的立体感觉丧失相区别，这与手的麻木一起起因于后索及后索核的障碍。一般在此水平病变中多为起因于后索障碍的症状，下肢较上肢明显为其特征，手因有肌萎缩，也属于假的局部体征。其发病机制为静脉性循环障碍所致下位颈髓灰白质的淤血致停滞性缺氧。

3. 症状出现的顺序 首先以枕后颈痛及上肢的麻木发病，在肿瘤主要所在部位侧出现，然后出现立体感及手指灵活运动障碍，再发展到出现上肢瘫及步行障碍。临床经过基本上为缓慢进行，有时有加重及缓解反复发作的病例，易误诊为多发性硬化症。

充分认识以上早期症状的特征与特异症状，为MRI做早期诊断的前提条件。

（三）枕大孔附近肿瘤的临床表现

1. 首发症状 约半数病例有枕部、颈部痛及上肢周围的感觉迟钝（麻木感等异常感觉）、枕大孔附近肿瘤的定位症状以冰冷感（寒冷感觉）迟钝而发病，在此阶段神经学检查多无异常所见。

2. 临床经过与症状出现时期的关系 发病早期即出现不能系上衬衣纽扣等手指灵活运动障碍（手笨拙）及摸到口袋中货币及物体不能认知（实体觉丧失）。

发病中期出现C_2水平节段浅感觉障碍的症状（披肩式感觉丧失）及大多数为上肢骨间肌的萎缩（手内在肌萎缩），胸锁乳突肌萎缩（副神经瘫），上肢出现重度四肢瘫痪，步行障碍，出现Elsberg指出的奇妙的运动瘫的加重（肌力下降发展顺序；一侧上肢、同侧下肢、对侧下肢、对侧上肢），虽然其发生率并不甚高，但如果出现则对诊断极有价值。

发病后期出现膀胱直肠功能障碍，呼吸障碍是终末期的症状，随病程发展上述枕大孔综合征的六个体征几乎可以完全见到。

（四）枕大孔附近病变为何诊断困难

1. 从枕大孔到上位颈椎的蛛网膜下隙较为广泛，即使颅骨颈椎移行部有占位病变，不增到相当程度则难以出现症状。

2. 症状多样，且发病早期缺乏特异症状，而不到重症程度难以与心因性疾病及颈椎病、脊髓空洞症、Chiari畸形、脊髓髓内肿瘤、腕管综合征、多发性硬化症、亚急性联合变性、肌萎缩性侧索硬化症等疾病相鉴别。

3. 本征与长束征及定位征相结合，与传统定位诊断学不相一致。

基于上述理由，诊断延误或定位诊断错误，即使做了MRI也往往把枕大孔部漏掉（表5-16）。

表5-16 枕大孔肿瘤易误诊的疾病

1. 颈椎病
2. 多发性硬化症
3. 脊髓空洞症
4. 髓内肿瘤
5. Chiari畸形
6. 腕管综合征
7. 亚急性联合变性
8. 肌萎缩性侧索硬化症
9. 成骨不全的颅底压迹，颅底凹陷
10. 寰枢椎脱位，寰枕脱位
11. 巨大动脉瘤
12. 齿突骨，齿突过长
13. 齿突骨髓炎

八、圆锥上部综合征

圆锥上部是包括脊髓圆锥上部$L_4 \sim S_2$髓节的部位，大约在T_{12}脊椎的高度。在此部位发生障碍则出现圆锥上部综合征，以小腿以下肌力下降、肌萎缩或足下垂为特征。感觉障碍并不明显。存在感觉障碍时，其分布类似神经根障碍（L_4、L_5、S_1区域等）及类似多发性神经炎，而分布于下肢的远端。横断面广泛障碍并扩展到圆锥部（S_3髓节以下）时，肛门周围骶髓区也出现障碍，并依病例而不同。

下肢深部腱反射中，跟腱反射（$S_1 \sim S_2$）消失，有时膝腱反射（$L_2 \sim L_4$）保持，也有均消失的情况，如障碍有时波及到高位，则跟腱反射亢进及Babinski征有时阳性。

脊髓排尿中枢存在于 $S_2 \sim S_4$,障碍局限于圆锥上部时,排尿障碍的前景不妙。

圆锥上部综合征易漏诊,其理由为 T_{12} 脊椎平面平时行腰椎脊髓造影及 MRI 检查时常常在检查的范围之外。

(一) 发生机制

圆锥上部综合征时小腿及足肌肉萎缩发生的机制,是由于小腿及足部肌肉大部分的前角细胞在圆锥上部,髓节上下的长度短,$L_4 \sim S_2$ 的 4 个髓节几乎均在一个椎体长度中。为此,即使病变向上下方稍有扩展,支配肌肉的前角细胞均可全部受到障碍易于产生肌萎缩。

(二) 原因疾病

凡是圆锥上部的损伤或疾病,不论其原因如何,均会呈现此综合征。脊髓髓外肿瘤、蛛网膜囊肿、黄韧带骨化等髓外压迫时,感觉障碍或轻或无,但均易产生小腿肌肉萎缩。硬膜动静脉瘘多可使脊髓圆锥部、圆锥上部发生障碍,MRI 见脊髓下端肿胀,T_2WI 上高信号,蛛网膜下隙异常血管的血流空虚,可疑时行脊髓造影,必要时行脊髓血管造影。

九、圆锥综合征

圆锥上部是包括脊髓圆锥上部 $L_4 \sim S_2$ 髓节的部位,大约在 T_{12} 脊椎的高度。此部位的脊髓不包括支配下肢肌肉的髓节,圆锥周围可以出现 L_2 以下的神经障碍,但无运动障碍,腱反射异常但不伴有 Babinski 征。球海绵体反射、肛门反射减弱,肛门周围鞍区瘫痪,脊髓排尿中枢直接受损害,早期高度核下型排尿障碍为其特征,性功能障碍早期出现。基础疾病有肿瘤、肉芽肿、脊柱的器质性疾患、血管障碍、外伤、各种感染。MRI 影像诊断的同时,脑脊液及病毒学检查是必要的,应早期治疗。

圆锥、马尾综合征理论上是分开的,但实际病例当中两者的症状是混在一起,多很难鉴别(表 5 – 17),美国脊柱脊髓的神经外科先驱 Elsberg 在 1916 年的著作中对圆锥、马尾综合征两者鉴别的难点进行了论述,其重点要考虑是一侧或两侧下垂足的出现,此时下垂足是下肢运动障碍的惟一体征(表 5 – 18)。

凡下垂足出现即可除外圆锥综合征,而要考虑圆锥上部及马尾综合征。

表 5 – 17　脊髓圆锥综合征症状的特征

症　状	特　征
感觉障碍	会阴部(鞍型)
肌萎缩、无力	(一)
运动障碍、下垂足	(一)
腱反射	PTR(膝腱反射)、ATR(跟腱反射)正常
Babinski 征	(一)
膀胱直肠障碍	(++)

表 5 – 18　有关下垂足的疾病

1. 常见的腓神经瘫痪
2. 胫前综合征
3. 间盘突出($L_5 \sim S_1$)
4. 马尾综合征
5. 圆锥上部综合征,起源于胸椎黄韧带骨化(OYL),肿瘤
6. Charcot-Marie-Tooth 病
7. 周围神经病
8. 肌萎缩性侧索硬化症
9. 脊髓灰质炎
10. 肌病
11. 肌强直性营养不良

十、马尾综合征

马尾 L_2 以下的神经根全部在腰椎椎管内,马尾综合征以自发性腰背痛、下肢放射痛、会阴及外阴部痛、麻木为初发的特征性症状。下肢深部腱反射(特别是跟腱反射)低下至消失,Babinski 征阴性,感觉障碍在会阴部、小腿外侧、足部为多。脊髓下端通常在 $L_1 \sim L_2$ 椎间,马尾障碍不伴有 L_2 神经根以上的症状。运动障碍表现为足下垂,小腿及臀部肌萎缩,初期多不明了。马尾综合征其原因多为压迫性病变,特别是中老年的腰椎管狭窄发病率高,腰椎椎管狭窄以马尾性间歇性跛行为特征,可达 $50\% \sim 75\%$。

间歇性跛行在步行负荷时出现麻木、无力、疼痛,致使继续步行困难,经短时间休息后可再次步行的症状。马尾性间歇跛行、血管性间歇跛行、脊髓性间歇跛行三者的鉴别要点如(表 5 – 19)。马尾性间歇跛行分马尾型与神经根型及两者混合型。马尾型为多神经根障碍所引起,两下肢麻木感及异常感觉,下肢无力,有时出现间歇性阴茎勃起,而神经根型为单神经根性损害,出现与神经根支配区域一致的疼痛,神经根型的间歇跛行可自然减轻,而马尾型则缺乏轻快的倾向。

排尿障碍在腰部椎管狭窄为 $11\% \sim 36\%$,而马尾肿瘤为 50%,但马尾部障碍不同于圆锥部障碍。

表 5 - 19　间歇性跛行的鉴别诊断

	血 管 性	脊 髓 性	马 尾 性
原因疾患	闭塞性动脉硬化症 血栓闭塞性脉管炎 下肢动静脉瘘	脊髓动静脉畸形（AVM） 动脉硬化 梅毒性脊髓动脉炎 黄韧带骨化（?）	腰椎椎管狭窄
诱发主要原因	步行 疼痛	步行 下肢痉挛性疼痛、少	步行，腰椎伸展姿势 多有腰痛及下肢痛
异常感觉	少	多	多
感觉异常进展	无	少	常常上行性，下行性
他觉的感觉障碍	少	多，腰骶髓部	轻度、髓节性
下肢无力	多	必发	常常
下肢深部反射	正常	亢进	跟腱反射减弱
Babinski 征	无	常常阳性	无
膀胱直肠功能障碍	无	有时有	有时有
下肢动脉搏动	缺如	正常	正常
足发绀	多	少	少

十一、中部颈髓中央综合征

Nakajima 于 1995 年发表了两手麻木及精巧运动障碍为主征的特异性肌病，并从病理生理等角度称其为中部颈髓中央综合征，本征以 $C_3 \sim C_4$ 椎间盘正中突出为其发病原因，其自觉症状仅表现为手麻木及精巧运动障碍，胸及腹部束带感，有时亦可见到足底麻木感，如此从病变水平而来的远隔的局部症状，用以往肌病的概念则难以说明。

高位颈髓压迫会产生尾侧（下位颈髓）的髓节症状，枕大孔肿瘤的假定位征已为众所周知。另外，压迫性肌病会有脊髓中央部的病变，Cuandall 等将压迫性肌病引起髓节性的灰白质症状（肌萎缩、感觉障碍），称为中央综合征。Nakajima 8 例 $C_3 \sim C_4$ 正中型椎间盘突出所形成的特异型肌病，可用上、中位颈髓的功能及其解剖学的特点予以说明。

压迫性脊髓病变中脊髓中央部发生障碍的机制可推测有交界性动脉灌流障碍，静脉淤血及力学因素。与 $C_3 \sim C_4$ 椎体间高位脊髓症状相矛盾的本征临床症状，可在此高位脊髓功能解剖下理解为中央脊髓综合征之一。在中上位颈髓病变定位诊断中，在古典脊髓髓节性及索性症状基础上，还要考虑此高位的功能与解剖的特异性。

（一）临床表现及神经学所见

多潜伏发病，双手尤其是手指与手掌的麻木（伴有嘶嘶拉拉痛的感觉迟钝及麻木）为首发或早期症状，足底可有同样麻木感。在双手麻木后，本征出现最具特征的是手的精巧运动障碍。不能以

视觉来补偿修正，动作明显障碍。如不能系衬衫第一个纽扣、拿不住口袋中的硬币、注意到筷子而扔掉了饭碗等等。

患者主要诉说这些手的症状，除足底麻木外多未注意到其他下肢症状，有的述有步行时不稳，发病数月后可述有躯干部感觉异常，中部或下部胸髓水平的压迫感及束带感，其性质接近疼痛，与手掌及足底的麻木不同。

神经学所见中最明显的是双上肢，尤其是手的感觉运动障碍，以髓节性或身体部分局灶性分布为特征，温痛觉减退为髓节性，在中、下颈段减退，同髓节可见轻度肌力下降。肌电图在中部及下部颈段可见到失神经改变，触觉及振动觉在手掌及指尖见有减退，显示出局灶定位。肱二头肌腱反射亢进，Horner 征阳性。下肢膝以下，特别是足趾的振动觉消失或高度减退，可有腱反射亢进，痛觉减退或运动失调，但均为双侧性。Nakajima 观察的 8 例均为 $C_3 \sim C_4$ 椎间盘中央型突出，向后压迫脊髓，MRI 未见髓内的异常信号。

（二）上肢的本体感觉与识别觉障碍

上肢本体觉可用三种方法检查。

1. 检查者活动闭眼状态患者的手指，令其回答运动方向。一般称之为关节位置觉试验，实际感知手指被动运动方向，有皮肤伸展、关节运动及肌伸展等三个感受器参与。

2. 检查者固定闭眼状态下患者一侧上肢，用对侧上肢拇指与示指来抓住其拇指（拇指寻找试验），拇指寻找试验是感知肢体处于静止位置，在此静

位置的传入是依赖于肌本体觉。

3. 闭眼状态下的指鼻试验，是检查肢体的主动运动控制，可与感知被动运动方向的 1 相对比。Nakajima 8 例中全部出现拇指寻找及闭眼指鼻试验异常。

识别觉由二点识别觉、皮肤描绘觉、立体觉来评价。二点识别障碍比较轻，指尖为 5～10 mm，手掌为 20～30 mm 可识别二点距离，指尖与手掌的皮肤描绘觉保持较好，与这些皮肤表面识别性触觉保持较好相对应，立体觉则高度障碍。橡皮、硬币、火柴盒、别针、笔尖等的硬度、大小、形状等则不能认知。握持物体的手指活动不灵，反复进行握手或用指尖将物体按在手掌，物体在拇指与示指间不能移动，有时动作中的物体已经掉了，仍像握着一样反复进行探索运动，这种现象表明了探索运动完成中触觉传递的抑制，再加上本体感觉检查中已明确的肌本体觉障碍与运动控制功能的异常，带来了高度立体觉障碍与精巧运动障碍。本征的特征在于沿脊髓后索上行的两个向心系统，即肌本体感觉与识别性触觉障碍的分离。

（三）体感诱发电位

为明确脊髓后索的传导异常，由对腕部正中神经电刺激产生体感诱发电位，予以记录，其结果表明上位颈髓中脊髓后索（楔状束）的传导障碍，并证明临床上表现的肌本体感觉的异常是起源于 C_3～C_4 椎间盘。

（四）病理生理的机制

1. 脊髓后索的功能性与层结构　根据上述临床及体感诱发电位所见，已明确了本病病理生理方面有脊髓后索功能障碍的参与。但在上肢尽管肌本体觉与振动觉有障碍，而识别性触觉保持良好，下肢振动觉则选择性障碍，由此可见脊髓后索功能的分离。此分离，可由动物实验及人的临床病例表示出来的脊髓后索功能性分层结构来说明。Uddenberg 证明猫 C_3，皮肤感受器来的纤维在后索背侧（偏表层），振动觉感受器来的纤维偏深层（近中央管），肌感受器来的纤维居中间。Schneider 根据脊髓空洞症手术经验，认为同样功能性分层结构存在于人脊髓后索中。本征中上肢的肌本体感觉与振动觉被障碍而识别触觉保留，是因为楔状束的中间层到深层障碍重。下肢的振动觉选择性障碍可从上位颈髓横断面中薄束的占位来说明。如 smith 等人所证明的那样，人的 C_2 到 C_6，楔状束进入到薄

束的腹侧，故楔状束的中间层相当于薄束的深层，而产生上肢肌本体感障碍与下肢振动觉障碍的组合。

2. 脊髓上行路的身体定位　本征首发症状为手掌或手掌与足底麻木感。在此颈髓病变中，会疑为多发性神经炎分布的自觉感觉异常与脊髓上行路的体节性排列矛盾。但脊髓后索的神经纤维排列，到下部颈髓时为体节性，上部颈髓则移行为身体局灶性，抵达身体局部定位的后索核，这在猴子的实验中已得到证实。Schvarcz 对人的高位颈髓，刺激后索的深部可诱发足底异常感觉，这证明颈髓中存在后索身体局部定位性纤维排列。故上、中位颈髓压迫病变与以往的解剖学知识所设想的索性症状相矛盾，可理解为何会产生分布于四肢末端的麻木感。

3. 脊髓固有系统的参与　本征中躯干感觉异常及上肢运动控制异常与脊髓固有系统有关。本征患者所诉躯干的束带感与手掌及足底的麻木感明显不同为深部疼痛。表现脊髓固有系统痛觉传导功能的所见，可由以止痛为目的的脊髓前联合切开术，取得切开节段及其以下部位的止痛及痛觉降低。如前述 Schvarcz 的刺激实验中，刺激脊髓中央管附近，有时会诱发躯干的烧灼感。

本征的核心症状为手的精巧性运动障碍，这在临床观察中已明确为感觉与运动控制功能的障碍。有动物实验表明上位脊髓参与感觉、运动的控制。在猫 C_3～C_4 称为固有系统，接受来自皮肤及肌感受器的输入而走行于脊髓后角内。阻断此向心系统会产生前肢测定的异常。在猴子的 C_3～C_4 高位破坏后索与后角时会产生包括有运动失调与精巧运动障碍在内的运动障碍，包括人在内，单独切断后索不会产生重度的运动障碍。本征上肢出现的髓节性温、痛觉障碍与肌电图的失神经所见表明了从压迫部位到数个髓节尾侧的灰白质病变。本征的运动控制障碍是在后索病变基础上加上灰白质病变参与所致。

十二、中央脊髓综合征

中央脊髓综合征首先由 Schneider（1954）报道，其四肢瘫表现为上肢的下运动神经元瘫痪和下肢的痉挛性瘫痪，上肢运动功能受损较下肢为重，而感觉有不同程度受损，其损伤机制可分三类：① 牵拉伸展；② 压缩伸展；③ 屈曲损伤。此类损伤在颈

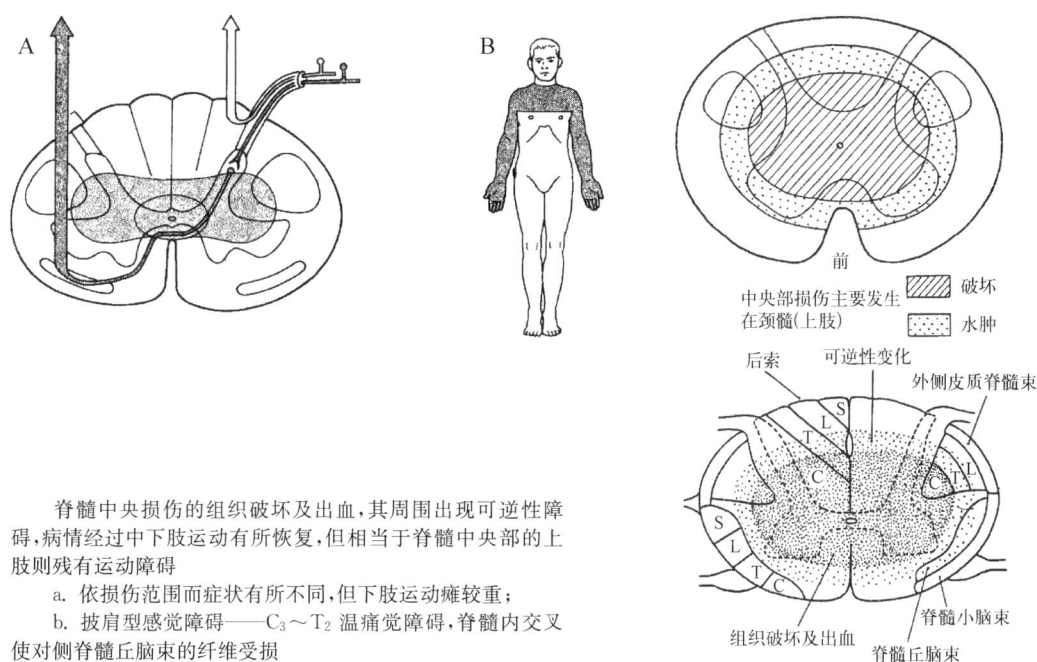

脊髓中央损伤的组织破坏及出血,其周围出现可逆性障碍,病情经过中下肢运动有所恢复,但相当于脊髓中央部的上肢则残有运动障碍

a. 依损伤范围而症状有所不同,但下肢运动瘫较重;

b. 披肩型感觉障碍——$C_3 \sim T_2$ 温痛觉障碍,脊髓内交叉使对侧脊髓丘脑束的纤维受损

图 5‑24　中央脊髓综合征

髓损伤时多见,脊髓完全损伤时,中央灰质出血坏死向上扩展,也可造成损伤平面以上脊髓中央灰质的损伤。当颈髓出现中央灰质综合征时,由局部前角细胞损伤及其周围支配上肢的锥体束受损平面上肢运动功能丧失,但下肢运动功能存在,或上肢运动功能丧失明显比下肢严重。损伤平面以下的感觉可以部分缺失,但不如运动障碍表现严重。损伤平面的腱反射消失,而损伤平面以下的腱反射亢进。

老年人因常有颈椎病,椎体后缘骨赘形成,黄韧带变性增厚,致使颈椎椎管狭窄,又因为驼背畸形,颈椎前凸代偿性增大,一旦受到暴力打击,容易发生过伸型损伤,X 线片无明显骨折或脱位表现,此时发生脊髓中央综合征的机会就更多。

中央脊髓综合征虽脊髓受前后挤压而中心出血,程度常不太严重,预后较好。功能恢复常从下肢开始,继之膀胱功能逐渐恢复,最后上肢功能有所恢复,但手内在肌常遗留一定功能障碍,如前角细胞发生坏死,则难以恢复(图 5‑24)。

十三、前部脊髓综合征

前部脊髓综合征是颈髓不完全损伤常见类型,系由于突出的间盘、骨折片或移位的椎体压迫脊髓前面所致。

由于脊髓前 2/3 的损伤造成皮质脊髓束、前外侧的脊髓丘脑束及灰质的部分受损,伤者表现为损伤平面以下的自主运动和温痛觉消失。此时脊髓后角功能基本正常,患者的轻触觉、位置觉、运动觉和振动觉、深压觉等良好。

颈髓前部综合征可因损伤或缺血坏死引起,轻微损伤后很少会引起脊髓前动脉栓塞,但由于齿状韧带在赤道面上牵拉脊髓,也可能与脊髓前动脉损伤有关,因其供应脊髓前 2/3,脊髓前动脉受损致使脊髓前 2/3 部缺血。外伤时椎体骨折碎块直接压迫脊髓致使其损伤更是常见原因。

前部脊髓综合征脊髓损伤水平与颈椎损伤水平一致,预后不如中央脊髓综合征,但由后伸损伤引起者,因脊髓前部受到牵拉程度较轻,故预后较好;而因垂直压缩损伤引起者,由于椎体骨折后突,椎体可直接持续压迫脊髓前部,故局部损伤较重,恢复较差。对此种损伤宜早期切开复位及融合,或行前方减压,移除向后方突出的椎间盘及骨折片,继以融合,可能使瘫痪得到部分或全部恢复。

十四、后部脊髓损伤综合征

后部脊髓损伤综合征多见于椎板骨折患者,脊髓后部多为传导各种感觉的神经纤维的细胞,如薄束和楔束等,损伤造成的临床症状以感觉障碍为主。损伤平面以下的深感觉如振动觉、深压觉、位置觉等全部或部分丧失而温痛觉和运动功能可完全正常。

十五、Brown-Sequard 综合征

Brown-Sequard 综合征(略为 B-SS)亦称为脊髓半侧损害综合征,即脊髓半侧完全或不完全损伤所产生症状的总称。B-SS 的症状几乎均可从解剖学上得到解释,障碍部位与症状易相对应,但其伴随的自主神经症状则依障碍的部位而有很大差异,因而要理解 B-SS,不仅需要脊髓的解剖知识,还要有自主神经系的知识,本文不仅讨论 B-SS 的运动、感觉障碍,并对自主神经症状及有关 B-SS 的临床问题亦加以讨论。

(一)典型症状

可将 B-SS 的症状分为同侧症状及对侧症状。

1. 同侧症状

(1)运动瘫痪 运动神经元的大部分于延髓的锥体交叉处交叉,下行脊髓后侧索,所以损害同侧出现运动瘫痪。运动神经元的一部分不在锥体交叉处交叉而下行于同侧脊髓前索而在上运动神经元终止的平面与对侧交叉,所以临床上对侧无运动瘫痪(图 5-25)。开始数周内瘫痪为迟缓性,肌张力低下,反射消失。2～3 周之后逐渐出现反射,逐渐呈痉挛性瘫痪。腹壁反射、提睾反射、肛门反射消失。病理反射:上肢根据脊髓损害水平,下肢 Babinski 征显阳性。但在初期跖反射可无明显反应。

(2)深部感觉障碍 传导振动觉、位置觉的神经元,上行于同侧的后索,所以损害水平以下出现深部感觉即振动觉、位置觉、压觉障碍。因此,颈髓损害时手的位置觉低下或消失,也有时出现假性手足徐动症。

(3)浅部感觉障碍 急性脊髓损害时,障碍水平以下同侧浅感觉过敏之后由下位水平逐渐恢复。在此水平上出现全感觉迟钝区,但这并非由脊髓内损害所致,而是因后根损害所致的感觉消失。

(4)皮肤温 初期低下,之后逐渐上升呈高温。但同脑梗死一样,也有初期开始瘫痪侧既有高温或直至后期皮肤温亦不升高者。

(5)肌萎缩 脊髓前角细胞、前根受到损害时,其所支配肌肉出现萎缩。

2. 对侧症状

浅感觉障碍 传导浅感觉的神经元进入脊髓内,在后角变换神经元后上行 2～3 节,通过白交连,上行于对侧前侧索。因而在脊髓损害的 2～3 节水平以下出现浅感觉即温痛觉、触觉障碍(图 5-26)。浅感觉障碍的上界多不明显。B-SS 系由各种原因疾病或损伤而形成,因此完全性脊髓半侧障碍(损伤)者在临床上极为少见。几乎所有病例均为半侧脊髓的部分障碍(损伤),或超越半侧的脊髓障碍,再加上 B-SS 的症状(图 5-27)。

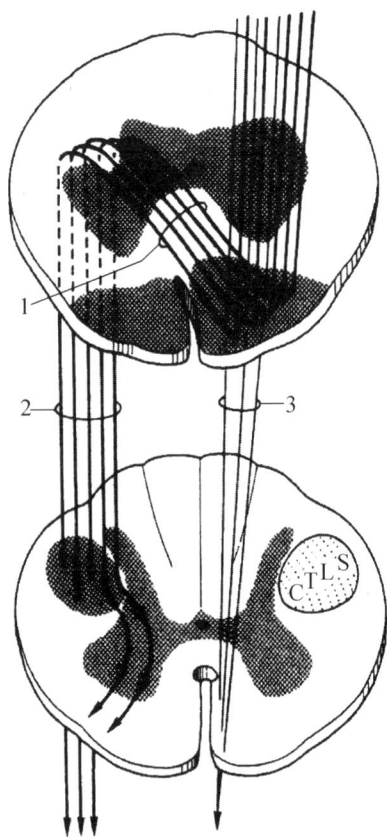

1. 锥体交叉 2. 外侧皮质脊髓束 3. 前皮质脊髓束

图 5-25 . Brown-Sequard 综合征的运动瘫

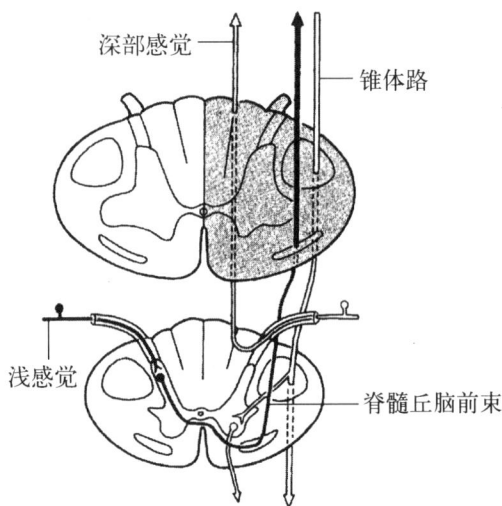

图 5-26 Brown-Sequard 综合征感觉障碍
(浅感觉及深感觉的上行路)

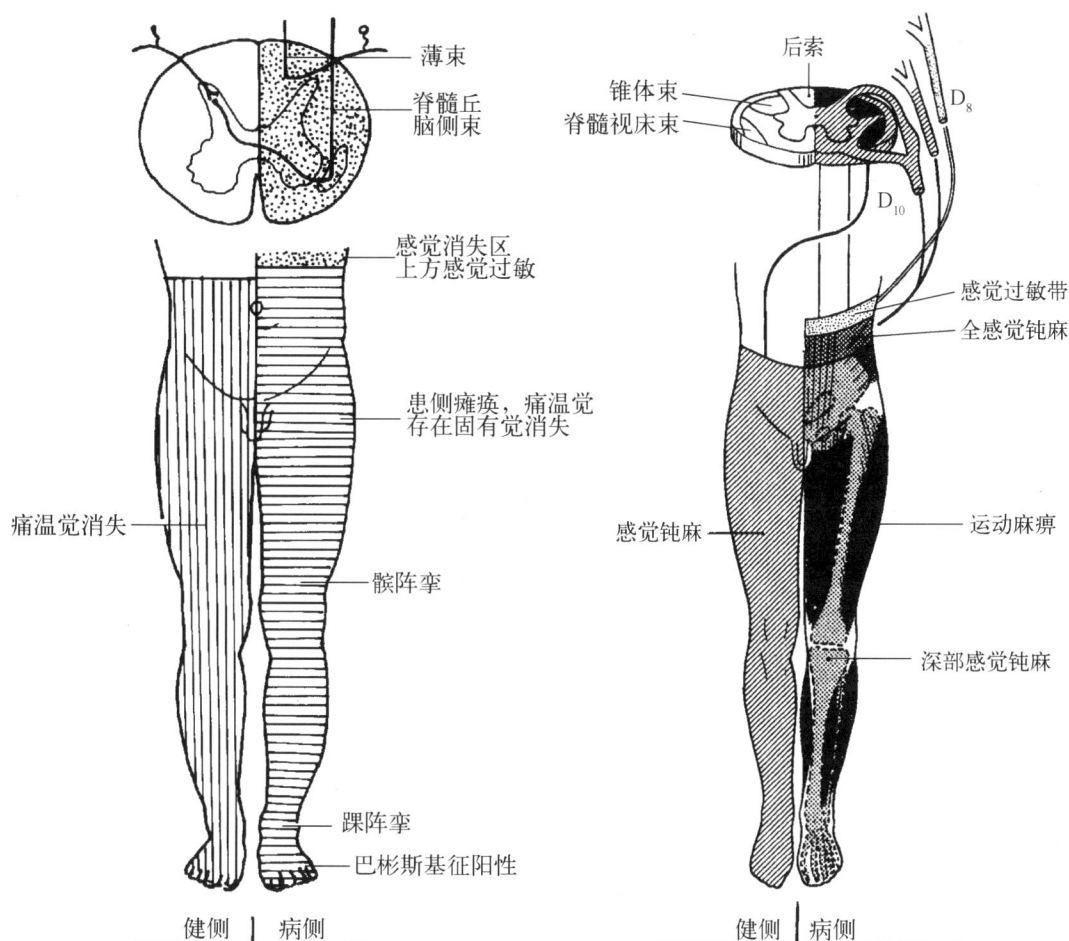

图 5‐27　**Brown-Sequard** 综合征

要正确理解 B-SS,方能就每一病例的障碍范围及临床症状进行较为正确的推测。

（二）脊髓损伤水平的特征性症状

1. 上部颈髓　急剧发生损害多可致死。由自主神经障碍多产生血压下降、呼吸困难。C₄ 以上病变时出现膈肌瘫痪、肋间肌瘫痪,可见肩呼吸。膈神经损害会出现嗝逆,有时很难治愈。三叉神经脊髓束障碍产生同侧浅感觉减退。

2. 中部颈髓　中部颈髓病变的特征表现为上肢的分离性瘫痪。肩胛带、上臂屈肌群肌张力保持好,仰卧位时肘关节屈曲,上肢呈外展位,令其腕背屈时手指屈曲,出现被动手指屈曲。如不注意其手指的屈曲,会误认为是被动运动,称此为说教者的手。

3. 下部颈髓　下部颈髓损害时会在上肢产生手部肌肉的肌力下降与肌萎缩。C₈ 及 T₁ 损害时可出现 Horner 综合征,有时为间歇性出现 Horner 征。

4. 胸髓　T₁ 损害时同侧上肢尺侧感觉迟钝及小鱼际肌肌力下降。T₁ 以下损害时则不产生上肢运动、感觉的瘫痪。胸髓水平损害时则产生教科书上的 B-SS 综合征。在此要注意到胸髓以下的神经根出脊髓到椎间孔要下行 2～3 个体节。故外伤性致神经根损害的 B-SS 征中,在障碍水平的 2～3 体节之上可出现同侧感觉障碍。

脊髓自动反射非常亢进,脚可蹬动被子而非主动运动。

膀胱直肠功能障碍必然出现,上部胸髓病变为痉挛性膀胱,胸腰椎移行部病变多为尿闭。

肠管运动功能下降,有时呈现迟缓而腹泻,不可与便失禁相混淆。

5. 腰髓　腰髓高位病变时膝腱反射消失,跟腱反射亢进。感觉障碍的上界不超过腹股沟韧带。与胸髓病变同样,外伤等其感觉障碍也会波及障碍水平的上方,L₅ 髓节水平在 T₁₂,L₁～L₅ 的神经根通过亦如此,因此仅由运动瘫痪及同侧感觉障碍来决定脊髓损伤的水平较为危险。

(三)原因疾病

原因疾病多种多样,可因疾病或外伤而致脊髓半侧损伤并伴有椎管内外的神经根障碍。

1. 外伤 由交通事故、坠落事故而产生,多伴有脊椎骨折。利刀等切割伤脊髓障碍水平扩散的范围小,其他外伤多波及数个髓节,因而障碍的节段亦多。椎管内外的神经根障碍,亦可出现与典型 B-SS 相似的运动瘫痪和感觉瘫痪。另外,亦有因埋没的针移动所致 B-SS 者,但极少见。

2. 变形性脊椎病、间盘突出、椎管狭窄等产生的脊髓压迫,难以成为典型的 B-SS,但因脊髓压迫而呈现不完全的 B-SS 者并不少见。

3. 血管障碍 全脊髓动脉闭塞及亚急性脊髓动脉闭塞,脊髓动静脉畸形,原因不明的脊髓出血所致的脊髓障碍,这些病例也是不完全性的 B-SS。且多呈双侧症状。

4. 肿瘤性疾病 原发性肿瘤或继发性肿瘤,只要椎管内有占位性病变即可发生 B-SS。髓内肿瘤可出现典型的、髓外肿瘤则出现非典型的 B-SS。脊椎转移性肿瘤多因骨折而继发 B-SS。

脊髓空洞症常出现短披肩型感觉分离,空洞扩散可出现不典型的 B-SS,表现为两侧性脊髓障碍。

5. 脱髓疾病 多发性硬化症及急性播散发性脑脊髓炎(ADEM)的病变扩展可出现 B-SS。

6. 炎症性疾病 病毒性或原因不明的横断性脊髓炎,炎症在一侧时可出现 B-SS。

十六、类肿瘤综合征

肿瘤(主要指癌)患者中,除与癌直接有关系的症状外,尚可见有发热、无食欲、疲倦、贫血、恶病质等全身症状。由其他机制所形成症状的有由肿瘤产生的激素、细胞分裂素所致的继发性组织、脏器的障碍。有关这些肿瘤患者所表现出来的神经-肌障碍已早有报道,或包括在与肿瘤有关神经-肌肉综合征或神经系统肿瘤远隔反应中。对这一疾病群,最近研究的结果,认为这些远隔反应是由自家免疫机制所致,将这些临床表现总称为类肿瘤性神经综合征或类肿瘤综合征。

本综合征是临床上伴有恶性肿瘤的神经-肌疾病中,肿瘤直接浸润、压迫、转移、肿瘤对药物治疗和放疗中病因尚不明了的综合征。其特征为神经症状多在肿瘤发现前数月出现,因此很难说明它们之间没有关系。

(一)临床分型

本综合征包括范围广泛,中枢神经系统、周围神经系统、神经-肌接合及肌肉等各种疾病(表 5 - 20)。

表 5 - 20 类肿瘤综合征的分类与并发恶性肿瘤

疾病	并发恶性肿瘤
中枢神经系统	
脑-脊髓炎	
边缘脑炎	小细胞肺癌
脑干脑炎	小细胞肺癌
坏死性脊髓炎	小细胞肺癌、恶性淋巴瘤
亚急性小脑变位	卵巢癌、子宫癌、乳癌、小细胞肺癌、霍奇金病
斜视眼阵挛-肌阵挛综合征 (Opsoclonus-Myochonus综合征)	小细胞肺癌、乳癌、神经母细胞瘤
网膜光受体变性病	小细胞肺癌
运动神经元疾病	肺癌、肾癌、恶性淋巴瘤
周围神经系	
亚急性感觉性神经病	小细胞肺癌
亚急性运动性神经病	霍奇金病、恶性淋巴瘤
感觉-运动性神经疾病	小细胞肺癌
急性泛发性植物神经异常	小细胞肺癌
Stiff-Man 综合征(僵硬人综合征)	小细胞肺癌
肌肉系	
Lambert-Eaton 肌无力样综合征	小细胞肺癌
重症肌无力症	胸腺瘤、乳癌
多发性肌炎	乳癌、肺癌、卵巢癌等

* 亚急性感觉性神经元疾病并发者多见。

有恶性肿瘤合并神经-肌疾病,其病因由多种检查仍不能确定时,首先应可疑为自身免疫疾病恶性肿瘤的"远隔效应"。近来已有报道明确自身抗体的存在(表 5 - 21),应进行自身抗体的检查以便诊断。认为自身抗体与直接疾病有关的不能除外 Lambert-Eaton 综合征。

1. 中枢神经系病变为主的综合征 中枢神经系病变中见有本综合征的,临床上呈脑脊髓炎症状的有边缘系脑炎、脑干脑炎、坏死性脊髓炎,合并这些的肿瘤大部分为小细胞肺癌。也有小脑呈特异性障碍的状态,称其为亚急性小脑变性或类肿瘤性小脑变性。本病主要见于女性,肿瘤大部分为女性特有的妇科癌、卵巢癌、子宫癌、乳癌,较少见于男性,亦合并于小细胞肺癌、霍奇金病等。

表 5-21　可见到自身抗体的类肿瘤综合征

疾　病	自身抗体	可识别抗原
亚急性小脑变性	抗 YO,抗 Hu	Purkinje 细胞的细胞质(PCDIT)
脑脊髓炎感觉神经元障碍	抗 Hu	中枢神经细胞核(HuD,HuC)
边缘系脑炎	抗 Hu(HuD,HuC)	中枢神经细胞核(HuD,HuC)
Opsoclonus-Myoclonus 综合征	抗 Ri	中枢神经细胞核(Nova-1)
（斜视眼阵挛-肌阵挛综合征）		
网膜光感受器变性	抗网膜细胞	网膜神经节细胞(recoverin)
Lambert-Eaton 综合征	抗 VGCC	电压依赖性 Ca 通道(β-sub)
重症肌无力(α-sub)	抗 Ach 感觉器	乙酰胆碱受体
Stiff-Man 综合征（僵硬人综合征）	抗 GAD	谷氨酸脱羧酶(amphiphysin)

（引自 Hirose,1999）

已知有以斜视眼阵挛与肌阵挛为主征的特异性本综合征,还有局限于网膜光感受器变性的眼球病变。运动神经元疾病合并胃癌等较为少见,临床上的特异性不明显,举例如下:

（1）边缘系脑炎　1960 年 Brierley 等报道了以边缘区(limbic area)为主的亚急性脑炎,但缺乏带状疱疹病毒感染包涵体存在的记载,亦未论及到与肿瘤的相关。大脑边缘系统包括扁桃体、海马、钩、齿状核,包括海马回、带状回的区域。Henson 等报道 10 例肿瘤并发脑脊髓炎,其中 8 例为支气管的燕麦形细胞癌,并对其临床表现及病理所见做了详细研究。1968 年 Corsellis 等报道 3 例癌瘤合并"边缘系脑炎",从而形成目前的概念,并就其病因、病毒感染、代谢异常、免疫反应等相关因素进行了探讨,但无结论。在以后的研究中,病毒说的可能性在减少,而患者血清、脑脊液中存有自家抗体(抗神经细胞核抗体)是明确的,因而逐渐形成为自身免疫疾病的概念。关于抗神经细胞核抗体(抗 Hu 抗体)的认识,是通过靶抗原蛋白的研究进行的。

最近本病在边缘系以外的病变中亦多见,特别是脊髓后根神经节可见到同样所见。Henson 等认为是脑脊髓炎,Posner 等总称为类肿瘤性脑脊髓炎,感觉神经元疾病综合征、边缘系脑炎为其部分症状。

小细胞肺癌出现下列先驱症状,诸如中年后脑脊炎的临床表现:抑郁与不安并立即出现本病特征的近记忆障碍、进行性兴奋、混乱、幻觉、嗜睡、经数月至 1 年缓慢发展到痴呆状态,其间可见复杂的部分发作以及嗅觉、味觉、听觉的幻觉发作和继发整体发作。

脑干症状有发作较少的旋转性头晕、运动失调、眼震、延髓瘫痪等,脊髓炎症状有皮质脊髓束症状、肌力下降、感觉障碍、神经根炎的根性疼痛、脊髓后索继发变性明显的后索症状等。

本病脑电图多见异常,局部发作波慢波多局限于单侧或双侧颞诱导。MRI 见病变以颞叶内侧海马为中心,T_1WI,T_2WI 为高信号区。脑脊髓检查中细胞、蛋白质增加,血清中检出抗神经细胞核抗体(抗 Hu 抗体)者较多。治疗方法尚未确定,肺癌化疗、放射可暂时改善。

（2）亚急性小脑变性　为本综合征中发生率最高的疾病,已有 200 例以上报道。见于中年男、女。男性为小细胞肺癌,女性为宫颈癌、卵巢癌、乳癌等并发。半数以上病例神经症状的出现早于肿瘤几年。

临床上以运动失调、步态失调而发病,然后出现躯干、四肢的小脑症状,进而诉构音障碍、头晕、复视、眼睑向下高频眼震。早期影像诊断困难,晚期时 CT、MRI 见有明显小脑蚓部萎缩。脑脊髓液检查见细胞、蛋白质、IgG 轻度上升,血清、脑脊液中有抗 YO 抗体,即特异性抗小脑 Purkinje 细胞抗体(anti-Purkinje cell antibody,APCA)即可确诊。认识此抗体为标记抗原与有赖氨酸链结构的蛋白激酶结合的 pcd17/cdv2。

（3）斜视眼阵挛-肌阵挛综合征　无方向性的混乱的不自主性协同性眼球运动异常称为眼震,已知神经母细胞瘤的小儿中一半可见,本综合征可单独出现,常合并躯干、四肢的肌阵挛,继而合并小脑变性,这种情况在成人亦可见到。其原发病有病毒性脑炎、脑外伤、脑干肿瘤、中毒性脑病等,其中约 20％合并乳癌、输卵管癌、子宫癌、小细胞肺癌。本综合征中乳癌合并者,其抗神经细胞抗体(抗 Ri 抗体)的存在,已被免疫组织学及免疫缺陷所证实。抗神经元核抗体分为 1 型和 2 型,1 型又称为 Hu

抗体,2型又称为Ri抗体。近来认识此种抗体的抗原蛋白NOVa-1已克隆化。此蛋白质与脑抑制系统甘氨酸受体a-2mRNA有高度亲和性也已被证实,在此患者血清中阻断此结合,已表明此抗体与本病中眼震的出现有关。

2.周围神经系病变为主的综合征　已知在癌症患者中并发轻度周围感觉、运动性神经炎者甚多。Croft等报道肺癌者中可见到16％。但这些患者中因晚期癌症营养障碍、代谢异常、药物不良反应者亦不少,故采用非严密的类肿瘤综合征一词为多。周围神经系病变中本综合征发病较高者为亚急性感觉性神经疾病,其他还有Guillain-Barre综合征类似的,运动障碍占优势的、自主神经占优势的神经疾病。

亚急性感觉性神经疾病:本综合征中以后根神经节细胞变性为主的疾病较少,临床表现为从周围神经至神经节细胞的感觉性神经疾病,伴随前述边缘系脑炎者较多,并发小细胞肺癌者,约2/3其神经症状先于肺癌诊断之前。

临床症状有四肢末端麻木感、疼痛、感觉异常、错感觉等,几周内四肢的全部感觉障碍,特别是位置觉障碍明显。可见后索性失调(假性手足徐动症,弹钢琴指)。较少见前角细胞障碍所致的运动障碍及肌萎缩,也可见到边缘系脑炎症状的抑郁、不安、记忆力障碍。电生理检查见感觉神经传导速度延迟,不能诱发。

脑脊液所见与边缘系脑炎一样,只要有细胞、蛋白质增加血清抗Hu抗体存在即可确诊。

3.肌肉系统病变的综合征　已知研究较多的是神经肌接合部障碍所致的Lambert-Eaton综合征与重症肌无力及引起肌肉组织炎症的多发性肌炎、皮肌炎。

Lambert-Eaton肌无力综合征　恶性肿瘤伴随的无力综合征与重症肌无力在电生理学上有明显差异,Lambert对此已有报道。临床上以下肢为主的四肢近端肌无力,负荷运动后肌力增强,腱反射减弱,自主神经障碍为特征。肌电图见有复合肌活动电位(CMAP)振幅明显下降,低频反复刺激下渐减,运动负荷后或20～30 Hz高频反复刺激下,见振幅明显渐增为其特征。半数病例合并恶性肿瘤,多为小细胞肺癌,也可见于子宫内膜癌、大肠癌、腮腺癌、肾癌。将本病患者血清给予动物会出现与本病同样的无力,电生理可见异常。另外,由疾病诱

发动物的神经终末电镜上有形态学变化(活性带颗粒减少及排列紊乱)早已被证明,认为是自身免疫所致疾病,尚无法确定其原因抗体。Lennon于1989年确认本病患者血清中存在于神经肌结合部节前部位的电压依赖性Ca^{2+}通道(VGCC)抗体,本病为对VGCC的自身免疫疾病。治疗用3,4-双胺吡啶、血浆置换、抗胆碱酯酶、肾上腺皮质激素、硫唑嘌呤等免疫抑制剂,可有某种程度的效果,但不能完全治愈,对肿瘤可有相当的改善。

4.以脊髓为主要病变的本综合征　癌症患者中出现下肢进行性无力并开始出现截瘫症状者,多为脊柱-脊髓的转移,很少由其他疾病而引起,类肿瘤综合征亦为其中之一。

据Posner提出脊髓以及后根神经节障碍的脊髓型类肿瘤综合征,解释为周围神经综合征并以后根神经节病变为主的亚急性感觉神经疾病,其他还有坏死性脊髓疾病、亚急性运动神经元疾病、运动神经元疾病、脊髓炎等。

(1)亚急性感觉神经疾病　见前述周围神经项。

(2)坏死性脊髓疾病　本病系极为罕见的癌肿同时伴有的类肿瘤综合征,据Ojeda综合1903～1984年英文文献及其本人两例共24例。本病常见于淋巴瘤、白血病、肺癌、乳腺癌患者。临床以急剧发病、下肢无力、呈上升性、早期腱反射降低至消失的迟缓性截瘫,急剧恶化呼吸瘫痪而死亡。诊断:除外肿瘤向脊髓转移、化疗、放疗后的脊髓病、主动脉动脉硬化性血管病变所致脊髓缺血等之后方能确诊。脑脊液见细胞、蛋白质增加,脊髓造影中无肿瘤而是脊髓肿胀。病理所见为脊髓广泛坏死,尤其胸髓变化最为明显。白质优先坏死为其特征,无炎症、血管炎、血管闭塞等变化。

(3)亚急性运动神经元疾病　本病常合并于Hodgkin病、恶性淋巴瘤的脊髓病变,常以下肢亚急性下运动神经元症状为主,表现为无痛性非对称性散在性发病,无呼吸肌、吞咽肌的瘫痪,脑脊髓液检查有蛋白质增加。据Schold报道,几年间见过10例,7例自然改善,3例完全恢复到正常,2例因免疫抑制剂致并发感染(进行性多灶性白质脑病及Nocardia性脓肿)而死亡。神经方面的改善与基础疾病表现完全无关。病理学上以脊髓前角细胞脱落变性为主,Clarke柱(胸核)、中间外侧柱、神经根、神经丛也出现广泛散在的脱髓改变。

（4）运动神经元疾病（肌萎缩性侧索硬化症，ALS）　淋巴瘤中并发运动神经元疾病于1963年Rowland即有报道，至1991年已有23例。据称本病为霍奇金病或非霍奇金病的并发病，不仅下运动神经元，上运动神经元亦有障碍而被诊断为ALS。此类病例有合并异型球蛋白血症者，30%～40%病例具有蛋白质升高、寡克隆区带，这些事实证明其病理生理与Retro病毒、免疫异常有关。大多数报道癌症患者中ALS发病率并未特别增加。

（5）脊髓炎　以脊髓炎临床表现的类肿瘤综合征是类肿瘤性脑脊髓炎的一部分，常可见到其他边缘系脑炎、后根神经节的炎症。脊髓病变常表现为上肢占优势的肌无力、非对称性萎缩、前角细胞失神经现象所致的纤维束性挛缩，在锥体束症状上再加上后根神经节障碍的深部感觉障碍，有时也有自主神经症状，并成为类肿瘤性脑脊髓炎-感觉神经疾病的一部分，脊髓炎不会单独发生。

全身肌肉持续性收缩，特别是躯干肌的挛缩慢慢波及到四肢近端肌肉，躯干僵硬致全身高度前弯的僵硬人综合征（Stiff-Man综合征）中，类肿瘤性脑脊髓炎则非常少见。本病中50%～60%可见抗GAD（glutamic acid decarboxylase，谷氨酸脱羧酶）抗体，最近有报道Stiff-Man综合征有amphiphysin抗体存在，其临床表现多种多样。amphiphysin是一种位于神经元突触前膜的分子量为128 000的蛋白质。

（二）类肿瘤综合征的免疫学发病机制

癌症患者血清中存有自身抗体，故长期以来一直认为本征发病与自身抗体所致的体液性免疫机制的参与有关（表5-21）。血清、脑脊液中所见自身抗体与自身肿瘤及神经组织的反应已被充分确认。为证实这些抗体具有病原性的研究已有许多，已知用Lambert-Eaton综合征患者的抗VGCC抗体接种到实验动物上能使该动物形成完全同样的疾病，证明抗体本身具有病原性。类肿瘤综合征患者的自身抗体主要为IgG，尤其是IgG_1、IgG_3。据Hirose经验，摘除肿瘤、化疗、血浆置换可致血清抗体效价减少，亦有报道这些特异的IgG沉降于中枢神经神经元。这些自身抗体识别目标抗原主要为细胞内核酸蛋白与再转录、翻译、DNA复制，RNA加工有关。

另一方面，最近有报道细胞性免疫在参与本征的发病中具有不可缺少的作用。Benyahia等用人HuD蛋白刺激周围淋巴细胞，抗体阳性组患者淋巴细胞中memory helper T cell（CD45 RO^+ $CD4^+$）有显著增加，并可见到末梢血中单核细胞的抗原特异性增殖。同样HuD蛋白刺激致干扰素-r/白介素-4显著增加。这在抗体阳性患者培养的上清中可以见到。抗Hu抗体识别抗原HuD蛋白，对自身反应性$CD4^+$T细胞有特异抗原目标，此Hu特异性T细胞为Th1细胞，活性化后超越血脑屏障，侵入神经系统内，与神经系统细胞性免疫伤害直接相关而成为病因。由细胞性免疫障碍机制所致的报道是划时代的，尚须进一步阐明T细胞是如何导致神经细胞变性等的真相（表5-21）。

十七、类肿瘤综合征与脊髓疾病

已知类肿瘤综合征可在中枢神经系统脑及脊髓、周围神经系统以及神经肌接合部、肌肉等部位存有障碍，但对其进行系统研究的只有中枢神经系统脑的类癌性小脑变性、边缘性脑炎及神经肌接合部障碍的Lambert-Eaton综合征，而呈现脊髓病变的报道极少。一般见于肿瘤患者出现下肢截瘫时多考虑为脊髓肿瘤或因放疗而致的放射性脊髓病，但还有极为少见的下列疾患则与本综合征有关。

1. 坏死性脊髓病　坏死性脊髓病是极为少见的，是以脊髓坏死为主征的类癌性综合征，可考虑为偶然的合并，也有报道认为是肿瘤的远处效应，亦有称其为脊髓性坏死、脊髓软化。Follis将坏死性脊髓病分为两类：即特发性非血管疾病与以Foix-Alajouanine综合征为代表的及以脊髓营养血管障碍而致的血管发育不全为代表的血管异常形成的脊髓病，而本病则属于前者。Ojeda从1903～1984年的英文杂志中共发现报道24例（包括该氏的2例），本病常合并淋巴瘤、霍奇金病、白血病、肺癌、乳癌，临床症状以背痛为前驱，在发现肿瘤前或诊断后，从一侧下肢开始，在数日至数周的经过中，呈上行性两下肢迟缓性瘫痪，腱反射减弱消失，急剧恶化可由呼吸瘫痪而死亡。本病诊断为除外诊断，即在确切排除肿瘤脊髓转移，放疗、化疗后脊髓病，主动脉动脉硬化性血管病变所致的脊髓缺血病变等疾患之后方可诊断。脊髓MRI及脊髓造影中未见肿瘤，仅见脊髓肿胀。脑脊液检查有细胞、蛋白质增加，病理检查见脊髓全长范围广泛性坏死，尤以胸髓为重，其特征为以白质坏死为主，坏死灶周边见有微小空洞，脂肪中含有巨噬细胞浸润及神经细胞虎斑溶解,未见炎症性变化,血管炎及血管闭塞等改变。目前对本病尚无治疗方法。

2. 脊髓炎　呈非坏死性脊髓炎病变的本征常为类癌性脑脊髓炎、边缘性脑炎、后根神经节炎的炎性细胞浸润。脊髓病变的症状常见于以上肢为主的肌无力,非对称性萎缩,前角细胞障碍所产生脱神经现象的纤颤,在锥体束症状上也存在由后根神经节障碍而呈现的感觉障碍,有时可见有尿失禁、体位性低血压等自主神经症状,此时应多向本征及感觉性神经疾病方面捕捉,而单独的脊髓炎是极少的。

3. 运动神经元疾病　Wechsler 等列举 81 例明确有运动神经元疾病症状的临床病例,将其命名为症状性运动神经元疾病,最初将肌萎缩性脊髓侧束硬化症(ALS)分为一次性,特发性的。以后 Brain 等报道癌症中存在一种症状性运动神经元疾病,由此即显示了类肿瘤综合征的存在。以后于 1963 年由 Rowland 等报道淋巴瘤合并脊髓病,通常表现为以下肢为主的亚急性下肢运动神经元症状,无疼痛,非对称性散在发病,见不到呼吸肌、吞咽肌等瘫痪。脑脊液检查有蛋白质增加。Schold 等报道 10 例,7 例自然缓解,其中 3 例完全恢复正常,2 例因免疫抑制药致并发感染(进行性多灶性脑白质病及诺卡脓肿)而死亡。据报道,神经学方面的改善完全与基础疾病的病情无关,可能与病因有关的放疗、病毒致随机感染的参与有关。

病理学上,脊髓前角细胞以脱落变性为主,Clarke 柱、中间外侧柱见有轻度变化,脊髓白质,特别是后索中散在性脱髓鞘。Clarke 柱又叫胸核,也称背核,仅见于 C_8 至 L_3 节段,此核境界明显,靠近后角基部内侧,发出纤维在同侧白质侧索上行止于小脑。

4. 僵硬人综合征(Stiff-Man 综合征)　由全身肌肉的持续性收缩并波及到躯干肌痉挛,逐渐波及到四肢近端肌肉,由躯干挛缩而呈全身高度前弯的怪异神经疾病称为 Stiff-Man 综合征,最早报道在 1956 年,非常稀少。在 Stiff-Man 综合征中存在类肿瘤综合征的疾病组。本病中 50%～60%可见 γ-氨基丁酸(GABA)作用性神经元及胰腺 B 细胞中较大量谷氨酸脱羧酶(GAD)的自身抗体,这其中很多患者合并有胰岛素依赖性糖尿病。

治疗上用巴氯芬、地西泮(安定)、氯硝西泮(氯硝安定),可见持续性运动电位放电的改善。

同样产生运动单位持续周期性放电的疾病中有神经性肌强直(Isaacs 综合征),此疾病中由脊髓麻醉,全身麻醉不能阻止放电,由周围神经阻滞而消失,其责任部位为周围神经这一点可与 Stiff-Man 综合征相鉴别。

本综合征在临床上分为:① 躯干僵硬组;② 肢体僵硬组;③ 进行性脑脊髓炎组。其病理生理为从脊髓抑制性中间神经元到运动神经在功能上出现分离及隔离。推荐脱离抑制后会产生自发持续运动单位放电的肌痉挛、肌挛缩,这种功能变化与抗谷氨酸脱羧酶(GAD)抗体参与是否有关尚不得而知。

据报道本综合征中有临床亚型,进行性脑脊髓炎中合并肌挛缩的病例常为类肿瘤性,这些患者常有抗 GAD 抗体,其病症不停顿地发展,几个月后死亡。病理学上中枢神经系统中整体见有弥漫性脑干中出现脊髓中间神经元的神经细胞消失。本病中无抗 GAD 抗体的一组中,近来有报道存在对 128 kD 大突触小胞蛋白 amphiphgsin 的自身抗体,此抗体已判明以 amphiphysin 的 C 末端为目标。患者多为女性且合并乳腺癌,小细胞肺癌患者中亦较少可见。但小细胞肺癌患者中无 Stiff-Man 综合征,此抗体可见到,此蛋白质与疾病的关系尚不清楚。

5. 感觉性神经疾病　此病单独或与类肿瘤性脑脊髓炎合并出现,合并出现时的病症已在脊髓炎项中有所记叙。本病单独出现的最早记录为 Denny-Brown 于 1948 年报道,在肿瘤患者中并有感觉性神经疾病。常为左右非对称性感觉障碍出现在上肢或下肢,较少伴有味觉、听觉障碍。感觉障碍在所有感觉体中存在。上肢上举时出现不自主运动(假性手足徐动症),约有 4 成患者中因位置觉消失而出现。神经根症状则诉有神经根痛,亦可见有由小肠的感觉纤维障碍所致的肠管假性梗阻。深部腱反射非对称性下降、消失。据报道,本病女性比男性易患,为男性的 3 倍。辅助检查测定神经传导速度,不能记录到感觉诱发电位,仅有运动性传导速度。通常合并肿瘤为肺小细胞癌,许多患者中见有抗 Hu 抗体。

病理学上,后根周围细胞浸润与后根神经节细胞的变性脱落,其中伴有继发性后索变性。

十八、原发性 Sjögren 综合征与脊髓病

Sjögren 综合征(简称 SJS)是以干燥性角膜炎、

口腔内干燥症状为主的、原因不明性外分泌腺的慢性炎症疾患。可分为不合并其他胶原发性 SJS 及合并类风湿性关节炎、全身硬皮症或全身红斑狼疮(以下 SLE)等的继发性 SJS。原发性 SJS 可分为病变仅局限于泪腺的腺型及病变还涉及淋巴结、甲状腺、肺、肾等的腺外型。

神经症状已知有三叉神经障碍、周围神经障碍，一般认为中枢神经症状较少，但实际上，近年来其中枢神经症状已引起人们的注意，发现其并非少见，现就原发性 SJS 的中枢神经症状，尤其脊髓症状为中心并对其与多发性硬化症(MS)的鉴别介绍如下。

(一) 流行病学

1976 年日本的患病率为 10 万人口中，女性 29.47，男性为 1.53 发病年龄多在 30～70 岁，但最近报道此征并非少见，中年以上 2‰～5‰，诊断标准见表 5-22。

表 5-22　Sjögren 综合征的诊断标准

确实病例	怀疑病例
1. 原因不明的干燥性结膜炎者 * ①	1. 原因不明疑有干燥性结膜炎者 * ④
2. 泪腺或唾液腺组织具有特征性异常所见者 * ②	2. 唾液腺分泌功能低下(Gum 试验 10 min 内 10 m 以下)
3. 唾液腺造影具有特征性异常所见者 * ③	3. 反复性并慢性经过，找不到唾液腺肿胀原因者
以上 3 项中有 1 项以上存在时即可确定	以上 3 项中有 1 项以上存在时即可认定

①：Rose-Bengal 试验(＋＋)以上，同时 Schirmer 试验 10 mm 以下，荧光色素试验(＋)
②：小叶内导管周围 50 个以上单核细胞浸润，同一小叶内要有 1 处改变者
③：直径 1 mm 以上大小不同点状，腺内有斑点状阴影存在为慢性改变
④：Rose-Bengal 试验(＋)，同时 Schirmer 试验 10 mm 以下，荧光试验(＋)

(二) 临床症状

1. 干燥症状　眼球干燥，不适感，眼睑灼样痛，泪液分泌低下，根据 Schirmer 试验，Rose-Bengal 染色等确诊，口腔干燥症状，饮水多，龋齿多发等。

2. 多关节炎　程度较轻，通常无关节破坏。

3. Raynaud 现象　约 1/3 病例出现。

4. 肾小管酸中毒　由非感染性间质性肾炎引起。

5. 血管炎　由于小动脉所谓的白细胞分裂血管炎或黏滞性过高所致，出现紫斑样皮疹。

(三) 神经症状

原发性 SJS 的周围神经障碍有 25％，多以末梢远端麻木感为主征的感觉障碍占优势的神经病，腕管压迫者亦较多，但呈多发性单神经炎者少见。

Aexandir 等对中枢神经症状有详细探讨，该氏称中枢神经并发症约有 20％，包括偏瘫等脑局部障碍，视神经炎、无菌性脊膜脑炎等，约 50％伴有神经症状。在神经症状出现之前被诊断为 SJS 者，仅为全部病例的 19％。但约半数于神经症状出现之前已有某种干燥症状，多合并有皮肤血管炎、肾小管性酸中毒、Raynand 现象、间质性肺炎等腺外症状。

呈脊髓症状的 SJS 报道有慢性进行性脊髓病、横断性脊髓病、蛛网膜下隙出血，另外还有视神经炎、横断性脊髓炎及多次缓解复发的横断性脊髓病等病例，SLE 时，脊髓障碍与抗磷脂抗体有密切相关，但 SJS 与抗磷质抗体相关的报告尚未见到。

最近，有报道称 SJS 的发病与 EB(人类疱疹病毒)病毒类有关。有报道称，HTLV-Ⅰ关联的脊髓病(HAM)患者合并 SJS 的较多，此种情况下，其脊髓症状是 SJS 引起或是由 HAM 引起仍是一难题，但这提示两者在发病机制上密切相关。

(四) 检查所见

1. 血液　特征是异常多克隆性的显著高 γ-球蛋白血症，出现多种自身抗体，抗 SSA 抗体(皮肤致敏抗体)与血管炎有密切关联，抗 SSB 抗体对本病的特异性高。抗 La(即 SSB)抗体常伴随抗 Ro(SSA)抗体同时出现。见于干燥综合征，是它的标记抗体，此病患者检出率能达到 80％。

本篇文章来自百拇医药网，原文链接：http://www.100md.com/html/Dir/2004/05/06/84/502.htm

2. 脑脊液　伴有中枢神经症状的病例，其活动期，细胞、蛋白质增多，IgG 指数升高，出现寡克隆区带。

3. 电生理学检查　视觉诱发电位，听性脑干诱发电位，感觉诱发电位上，出现较多异常。

4. 影像诊断　脑 MRI 上皮质下～脑室周围 T_2WI 上出现高信号区病灶，有的很难与 MS 脱髓灶区别，有关脊髓 MRI 的报道尚少。

5. 病理所见　考虑为淋巴细胞的直接浸润而引起血管炎引起的机制，佐佐木等报道了类似 MS 临床经过的 SJS 尸解病例，见有小血管周围炎细胞浸润坏死、血栓形成以及循环障碍，也有人报道出现脊髓前动脉坏死性血管炎的病例。

原发性 SJS 伴有神经症状时很难与并发 MS 相鉴别，但 MS 时脑 MRI 较多出现潜在性脱髓灶。

十九、Guillain-Barre 综合征

Guillain-Barre 综合征(GBS)系上呼吸道感染及胃肠炎1~3周后,急速进行性四肢肌力下降、腱反射消失为主征的周围神经障碍。其先行感染的病原体有各种病毒及细菌,急性腹泻的致病菌弯曲菌属空肠亚种 Campylobacter jejuni(简称 C. jejuni)占30%。

C. jejuni 肠炎后 GBS 的发病机制

1. C. jejuni 的核糖多糖与 GM 的分子相同性 GBS 急性期血中体液因素的自身抗体及细胞激肽增多,与其他血浆蛋白不同,免疫球蛋白 G(IgG)代谢转换非常慢为其特征。代谢转换快的细胞激肽在数小时内恢复到血浆交换前值,代谢转换慢的恢复慢。由单纯血浆交换能得到治疗效果。GBS 主要病因不是代谢快的细胞激肽,而是代谢转换慢的有持续治疗效果的 IgG 的自身抗体。但直到最近仍未能认定自身抗体的分子。

神经节苷脂(GM_1)是唾液酸的酸性糖脂质,在细胞表面大量存在。出现 GM_1 反应的免疫球蛋白 M(IgM)抗体,表明运动神经障碍中抗 GM_1 抗体的作用,C. jejuni 肠炎后 GBS 不伴感觉障碍是由于急性期血清抗 GM_1 抗体的梯度上升。

从牛脑中提取神经节苷脂,在西欧及南美广泛用于各种神经疾病,日本用于糖尿病性神经疾病的实验治疗。Yuki 等报道注射 GM_1 后出现肌萎缩性侧索硬化样神经症状,以后相继又出现注射牛脑 GM_1 后出现 GBS,与这些病例相反,C. jejuni 的核糖多糖含有 GM_1 片段,基于这一设想,将 GBS 患者中分离的 C. jejuni 予以培养,抽取其粗核糖梯度,将粗核糖接硅柱层析予以分离,将与抗 GM_1 抗体反应部分进行收取,气柱层析与集中质谱仪分析,确认精制聚核糖、半乳糖、N-甲基半乳糖胺(GalNAC)、唾液酸(NeuAc)等为 GM_1 的组成部分。由核磁共振氢谱(HNMR)仪检测,非还原末端构造为[Gal β 1-3GalNAc β 1-4(NeuAca2-3)Gal β 1-]与 GM_1 的非还原末端4糖构造完全一致。由 GBS 分离病原体与神经构成成分的分子具有的相同性在分子水平上已被证实。

2. 由抗 GM_1 抗体来看 GBS 的发病机制 在神经肌接合部前突触侧、郎飞系统、脊髓运动神经元中存在 GM_1 片段。Arasaki 等证实血清抗 GM_1 抗体可阻断鼠坐骨神经电传导,Takigawa 证实在鼠坐骨神经的单一神经标本中,抗 GM_1 抗体在补体存在下可阻断钠离子通道。Roberts 证实有抗 GM_1 抗体活性的多灶性运动神经病。患者血清可阻断大鼠膈神经及膈肌标本中突触的传递。Kobayashi 等实验证实抗 GM_1 抗体能可逆地降低运动神经元的兴奋性。GM_1 样核糖多糖的抗体产生可能与 T 细胞参与有关。根据上述,C. jejuni 肠炎后 GBC 发病机制为:① GM_1 样核糖多糖 C. jejuni 的感染;② 有产生免疫缺陷的遗传背景的患者中,受到 T 细胞帮助产生 IgG 抗 GM_1 抗体;③ 血液神经关门的脆弱神经肌结合部前突触侧 GM_1 片段与自身抗体结合;④ 运动神经元、运动神经的功能被障碍,产生肌力下降。

C. jejuni 有各种神经节苷脂构造,由 Aspinall 等及 Yuki 等证实,GM_1 抗体的存在,并推测 GM_2 抗体,抗 GD1a 抗体,抗 Gal-NAC-GD1a 抗体均以同样机制产生而达到 GBS 发病。

[附] GBS 的治疗(表5-23)

表5-23　GBS 的治疗

1. 类固醇制剂的综合治疗应停止使用
2. 血浆净化疗法首选单纯血浆置换,次选传统型色氨酸的免疫吸附。改良型色氨酸的免疫吸附是错误的,不应选用
3. 能走5 m 以上轻患者行2次血浆置换,每天40 ml/kg,隔日,单纯血浆置换。自己不能站立的中度患者及使用人工呼吸机的重度患者以做4次单纯血浆置换为宜。有必要选择传统型色氨酸的免疫吸附时应行7次
4. 单纯血浆置换的置换液用5%白蛋白液(25%白蛋白制剂用生理盐水稀释)。不要用新鲜冻血浆

1. 诊断的捷径 GBS 患者初诊不一定在神内,也可到骨科、脑外科、眼科、小儿科等科室就诊,尤其要与颈椎病及脑梗死鉴别。四肢肌力下降为主诉来诊时,对其近1个月内的发热、头痛、流涕、咽痛、咳、痰、腹痛、腹泻等有无及各持续的时间、顺序,肌力下降的起始(上肢、下肢、近端、远端)及其进展的顺序等进行详细问诊,再经检查确认肌力下降的程度及其分布,慎重检查有无腱反射低下及消失,此时大致可做出诊断。脑脊液中蛋白质与细胞分离多在1周后方能明确,发病早期脑脊液检查的意义在于确认有否显著细胞增多。由运动神经传导检查了解有无复合肌活动电位下降,有无传导阻滞等均系辅助手段,而病史及神经学检查所见才是诊断的决定因素。

2. 单纯血浆置换为第一选择 激素疗法的有效性已被否定,近来经大规模试验已明确仅单纯血浆置换为有效的治疗方法。

血浆净化疗法分为血浆交换与免疫吸附两大类。单纯血浆交换是用血浆分离膜将血液分为血细胞与血浆，除去血浆时补充同量的 50％白蛋白液的单纯方法。二重膜滤过血浆交换是用血浆分离膜分离的血浆再通过二次膜除去高分子的免疫球蛋白，将低分子白蛋白更多地回到体内，在理论上是出色的办法。免疫吸附是将血浆通过吸附膜，将自身抗体以半选择性将其除去，不需补充液的理想方法。二重膜滤过血液交换及免疫吸附在日本主要用于治疗，尚未经大规模临床试验。GBS 患者的轻重程度及临床经过各种各样，临床疗效判定各组需 100 例以上，为了证实二重膜滤过血浆交换及免疫吸附理论的最好对策是将这些治疗是否能与血浆单纯置换同样去除 GBC 的病因物质(IgG 抗神经节苷脂)，在日本由各大医院进行了 2 年的观察共收治 GBS 55 例，Fisher 综合征 53 例，共 108 例血浆净化疗法，在治疗前后采取血浆，测定抗神经节苷脂梯度，与希望相反，二重膜滤过血浆交换与各种免疫吸附剂(传统型色氨酸吸附，苯丙氨酸吸附，改良型色氨酸吸附)的 IgG 抗 GM_1 抗体除去的能力均较单纯血浆置换法低劣。各种免疫吸附剂中，IgM 抗 GM_1 抗体除去的能力亦较单纯血浆吸附低劣。

遗憾的是二重膜滤过与免疫吸附与单纯血浆交换比较，其抗 GM_1 的能力低下，因而未被积极推广用于治疗 GBS。GBS 首选的是由对照试验确定其有效性，且抗 GM_1 效能好的为单纯血浆置换法(表 5－23)。次选不需补充液体，可除去 IgG 抗 GM_1 抗体能力的传统型色氨酸吸附的免疫吸附。改良型色氨酸吸附中抗 GM_1 抗体吸附能力最差，不应选择此法。

3. 单纯血浆置换的合适次数　1997 年法国一个小组报道"可走 5 m 轻型 GBS 经二次单纯血浆交换(血浆处理量每次 40 ml/kg)，自己不能站立的中度病例或使用人工呼吸机的重度病例中以 4 次为适宜"。Yuki 等就 IgG 去除率为指标对 GBS 7 例，Fisher 综合征 3 例隔日行单纯血浆置换，在各次治疗前后及最终治疗 2 d 后取血清，发现 IgG 浓度在 1 次、2 次治疗中明显减少，3 次以后则未见明显减少。对 GBS 的单纯血浆置换，从 IgG 去除率确认至少需 2 次以上。

第二选择的传统型色氨酸免疫吸附时，抗体吸附能力差，必须较单纯血浆置换的次数要多。免疫吸附治疗的合适次数尚不明确，一般则以 7 次为

目标。

血浆交换的补充液取新鲜的冻血浆还是白蛋白溶液，临床效果无差别，此事自 1987 年起即已明确。为不招致医源性病毒感染，必须用新鲜冰冻血浆。目前使用的白蛋白制剂，不激活病毒，很安全，可用人工白蛋白制剂替换。

4. 免疫球蛋白的大剂量静注　免疫球蛋白大量静注(每天 0.4 g/kg，5 d)以单纯血浆置换为对照，其有效性已于 1992 年报道，至 1997 年公布了两个大规模试验的结果，其有效性已被确定。单纯血浆置换后再大量静注免疫球蛋白或各自单独治疗，临床效果均无差异。日本将在几年内用其替代血浆而成第一选择。

用单纯血浆置换与大剂量静注免疫球蛋白可防止 GBS 加重，并能缩短病期，减轻后遗症。但英国目前尚有 8％死亡，1 年后仍有 20％患者不能走路，不能自己行走仍有 7％，需进一步弄清本病的发病机制并需研制出更好的治疗方法。

二十、Down 综合征

Down 综合征又名 21－三体综合征，20％～30％合并寰枢椎脱位，其原因起于染色体异常及枢椎齿突形态异常，全身关节松弛之一的寰枢椎横韧带松弛。齿突异常 Semine 报道 85 例中为 5 例(6％)，大成(1981)90 例中 15 例(16.7％)。关节松弛率大成按 Carter 及 Wilkin 定义阳性率 30 例中为 50％，Semine 85 例中 77％。脊髓瘫痪病例至今已有 20 例，多在某些不明诱因情况下缓缓产生痉挛性瘫痪。

本综合征治疗在无症状时注意观察经过，Burke 强调保持安静，限制运动，以减少脱位的程度。Down 综合征患儿一般都伴有智力低下，使观察与指导困难，寰椎齿状突间距离(ADI)5 mm 以上，关节松弛，齿突发育异常者应早期选择手术治疗。

本综合征手术术后采用复杂的外固定较为困难，多数病例为非整复性，加之智力低下等可采取 Lugue 法行枕骨颈椎固定术，术后简单围领固定，并同时行 C_1 椎弓切除减压为佳。

二十一、Klippel-Feil 综合征

Klippel-Feil 综合征是以颈椎先天性融合为特征的综合征，最初由 Klippel(1912)报道，除颈椎以

外,四肢及多种脏器亦常合并畸形。本征在胚胎3~8周时出现分节障碍,在家族内发生,有遗传因素在内。

(一) 分类

第Ⅰ型:颈椎和上位胸椎3个以上融合。

第Ⅱ型:1~2个颈椎融合,此型最为多见。

第Ⅲ型:颈椎融合之外尚有下部胸椎或腰椎融合。

(二) 临床症状

发生率据 Luftman 报道 42 400 人出生中发生1例,男女无何差别。典型的特征为短颈、发际低、颈部活动受限,此种情况约占半数。

椎体融合使邻接的正常椎间负荷过重,由于不稳定而早期出现脊椎的变形性变化,并由此而产生神经根及脊髓的症状,不随意运动,联带运动,有时还出现镜像运动,后一运动是一侧手指活动时另侧手指亦出现同样活动,躯干与下肢则无此现象,其机制尚不清楚。

(三) X线所见

多合并侧弯及高肩胛症的 Sprengel 畸形等其他骨骼畸形,神经症状在下述三种情况下可以见到:① 寰椎枕骨融合合并 C_2 及 C_3 椎体融合;② 颅骨颈椎移行部异常合并数个椎间及椎体融合;③ 正常的椎间出现上下融合。Nagib 称不稳定,颅骨颈椎移行部异常,进一步成为发育性椎管狭窄,是出现症状的重要因素。

(四) 治疗

本综合征出现重度神经症状者并不少见,因而一旦出现神经症状疼痛时即应围领固定及颈椎牵引等治疗,神经症状进一步发展则是外科治疗的适应证,本综合征伴随侧弯进展时则有必要进行治疗。

二十二、脊髓拴系综合征

脊髓拴系综合征亦称圆锥拴系、圆锥低位、脊髓牵拉综合征、终丝综合征,系脊髓因与隐性脊椎裂部位相粘连或系脊髓因病变而被固定于下方,当成长发育旺盛之际受到牵位、伸展、扭转、局部缺血等而出现的脊髓症状(详见第七章)。

二十三、Barre-Lieor 综合征

Barre-Lieor 综合征,系 1926 年由 Barre 所提出,2 年后由其弟子 Lieou 发展起来的颈后部交感神经综合征(即 Barre-Lieor 综合征),与颈前部交感神经综合征(Horner 综合征)相对峙,颈椎病及颈部外伤等所致的综合征,其主要症状为后枕部的强烈头痛,进而可见眼症状(眼痛、视力障碍)、耳症状(耳痛、耳鸣)、头晕、颜面症状(神经痛、血管运动发作)、发音障碍(声小、嘶哑)、咽部感觉异常,其原因为椎动脉伴随交感神经障碍所致。但症状为非特异性,几乎都为自觉症状,检查上多无客观所见,是否能成为独立的疾病,在概念上尚存有问题,有报道称脊髓造影上 C_4 神经根袖影像上的缺损与此有关。

二十四、Horner 综合征

Horner 综合征是患侧眼睑下垂、缩瞳及颜面出汗障碍为特征的血管调节障碍,是由于瞳孔散大肌,眼睑的 Müller 肌,颜面汗腺,颜面血管调节的交感神经障碍所引起。脊柱脊髓疾病时所见到的 Horner 综合征可由视丘下部中枢下行路的障碍(中枢性),T_1~T_2 的节前细胞或节前纤维的障碍(节前性),以及交感神经节以下节后纤维的障碍(节后性)而发生。瞳孔散大肌,颜面出汗,血管调节的交感神经可有脑干、脊髓若干个径路,其中枢性 Horner 综合征只有眼症状而无出汗障碍及血管调节障碍,此点不同于节前性及节后性 Horner 综合征。

二十五、Harlequin 综合征

上位胸髓支配头颈部交感神经的节前细胞,T_1 支配瞳孔散大肌,T_2~T_3 支配颜面出汗及血管调节,这一部位的脊髓选择性障碍时可没有眼症状而出现出汗障碍及血管调节障碍,称此谓 Harlequin 综合征。温热可引起病变对侧的颜面潮红及出汗过多,病变侧出汗及血管扩张反应消失是代偿过度的反应。

二十六、胸廓出口综合征

第一肋骨、第一胸椎与胸骨围起来形成胸腔出口,在这一部位因神经、血管发生压迫而发生的综合征称胸廓出口综合征,对本征尚有不少不明之处。

过去有颈肋综合征、第一肋骨综合征、前斜角肌综合征、肋锁综合征、过外展综合征等一系列综合征,但其临床症状及疾病表现极为类似,且鉴别困难,现在则将其概括为胸廓出口综合征。19 世纪

初期在概念、诊断、治疗上各自诉说，Willshive（1860）报道颈肋综合征而行颈肋切除，20世纪发现有些病例并无颈肋，Adson（1927）注意到第一肋与前斜角肌的关系，Naffziger（1938）提出前斜角肌综合征于1930年行前斜角肌切断术并盛行至今。Falconer（1943）发现第一肋与锁骨的间隙（肋锁间隙）神经血管受压而称其谓肋锁压迫综合征，Wright（1945）将上肢过度外展位出现的神经、血管压迫综合征称谓过外展综合征，并在喙突下胸小肌与胸壁之间存有压迫点。

Peet提倡将上述各综合征统一称其为胸廓出口综合征（thoracic outlet compression syndrome）并沿用至今。

前斜角肌切断术一法盛行后，在手术方法上已重大变迁，Clagett为后路进入法切除第一肋，而Roos则经腋窝进路切除第一肋，特别是后者的手术效果良好，已成为现今手术方法的主流（图5-28～30）。

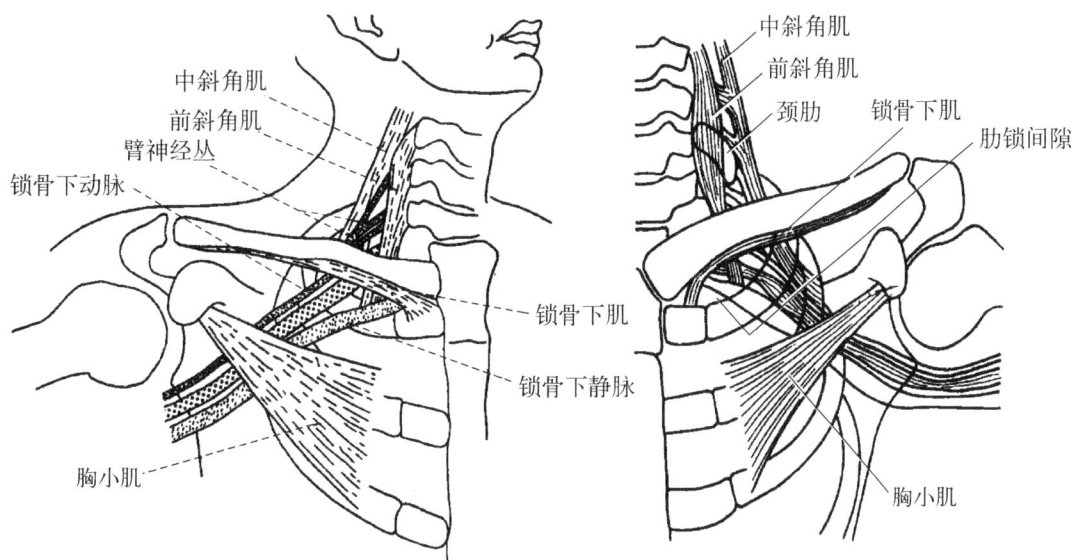

图 5-28　胸廓出口的解剖

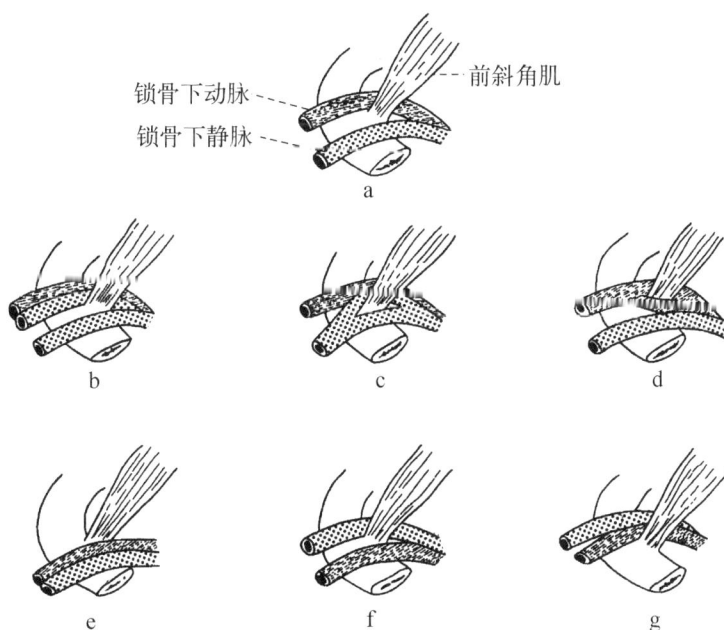

图 5-29　锁骨下动脉、静脉与前斜角肌位置关系的变异（a～g）

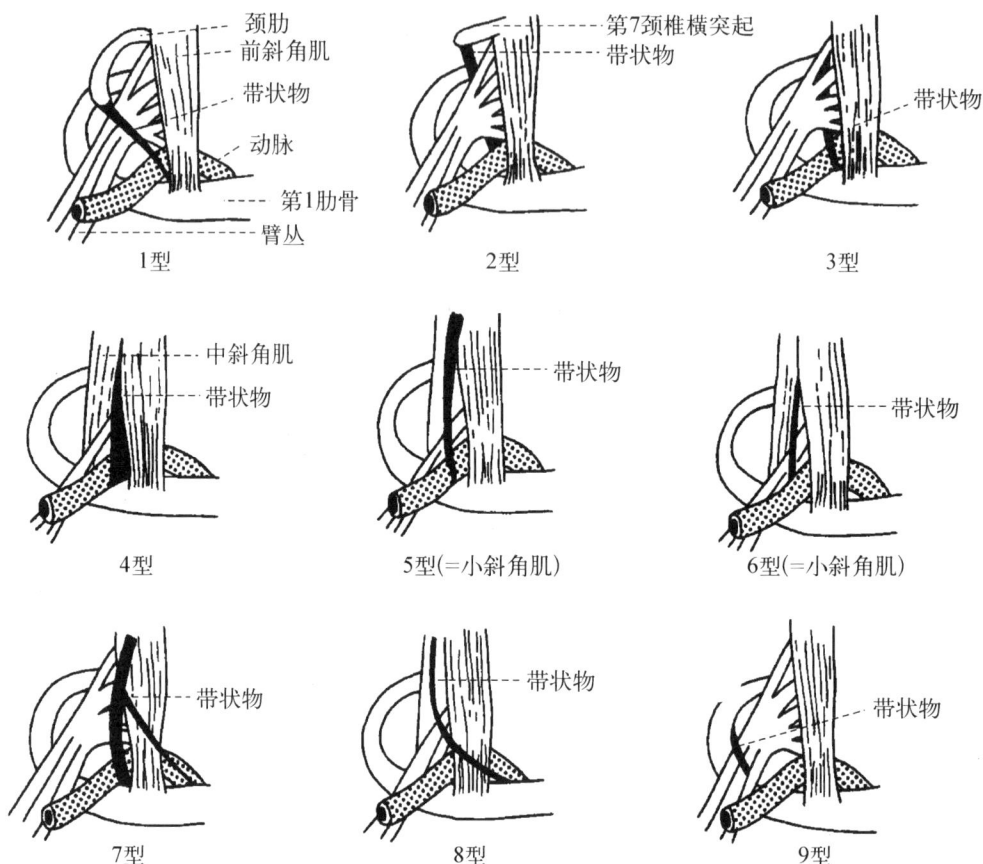

图 5 - 30　先天性纤维性、肌性索状物(引自 Ross,1982)

二十七、脊髓前动脉综合征

脊髓前动脉综合征系脊髓前动脉支配的脊髓前方约 2/3 处受到障碍,而属于脊髓后动脉区域的后索、后角则完整无损的结果产生的综合征。其临床特征为:① 迅速出现截瘫或四肢瘫痪;② 障碍部位以下分离性感觉障碍;③ 早期开始出现的膀胱直肠功能障碍;④ 发病时与病灶部位相一致的剧烈疼痛及带状感等。(详见第八章)

二十八、脊髓后动脉综合征

详见第八章。

二十九、根动脉缺血综合征

详见第八章。

三十、特发性低颅压综合征

(一) 特发性低颅压综合征(spontaneous intracranial hypotension, SIH)

以往对于神经外科医生、神经内科医生、麻醉科与疼痛科医生来说是由腰穿后脑脊液外漏所致的低颅压性体位性头痛,而原因不明的 SIH 较为少见。近来低颅压综合征及脑脊液减少症引人注意的是:① 较以往发病率明显增多,因日常生活中的普通动作即可引起脑脊液漏出,而对此多完全没有做出诊断和治疗;② 外伤性颈部综合征患者患病时间长,患者中有因脑脊液漏出致脑脊液减少症的,通过硬膜外自家血充填修补(epidural bloodpath,EBP)可使症状明显减轻。

国际头痛协会于 1988 年首次发表了国际头痛分类,15 年后于 2003 年在罗马召开的第 11 次国际头痛学会上颁布了国际头痛分类第二版(the international classification of headache disroders 2nd edition: ICHD - Ⅱ)中的 7.2.3 所示,特发性低颅压综合征与特发性低颅压性头痛[headache attributed to spontaneous (or idiopathic) low(SF pressure)]的临床表现极为相似,在 ICHD - Ⅱ 中将以前的自发性低颅压综合征、一次性低颅压综合征、脑脊液减少性头痛、低脑脊液性头痛等统一为特发性低颅压性头痛。近年来有些国家的神经外科、神经内科、麻醉科、疼痛科等医师提出由于颅压极少不正常,缺乏极端体位性头痛变化,不伴有因体位变化而引发症状等情况则与特发性低颅压综合征名称不相符合,故主张将其改为脑脊液减少症(cerebrospinal fluid hypovolemia)则更为合适。近年来有些国家已将低颅压综合征研究会改为脑脊液减少症研究会,ICHD-Ⅱ中(7.2.3)特发性低颅压性头痛的诊断标准明确规定见表5-24,其症状有直立性头痛(坐、立位15 min内头痛加重)为前提,项强、耳鸣、听力下降、光过敏、恶心等。D是由硬膜外血液修补而使症状改善,即诊断性治疗有显著疗效为其诊断的依据。B中MRI所见、脊髓脑造影所见、脑脊液减少等至少满足1项,可以不是低颅压,而基础疾病可使脑脊液减少,剧咳等多可使颅压增高源于脑脊液漏出。

表5-24　ICHD-Ⅱ(7.2.3)特发性低颅压性头痛诊断标准

A. 头整体痛或钝痛,取坐,立位15 min内头痛加重,下列各项至少有一项,且满足D
　　1. 项强
　　2. 耳鸣
　　3. 听力下降
　　4. 光过敏
　　5. 恶心
B. 至少满足下列项目中的一项
　　1. MRI证明有低颅压改变(硬膜增强)
　　2. 脊髓造影、CT造影、脑室造影证明有脑脊液漏出
　　3. 坐位颅压不足60 mm H$_2$O
C. 无硬膜穿刺等造成脑脊液漏出的既往。
D. 硬膜外血液充填修补后,72 h内头痛消失

自发性低颅压头痛的患者大部分通过硬膜外血液自家血充填修补、生理盐水硬膜外注入或镇痛药等治疗出现效果。头痛也有自然缓解的,也有初次治疗效果好但再发的,也有好发于胸椎的硬膜鞘膨出由手术而取得较好成绩。应避免对MRI示有硬膜增厚的患者进行硬膜穿刺,上述情况虽然是低颅压性头痛,但基本上都有脑脊液减少,这也表明如交通外伤、运动等外伤会引起,而且日常生活中如乘飞机时气压急剧变化、家中跌倒、颈部和躯干的扭曲等均会引起脑脊液减少。镇痛药等药物治疗、生理盐水硬膜外注入、自家血充填修补(EBP)等治疗有效。咖啡碱静推的作用机制是:由低颅压致脑内血管扩张激活肾上腺受体的头痛,由颅内动脉血管收缩来拮抗,使血流减少而改善脑循环。脑脊液漏出系由于硬膜鞘膨出等而使硬膜变为脆弱。

Mokri强调MRI在诊断中的重要性,他也提出存在有无体位性头痛、脑脊液压力正常、MRI无特征所见(弥漫性硬膜增强)的病例。治疗中与腰穿后低颅压综合征比,EBP效果并不显著。发病机制有基于先天性结缔组织异常的硬膜脆弱。因合并有硬膜下血肿、治愈脑脊液漏反而引起脑压高。

(二)脑脊液减少症(CSF hypovolemia)

近来有许多报道除以体位性头痛和低颅压为主要症状的低颅压综合征外,多以日常生活活动中或不明原因起病,以柔和的头痛(标准不是15 min、1~数个小时坐位或立位下症状加重,卧位下症状缓解),并有许多其他症状,且EBP有效的病例。

1. 脑脊液减少症诊断

(1)症状　症状较多(表5-25),仅靠症状难以诊断。诊断要点不是症状的内容,而是什么时候症状加重或减轻的经历(表5-26)。鉴别诊断重要的是有无颈部病变,首发症状为紧张性头痛的暂时性头痛(紧张性头痛、偏头痛、枕神经痛),仔细检查枕部、颈部、肩胛部肌群有无过度紧张。近来医生们把做为第二诊断为脑脊液减少症的患者,常过多的将其评定为脑脊液减少症,疏于鉴别诊断而轻易施行EBP的情况。

表5-25　脑脊液减少症治疗前症状

1. 疼痛
头痛、颈痛、背痛、腰痛、四肢痛
2. 脑神经症状
视力障碍(光过敏)、耳鸣、眩晕、听力障碍、复视、咽部不适、面部不适、嗅觉障碍、味觉障碍
3. 自主神经症状
恶心、胃肠障碍(腹痛、便秘、腹泻)、微热、手足冷、出汗异常
4. 高级脑功能障碍 精神症状
记忆力下降、思维下降、注意力下降、睡眠障碍、抑郁状态
5. 其他
全身疲倦,内分泌障碍

表5-26　可疑脑脊液减少症的症状

1. 坐位、立位下症状加重、卧位下症状缓解
2. 多饮水(1 500~2 000 ml/d)症状缓解
3. 轻度脱水(发热、腹泻、酷热)症状加重
4. 气压变动时症状加重

(2)MRI所见　MRI为简易且无伤害的检查,对脑脊液减少症诊断的作用很大,是目前筛查的一个手段。MRI特征所见有:脑的下陷所见(brain sinking)与代偿性淤血所见(表5-27)。观看治疗前后MRI,脑的下陷清晰可见。问题在于有这些所见的是发病后几个月内急性期-亚急性期患者为

多,发病 6 个月以上慢性期病例见表(5－27),全部尚不足 30％。

诊断脑脊液减少症的必要条件是满足特征症状(表 5－25,5－26)或 MRI 所见(表 5－27)。

表 5－27　特发性低颅压综合征中 MRI 所见

MRI(矢状像、冠状像、普通的加钆造影)
硬膜下腔扩大
小脑扁桃下降
鞍上池消失
脑干(桥)扁平
弥漫性硬膜增强效果
脑表浅静脉扩张
脑垂体肿胀

(3)RI 脊髓脑室扫描(^ⅢIn)　目前确认脑脊液漏出的最常用检查是"脑脊液漏出像"、"膀胱内早期会聚像"的阳性所见。

(4)外伤性颈部综合征(即挥鞭综合征)与脑脊液减少症的鉴别　迁延 6 月以上的外伤性颈部综合征者中实际上是脑脊液减少症,治疗后会明显改善。也有人认为外伤性颈部综合征与脑脊液减少症完全不同,脑脊液减少症不会是外伤性颈部综合征的原因。外伤性颈部综合征病因尚不清楚,应包括几种不明病因的综合征在内。以往由于尚无脑脊液减少症这一疾病的概念,原本应诊断为脑脊液减少症的不得不诊为外伤性颈部综合征,故今后在诊断外伤性颈部综合征时应与脑脊液减少症进行鉴别诊断。应避将外伤性颈部综合征认为是脑脊液减少症而轻易施行 EBP,故在诊断与治疗脑脊液减少症时要慎重。

［附］脑脊液减少症的治疗

(一) 保守治疗

1～4 周的安静卧床及充分补充水分(1 500～2 000 ml/d)或同等量的电解质,期待自然缓解。

(二) 硬膜外生理盐水注入

主要目的是暂时性提升硬膜外腔的压力,为安全性高的治疗手段,近来被评为安全性较高的治疗方法。

(三) 硬膜外自家血充填修补

按 ICHD－Ⅱ 7.2.3 特发性低颅压性头痛的诊断标准进行诊断性治疗,较安全且治疗效果好。应避免过于轻易使用 EBP。EBP 的适应证、实施方法、次数、施行后安静休息时间等各医疗机构均有所不同,为避免混乱应标准化。日本医科大学(表 5－28)的适应标准仅限于 RI 脊髓脑室扫描见

有脑脊液漏出者。实施时在 X 线透视下以提高硬膜外腔穿刺的可靠性,直视下确认自家带有造影剂血的扩散。次数以症状改善情况及对硬膜外腔整体的扩散为指标,除个别外一般以 2 次为限。术后安静卧床 24 h。经过约 1 个月的轻度日常生活后恢复到原有生活。EBP 后 1～3 个月行治疗效果判定。

表 5－28　日本医科大学的诊断、治疗

A. 1～4 项中,取坐位或立位后,3 h 内加重,卧位后 1 h 内(75％)明显减轻。
　1. 疼痛:头痛,颈部痛
　2. 脑神经症状:视力障碍、听力障碍、耳鸣、复视
　3. 自主神经症状:恶心、胃肠障碍
　4. 高级脑功能障碍:记忆力下降、注意力下降
B. MRI 特征所见
　满足 A 或 B,行脑池扫描
C. 脑池扫描见有脑脊液漏出的证据
D. 满足 C 则行 EBP
　1 个月内症状明显改善(75％以上),诊断为本综合征

三十一、抗磷脂抗体综合征性脊髓炎

抗磷脂抗体综合征(antiphospholipid syndrome, APS)是由狼疮抗凝体(lupus anticoagulant, LA)与抗心脂抗体(anticardiolipin antibody, aCL)所致的动静脉血栓、习惯性流产、血小板减少等病变。aCL 有 IgG、M、A 三种亚型,脑梗死与 IgG、IgM 有关,深部静脉血栓与 IgG 有关,流产及网状青斑(divedo reticularis)与 IgM 有关。多发性硬化症(MS)、全身性系统性红斑狼疮(SLE)中合并脊髓炎与视神经炎病例中与 aCL 有关,尤其是 aCL IgM 阳性率多。但一般认为 APS 中不会伴脊髓炎,但继发性 APS 或抗磷脂抗体阳性病例至 2007 年仅有 15 例报道。

2004 年发现了在亚洲多见的视神经脊髓型多发性硬化症(OSMS)与欧美的视神经脊髓炎(NMO)中均可特异性查出自身抗体视神经脊髓炎(NMO)-IgG,认为两者为同一疾病。目前 APS 致脊髓炎(antiphosphlipid syndromemyelitis myelitis)与视神经脊髓型多发性硬化症(OSMS)的关系尚不清楚。

(一) 临床症状及检查所见(表 5－29)

1. 性别、年龄　女性多,平均发病年龄 42.9 岁,较 MS 为高龄,可 6～83 岁。

2. 发病形式　有疑为血栓病变的急性发病与亚急性进行性脊髓炎的形式,呈亚急性进展者

达60%。

3. 血液检查　抗核抗体弱阳性病例多,亦有血小板释放因子上升的。

4. 抗磷脂抗体　阳性率为 aCL IgG(47%),aCL IgM(40%),LA(27%)。

5. 脑脊液所见　正常为(53%),轻度细胞上升(33%)。急性发病中脑脊液缺乏变化,亚急性进行性可见炎症性变化。

6. 脊髓炎的范围及部位　部位以胸髓病变为多。有的病例 T_2WI 呈现广泛高信号。

表5-29　抗磷脂抗体阳性脊髓炎的临床症状及检查所见

女性	60%
年龄	平均42.9岁
发病形式	急性33%,亚急性60%,慢性7%
脊髓病变	颈髓27%,胸髓80%,腰髓13%,3椎体以上67%
狼疮抗凝体	27%
aCL IgG	47%
aCL IgM	40%
ANA	53%
脑脊液所见	正常53%,细胞数上升33%
治疗	激素73%,抗栓疗法53%
经过	改善73%,不变23%
其他合并症	深静脉血栓,脑梗死,心绞痛,网状青斑

(引自 Tsutumi,2007)

（二）发病机制

APS致脊髓炎的发病机制有血管性与炎症性两种。血管性机制则其病变与血管支配区域相一致,急性发病的病例中脑脊液的炎症性变化轻,症状不改善者多,也有发病时的疼痛与发病部位一致的。炎症性机制其病变广泛,有与血管支配区域不相一致的病例,症状为进行性,亚急性病例有脑脊液细胞增多与IgG指数上升,激素治疗有效。

1. 与SLE相关　抗磷脂抗体综合征(APS)多合并全身性系统性红斑狼疮(SLE),抗核抗体多是弱阳性。过去的报道 SLE 中 1%～2%合并脊髓炎,SLE合并脊髓炎的 64%～100%中抗磷脂抗体(aPL)阳性。SLE 病例中 SLE 活动性高时合并脊髓炎,其中 48%合并视神经炎。合并视神经炎病例其特征是神经并发症几乎全是脊髓炎。Lavalle 等报道。在其5个月内平均观察 SLE 500 例的前瞻性研究中,4 例合并脊髓炎全部 IgM aCL 阳性,其他的神经系统中产生并发症的病例与自身抗体均无特定倾向,即中枢神经系统(CNS)狼疮与脊髓炎分别有相关因素。

2. 与MS,NMO的相关　大部分脊髓症及脊髓炎为一过性的。有 MS 与抗磷脂抗体(APL)相关学说及无关的学说。抗磷脂抗体(APL)阳性率为 2%～44%。Karussis 分析 20 例 aPL 阳性的 MS 中 15 例有脊髓炎,6 例有视神经炎,8 例头痛,与 SLE 呈同样脊髓炎与视神经炎症状的非典型病例多,抗磷脂抗体(aPL)阳性的 MS 多有头痛。日本横贯性脊髓炎伴有视神经炎的 MS 例与不伴横贯性脊髓炎的病例比其视力恢复差,且 APS 阳性率高,故 Fukuzawa 认为亚洲地区合并脊髓炎的 OSMS 频率高是因为 aPL 参与的缘故。

近来发现 OSMS 及 NMO 阳性的 NMO-IgG 与水制一类细胞外膜孔道蛋白 aguapouin4(AQP_4)结合,AQP_4 高频率出现部位的灰白质和脑室周围及血管周围产生障碍。NMO-IgG 阳性的 OSMS 特征是视神经障碍重,有 3 椎体以上病变,上中部胸髓多,抗核抗体阳性多。

（周天健　享也白）

参 考 文 献

1　Yakata T,Furukawa T. Romberg's sign. Spine & Spinal Cord,1989,5:339-342.

2　Ichikawa T,Furukawa T. Brown-seguard syndrome. Spine & Spinal Cord,1990,7:541-545.

3　Noda S. Neck-tongue syndrome. Spine & Spinal Cord,1989,12:925-926.

4　Yada K. spurling's Test. Spine & Spinal Cord,1991,8:641-647.

5　Takahashi A. Strumpell sign:Tibialis phenomenon. Spine & Spinal Cord,1991,8:631-634.

6　Harada H,Takahashi K. Lhermitte's sign. Spine & Spinal Cord,1989,5:347-350.

7　Tashirok. Beevor's sign. Spine & Spinal Cord,1989,5:351-355.

8　Shiozawa Z,Nagasak T. Laseque's sign and Kernig's sign. Spin & Spinal Cord,1989,5:357-361.

9　Nakanishi T. Babinski sign. Spine & spinal cord, 1991, 8: 615 - 620.

10　Iwata M. Barre's signs and other pyramidal defict signs. Spine & Spinal Cord, 1991,8:621 - 626.

11　Hirose G. Marie-Foix flexor withdrawal reflex. Spine & Spinal Cord, 1991,8:627 - 629.

12　Tashiro K, Ito K, Fukazawa T, et al. The useless hand syndrome (of Oppenheim). Spine & Spinal Cord, 1991,8: 635 - 640.

13　Arasaki K, Nakanishi T. Hoover's sign. Spine & spinal cord, 1989,5:343 - 346.

14　Kikuchi s, Tashiro K. Neurological symptoms of thoracic OLF. Spine & Spinal Cord, 1995,12:951 - 957.

15　Tashiro K. Symptomatology of thoraco-lumbar junction lesions (Epiconus, conus Medullaris, cauda equina). Spine & Spinal Cord, 1990,6:413 - 420.

16　Mannen T. the concept of Foix-Alajouanine syndrome. Spine & Spinal Cord, 1993, 1:9 - 13.

17　酒匂崇. 颈椎外科. 东京,金原出版社,1989:273 - 290.

18　王康,王国相. 脊髓前动脉综合征. 中国脊柱脊髓,2000,3: 190 - 192.

第六章 脊髓肿瘤

第一节 总 论

脊髓肿瘤一般都列入椎管内肿瘤范畴,除脊髓本身可以有原发或继发性肿瘤外,椎管内脊髓的邻近组织都可发生各类占位性病变,直接或间接侵犯脊髓,造成脊髓功能的严重损害。由此,常把椎管内肿瘤简称脊髓肿瘤。

根据肿瘤与脊髓和硬脊膜的关系可分为脊髓内肿瘤和脊髓外肿瘤。后者又分为硬脊膜内肿瘤和硬脊膜外肿瘤。有的肿瘤可同时位于脊髓内和脊髓外,或跨越硬脊膜内外。最多见的还是跨越硬脊膜内外的神经鞘瘤和神经纤维瘤。

椎管内肿瘤的发生率据国外统计为每年 2.5 人/10 万人口,国内约占神经系统疾病住院患者数的 2.5%,与颅内肿瘤相比为 1:(6~10.7)。如按脊髓和脑体积的比值 1:8 计算,两者发生肿瘤的机会是相当的。椎管内肿瘤可发生于脊髓任何节段,但以胸段最多,占 42%~67%;其次为颈段,占 20%~26%;而腰骶段和马尾部较少,占 12%~24%(图 6-1)。成人脊髓全长为 44.5 cm,胸髓长 26 cm,颈髓长 10 cm,腰骶髓长 8.5 cm。胸、颈、腰骶段各占脊髓全长的 58%、23% 和 19%。如此看来,椎管内肿瘤在各节段的分布大致也是符合这个比例的。但在横断面上肿瘤所在位置的比例则迥然不同,以脊髓外硬脊膜内者最多,脊髓内者最少。其比例是脊髓外硬脊膜内、硬脊膜外、脊髓内肿瘤之比为 6:3:1。

大多数肿瘤如神经鞘瘤、神经纤维瘤、脊膜瘤、星形细胞瘤、少突胶质细胞瘤和血管瘤生长的部位都按各脊髓节段的长度成比例地分布。但有些肿瘤则好发于脊髓的某部位,如室管膜瘤好发于圆锥和终丝部;表皮样囊肿和皮样囊肿多见于腰骶部;而脊索瘤常在脊髓的两端、颅颈移行部的底部。神

经鞘瘤和脊膜瘤绝大多数位于脊髓背侧,极少位于脊髓腹侧。

一、肿瘤的分布和病理特点

椎管内肿瘤多数为原发性良性肿瘤,少数为继发于椎管外的恶性癌肿。椎管外肿瘤进入椎管内的途径有转移、侵入和种植等 3 个方面,进而构成继发性椎管内肿瘤。椎管内肿瘤以神经鞘瘤最多,占 55%~66%,其次为脊膜瘤,以下顺序为神经纤维瘤、胶质瘤、血管瘤、转移瘤等。转移瘤转移到硬脊膜外者少,而转移到脊髓内者更少。

(一)肿瘤分布

1. 脊髓外硬脊膜内肿瘤 脊髓外硬脊膜内肿瘤最常见,约占椎管内肿瘤的 59.5%~66%,绝大多数为良性肿瘤(图 6-2)。主要有神经鞘瘤、神经纤维瘤和脊膜瘤,多为局限性缓慢生长,有完整的包膜。神经鞘瘤为椎管内最常见的肿瘤,占 40%,起源于神经根的鞘膜。起源于神经纤维者称神经纤维瘤,有光滑的包膜。约 2/3 的肿瘤位于硬脊膜内间隙,其余的位于硬脊膜外和跨居硬脊膜内外。跨居椎管内外者又称哑铃形肿瘤(图 6-3),多为单发,也可多发。肿瘤为实质性,也可因退行性变成为囊性或中心坏死。

脊膜瘤约占椎管内肿瘤的 25%,起源于蛛网膜内皮细胞,与硬脊膜紧密相连,80% 以上位于胸段。瘤体大小不一,一般为 2~3.5 cm,单发良性者多,也可多发或恶性变。血运丰富,有完整包膜,瘤内多有钙化。

此外还有位于脊髓表面、范围广泛的血管瘤和常见于小儿马尾部的表皮样囊肿和皮样囊肿。

2. 硬脊膜外肿瘤 硬脊膜外肿瘤约占椎管内

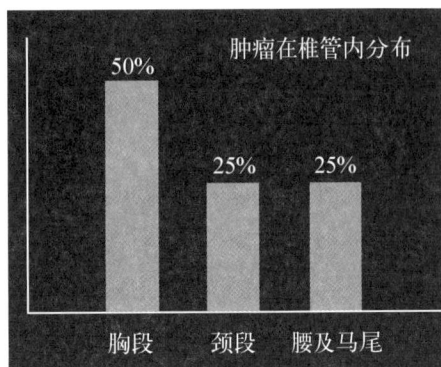

图 6-1　肿瘤在椎管内分布

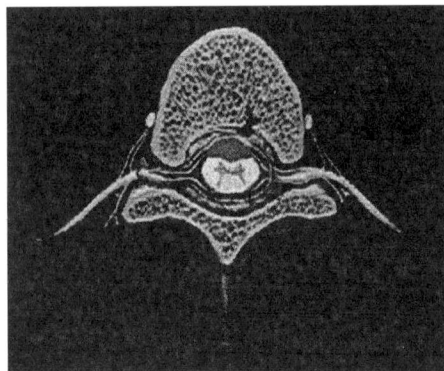

图 6-2　硬脊膜内脊髓外肿瘤

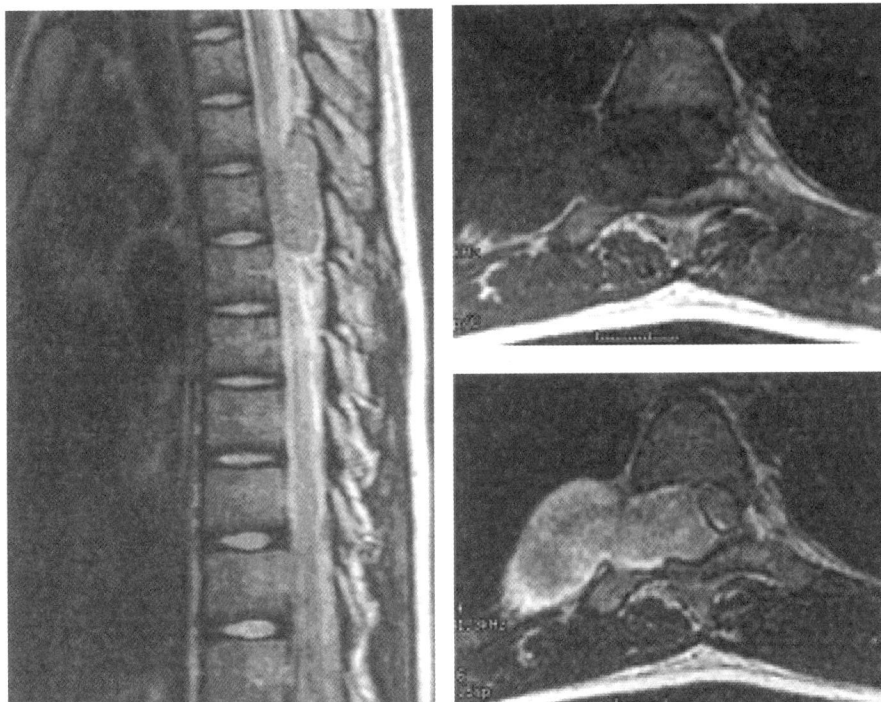

图 6-3　MRI 示胸椎神经纤维瘤,横断位示哑铃形肿瘤

肿瘤的 25%～26.5%。大多为神经鞘瘤和神经纤维瘤,好发于胸段(图 6-4);其次为恶性转移瘤;此外还有血管瘤、脂肪瘤、脊索瘤。转移瘤多来自乳腺、肺、前列腺或肾脏的癌肿,多位于胸段,其次为腰段,常围绕硬脊膜或神经根生长,累及范围比较广泛。脊索瘤起源于胚胎残余的脊索组织,好发于骶尾部,多为良性,也可恶性变,突破硬脊膜,随脑脊液环流,种植于脊髓的其他部位。

3. 脊髓内肿瘤　脊髓内肿瘤在椎管内肿瘤中所占比例较小,为 10%～14%。绝大多数为胶质瘤,包括星形细胞瘤、室管膜细胞瘤和胶质母细胞瘤。星形细胞瘤约占髓内肿瘤的 40%,恶性程度低,细胞分化较好,呈浸润性沿脊髓纵轴生长,多发生在胸髓(图 6-5),累及多个节段,与周围组织分界不清。室管膜瘤多位于胸腰段以下的部位,源于中央管的室管膜细胞或终丝,在脊髓中央向上下蔓延,大多累及 3～5 个髓节,周围组织有明显分界。神经胶质母细胞瘤恶性程度高,呈浸润性生长,较少见。此外还有较少见的血管母细胞瘤、脂肪瘤、淋巴瘤(图 6-6)等。

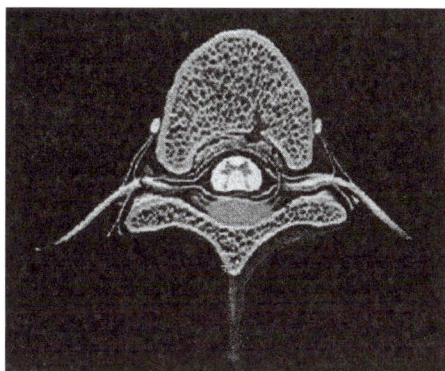

图6-4　硬脊膜外肿瘤

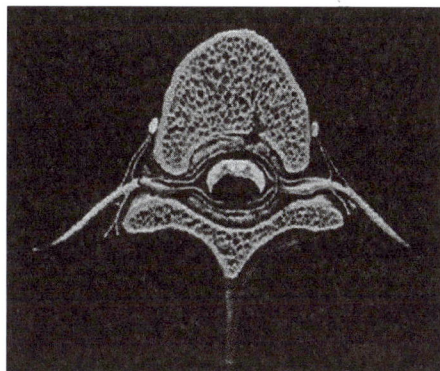

图6-5　脊髓内肿瘤

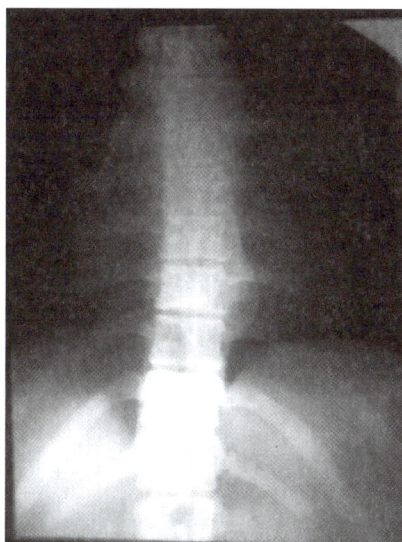

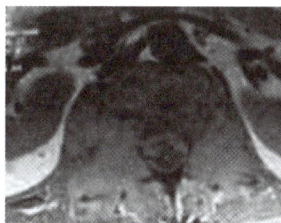

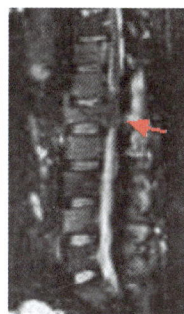

图6-6　淋巴瘤X线示椎旁软组织肿块;淋巴瘤MR I T₂WI示髓内占位,如箭头所示

（二）脊髓肿瘤的分类

1. 根据起源分类　根据脊髓肿瘤的起源,可将脊髓肿瘤分为原发性和继发性两种类型。

（1）原发性脊髓肿瘤　是指起自脊髓、脊髓膜、脊神经、神经胶质、血管等脊髓及其附属组织的肿瘤。

（2）继发性脊髓肿瘤　主要包括椎骨及椎骨旁组织的肿瘤侵入,如椎骨骨瘤、从远处部位转移而来的转移瘤,如肺癌、肝癌、甲状腺癌、胃癌等。亦可见于淋巴肉瘤、霍奇金病及恶性网状组织细胞瘤等。

2. 按病理特点分类　根据肿瘤生长的发生和来源将其分为:神经胶质瘤、神经纤维瘤、脊膜瘤、血管瘤、胆脂瘤、纤维瘤、软骨瘤、脊索瘤、肉瘤、转移瘤及感染性肉芽肿(结核瘤、淋巴肉芽肿病)和寄生虫性囊肿(囊虫病、包虫病)(表6-1)。

3. 按肿瘤生长的部位及与脊髓、硬脊膜和脊柱的关系分类　可将脊髓肿瘤分为硬膜外、硬膜下和脊髓内肿瘤三类。

（1）硬膜外肿瘤　以转移瘤与肉瘤为最多见,亦可见血管瘤、脂肪瘤。

（2）髓外硬膜内肿瘤　是脊髓肿瘤中最常见者。以脊膜瘤及神经纤维瘤为最多见。前者起源于神经根附近的脊髓膜,后者起源于神经根的神经膜。两者均为良性,有包膜,对脊髓的损伤只是压迫,可以完全切除。神经纤维瘤还可由椎间孔向外生长呈哑铃状或葫芦状。按椎管内肿瘤部位分布频率,硬膜下、髓外最多,其次为硬膜外、髓内最少。

（3）髓内肿瘤　以神经胶质瘤为最常见,室管膜瘤多见于儿童和青年,来源于中央管之室管膜。室管膜瘤为生长缓慢,界限清楚,不浸润脊髓之良性肿瘤。其他胶质瘤在脊髓内浸润生长,部分生长快,分化不良者,在切面上可见出血及坏死。

表 6-1　2 279 例椎管内肿瘤的部位(纵位)分布

肿瘤类型	总例数	颈　段			胸　段			腰　骶　段		
		例数	占颈段%	占分类%	例数	占胸段%	占分类%	例数	占腰骶段%	占分类%
神经上皮源性肿瘤	290	74	13.2	25.5	127	11.6	43.8	89	14.2	30.7
星形细胞的肿瘤	117	38	6.8	32.5	54	4.9	46.2	25	4.0	21.4
少突胶质细胞的肿瘤	5	2	0.4	40.0	3	0.3	60.0			
室管膜的肿瘤	109	15	2.7	13.8	39	3.6	35.8	55	8.8	50.5
胶质母细胞瘤	35	8	1.4	22.9	18	1.6	51.4	9	1.4	25.7
神经元的肿瘤	24	11	2.0	45.8	13	1.2	54.2			
脊膜瘤	369	80	14.3	27.1	252	23.0	68.3	37	5.9	10.0
神经膜的肿瘤	1 005	327	58.4	32.5	450	41.1	44.8	228	36.5	22.7
先天性肿瘤	294	27	4.8	9.2	67	6.1	22.8	200	32.0	68.0
表皮样囊肿和皮样囊肿	33	1	0.2	3.0	4	0.4	12.1	28	4.5	84.8
其他囊肿	33	5	0.9	15.2	9	0.8	27.3	19	3.0	57.6
畸胎瘤	161	15	2.7	9.3	37	3.4	23.0	109	17.4	67.7
脂肪瘤	52	1	0.2	1.9	14	1.3	26.9	37	5.9	71.2
脊索瘤	15	5	0.9	33.3	3	0.3	20.0	7	1.1	46.7
血管的肿瘤和畸形	95	20	3.6	21.1	62	5.7	65.3	13	2.1	13.7
原发性肉瘤	75	5	0.9	6.7	46	4.2	61.3	24	3.8	32.0
继发性(侵入和转移)肿瘤	85	14	2.5	16.5	55	5.0	64.7	16	2.6	18.8
其他(杂类和未分类)	66	13	2.3	19.7	35	3.2	53.0	18	2.9	27.3
总　　计	2 279	560	100.0	24.6	1 094	100.0	48.0	625	100.0	27.4

4. 按肿瘤在脊髓的高度或平面分类　据此可分为:颈、胸、腰、骶、圆锥、马尾及与它们交界的部位,也包括颅骨与脊柱交界的部位、延髓与脊髓交界部位的肿瘤。临床以胸段为最常见,其次为颈段、腰骶段和马尾部位。

二、发病机制

脊髓位于骨质坚硬的脊椎管内,周围环绕3层脊膜。脊髓是人体感觉、运动功能传入和传出径路的集聚地,又是排尿、排便和各种内脏活动的脊髓反射中心。一旦脊椎内发生肿瘤,势必影响脊髓功能,以致破坏正常组织产生相应症状。其损害脊髓功能的机制可分为3个方面。

(一)侵蚀破坏

脊髓内肿瘤呈扩张性或浸润性生长,可直接挤压破坏邻近组织,使神经纤维髓鞘断裂消失、轴突破坏,神经细胞退行性变,胞核和尼氏小体消失,肿瘤周围有胶质增生。

(二)脊髓受压

脊髓在椎管内被齿状韧带和神经根所固定,限制了脊髓向各方向移动范围,尤其神经根从椎间孔两侧向前外方走行,更加限制了脊髓向后移动的范围。一旦椎管内发生肿瘤,必然挤压脊髓使其移位变形。早期脊髓虽有移位变形,但神经传导径路并未中断,故不出现症状。后期脊髓代偿作用消失后即可出现症状。但在脊椎畸形受压以致代偿功能不能发挥作用时,脊髓损害严重,所以很快出现瘫痪。又因脊椎管径以胸椎最小,出现肿瘤后脊髓回旋余地减小,所以较早出现症状。位于脊髓腹侧的肿瘤向后挤压脊髓,由于神经根的限制也会较早地出现症状。相反,在圆锥马尾部的肿瘤因有较大的空间移动,故常在较长的时间内无症状或症状出现的较晚。另外,脊髓内部各种组织对压力的耐受性也不同,一般锥体束、薄束、楔束的神经纤维较粗,比较容易受到损害,因此运动障碍往往重于感觉障碍。硬脊膜外肿瘤和髓外硬脊膜内肿瘤从一侧压迫脊髓时,由于硬脊膜的阻挡,其对脊髓的压迫相对较轻,所以症状进展比较缓慢。

(三)脊髓缺血

椎管内发生肿瘤后压迫根动脉和软脊膜上的小动脉,可引起分布区的缺血、水肿和肿瘤邻近的静脉扩张淤血,产生静脉高压,也可引起水肿。持久的缺血、缺氧即可造成脊髓部分组织的软化坏死。

三、临床表现

本病好发于青壮年,以 20～40 岁最多,占70%。男性多于女性,男女之比为(1.2～2):1,一般起病缓慢,呈进行性发展。但在恶性肿瘤或肿瘤出血时则快速进展,或突然加重症状。血管瘤在月经期间和热水浴时症状多有起伏。

脊髓肿瘤的临床表现主要为肿瘤所在部位的脊髓神经损害和肿瘤平面以下传导束受累的症状和体征。一般将肿瘤的发展阶段分为 3 个时期,即神经刺激期、脊髓部分受压期和脊髓性瘫痪期。

(一)神经刺激期

神经根和脊髓膜的刺激症状是最常见的早期症状,表现为根性疼痛和感觉异常。可出现颈部、背部或腰部剧烈的刀割、针扎、撕裂、电击样疼痛。初为间歇性,以后转为持续性。引起疼痛的原因是:① 脊神经后根和后角细胞受刺激;② 脊髓丘脑束受刺激;③ 硬脊膜受牵拉或被挤压。常在咳嗽、打喷嚏时诱发或加重。客观检查可发现局部感觉过敏带或轻微的感觉减低,这对早期肿瘤定位具有重要意义。感觉异常如麻木、蚁走感、束带感、针刺、烧灼或寒冷感虽有时为最早症状,但多在疼痛发生以后才出现,与疼痛的分布区基本相同。检查可在相应区有感觉减低或消失。在小儿早期疼痛容易被忽略,往往表现为走路困难,或尿失禁,常与成人症状有所不同。

脊髓内脊髓丘脑束受到刺激后所引起的疼痛,可表现为肿瘤平面以下的一侧肢体出现广泛性灼痛,或难以忍受的刺痛,一般称为束性疼痛。约有2/3 的脊髓内肿瘤患者出现这种现象。硬脊膜外肿瘤多表现为脊背深部的隐痛或酸痛,是硬脊膜刺激的一种表现。同时还伴有椎旁肌肉痉挛和脊柱活动受限,转动脊柱可诱发或加重疼痛。检查可有相应部位的脊椎疼痛和叩击痛。

(二)脊髓部分受压期

在神经刺激症状之后,随着肿瘤的不断发展增大,由于髓外肿瘤的压迫使脊髓移位变形,出现脊髓受压症状。

1. 感觉障碍　如肿瘤发生在脊髓腹侧,首先压迫两侧脊髓丘脑束的内侧,在颈段脊髓由于纤维排列分层,支配颈段的纤维在内,支配骶段的纤维在外,因此颈部的感觉障碍要比底部出现的早而且重。脊髓背侧肿瘤因先压迫后索,出现两侧肢体的本体感觉障碍和感觉性共济失调,多见于脊膜瘤。

髓外硬脊膜内的神经鞘从一侧压迫脊髓,使其半侧或部分半侧脊髓功能发生障碍,可出现脊髓半横切或不全性半横切综合征。典型的脊髓半横切综合征表现为肿瘤平面以下的同侧肢体肌力减弱和深感觉缺失,对侧的痛觉、温度觉缺失,而触觉保留。与肿瘤水平相应的皮节区感觉消失,及肿瘤所在水平上方出现感觉过敏带。由于肿瘤发生的部位及其进展过程的不同,如此典型的表现实际上是难以见到的,大多是不典型的脊髓半横切综合征。而髓内肿瘤多无此现象。

硬脊膜外肿瘤从一侧压迫脊髓时可使对侧脊髓被挤压在椎弓根上,由此所造成的脊髓损害反而重于肿瘤侧脊髓,而出现相反的脊髓半横切综合征。在对肿瘤进行定位时必须加以注意,并仔细分析判断。发生在下腰段髓节部的肿瘤可不产生脊髓半横切综合征,痛温觉的缺失是在肿瘤同侧,而不在对侧的下肢和会阴。这是因为此处的脊髓丘脑束大部来自同侧传导痛觉的纤维,尚未进行交叉之故。

尽管髓内或脊髓外的肿瘤压迫脊髓丘脑束都出现痛温觉障碍,但其发展过程却不同,这对肿瘤所在部位的判断比较重要。脊髓外肿瘤从侧面压迫脊髓,是先压迫骶段的纤维,感觉障碍是自下肢远端或会阴部起始,随着压迫的加重,感觉改变平面逐渐上升,到后期才固定于肿瘤所在水平,其进展过程是自下而上。脊髓内肿瘤是从髓内向外压迫脊髓丘脑束的,感觉障碍是由肿瘤所在平面开始,由上向下进展的。感觉障碍的程度也是上重下轻,由于触觉和痛觉所在部位不同,早期可出现痛温觉缺失而触觉保留的感觉分离现象。另外当损害尚未累及到最外层的骶段纤维时,会阴部痛温觉可保留,后期固定下来的感觉障碍平面则是肿瘤以下的一两个髓节的水平。

圆锥马尾部肿瘤皆出现鞍区感觉障碍,但圆锥肿瘤所引起的感觉障碍时常是两侧对称的,并有感觉分离现象。而马尾肿瘤的感觉障碍两侧多不对称,可呈根性分布,各种感觉呈同等程度的损害,根性疼痛也比较明显。

在脊髓部分受压期中,脊髓性感觉障碍即传导束性与根性感觉障碍,一般都较运动障碍突出明显,而痛觉又比触觉损害严重,因此对痛觉的检查是非常重要的。

2. 运动障碍　可表现肢体无力,上肢肌力减弱,手的精细动作失灵,下肢僵硬,走路困难。如脊髓前角或前根受压可引起病变节段支配区内的肌肉迟缓性瘫痪,并伴有肌肉萎缩和肌肉颤动。胸腹部的带状捆扎感有可能是前根运动功能障碍的早期表现。锥体束受压可引起病变节段以下的同侧肢体痉挛性瘫痪,表现为肌张力增高,肌腱反射亢进,浅反射消失,有髌、踝阵挛和病理征阳性,在颈膨大和腰膨大发生肿瘤时更为明显。圆锥马尾部的肿瘤均造成迟缓性瘫痪,肌张力减低,肌腱反射和肛门反射消失,可有下肢肌肉萎缩,而不出现上述的运动神经元损害症状。

由于锥体束在脊髓内的层次排列与脊髓丘脑束相同,故脊髓内肿瘤所引起的运动障碍也是自上而下地发展,两侧肢体瘫痪同时或相继出现,而且程度相当。脊髓外肿瘤所引起的瘫痪是在肿瘤侧的肢体,而且是从下向上进展的瘫痪,以后才逐渐累及到对侧肢体。颈膨大的脊髓外肿瘤从一侧压迫脊髓时,可出现一种有序进展的瘫痪过程,呈现双上肢迟缓性瘫痪,双下肢痉挛性瘫痪的四肢瘫痪征象。一般是左侧肿瘤呈顺时针进展,右侧肿瘤呈逆时针进展。这对颈膨大脊髓外肿瘤的定位具有参考价值。这种现象也偶见于一侧的脊髓内肿瘤。

3. 反射改变　肿瘤所在平面由于脊神经和脊髓前角受压,使该节段的反射弧也被阻断,而致反射减低或消失。但在该节段以下的肌腱反射增强、亢进,浅反射减低或消失,并出现病理反射。因此检查肌腱反射的变化也有助于肿瘤的定位。

在 $C_5 \sim C_6$ 水平的肿瘤,二头肌腱反射消失,三头肌腱反射增强;$C_7 \sim C_8$ 水平的肿瘤,三头肌腱反射消失,二头肌腱反射正常;$T_7 \sim T_{12}$ 水平的肿瘤分别出现两侧或一侧的上、中、下腹壁反射消失;L_1 水平的肿瘤提睾反射消失,膝反射亢进;$L_2 \sim L_4$ 水平的肿瘤膝反射消失,踝反射亢进;L_5 以下水平的肿瘤踝反射消失,膝反射正常;圆锥肿瘤肛门反射消失。

(三)脊髓性瘫痪期

肿瘤进展到后期常有脊髓半侧受压综合征的不完全性瘫痪进入到脊髓功能完全丧失阶段,呈脊髓横断性全瘫痪。在肿瘤平面以下所有深浅感觉完全丧失,双侧肢体呈痉挛性瘫痪,初起为伸直性痉挛性瘫痪,过后功能损害进一步加重,即呈屈曲性瘫痪,并出现排尿、排便障碍。先是尿频、尿急,随后排尿困难、尿潴留,最后成为尿失禁。由于瘫痪导致肠蠕动发生障碍,以致粪便滞留在直肠内,水分被吸收后大便秘结,很少出现大便失禁。但马尾、圆锥部肿瘤早期即出现排尿、排便障碍,而且主要是尿失禁,无尿潴留现象。此外还可有性功能障碍,瘫痪肢体因血管运动功能和泌汗功能障碍,可出现肿瘤平面以下少汗或无汗,皮肤干燥、脱屑和立毛、肤色的改变。颈胸连接部的脊髓内肿瘤还可

有霍纳综合征。

老年性椎管内肿瘤多以根痛为首发症状,出现肿瘤平面以下的感觉、运动障碍症状者亦不少见。颈段肿瘤多表现为颈肩痛、双手麻木无力,部分病例有下肢感觉异常,走路不稳。胸段肿瘤常在胸腹部出现紧束感或腹部不适感,后者易被误诊为腹腔内疾患。腰骶部肿瘤多为腰腿痛,并有下肢肌肉萎缩,反射异常等体征出现。

由于小儿椎管内肿瘤常为先天性肿瘤,如皮样囊肿、表皮样囊肿、畸胎瘤等,常可在脊背部见有皮样凹陷或小孔、多毛、血管痣以及各种皮肤异常,所以不能忽视对背部皮肤的检查。又因小儿难以表达感觉障碍,早期的疼痛容易被忽略,直至有步态异常或下肢活动失常时方被发现。

严重的脊髓性瘫痪常并发肺部炎症、尿路感染、褥疮和全身营养障碍等。

四、辅助检查

(一)脑脊液检查

脑脊液动力学和实验室检查是诊断椎管内肿瘤的重要方法之一。

1. 脑脊液蛋白质含量增高,而细胞数正常　脑脊液的蛋白质含量在肿瘤压迫脊髓产生蛛网膜下隙梗阻时均有不同程度的增高。其含量的多少与以下因素有关:① 阻塞的程度愈重蛋白质含量愈高;② 阻塞的部位愈低蛋白质含量愈高;③ 硬脊膜内肿瘤较硬脊膜外和脊髓内肿瘤蛋白质含量高;④ 神经鞘瘤、神经纤维瘤、脊膜瘤和室管膜瘤蛋白含量较其他肿瘤高。

蛋白质量超过 1.0 g/L(1 000 mg/dl)时脑脊液即呈黄色,并在体外室温下自动凝固。这种蛋白质含量高、黄变和自动凝固现象称为弗洛因(Froin)综合征。脑脊液黄变是在肿瘤附近血管漏出液中含有胆红素和肿瘤少量出血的分解产物所致。

脑脊液蛋白质含量增高,而细胞数正常,称为蛋白细胞分离现象,是诊断椎管内肿瘤的重要依据之一,提示应进一步做脊髓造影或 CT 扫描检查以明确诊断。但在髓外硬脊膜内肿瘤也可见有淋巴细胞轻度增多,或为脱落的肿瘤细胞,可做细胞涂片检查以求进一步确定肿瘤的性质。

2. 压颈试验(Quecken's test)　压颈试验是确定蛛网膜下隙有无梗阻及其梗阻程度的重要检查。椎管内肿瘤脑脊液压力多数正常,少数可高于 2.0 kPa,但都有程度不等的蛛网膜下隙梗阻。在

完全性梗阻时,梗阻平面以下的脑脊液压力比正常低,放出少量脑脊液后脑脊液压力会明显下降。一般是肿瘤所在部位愈低,这种现象愈明显。有不少病例在放出脑脊液后,使症状加重,这是因为肿瘤失去了原有液垫的烘托,使之移位后加重了脊髓压迫的结果。

3. 腰穿无脑脊液 如腰椎穿刺正确无误,而无脑脊液流出或被抽出,有可能是刺入肿瘤内,可将穿刺点向上或向下移动1~2个棘突间隙另行穿刺,如有脑脊液流出可帮助确定肿瘤的上界或下界水平。对疑有皮样囊肿或表皮样囊肿,并发局部皮肤感染者,应避免在其附近进行穿刺,以免引起脑脊髓膜炎。

（二）放射性核素扫描

经静脉注入 ^{99m} 锝-过锝酸盐 185～370 MBq,1～3 h 后可在扫描图上显示肿瘤影像。此项检查适用于胸腰段的硬脊膜外肿瘤,如转移瘤、肉瘤等。脊髓内肿瘤多不能显示。

另外也可用 ^{131} 碘 3 700 kBq,或 ^{113} 铟 18.5～37 MBq,用脑脊液稀释至 2 ml,缓慢注入蛛网膜下隙,1～2 h 后患者取仰卧位,由骶尾部向头段扫描。正常情况下蛛网膜下隙图形清晰,放射性核素分布均匀。椎管内肿瘤可引起蛛网膜下隙狭窄和阻塞,完全性阻塞表现为放射性核素中断,中断处即为肿瘤所在部位。

五、影像学检查

脊髓位于椎管管腔内,有脊髓发出的脊神经横行或斜行通过相应的椎间孔,脊髓外表被有3层脊膜,脊髓周围环绕着供养血管,硬脊膜外有脂肪组织。这些组织结构如发生肿瘤即可累及椎骨而出现骨质改变。因此,脊髓的影像学检查对椎管内肿瘤的诊断具有极其重要的价值。一般可通过X线平片检查、脊髓造影、选择性脊髓动脉造影、CT扫描和MRI检查。

（一）X线平片检查

椎管内肿瘤生长扩大,可直接压迫邻近椎管结构,使其移位、变形和破坏。以硬脊膜外肿瘤最易引起骨质改变,占70%。脊髓外硬膜内肿瘤次之,有48%病例有骨质改变。脊髓内肿瘤有43%病例有骨质改变。尤其是皮样囊肿、脂肪瘤、血管瘤、神经鞘瘤易有骨质改变,而且位于腰骶部的胆脂瘤、畸胎瘤、皮样囊肿因瘤体大,往往同时累及数个椎体。脊椎骨质改变的主要表现如下。

1. 椎弓根的变形和骨质破坏 椎弓根的变形和骨质破坏是椎管内肿瘤最常见的骨质改变,表现为椎弓内缘变平直或凹陷,如两侧同时受累即呈括弧样。椎弓根骨质吸收、密度减低、轮廓模糊以至消失。这种改变是对称性的连续数个椎体,但也有局限于一侧或单个椎弓根移位、消失(图6-7)。

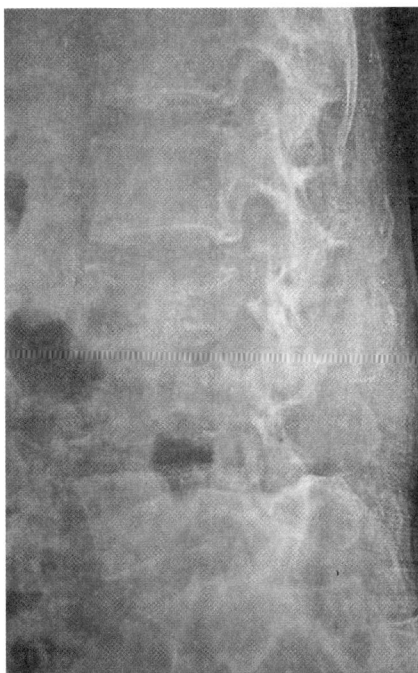

图 6-7 L₃～L₄ 椎体转移瘤 X 线示椎弓根破坏,椎体骨密度减低,椎体压缩变形

2. 椎弓根间距离增宽　椎弓根内缘的最短距离代表椎管的横径,各个椎弓根都有一定的宽度。一般在颈膨大部和马尾部最宽,胸中部最窄。正常椎弓根间距最高值参见表 6-2。正常椎弓根间距的连线称 Elsberg-Dyke 曲线。椎弓根间距的增减是逐渐的。一对或数对椎弓根间距的骤然增宽,无论绝对超过或未超过最高值,伴有椎弓根变形者对诊断椎管内肿瘤都具有重要意义(表 6-2)。

3. 椎体改变　脊髓腹侧的肿瘤压迫椎体后缘易使骨质吸收,轻者出现有曲度的硬化缘,严重的呈向前的弧形凹陷,而椎体上下缘则不受损害。

4. 椎间孔扩大　生长于神经根的神经鞘瘤、神经纤维瘤可沿神经根向外扩展,跨距椎间孔内外侧,呈哑铃形,使椎间孔扩大,邻近的横突出现骨质吸收破坏。

5. 椎旁软组织阴影　椎管内肿瘤向椎管外扩张可呈椎旁软组织阴影,少数脊膜瘤和血管母细胞瘤有钙化影出现。此外还可见脊柱曲度变直,或于肿瘤部位出现侧弯畸形。先天性肿瘤可并发隐性脊椎裂、脊椎融合畸形等。

(二)脊髓造影检查

脊髓造影以往是诊断椎管内肿瘤最有效的辅助检查,因其不仅能检查出蛛网膜下隙有无梗阻与梗阻的程度,而且能确定肿瘤的部位、范围和性质。梗阻的部位提示肿瘤所在位置,根据阻塞端的形态还可以明确肿瘤所在平面的位置及其与脊髓、脊膜的关系。椎管内肿瘤脊髓造影的特征及其鉴别见(表 6-3)。

(三)选择性脊髓动脉造影检查

选择性脊髓动脉造影检查是近年来脊髓放射诊断技术上的新进展。将造影剂经导管选择性地分别注入脊髓根动脉内,以显示相应节段的脊髓动脉。主要适用于脊髓血管畸形、血管瘤、脊髓肿瘤等,可清晰地显示畸形血管的影像及其供养动脉和引流静脉。如用数字减影除去脊柱阴影,则血管畸形及其供养动脉更为清晰。

(四)CT 扫描检查

CT 扫描检查能清晰地显示肿瘤的部位、形状、大小及其与脊膜的关系。平扫表现为椎管内软组织块状影,密度略高。CTM 可显示硬脊膜囊扩大,硬脊膜外间隙消失,硬脊膜内肿瘤压迫脊髓。

1. 脊髓内肿瘤

(1)室管膜瘤　CT 平扫可见脊髓密度均匀度降低,外形呈规则性扩大,边缘模糊,肿瘤与脊髓分界不清。有时为等密度,增强后呈轻度强化,或不强化。CTM 可见蛛网膜下隙变窄、闭塞或移位。

(2)星形细胞瘤　CT 平扫可见脊髓不规则增粗,邻近蛛网膜下隙狭窄。横断面上可见脊髓正常结构消失,肿瘤呈略低密度或等密度,少数呈高密度,累及多个髓节。增强后可见不均匀强化,囊性变后脊髓密度下降。CTM 显示脊髓扩张,很少钙化。

(3)血管母细胞瘤　CT 平扫可显示在颈胸段大范围的低密度区,脊髓不规则扩大,有时可见多数条状钙化影,增强扫描后呈明显强化,在脊髓背侧可见迂曲的血管影。

表 6-2　正常椎弓根间距最高值(mm)

	颈　椎						胸　椎												腰　椎				
	C_2	C_3	C_4	C_5	C_6	C_7	T_1	T_2	T_3	T_4	T_5	T_6	T_7	T_8	T_9	T_{10}	T_{11}	T_{12}	L_1	L_2	L_3	L_4	L_5
男	30	31	32	33	33	31	28	24	22	21	21	21	22	22	22	22	24	27	29	31	32	34	39
女	27	28	31	32	32	30	27	24	21	20	20	20	20	20	20	21	22	26	26	27	29	31	35

表 6-3　脊髓造影椎管内肿瘤的鉴别

	脊髓外硬脊膜内肿瘤	硬脊膜外肿瘤	髓 内 肿 瘤
阻塞端形状	弧状充盈缺损呈杯口状	呈火焰状或锯齿状	完全梗阻呈冠状,不全梗阻呈梭状
脊髓改变	受压变细,多向健侧移位	脊髓改变不明显,向健侧移位	脊髓呈梭形膨大,无移位
蛛网膜下隙改变	肿瘤侧增宽,对侧变窄	两侧均窄,同时向健侧移位	两侧对称性变窄
蛛网膜下隙内缘与椎弓根内缘的距离	在正常范围内,1.5 mm 以下	增大,常在 2 mm 以上	两侧贴近椎弓根,甚至超过上下两侧椎弓根内缘的连线
肿瘤类别	脊膜瘤、神经纤维瘤	恶性肿瘤,转移瘤	胶质瘤

2. 脊髓外硬脊膜内肿瘤

(1) 神经鞘瘤 CT 平扫可见椎管或椎间孔扩大,椎弓根吸收破坏,肿瘤密度略高,脊髓受压移位,增强后呈中等均一强化。CTM 可清晰显示阻塞部位,可见硬脊膜内外哑铃状肿瘤部分。

(2) 脊膜瘤 CT 平扫常见胸段蛛网膜下隙后方邻近骨质增生,肿瘤密度高于脊髓,有不规则钙化影,增强扫描呈中度强化。CTM 可见蛛网膜下隙部分或完全梗阻,脊髓受压变细,并有明显移位。

3. 硬脊膜外肿瘤

(1) 转移瘤 CT 平扫显示椎骨有不等程度的破坏,瘤体 CT 值低于或等于邻近骨质,形状不规则,呈弥漫性浸润,可穿破硬脊膜向硬脊膜内或脊髓内生长。脊髓受压移位,增强扫描后部分强化。

(2) 脂肪瘤 平扫可见低密度肿瘤组织,多位于脊髓背侧,增强扫描多无强化。

(五) MRI 检查

MRI 检查可直接观察脊髓、蛛网膜下隙和椎骨等结构,并能显示肿瘤的部位、形状、范围及其与周边组织的关系。

1. 脊髓髓内肿瘤 由于脊髓髓内肿瘤症状缺乏特异性,诊断主要依靠影像学检查。CT、MRI 问世前,仅靠脊柱平片和脊髓造影诊断,诊断既困难,又常会加重病情。MRI 的出现使髓内肿瘤能够早期、简便、确实地得到诊断。一般的,肿瘤的病理性质不同,影像学特征也有所不同。

(1) 星形细胞瘤 常见于 10～50 岁,占椎管内肿瘤的 6%～8%,最常发生于颈段和胸段脊髓,多为良性,约 7.5%。多数星形细胞瘤单独发生,神经纤维瘤病一型常合并星形细胞瘤。组织学形态常有两种类型:浸润生长的星形细胞瘤和局限生长的星形细胞瘤。MRI 常无特征性改变,T_1WI 示受累脊髓广泛增粗,可以有高信号(出血)或低信号(囊变)混杂。T_2WI 常为高信号。增强示肿瘤可有强化,并可见与水肿带分界;部分星形细胞瘤无强化,生长越缓慢的肿瘤强化越不明显。肿瘤增强程度与病变区域血流增加和脊髓屏障破坏有关,也就是说与肿瘤良性程度有关。星形细胞瘤增强常不规则且呈多样性,肿瘤增强对活检和手术有帮助。增强扫描有助于鉴别囊性肿瘤和脊髓良性囊肿。有报道,脊髓囊肿发生于肿瘤内者 13%。邻近肿瘤的囊肿液清亮,囊壁有胶质细胞;而肿瘤内囊变囊液为血性或高蛋白质液呈橙色。邻近肿瘤的囊变不强化提示为非肿瘤性囊变。星形细胞瘤可同时存在新鲜和陈旧出血,其影像学表现与出血时间有关。急性出血(3 d 之内)T_2WI 为低信号,3～7 d T_1WI 主要以高信号为主,T_2WI 常为混杂信号。组织学上,恶性星形细胞瘤富于血管,与脊髓无边界,所以手术中辨认肿瘤-脊髓边界困难(图 6-8),(图 6-9)。

(2) 室管膜瘤 好发年龄为 40～50 岁,可发生于脊髓任何部位,以胸段和颈段最常见。影像学表示与星形细胞瘤有一定程度的区别,肿瘤上段及尾端合并囊变是常见的标志。但肿瘤内囊变少见,MRI 为较均匀强化,或混杂信号。部分病例肿瘤可突出脊髓之表面,甚至达蛛网膜下隙(图 6-10)。

(3) 血管网织细胞瘤 不常见,有报道占脊髓肿瘤的 2%。均发生在髓内,分两种类型:① 完全位于脊髓髓内中心;② 软膜性肿瘤,部分突出到脊髓表面,有作者将软膜性肿瘤归为髓外肿瘤。肿瘤好发于 30～50 岁成人,男性多见。常常发生于 Von Hippel-Lindau 病。Von Hippel-Lindau 病中,50% 合并脊髓血管网织细胞瘤,36%～60% 合并颅内血管网织细胞瘤。髓内血管网织细胞瘤常常合并脊髓空洞症。据报道,肿瘤有囊或病变上下脊髓增粗

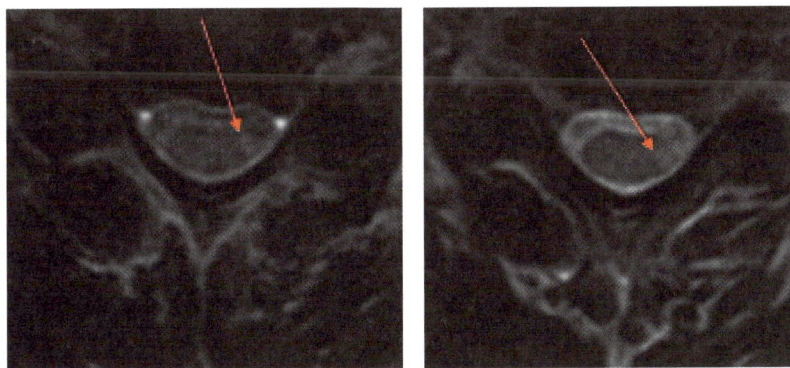

图 6-8 星形细胞瘤 MRI 横断位示脊髓内占位,中等偏高信号,边界不清

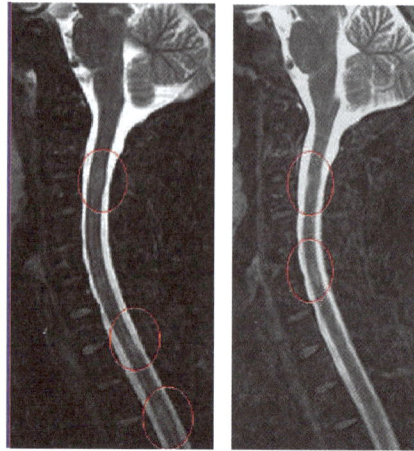

图 6-9　星形细胞瘤 MRI 矢状位示多发病灶,在 T_1WI、T_2WI 均表现为中等偏高信号

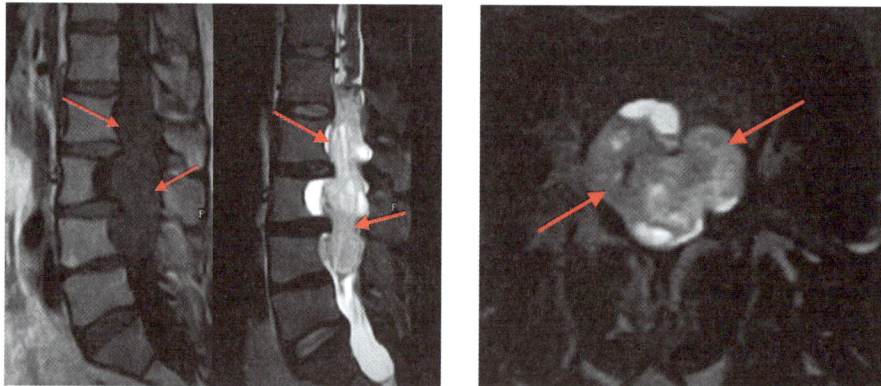

图 6-10　腰椎室管膜瘤,髓内占位,相应椎管扩大,T_1WI 呈低信号,T_2WI 呈高信号

者占 67%。影像学表现为囊性病变,壁上有结节,T_1WI 为边界清楚的低信号,T_2WI 高信号,增强可见肿瘤结节明显强化。

(4)脂肪瘤　少见,可发生于脊髓内或终丝,T_1WI,T_2WI 均为高信号,脂肪抑制像可鉴别出血或脂肪。

(5)转移瘤　转移瘤主要累及椎体或硬膜外组织,骨内转移瘤少见。髓内转移癌占中枢神经系统转移癌的 1%,来源包括肺癌、乳腺癌、淋巴癌、结肠癌、头颈区肿瘤、肾上腺肿瘤等。以胸段最为常见,起病急,影像学示病变较局限,长 T_1,长 T_2,可见不规则强化。

2.脊髓外硬脊膜内肿瘤　常表现为局部脊髓受压变扁并移位,局部蛛网膜下隙被撑开而增宽,多为神经鞘瘤和脊膜瘤。神经鞘瘤最常见,T_1WI 呈略高或等脊髓信号,为局限性团块,边界清楚光滑,局部椎管扩大,T_2WI 可见肿瘤表现为高信号,

肿瘤可穿过硬膜囊经神经根鞘向椎管外生长,位于硬膜的内、外,即可见哑铃形占位,在冠状位上显示最清楚,并可观察脊髓左右移位情况和相应椎间孔扩大,注药后可见肿瘤明显均匀增强。脊膜瘤好发于胸段蛛网膜下隙后方,T_1WI 为等信号,位于脊髓背侧,呈圆形或卵圆形,脊髓受压变形并移位,T_2WI 肿瘤信号略高或等脊髓信号,注药后有均一明显强化(图 6-11~15)。

3.硬脊膜外肿瘤　硬脊膜外肿瘤多为神经鞘瘤和转移瘤。MRI 检查表现基本上与脊髓外硬脊膜内肿瘤相似。神经鞘瘤呈圆形或椭圆形的脊髓外硬脊膜下占位,如同时累及硬脊膜内外,则表现为哑铃形占位,椎间孔扩大。T_1WI 为低信号,T_2WI 为高信号。脊髓受压移位,可见硬脊膜外征象,即在脊髓与肿瘤之间 T_1WI 和 T_2WI 上均显示有低信号带,或在此带之内外均有肿瘤。

转移瘤 T_1WI 呈长 T_1 低信号影,取代正常骨松

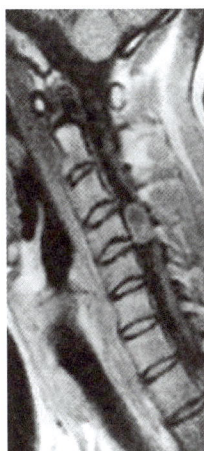

图6-11 颈段神经鞘瘤,MRI T₁WI
等信号,瘤体中央低信号提示
肿瘤部分坏死现象

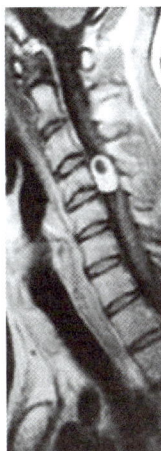

图6-12 颈段神经鞘瘤,
MRI T₂WI 高信号表现

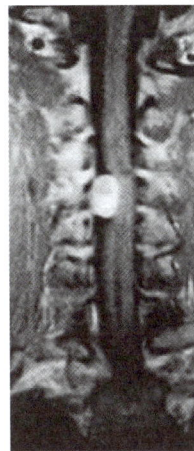

图6-13 颈段神经鞘瘤,增强
扫描示肿瘤信号明显增强

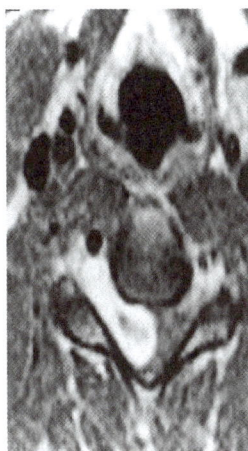

图6-14 颈段神经鞘瘤,横断位示哑铃状

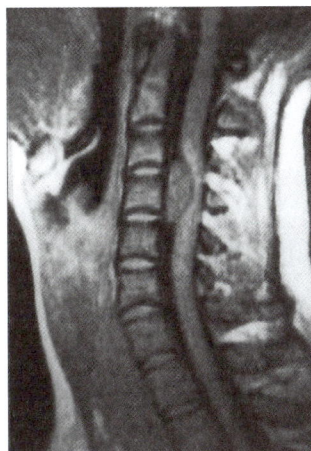

图6-15 颈段脊膜瘤 T₁WI 表现为等信号

质的高信号,矢状 T₁WI 上可见椎体形态改变。邻近蛛网膜下隙受累及脊髓受压,椎间隙良好,无改变。轴位 T₁WI 椎骨的信号变化区有椎体后部结构改变,如椎间孔狭窄及神经根粗大等。

六、诊断

对椎管内肿瘤症状典型、已发展到脊髓型瘫痪者诊断比较容易,但在早期刺激性疼痛阶段能明确诊断的确实不多。其原因是症状性体征不典型,或对病情缓解缺乏认识,或忽视了脑脊液常规检查。由于诊断上的延误,往往造成脊髓不可逆性损害,是本来可以获得满意治疗效果的大部分病例失去了治愈的机会。因此必须对椎管内肿瘤早期表现给予足够的重视和充分的认识,才能达到早期诊断、早期治疗的目的。

详细询问病史和系统的体格检查是正确诊断椎管内肿瘤的基本方法。单纯依靠新仪器,并不能完全避免误诊的发生。CT 扫描和 MRI 检查的出现,虽然提高了早期诊断的准确率,但 CT 扫描等也受到仪器性能、扫描部位和专业知识水平等等因素的影响,而难以避免漏诊或误诊。

椎管内肿瘤一般起病多较缓慢,呈进行性加重,有的在病程中可有暂时缓解,或在外伤、妊娠、腰椎穿刺后使病情加重。而血管瘤、血管畸形常有反复发作,遇有血管破裂出血或肿瘤内出血也可出现卒中样脊髓型瘫痪。以往有恶性肿瘤史者极大可能是转移瘤。如有反复发作性脑脊髓炎者可为胚胎残余肿瘤。脊背部的血管痣和皮下多处的神经纤维瘤提示有可能在椎管内有相同的病变。腰骶部中线皮肤上的窦道或陷窝,往往提示椎管内的病变为胚胎瘤、皮样囊肿或表皮样囊肿。这些都是在诊断椎管内肿瘤过程中不可忽视的有益经验。

对椎管内肿瘤的诊断尤应根据症状和体征进行定位、定性诊断，并与其他疾病进行鉴别。

(一)平面诊断(纵位诊断)

疼痛、根性感觉缺失、束性感觉障碍的上界平面,肌肉萎缩和深浅反射的改变,以及棘突的扣压痛,对肿瘤平面的定位皆具有重要意义。脊髓各节段发生肿瘤的重要的和特殊的临床表现,更是诊断肿瘤所在位置不可缺少的依据,分述如下。

1. 高颈段($C_1 \sim C_4$)肿瘤　枕颈部疼痛、麻木感、颈部活动受限,膈神经受损可有呼吸困难、窒息感。胸锁乳突肌和斜方肌等肌肉萎缩和四肢痉挛。

2. 颈膨大($C_5 \sim T_1$)肿瘤　手臂部肌肉萎缩,二、三头肌腱反射消失,上肢迟缓性瘫痪,下肢痉挛性瘫痪,并出现霍纳综合征。

3. 上胸段($T_2 \sim T_8$)肿瘤　胸部、上腹部根性疼痛和束带感,腹壁反射消失和痉挛性瘫痪。

4. 下胸段($T_9 \sim T_{12}$)肿瘤　背部、下腹部根性疼痛和束带感,中、下腹壁反射消失和痉挛性截瘫,比佛征阳性。

5. 腰膨大($L_1 \sim S_2$)肿瘤　股前及外阴部根性疼痛,膝、踝反射消失,双下肢迟缓性瘫痪,括约肌障碍明显。

6. 圆锥、马尾肿瘤　膀胱、直肠括约肌功能障碍出现早而且明显,无根性疼痛,或有也不剧烈。鞍区感觉障碍两侧对称,或有感觉分离现象多为圆锥肿瘤。圆锥肿瘤较马尾肿瘤起病急,进展快。两者的鉴别要点如(表6-4)。

表6-4　圆锥和马尾肿瘤的鉴别要点

	圆锥肿瘤	马尾肿瘤
起病	较急,多两侧同时发病	较缓,多先起于一侧
疼痛	少见或不剧烈,两侧对称性痛	根性疼痛剧烈,单侧或双侧不等
感觉障碍	在会阴部,可有感觉分离	单侧多不对称,在会阴部和下肢背面
运动障碍	对称而不明显,可有肌肉颤动	不对称,肌萎缩明显,无肌肉颤动
反射改变	双侧踝反射消失	膝、踝反射皆消失,可限于一侧
括约肌障碍	出现早而且明显	出现晚,多不明显
营养性改变	常有褥疮发生	很少出现
性功能障碍	有	较少出现

(二)横位诊断

可查明肿瘤与脊髓和硬脊膜的关系。

1. 脊髓内肿瘤　根性疼痛较少出现,且出现晚,早期可出现分离性感觉障碍,传导束性感觉、运动障碍出现较早,且为对称性,呈下行性进展,也可发生不典型的脊髓半横切综合征。受压节段所支配肌肉萎缩明显,括约肌障碍出现较早且重。蛛网膜下隙梗阻程度轻,脑脊液蛋白质含量轻度增高。脊椎X现较少阳性发现,脊髓造影显示受压的蛛网膜下隙变窄,局部脊髓增粗。

2. 脊髓外硬脊膜内肿瘤　病程进展缓慢,早期出现一侧根性疼痛,持续时间长,此后出现部分脊髓压迫症状——脊髓半横切综合征,感觉改变呈上行性,括约肌障碍出现晚或不明显。蛛网膜下隙梗阻出现较早且重,脑脊液蛋白质含量增高明显,腰椎穿刺后症状明显加重。脊柱X线片多有改变,椎弓根变扁,间距增宽,椎间孔扩大等。脊髓造影可见边缘锐利的充盈缺损,呈杯口状,脊髓移向对侧。

3. 硬脊膜外肿瘤　由于硬脊膜外肿瘤多数为恶性肿瘤,一般起病较快,早期常有剧烈的根性疼痛和背痛,尤其在夜晚明显。脊髓压迫症状出现较晚,多两侧同时受累。运动障碍出现较早,感觉障碍呈上行性进展,出现较晚。括约肌障碍出现也晚。蛛网膜下隙梗阻后期才出现。脑脊液蛋白质含量中度增高。脊柱X线片常有阳性发现。脊髓造影梗阻边缘不锐利,阻塞端呈火焰状或锯齿状,脊髓向对侧轻度移位。

硬脊膜内、外肿瘤的鉴别见表6-5。

表6-5　硬脊膜内肿瘤和硬脊膜外肿瘤的鉴别

	硬脊膜内肿瘤	硬脊膜外肿瘤
病程发展	较慢	较快
神经体征	两侧不对称	两侧基本对称
脊柱叩压痛	多无	较明显
脑脊液改变	较明显	不明显
脊柱X线改变	较少	多见
脊髓造影	阻塞端边缘锐利,呈杯口状	阻塞端不锐利,呈梭状或火焰状
性质	神经鞘瘤、脊膜瘤	转移瘤

单就感觉障碍的主要表现可大致判断肿瘤的所在部位。一般是呈现剧烈的根性疼痛者多为硬脊膜外肿瘤。分离性感觉障碍倾向于脊髓内肿瘤,而出现脊髓半横切综合征者常提示为脊髓外硬脊膜内肿瘤。

此外,发生脊髓背侧和腹侧的肿瘤,其临床表现与进展过程也不相同。如脊髓背面和侧面的肿瘤,早期即有根性疼痛,之后出现脊髓半横切综合征表现。一般运动障碍出现较晚且进展缓慢。脊髓背面正中肿瘤,多表现为两侧对称性感觉、运动障碍,而且深浅感觉障碍平行进展。

脊髓腹侧或腹侧面肿瘤,早期即出现运动障碍,两侧相继出现受累症状,表现为肿瘤水平节段性肌肉萎缩和迟缓性瘫痪,感觉障碍多在运动障碍之后出现,括约肌障碍出现较早。

七、鉴别诊断

由于椎管内肿瘤的症状不典型,或对其认识不足,常被误诊为椎间盘突出、颈椎病、颈椎骨质增生、骶髂关节炎、腰椎管狭窄、肋间神经炎等病。因此在鉴别诊断上须注意下列疾病。

(一) 椎间盘突出症

起病急,有外伤史,出现一侧或两侧根性疼痛。多位于腰骶椎,有坐骨神经刺激症状,直腿抬高试验阳性。直立活动时疼痛加重,躺卧休息后减轻。脊柱X线检查正常生理曲度消失,椎间隙变窄。脊髓造影椎间盘处有硬脊膜外充盈缺损,或呈蜂腰状改变。

(二) 退行性脊椎骨关节病

多见于中老年人,为非进行性自限性疾病。起病缓慢,出现根性疼痛。重症者有脊髓受压症状。劳累后症状加重,休息后症状减轻。脑脊液多无改变。脊柱X线检查椎体骨缘有骨质增生,椎间隙变窄和椎间孔变窄,无骨质破坏。

(三) 脊髓粘连性蛛网膜炎

起病缓慢,病前多有感染或发热病史。病程长,多有波动起伏,遇有发热、感冒可使症状加重。神经症状和体征弥散,呈多发性分布。感觉障碍可呈根性、节段性或斑块状不规则分布,两侧多不对称。压颈试验可有梗阻,脑脊液蛋白质含量轻度增高。脊髓造影碘油流动缓慢,呈油滴状分布。

(四) 脊椎结核

多见于青壮年人,有结核病史,可伴有低热、盗汗、全身乏力、消瘦、红细胞沉降率增快等全身症状。脊柱叩压痛明显。脑脊液蛋白质含量轻度增高,糖、氯化物降低,细胞数略增多。脊柱X线检查可见椎骨破坏、变形,呈溶骨性破坏。椎间隙明显变窄或消失,椎体呈楔形变,椎旁有脓肿阴影出现。

(五) 脊髓空洞症

多见于青壮年,好发于颈胸髓部,病程长而进展缓慢,有明显而持久的节段性分离性感觉改变,手部小肌肉萎缩,皮肤排汗障碍明显,常伴有其他脊柱先天性畸形。脑脊液蛋白质含量正常,无梗阻。脊椎无骨质改变。CTM和MRI检查可显示空洞的形状、大小和位置。

(六) 其他

某些疼痛性疾病如胸膜炎、心绞痛、肾结石、十二指肠溃疡、腰肌劳损、神经炎等与肿瘤早期的神经根痛很容易混淆。但这些疾病多呈发作性进行性加重,检查多无神经体征,也不出现瘫痪,脑脊液正常,脊柱X线检查皆无异常发现,可资鉴别。

八、预后

椎管内肿瘤的预后取决于肿瘤的性质、生长部位、脊髓受压的程度、期限和患者的一般状况。一般来说,肿瘤所在的节段愈高,神经功能损害的范围愈大,预后愈差。颈段肿瘤易并发肺部炎症;腰骶部肿瘤易发生泌尿系感染而危及生命;胸段肿瘤较少发生上述并发症,能存活较长时间。其次是肿瘤分化好,异型性小者预后好;反之,肿瘤分化差,异型性大者预后差。脊髓受压的时间长短和功能障碍的程度也密切相关,受压时间愈短,治疗愈早者效果越好,反之则效果差。对慢性受压者因脊髓能发挥其代偿功能,所以预后较急性压迫者好。伸展性痉挛性截瘫又较屈曲性痉挛性截瘫或迟缓性截瘫预后要好。后者往往意味着脊髓功能完全损害,已无恢复余地。

由于椎管内肿瘤良性者多,大多数都能达到全切除治愈的目的,很少复发。即使是脊髓内肿瘤胶质细胞瘤患者经积极治疗后,也可存活较长时间。

(徐华梓　徐　晖　李也白)

第二节　各　　论

一、神经鞘瘤

神经鞘瘤又称雪旺瘤,为椎管内最常见的一种良性肿瘤,包括神经鞘瘤和神经纤维瘤(由于神经鞘瘤最常见,故本文主要阐述神经鞘瘤)。据文献记载,1753年Lecat首次报道的椎管内肿瘤手术可能是一个多发性神经鞘膜肿瘤。19世纪一些作者陆续报道了单发和多发的周围神经肿瘤。1882年，Von Recklinghausen出版了关于多发性神经纤维瘤病(neurofibromatosis)的经典专著，对多发性神经肿瘤进行了阐述。随后又有作者详细报道了脊髓旁神经根肿瘤的临床表现，并对其胚胎来源进行了研究。1910年Verocag首次引入术语"Neurinoma(神经鞘瘤)"。1919年，Mallory提出神经鞘瘤与脑膜瘤同源，均来自中胚层。1920年，Antoni将此类肿瘤分为原纤维型(或Antoni A型)和网状型(或Antoni B型)。1934年，Stout又引入另一个术语"Nerolemmoma"，当时的主要含义是"Lemmomas(神经膜瘤)"或"Schwannomas(雪旺细胞瘤)"。而在美国文献中，曾常采用术语"Neurofibromaosis(神经纤维瘤)"。多数文献认为，在椎管各类肿瘤中，神经鞘瘤的发生率最高。Sloff等统计1 322例椎管内肿瘤中，神经鞘瘤占29%，Nittner统计4 885例中占23.1%。本病好发于20~40岁年龄，10岁以前少见，尤其位于硬脊膜外者甚为罕见，男性多于女性。国外报道发病年龄高峰在40~50岁。神经鞘瘤好发于髓外硬脊膜内，若能做到早期诊断、早期治疗，预后良好。

(一)发生机制

1. 神经丛学说　中枢神经系统内血管周围神经丛上可发现神经膜细胞(雪旺细胞)。一些研究表明髓内神经鞘瘤起源于该细胞。早在1941年，Kemohan随机研究了36例尸检，14例发现脊髓动脉的内分支有发育良好的神经丛，均来自脊髓前动脉的分支，其结构与周围神经相似。神经丛限于Virchow-Robin间隙。脑血管周围亦有类似发现。Darwish报道的1例颈髓髓内神经鞘瘤由脊髓前动脉的两个分支供应，支持血管周围神经丛学说。

2. 错构学说　该学说认为胚胎发育时期的第4周神经管闭合时，部分雪旺细胞异位。类似于皮样囊肿和表皮样囊肿的起源。认为该机制可解释病变的稀少，异位的细胞可能比正常解剖部位的细胞更容易转变为肿瘤。一些肿瘤远离入根区和脊髓前动脉分布区亦支持异位起源的说法。

3. 损伤学说　大鼠损伤的脊髓后柱内有神经芽生和雪旺细胞出现。故推测，髓内神经鞘瘤可能起源自创伤性脊髓损伤或慢性CNS疾患。对76例截瘫患者的脊髓检查发现12例的损伤节段轴突再生，被雪旺细胞包绕。Riffaud报道了684例常规脊髓尸检中发现有轴突周围的髓鞘形成，并与增生的雪旺细胞有关。认为是诸如物理脊髓空洞、代谢糖尿病性损伤之后，继发雪旺细胞增生的结果。

4. 软膜细胞起源学说　Russell认为中胚层软膜细胞与神经外胚层的雪旺细胞类似，软膜细胞可能转换成雪旺细胞，从而成为髓内神经鞘瘤的来源。多能神经间质细胞干细胞也可能分化成雪旺细胞。

(二)病理变化

1. 光镜　以Antoni A型为特征，许多区域的表现为栅栏样排列的核、丰富的纤维平行于纺锤细胞的长轴延伸，由大量纺锤形细胞交织成的细胞束组成，核为长条形。可见大量的Verocay体。也可见Antoni B型。部分血管壁增厚、有玻璃样变。肿瘤周围组织有反应性胶质增生。特殊染色显示肿瘤有丰富的reticulin纤维。免疫组织化学染色显示S-100蛋白(+)、胶质纤维酸性蛋白(glial fibrillary acidic protein，GFAP)(−)，髓鞘碱性蛋白(myelin basic protein，MBP)(−)。

2. 电镜　卵圆形细胞有大量的连锁(interdigitating)细胞突起。浆膜周围为基膜、肿瘤细胞血浆可见游离核糖体、粗面内质网、线粒体，部分可见高电子密度物质可能为溶酶体。核一般为卵圆形，内有散在的染色质。细胞间隙一般较小，部分区域有大量胶原纤维。

(三)临床表现

1. 性别年龄　男女两性之间的发病率无明显差异。但也有文献报道认为，女性略高。而在天坛医院的292例神经鞘瘤患者中，男女比例为1.8∶1。神经鞘瘤的好发年龄为25~40岁，也有文献报道为20~40岁、35~50岁。仅个别患者的年龄可小于10岁或大于60岁。男性患者尤多见于10~25岁，女性患者多见于25~40岁。在儿童患者和老年患者中，以女性居多。硬膜外肿瘤多见于30~35岁。颈段神经鞘瘤以35岁以前多见；胸段神经鞘瘤在35~60岁之间为发病高峰，尤其是45~50岁；腰段神经鞘瘤多见于20~25岁和30~40岁。

2. 病程　像椎管内其他良性肿瘤一样，神经鞘瘤的病程较长，多呈缓慢发展。若肿瘤内发生出血，则也可出现卒中样表现，如急性发病或病情突然加重。

通常确诊时半数患者的病程不超过2年，其中，近1/3患者不超过1年，其余患者为2~7年，超过 7 年的病例很少。据文献报道,病程最长者为 28 年,最短者为 4 周。近年来,由于医疗水平的提高,早期诊断率已明显增高。多数病例(62.5%)都可在发病 2 年内获得确诊。但仍有 21.3% 的病例超过 4 年。

一般来说,脊髓外硬膜内肿瘤病程较短,约半数病例不超过 2 年。而硬膜外型和硬膜内、外混合型的病程较长,多在 2~7 年。其中,混合型可能更长,甚至可超过 15 年。胸段肿瘤的病程较短,半数以上的病例少于 2 年。近半数颈段和腰段肿瘤患者的病程为 2~7 年,约 20% 的病例超过 7 年。约 15% 的颈段肿瘤甚至超过 15 年。颈段哑铃状或沙漏样肿瘤的平均病程为 4 年,而胸段哑铃状或沙漏样肿瘤的病程为 3.2 年。腹侧肿瘤的病史往往较长。

3. 症状

(1) 刺激期 早期最常见的症状为神经根痛,可累及一根或多根神经根。疼痛沿神经根分布区域扩展。特点为疼痛在四肢呈线条状分布,在躯干呈带状分布;多呈阵发性发作;当各种原因致使椎管内压力增高时疼痛加重。如果肿瘤压迫脊髓后根时,可有绞痛、烧痛、扎痛、刺痛。卧位时疼痛加重,因此时神经根张力增高,易被肿瘤压迫,故患者常常采取坐姿睡眠。

(2) 脊髓部分受压期 随着肿瘤病变程度的发展,在刺激期症状的基础上可出现脊髓传导束受压症状,如当脊髓丘脑束受压时,病变对侧 1~2 个节段以下平面可出现痛、温觉减退或消失。如果病变累及脊髓后束,则病变以下同侧的深感觉、触觉减退及共济失调。也可表现为病变节段以下同侧运动神经元性麻痹,以及触觉、深感觉的减退,对侧的痛温觉消失,即脊髓半切综合征。

(3) 脊髓完全受压期 此期表现为病变平面以下肢体运动、感觉丧失,肌肉萎缩、尿潴留、大便失控,所谓的脊髓压迫综合征。此外,到晚期时因椎管完全梗阻,脑脊液蛋白质含量增高,严重时脑脊液呈黄色。

(四) 辅助检查

1. 脑脊液检查 多数病例的蛋白质含量增高。一般来说,蛋白质升高的水平与脑脊液动力学(梗阻程度)的变化相平行。在疾病早期(第一阶段),2/3 病例可出现明显的蛋白质升高,而在过渡期,可见于 90% 的病例。脑脊液正常的情况多见于某些

硬膜外型或混合型病例(特别是疾病早期)。脑脊液动力学检查(Quecken's test)近 2/3 病例为完全性梗阻,1/4~1/3 病例为不完全性梗阻,约 5%~10% 可畅通。

2. 电生理检查 在早期,可提供神经部分或完全性功能改变的资料。不少情况下,具有节段定位价值。

3. 普通放射学检查 包括直接征象、间接征象和反应性改变三个方面。

(1) 直接征象 主要为肿瘤钙化影,但仅见于个别病例。

(2) 间接征象 主要是指肿瘤压迫椎管及其附近骨质结构而产生的相应改变,包括椎弓破坏或变扁、椎弓根间距离加宽、椎体凹陷或破坏、椎间孔扩大。神经鞘瘤引起的椎间孔扩大常比脊膜瘤更明显。上述这些表现一般只具定位意义。

(3) 反应性改变 脊柱弯曲,如脊柱后凸、前凸、侧凸等。

4. 脊髓造影 多数病例完全性梗阻。在典型病例多可见杯口状充盈缺损。在硬膜内型和混合型,完全梗阻与不完全梗阻的比率为 4∶1,而在硬膜外型为 6∶1。在颈段,完全性梗阻与不完全性梗阻比率 3∶1,胸段为 7∶1,腰骶段也为 3∶1。

造影可见肿瘤侧蛛网膜下隙增宽,健侧变窄。部分阻塞时,于肿瘤的边缘出现充盈缺损。完全阻塞时,在阻塞端出现典型的双杯口状充盈缺损。脊髓受压并向健侧移位。

5. CT 和 MRI 检查 CT 平扫可见,肿瘤呈椭圆形或圆形实质性肿块影,常比脊髓密度略高。个别病例可见钙化。部分病例可见肿瘤经椎间孔从椎管内向椎管外生长,犹如哑铃状。甚至有时还可见硬膜内肿瘤穿过硬膜囊,经神经鞘向硬膜外生长。脊髓受压向健侧移位。椎管或椎间孔可见扩大,椎弓根骨质可有吸收或破坏。增强扫描肿瘤多呈均一的中等度强化。椎管造影 CT 扫描可显示肿瘤阻塞蛛网膜下隙的部位、肿瘤与脊髓的分界,以及脊髓移位的情况。阻塞部位上、下方的蛛网膜下隙常扩大。

MRI 扫描可见肿瘤常位于脊髓后外侧,呈局限性肿块影。T_1WI 上呈略高信号或与脊髓信号相似,边缘较光滑。肿瘤体积较大时可同时累及数个神经根。脊髓受压、移位。蛛网膜下隙扩大。在 T_2WI 或质子图像上,肿瘤信号常高于邻近肿瘤组

织。在冠状面或横断面像上，可见到椎间孔扩大，有时还能见到经椎间孔穿出的哑铃状肿瘤。增强扫描多呈均一强化，并可清晰显示肿瘤与脊髓的分界。有时，下腰段神经鞘瘤的下界可能无法辨认，其原因可能是椎管下段的脑脊液蛋白质大量积聚，使富含蛋白质的脑脊液信号与肿瘤信号混为一体（图 6-16，图 6-17）。

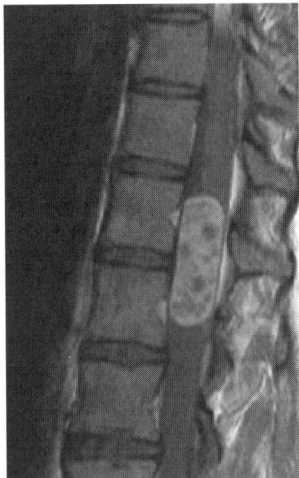

图 6-16　神经鞘瘤。MRI 示膜内髓外病变，T_1WI 呈高信号中混杂低信号表现，边界清

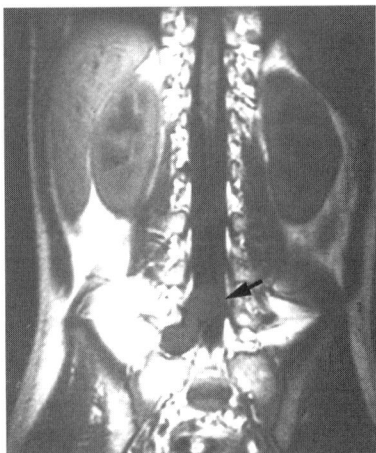

图 6-17　腰椎神经鞘瘤。MRI 冠状位示沿神经根走向的肿瘤组织，T_1WI 呈低信号

（五）诊断与鉴别诊断

脊椎管内神经鞘瘤由于肿瘤位置特殊，早期的症状和体征无特异性，故早期误诊率高。早期多以肩背、腰骶部及肢体放射性痛。其次，肢体麻木、乏力、跛行等症状出现也较早。往往与肩周炎、颈椎病、神经根炎、腰肌损伤、腰椎间盘突出症等病混淆，应仔细鉴别。脊椎管内神经鞘瘤起病缓慢，无

明显外伤史，症状及体征呈进行性加重，经治疗无明显好转则应作影像学的进一步检查。对于无明显诱因出现神经根疼痛及肢体乏力、麻木并呈渐进性加重者应及早行包括 X 线、CT、脊髓造影或 MRI 等影像学的检查，结合病史、体征等综合分析，可获得早期的较为准确的诊断。MRI 是脊椎管内肿瘤诊断的首选方法，其分辨率高，并可通过增强对椎管内肿瘤显示较为清晰。即便如此，仍有部分病例需手术探查，方可作出正确的诊断，病理诊断是最后的诊断。要提高本病的早期诊断，关键在于详细的询问病史以及详尽的体格检查，结合必需的影像学检查综合分析，作出诊断。在疾病的早期或不典型病例，有时常常与某些疼痛性疾病或其他脊髓疾病相混淆。因此，应与下列疾病相鉴别。

1. 其他非肿瘤性疾病　在早期（根痛期），由于疼痛常常是首发症状，而且可在很长时期内（数月、甚至 1~2 年）都只是惟一的症状，所以，诊断较为困难，常常误诊为其他疼痛性疾病。在枕大孔区或颈段的肿瘤，可出现枕神经痛、颈肩神经痛、臂神经痛，甚至颈、肩、上肢活动受限。因此，需与相应的疼痛疾病相鉴别。在胸段的肿瘤，常因胸痛而误为肋间神经痛，因腹痛而误为急腹症。既往曾有不少病例报道，因误诊而行阑尾切除术、胆囊切除术、剖腹探查术等手术。在腰段肿瘤，可与下腹部疾病、坐骨神经等相混淆。特别要注意与椎间盘疾病相鉴别。脊柱本身的疾病如脊柱骨软骨病（Scheuermann 病），有时可与神经鞘瘤的神经根痛混淆。若患者既往史中曾有神经痛、神经炎或脊神经根炎的病史，则常误诊为风湿病。

在脊髓压迫症发展的过程中，需与炎症（特别是肉芽肿、脓肿）和变性疾病相鉴别，如多发性硬化症、弥散性脑脊髓炎。此外，尚需与少见的疾病鉴别，如脊髓空洞症、肌萎缩性侧索硬化症、血管性病变、蛛网膜炎、蛛网膜囊肿等。

2. 椎管内脊膜瘤　在颈段，神经鞘瘤的发病率略高于脊膜瘤。在胸段，脊膜瘤略多见。而在腰段，神经鞘瘤比较多见。神经鞘瘤常位于脊髓后外侧或前外侧，与其神经根有关，只有 10% 位于脊髓前方。而脊膜瘤常位于脊髓外侧、背侧或齿状韧带前方。脊膜瘤的病程一般较神经鞘瘤短。

脊膜瘤以女性多见，可高达 80%，男女比例为 1:5，而在神经鞘瘤，两性之间无明显差异。神经鞘瘤的发病高峰在 25~40 岁。而脊膜瘤以中老年人多见。

尤多见于 40～70 岁,仅 10％的病例在 30 岁以下。

神经鞘瘤的疼痛发生率(85％)常高于脊膜瘤(67％),且以神经根痛最为常见(占 95％),而脊膜瘤却相对少见(60％)。神经鞘瘤的运动障碍发生率(85％)略低于脊膜瘤。神经鞘瘤的感觉障碍发生率(68％)常低于疼痛发生率,而脊膜瘤的感觉障碍(88％)较疼痛(67％)常见。神经鞘瘤的自主神经功能障碍发生率(55％)则低于脊膜瘤。

在 X 线上,脊膜瘤的间接反应如椎骨和椎弓的改变较神经鞘瘤少见,而反应性改变(如脊柱弯曲)较神经鞘瘤多见(30％：15％)。在 CT 和 MRI 影像上,脊膜瘤密度或信号虽与神经鞘瘤相似,但更易出现钙化,且较少向椎间侵犯,较少出现哑铃状生长。

二、脊膜瘤

脊膜瘤(Meningioma)是指生长在硬脊膜上的肿瘤,脊膜瘤与脑膜瘤一样均是来源于中胚层的肿瘤,是位于不同部位的同一病理组织形态。在早期的文献中被称为上皮瘤(epithelioma),神经上皮瘤(neuroepithelioma),内皮瘤(endothelioma),脑膜或硬膜内皮瘤(meningioma 或 duraendothelioma),沙样瘤(psammoma)。1922 年 Cushing 将这类肿瘤命名为脊(脑)膜瘤并沿用至今。医学史上第一例通过手术成功切除脊膜瘤的是 Horsley(1887 年)。

本病的发病率,在椎管内仅次于神经鞘瘤,大宗病例报道占椎管内肿瘤的 9％～35.5％,Jellinger 和 Slowik 统计 1 237 例脑膜瘤中,发生于脊膜上的 208 例,占 16.9％。大量病例统计分析表明,脊膜瘤不同于其他脊髓肿瘤,存在明显的性别差异,常见于 40～70 岁之间,15 岁以下少见。脊膜瘤为良性肿瘤,少数可发生恶变。

(一)病因

脊膜瘤的病因不十分清楚,可能的致病因素如下。

1. 组织学因素 脊膜瘤起源于脊膜,但关于脊膜的来源意见不一,有人认为脊膜起源于多胚层的神经嵴;有人把脊膜说成来自中外胚层,有多种分化能力,它可产生结缔组织和软骨。有人认为原始脊膜来自能向多方面分化的间叶细胞,在脊膜形成的过程中可分化成为脊膜瘤。

2. 激素因素 国内外大量统计资料表明,脊(脑)膜瘤多发于女性,与男性之比,国内报道为 1：0.92,国外报道为 1：0.79,提示肿瘤的发生与雌激素有关,人们已在肿瘤组织中发现有雌激素受体及孕酮受体,临床也发现妊娠期肿瘤生长加快,并积累了很多脊(脑)膜瘤合并有子宫肌瘤、乳腺癌或卵巢癌的病例。

3. 物理因素 椎管内肿瘤术后放射治疗,若干年后可在照射区附近发生脊膜瘤。另外有外伤后发生脊膜瘤的报道。

4. 病毒学因素 有的研究者通过实验观察,把去氧核糖核酸病毒(DNA Viruses)类的 Papovaviruses 病毒接种到椎管内,能诱发出脊膜瘤。

(二)演变过程

1. 好发部位 脊膜瘤一般生长于软脊膜及脊髓蛛网膜,少数生长于神经根,以胸段最多见,颈段次之,腰骶段少见。以硬脊膜外、髓外硬脊膜内多见,少数位于髓内。多位于髓外硬膜内脊髓前方或后方,侧方者少见(图 6-18,图 6-19)。

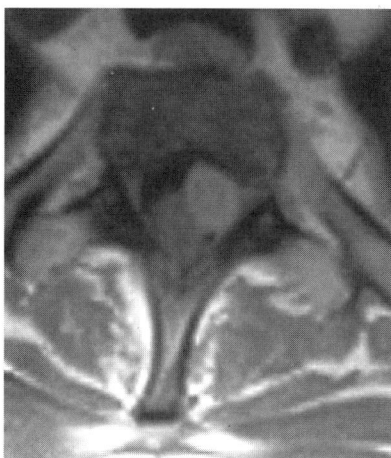

图 6-18 脊膜瘤。MRI 横断位示椎管内占位,脊髓受压

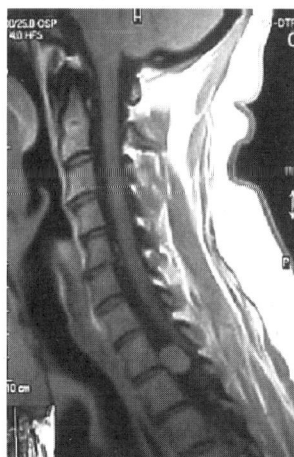

图 6-19 脊膜瘤。MRI 矢状位示肿瘤位于 T_1～T_2 椎管内,T_1WI 示高信号,边界清

2. 临床表现　此类肿瘤生长缓慢，除非发生瘤内出血或囊性变等使其体积短期内明显增大，病程较长，主要表现为慢性进行性脊髓压迫症状。临床症状酷似神经鞘瘤，只是患病年龄较高，神经根痛较少见，好发于胸段，病程中容易有波动等可作为定性诊断的参考。手术时出血较多，在个别病例须将受累硬脊膜一并切除方能根治。

（1）刺激期　脊膜瘤在此期常表现为病变水平以下相应的肢体麻木、烧灼、蚁走、寒冷、痒感等，这是由于脊髓内各种感觉传导束的受累而产生的主观感觉异常。脊膜瘤很少生长于神经根，故神经根痛症状少见，少数生长在神经根部时，可表现为沿四肢的线条状疼痛及躯干部的带状疼痛。常被描述为电击样、切割样、针刺样、牵拉样疼痛，可因用力、咳嗽、喷嚏、大便等加剧，或具有强迫体位。这种不适常为阵发性，但间隙期相应神经根支配区也有麻木、针刺、蚁走、虫爬样感觉异常。随着神经根受压时间的延长及肿瘤的增大，该神经根的传导功能受损，并可能伴有邻近神经根的受累，出现相应支配区的感觉减退或消失、肌肉乏力、肌束颤动等，但神经根痛并非是脊膜瘤的特征表现，也并非见于所有患者，相当一部分脊膜瘤患者缺乏此期表现。因为脊膜瘤以胸段最常见，发生在胸段时可表现为肋间神经痛及胸背部束带感，亦可被误诊为胸膜炎、心绞痛、胆囊炎等内科疾病，有的患者因疼痛向腹部放射而表现为内脏痛。

（2）脊髓部分受压期　随着病变的发展，除有各种主观的异常外，因为脊膜瘤常发生在脊髓后方，故病变累及脊髓后束，常出现病变以下同侧的深感觉、触觉减退及感觉性共济失调。如果脊髓丘脑束受压时，则出现病变对侧1～2个节段以下痛温觉减退或消失。病变累及到运动传导束时，同侧病变以下肢体表现为上运动神经元性瘫痪，肢体无力瘫痪，肌张力增强，腱反射亢进，病理征阳性。有些患者表现为病变节段以下，同侧上运动神经元性瘫痪以及触觉、深感觉减退，对侧的痛温觉丧失，即脊髓半切综合征。

（3）脊髓完全受压期　随着病程的进展，脊髓实质受到完全横惯性损害。病变成为不可逆性。此时病变以下肢体运动感觉丧失，大小便失禁或小便潴留，不能自解大便，肢体肌肉萎缩等。

（4）不同节段脊膜瘤的症状与体征
1）枕大孔区（高颈段）脊膜瘤　可由颅后窝脑膜瘤向枕大孔及椎管侵犯形成，亦可由上颈段脊膜瘤向枕骨大孔及颅后窝侵犯形成（图6-20），病例较少，但具有特殊的临床症状与体征，处理也有别于其他节段的脊髓肿瘤，故临床常有人将其专门列为一组予以研究。

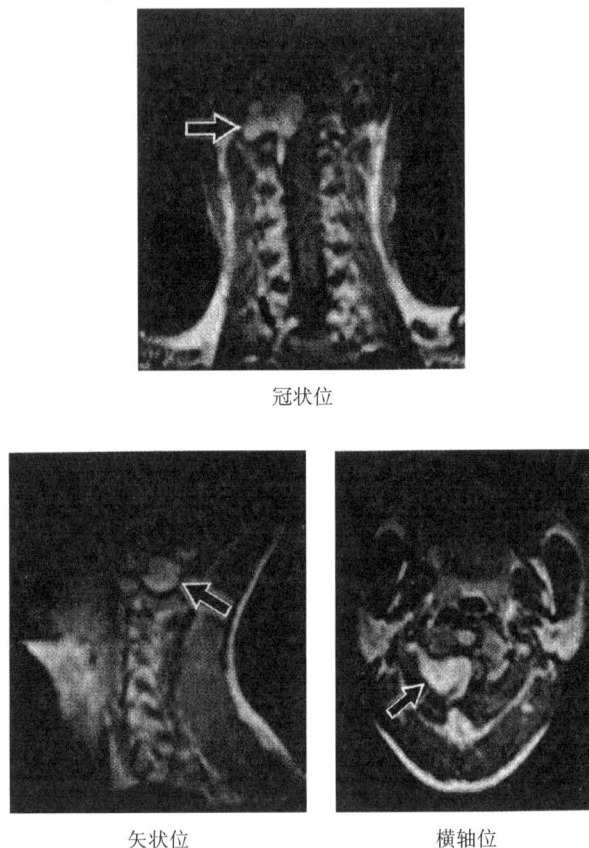

冠状位

矢状位　　横轴位

图6-20　枕骨大孔区肿瘤。MRI冠状位、矢状位、横断位

枕骨大孔与寰椎结合处周围有韧带固定并保证其稳定性，枕骨大孔处枕大池及上颈段蛛网膜下隙较宽大，呈漏斗状，生长于该处的肿瘤较隐蔽，早期症状不明显，缺乏阳性体征，肿瘤刺激附着处的硬膜，挤压邻近神经根，可能出现枕颈肩部活动不适、僵硬、枕下疼痛等，随着疾病进展，颈神经根痛会逐渐明显，多为单侧，可反射至指端，因肢体活动而加剧，相应皮肤区域会出现感觉障碍如麻木、痛触觉过敏或减退，颈部及上肢肌痉挛、萎缩等；肿瘤体积的增大，势必导致上颈髓受压，出现四肢上运动神经元性功能障碍，肌张力增高、腱反射亢进、病理征阳性、肌力减退等，感觉障碍以痛触觉减退为主，深感觉及括约肌功能障碍不多见。当肿瘤向颅后窝发展时，可出现脑干、小脑及后组脑神经受压

症状,如交叉性肢体感觉、运动功能障碍,行走不稳,轮替、共济运动失调,构音不良、声音嘶哑、吞咽困难等,到了晚期,肿瘤充填枕大孔及上颈段蛛网膜下隙,挤压脑干,导致脑脊液循环受阻,形成继发性颅内压升高,由于延髓的血管运动中枢和呼吸中枢受累,可伴发高热,甚至导致死亡。

2) 颈段脊膜瘤 为脊膜瘤的第二多发区,尤其多发于颈椎下段(图6-21)。早期可表现为颈肩部不适,之后常首先出现神经根性疼痛,用力、咳嗽、打喷嚏或变换体位均可使疼痛加剧。后根受累,相应皮肤支配区可表现出感觉过敏、麻木、束带感;前根受累则出现节段性肌萎缩、腱反射减退、消失,其后可出现脊髓受压表现,下颈段受压可导致上肢下运动神经元性瘫痪,下肢上运动神经元性瘫痪,病灶以下各种感觉减退、丧失;上颈段受压则可导致同侧上、下肢上运动神经元性瘫痪,典型表现为脊髓半切综合征;上颈段脊髓前角细胞受损,将出现膈神经麻痹,导致腹式呼吸运动减弱,表现为吸气时上腹凹陷,呼气时腹部突出,咳嗽无力。下颈段脊髓侧角细胞受损,临床可出现霍纳综合征,其他的自主神经功能异常还有括约肌障碍和体温异常(多为高热)。

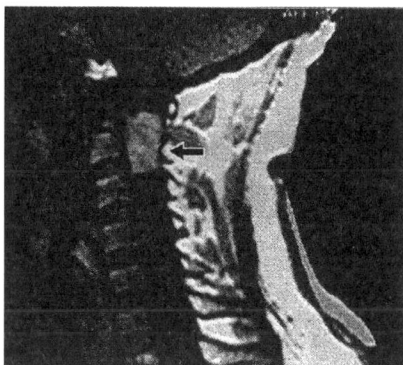

颈段肿瘤

图 6-21 颈部肿瘤

3) 胸段脊膜瘤 为脊膜瘤最多发节段(图6-22),约占全部脊膜瘤病例的69.7%。病变早期常出现环绕躯干的神经根痛或(和)束带感,还有少数患者以腹部绞痛为首发症状。由于胸髓是脊髓中最长而血液供应较差的区域,兼之胸段椎管相对狭小,脊膜瘤易于压迫脊髓产生症状,临床可出现脊髓半切综合征甚至脊髓横贯性损害,双下肢呈上运动神经元性瘫痪,病灶平面以下感觉丧失、大小便障碍、出汗异常等。如肿瘤位于第10胸髓附近时,

可导致该段胸髓支配的下半部腹直肌无力,而上半部肌力正常,患者仰卧用力抬头时,可见其肚脐向上移动,即为Beevor征,上、中、下腹壁反射的消失与否有助于确定胸髓受损的病变节段。胸椎管下段为脊髓腰膨大(第1腰髓至第2骶髓),其上部受损可导致膝、踝、足趾上运动神经元性瘫痪,膝反射亢进、巴宾斯基征阳生、提睾反射消失、大腿前上方及腹股沟区有根痛或感觉减退;其下部受损则出现下肢下运动神经元性瘫痪、下肢及会阴部感觉减退、大小便障碍或坐骨神经痛,膝反射减退或消失,提睾反射正常。

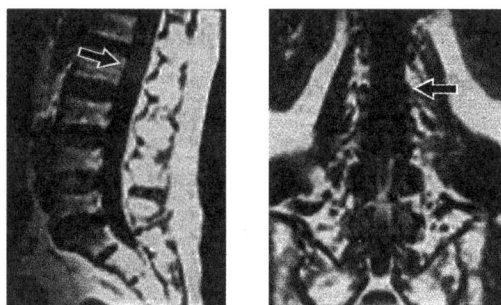

矢状位　　　　　冠状位

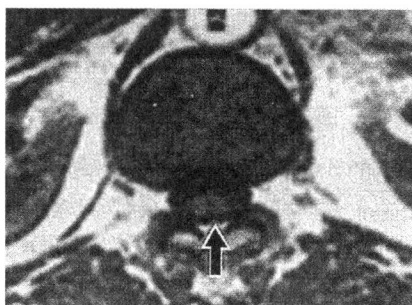

横轴位

图 6-22 胸腰段肿瘤

4) 腰骶段脊膜瘤 正常人脊髓止于第一腰椎水平,故该段主要为脊髓的圆锥部分(图6-23),其受损不会出现双下肢瘫痪,但马尾神经受损可出现下运动神经元性瘫痪。肿瘤压迫导致的神经根痛出现于会阴部,圆锥与马尾受损均可出现会阴部感觉减退或丧失,但后者常呈不对称分布;圆锥受损还可出现阳痿与射精不能、大小便失禁或潴留、肛门反射消失。相对于其他节段,该处脊髓瘤少见,但肿瘤有明显的恶性生长倾向。

3. 扩散及转移 脊膜瘤绝大多数为良性肿瘤,极少数发生恶变的肿瘤可通过脑脊液转移到脑内

形成脑膜瘤。

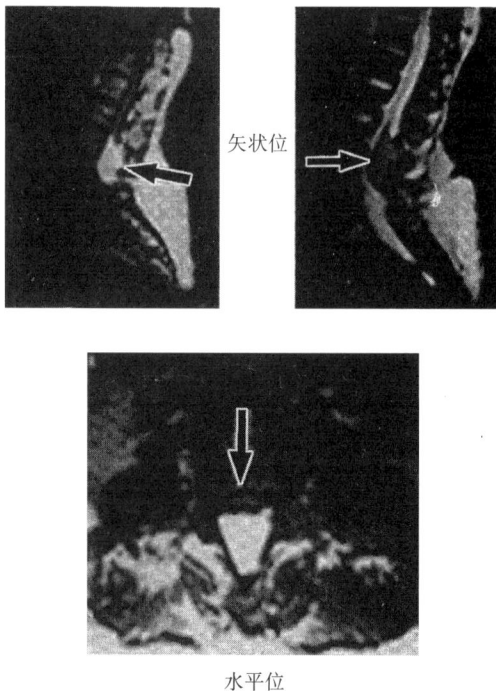

图6-23　圆锥-终丝部肿瘤

（三）病理

大多数椎管内脊膜瘤为良性，具有恶性行为的脊膜瘤十分少见。病理上，绝大多数长于髓外膜内，少数可长出膜外，通常发生在临近神经根穿过的突起处，大多数呈圆形或椭圆形，体积可有很大不同，一般为2～3.5 cm，以单发为多，呈实质性，质地较硬，包膜上覆盖有较丰富的小血管网。肿瘤基底较宽与硬脊膜粘连较紧很少附着于蛛网膜和浸润到脊髓内。肿瘤压迫脊髓使之移位、变形，在受压部位的远端由于血供障碍可出现脊髓水肿、软化甚至囊变。少数脊膜瘤可发生恶变为不典型性或恶性脊膜瘤。

组织学上，同脑膜瘤一样可分为多种类型。以上皮型最多，成纤维细胞型和沙粒型次之，其他类型较少见。切片中大部分肿瘤组织可见钙化。90%的脊膜瘤位于髓外膜内，5%位于膜内外呈哑铃状，以脊髓背侧为著。脊膜瘤最常发生于胸椎80%，颈椎次之15%，腰椎较少见5%。

（四）放射学检查

1. X线　脊膜瘤属于髓外膜内缓慢生长的良性肿瘤，在其发展致相当程度时，必将引起脊柱的骨质变化，以骨质的吸收、变形为主，范围一般较局限，常见到的有椎弓根变形（如变扁、变小、内缘变直或凹陷呈括弧状、八字状），受累椎体后缘凹陷及边缘硬化，椎管前后径增宽等，少数向椎管外发展的肿瘤还可导致该侧椎间孔扩大，并可显示椎旁软组织块影。除少数脊膜瘤可见小点片状病理性钙化影。大部分椎管内脊膜瘤在平片上缺乏直接征象。

2. CT　平扫下脊膜瘤表现为椎管内软组织块影，可有钙化或骨化，还可显示椎管局部或全部硬膜外脂肪间隙闭塞、椎管扩大、椎弓根侵蚀、椎板变薄、椎体后缘凹陷，少数病例亦可出现一侧椎间孔扩大及椎管外软组织块影。脊髓造影CT扫描可见肿瘤节段蛛网膜下隙内充盈缺损及其下方同侧蛛网膜下隙增宽，脊髓向对侧移位；少数向椎管外生长的脊髓瘤可呈现哑铃状形状，与神经鞘瘤较难鉴别。

3. MRI　可以直接观察脊髓、蛛网膜下隙、椎体及其附件，并可做三维空间扫描，了解肿瘤与周围结构的关系。T_1WI下脊髓瘤显示等或稍高信号块影，与低信号的脑脊液呈现良好对比，局部脊髓受压变扁、移位，局部蛛网膜下隙增宽，低信号的硬脊膜位于肿瘤外侧为髓外硬膜下占位的特征，予Gd-DTPA增强后呈点状低信号或无信号区。少数位于硬脊膜外椎管内的脊膜瘤，除表现为脊髓受压变形、移位外，肿瘤上下蛛网膜下隙变窄，低信号的硬脊膜位于肿瘤与脊髓之间为其特点。长至椎管外的脊膜瘤可使一侧椎间孔扩大，在冠状面及横断面上呈现哑铃状软组织块影。

随着神经放射技术及设备的飞速发展，磁共振成像（MRI）检查已成为临床了解脊髓、椎管、脊柱情况的主要方法，CT检查作用居次，其了解肿瘤周围骨质变化的能力要强于MRI。新近出现MRI、CT仿真内镜成像技术，可显示椎管内的立体影像，使脊膜瘤的占位效应更加形象化。

（五）诊断与鉴别诊断

1. 诊断　完整的诊断应包括

（1）是否存在椎管内肿瘤及肿瘤是否是脊膜瘤。

（2）肿瘤的横向与纵向定位。

（3）与其他疾病的鉴别诊断　由于脊膜瘤起病隐匿，虽为髓外占位，但根痛及其他早期症状并不明显，要做到早期诊断比较困难。但如患者为女性，年龄偏大，病史较长，有神经根痛（或根性感觉障碍)伴长束(锥体束和脊髓丘脑束)受损征象者,应高度怀疑脊膜瘤可能。横向定位是判明肿瘤位于髓内、髓外硬膜下还是硬膜外;纵向定位是判明肿瘤位于哪一脊髓(或脊椎)节段,最好还能确定肿瘤的上下极。临床查体中,对确定肿瘤上极最有价值的阳性体征是根痛或根性感觉障碍的上界,其上1～3个脊髓节段即为肿瘤上极,而反射亢进的最高节段为肿瘤下极,精确定位尚需辅助检查。

2. 鉴别诊断

(1) 神经鞘瘤　最常见的椎管内肿瘤,最突出的临床症状为根痛,其发生率远较脊膜瘤高,且发病年龄较脊膜瘤小,无明显性别差异。脊椎 X 线常可见一侧椎间孔扩大,相当一部分神经鞘瘤可产生囊变,但除非伴有椎间孔扩大,有时 CT 或 MRI 较难将两者明确区分。脑脊液检查中,其蛋白质含量较脊膜瘤明显升高,经验表明,脑脊液蛋白质含量超出 2 000 mg/L(200 mg/dl),神经鞘瘤的可能性最大。

(2) 神经胶质瘤　主要包括室管膜瘤和星形细胞瘤,以前者多见,均属髓内肿瘤。虽可有疼痛,但定位不明确,其感觉、运动障碍不如髓外肿瘤明显且呈离心方向发展,自主神经功能障碍如排尿异常、泌汗异常、皮肤营养障碍等出现早且显著,而椎管梗阻、脑脊液蛋白质改变均不明显。

(3) 脊髓退变性疾病　即常称的颈椎病、腰椎病(或称颈、腰椎间盘突出症),患者年龄偏大,多有外伤诱因,起病慢,病程长,病情有波动,对理疗、牵引等非手术治疗有一定效果,脊椎 X 线可见有脊椎骨质增生、椎间隙狭窄、脊柱生理曲度消失等,脊椎 MRI 可予明确区分。

(4) 转移瘤　多见于中老年,有原发部位恶性肿瘤病史。由于硬膜外静脉丛丰富而血流缓慢,经血播散的瘤细胞常滞留于此并迅速繁殖,病情进展快,短期内即可导致脊髓横断性损害。病程中疼痛显著,局部棘突叩击痛明显,脊柱 X 线可见局部骨质破坏明显,MRI 除可显示椎体及附件骨质破坏外,还可见到硬脊膜、脊髓明显受压。

(5) 运动神经元疾病　是一组脊髓变性疾病的总称,包括肌萎缩侧索硬化症、进行性脊肌萎缩症和原发性侧索硬化症。临床呈隐袭起病,缓慢加重的上和(或)下运动神经元性瘫痪,肌束颤动和肌萎缩,多有腱反射亢进和病理反射,缺乏感觉障碍,脑脊液常规及动力学检查无明显异常,肌电图检查较

MRI、CT 更有诊断价值。

三、神经胶质瘤

脊髓胶质瘤是指发源于脊髓胶质细胞的肿瘤。约占脊髓肿瘤的 7.4%～22.5%,好发年龄为 20～50 岁。男女发病率无显著差异。大多数在髓内,约占髓内肿瘤的 90%。脊髓胶质瘤是较为常见的椎管内肿瘤,发病率仅次于神经鞘瘤、脊膜瘤居第 3 位。神经胶质瘤(gliomas)亦称为神经胶质细胞瘤,简称胶质瘤。由于是发生在神经外胚层的肿瘤,故又称之为神经外胚层肿瘤(neuroedotermal tumors)或神经上皮肿瘤(neuroepithelial tumors)。肿瘤起源于神经间质细胞即神经胶质、室管膜、脉络丛上皮和神经实质细胞,即神经元。大多数肿瘤起源于不同类型的神经胶质,但根据组织发生学来源及生物学特殊类型,对发生于神经外胚层的各种肿瘤,一般都称为神经胶质瘤。Nittner 综合国外 4 885 例脊髓内肿瘤患者,胶质瘤占 15.9%;天坛医院神经外科报道占椎管内肿瘤的 14.5%。其中最常见的类型为室管膜瘤和星形细胞瘤,前者占髓内肿瘤的 60%,后者占髓内肿瘤的 30%,而少见的为少突胶质细胞瘤以及胶质母细胞瘤等。各类型神经胶质瘤各有其好发年龄,如室管膜瘤多见于儿童及青年,星形细胞瘤多见于壮年,多形胶质母细胞瘤多见于中年。

(一)病因

胶质瘤的病因至今未明,发病因素比较复杂,可能为多种因素共同作用的结果。大量的研究表明,它与细胞染色体上存在癌基因及遭受物理、化学、生物因素等多重因素有关。

(二)病理

神经胶质瘤是脊髓内最常见的肿瘤之一,其病理类型也很多,现就其几种多见的脊髓胶质瘤的病理分型予以介绍。

1. 室管膜瘤　又称室管膜胶质瘤,室管膜细胞瘤,室管膜上皮瘤等。在胶质细胞中最为常见。约占髓内肿瘤的 60%,约占胶质瘤的 7.8%。约半数位于圆锥终丝处。以 10～20 岁青少年为最多见,50% 在 20 岁以下。男多于女,男∶女=2∶1。

2. 星形细胞瘤　约占髓内肿瘤的 30%,多见于青年女性,80% 发生在 40 岁以下,10～30 岁约占 50%。

(1) 星形细胞瘤的大体形态　星形细胞瘤的大

体形态与其生长部位和良恶性程度有关。脊髓的星形细胞瘤多为实体性,灰白色,界限不清,有时呈胶冻状,并有囊腔形成。

(2)星形细胞瘤的组织学形态 变异很大,一般可分为以下几种类型:① 纤维星形细胞瘤;② 源浆型星形细胞瘤;③ 毛状星形细胞瘤;④ 肥大型星形细胞瘤;⑤ 分化不良性星形细胞瘤(星母细胞瘤)。

(3)少突胶质细胞瘤。

(4)混合型胶质母细胞瘤。

(5)多形性胶质母细胞瘤。

(三)临床表现

1. 一般资料 胶质瘤是神经系统常见肿瘤,约占脊髓肿瘤的 7.4%～22.5%,小儿与青壮年多见,平均发病年龄 21 岁(9 个月～70 岁),40 岁以下约占 50%～60%,男多于女。李士月等报道 90 例椎管内肿瘤,其中胶质瘤 10 例,杨树源等报道髓内肿瘤 71 例,其中星形细胞瘤占 29.6%。

2. 症状与体征 神经胶质瘤的症状体征与肿瘤生长的部位和速度有关。因其多为髓内肿瘤,故临床根痛症状无或轻微。因其多发生在颈髓和腰骶部、马尾部,故其感觉、运动障碍多在四肢部,严重者可出现高位截瘫。良性胶质瘤生长较慢,临床表现为病程长。恶性胶质瘤进展快,临床发展快,预后差,其感觉障碍从上肢开始向下蔓延,而运动障碍则从下肢开始向上蔓延是其特点。有时可出现感觉分离现象。圆锥与马尾部多见。故其括约肌功能障碍和下肢根痛症状很明显;有时可能为首发症状。高颈髓病变时查体可发现四肢中枢性瘫痪。表现为瘫痪肢肌张力增高,腱反射活跃,病理征阳性。位于颈膨大部的肿瘤则表现为双上肢下运动神经元性瘫痪,表现为肌张力降低,腱反射减弱或消失,病理征阴性和双下肢中枢性瘫痪。并出现感觉传导束型障碍。感觉障碍平面常有定位意义。胸髓病变主要表现为双下肢中枢性瘫痪。腰膨大部位病变则为双下肢迟缓性瘫痪。圆锥部病变则主要表现为括约肌功能障碍,大小便失禁和鞍区感觉障碍。马尾部肿瘤则表现为根痛。如坐骨神经痛和节段性感觉、运动障碍和肌萎缩,括约肌障碍亦出现较早且明显。

(四)影像学检查

1. 脊髓造影 除可显示椎管梗阻外,尚能显示髓内肿瘤的某些特征,如脊髓梭形增粗、蛛网膜下

隙对称性变窄,故有一定的诊断意义。

2. 脊髓 CT 检查 表现为脊髓局限性增粗,蛛网膜下隙及硬膜外间隙变窄甚至消失。大多数肿瘤呈低或等密度,少数高密度,密度较为均匀。肿瘤与正常脊髓边界不清。

3. MRI 为目前首选检查手段,T_1WI 肿瘤呈略低或等信号,T_2WI 呈高信号,尽管分级不同,几乎所有的星形细胞肿瘤均可强化,肿瘤的空洞和囊腔可在 MRI 扫描中见到。对脊髓肿瘤的部位、上下缘界线、位置及性质均能提供有价值的信息。王忠诚等通过总结 147 例髓内肿瘤 MRI 检查结果指出:髓内肿瘤 MRI 平扫,增粗的髓内有关长 T_1 和短 T_2 信号处无特殊性,但 Gd-DTPA 强化后,星形细胞瘤呈片状强化或局部强化,边界不清,囊肿和空洞少见。而室管膜瘤长呈均匀一致强化,边界清,几乎全部伴有囊变和(或)空洞,故借此可做出术前定性诊断,对这两类最常见的髓内肿瘤进行鉴别。从影像学上区分星形细胞瘤与室管膜瘤是困难的,但以下情况可资鉴别:室管膜瘤好发于脊髓圆锥和终丝,CT 和 MRI 增强后可见肿瘤节段中央管轻度强化并常见瘤体囊变及脊髓空洞形成(图 6-24～27)。

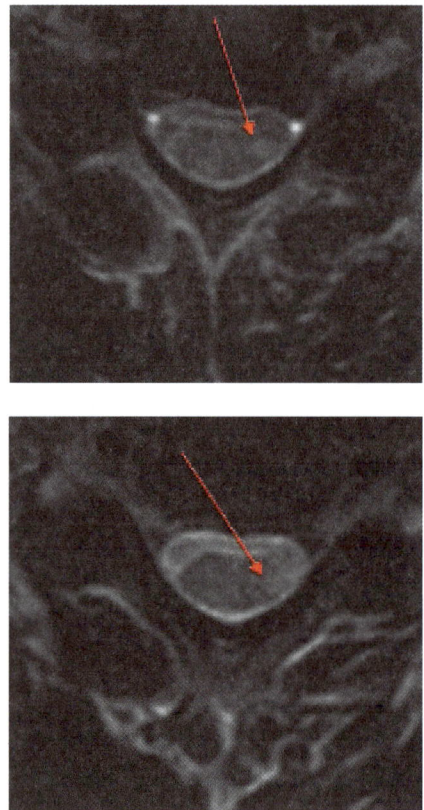

图 6-24 星形细胞瘤。MRI 横断位表现示脊髓内占位,中等偏高信号,边界不清

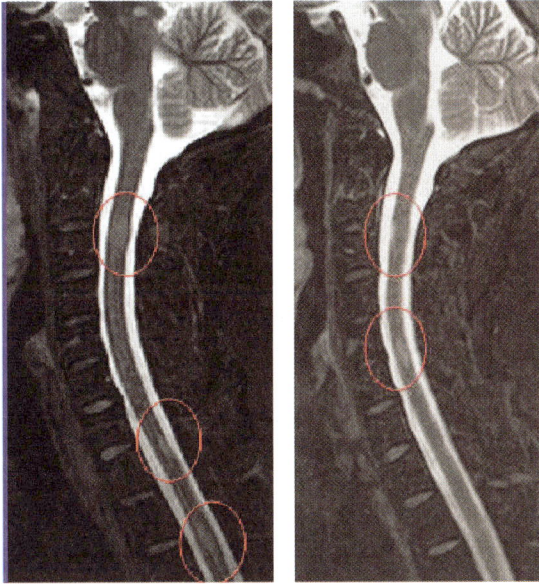

图 6-25 星形细胞瘤。MRI 矢状位示多发病灶,在 T_1WI、T_2WI 均表现为中等偏高信号

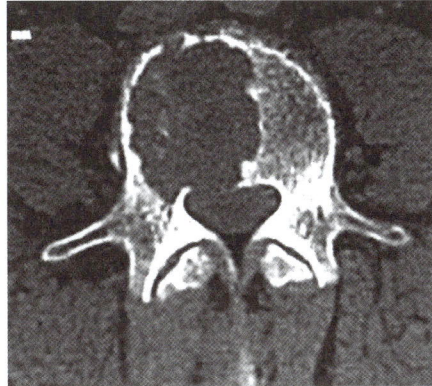

图 6-26 胶质母细胞瘤。X 线示椎体骨质破坏,椎管内占位

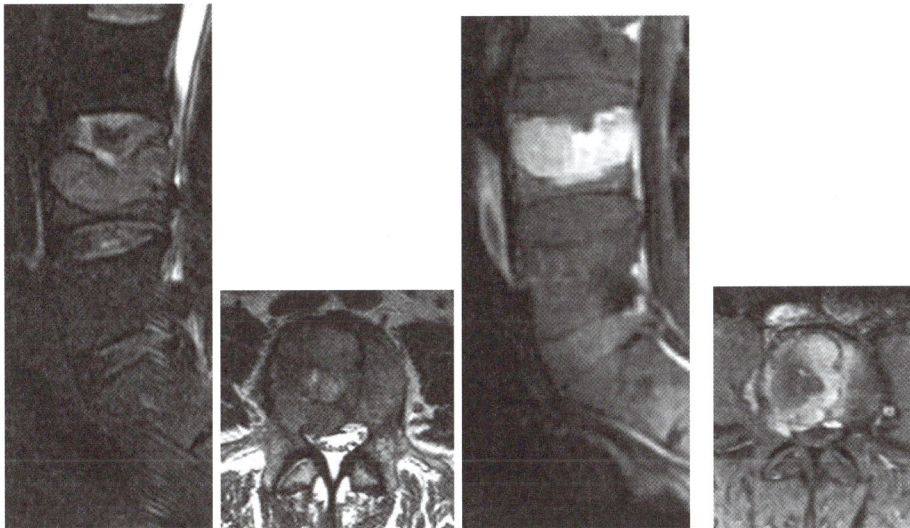

图 6-27 胶质母细胞瘤。T_2WI 呈中等偏低信号,T_1WI 呈高信号

(五) 诊断与鉴别诊断

尽管近年神经影像学发展很快,但详细的病史询问及完整的神经系统检查对诊断脊髓胶质瘤仍是十分必要的。

1. 脊髓胶质瘤诊断要点

(1) 起病往往以感觉障碍为主且特点是离心式自肿瘤所在平面向远端发展,可出现感觉分离现象而根痛较少见。

(2) 运动障碍在感觉障碍稍后或同时出现,也呈离心式向远端发展。

(3) 括约肌功能障碍出现较早,这里强调一旦出现大小便功能障碍就应怀疑此病,争取在括约肌功能部分障碍时得到治疗。

(4) 脊髓胶质瘤病程较其他椎管肿瘤相对短、进展快且症状波动小。

(5) 影像学检查表现出髓内肿瘤特点,易出现肿瘤囊变出血及脊髓空洞形成等。

2. 鉴别诊断 脊髓胶质瘤应与以下疾病鉴别。

（1）脊髓血管母细胞瘤　近年来发现该病并不少见,其好发于颈椎,多位于脊髓背外侧,属髓内肿瘤。肿瘤呈暗红色实体,有包膜,血供丰富,可见数根供血小动脉及怒张的回流静脉。由于瘤内及其周边存在迂曲的血管,故在 MRI T_1WI、T_2WI 上可见不规则点状或曲线状低信号影,此为脊髓血管母细胞瘤特征之一。此外脊髓血管母细胞瘤也常发生囊性变及脊髓空洞形成。

（2）表皮样囊肿和皮样囊肿　好发于脊髓圆锥,可位于髓内或髓外,常伴脊髓裂及皮肤附近窦道。曾有报道该病的发生与鞘内注射有关,但目前认为其仍为先天性肿瘤。CT 扫描两者均为低密度灶。皮样囊肿病灶内有时可见粗糙的毛发团或不完全钙化环等。MRI 检查表皮样囊肿 T_1WI 为低信号,T_2WI 为高信号,增强后病灶无强化;皮样囊肿 T_1WI、T_2WI 均为高信号或高低混合信号,增强后也无强化。

（3）脂肪瘤　约占整个椎管肿瘤的 1%,好发年龄 10～30 岁,性别差别不大。好发于胸段、腰骶段,可位于硬脊膜外也可位于髓内。髓内脂肪瘤呈条索状边界不清,手术难以全切,位于腰骶段者常伴有先天性脊柱脊髓发育畸形。脂肪瘤的 MRI 表现与脊髓胶质瘤不同,前者 T_1WI、T_2WI 均为高信号且无囊性变及脊髓空洞形成。

（4）脊髓蛛网膜炎　脊髓蛛网膜炎造成的脊髓功能障碍与髓内肿瘤的早期临床表现相似,有时难以鉴别。但脊髓蛛网膜炎的患者存在结核性脑膜炎或其他中枢神经系统感染史,病程长,波动性大,MRI 上脊髓轻或中度增粗,伴散在而细小的低信号改变,无囊性变和脊髓空洞形成,增强 MRI 无强化。

四、脊椎血管瘤

血管瘤是由新生毛细血管、血窦或静脉血管所构成的良性疾患。对于血管瘤的病理性质目前尚有分歧。多数人认为属肿瘤范畴;也有人认为系错构瘤性质的瘤样畸形;还有人认为实际上血管瘤包括了上述两方面的疾患。大宗病例报道血管性肿瘤约占脊髓肿瘤的 4%～8%,据国内文献报道 2 393 例椎管内肿瘤中,血管瘤为 69 例,占椎管内肿瘤的 2.88%,臧旭报道 10 例血管瘤,占 260 例椎管内肿瘤中的 3.84%,Slooff 等报道 1 322 例椎管内肿瘤,血管瘤占 6.2%。本病以中青年多见,男性略多于女性。

（一）发病率及发病部位

脊椎血管瘤在临床上和尸检中所见差异很大。Topter 在 2 154 个尸体解剖中发现有 11.93% 的脊椎一个或几个椎体上有血管瘤。在临床上有症状的血管瘤并不常见。在综合的 262 例骨血管瘤中,发生于脊椎者 35 例(占 13.4%)。

发病部位:脊椎血管瘤以胸椎段多见。尤以胸 2-胸 7 最多见。腰椎次之,颈椎及骶椎最少。Schmorl 报道 579 例脊椎血管瘤病例中,颈椎 32 例,胸椎 350 例,腰椎 170 例,骶椎 27 例。

（二）病理

1. 大体　发生于脊柱椎体的血管瘤肉眼观为界线清楚、直径 1 cm 左右的棕红色病灶,既可产生于髓腔,亦可发自骨膜。病灶中心的骨小梁比正常骨稀少。肿瘤常为多发,单发者相对少见。肿瘤可自椎体向椎弓、横突等部位发展。椎体血管瘤中体积较大者也十分少见。

2. 镜下　显微镜下可见椎体血管瘤中排列稀疏的骨小梁,但却相对增厚,骨小梁的增厚可能系骨组织吸收后的代偿现象。肿瘤中的血管成分在组织学上可分为三种类型:① 毛细血管型:以毛细血管组成的小叶为特点,偶尔间杂有较大的滋养血管。管壁的内皮细胞较小且平坦,形态一致,常可见核分裂像。② 血窦型:其管壁甚薄,管腔较大且扩张,血窦内可见血液和血栓,管壁所被覆的内皮细胞非常扁平。③ 静脉型:骨髓腔内可见较小且管壁较厚的静脉血管,并间杂有小动脉、毛细血管或较大口径的滋养血管,管壁均被覆较小的内皮细胞。还有人观察到血管中有动静脉之间的吻合支。

（三）临床表现

大多数血管瘤患者并无临床症状,出现有临床症状的患者多为年轻人。发生于脊柱的血管瘤首发症状为局部疼痛和局部痉挛,这可能是肿瘤的生长使骨皮质向后方膨胀以及椎体变形压迫脊髓的缘故。血管瘤及其所继发的出血、血肿均可能蔓延至硬膜外间隙,从而引起脊髓压迫症状。脊柱的中胸段椎管较窄,因此更容易造成脊髓受压。有时椎体可发生压缩性骨折和塌陷,继而引起脊柱的侧凸与后凸。临床神经学检查可发现感觉异常、神经根受累以至横贯性脊髓损害。

（四）影像学检查

X 线平片上受累骨因局部骨质疏松而呈蜂窝

状结构。骨骼受到血管瘤侵犯后可出现膨胀性生长，但骨皮质常保持完整，脊柱病变多位于椎体，并可向椎板、椎弓根、横突、棘突等部位发展，有时也可直接侵犯邻近的椎间隙或肋骨，椎体外形可正常或膨胀增宽，但骨皮质并无破坏。这一影像如在断层平片上更为清晰。在椎体的密度减低区中常间以纵向排列成栅栏状的骨小梁。有时椎弓根受到侵犯后轮廓不清，易与骨转移瘤相混淆(图6-28)。

椎体血管瘤的血供常来自肋间动脉的分支，如行血管造影可发现有明显的血管扩张。还有人在行选择性动脉造影的同时行 CT 扫描，取得满意结果。CT 扫描可显示血管瘤病灶的范围，并能更好地反映骨膨胀性生长而骨皮质仍保持完整的特征，颅骨的 CT 扫描还可清晰地显示颅骨的内板是否受累。

在 MRI 的 T_1WI 和 T_2WI 上，病灶内的骨小梁成分常表现为较高的斑片状信号(图6-29)。^{99m}锝核素骨扫描可对骨血管瘤的生物学行为进行动态研究。

（五）诊断和鉴别诊断

脊柱血管瘤的 X 线表现极具特征性，有时需与 Paget 病鉴别。

五、转移性肿瘤

脊柱转移性肿瘤是指原发于身体某部位的肿瘤，大部分是癌，小部分为肉瘤等其他恶性肿瘤，通过不同途径转移到脊柱内，继续生长，形成子瘤。邻近器官的肿瘤直接侵犯破坏骨质则不应包括在转移瘤之内，如直肠癌直接侵犯破坏骶骨等；也不包括原发性多发性肿瘤，如骨髓瘤和恶性淋巴瘤等。脊柱好发转移部位依次为胸椎＞腰椎＞骶椎＞颈椎。近年国内文献报道的椎管内肿瘤6 324例，其中转移瘤为432例，发生率为6.83％。随着脊柱外科的向前发展和诊断水平的不断提高，椎管内转移性肿瘤的发病率有逐渐增加的倾向。

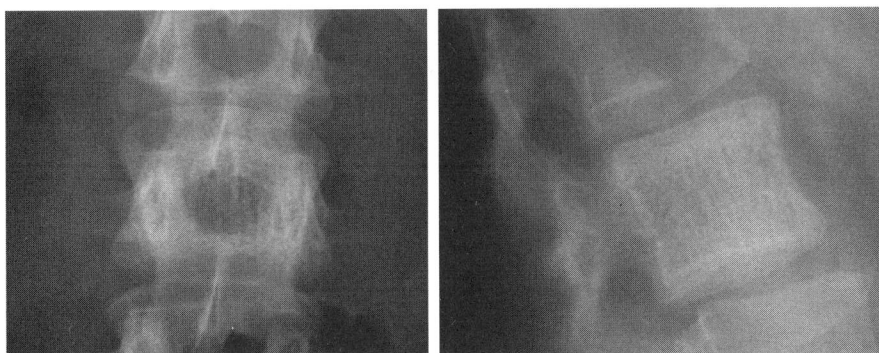

图6-28　椎体血管瘤。X线示典型栅栏状改变，椎体骨密度增高

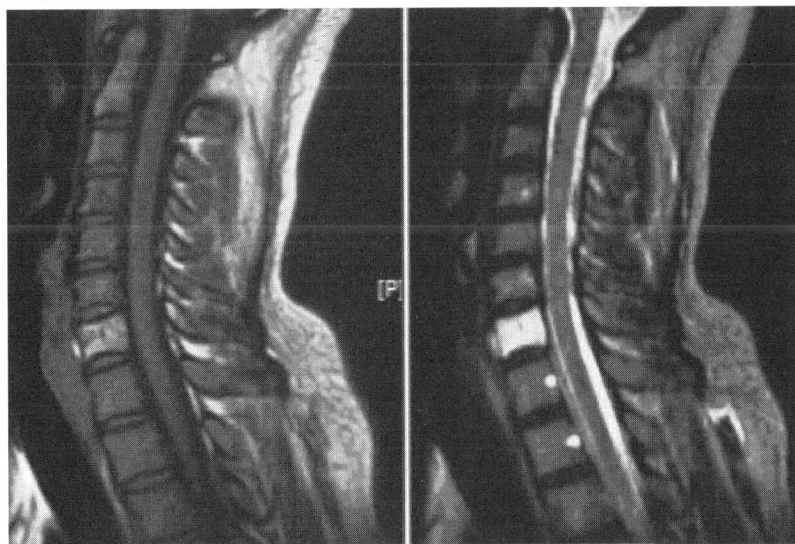

图6-29　C_7 椎体血管瘤。T_1WI、T_2WI 均呈高信号

（一）病因病理

脊柱转移瘤是原发的恶性肿瘤通过血循环或淋巴系统，转移到脊柱所产生的继发性肿瘤。目前肿瘤学研究只知转移是恶性肿瘤的生物学特性之一，而不甚清楚为何会转移，更不知如何阻止转移。恶性肿瘤转移到脊柱，多发生于原发瘤切除之前，但转移灶的发展速度不尽相同。不同的恶性肿瘤，也各有其独特的生物学行为特点，如神经母细胞瘤多在早期即可发现骨转移。肺癌、肝癌、骨肉瘤及肾癌骨转移的发现也较早，而乳腺癌、甲状腺癌及前列腺癌骨转移的发现则较晚。转移瘤大部分为腺癌，鳞癌较少。绝大多数都发生于硬脊膜外，一部分还同时侵犯椎体。多数引起融骨性破坏，少数则引起成骨性反应，成骨者若发生于椎体常表现骨密度增加，椎体轮廓保持良好。

镜下形态：转移瘤的组织学特点本应与原发瘤相同，但实际上常常变异很大。若无原发瘤的证据，单靠转移瘤，常常很难判断来源，但对分化较好的鳞癌、乳头状移行细胞癌、甲状腺癌、黏液性腺癌及黑色素瘤，则不难做出判断。如甲状腺的转移瘤常见滤泡状或乳头状结构等。其间质较少，瘤组织易发生变性坏死，有时瘤组织大部为坏死组织，仅于边缘部见存活的瘤组织，坏死灶多位于瘤结的中央。对分化差的癌，尤其是低分化腺癌，常需结合患者的临床表现、影像学检查、免疫组织化学和病理切片的特殊染色综合判断。

（二）脊柱转移瘤的特点

恶性肿瘤发生远处转移是其生物学行为的特征之一。原发肿瘤可通过血液循环途径至脊柱而发生转移性肿瘤。从原发瘤脱落下来的瘤栓或瘤细胞，常进入静脉系统或淋巴系统。进入静脉系统者可入门静脉至肝脏，经肝脏过滤，入腔静脉经心脏至肺，经肺过滤，故瘤栓或瘤细胞多被阻止在肺或肝内，其部分被免疫系统消灭，部分存活下来，增值形成转移瘤。瘤栓或瘤细胞进入淋巴系统者，多在引流区淋巴结受阻，形成淋巴结转移。越过重重阻截，瘤栓或瘤细胞进入胸导管，最后汇入左锁骨下静脉，进入体循环。另外还有沿蛛网膜下隙转移和经椎静脉逆行扩散等途径。

在已知的各种原发肿瘤中，最易发生骨转移的有：乳腺癌、肺癌、前列腺癌、肾癌、甲状腺癌、骨肉瘤、直肠癌、神经母细胞瘤等，并且乳腺癌、肺癌、前列腺癌、肾癌四者的骨转移约占骨转移总数的85%，可称为亲骨性肿瘤。其中，乳腺癌的骨转移多在胸椎，甲状腺癌的骨转移多发生在胸腰椎，宫颈癌及前列腺癌的骨转移多发生在骨盆和腰椎，肺癌的骨转移多发生在胸腰椎和肋骨。骨转移瘤好发于脊柱的一种解释是：椎体和椎管内外丰富的静脉丛，无瓣膜，血流缓慢，在胸腔和腹腔压力增高时，血流可以停止或逆流，故瘤栓或瘤细胞易停滞于此。

（三）临床表现

1. 症状和体征　脊柱转移瘤最常见的症状是疼痛，程度不等，通常也是患者就诊的主要原因，由于近半数的转移瘤位于腰椎和骨盆，故腰骶部的疼痛常为首发症状。疼痛的特点是经常变化，且制动无效，位于颈椎者牵引可能会加重病情，位于胸椎者常伴有肋间神经痛，腰椎者常出现剧痛并可能伴有不典型坐骨神经痛。脊柱不稳定引发的疼痛出现在脊柱转移的晚期，变换体位时发生，较剧烈，很难用镇痛剂控制。相应疼痛部位体检时可有压痛和叩击痛。

其次是脊髓和神经的压迫症状。脊柱转移瘤发展到一定程度时可引起脊髓和神经的压迫，出现相应的症状和体征。如当脊髓丘脑束受压时，其病变对侧低于病变水平1～2节段以下痛温觉减退或消失；当脊髓后束受累时，则出现病变以下同侧的深感觉、触觉减退及感觉性共济失调；当运动传导束受累时，肢体无力，瘫痪，肌张力增高，腱反射亢进，病理征阳性。如无医疗干预，晚期常发展成为截瘫，自主神经功能障碍，括约肌功能丧失，病变以下皮肤出现竖毛肌功能丧失。但当截瘫出现后，部分患者可出现疼痛程度减轻。国内外文献报道，患者在就诊时的症状和体征发生率为：疼痛占96%，运动障碍76%，括约肌功能紊乱57%，共济失调3%，带状疱疹2%，屈肌痉挛1%。

另外，还有局部肿块、病理性骨折、全身恶病质表现等等。

2. 实验室检查　脊柱转移性肿瘤患者常出现血红蛋白低下，白细胞略增高，血沉增快，血浆白蛋白下降且白球比倒置等。约10%乳腺癌、肺癌、肾癌和肝癌骨转移患者出现血钙上升，血磷下降。在成骨性转移瘤中，碱性磷酸酶可升高，前列腺癌骨转移患者可出现酸性磷酸酶升高。

在脑脊液检查，多数病例可在脑脊液动力学检查中发现椎管内梗阻现象。由于梗阻，脑脊液中的蛋白质含量多升高，一般为300～1 000 mg/L，细胞数多无明显变化。

（四）影像学检查

1. X线检查　融骨性破坏最为常见。典型表现为椎管周围骨质（包括椎体、椎弓根、椎板）不同程度的疏松、破坏，如前后一致的椎体塌陷，或侧方塌陷或楔形变（图6-30）；有时椎体内可见到蚀空状骨质缺陷；有时可见椎弓根受累；椎间隙多正常；椎旁可出现球形软组织影。但在疾病早期，普通X线检查常无阳性发现。

2. CT　CT在显示骨质病变，尤其是椎弓根和椎间小关节改变方面明显优于MRI。CT扫描常可见椎体，椎弓根不同程度的融骨性破坏；硬膜外肿块边缘不规则；肿瘤多向椎旁生长。增强后，部分肿瘤可强化。脑脊液检查　多数病例可在脑脊液动力学检查中发现椎管内梗阻现象。由于梗阻，脑脊液中的蛋白质含量多升高，一般为300～1 000 mg/L，细胞数多无明显变化。

3. MRI　这是当前检查椎管转移瘤较为理想的手段，MRI对硬膜外肿瘤的部位、范围，以及脊髓是否受累，显示得更加清晰。MRI T_1WI、T_2WI上常可见与椎旁软组织信号相仿的硬膜外肿块，伴椎体信号异常，大多累及2～3个脊髓节段，外形不规则，并有硬膜受压，脊髓可有水肿，甚至软化；肿瘤常可穿出椎管向椎旁生长。增强扫描使肿瘤强化（图6-31,图6-32）。

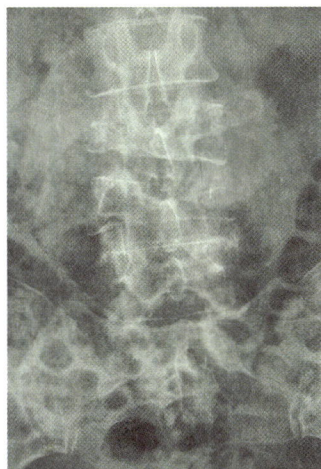

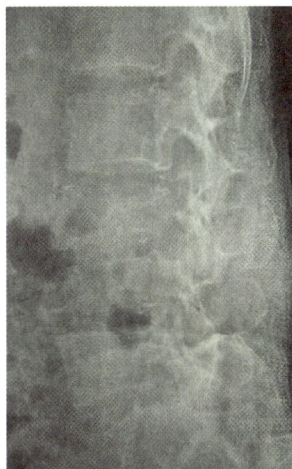

图6-30　L_3～L_4椎体转移瘤。X线示椎弓根破坏，椎体骨密度减低，椎体压缩变形

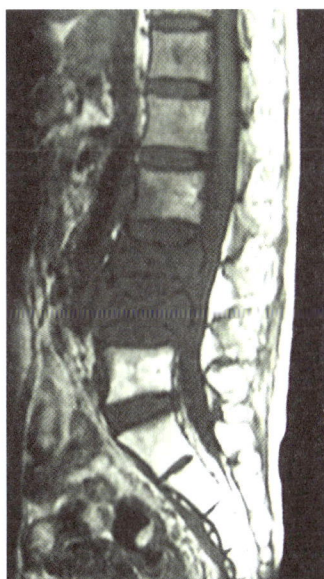

图6-31　L_3～L_4椎体转移瘤。T_1WI
示低信号,椎管内占位

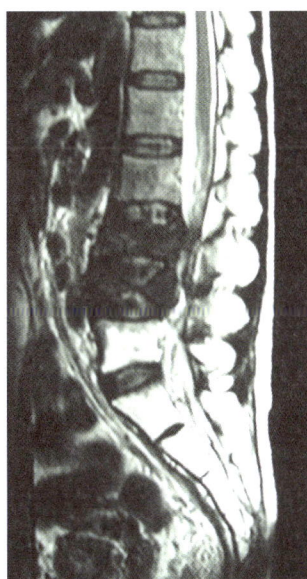

图6-32　L_3～L_4椎体转移瘤。T_2WI呈低信号
中间混杂中等信号

(五)诊断和鉴别诊断

1. 诊断　根据既往肿瘤病史及典型的发病过程,特别是进展迅速的脊髓损害表现,诊断多不困难。然而,此时病情常非常严重,预后不佳。因此,应当重视早期诊断,为此,临床上须警惕下列可疑情况。

(1)肿瘤患者新近出现异常的背部疼痛。

(2)虽无肿瘤病史,但新近出现异常的背部疼痛,或神经根痛,卧床休息不能缓解,并伴脊柱触痛。对所有可疑对象,均需进一步检查。然而,不幸的是,当患者到医院就诊时,脊髓损害常已经发生数天或数月了。

X线检查仍是一个非常有效的检查手段,具有较高的敏感性和特异性,有时甚至优于脊髓造影和MRI。在疾病早期,普通X线检查即可发现多数(85%～94%)椎管转移瘤的异常表现。但需注意,X线检查具有17%的假阴性率。CT和MRI是目前较为理想的检查手段,能更准确地显示病灶以及病灶与脊髓、脊神经根的关系,也可鉴别良、恶性病变,并能为手术计划提供重要依据。由于30%～49%的病例可出现多发转移灶,因此,有学者建议,应对所有椎管转移瘤患者,进行全脊柱影像学检查,如MRI、SPECT。为了明确病理诊断,可考虑在CT引导下对塌陷椎体、椎旁或硬膜外肿块进行活检。在发现椎管转移瘤病灶后,还要进行全身检查,以发现原发病灶。

2. 鉴别诊断　在以疼痛为主要表现的疾病早期,要与一般性腰背痛、脊椎关节变性疾病(如椎间盘突出症、风湿病等)相鉴别。当发生不完全性或完全性脊髓横贯性损害时,要注意硬膜外脓肿、硬膜外血肿、硬膜外动静脉畸形、癌性脊膜炎相鉴别。少数情况下,还要与脊髓缺血性病变、脊髓急性炎症、脊髓放射性损害、类肿瘤综合征相鉴别。

(六)预后评估

目前最常用的为Tomita全身评估系统。其方法为:每例患者均行前后位和侧位X线平片,CT及MRI检查,另外亦行全身检查以寻找是否有其他器官转移灶,骨放射性核素扫描确诊其他部位是否合并骨转移。颈椎到骶骨全脊椎MRI检查确定其他脊柱是否转移。同时行肺部、腹部及脑CT检查。

脊柱转移癌患者选择3个因素进行预后分析,总分为10分。

1. 原发肿瘤的恶性程度　根据肿瘤生长速度确定原发肿瘤恶性程度,分为三型:① 缓慢生长型:乳腺、前列腺、甲状腺等(1分)。② 中度生长型:肾脏、子宫等(2分)。③ 快速生长型:肺脏、肝脏、胃肠及原发病灶不明等(4分)。

2. 其他重要器官转移(肺脏、肝脏、肾脏、脑)分为三型:① 无其他脏器转移(1分)。② 合并其他脏器转移,能通过手术或介入栓塞治疗治愈(2分)。③ 合并其他脏器转移,无法治疗(4分)。

3. 骨转移　包括脊柱,分为两型:① 单发脊柱转移癌(1分)。② 多发骨转移(2分)。

对于预后评分为2～3分患者,治疗目的是获得长期局部控制,生存时间期望超过2年,应该选择广泛或边缘切除,例如行全脊椎整块切除术;对于评分4～5分的患者,治疗目的是中期局部控制,应行囊内切除术,以其获得较好的预后;对于评分6～7分的患者,估计生存时间约为12个月,应该首选姑息性手术;而评分8～10分的患者,不具手术适应证,应选择支持治疗。

(徐华梓　李也白　徐晖)

参 考 文 献

1　杨克勤.脊柱疾患的临床与研究.北京:北京出版社,1994:467-498.

2　赵炳纯,赵仰胜.椎管内海绵状血管瘤.中华神经外科杂志,1992(2):126-127.

3　孙洪礼,刘冰.椎管内肿瘤早期误诊原因分析.临床误诊误治,1992(4):145-146.

4　徐启武,董仲毅.显微手术治疗高颈髓肿瘤(53例报告).中国神经精神疾病杂志,1993(5):289-292.

5　刘丽娟,张广义.脊髓神经纤维瘤与脊膜瘤的鉴别诊断及MRI价值.中华神经外科杂志,1994(1):21.

6　曾庆生,曾幼鲁,岳中麟.椎管内硬膜外海绵状血管瘤的CT表现.实用放射学杂志,1994(2):92-93.

7　李少良,李志强,杨玉理等.25例脊椎体肿瘤误诊结核临床分析.中华骨科杂志,1995(2):125.

8　陈家禄,吴秀枝,黎辉.椎管内肿瘤150例分析.中国脊柱脊髓杂志,1996(增刊):41-42.

9 胡晓亮,贾连顺.老年人椎管内肿瘤的诊断和治疗.中国脊柱脊髓杂志,(增刊):43-44.

10 钟志光,林志惠,谭平国.脊髓压迫症70例临床分析.中国神经精神疾病杂志,1996(2)105-106.

11 徐启武,鲍伟民,毛仁玲.纤维手术治疗颈髓髓内肿瘤.中华神经外科杂志,1996(3)137-140.

12 屠童琪,胡云洲,饶书成等.脊柱原发部不明的转移癌(附52例报告).中国脊柱脊髓杂志,1996(6):224-246.

13 沈宁江,王书成,卢传新.椎管内肿瘤早期误诊原因分析.中国脊柱脊髓杂志,1996(6):262-263.

14 甄平,刘兴炎,文益民等.椎体肿瘤CT误诊结核临床分析.中国脊柱脊髓杂志,1997(3):129-130.

15 张胜泉.椎管内肿瘤116例病理分析.中国脊柱脊髓杂志,1997(5):223-225.

16 重松康,星野文彦,久田欣一.放射线医学大系29卷,脊椎.东京:中山书店,1996,158-175.

17 程天明,邹士顺.椎管内神经鞘瘤-MR表现及其病理组织学特征.中华放射学杂志,1993,27(2):99-101.

18 米文珍,王承缘,周义成,等.椎管内神经源性肿瘤的MRI诊断.中华放射学杂志,1997,31(10):708-710.

19 孙吉林,张新般,张华宇,等.椎管内椎管内胚胎性肿瘤的MRI诊断.中华放射学杂志,1997,31(3):156-159.

20 王忠诚,张俊廷,杨少华,等.脊髓髓内肿瘤的手术治疗.中华神经外科杂志,1997,13(3):128-134.

21 唐镇生主编.神经系统肿瘤.北京:人民中医出版社,2004.

22 Ross DA, Edwards MSB, Wilson CB. Intrinedullary neurilemas of the spinal cord: report of two cases and review of the literature. Neurosurgery, 1986,19(3):458-464.

23 Beskonakli E, Cayli S, Turgut M, et al. Intraparenchymal schwannomas of the central nervous system: an additional case report and review. Neurosurg Rev, 1997, 20 (2): 139-144.

24 Riffaud L, Morandi X, Massengo S, et al. MRI of intramedullary spinal schwannornas: case report and review of the literature. Neuroradiology, 2002,42(4):275-279.

25 Darwish BS, Balakrishnan V, Maitra R. Intramedullary ancient schwannorna of the cervical spinal cord: case report and review of literature. J Clin Neurosci, 2002, 9 (3): 321-323.

26 Tomita K, Kawahara N, Baba H, et al. Total en bloc spon-

27 Leek S, Spetzlen RF. Spinal cord cavernous malformation in a patiene with familial infracronial cavernous malformation. Neurosurg, 1990(5):877-880.

28 Mc Cormick PC, Torres R, Post KD. Intramedullary empendymoma of the spinal cord. J Nerosurg, 1990(4): 523-532.

29 Morola T, Symon L. Surgical managemnt of hemangioblastoma of the spinal cord: a. report of 18cases. Neurosurg, 1989(5):699-704.

30 Saengnipanthkul S, Jirara thanaphochai K, Rojvibroj S, et al. Metastatic adenocareinoma of the spine. Spine, 1992(4): 427-430.

31 Sen CN, Sekharl N. An extreme lateral approach to intra-dural lesion of the cervical spine and foramen magnum. Neurosurg, 1990(2):197-204.

32 Keith YC. Surgical management of intramedullary spinal-cord tumors. Schmidek. Operative neurosurgical techniques: Indications, methodsandresults. 4th ed. vol 1. New York: WBSaunders Company, 2000:1874-1884.

33 Sze G, Bravo S, Krol G. Spinal lesions: quantitative and qualitative temporal evolution of gadopentetate dimeglumin enhancement in MR imaging. Radiology,1989,170(3):849-856.

34 Garg A, Gupta V, Gaikwad S, et al. Spinal angiolipoma: report ofthree cases and revieww of MRI features. Aust ralasion Radiology, 2002,46(1):84-90.

35 Bunl R, Bart H, Hugo H H, et al. int racranial and spinal melanotic schwannoma in t he same patient. J Neurooncol, 2004,68:249-254.

36 Chang I C, Chou M C, Bell W,et al. Spinal Cord Compression Caused by ext radural arachnoid cyet. Clinical examples and review. Pediat r Neurosurg, 2004,40(1):70-74.

37 De Verdelhan O, HeaGelen C, Carsin Nicol B, et al. MR imaging features of spinal schwannomas and meningiomas. J Neuroradiol, 2005,32(1):42-49.

38 Hussion A A, Kereef E, Hafez M. Reconstuetive surgery in spinal tumors[J]. Eurgoncol, 2001,27(2):196-199.

26 dylectomy for solitary spinal metastases. Int Orthop (SICOT),1994,18:291-298.

第七章 脊髓畸形

人的胚胎第三周末，其背面正中部的外胚层在脊索的诱导下形成神经管，至第四周，神经管头部增大，发育为脑，其余部分仍保持管状，发育为脊髓。神经管的管腔形成脊髓的中央管，管壁的套层分化为脊髓的灰质，边缘层分化为白质。在发育过程中如神经管下段出现发育异常，会导致脊髓各种畸形。

人类中枢神经系统的先天畸形发生率很高，约占所有产婴（含死婴）先天性畸形总数的60％。其中，64％为神经轴及相应节段中胚叶发育缺陷所致的神经管与椎管闭合及发育异常。最多见者为脊柱裂，其次为先天性脊髓空洞症、脊髓拴系综合征和脊髓分裂症等，此外，蛛网膜囊肿和肠源性囊肿也有不少报道。

第一节 脊 柱 裂

一、概述

脊柱裂（spina bifida）又称脊椎裂，是椎管背侧的先天性闭合不全。完全性脊柱裂为死胎。部分性脊柱裂有隐性和显性之分，后者又有脊膜膨出和脊髓脊膜膨出两种。脊膜膨出形成内含脑脊液的囊状肿块，无脊髓组织，可有少数神经根。脊髓脊膜膨出则在膨出的脊膜囊内含有神经根和发育不全的脊髓。如囊表面皮肤也闭合不全，则会有脑脊液外溢。可伴发如颈肋，脊髓空洞症和脑积水等其他先天性异常。

二、病因

由于先天性因素致椎板闭合不全，同时存在脊膜、脊髓、神经向椎板缺损处膨出。病因尚不明了。此症多发于脊柱背侧的中线部位，以腰骶椎最为常见，少数发生在颈段或胸段。个别情况有自椎旁经由扩大的椎间孔向椎管侧面突出者，或膨出囊向咽后壁、胸腔、腹腔及盆腔内伸展。脊膜膨出一般为单发，多发者较少见。脊膜膨出有时与先天性脑积水并存。

三、病理及分类

根据病变的程度不同，大体上可将有椎管内容物膨出者称显性或囊性脊柱裂，反之则称隐性脊柱裂。

（一）囊性脊柱裂（图7-1）

多发生于脊柱背面中线部位，少数病变偏于一侧。根据膨出物与神经、脊髓组织的病理关系分为：

1. 脊膜膨出　单纯脊膜膨出者的囊腔内壁为硬脊膜及蛛网膜构成，囊内充满脑脊液，其特点是脊髓及其神经根的形态和位置均正常，囊腔通过椎板缺损处形成较细的颈，有时此颈被粘连封闭。

2. 脊髓脊膜膨出　此型较多。特点是有的脊髓本身即具有畸形，脊髓和神经根在骨裂处向背侧膨出，并与囊壁及周围组织发生程度不等的粘连，同时还具备脊膜膨出的特点。

3. 脊髓膨出　又称脊髓外露、开放性或完全性脊柱裂，此型最为严重，也较少见。特点是除椎管和脊膜均敞开外，脊髓本身有时也完全裂开成为双重脊髓畸形。病变表面由于血管外暴而呈紫红色，酷似一片肉芽组织。因为有的脊髓中央管也随脊髓裂开，所以病区常有脑脊液从裂隙或脊髓四周漏出。由于脊髓本身发育畸形，所以神经系统症状极重，多为完全性瘫痪，大小便失禁。患儿出生时局部尚平坦，随后则随颅内压增高而隆起，但不成为囊状。

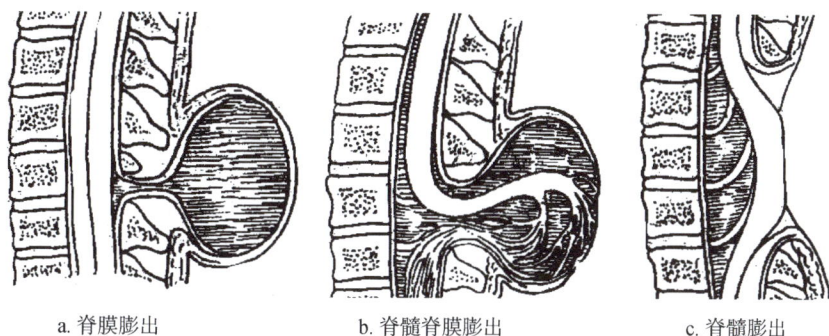

a. 脊膜膨出　　　　　　b. 脊髓脊膜膨出　　　　　　c. 脊髓膨出

图 7 - 1　囊性脊柱裂示意图

（二）隐性脊柱裂

最常见于腰骶部，常累及 L_5 和 S_1。病变区域皮肤大多正常，少数显示色素沉着、毛细血管扩张、皮肤凹陷、局部多毛现象。在婴幼儿多不出现明显症状；在逐渐成长过程中，如果发现排尿有异于同龄小儿那样正常，或到学龄时夜间依然经常遗尿，则应考虑到可能为脊髓受到终丝牵拉紧张所致。成年人的隐性脊柱裂，多数病例无症状，仅在 X 线平片检查时偶然发现。少数病例有遗尿、腰腿痛病史。但是由于脊柱裂部位椎管内可能存在着各种病理改变，如瘢痕、粘连或合并脂肪瘤等，致使脊髓和神经根受压或牵扯，伴有神经系统症状，多表现为不同程度的腰痛、肌萎缩。马蹄足畸形及大小便功能障碍等。

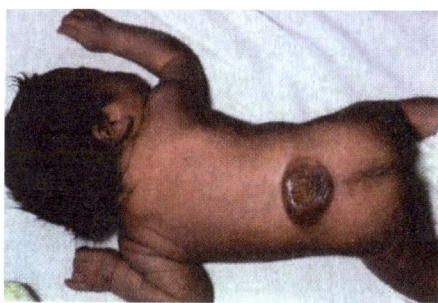

图 7 - 2　先天性脊髓、脊膜膨出

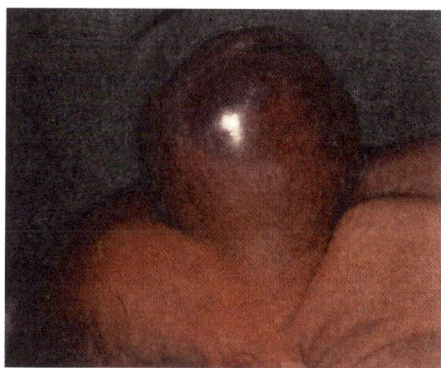

图 7 - 3　先天性脊髓、脊膜膨出，重型

四、临床表现

（一）临床上脊膜膨出与脊髓、脊膜膨出的症状学表现

1. 局部包块　婴儿出生时，在背部中线的颈椎、胸椎和腰骶部可见一囊性肿物，其体积从枣大到巨大不等。包块呈圆形或椭圆形，多数基底较宽，少数为带状。表面皮肤正常，也有时呈瘢痕样改变，或为菲薄的一层，婴儿哭闹时包块膨大，压迫包块则前囟门膨隆。曾发生溃破者，表面缺损处只有一层蛛网膜，呈肉芽状或有感染。已破溃者，包块表面有脑脊液流出，说明膨出包囊与蛛网膜下隙相通。对包块进行透光试验检查发现，在单纯的脊膜膨出者，其透光程度高，脊髓膨出者，由于其内含有脊髓和神经根，部分可见包块内有阴影；若系脊膜膨出或脊髓、脊膜膨出合并脂肪瘤者，由于其外表为脂肪组织覆盖，其深面为脊膜膨出囊，故透光程度较低（图 7 - 2，图 7 - 3）。

2. 神经损害症状　单纯的脊膜膨出可以无神经系统功能症状。脊髓、脊膜膨出并有脊髓末端发育畸形、变性、形成脊髓空洞者，其症状多较严重，常有不同程度的双下肢瘫痪及大小便失禁。在腰骶部病变引起的严重神经损害症状，远远多于颈、胸部病变者。这些神经损害症状包括畸形足（如内翻、外翻、背屈与足小），肌肉萎缩，下肢不等长并伴麻木、无力和自主神经功能障碍等。脊髓、脊膜膨出本身构成的脊髓拴系，可随着年龄与身长的增长，脊髓拴系综合征也进一步加重。脊髓外露通常都表现为严重的神经功能症状，并且也决定于脊髓畸形的程度。

3. 其他症状　少数脊膜膨出向椎管侧方或咽后壁、胸腔、腹腔及盆腔内伸展者,可表现膨出囊压迫邻近组织器官的症状。一部分脊膜膨出患儿合并脑积水和脊柱侧弯等其他畸形,可出现相应的症状。

(二) 隐性脊柱裂

大多数无任何症状,少数患者在背部虽没有包块,但病区皮肤上常有片状多毛区或细软毫毛,或有片状血管痣等。有的病区皮肤颜色甚浓,或棕色,或黑色,或红色,有时在脊椎轴上可见潜毛孔,有的实为一窦道口,压之有黏液或豆渣样分泌物挤出来,椎管内多存在着皮样或上皮样肿瘤。隐裂可引起腰痛、遗尿、下肢无力或下肢神经痛。

五、辅助检查

当确定或怀疑患者存在脊柱裂时,均应行腰骶X线平片、CT检查或磁共振成像(MRI)检查。X线片和CT检查了解椎板等骨缺损情况,可显示脊柱裂的骨性结构改变(图 7-4~6)。膨出囊伸向胸腔、腹腔者,椎间孔多见扩大;向盆腔突出者,常见骶管显著扩大。MRI检查(图 7-7,图 7-8)明确患者膨出囊内和椎管内的病变情况,对于明确诊断,决定是否手术,指导手术操作,减少神经损伤等均有重要意义。此外,尿动力学检查和泌尿系B超对于了解有无神经元性膀胱,追踪观察泌尿系功能并给予合理的处理,均有重要意义。

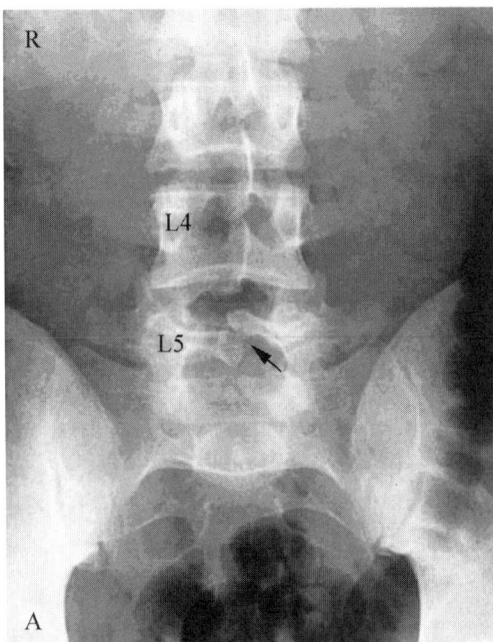

图 7-5　CT 三维重建腰椎脊柱裂

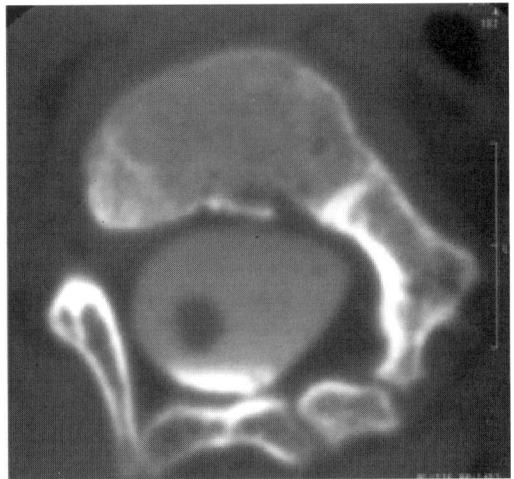

图 7-6　CT 横断位示椎板缺损

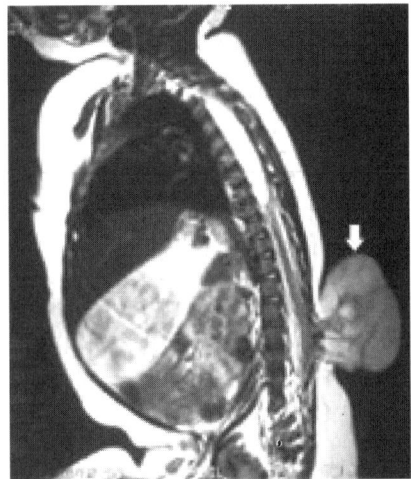

图 7-4　L₅椎板隐性脊柱裂

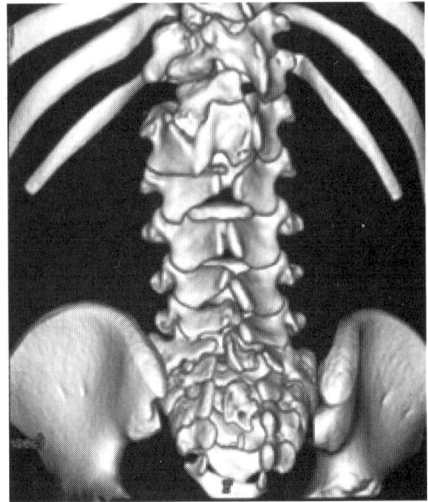

图 7-7　MRI 示显性脊柱裂,脊髓、脊膜膨出

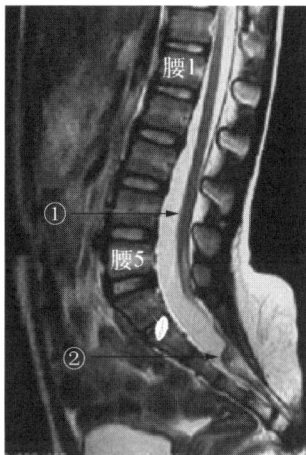

① 指低位的脊髓；② 指粘连增粗的终丝

图 7-8 骶椎隐性脊柱裂合并脊髓拴系综合征

六、诊断与鉴别诊断

根据上述临床症状特点，一般均能作出诊断。透光试验可作为诊断时参考。最关键的诊断点是婴儿出生后即发现背部中线、有膨胀性的包块，并随着年龄增长而扩大，以及伴随的相应神经功能损害症状。摄取脊椎 X 线平片，可显示脊柱裂的骨性结构改变，膨出囊伸向胸腔、腹腔者，椎间孔多见扩大；向盆腔突出者，常见骶管显著扩大。CT、MRI 扫描，显示脊柱裂及脊髓、神经的畸形，以及局部粘连等病理情况。

本畸形尚须与畸胎瘤、脂肪瘤和皮样囊肿等相鉴别。这类肿瘤扪诊较坚实，按压不能回纳，透光试验阴性，表面皮肤正常，故鉴别不难。但需注意，这类肿瘤常与脊柱裂合并存在。

第二节　脊髓拴系综合征

一、概述

脊髓位于脊椎管中，人在生长发育过程中，脊椎管的生长速度大于脊髓，因此脊髓下端相对于椎管下端逐渐升高。脊髓拴系即脊髓下端因各种原因受制于椎管的末端不能正常上升，使其位置低于正常。它是多种先天性发育异常导致神经症状的主要病理机制之一，由此而导致的一系列临床表现即称为脊髓拴系综合征(tethered cord syndrome)。

二、历史

脊髓拴系的概念已经讨论了将近 150 年。1857 年 Johnson 描述了一种儿童骶椎脂肪瘤与脊膜交联。1875 年 Vichow 介绍了名词"脊椎隐裂(spina bifida occulta)"。1891 年 Jones 描述了第一次手术方法成功治疗脊髓拴系。1953 年 Garceau 描述了"终丝综合征"，3 例患者表现为进展性脊柱畸形和神经功能障碍，并把这种病症归咎于终丝增厚导致的脊髓圆锥紧张，通过手术切断终丝 3 例患者都获得很好的恢复。三年后 Jones 和 Love 同样描述了切断终丝后神经和泌尿功能的良好恢复，并发现切开末端的间隙增大，证实终丝张力下降。直到 1976 年 Hoffman 等创造了名词"脊髓拴系"，定义为脊髓圆锥水平下降伴随终丝增厚（直径≥2 mm）。目前文献上脊髓拴系综合征的概念已扩展到各种不同的病因引起的脊髓拴系。

三、病因

脊髓和脊柱末端的各种先天性发育异常均可导致脊髓拴系，如隐性脊柱裂、脊膜膨出、脊髓脊膜膨出、脊髓终丝紧张、腰骶椎管内脂肪瘤、先天性囊肿及潜毛窦等。除了前述各种先天性因素外，腰骶部脊膜膨出术后粘连亦可导致脊髓拴系。一般认为，脊髓拴系使脊髓末端发生血液循环障碍，从而导致相应的神经症状。

四、病理生理

据统计 94％的正常人脊髓圆锥尖端位于 L_1 下缘或 L_2 上缘水平。圆锥体部则位于 T_{12}～L_1 之间。一般正常婴儿出生时圆锥位于 L_2 的下缘，但生后 2 个月圆锥尖端即逐渐上移至 L_1 下缘或 L_2 的上缘水平。正常圆锥终丝起自脊髓圆锥尖端，终止于尾骨韧带，长约 24 cm。如成年人圆锥尖端在 L_2 水平以下，终丝缩短，并伴有下肢神经和膀胱、直肠括约肌功能障碍者均被认为脊髓拴系综合征。

脊髓拴系的基本改变是腰骶部脊椎、脊膜发育异常。脊髓圆锥细长呈紧张状态，并向椎管背侧移位。脊髓低位，多数终止于 $S_1\sim S_2$ 水平，最低者可达 S_4 水平。马尾神经与脊髓终丝变短，神经根逆向或横向走行。常伴发其他腰骶部异常，如脊椎裂、脊膜脊髓膨出、脊髓纵裂畸形、腰骶椎管扩张、中央管扩张积水等。此外，脊髓末端常与腰骶部脂肪瘤相连，脂肪瘤多通过椎板缺损处侵入椎管内与脊髓相粘连或环绕脊髓。

终丝的正常生理功能是稳定脊髓远端以及缓和来自头侧或尾侧的正常或不正常的牵拉。终丝具有一定的黏度和弹性，能允许脊髓圆锥随着脊柱的伸屈活动轻度移动。如果终丝由于脂肪浸入或异常增厚，其黏度和弹性下降或丧失，导致脊髓圆锥受尾侧牵拉而张力过度，引发脊髓拴系。同时终丝的弹性异常会影响脊髓在发育过程中的正常上升，使脊髓圆锥位于低水平，即低于 $L_1\sim L_2$ 间隙。但也有文献资料显示位于正常水平的脊髓圆锥也可以表现出脊髓拴系的病症。

五、分类

有人将因脂肪瘤、终丝粗大、皮样囊肿或脊髓纵裂畸形并发粘连，使脊髓圆锥下移者称为原发性拴系综合征；而其他原因所引起的为继发性脊髓拴系综合征。

1994 年周国昌等根据 MRI 检查和手术所见将本病分为 5 种类型，即：① 终丝粗大型；② 脂肪瘤型；③ 术后瘢痕粘连型；④ 脊髓或马尾肿瘤型；⑤ 混合型。

六、临床表现

由于脊髓圆锥受拴系牵拉的程度不同，其发病年龄亦早晚不同。临床上有症状的脊髓拴系综合征表现为不同形式的症状与体征，包括皮肤、四肢、脊柱、肛肠及泌尿系统的异常，同时可伴随疼痛。在成人脊髓拴系综合征疼痛是一个主要症状，但在儿童尤其是婴幼儿疼痛并不多见，而且难以判断。Oakes 等总结了各种体征的发生率，其中与隐性脊柱裂相关的皮肤体征约占 59%，神经元性尿失禁或尿道感染约占 18%，下肢乏力、麻木或痉挛约 12%，下肢不等长约 6%，足部或脊柱畸形约 6%。

（一）疼痛

为成人发病者早发症状，疼痛部位以肛门直肠区多见，亦可分布于臀部、腰背部或下肢。疼痛范围较广泛，此有别于单纯椎间盘突出症所表现的单根性。

（二）皮肤体征（图 7-9～14）

腰骶部多毛症、皮肤毛细血管瘤、皮肤窦道、中线皮下脂肪瘤、腰骶部皮肤附件，以及所谓的皮肤烟灼样病灶或脊膜闭锁等。值得注意的是，大约 3% 的健康新生儿可以伴有这些体征。仔细检查可以发现脊髓拴系患者常伴随多种皮肤病灶。

（三）泌尿系异常

在婴儿期通常不明显，而且比其他临床表现更隐蔽。直到过了婴儿期，才变得明显，主要表现为尿失禁、尿频、尿急、反复性的尿道感染。

（四）神经功能异常

在脊髓拴系症中并不常见，主要表现为同时上下肢运动功能失调，而感觉减弱发生较少，运动功能失调通常是不对称的。在儿童表现为步态发育延迟、痉挛、反射亢进或减弱以及肌肉萎缩等。婴儿的肌肉萎缩常被皮下脂肪掩盖。感觉减弱通常发生在足部或会阴部。儿童有时可出现足或腿部的无痛性皮肤溃疡。

（五）畸形

足部畸形最常见，其次还可表现为肢体不等长、小腿畸形、臀部不对称以及椎体畸形（如腰椎缺失、脊椎裂、半椎体、骶椎发育不全、脊柱侧弯等）。90% 以上患者可以发现其中一种畸形，而 25% 以上患者中可见脊柱侧弯。

此外，目前已知脊髓拴系经常见于其他先天性疾病，其中最常见的两种是马尾发育不全和肛门直肠闭锁综合征，所以在这两种疾病中要注意筛检脊髓拴系的可能。

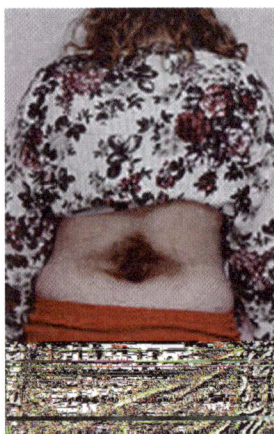

图 7-9　多毛症伴下肢不等长　　图 7-10　新生儿皮肤窦道

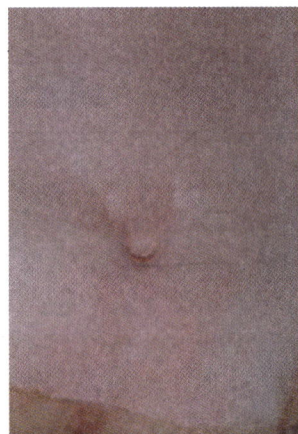

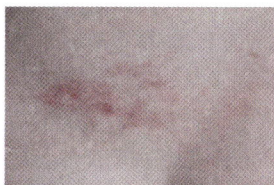

图 7-11 新生儿腰椎中 线扁平毛细血管瘤

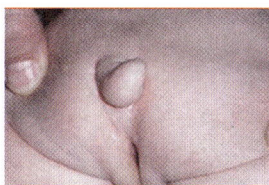

图 7-12 新生儿腰骶 部皮肤附件

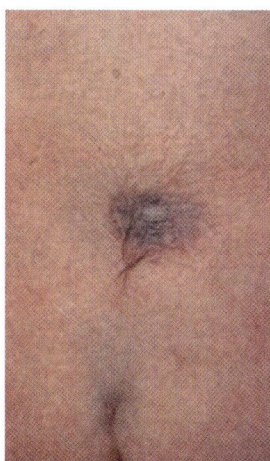

图 7-13 腰骶部皮肤 烟灼样病灶

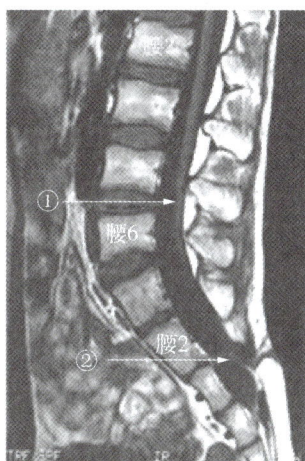

① 指脊髓末端 ② 指脊髓被拴系的部位

图 7-14 脊髓末端降至近 L_5 椎体水平

七、辅助检查

（一）超声成像

超声成像对婴儿是一种十分有用的诊断手段，其优点是可以获得动态观察，而无需对婴儿进行辐射或镇静。缺点是影像解读较困难，影像质量依赖操作员的技术水平。在婴儿确定脊髓圆锥水平并不困难，但分辨脂肪或终丝厚度却有一定的难度。另外，通常婴儿到4～5个月时腰椎的声学窗就丢失了。

（二）X线平片

脊柱X线平片有助于发现隐性脊柱疾患，是动态观察相关的脊柱侧弯的简单而有效手段。在常规脊柱平片上可以发现许多相关的椎体异常，同时还可作为计划手术的一种术前检查方法。

（三）磁共振成像（MRI）（图7-14）

MRI是确定脊髓圆锥水平和判断终丝增厚或脂肪的首选方法。矢状位 T_1WI 和 T_2WI 能确定圆锥的水平，而轴位 T_1WI 更好地分辨终丝内的脂肪

和测量终丝的直径。应当常规对整个脊柱椎管进行成像以发现可能存在的伴随病灶。动态MRI对观察脊髓远端的病理状态有一定的作用。对幼小儿童进行MRI有一定的困难，为获得高质量的成像有时需要对儿童镇静或全身麻醉。

（四）CT或脊髓造影

在没有MRI的条件下可以进行CT扫描或脊髓造影。这些方法可以很好地观察到脊柱的固定解剖结构，也能清楚地看到圆锥的位置。但脊髓造影是一种侵犯性方法，在婴幼儿中难以实施。

（五）尿动力检查

对疑有脊髓拴系的患者应常规做尿动力检查。尿动力检查对有泌尿系症状的儿童可以证实神经元性膀胱功能失常，对没有任何明显泌尿系功能失常的患者，可以发现隐性的神经元性膀胱功能失常。Palmer对表现为非泌尿系症状的患者进行术前尿动力检查发现存在亚临床膀胱功能失常，并报道这些泌尿系功能失常75%术后能改善。普遍认为，尿动力检查是一种非常有价值的诊断手段，能够发现隐性的和亚临床的泌尿系功能失常，同时对术前评估和术后随访十分有意义。虽然这种检查有侵犯性，但一般婴幼儿能够耐受。

八、诊断与鉴别诊断

如遇婴儿、青少年有脊柱裂、大小便失常和下肢感觉、运动障碍，并随年龄增长进行性加重，应高度怀疑为脊髓拴系综合征。CTM检查显示圆锥低位，终丝直径在2 mm以上即可确诊。MRI能为临床提供清晰的病变图像，如疑有本病时应常规进行腰骶部检查，不但能明确诊断，还可为手术治疗提供重要的依据。在诊断上应与下列疾病进行鉴别。

（一）脊髓纵裂畸形

多发生在下胸上腰段，累及数个髓节。在脊髓中间隔以骨性或纤维软骨与硬脊膜构成的间隔，将脊髓一分为二。多见于儿童，出现背痛，一侧或两侧下肢无力，踝反射减低或消失，病情重者可出现痉挛性截瘫，常伴有排尿、排便障碍。X线检查可见脊椎管前后径缩小，横径增宽，病变椎管中央有骨性突起或中间隔。

（二）腰骶部肿瘤

比较常见的为脂肪瘤，多有皮下经过椎弓缺损部进入椎管腔内，与圆锥终丝和马尾神经粘连。早期多无症状，以后出现排尿障碍和下肢无力，踝反

射减低,会阴部感觉障碍。CT 扫描或 MRI 可显示肿瘤阴影,椎体后缘有弧形压迹。

（三）表皮样囊肿和皮样囊肿

好发于腰骶部,腰骶部皮肤上有窦道,多伴有脊椎裂,囊内含黄色较浓液体或糊状物,内有毛发。

（四）其他

本病还应与腰椎间盘突出症、腰椎管狭窄症、粘连性蛛网膜炎、椎管内占位性病变以及其他腰部疾患相鉴别。MRI 确定脊髓圆锥的水平,是最可靠的鉴别手段。

总之,脊髓拴系综合征是脊柱裂疾病的一部分,极少有单独的脊髓拴系不伴脊柱裂者。隐性脊柱裂通常有以下几种病理形式:脊髓圆锥低位（脊髓拴系）、脂肪瘤、缩短增粗的终丝、纤维束带、脊髓纵裂、皮肤窦道、脊髓空洞、皮样囊肿及上皮样囊肿等。而脊髓拴系则基本为绝大多数腰骶部隐性脊柱裂的共同病理形式,它也是脊柱裂造成神经损害的主要病生理机制。所以在很多情况下,单独的脊髓拴系综合征的诊断常常是不全面的,因为它常与其他的病理形式并存,认识到这一点并借助必要的检查对各种病理形式进行详细的分析,对于提高诊断的准确性和全面性是十分重要的。

临床医师们,尤其国内的临床医师习惯于分别单独描述隐性脊柱裂的各种病理形式,并据此给出诊断,如脊髓拴系综合征、脂肪瘤、脊髓空洞症、终丝紧张综合征、脊髓纵裂等。但事实上,这些病理形式的诊断常常不能反映疾病的全貌,实际病理形式常可能更复杂,并倾向于多种病理形式同时发生。

第三节　脊髓空洞症

一、概述

脊髓空洞症（syringomyelia SM）是一种主要累及脊髓的慢性进行性退行性病变,其病理特征是脊髓灰质内的空洞形成及胶质增生。临床表现为受损节段内的浅感觉分离、下运动神经元瘫痪和自主神经功能障碍,以及受损节段平面以下的长束体征。如病变位于延髓者,称延髓空洞症;如病变同时波及脊髓和延髓者,称延髓脊髓空洞症。1827 年 Olliveir Angers 首先提出该病,1891 年 Arnold Chiari 通过尸检发现先天性枕大孔区畸形和后脑畸形者中,多有脊髓空洞发现,因此,常称为 Arnold Chiari 畸形脊髓空洞症（ACM-SM）。

二、病因和发病机制

脊髓空洞症的确切病因及发病机制目前尚不十分清楚,大致将脊髓空洞症的原因和发病机制概括为以下 3 种学说。

（一）先天性发育异常

脊髓中央管是由神经管的边缘互相融合组成的,覆被神经管的细胞即中央管细胞,构成中央管和脑室的室管膜。在脊髓中央管形成过程中,走向脊髓中央部的室管膜细胞遗留下来,并在某些因素的影响下,转变为良性瘤样的病理组织。如中央管并未闭合而继续扩大即形成脊髓积水（hydromyelia）;如在中央管闭合后出现增殖,而发生胶质增生性致密质块,中央部自行崩解后即形成脊髓内囊腔而变为脊髓空洞（syringomyelia）。如两者合并存在即成为脊髓空洞积水症（syringohydromyelia）。

因本病常并发其他先天性异常如颅底凹陷、小脑扁桃体下疝、脊椎裂、脊柱侧弯畸形等,以及常有家族发病的倾向,故认为本病与遗传因素有关。

（二）脑脊液动力学异常

1965 年 Garrdner 提出脊髓空洞症是因颅后窝结构的异常,特别是小脑扁桃体下疝畸形影响到脑室内的脑脊液流注到蛛网膜下隙,导致脑脊液的搏动直接冲向开口于第四脑室的脊髓中央管内,并不断引起中央管扩张的结果。据各家统计有 84% 左右的脊髓空洞症与小脑扁桃体下疝畸形并发,因此后者被视为脊髓空洞症的重要致病因素。

（三）血液循环异常

由于供应脊髓的血液循环异常,如脊前动脉受压或脊髓脉回流受阻而引起脊髓内组织的缺血、坏死、液化,最后形成脊髓空洞。

总之,脊髓空洞的形成,在不同情况下不是由单一原因造成的,而是有多种致病因素所造成的一种综合征。

三、病理

正常脊髓中央管贯穿整个脊髓的中心部,直径不足1mm,上端开口于第四脑室的盲管。脊髓空洞的纵行范围可限于脊髓的数个节段,也可累及十多个节段,甚至累及脊髓全长。多数位于脊髓的颈膨大部,尤其下颈段发生的机会最多,向下可累及上、中胸段脊髓,少数病例可向上扩延到延髓或脑桥部,而腰骶髓空洞症很少见。

空洞部位的脊髓外观可正常,或呈梭形膨大,或显萎缩。空洞腔内充满液体,通常与中央管相通,洞壁由胶质细胞和胶质纤维构成。空洞常位于脊髓下颈段及上胸段的前后灰质联合及一侧或两侧后角基底部。空洞可限于几个节段,也可上及延髓下达脊髓全长,横切面上空洞大小不一,形状也可不规则。在空洞及其周围的胶质增生发展过程中,首先损害灰质中前角、侧角、后角和灰白质前联合,其后再影响白质中的长束,使相应神经组织发生变性、坏死和缺失。

延髓空洞症大多由颈髓扩展而来,通常位于延髓后外侧部分的三叉神经脊束核和疑核部位,以后才影响周围的长束,使之继发变性。

四、临床分型

Milhorat根据105例脊髓空洞症死亡患者尸检的病理研究和927例患者的临床和MRI检查发现脊髓空洞多是其他疾病的继发改变,结合临床资料和病因分析,将其分为交通型、非交通型、萎缩型和肿瘤型。

(一)交通型

膨大的中央管与第四脑室相通,即脑脊液梗阻发生在第四脑室出口以下,第四脑室与中央管同时膨大。其原因有脑膜炎后或脑出血后脑积水和复杂的后脑畸形,如Chiari Ⅱ型畸形、脑膨出以及先天性脑积水等。病理表现为单一的中央管膨大,整个或部分被脑室膜包裹。

(二)非交通型

膨大的中央管与第四脑室不相通,脑脊液梗阻部位在枕骨大孔以下。其原因有Chiari Ⅰ型畸形、颅底凹陷症、脊柱蛛网膜炎、髓外压迫病、脊髓拴系综合征以及后天性扁桃体疝等。病理表现为孤立的囊腔,并于其头侧和尾侧均有中央管狭窄。交通型空洞很少向管外破裂,而非交通型则可以向脊髓实质扩散。

(三)萎缩型

为原发性脊髓实质空洞,与脊髓中央管和第四脑室均不相通。常见的原因有外伤、脊髓缺血或坏死以及自发性髓内出血等。典型的病理特点是腔壁上发现富含含铁血黄素的巨噬细胞。

(四)肿瘤型

是由于髓内肿瘤囊性退变而形成空洞样病腔,如星形细胞瘤、室管壁瘤以及其他非常见肿瘤。病理特点是腔壁上有肿瘤细胞排列或被胶原组织包裹。

五、临床特点

(一)一般特点

1. 好发部位 多见于颈髓或在上胸段几个节段内发生,也可向上、下延展。少数累及脊髓全长。
2. 好发年龄 以20～30岁间青、中年期为多发,亦可散见于学龄前儿童或老年人。
3. 性别 男性多于女性,两则之比约为3:1。
4. 起病特点 起病和病情发展多较缓慢,一般病程多在数年以上,罕有突然发病者。

(二)感觉障碍

本病可见两种类型的感觉障碍,即由空洞部位脊髓支配的节段性浅感觉分离性感觉障碍和病变以下的束性感觉障碍。

1. 节段性浅感觉分离性感觉障碍 为本病最突出的临床体征。因空洞常始发于下颈、上胸段脊髓,故多以手部不知冷热,被刀切割时不知疼痛而引起注意,并常伴有手、臂的自发性疼痛、麻木、蚁走等感觉异常。检查时可见按脊髓节段性分布的一侧或双侧的痛觉和温度觉明显迟钝或消失,而触觉保留或轻度受损,其范围通常上及颈部、下至胸部,呈披肩或短上衣样分布。如空洞波及上颈髓三叉神经感觉束时,面部也可出现痛温觉障碍。若空洞起始于腰骶段,则下肢和会阴部出现分离性浅感觉障碍。若空洞波及后根入口处,则受损节段的一切深浅感觉均可丧失。

2. 束性感觉障碍 当空洞扩展损害一侧或双侧脊髓丘脑束时,产生损害下面以下对侧或双侧躯体的束性浅感觉障碍。脊髓后索常最后受损,此时则出现损害平面以下的同侧或双侧躯体的深感觉障碍。

因空洞的形状和分布常不规则,节段性和束性感觉障碍多混合存在,故需仔细检查,方能确定其范围和性质。

（三）运动障碍

1. 下运动神经元性瘫痪 当脊髓颈、胸段空洞波及前角时，出现手部鱼际肌、骨间肌以及前臂诸肌无力、萎缩和肌束震颤。手肌严重萎缩可呈爪状手。随病变发展，可逐渐波及上臂、肩带及部分肋间肌，引起瘫痪。腰骶部的空洞则表现为下肢和足部的肌肉萎缩。

2. 上运动神经元性瘫痪 当病变压迫锥体束时，可出现损害平面以下一侧或双侧的上运动神经元性瘫痪体征。

（四）自主神经功能障碍

自主神经功能障碍常较明显，由于病变波及侧角所致，常见上肢营养障碍，皮肤增厚，烧伤瘢痕或顽固性溃疡，发绀、发凉，多汗或少汗。下颈髓侧角损害可见霍纳征。约20%的患者骨关节损害，常为多发性，上肢多见，关节肿胀，关节部位的骨质萎缩、脱钙、被磨损破坏，但无痛感，这种神经元性关节病称为夏科（Charcot）关节。

（五）延髓空洞症

其空洞常从脊髓延伸而来，也可为疾病的首发部位。因常侵及延髓疑核、舌下神经核和三叉神经脊束核而出现吞咽困难，发音不清，舌肌萎缩及震颤甚至伸舌不能，面部痛温觉减退但触觉存在。如空洞波及前庭小脑通路时可引起眼球震颤、眩晕、步态不稳。当损害脑桥面神经核时可出现周围性面瘫。

（六）其他症状

常合并脊柱侧弯、后弯、脊柱裂、弓形足、扁平颅底、脑积水及先天性延髓下疝等畸形。

六、辅助检查

（一）脑脊液检查

脑脊液常规及动力学检查一般无异常，当空洞巨大或合并蛛网膜炎等而导致椎管不同程度阻塞时，可有脑脊液蛋白质增高。

（二）脊柱 X 线检查

颈椎管增宽是最主要的征象。Williams 的资料表明，如椎管与椎体的比值大于 1.5，即椎管大于椎体一半以上，就应考虑此病。他认为正常人仅有0.5%出现此比值增大。X 线片还可发现颈枕区畸形、Charcot 关节、脊柱畸形等。CT 普通扫描不能显示空洞，延迟脊髓 CT 扫描（DM-CT）将水溶性造影剂注入蛛网膜下隙后，延迟一定时间如注射后 6

h、12 h、18 h 和 24 h 再行脊髓 CT 检查，可显示出高密度的脊髓影像。

（三）CT 扫描检查

约有 80% 的病例可通过 CT 扫描查明脊髓的大小和脊髓内的空洞。一般空洞呈边界清楚的低密度囊腔。相应脊髓段可见增粗。如采用 CTM 对脊髓空洞检查，有以下优点：① 可清楚显示脊髓的大小、形状和密度的改变。② 可直接观察空洞的大小。③ 可排除椎管内肿瘤等其他疾患。

（四）MRI 检查

是确诊本病的首选方法，多平面分节段获得全椎管轮廓，可从轴切面上清楚地显示空洞的位置、大小、范围，以及是否合并 Arnold-Chiari 畸形等，以鉴别其原发性或继发性，选择手术适应证和设计手术方案。在矢状面图像上可十分清晰地显示脊髓内的空洞以及颅颈交界处的小脑扁桃体下疝的程度。在 T_1WI 上（图 7-15）空洞表现为脊髓中央低信号，并呈管状扩张，可区分脊髓与蛛网膜下隙，空洞大多呈黑色并位于脊髓实质中。T_2WI（图7-16）上空洞内液体呈高信号。横断面（图7-17）上空洞多呈圆形，有的形状不规则，或空洞被胶质组织分隔，不相连接。空洞相应脊髓节段呈均匀性膨大。值得注意的是 MRI 所见与感觉障碍范围常不一致，往往是体征比较局限，而 MRI 显示病变范围广，而且明显。Gd-DTPA 增强 MR 扫描有助于鉴别肿瘤空洞与先天性脊髓空洞。一般肿瘤性空洞多短而粗，造影增强后脊髓内有不规则的小片状异常增强。

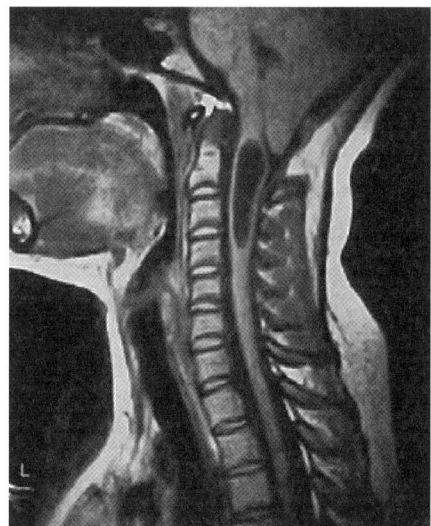

图 7-15 脊髓空洞症，合并 Chiari 畸形（T_1WI）

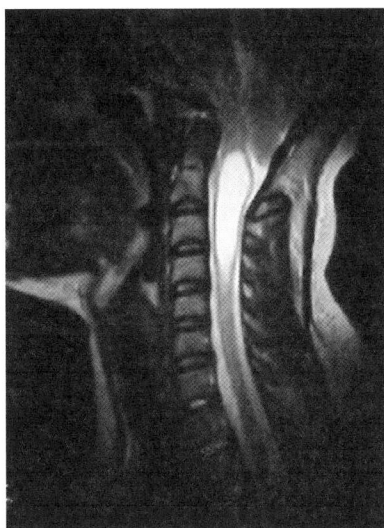

图 7‑16　脊髓空洞症,合并 Chiari 畸形(T₂WI)

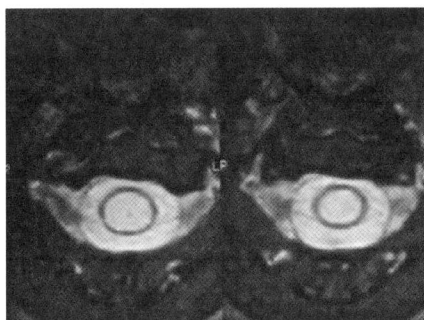

图 7‑17　脊髓空洞症,合并 Chiari 畸形(横断位)

(五) 肌电图检查

可显示上肢萎缩肌有失神经性改变,但其感觉神经传导速度正常,后者系因病变位于后根神经节的近端所致。

七、诊断与鉴别诊断

根据青壮年发病,男性多见,起病隐蔽,进展缓慢,常合并其他先天性畸形,出现节段性分离性感觉障碍,肌无力和肌萎缩,以及自主神经与皮肤、关节营养障碍等,结合延迟 CT 扫描或 MRI 可确诊。本病需与下列疾病相鉴别。

(一) 脊髓内肿瘤

初期可呈节段性浅感觉分离障碍,但肿瘤病变节段短,病情进展较快,逐渐呈脊髓横贯性损伤征象,包括括约肌功能障碍,营养障碍少见,早期脑脊液蛋白质含量增高,MRI 可确诊。

(二) 脑干肿瘤

好发于 5～15 岁儿童,进展较快,开始多表现脑桥下段而非延髓症状,临床表现为三叉神经、展神经麻痹,眼球不能向左右凝视,且有眼球震颤等,其后随肿瘤长大可有交叉性瘫痪和更多的脑神经麻痹症状,后期颅内压增高,病程较短。头部 CT 或 MRI 可资鉴别。

(三) 颈椎病

以神经根性疼痛为主要症状,感觉障碍呈根性分布,不呈分离性分布,肌萎缩不显著,很少出现"爪状手",肌束颤动也多不明显,一般无营养障碍。颈椎 X 线片可见骨质增生及椎间孔变窄等征象。起病年龄多为中老年。

(四) 肌萎缩性侧索硬化症

多中年起病,为上、下运动神经元同时受累,不引起感觉异常或感觉缺失。

(五) 麻风

可引起手及前臂的痛触觉分离、肌萎缩及皮肤溃疡。但感觉障碍范围不符合节段性分布,体表皮肤可有散在脱屑和色素斑,受累神经变粗,并有麻风接触史,皮肤、黏膜及神经活检可查见麻风杆菌。

第四节　脊髓纵裂和双脊髓畸形

一、概述

脊髓纵裂(diastematomyelia)是一种并非罕见的先天性脊髓畸形,1892 年 Hetwig 首先描述过本病。其发生率约占先天性脊椎脊髓畸形的 4%～9%。本畸形是指脊髓或马尾被发自椎体背面的骨嵴或纤维间隔分隔为左右两半,而双脊髓畸形(diplomyelia)是指椎管不同水平出现两条脊髓,各自具有正常或不正常的灰质和白质排列。间隔可以由纤维组织、软骨、骨组织或者上述几种成分组成。出生后脊髓的发育持续受到畸形椎骨、纤维束带的限制,临床神经症状往往逐渐加重,严重危害着小儿的生长发育,而且多伴有其他畸形,如背部皮肤异常、脊柱畸形、(脊髓)脊膜膨出、脊髓拴系等。

脊髓纵裂的命名目前尚不统一,也有学者称此疾病为双干脊髓。1992年Pang等建议放弃这两种命名而用脊髓裂畸形(split cord malformation, SCM)代表整个双脊髓畸形的范畴。

二、病因

脊髓纵裂的病因目前尚不完全清楚。胚胎学研究认为,脊髓纵裂是由于胚胎早期原始外胚层与内胚层发生粘连所致。在妊娠的第3~4周内外胚层发生粘连形成了附属的神经管和原肠的管腔,导致了脊索和上方神经板的裂开,同时,周围的间充质在它的周围浓集,形成了位于分裂的脊索和神经板之间内间充质道,它连接着原肠(起源于内胚层)和皮肤(表面的外胚层),一般仅部分内间充质道残留,由于多能的间充质能分化成纤维、软骨、骨组织和血管、脂肪、成肌细胞,这些组织在中线矢状面上将脊髓分隔开,形成了脊髓裂畸形,同时由于这个胚胎学基础的存在,导致脊髓和皮肤的畸形。

三、病理变化

脊髓纵裂可发生在脊髓的任何节段,但以下胸段和上腰段多见,占70%~80%。可累及单个或数个脊髓节段。脊髓纵裂的具体表现为脊髓中间隔以骨性或软骨纤维组织,与硬脊膜共同构成的间隔将脊髓一分为二。中间隔的长度由数毫米到数个脊髓节段。中间隔的基底较宽,起自一个或数个椎体的后方,并向后延伸,与椎弓相连。纵裂两侧的脊髓大小相同,也可不对称,各自具有正常或不正常的灰质和白质排列。多数分裂的两侧脊髓分别位于两个硬脊膜腔内,个别有在同一脊膜腔内的。在中间隔的上方或下方,分裂的脊髓和硬脊膜可以重新会合。偶有因骨棘过低影响到下方硬脊膜的会合。裂口处的脊椎前后径变小,横径增大,椎弓根间距增宽,外形正常。畸形处的椎体变扁,椎间隙保持正常,无骨质破坏。

四、临床分型

目前临床上多采用Pang分型,即将脊髓纵裂和双脊髓畸形统称为脊髓裂畸形(SCM),依据硬脊膜的形态与脊髓的关系及隔刺的性质分为两种类型:Ⅰ型指病变区有两条半脊髓,每一条半脊髓拥有各自的硬脊膜囊,两个硬膜囊形成一个鞘,被骨性或软骨性的间隔分开,约占40%~70%。Ⅱ型指病变区两条半脊髓在一个硬脊膜囊,内被纤维性的隔刺分开,占30%~60%。间隔中的组织结构可以是骨皮质或骨松质、软骨、纤维组织、脉管结构、神经胶质组织。Pang分型反映了脊髓纵裂的基本特征,对临床有指导意义,已在国外被广泛采用。国内有学者将脊髓纵裂分为单管型和双管型,并以此来指导治疗。

五、临床表现

本病好发于2~10岁之间,起病多在14岁以下,尤其是在5岁以内的比较多见。个别为成年人。女性多于男性,其比例为(2~4):1。临床表现多不相同,轻的可多年无症状,或仅有轻度背痛,重症者可致截瘫。一般多随年龄的增长,由于脊髓反复经受慢性创伤和脊膜脊髓粘连,以致刺激和压迫脊髓神经,而出现一侧或两侧下肢无力,小腿部肌肉萎缩,踝反射减低或消失,小腿和足部有感觉障碍。严重的病例出现痉挛性截瘫,踝阵挛及病理反射阳性,伴有以遗尿为主的排尿、排便障碍。此外还伴有以下体征:

(一)腰背部皮肤异常

发生率为75%,有色素斑、丛毛、皮囊、局部凹陷、脂肪瘤、血管瘤等。

(二)脊柱畸形

以先天性脊柱侧弯最多,占60%~70%。此外有脊椎裂、脊膜脊髓膨出等。

(三)下肢及足畸形

两侧下肢长短粗细不等,有弓形足、马蹄足、并趾及足部营养性障碍等。患儿常因此就诊,成为诊断本病的重要线索。

(四)脊髓神经异常

包括异常神经根、脊髓积水、双脊髓、上皮瘤、神经管瘤、蛛网膜囊肿等。

六、影像学诊断

(一)X线平片

对诊断具有特征性意义的发现是椎管中央纵行骨棘高密度影,多呈椭圆形,亦有不规则形,边界多清楚,其长径均与纵轴一致。其次是可发现脊柱畸形,除脊柱侧凸外,还表现为病变部椎管扩大、椎管间隙变宽、半椎体或蝴蝶椎。但骨棘检查阳性率报道不一,57%~77%,而且X线片不能发现伴发的椎管内异常疾患。

（二）脊髓造影

为损伤性检查，但临床上仍在使用。造影剂一般选用碘海醇（欧乃派克）等水溶性的造影剂。典型表现为不透光的造影剂环绕纵裂而形成"岛屿样"充盈缺损。异常发现率为88％～95％。脊髓造影在诊断软骨性或纤维性间隔方面仍显不足，但是在发现间隔的阳性率及类型上优于X线平片。

（三）CT扫描（图7-18，图7-19）

可明确显示骨性中隔的形态和位置，在椎管中央的骨棘连接于椎体后缘，或骨性间隔连接于椎体和椎板之间，将椎管一分为二，形成"眼睛状"表现。CT不仅能清晰的显示椎管的真正自然状态、间隔的类型、行走以及分隔脊髓的情况，而且还能发现伴发的椎管内异常疾患，CT扫描骨性间隔阳性率可达97％。CT的应用弥补了X线平片和脊髓造影的不足，CT和X线平片显示骨性间隔时可以互补。CT脊髓造影（CTM）结合了CT和脊髓造影技术，更好地描绘了骨性间隔的大小、形态、结构，而且通过

改变窗口的宽度，CTM还可以更好地显示半脊髓轮廓、硬脊膜囊的形态以及半脊髓的定位与骨性间隔的大小，另外CTM在描绘肥大的神经弓和椎体异常方面，亦较MRI更具优越性。螺旋CT更加充实了脊髓纵裂诊断手段，通过三维图像，使得脊髓纵裂的间隔特别是骨性间隔范围更加直观形象。

（四）MRI检查（图7-20，图7-21）

具有无损伤性，能全面了解病变的纵向范围，显示脊髓积水以及发现椎管内其他疾患如神经管和原肠囊肿或先天性椎管肿瘤等优点。因此对有皮肤异常的儿童建议常规行MRI检查。由于来自脊髓的信号，骨化的间隔T_1WI呈高强度，骨性、软骨性以及纤维性间隔在T_2WI的旋转回波和倾斜回波图像均显示高强度。但在显示间隔的性质特别是纤维间隔时，MRI明显不如CT。

（五）产前B超（图7-22）

主要表现为胎儿脊柱骨化中心的异常增宽，在增宽水平的椎管内可见中央有亮带回波。产前B超能早期发现畸形，从而及时治疗。

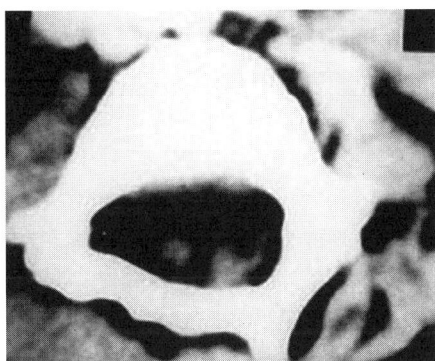

图7-18　横断面CT扫描显示同一硬膜囊内有两个"半脊髓"，右侧半脊髓拴系在椎管后壁

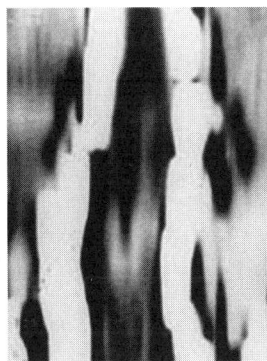

图7-19　冠状位重建成像显示两个半脊髓

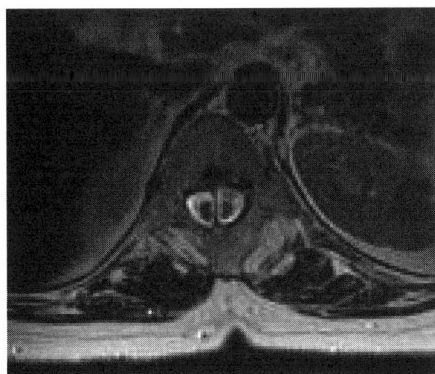

图7-20　横断面T_1WI示两个半脊髓

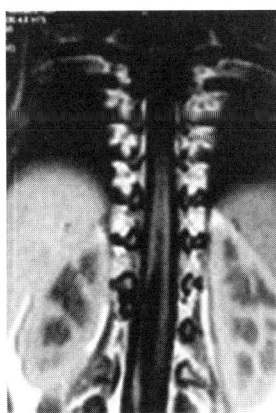

图7-21　矢状面T_1WI示同一硬膜囊内两个半脊髓

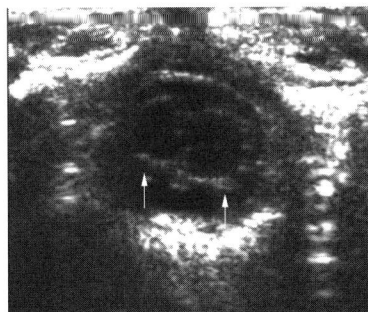

图7-22　B超显示同一硬膜囊内两个半脊髓

七、诊断与鉴别诊断

本病在 X 线检查之前较难确诊。临床工作中若遇有隐性脊椎裂、腰背部局部皮肤异常，如多毛、色素斑、局部凹陷、脊柱侧弯或足畸形，并伴有神经症状者，应想到本病的可能。CT 检查可以明确诊断，MRI 检查能全面了解病变的纵向范围。在诊断中应注意与下列疾病进行鉴别。

（一）隐性脊柱裂

比较多见，约占正常儿童 20%。可有局部皮肤异常，如局部隆起、色素沉着、血管痣、皮肤长毛、皮肤凹陷或皮毛窦等体征。轻度神经功能障碍，但较少见，如一侧或双侧下肢肌力减弱、感觉减退或臀部（或足部）皮肤溃疡。也可伴有轻度盆腔脏器功能异常，如排便费力，或排尿控制不良等。脊柱 X 线平片或 CT 扫描有助于诊断。

（二）脊髓拴系综合征

可以将本病视为脊柱裂多种病理形式中的一种，所以同样具有脊柱裂共有的皮肤异常、神经功能障碍或泌尿系功能异常等临床表现。脊髓造影或 MRI 发现脊髓末端位于 $L_4 \sim L_5$ 椎体水平，可以确诊本病。

（三）椎管内先天性肿瘤

常常是脊柱裂的一种伴发病理形式，有皮肤异常表现，进行性神经功能损害在本病表现突出，X线平片显示椎弓根变薄以及间距增宽有诊断意义，脊髓造影显示杯状影像和椎管梗阻，MRI 可发现病灶部位和范围。

（四）其他脊椎畸形

除脊柱侧或后凸可出现神经损害体征外，其他脊椎畸形如半椎体畸形、椎体纵裂或椎骨附件畸形，常不出现神经损害的症状和体征。其主要诊断依据可由 X 线片或 CT 获得，如疑有并发疾患时，亦应借助脊髓造影或 MRI 来鉴别。

第五节 脊髓蛛网膜囊肿

一、概述

脊髓蛛网膜囊肿（spinal arachnoid cyst）又称蛛网膜下憩室或硬脊膜下水瘤。它是胚胎发育期胚胎残余组织异位发育而成的一种先天性畸形，也是由蛛网膜小梁变异所形成的，在临床上属比较少见的疾病。有时可与硬脊膜外囊肿并存。一半多无症状，可通过脊髓造影、CTM 或 MRI 检查明确诊断。

1831 年，Bright 首先描述脊髓蛛网膜囊肿，认为脊髓蛛网膜囊肿是位于两层蛛网膜之间的内含清亮液体的囊肿。1958 年，Starkman 等对尸检标本进行了系统正规的病理学研究，证实了 127 年前 Bright 对脊髓蛛网膜囊肿的论述。20 年后，Rengachary 等发表了有关脊髓蛛网膜囊肿的光镜和电镜照片，进一步证实了 Bright 的理论。该照片显示，脊髓蛛网膜囊肿周围的蛛网膜分为两层，且囊肿内不含蛛网膜小梁。表明囊肿起自蛛网膜内，而并非起自蛛网膜下隙。囊肿包膜含有增殖的蛛网膜细胞和较厚的胶原层。囊肿周围的脑组织通常结构正常，但也有部分病例伴胶质细胞增生。

二、病因及分类

正常蛛网膜下隙有许多透明的蛛网膜小梁，使蛛网膜下隙形成许多分隔，尤其是在脊髓背侧从颈段到胸段有纵行的分隔，将蛛网膜下隙分隔开，形成许多互相交通的腔室。脊髓造影时，这些口袋状的憩室在侧卧位即被碘油所充填，随着体位的改变，充盈的碘油也可排空。目前多认为本病是蛛网膜发育上的缺陷，常无临床症状，但当憩室内的脑脊液大量积聚，而又不能排空时，即可造成脊髓压迫，而出现相应的症状。按病因不同可分为先天性、外伤性及感染后蛛网膜囊肿三型。

（一）先天性蛛网膜囊肿

为常见类型，其发病原因尚不全清楚，有以下推测：① Starkman 等（1958）认为本症发生原因可能是在胚胎发育时，有小块蛛网膜落入蛛网膜下隙内发展而成。即囊肿位于蛛网膜内，镜下可见蛛网膜在囊肿四周分裂为两层，外层组成囊肿表面部分，内层组成囊底，在软脑膜与囊底之间仍有一蛛网膜下隙。蒋大介（1963）发现囊壁表面部分亦由两层蛛网膜组成，即囊肿全部位于蛛网膜下隙之中。② 许多人认为在胚胎发育时,由于脉络丛的搏动,对脑脊液起泵作用,可将神经组织周围疏松的髓周网(perimedullary mesh)分开,形成蛛网膜下隙,如早期脑脊液流向反常,则可在髓周网内形成囊肿。③ 因本症常伴有其他先天性异常,如囊肿内有异位脉络丛、大脑镰局部缺失以及眶板、颞叶及颈内动脉缺失等,均证实本症发生基本原因为脑发育不全所致。

(二)感染后蛛网膜囊肿

脑膜炎后因蛛网膜局部粘连而形成囊肿,囊内充满脑脊液。大多为多发性。多见于儿童。常见于视交叉池、基底池、小脑延髓池、环池等处。因脑脊液循环通路受阻,临床可表现有脑积水及颅内压增高症状。视交叉池部囊肿可产生视觉障碍,其他部位者亦可产生局限性症状。儿童常有头颅增大。

(三)损伤后蛛网膜囊肿

又称软脑膜囊肿。其发生机制为损伤造成颅骨线形骨折,伴硬脑膜撕裂缺损,其下方蛛网膜下隙有出血或蛛网膜周围边缘处粘连,引起局部脑脊液循环障碍,致局部蛛网膜突至硬脑膜裂口及骨折线内,在脑搏动不断冲击下渐形成囊肿,使骨折边缘不断扩大,称为生长性骨折。囊肿可突于头皮下,同时亦可压迫下方的脑皮质。囊内充满清亮液体,周围有瘢痕。如外伤时软脑膜破损,则脑组织亦可疝入骨折处,并有同侧脑室扩大,甚至形成脑穿通畸形。

三、病理

脊髓蛛网膜囊肿是由一层透明或呈灰白色,富有韧性的薄膜所包裹的囊肿。囊肿内充满脑脊液样的液体。囊肿和周围蛛网膜下隙通连的为蛛网膜内囊肿,又称为先天性囊肿;因外伤、炎症所引起的与蛛网膜下隙粘连或蛛网膜与软膜粘连所形成的囊肿称为继发性囊肿。外伤性蛛网膜囊肿的囊壁为增厚的蛛网膜粘连所形成,形态不规整,囊壁厚薄不一,不同于薄膜界限清楚、很少粘连的先天性蛛网膜囊肿。

囊肿内的囊液类似脑脊液,有的变黄,蛋白质含量增高。囊液的含量多少不等。囊壁内层为椭圆形的蛛网膜内皮细胞及增生的纤维结缔组织。一般囊肿多位于蛛网膜下隙的后中隔部,即脊髓的背侧面,后中隔是自颈部之下胸部之间的一层将后面蛛网膜下隙纵行分隔开的薄膜。蛛网膜囊肿常为多发性,好发于脊髓的胸段。据统计约有85%的

病例发生在胸段,3%在颈段,3%~12%在骶段。

四、临床表现

本病可见于任何年龄,但以青年人居多,女性多于男性。一般病程为数月至1年,呈急性发病的很少。主要症状为囊肿部的疼痛,可表现为脊柱痛或根性疼痛。屈颈弯腰或用力皆可加重疼痛。多数患者有单侧或双侧下肢运动障碍。颈段蛛网膜囊肿者可出现四肢瘫痪和病变水平以下的感觉障碍。在病变部位棘突常有压痛和叩击痛。

由于囊肿处于憩室阶段时憩室内的液体可随体位改变而充盈或排空,故在站立、坐位时因憩室的重力作用而诱发或加重症状。当平卧位时积液排空则症状缓解。这种现象是本病的特征性症状。

细小的蛛网膜囊肿多无症状,当其增大时可产生脊髓、神经根的刺激或压迫症状。位于胸段的蛛网膜囊肿,早期可出现胸背部疼痛,以后可产生进行性痉挛截瘫和感觉障碍;位于颈段的蛛网膜囊肿可产生四肢瘫痪;位于腰段和骶段的蛛网膜囊肿,因椎管腔内有效间隙较胸段大,则很少产生症状,如圆锥马尾受压可产生下肢肌肉无力和括约肌障碍。

五、辅助检查

(一)脑脊液检查

脑脊液压力不高,椎管腔可有不全性或完全性梗阻,细胞数正常,蛋白质含量轻度增高。

(二)X线检查

脊椎X线平片多无明显改变。巨大的囊肿可引起胸椎或颈椎的压迫性改变,表现为椎管腔增宽,椎弓根呈梭形改变或椎弓根内缘变薄,椎体后缘凹陷,椎弓根间距加宽,往往超过3个或4个椎节。脊柱侧弯、后凸甚至驼背畸形。脊柱改变以T_6~T_9节段最为多见。

(三)脊髓造影检查

较大的囊肿可产生锥形梗阻,碘油进入囊肿后见有呈囊状的充盈缺损,突出于颈、胸或上腰段蛛网膜下隙的背侧,大小可不等,并与蛛网膜下隙有峡径通连。因重力关系俯卧位造影可为阴性,仰卧位或直立位时X线侧向水平投照方可显示病变。如囊中口径已封闭则较难发现。

(四)CT扫描检查

平扫较难发现。CTM可见病灶呈球状低密度影,界限清楚,CT值与脑脊液相仿。脊髓受压移

位、变形和萎缩。增强扫描病灶多不强化。

（五）MRI 检查（图 7 - 23）

表现为脊髓背侧硬脊膜下有呈梭形的囊性占位，在 T_1WI 上为一块状软组织强度的信号影，T_2WI 上显示为高强度信号区域。增强扫描后病灶多无强化。

六、诊断与鉴别诊断

青年人有背部疼痛和脊柱外伤史，轻微的外伤后即可逐渐出现下肢感觉、运动障碍者，如有在立位时症状明显或加重，卧位时症状缓解这一特征性表现，即应想到脊髓蛛网膜。囊肿所在部位基本上与外伤部位一致。以往本病在手术前难以确诊，但如能精心检查和分析病情，并通过脊髓造影或 CTM、MRI 检查还是可以在手术前明确诊断的。

在鉴别诊断上应注意与肠源性囊肿、皮样囊肿和表皮样囊肿、硬脊膜外囊肿进行区分。

（一）椎管内肠源性囊肿

是一种更为少见的先天性发育异常性疾病。好发于颈段，其次为上胸段。常单发，多位于脊髓的腹侧，很少发生在脊髓背侧或脊髓内部。多见于男性青少年，幼年即出现症状，临床表现与脊髓蛛网膜囊肿相似。病程较长，多有波动，反复发作。可并发脊椎前裂、脑室异位、食管憩室及半椎体等。MRI 显示为椎体后髓外硬脊膜内呈梭形囊状影，T_1WI 为低信号，与脑脊液相仿，T_2WI 为高信号，高于脑脊液，有包膜，信号均匀。增强扫描可见囊壁强化。

（二）硬脊膜外囊肿

临床表现与脊髓蛛网膜囊肿相似。多因手术后、外伤或频繁腰椎穿刺所产生。好发于中、下胸段硬脊膜外正中部或神经根鞘附近，常有细径与蛛网膜下隙连通。多见于男性成年人。大的囊肿可见椎弓根部及椎弓前缘变扁，椎体后缘内陷和后凸畸形。脊髓造影有不全梗阻或完全梗阻，并可见囊状碘油充盈。

（三）皮样囊肿和表皮样囊肿

多见于小儿，好发于 T_9 以下的圆锥马尾部，位于髓外硬脊膜内，少数可在硬脊膜外或髓内，常并发脊柱裂等脊柱畸形。囊肿所在部位可有皮肤窦道、多毛、血管痣和各种皮肤异常，故能早期识别。

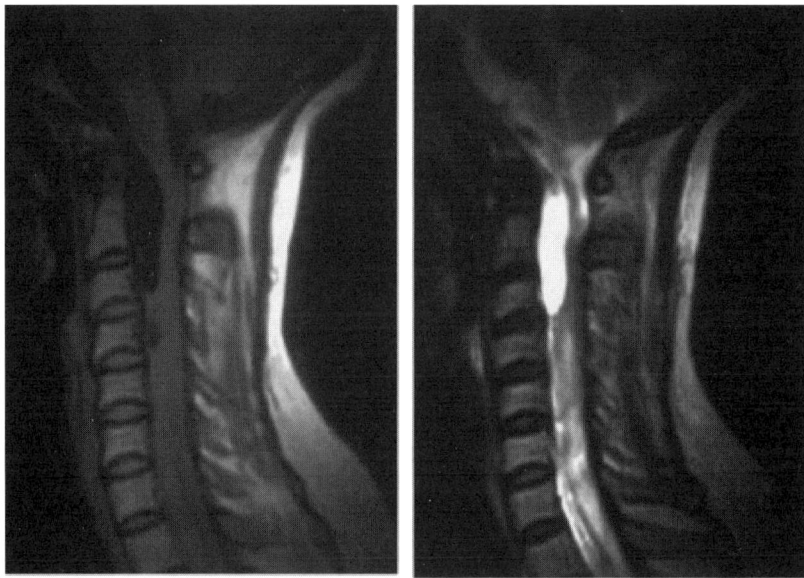

图 7 - 23　上颈椎蛛网膜囊肿。MRI T_1WI 示低信号，T_2WI 示高信号

第六节　肠源性囊肿

一、概述

脊髓肠源性囊肿（spinal enterogenous cyst）又称神经管和原肠囊肿，是胚胎发育时有来源于前肠的胚胎残余组织异位，在椎管内破坏中胚层的产生而成的先天性疾病。临床上比较少见，据 Fortund

报道占脊髓囊肿性疾患的12%。近年来随着影像学的不断发展,国内有关本病的报道已陆续增多,并得到有效的治疗。

二、病因

脊髓肠源性囊肿的病因目前尚不十分清楚。近年来多数学者认为,它起源于发育前3周内原始神经肠管、脊索、神经管的形成不全,以及上述结构、内胚层、外胚层之间的相互影响所造成的错乱。在胚胎发育前3周,诸胚层紧密相贴,神经肠管是一贯穿胚体的、暂时开放的通道。当神经肠管的残留物阻止内胚层于脊索的分离,便可导致胃肠、脊椎或脊髓不同程度的畸形。轻者仅表现为单纯硬膜下囊肿,最严重的表现则是脊索分离综合征(硬膜下囊肿伴前或后方脊椎裂、双干脊髓及多脏器畸形)。

三、病理及分类

本病的主要病理变化是具有胃肠或气管相同的黏液上皮及组织学特点,在囊肿的外层为结缔组织,内衬单层或假覆层柱状或立方上皮。上皮细胞内可见杯状细胞,胞质富含糖蛋白和黏蛋白,在黏蛋白染色时PAS染色呈阳性反应,多无纤毛。有的囊肿病灶存在透明样变性、坏死和慢性炎症细胞浸润;免疫组化检查表达CD68、白细胞共同抗原、人白细胞抗原Ⅱ型阳性细胞和肿瘤坏死因子。

Wilkins和Odom根据囊肿壁的组织来源,将肠源性囊肿分为三型:Ⅰ型,囊肿壁基底膜上为单层或假覆层柱状或立方上皮(有或无绒毛),其中类似于胃肠上皮占50%、呼吸道上皮占17%,或两种以上混合存在占33%。Ⅱ型:类似于Ⅰ型加上如下组织:黏液腺、平滑肌、脂肪、软骨、骨、弹力纤维、淋巴样组织或神经节。Ⅲ型:类似于Ⅰ型加上室管膜或胶质组织作为固有成分,而不是仅仅包围囊肿。单纯性囊肿80%以上为Ⅰ型,而伴有合并畸形的囊肿壁上则常常有中胚层或外胚层的衍生成分。

四、临床特点

(一)一般特点

肠源性囊肿多数位于脊椎的颈胸段或颈段,其次为上胸段,很少位于腰骶段。本病好发于儿童和青少年,最小年龄为生后11 d,年长的很少超过40岁。一般男性多于女性,男女的比例达(2~3)∶1。

(二)临床表现

首现症状多为囊肿所在部位的脊神经根性疼痛,以双侧颈痛者多,颈部活动受到限制和颈部抵抗等。最常见的临床表现为下肢和(或)上肢无力。继之可出现感觉改变、疼痛和括约肌功能障碍。临床病程通常较长(平均3.5年),约一半患者症状呈反复发作,即有中间缓解期和加重期,并伴发低热。这种缓解与复发可能是囊肿的周期性破裂,或囊液的外渗使症状得以缓解,随后又因囊壁上皮细胞分泌的增多,使囊肿又逐渐增大,再次压迫脊髓而复现症状。部分患者呈急性起病,病情发展较快,常在短期内出现肢体感觉、运动障碍和括约肌功能障碍。尤其是运动障碍为多,呈现截瘫或四肢瘫痪。值得重视的是,有的小儿患者以发热(可伴有急性脊髓病或脑膜炎)起病,易被误诊、漏诊。

(三)并发畸形

本病常并发其他先天性畸形,以脊椎相应部位的畸形居多,如颅底凹陷、寰枕畸形、椎体融合、脊柱裂、半椎体、脊膜膨出、脊柱侧弯等;另外还伴有消化道、呼吸道畸形,如肠管异位、食管或肠道憩室、支气管和纵隔囊肿、纵隔或枕骨鳞部缺损等。此外在高颈段者还可伴发小脑扁桃体下疝畸形。

五、辅助检查

(一)脑脊液检查

脑脊液清亮或微浊,生化与常规检查呈轻度炎症性变化。

(二)X线检查

颈椎X线平片可见有相应部位的先天性畸形,如寰椎畸形、脊椎裂、半椎体、脊膜膨出等。颈椎侧位片上可见椎体后缘因受囊肿挤压而向内凹陷,相应椎孔前后径扩大等。

(三)脊髓造影检查

脊髓造影时于颈胸段出现完全性梗阻现象,或硬脊膜下局限性充盈缺损。腰椎穿刺或脊髓造影后症状往往加重。

(四)B超检查

适合于新生儿和婴儿囊肿检查,高分辨率的B超机甚至可以发现妊娠18周胎儿的畸形。

(五)MRI检查

MRI检查能准确显示囊肿的部位、范围和脊髓受压的情况。典型的表现可见囊肿包膜完整,与脊髓界限清晰,在椎体后缘脊髓腹侧硬脊膜下呈边缘清楚的梭形囊状占位，T_1WI 呈现为相对于脊髓的低信号，T_2WI 上为高信号。随回波时间延长，病灶信号强度增高，高于脑脊液。增强后病灶无强化。MRI 可显示囊肿嵌入脊髓的程度，有时尚可显示伴随的脊髓萎缩，对拟定手术计划、判断预后很有意义。

六、诊断与鉴别诊断

对本病的诊断可根据患者为男性儿童或青少年；以根性疼痛起病，并较快地出现脊髓压迫症；病程中有间隔数月或数年的反复发作，如发现有其他先天性畸形，即应考虑有肠源性囊肿，应及时作椎管造影或 MRI 检查以明确诊断。

在鉴别诊断上需注意与以下椎管内囊性疾病区分。

（一）蛛网膜囊肿

多见于青年人，女性多于男性，好发于胸段脊髓的背侧，临床表现以胸背部疼痛为主，并逐渐出现双下肢感觉、运动障碍。在坐位或立位时症状明显或加重，卧位时症状缓解。病变部位棘突有压痛和叩击痛。脑脊液压力不高，椎管腔有不全性或完全性梗阻，细胞数正常，蛋白质含量轻度增高。脊椎 X 线平片多无改变，脊髓造影可呈囊状充盈缺损，俯卧位造影为阴性，仰卧位造影为阳性，仰卧位或立位时才显示囊肿阴影。MRI 检查显示脊髓背侧梭形囊状占位，在 T_1WI 上为一块状软组织强度的信号影，T_2WI 上为高强度信号，增强扫描多无强化。

（二）脊髓蛛网膜炎

起病缓慢，症状时轻时重，多在外伤或感冒发热后起病。感觉障碍比较明显，感觉改变区域的分布常不规律，无明显的感觉障碍平面。一般运动障碍和括约肌障碍较轻或不明显。病程多有波动，并有较长的缓解期，呈多灶性体征。脊髓造影呈散在点状、片状或浊泪状和囊肿充盈缺损。

（三）皮样囊肿或表皮样囊肿

多见于小儿，好发于下胸椎以下的圆锥、马尾部。多位于脊髓外硬脊膜内，常并发脊椎裂。囊肿所在部位有窦道、多毛、血管痣等各种皮肤异常。脑脊液蛋白质含量明显增高。X 线检查可显示椎管扩大、椎弓根变扁、椎体后缘有向内的压迹。MRI 检查皮样囊肿中含有蛋白质，故在 T_1WI 上信号率高于脑脊液，在 T_2WI 上呈高信号，与脑脊液相似。而表皮样囊肿在 T_1WI 与 T_2WI 上的信号均与脑脊液相似，但囊肿边界光滑，呈圆形或卵圆形，可见压迫脊髓和马尾的表现。

（杨胜武　徐华梓　徐晖）

参 考 文 献

1　Gerszten PC, Gerszten E, Allison MJ. Diseases of the spine in South American mummies. Neurosurgery, 2001, 48(1): 208 - 213.

2　韩悦, 廉宗澄. MRI 对先天性脊椎裂的诊断作用. 中华骨科杂志, 1996, 16(2): 101 - 103.

3　易声禹, 章翔, 吴声伶等. 脊椎裂合并尿失禁手术治疗, 中华神经外科杂志, 1991, 7(2): 81 - 83.

4　Bowman RM, McLone DG, Grant JA, ct al. Spina bifida outcome: A 25-year prospective. Pediatr Neurosurg, 2001, 34: 114 - 120.

5　鲍南. 先天性脊柱裂近期分类及手术治疗现状. 中华小儿外科杂志, 1999, 20: 248 - 250.

6　Oakes WJ. The borderlands of the primary tethered cord syndrome. Clin Neurosurg, 1996, 43: 188 - 202.

7　Tubbs RS, Oakes WJ. Can the conus medullaris in normal position be tethered? Neurol Res, 2004, 26: 727 - 731.

8　Tubbs RS, Salter G, Grabb PA, et al. The denticulate ligament: anatomy and functional significance. J Neurosurg, 2001, 94(2): 271 - 275.

9　Warder DE, Oakes WJ. Tethered cord syndrome and the conus in a normal position. Neurosurgery, 1993, 33: 374 - 378.

10　Warder DE, Oakes WJ. Tethered cord syndrome: the low-lying and the normally positioned conus. Neurosurgery, 1994, 34: 597 - 600.

11　Yamada S, Knerium DS, Mandybur GM, et al. Pathophysiology of tethered cord syndrome and other complex factors. Neurol Res, 2004, 26: 722 - 726.

12　Powell KR, Cherry JD, Hougen TJ, et al. A prospective search for congenital dermal abnormalities of the craniospinal axis. J Pediatr, 1975, 87: 744 - 750.

13　周国昌, 徐建民, 周天健等. 脊髓拴系综合征 MRI 图像与手术所见关系. 中国脊柱脊髓杂志, 1994, 4(4): 145 - 147.

14　Iskandar BJ, Oakes WJ. Anomalies of the spine and spinal cord, in McLone DG (ed). Pediatric Neurosurgery: The Surgery of the Developing Nervous System. 4th ed Philadelphia：WB Saunders，2001：307－324.

15 Warder DE. Tethered cord syndrome and occult spinal dys-raphism. Neurosurg Focus, 2001,10(1)：E1.

16 Tubbs RS，Bui CJ，Oakes WJ. The horizontal sacrum as an indicator of the tethered spinal cord in spina bifida aperta and occulta. Neurosurg Focus,2007,23(2)：E10.

17 Towfighi J，Housman C. Spinal cord abnormalities in caudal regression syndrome. Acta Neuropathol, 1991, 81：458－466.

18 Walton M，Bass J，Soucy P. Tethered cord with anorectal malformation, sacral anomalies and presacral masses：an under-recognized association. Eur J Pediatr Surg,1995,5：59－62.

19 Johnson DL，Levy LM. Predicting outcome in the tethered cord syndrome：a study of cord motion. Pediatr Neurosurg, 1995,22：115－119.

20 Palmer LS，Richards I，Kaplan WE. Subclinical changes in bladder function in children presentingwith nonurological symptoms of tethered cord syndrome. J Urol, 1998,159：231－234.

21 Meulen WD，Hoving EW，Staal-Schreinemacher A，et al. Analysis of different treatment modalities of tethered cord syndrome. Childs Nerv Syst,2002,18(9)：513－517.

22 Pinto FC，Fontes RB，Leonhardt Mde C，et al. Analomic study of the filum terminale and its correlations with the tethered cord syndrome. Neurosurgery, 2002, 51（3）：725－729.

23 Phuong LK，Sehoeberl KA，Raffel C. Natural his-tory of tethered cord in patients with meningmyelocele. Neurosur-gery, 2002,50(5)：989－993.

24 Milhorat TH，Capocelli AL Jr，Anzil AP，et al. Pathological basis of spinal cord cavitation in syringomyelia：analysis of 105autopsy cases. J Neurosurg,1995,82(5)：802－812.

25 Milhorat TH. Classification of syringomyelia. Neurosurg Fo-cus,2000,8(3)：1－6.

26 Michales EA. Ramsey RG. Syringomyelia. Orthop Nurs, 1996,15(9)：33－40.

27 Sachkova H，Akhadov TA，Karavtsov AK，et al. The role of magnetic resonance tomography in diagnosis of syringomye-lia. Zh Nevrol Psikhiatr Im S S Korsakova,2001,101（2）：35－38.

28 Kyoshima K，Bogdanov EI. Spontaneous resolution of sy-ringomyelia. Neurosurgery, 2003, 53(3)：762－768.

29 Williams B. On the pathogenesis of syringomyelia：a re-view. J R Soc Med,1980,73：798－806.

30 王嵘，邱勇，蒋健. 脊髓空洞症发病机制和治疗进展. 中国脊柱脊髓杂志,2007,17(12)：934－936.

31 Di Lorenzo N，Cacciola F. Adult syringomielia：classifica-tion, pathogenesis and therapeutic approaches. J Neurosurg Sci,2005,49(3)：65－72.

32 Hood RW，Riseboroush EJ，Nehme AM，et al. Diastemato-myelia and structural spinal deformities. J Bone Joint Surg, 1980,62：520.

33 Pang D. Split Cord Malformation：Part I：Clinical Syn-drome. Neurosurg,1992,31：481－500.

34 兰斌尚，王坤正，闫传柱等.脊髓纵裂分型及临床意义.中华骨科杂志,2000,20(2)：69－71.

35 金惠明，孙莲萍，鲍南等.小儿脊髓纵裂畸形的诊治.中华小儿外科杂志,2003,24(5)：430－432.

36 张光铂，魏新荣，伍玉珠等.脊髓纵裂的诊断和治疗.中国脊柱脊髓杂志,1993,3(3)：107－108.

37 Barkovich AJ. Pediatric neuroirnaging. 3rd ed. Philadelphia：Lippincott Williams & Wilkins, 2000：658－683.

38 Ersahin Y，Mutluer S，Kocaman S，et al. Split spinal cord malformations in children. J Neurosurg,1998,88：57－65.

39 Miller A，Guille JT，Bowen JR，et al. Evaluation and treat-ment of diastematomyelia. J Bone joint Surg,1993;75(9)：1308－1317.

40 程斌，王尚昆，孙中篪等.脊髓纵裂46例临床分析.中华骨科杂志,1996,2(16)：97－100.

41 程斌，王坤正，李勇等.脊髓纵裂的 X 线及 CT 诊断对比研究.中国骨伤,2001,5(14)：292－293.

42 Skalej M，Dufner F，Stefanou A，et al. 3D spiral CT imaging of bone anomalies in a case of diastematomydi. European Journal of Radiology,1999,29：262－265.

43 Allen LM，Silverman RK. Prenatal ultrasound evaluation of fetal diastematomyelia,two cases of type I split cord malfor-mation. Ultrasound Obstet Gynecol,2000,15(1)：78－82.

44 Sami H，Ross E，Walter M，et al. Split split spinal cord(di-astematomyyelia). Neurology, 2003,60(3)：491－496.

45 Paleologos TS，Thom M，Tnomas DG. Spinal neurenterie cysts without associated malformations. Are they the same as those presenting in spina dysraphism? Brit J Neurosurg, 2000,14(3)：185－194.

46 Kadhim H，PtoanoPC，Saint MC et al. Spinal neurenteric cysts presenting in infancy with chronic fever and acute my-elopathy. Neurology, 2000,54(10)：2011－2015.

47 KimCY，Wang KC，Choe G，et al. Neurenteric cyst：its va-rious presentations. Childs Nerv Syst, 1999,15(6－7)：333－341.

48 Kincaid PK，Stanley P，Kovanlikaya A，et al. Coexistent neurenteric cyst and enterogenous cyst, further support for a cornmon embryologic error. Pediar Radiol, 1999, 29(7)：539－541.

49 Perena GB，Milne M. Neurenteric cys：antenatal diagnosis by ultrasound. Australas Radiol, 1997, 41(3)：300－302.

第八章 脊髓血管疾患

第一节 脊髓出血性疾病

一、概论

脊髓出血(hematomyelia)即椎管内的出血性病变,根据出血部位可概分为脊髓内出血及髓外出血(硬膜下、蛛网膜下)。Jellinger 将脊髓出血定义为脊髓内纵方向扩延的血肿,根据原因而分为外伤性、特发性、继发性三类。特发性者更根据其原因而分为:① 伴有血管畸形者;② 伴有动脉硬化、高血压、心功能不全以及梅毒患者;③ 伴有凝血异常者。继发性者为伴有脊髓炎、蛛网膜炎、脊髓肿瘤、脊髓软化、脊髓空洞症者。但与其他部位的出血相同,以真正原因不明者为特发性,其他则以其病因推定分类为好,诸如血管畸形、凝血异常等等。

自 MRI 应用于脊髓疾患的诊断之后,使脊髓疾患的诊断有重大的变化,MRI 可将脊髓本身的形态无创伤地扫描出来,对脊髓内部的变化亦较易掌握。脊髓出血即椎管内的出血性病变,根据出血部位可概分为脊髓内出血及髓外出血(硬膜外、硬膜下、蛛网膜下)。但 MRI 检查信号在不同时期有不同变化。

以 CT 观察脑出血时,发病早期为高吸收域(high density),随时间的经过出现吸收值低下(iso density,low density)的单纯信号。但血肿的 MRI 信号,其经过变化较为复杂,这是因为 MRI 能正确反映血红蛋白(Hb)的化学变化。出血内部的 Hb,由含氧 Hb 向脱氧 Hb、变性 Hb,最后变为含铁血黄素,其血肿 MRI 的信号变化可分下例时期:

(一)急性期

T_1WI、T_2WI 均大致与脑实质呈等信号,这是因为这个时期血肿内部的 Hb 几乎均为含氧血红蛋白,含氧血红蛋白具有反磁性(diamagnitic),不具有质子缓和促进作用,因而与周围组织无差异。有时血肿周边于 T_1WI 上呈低信号,于 T_2WI 上呈高信号,这可能是由血肿分离出来的血清所致。另外,用 0.5T 的研究发现,发病后 $15\sim24$ h 内 T_1WI 上血清稍呈高信号(机制不明),但经过 24 h,脱氧 Hb 增多,T_2WI 上呈低信号。此种 T_2 短缩效果依存于静磁场强度,在低磁场上并不出现。

(二)亚急性期

T_1WI 上由血肿周边部分逐渐出现高信号,并向中心部扩延,这是脱氧 Hb 向变性 Hb 变化的过程,此种 T_1 弛豫时间的短缩,根据设备的磁场强度而不同,0.2 T 时于当日,0.5 T 时于次日,1.5 T 时于一周后出现。但此种变化会受到血肿大小等多种因素的影响,T_1WI 上由血肿周边部开始出现高信号的时期也会有所差异。

T_2WI 上,也在亚急性期的终末,于血肿周边部开始出现高信号,最后中心部也出现高信号,将此种状态称为"超强度反弹"(rebiund hyperintensity),其原因之一可能系由于溶血而致磁场不均一的信号低下并消失。另外,于发病 2 周左右,T_2WI 上出现类似标记血肿周边的低信号,将血肿周边围绕起来,这是由于血肿被膜内的吞噬细胞内含铁血黄素的存在而出现 T_2 短缩现象。

(三)慢性期

血肿被吸收而成瘢痕组织,含铁血黄素存在于该部时,T_2WI 上出现低信号,血肿变化为囊泡状时则与脑脊液一样,T_1WI 上呈低信号,T_2WI 上呈高信号。

自旋回波(spin echo)法即不用 180°的脉冲,而用倾斜磁场的逆转发生回波的斜度回波(gradient echo)法,对磁场的不均一性敏感,因而脱氧 Hb(急性期),含铁血黄素(慢性期)的 T_2 弛豫时间的短缩效果在影像上被增强。

根据 MRI 很难检出脑室内、蛛网膜下隙的血肿,其原因之一即有氧分压的影响。脑脊液的氧分压高,因而由含氧 Hb 向脱氧 Hb 变化较少,因而得不到急性期 T_2WI 上那种特征性低信号,其中亦有脑脊液搏动的影响。

上述血肿的 MRI 信号对脊髓出血也同样适用,血中的信号在 T_1WI 上通常呈等信号到高信号,但正常状态下呈现高信号的结构有硬膜外静脉丛、脂肪层。前者位于椎管前方,在旁正中断面上很易发现,后者的脂肪层位于椎管后方,颈椎水平上其量较少。

有关脊髓缺血所引起的障碍,临床上远少于同是中枢神经的脑组织,因此尚有许多不明之处。但现已知出现脊髓功能障碍的机制,不仅有机械的压迫及破坏,尚有缺血引起的变性亦为其主要原因之一。因而近年来有关脊髓缺血的实验性研究也在增多。

(徐华梓　徐　晖)

二、髓内出血

历来所知的脊髓出血,几乎均为动静脉畸形(AVM)向髓内的出血,以突发的剧烈背部痛及急剧进行的脊髓横贯损伤为特征。但最近由于 MRI 的普及,已认识到尚有进行较缓慢的髓内出血的存在,乃是海绵状血管瘤等无动脉成分的血管畸形的出血,其特征为急性出现的脊髓障碍,脑脊液正常,脊髓造影正常,反复复发等。因此多易被误诊为多发性硬化症等,应用 MRI 以前可能多被漏诊。另外,所谓特发性出血的多数很可能亦是此等血管畸形所致。此外,据成书记载,肿瘤、外伤、变性、血管畸形亦为髓内出血的原因,现就无动脉成分的血管畸形所致的髓内出血概述如下:一直认为海绵状血管瘤等无动脉成分的血管畸形所致的脊髓出血极少见。但近年来有关报道有所增加,据 Mc Cormick 等报道,脊髓 AVM 中的海绵状血管瘤比率为12.8%。其增加的原因被认为是临床上,图像上未考虑到的出血,由于应用了 MRI 而得以确诊的缘故。

Koyama 报道髓内占位性病变髓内肿瘤 40 例,除肿瘤引起髓内出血外,经病理证明系由血管畸形引起髓内出血者 13 例,其中海绵状血管病 4 例,毛细血管扩张 2 例,不能分类的血管畸形 7 例。出血水平:颈髓 9 例,上部胸髓 2 例,中-下部胸髓无,圆锥部 2 例,即70%在颈髓。

(一)病理生理

病理学上血管畸形分类为 AVM、海绵状血管瘤、毛细血管扩张、静脉血管瘤。海绵状血管瘤与毛细血管扩张两者之间可有移行型或两个组织存在于一个标本上,有时不一定能明确分类。尤其由脊髓取得的手术标本多为极小,多数情况很难将血管畸形进一步分类。同时,临床上 AVM 有动静脉短路,所以脊髓造影或血管造影易被诊断,可以作为一个临床单位。但海绵状血管瘤、毛细血管扩张等图像上、临床上均不可能鉴别,即病理学上亦难分类,临床上更是难于鉴别。因此将这些血管畸形总括为无动脉成分的血管畸形作为一个临床疾病单位,在考虑引起脊髓出血原因时更为妥当,也有人称其为"隐蔽性血管畸形",其最初的定义为2~3 cm 以下的畸形,也包括 AVM 在内。因而采用"无动脉成分的血管畸形"这一名称更为妥当。

已知脑的海绵状血管瘤反复出现显性、潜在性出血。临床上反复出现潜在性出血时,与其血肿的大小相比,对脊髓的团块效应较小。此种情况下脊髓造影也不能发现明显的脊髓肿大。可因血栓的机化,自身的扩散等而血管瘤本身可缓慢增大。

(二)临床经过

一直认为脊髓出血的特征是突发的局部痛及急剧出现的脊髓症状。但无动脉成分血管畸形所致的脊髓出血者,急性发病较少而呈非急性、慢性经过者较多。这可能是由于除急剧出血之外,反复出现不同程度出血的缘故。如先有小出血,则根据部位,如为后角、脊髓丘脑束则以轻度疼痛,麻木而始发。如出血持续或再出血而血肿增大则呈现类似 Brown-Sequard 综合征的脊髓障碍。急性者有剧烈背部痛,及同时有急剧进行的脊髓症状。亚急性经过者多有背部痛、根性疼痛,1~2 周后出现脊髓症状。慢性经过者呈现可能为再出血引起的阶段性变化。再出血的间隔如较长,则呈再发作的形式,因而常被误诊为缓解后加重的多发性硬化症。手术所见为数处血肿腔,系不同时期的血肿,因此提示有过再出血。

(三)诊断

脑脊液检查多无异常。因髓内出血量少而脊髓软膜未被破损,血液未流入蛛网膜下隙。所以不能因为不是血性脑脊液而否定脊髓出血。

因无动静脉短路，所以脊髓表面上无异常扩张蛇行的血管网。也有不少病例虽有严重的脊髓横贯损伤，但很少有血肿所致的脊髓肿大。因而脊髓造影，除大血肿外很难诊断。但脊髓造影被判断为正常而 CT 脊髓造影（CTM）出现脊髓圆形变化时，则提示为髓内病变。

血管造影，几乎所有病例均无发现。手术中有的病例可见有细的营养动脉，其中有的可能被显影。

MRI 上，急性期时血肿为等信号，所以血肿的诊断有时有困难。亚急性期表现为境界清楚的，T_1WI、T_2WI 中心呈高信号或混合信号，周边为低信号。高信号为血肿，低信号为含铁血黄素潴留、血液流动、钙化所致。混有水的高信号表示为不同时期的出血。T_2WI 较 T_1WI 出现更清晰的高信号。慢性期则成为中心低信号，周边高信号。周边的高信号可能为神经胶质增生。

脊髓髓内血肿的 MRI 所见基本同脑内血肿。血肿 MRI 信号的变化前已述及。在此对脊髓内血肿原因疾患，特别是较为特征性所见的海绵状血管瘤介绍如下：海绵状血管瘤的 MRI 所见在 T_1WI 上呈等～高信号；在 T_2WI 上中央部呈不规则高信号，其周围似有以墨汁镶边样的低信号区域。海绵状血管瘤 MRI 所见的基本特征表现为反复出血所引起，T_2WI 上的低信号是慢性期出血的含铁血黄素所引起。含铁血质素所致的 T_2 弛豫时间的短缩效果，可用梯度回波（gradient-echo）法而增强。无论有无临床上的出血症状，海绵状血管瘤的特征性所见乃反复出血所引起，与其他种类的血管瘤畸形的鉴别并非很容易。血管造影时不显影的血管畸形包括"潜在性 AVM"或形状过小而呈"隐蔽性 AVM"，这一术语用于颅内血管畸形，但也可用于脊髓血管畸形。海绵状血管瘤多发或合并颅内海绵状血管瘤的情形并不罕见。

脊髓内肿瘤有时可以见到出血，与海绵状血管瘤的鉴别要点为：海绵状血管瘤多呈限局性。肿瘤边缘多呈表示水肿的高信号（T_2WI）。超越血肿轮廓的部位出现脊髓肿胀时，为肿瘤的可能性大。除肿瘤全体有出血情况之外，肿瘤部分多可被 Gd-DTPA 增强。

鉴别诊断有多发性硬化症、脊髓梗死、脊髓炎。

多发性硬化症症状呈缓解、加重，急性期有脊髓水肿。MRI 上也呈高信号，因而鉴别困难。如呈境界鲜明块状病变（masslesion）则可鉴别。脊髓梗死以背部痛开始并迅速出现脊髓水肿及脊髓障碍，因而 CTM 上鉴别困难。急性期的 MRI，出血时也可成为等信号，所以急性期与脊髓梗死有时亦有困难。不能鉴别而呈全瘫时，可试用脊髓后正中沟进入法的试验切开，活体检查连合部不会引起脊髓障碍。

（徐华梓　徐　晖）

三、蛛网膜下出血

脊髓蛛网膜下出血（subarachnoid hemorrhage，SAH）原因有脊髓血管畸形的出血，脊髓肿瘤的出血，脊髓外伤所致出血，此外尚有血液凝固异常、颅内出血深入蛛网膜下隙等。

现就脊髓血管畸形的出血概述如下。

（一）脊髓动静脉畸形的分类、频率

迄今为止，脊髓动静脉畸形主要根据其血管造影所见进行分类。

Djindjian 等根据滋养血管的不同而分类为：由脊髓前动脉滋养的脊髓内动静脉畸形及脊髓后动脉滋养的脊髓外动静脉畸形及两者的混合型。

Di Chiro 等则分类为单一螺旋型、血管球型、幼稚型三型。单一螺旋型在造影上于脊髓表面有 1～3 支迂曲蛇行异常的滋养支，其循环时间缓慢。血管球型于造影上可见 1～2 支血流速度较慢的滋养支供应并连接血管球病灶；幼稚型多见于青少年有数支扩张的滋养支，血流亦速，易合并有静脉的陷窝、脊髓动脉瘤等。

根据以往的报道称：多数单一螺旋型为椎间孔附近的 AVM（脊髓脊膜脊神经根 AVM）的流出，逆流入脊髓脊神经根静脉而流入脊髓静脉，引起了脊髓 AVM 分类的改变，使治疗方法亦发生了变化。此后脊髓 AVM 一直未能取得统一的分类且形成一定的混乱。

目前从发生学观点也在考虑脑动静脉畸形（AVM）的分类标准，认为以下的分类法可能简要合理。首先分类为脊髓动脉滋养的软膜 AVM（或称 AVF）及脊髓外的动脉，主要是硬膜动脉滋养的硬膜动静脉瘘（AVF）。即脊髓脊膜脊神经根 AVM

被包括在硬膜 AVM 中。再将软膜 AVM 根据其发生部位而细分为髓内 AVM 及髓外 AVM。则所有的 AVM 或 AVF 均可被包括在上述分类之中。有关脊髓动静脉畸形的频率，据 Krayenbuhl 及 Yasargil 报道，占全脊髓肿瘤中的 4.36%。此数据与颅内肿瘤中的动静脉畸形的比例相同。也有人报道在所有的脊髓血管畸形中，AVM 所占比例为 10%～20%，已知男性较多。

（二）症状

症状出现方式有：① 卒中型；② 间歇型；③ 慢性进行型。其频率据 Pia 称分别为 37%，22%，42%。

症状出现的机制有：① 出血；② 病灶的团块效应（mass effect）；③ 盗血现象（steal 现象）引起的脊髓缺血；④ 静脉压上升引起的循环障碍；⑤ 血栓形成等。每个 AVM 因何种机制而出现症状，除出血之外多难明确，但高流量的 AVM 者盗流现象可能性大，脊髓脊膜脊神经 AVM，其静脉压上升的影响较大。历来称之为 Foix-Alajouanine 综合征的病例，其动静脉畸形的血栓化也可能与症状出现的进展有关。已知 Valsalva 操作、外伤、妊娠、发热、过饱食、姿势变化等可使症状恶化，这提示静脉压的上升有一定的影响。

颅内 AVM 的症状出现机制中，以出血最为重要，但脊髓 AVM 中此机制较少见。有关出血的特殊情况有脊髓动脉瘤的合并。脊髓动脉瘤以约 7% 的频率合并于脊髓动静脉畸形，且多数存在于滋养支上，因而从病因学上提示有血流动力学因素参与者多亦为其特征之一。

（三）诊断

以出血发病者除脊髓神经症状之外，尚多有与出血部位一致的背部痛，在此种情况下应怀疑脊髓动静脉畸形。虽无神经症状的情况下，亦与颅内病变所致的蛛网膜下腔出血不同，发病时多伴有颈部痛、背部痛，所以详细听取病史非常重要。此外，在所谓原因不明的 SAH 的情况下，也要考虑脊髓动静脉畸形的存在，以 4 种血管造影均不能发现颅内病变时，为除外颈部脊髓动静脉畸形，也要行椎动脉造影以便确认。出血以外的疾病多难与脊髓肿瘤等其他脊髓疾病相鉴别。所以要经常将动静脉畸形作为鉴别疾患之一牢记是十分重要的。

（四）影像学诊断

神经放射线学检查，历来是先进行脊髓造影，在出现迂曲蛇行血管阴影缺损，怀疑有动静脉畸形之后，再进行脊髓动脉造影。但最近 MRI 作为筛选检查已很有作用，动静脉畸形因其血流而呈无信号病变被描绘出来，典型者很少误诊。但胸腰部因呼吸而有活动，很难拍出优质 MRI，因而小的病变难于诊断。所以脊髓造影的价值现在仍很大，MRI 上未能发现 AVM 而仍有 AVM 可疑时，仍要行脊髓造影，动态 CT 也有时有用，而能绘出 AVM。最近 Nagata 等用极小径纤维导管开展了脊髓内镜，用通常的腰穿针插入导管至蛛网膜下隙，而直接观察。用此仪器可直接确认 AVM 的存在，对诊断颇为有利。

目前虽已有许多筛选检查法，但脊髓动脉造影仍是脊髓动静脉畸形的诊断及治疗上不可缺少的检查。在脊髓动脉造影上明确滋养支、病灶、引流支（流出支），对治疗尤为重要。对脊髓前动脉及脊髓后动脉供给血流的根动脉，于颈部为椎动脉，颈升动脉（甲状颈动脉支），颈深动脉（肋颈动脉的分支）；于胸腰部除肋间动脉、腰动脉之外尚由髂腰动脉-外侧骶动脉（均为髂内动脉分支）分支。肋间动脉中的第 1、2 肋间动脉为肋颈动脉分支最上肋间动脉的分支。此外，第 5 腰动脉并非由主动脉而是由正中骶动脉分支。由上述的哪一体节动脉分出根动脉，并不是固定不变的，所以所有体节动脉均要造影。根动脉中有前根动脉及后根动脉，各沿前根、后根上行至脊髓表面而形成脊髓前动脉及脊髓后动脉。前根动脉中最粗的动脉为 Adamkiewicz 动脉，多由左 T_9～T_{12} 肋间动脉分支，呈特征性发夹（hairpin）状走行。

软膜 AVM 时根动脉为其滋养支，所以沿神经根呈特征性的发夹状走行。脊髓脊膜脊神经根 AVM 时根动脉不参与，所以滋养支不呈发夹状走行。此时，要注意勿将流出的逆流的蛇行根静脉（脊髓脊神经根静脉）的向脊髓静脉注入部分误为滋养支。

脊髓动脉造影时，要在短时间内将多节段动脉进行造影，所以要使用 5F 管壁稍厚的导管而不用引导钢丝即能操作，Nagata 等经常使用 5.3F Selecon 导管（脊髓动脉造影用）。以往使用胶片的摄影法则对各体节动脉进行延时摄影，出现根动脉时进行扩大连续摄影。使用录像摄影时则掌握病变部血管的位置关系已较容易。最近,DSA(数字减影血管造影)已迅速普及,利用此法可迅速进行脊髓动脉造影。且 DSA 亦能实时确认栓塞的进行情况,已是人工栓塞术时不可缺少的仪器。

脊髓蛛网膜下隙出血的频率较低,占全蛛网膜下隙出血的 1% 以下。外伤以外的原因有血管畸形及脊髓肿瘤、胶原病、白塞病、抗凝固疗法等。亦有报道为抗凝法或凝血异常患者进行腰穿时的并发症。

脊髓蛛网膜下隙出血的 MR 诊断并非都很容易。即如有凝血块存在,则 MR 易于检出。但通常很少有蛛网膜下隙存在有能引起神经症状那么大的血肿。其理由是脑脊液的稀释作用及流动使血液由蛛网膜下隙消失,并且脑脊液本身有纤维素溶解作用。因此,与实质内出血不同,能呈现异常信号的期间较短。脑脊液氧分压较高,所以由含氧血红蛋白向脱氧血红蛋白的移行较少。因而纵然形成凝血块,也很难表现出与周围的信号差异。

血管畸形的 MRI 所见有血流所致的无信号领域,循环不全,脊髓软化,水肿等引起的髓内异常信号。

蛛网膜下隙出血后的变化有蛛网膜囊样改变。另外,反复的蛛网膜下隙出血后,可有一种表面铁质沉着,这是髓膜、脑、脊髓软膜下组织、脑神经、脑室壁上有含铁血黄素的沉着状态,此种状态只有在依靠 MRI 方能在影像上诊断。其特征性所见为 T_2WI 上含铁血黄素的沉着部位呈现以线状低信号,脊髓上也会出现此种状态。

肿瘤内出血好发于马尾、圆锥部的肿瘤,室管膜瘤,神经鞘瘤为易出血的肿瘤。出血虽止于肿瘤之内,临床上有时也出现蛛网膜下隙出血的症状。

有时伴有蛛网膜下隙出血而有脊髓神经节肿大及异常信号,这并不是蛛网膜下出血所特异,癌性髓膜炎等其他种类的髓膜疾患时也可能出现。

(徐华梓 徐 晖)

四、脊髓硬膜外出血

本病自 1869 年 Jackson 报道以来,国外已有200 例,其中日本约 30 例。教科书上称,硬膜外出血的主要原因有外伤性硬膜外静脉丛损伤、各种血液疾患、抗凝治疗中的并发症及血管畸形的破裂。近年来由于影像诊断的发展,报道例虽有增加,仍属少见病。

(一) 流行病学

非外伤性脊髓硬膜外血肿的流行病学:性别差异的男女比为 1.2~1.5:1,男性较多。可见于各年龄层,有报道称发病有两个高峰期,10~19 岁为第一高峰,50~70 岁为第二高峰。可见于全脊椎,但以上位胸椎、颈胸椎移行部多见,其次为胸腰椎移行部。血肿多可达 2~3 个椎体,几乎均位于背侧或背外侧部,腹侧最少文献上仅 5 例。据 Foo 报道,与头部外伤不同,脊髓外伤时并有硬膜外出血者较少,占脊髓外伤的 1.7%,好发部位约有 40% 为胸椎。Koyama 在 2 341 例脊柱脊髓及神经根手术中脊髓硬膜外出血仅占 0.13%。

(二) 原因

因果关系明确者 60%,不明者 40%。因果关系明确者中最多的是:抗凝疗法,肝功能障碍,抗风湿药所致出血时间延长者;其次为高血压,糖尿病所致的血管壁变性;少见的有合并血友病、特发性血小板减少紫癜(ITP)等全身性出血倾向疾病及门脉高压、妊娠、强直性脊椎炎等。

脊髓硬膜外出血的原因中以硬膜外静脉丛外伤性损伤最多,但高龄者推定为动脉硬化、高血压、各种血液疾病及抗凝疗法者的报道病例亦不少。其脊髓硬膜外出血原因,经组织学证明为血管畸形的报道例共 15 例,极少。Pia 认为脊髓硬膜外血管瘤约半数为海绵状血管瘤,30% 为静脉血管瘤,其余为动静脉畸形、毛细血管瘤、血管脂肪瘤等,但出血病例的依次顺序为静脉血管瘤、动静脉畸形,血管瘤,广义的血管瘤而未详细分类的报道也包括在内(表 8-1)。Ohmono 文献统计得到,组织学证明出血原因者:动静脉畸形 6 例,血管瘤 5 例,静脉血管瘤 4 例,血管瘤 3 例,海绵状血管瘤 2 例,黑色素瘤 1 例,其他 3 例(表 8-2)。可能由于详细进行病理报道者较少,实际上有组织异常的病例会更多些。

原因不明的所谓特发性出血的机制有:缺少静脉瓣的硬膜外腔静脉丛,因腹压升高而静脉压升高所致的破裂而出血,硬膜外的小动脉血管支因机械性伸展而断裂出血,但均属推测,尚未证实。

表 8-1　脊髓硬膜外出血原因经组织学证明的报道

著者及年代组织学	年龄	性别	症　状	部位
Nichols 等　1956　静脉弯曲	15	女	快速急性截瘫	$C_6 \sim T_1$
Maxwell 等　1957　血管瘤(hemangioma)	4	女	突发性截瘫	$T_2 \sim T_4$
Cube　1962　血管瘤(hemangioma)	29	女	截瘫 2～3 h	$C_6 \sim C_7$
Dauson　1963　血管瘤(angioma)	15	女	进行性截瘫	$C_2 \sim C_6$
Mayer　1963　血管瘤(angioma)	17	男	高位胸痛及快速急性截瘫	$C_7 \sim T_1$
Kunft 等　1972　毛细血管瘤	71	男	肩部切割痛及四肢瘫痪	$C_5 \sim T_1$
Koyama 等　1990　静脉血管瘤	19	女	颈部切割痛及进行性截瘫	$C_7 \sim T_1$
小川武希 等　1986　海绵状血管瘤	68	女	快速急性截瘫	$T_2 \sim T_5$
Muller 等　1982　血管瘤(hemangioma)	71	男	颈痛	$C_5 \sim C_7$
Emery 等　1986　动静脉畸形	61	女	胸痛急性截瘫	$C_5 \sim C_7$
Spill 等　1989　血管瘤(hemangioma)	15	男	背部发展为截瘫	$T_8 \sim T_9$
Foo 等　1980　静脉血管瘤	33	女	颈痛发展为四肢瘫痪	$C_2 \sim C_7$
Solero 等　1980　静脉血管瘤	38	女	肩痛发展为截瘫	$C_6 \sim T_1$
Matumoto 等　1989　海绵状血管瘤	19	男	背痛发展为截瘫	$T_3 \sim T_6$
Koyama 等　1990　动静脉畸形	22	男	项痛发展为四肢瘫痪	$C_3 \sim C_7$

表 8-2　经组织学证明非外伤性脊髓硬膜出血的原因

组织学	病例数
动静脉畸形	6
血管瘤(hemangioma)	5
血管瘤(angioma)	3
静脉血管瘤	4
海绵状血管瘤	2
黑色素瘤	1
其他	3
总数	24

（三）病理

从组织学上证明脊髓硬膜外出血与脊髓硬膜外血管瘤的关连，在技术上极为困难，Cube 认为其所以困难的原因是，出血性血管瘤已被破坏，手术时与血管瘤一起被吸引除掉，因而得不到组织标本。但如 Pia 所述，孤立性硬膜外血管瘤并不罕见，Koyama 在很短时间内治疗非破裂性血管瘤 11 例。

脊髓外科领域现已普及了显微镜手术，如对硬膜外出血进行显微镜下手术，仔细观察出血源，可能如脑内的特发性出血一样，其出血的真相将会逐渐被阐明。

（四）临床症状

以突发的剧痛发病。疼痛与血肿存在部位的皮节一致，多为血肿好发部位所致的胸背部痛、肩胛间部痛。此外，向血肿部位神经根支配的皮节放散的情况亦不少见。继之，迅速出现脊髓症状并进展而引起血肿部位髓节以下的感觉障碍、截瘫、膀

胱直肠功能障碍等。

但本症也有不出现上述典型临床症状而不伴有疼痛或呈 Brown-Sequard 综合征者或缓慢进行者。症状缓慢进行者多见于腰骶移行部。

下部颈椎-上部胸椎或下部胸椎出血者较多（表 8-3），初发症状前者为肩-肩胛部痛，后者为腰痛。其疼痛均非椎间盘突出所能比拟的剧烈疼痛。瘫痪时出现虽因人而异，但多在出现疼痛后数小时至 1 d。多呈截瘫，也有呈 Brown-Sequard 综合征者。无任何先兆，短时日内出现瘫痪为其特点，因而很容易推定为血管障碍。感觉障碍为根性与脊髓性相混淆者，可见其初期为神经根性，逐渐上行最后到达出血水平而呈脊髓型。但大多数呈脊髓休克状态，而深腱反射低下-消失。排尿障碍一般为尿闭而不是尿失禁。

表 8-3　脊髓硬膜外出血的水平及其原因

部位	外伤	血管异常	总计
上颈椎	1	0	5
上颈椎-上胸椎	3	10	29
下胸椎	1	3	18
腰椎	2	0	10

脑脊液呈水样透明，细胞数不增加，蛋白质增加极轻微。如有血性脑脊液则可能系穿刺误伤所致。

（五）诊断

过去以脊髓造影诊断时，信息量较少，诊断困难，自开展 Amipaque(metrizamide) CT 以来，诊断

已较容易。但这些诊断方法均属侵袭性,尤其对有出血素质患者不可轻率进行。但 MRI 属非侵袭性,矢状断面影像可决定手术范围,有时甚而可提供引起出血的血管畸形的信息,因而为目前最为有效的检查方法。

另外,血管造影虽可描绘出异常所见,但有可使出血加重的危险,属于侵袭性,费时间,所以血管造影的优点很少。

(六)影像学诊断

参考发病初期的神经根症状及进行性上行性的脊髓症状,再进行影像学检查,诊断其发病的水平部位是较为容易的。

X 线单纯摄影上除脊椎骨折、脱位、椎体至气道距离增宽等外伤所致的一般所见之外,并无脊髓硬膜外出血所特异的变化。此时,影像上虽缺少所见,只要其神经症状明显更应怀疑脊髓硬膜外出血。过去,脊髓造影曾为惟一的辅助诊断法,目前已正在由 CT、MRI 所替代。但脊髓造影对与其他疾患的鉴别上尚有不可忽视的作用。前后像上有不完全-完全停留,并无特征性所见。但侧位像或斜位像上的(多在脊髓背侧)。脊髓椎管为底面的"坡度小的倾斜阴影"则是其他脊髓硬膜外疾患所没有的特征性所见。此外,应注意的是脊髓造影有时可使症状急剧加重,因此要在已做好手术准备之后方可施行脊髓造影。

神经学检查较容易判定本病的水平,单纯 CT 亦可迅速而安全诊断本症。但其所见并不一致,上部颈椎、胸椎水平上,通常椎管与硬膜囊之间的直径有很大差异,硬膜外脂肪组织厚度,及其中含有的静脉丛密度亦有个体差异。因此可出现超密度硬膜外肿块及均等密度硬膜外肿块,其鉴别力较差。脊髓造影之后,继之进行 CTM 则可掌握脊髓的变形,尤其其扭转变形的状态。脊髓的硬膜外腔与脑相比较大。因而错过扫描时间则血肿扩散而可呈阴性所见。

历来对脊髓硬膜外血肿的影像诊断,是依靠脊髓腔造影,CT。但自 MRI 被应用后,脊髓疾患的诊断已有很大变化。硬膜外血肿的诊断也已变成以 MRI 影像诊断为中心。任何断面均可摄影,属非侵袭性检查,所以只要患者状态允许,MRI 应为首选的检查。CT 对急性期出血呈现鲜明的高吸收值,其检出也较容易,所以如患者状态难于施行 MRI,CT 则成为首选检查。但 CT 的缺点是不能充分掌

握血肿矢状断面上的扩延。

施行 MRI 时的注意事项是,血肿可扩延至超过神经学所见的部位,所以要扩大摄影视野。

MRI 的作用是除外硬膜外肿瘤并确认其为血肿。当然肿瘤的检出也要根据其大小,通常是容易的。提示硬膜外病变的所见为其形态呈凸透镜状,且在 T_2WI 上,硬膜呈低信号,所以病变部位的判定较确切。如上项已提出,急性期血肿的 MRI 信号并不一定,脊髓硬膜外血肿的 MRI 信号,概括如下。

T_1WI 上血肿呈高信号者为半数以下。质子密度图像上全呈高信号。T_2WI 上呈不均一信号或高信号。急性期血肿于 T_2WI 上呈低信号的原因是脱氧 Hb 的 T_2 短缩效果,前已述及,此效果在梯度回波法摄像上被增强表达出来。另外,急性期血肿的梯度回波法(gradient echo)扫描所见,因凝固的血液含有脱氧 Hb 因而呈低信号,而未凝固的血液则呈高信号。

通常无必要静脉注射钆-促排灵(Gd-DTPA),但对与肿瘤性病变的鉴别上有效。此外,还可见到沿硬膜有增强。

横断像上多可见血肿的扩延呈非对称性,有时可扩延至椎间孔。血肿呈慢性经过时,有时不呈血肿特征性信号而难于诊断。

影像上要鉴别诊断的有硬膜外肿瘤、硬膜外脓肿。肿瘤性病变时用 Gd-DTPA 增强后多可鉴别。另外,转移性肿瘤时多伴有脊椎骨的破坏。硬膜外脓肿时其 MRI 信号于 T_1WI 上呈等信号,于 T_2WI 上呈高信号,但仅凭信号有时难与血肿鉴别。脓肿时,椎间盘、脊椎旁软部组织也多有炎症,所以观察周围组织有无异常,对鉴别上也非常重要。

(李建军　杜良杰)

五、脊髓动静脉畸形

脊髓动静脉畸形占脊髓肿瘤的 3.3% ～11.5%,常常引起严重的神经症状,对其诊断应予充分注意。1962 年由 Djindjian 开展了脊髓主动脉造影术,其后数年 Djindjian 和 Dichiro 报道了选择性脊髓血管造影术。在治疗方面,由于 Yasargil 在 20 世纪 50 年代开展了显微神经外科技术,使本病的外科治疗有了飞跃的进步。其后由于人工栓塞技术的进步,现在使用微导管做选择性栓塞术已成

为治疗本病的主流。

（一）脊髓的血液循环系统

正常脊髓循环，有起始于根动脉、上下纵行脊髓的 1 支脊髓前动脉及 2 支脊髓后动脉共 3 支动脉，这些动脉分出脊髓内支，通过毛细血管而流入脊髓前静脉、脊髓后静脉、根静脉及内、外椎静脉丛的静脉系统。

1. 动脉系　根动脉为营养脊髓（图 8 - 1，图 8 - 2）、脊髓神经根的血管，颈髓部由锁骨下动脉支的椎动脉、甲状腺动脉、肋颈动脉分支；胸、腰髓部则由肋间动脉、腰动脉按体节分支而成。肋间动脉、腰动脉、于椎体外侧分出背侧脊髓动脉（dorso spinal artery），根动脉为该动脉的分支，分支后沿神经根，通过椎间孔而进入椎管内。再沿前根分为前根动脉及沿后根分为后根动脉，人体共有 6～8 支前根动脉，10～23 支后根动脉流入脊髓动脉。为区别开终止于神经根的根动脉，有时将上述根动脉称为根髓动脉。前根动脉中最粗的一个向脊髓下方约 1/3 提供血液的动脉，为纪念最初研究此动脉的研究者而称为 Adamkiewicz 动脉。此动脉直径为 1.0～1.3 mm，而后根动脉则左右无差异，其周径亦较前根动脉细。

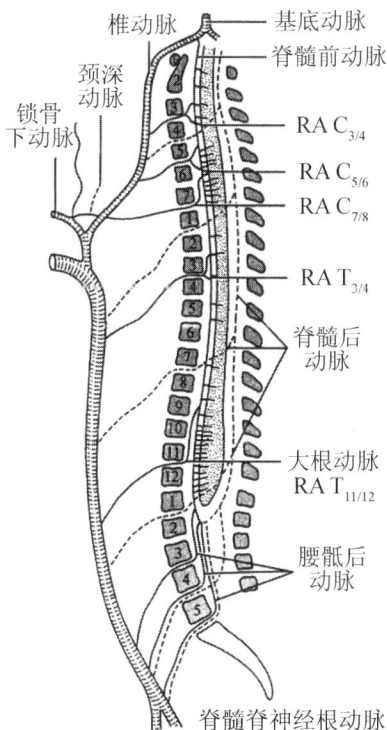

图 8 - 2　加入脊髓前、后动脉的根动脉（营养动脉）

脊髓前动脉沿前正中裂纵行，于脊髓全程明显可见，此动脉是前根动脉至脊髓前面，于前正中裂处分为上行支及下行支两支，并于上下吻合而形成的一支血管。而脊髓后动脉则主要沿后外侧沟，有左右两支，此两支与后根动脉分支的上行支，下行支吻合而形成脊髓后动脉。而脊髓后动脉并无脊髓前动脉那样明了的上下吻合，只是随处可见细动脉化的动脉丛样形态或仅有部分痕迹。上下纵行的 3 支脊髓动脉，通过横向联系的小动脉网而互相吻合。脊髓前动脉与脊髓后动脉的血液灌流范围，前者为脊髓腹侧约 2/3，后者为背侧约 1/3（图 8 - 3）。

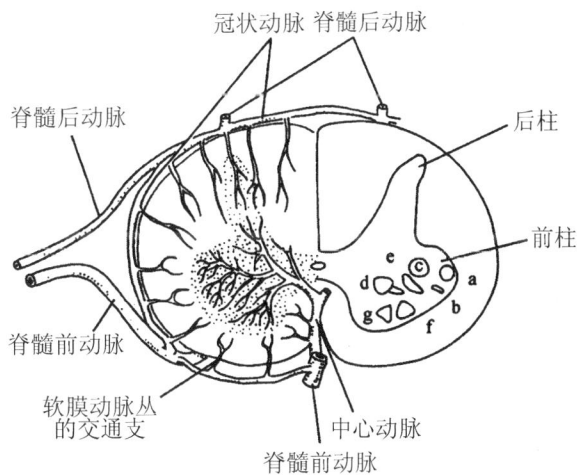

图 8 - 1　脊髓的营养动脉

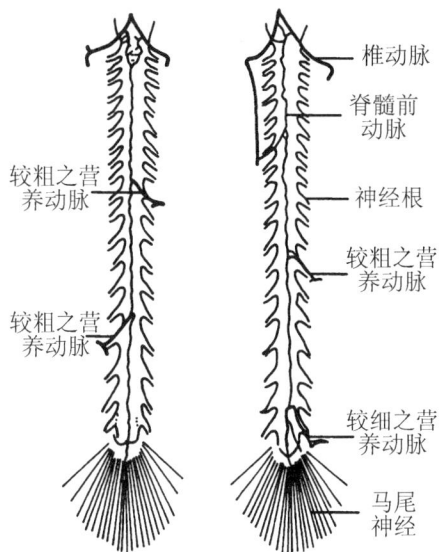

a. 足趾伸肌；b. 腓骨肌；c. 腓肠肌；d. 屈膝肌；e. 胫后肌；f. 股内收肌；g. 阔肌膜张肌

图 8 - 3　脊髓前动脉与脊髓后动脉血液灌流范围（第 1 腰髓髓节）

2. 静脉系 脊髓的静脉系可概分为脊髓内部静脉与脊髓外部的脊髓外静脉。后者由沿前正中裂、后正中沟及左、右、前、后外侧沟上、下纵走的脊髓前静脉,脊髓后静脉,前外侧及后外侧脊髓静脉构成。这些脊髓外静脉之间有丰富的吻合,各自的形态多不像明确的静脉而呈静脉丛状形态。这些静脉血经前、后根静脉而流入椎内静脉丛。椎内静脉丛存在于骨膜之间,通过椎间静脉,椎体静脉而流入椎外静脉丛或附近的粗静脉(图8-4,图8-5)。

(二) 脊髓 AVM 的发病机制

上述的由动脉经毛细血管至静脉的解剖学结构被破坏,由动脉直接向静脉形成短路时即为 AVM(图8-6,图8-7)。脊髓的 AVM 与脑 AVM 形态大致相同。根据动脉与静脉的结合形态可分为经由畸形血管团的 AVM 及动脉与静脉直接结合形成动静脉瘘的 AVM。

脊髓 AVM 的发病及其出现症状的机制为: ① 因脊髓 AVM 的出血,而呈硬膜下出血或蛛网膜下隙出血而发病者;出血而引发症状者占全部的 $15\%\sim20\%$,大多为髓内型。② 因 AVM 特别是因其扩张的静脉回路(静脉曲张)受机械压迫所致者;其出现症状的原因即为占位效应所致,此组在施行

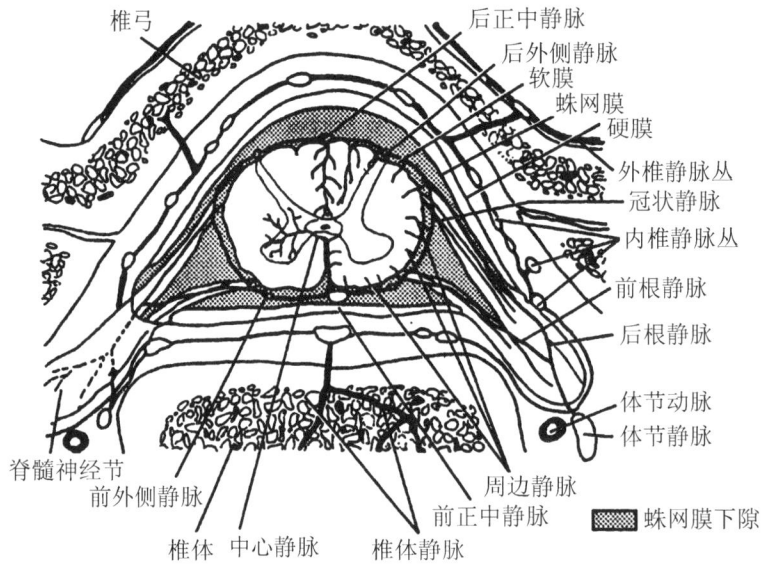

图 8-4 脊髓的静脉回流(断横面)

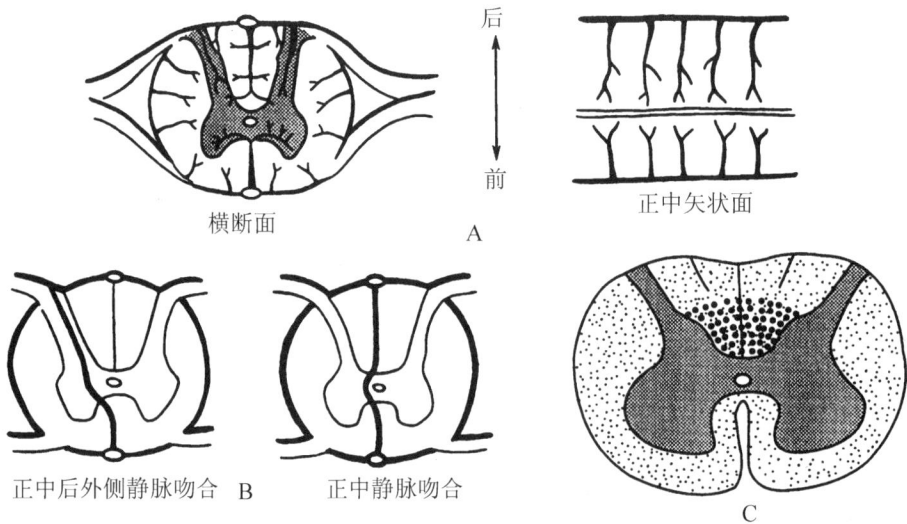

A. 脊髓的静脉;B. 髓内静脉吻合;C. 静脉性脊髓障碍白质后索深部变化强烈

图 8-5 脊髓静脉异常

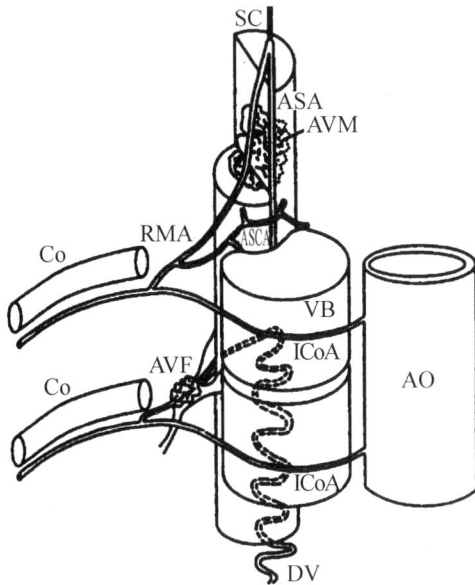

AO：主动脉；ICoA：肋间动脉；Co：肋骨；VB：椎体；SC：脊髓；RMA：脊髓小根动脉；ASA：脊髓前动脉；ASCA：脊前管形动脉(是重要的侧支循环)；DV：流出静脉；AVM：动静脉畸形；AVF：动静脉瘘。

图8-6 脊髓动静脉畸形与流入动脉及侧支循环的位置关系

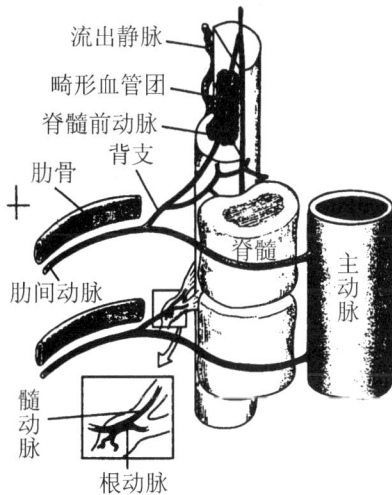

图8-7 脊髓动静脉畸形与周边构造

人工栓塞后数日-数个月症状即可改善。③ 因动脉"盗流"现象而出现症状者；根据 Djindjian 的报道，有直接的及交叉的盗流，垂直的盗流，出现后者则引起远隔的缺血，即远离脊髓 AVM 的头侧或尾侧发生缺血。④ 静脉性高血压即是髓外型的 AVM 或 AVF，其导出静脉为脊髓静脉，因脊髓静脉压上升，对脊髓的有效灌流压降低，引起循环不全。⑤ 引流静脉系广泛血栓者可因 Foix-Alajonanine 综合征机制而产生。⑥ 出血后粘连性蛛网膜炎。

（三）脊髓动静脉畸形的分类

1. 历史背景　本症分类的变迁是根据下述情况而变动的：病理学观察、血管造影所见、血管造影与手术所见、血管解剖与影像所见等来判定脊髓动静脉畸形的(图8-6，图8-7)。由于选择性脊髓血管造影的应用，Dichiro 等将脊髓 AVM 分类为：幼稚型，血管球型及单一螺旋型。幼稚型与脑的 AVM 类似，由复数流入动脉及反流静脉构成，循环快，好发于青少年。血管球型有 1～2 支流入动脉，且局限。单一螺旋型发生率最高，为连续的线圈状血管覆盖多髓节的脊髓表面，循环慢。Djindjian 不仅根据血管造影的模式，并参考手术所见，根据畸形血管团是紧密地局限或呈弥漫性；位于中央部还是偏于一侧；中心沟动脉是长还是短；有无静脉曲张，如有静脉曲张，是在髓内或髓外等情况将 AVM 分为 3 群 8 型。此分类法对治疗法的选择颇为适用，但稍复杂。

此后，人工栓塞术应用于脊髓 AVM 而发挥了重要作用，且对血管的解剖也逐渐加深，发现了新的类型遂又有更概括性的分类。

2. 血管解剖与 AVM 分类　起源于椎骨、锁骨下动脉，胸、腹主动脉，髂内动脉的体节动脉，其椎管支于椎间孔附近分支为椎管前支、中间支及椎管后支。椎管前、后支营养椎管内的硬膜，因而与下述的硬膜 AVM 有关。中间支则更分支出营养神经根的根动脉，营养脊髓的根髓动脉，营养边缘部的软膜动脉。由根髓动脉也分支出软膜支，与软膜动脉之间于脊髓表面形成软膜动脉丛。由前根髓动脉分支出中心沟动脉营养脊髓中央部。

静脉反流则由髓内静脉于脊髓表面形成软膜静脉丛，经根髓静脉而达椎间孔的硬膜外静脉。

（四）AVM 的目前分类

根据上述血管解剖，以血管造影为主的影像所见及手术、病理学观察，目前对 AVM 的分类如下。

1. 硬膜内 AVM，畸形血管团位于脊髓髓内或脊髓边缘部(图8-8～图8-10)　① 髓内 AVM；② 髓周 AVM。

2. 硬膜 AVM，畸形血管团位于椎间孔附近的硬膜上　① 向硬膜内静脉反流；② 向硬膜外静脉反流。

3. 硬膜内 AVM、硬膜 AVM 混合型　脊髓动静脉畸形分为硬膜型和硬膜内型。硬膜型是在神

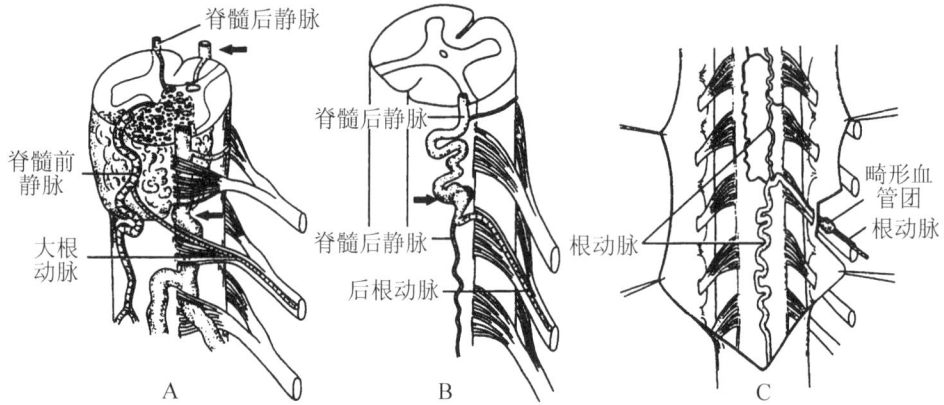

A. 幼稚型(又称髓内型)(←)AVM 的引流静脉;B. 髓后型(又称髓外型)AVM(→)动、静脉瘘;C. 脊神经根脊膜型 AVM

图 8‑8　脊髓 AVM 分类及其分型(Dichiro 依血管造影分类)

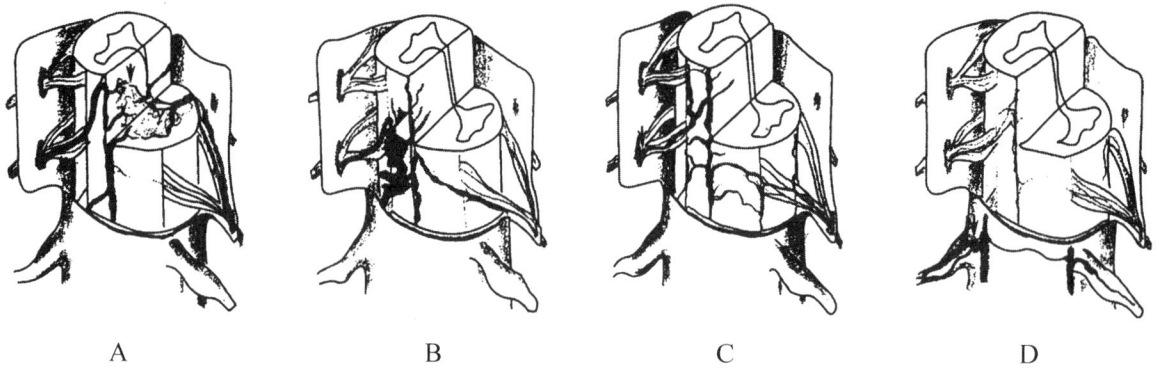

硬膜内 AVM:畸形血管团位于髓内(A)或髓周围(B);硬膜 AVM:畸形血管团位于椎间孔附近的硬膜上;硬膜内静脉回流(C)或硬膜外静脉回流(D);箭头是畸形血管团或瘘的位置

图 8‑9　脊髓 AVM 分类及其分型(依血管解剖分类)

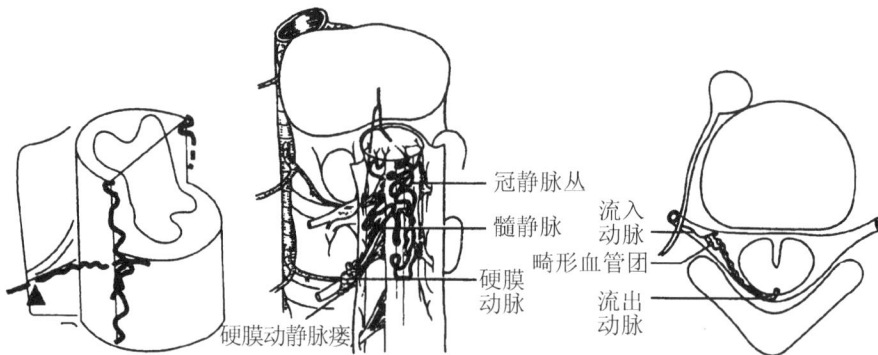

图 8‑10　硬膜 AVM(右图为右第 8 肋间动脉造影)

经根近旁的硬膜上形成的动静脉瘘,它以来自根动脉的脑脊膜小根支为流入动脉,以冠状静脉丛为流出静脉,历来所说的 Dichiro 分类中的单线圈型多属本类。硬膜内型又分为髓外型和髓内型。髓外型是髓外的动静脉瘘或动静脉畸形,以其与脊髓的位置关系又分为髓前型和髓后型。髓内型是高流量的动静脉畸形,又分为幼稚型和血管

球型,前者有较多的流入动脉,而后者只有 1 根或几根流入动脉,通过畸形血管团的时间稍长。图 8‑10 和图 8‑11 是硬膜动静脉瘘和髓内动静脉畸形的流入动脉与畸形血管团或瘘的位置关系。髓内动静脉畸形的流入动脉是脊髓前动脉或脊髓后动脉,但硬膜动静脉瘘的流入动脉是脑脊膜小根支。

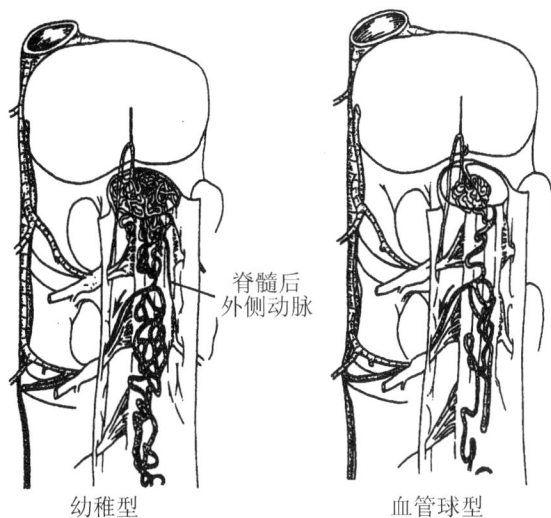

图 8-11　髓内 AVM

髓内 AVM 时,其流入动脉为原来的脊髓营养动脉。血管造影上,Adamkiewiecz 动脉等根髓动脉向脊髓前或后动脉的流入经过呈典型的发夹状弯曲走行。之后,经过中心沟动脉而绘出畸形血管团。此组中包括有幼稚型(图 8-11)及血管球型(图 8-11)。髓周型 AVM 时,营养脊髓边缘部的软膜动脉为流入动脉。流入动脉为脊髓前动脉时,也不是其髓内支而是其软膜支或者是抵达脊髓背面的脊髓后动脉或脊髓侧面动脉的软膜动脉。此组基本是 AV 瘘,存在于髓外乃至软膜下,单一螺旋型属此范畴。血管造影时,纵然 Adamkiewiecz 动脉为流入动脉,因属直接的 AVF,所以诊断上无困难。动静脉移行部血管径有变化,如静脉曲张大,髓内静脉呈继发性扩张时则与 AVM 相似。硬膜内 AVM 可合并有动脉瘤或静脉曲张(Rosemblum 等称有 45% 合并)。但硬膜 AVM 则很少合并。

硬膜 AVM 时畸形血管团,AVF 在椎间孔的神经根或其附近的硬膜上,其流入动脉为根动脉或硬膜支。静脉反流则由椎管内根髓静脉流向脊髓表面的冠状静脉丛,但也有反流于硬膜外静脉,由椎间孔流向椎管外静脉的类型。血管造影上可见椎间孔附近的畸形血管团椎管内扩张蛇行的血管上行,如在脊髓表面呈爬行样向头侧、尾侧缓慢行进(图 8-12)。此脊髓表面的血管为静脉内压升高引起扩张的冠状静脉丛,为正常的脊髓静脉反流途径。其流入动脉不呈现如根髓动脉的发夹弯曲状。但 AVF 的流入动脉与正常的根髓动脉可有共通干。

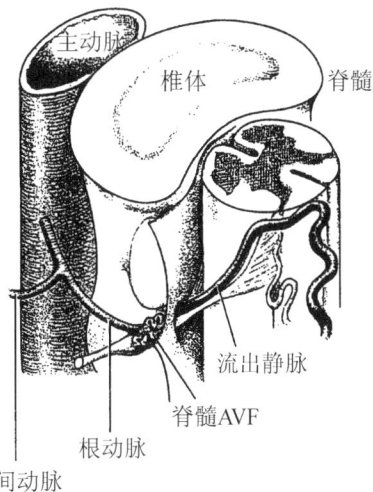

图 8-12　脊髓动静脉瘘(流入动脉与流出静脉的关系)

硬膜内 AVM 与硬膜 AVM 合并的类型,相当于脑的混合性软膜-硬脊膜 AVM。Miyasaka 等经治的脊髓 AVM 40 例中,硬膜内 AVM 25 例(62.5%:髓内型 14 例,髓周型的 11 例),硬膜 AVM 10 例(25%:硬膜内静脉反流 9 例,硬膜外静脉反流 1 例),硬膜内硬膜 AVM 混合型 5 例(12.5%)。

（五）诊断

1. 临床所见　髓内 AVM 青少年较多,硬膜 AVM 则高龄者较多,据此认为硬膜内 AVM 为先天性,硬膜 AVM 为后天性,包括各型在内临床经过呈慢性进行性者 75%,髓周型 AVF 与硬膜 AVM 即髓外 AVM 则 90% 以上为慢性进行型。而髓内型 AVM 的急性发病率虽有增多,但并不占多数。但如仅以小儿期计算,则急性发病者明显增多。重要的是慢性进行性者较通常想象的多,所以易被误认为其他脊髓、脊椎疾患而延误诊断或被漏诊。

2. AVM 的部位　硬膜内 AVM 可见于由颈部至脊髓圆锥附近的所有平面上。硬膜 AVM 则见于中位胸髓以下。虽亦发生于颈髓,但极少。

3. MRI　Miyasaka 40 例脊髓 AVM 的 MRI 所见,可分为扩张、迂曲蛇形的血管构造及脊髓本身的变化。扩张的血管构造,在矢状面或冠状面影像上呈蛇行纵走于脊髓表面;轴面影像上呈脊髓表面上的点状无信号构造(signal void),此为 AVM 最特征性所见。但硬膜内 AVM 及混合型 AVM 病例均有无信号构造,而硬膜 AVM 则难见此所见。脊髓肿大有 80%,T_2WI 上髓内高信号达 80%。硬膜

AVM时上述两所见出现率甚高，所以纵然没有无信号构造，如有脊髓肿大，髓内异常高信号，慢性进行性神经症状时也应考虑到本病。脊髓的压迫变形通常系因扩张的静脉所致。

4. 脊髓造影　AVM在MRI上可被绘成蛇状的充盈缺损，当MRI上出现可疑时应进行脊髓造影，如MRI上已确认为AVM时则不必再行脊髓造影。

5. 血管造影　血管造影为脊髓AVM诊断上最重的检查方法（图8-13，图8-14）。对肋间动脉、腰动脉进行选择性造影，颈髓、上位胸髓的AVM时则必须进行两侧椎动脉、甲状腺动脉干、肋颈动脉干的造影。脊髓造影上有AVM可疑，且血管造影仍不能明确时则行髂内动脉造影。另一种筛选法则是由两侧动脉同时进行逆行性注入法。在难于确定畸形血管团的正确部位时，有人主张用

血管断层造影。最近由于与MRI对比而更加深了解剖学的理解。

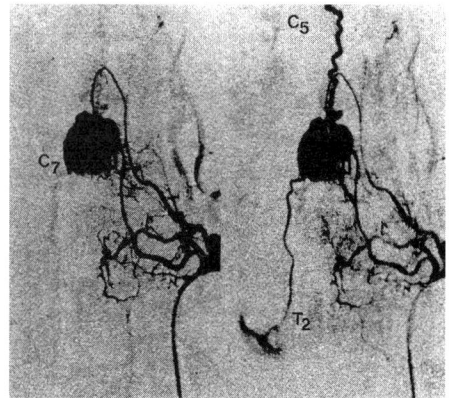

从左T_2肋间动脉通过脊髓前动脉或脊髓后动脉可以看到血管球型AVM

图8-13　脊髓血管造影

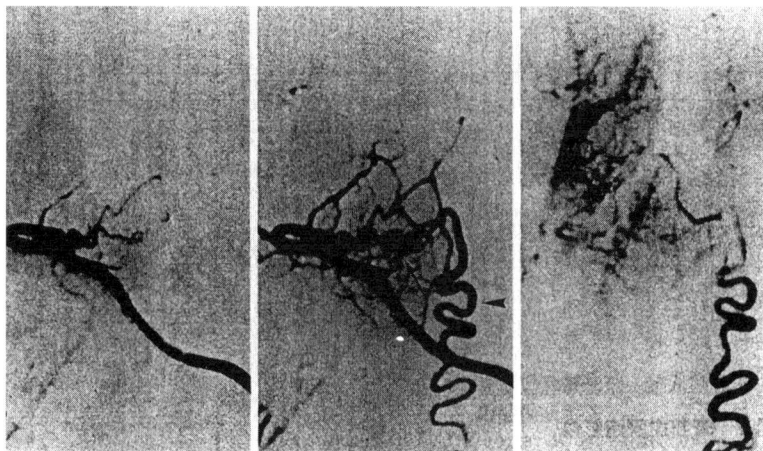

此图是硬膜AVF，箭头为分流处，箭头是在脊髓后面走行的流出静脉

图8-14　脊髓血管造影

（周天健　李建军）

第二节　脊髓缺血性疾病

一、概论

有关脊髓缺血所引起的障碍，临床上远少于同是中枢神经的脑组织，因此尚有许多不明之处。但现已知出现脊髓功能障碍的机制，不仅有机械的压迫及破坏，尚有缺血引起的变性亦为其主要原因之一。因而近年来有关脊髓缺血的实验性研究也在增多。

（一）脊髓血管的解剖及循环动态

虽同属中枢神经系，但脊髓与脑有不同的特殊循环体系。脊髓动脉分为纵行于脊髓前面前正中裂的脊髓前动脉及纵行于背面后外侧沟的2支（一对）脊髓后动脉。这三支动脉于多处互相有吻合，前者主要营养脊髓腹侧2/3，后者则营养背侧1/3。两者均有向脊髓实质垂直流入的分支及围绕脊髓周围走行的分支。由脊髓前动脉分支，垂直走行于

前正中裂者称为中心动脉,主要营养脊髓灰质。流入脊髓实质的细动脉与脑的细动脉一样,为终末动脉,相互间无吻合。

颈髓处主要由椎动脉、胸髓及腰髓处由肋间动脉及腰动脉分支出根动脉而构成脊髓动脉。这些根动脉非常细(人体为 $0.2\sim0.8$ mm 径),而 $T_8\sim L_2$ 则有一支称为大前根动脉(Adamkiewicz 动脉)的一支粗($1.0\sim1.3$ mm 径)的根动脉。这些根动脉的分布位置、分布数、灌流区域的种族差、个体差较大,于胸髓水平处为血行动态上的椎动脉系与肋间动脉系的分水岭,尤其容易出现脊髓缺血。

已如上述,脊髓与脑同属中枢神经组织,但较脑的血管解剖更为复杂。临床上脊髓缺血性障碍远少于脑,且脊髓本身较小,实验研究也较困难,所以有关脊髓循环动态的研究也较少。但近年来由于精密计测法的开发,在此领域内已取得一些新的成果。田村、Hayashi、Scremin 等利用氢廓清法测定了兔、大鼠、猫的脊髓血流量(SCBF),伊古田等测定了人的 SCBF(用 Xe-CT 法),报道称:第 5 颈髓的成人正常值为 42.3 ± 6.3 mL/(100 g · min)。

脊髓循环的调节因素有血压、$PaCO_2$、脑脊液压、组织 pH、化学传递物质、血管运动神经药。有关血压,Kobrine 等认为脊髓可自体调整,收缩期血压在 $50\sim150$ mmHg 以内时,SCBF 固定不变。而大友则称,脊髓循环受血压的影响,体积压的作用较大,脊髓血管对各种药剂的反应极稳定,虽受脊髓血管的神经支配,但极轻微。

关于脊髓的血流方向,一般认为中位胸髓水平以上为下行性,以下为上行性。但脊髓的血行方式多种多样,其动态力学上尚多有不明之处,血压的变动、脊髓的压迫障碍等可能很容易使之出现变化。冈氏探讨了下行主动脉阻断时远侧血压与脑脊髓液压之间的压差(相对的脊髓灌流压),对脊髓缺血产生的影响(用犬),认为相对脊髓灌流压在 40 mmHg 以上,虽长时间的阻断主动脉亦无异常。由此可理解作为主动脉阻断时的辅助手段,脑脊髓压低下法是有用的。

(二)脊髓缺血的监测

近年来由于电生理学检查法的进步,缺血所致的脊髓功能障碍程度已较容易评价。脊髓功能的电生理学检查法有体感诱发电位(SEP)及脊髓诱发电位(ESP)两种用于临床及动物实验。脊髓缺血、脊髓压迫时的电位变化有潜伏时的延长及振幅的

低下、消失。但 SEP 法的导出电位低,易受杂音影响,颇不容易获得鲜明的波形。更因为本法是记录大脑皮质的电位,易受麻醉的影响,且为通过周围神经的刺激反应,其病变,主动脉阻断的周围神经缺血有时不出现波形,因此不能正确评价脊髓障碍。但 ESP 法的波形导出较容易、确实,可获得大波形,很少受麻醉、周围神经病变等影响,因而有报道称对脊髓缺血的监测有用。有关 ESP 有一点要注意的事项,即确实为脊髓缺血,给予弱刺激时(不是机械压迫),于缺血早期有时出现一过性振幅增大。推测这是由于缺血而神经纤维的阈值低下所致。

ESP 被认为是反映脊髓后索及后侧索的功能。前文已述及脊髓的血行支配腹侧 2/3 为脊髓前动脉,背侧 1/3 为脊髓后动脉所营养。但前者的侧支循环较后者差,因此,前者支配领域的前角,侧索较后者支配的后索更易受到缺血的影响。因此,SEP、ESP 上无明显变化而可发生脊髓前动脉系的障碍即发生截瘫。近年来,Levy 等人利用刺激大脑皮质运动区而从脊髓、周围运动神经导出运动诱发电位(MEP)而试行监测脊髓侧索及前角神经细胞功能。脊髓灰质较白质的缺血性耐性低,尤其属大型神经细胞的前角细胞最弱,因此本法可用于对脊髓缺血的监测,今后会更被广泛应用。

(三)缺血时的代谢

过去一直认为中枢神经组织受到缺血数分钟即出现不可逆性变性而功能完全丧失。但近年来已明确中枢神经细胞可耐受一定程度的长时间的缺血。缺血所致的神经细胞障碍,其主因当然是继缺血而引起的物质代谢及能量代谢障碍,但神经细胞对代谢异常的耐受当然也有一定限度,耐缺血的时间即表示其限度。有关脊髓缺血时的代谢,报告较少。据 Anderson 等用猫研究,使脊髓的血流减少至正常的 8%,30 min,观察其物质及能量代谢变化。据其研究,缺血时期,ATP 等高能量磷酸及葡萄糖渐减,无氧性糖酵解亢进的结果而使乳酸渐增,但缺血 30 min 后,血流再开通时,这些物质水平迅速复原,组织学上、神经学上几乎无异常。秋月等以显微外科法制成的大鼠上半身移植模型,进行了长时间完全缺血脊髓的组织学研究。此模型为用生后 $2\sim4$ 周的 Lewis 系幼鼠(供者)的 T_3 水平以上的上半身,移植到同系成熟大鼠(受者)的腹股沟部用显微外科法进行动静脉吻合)。此模型可完成

30 min～数小时的长时间完全缺血状态的试验,而且只要受者存活,更长时间的慢性实验亦属可能。生后 2 周龄的供者,进行 60～90 min 的完全缺血,以 Tarlov 的运动评价标准也仅为Ⅲ级,组织学上的变化也极轻微。樱井等用同样模型,进行脑组织变性的观察,认为脊髓比脑有更大的对缺血的耐受性。Anderson 等对此作如下解释:① 脊髓与脑相比较,其神经细胞的能量需要少,无氧性糖酵解能量低,因而乳酸的蓄积少。② 线粒体对缺血的耐受性不同。

　　一直认为中枢神经系组织缺血时的障碍是由于缺血期间,氧及葡萄糖缺乏而不能产生能量,而能量需要较高的神经组织即陷入坏死。但最近有较多报道称,缺血并不能直接引起坏死,而是在血流再开通后的早期,出现某种代谢异常,因此而破坏了细胞周围的微小循环,电解质等微小环境的破坏(reperfusion injury)而引起。缺血时的代谢异常据称有去甲肾上腺素、5-羟色胺、自由基、钙离子等增加。富泽报道,用重锤落下法制成的脊髓挫伤时 5-羟色胺增加;用脊髓压迫法制成的缺血时自由基增加,认为这是加重因素。

　　根据上述动物实验,有报道称减轻缺血引起的脊髓障碍药物有肾上腺皮质激素、5-羟色胺拮抗药(cyproheptadine,溴-LSD)、自由基清除剂过氧化物歧化酶、二甲基亚砜、钙拮抗剂(verapamil)等。

(周天健 李建军)

二、脊髓前动脉综合征

　　脊髓血管障碍中,MRI 可得到早期诊断,但脊髓梗死,按目前 MRI 的分辨率尚难发现其病灶。由于 MRI 的应用,脊髓空洞症一变而成为易诊断疾病,但非典型的脊髓梗死及其表现的多样性,目前 MRI 的影像学诊断尚不能满足其要求,因而目前对脊髓梗死的诊断仍只能按血管支配区域的神经症状推断其为脊髓前动脉综合征或脊髓后动脉综合征。现究其原因,临床表现的多样性等概述如下。

(一) 原因

　　脊髓前动脉综合征由脊髓前动脉或中心动脉的闭塞而引起(图 8-15),但也有许多报道,上述血管无闭塞而根动脉或其起始部的椎动脉、主动脉等脊髓外血管为其原因者,脊髓梗死的原因中,最初

以梅毒性动脉炎、血栓受到重视,但以后的报道则原因多种多样,可概括为表 8-4,脊髓与脑不同,动脉硬化较少为其特征。血管阻塞以栓塞多于血栓;最近,主动脉硬化的胆固醇结晶及颈椎间盘髓核,使中心动脉栓塞者受到了重视。

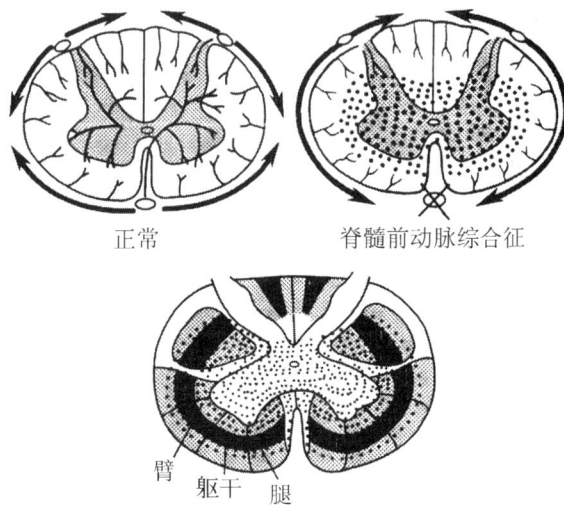

图 8-15　脊髓前动脉综合征

正常　　　脊髓前动脉综合征

臂　躯干　腿

表 8-4　脊髓梗死的原因

(1) 脊髓外血管阻塞
1) 主动脉,尤其是夹层动脉瘤
2) 粥样硬化、血栓(主动脉、椎动脉)
3) 外伤所致的主动脉、肋间动脉、腰动脉等损伤
4) 手术侵袭(主动脉畸形手术、主动脉移植时的血流阻断、胸腰部交感神经节切除术、神经根切断等时的根动脉损伤)
5) 机械性压迫所致的继发性脊髓循环障碍(肿瘤、脓肿、脊椎疾患)
(2) 脊髓内血管阻塞
1) 粥样硬化、血栓
2) 栓塞(由主动脉脱落的粥样块、胆固醇结晶、血栓性栓塞、心脏瓣膜病、细菌性心内膜炎、空气栓塞、右心房的黏液瘤、心导管、椎间盘外伤所致髓核突出)
3) 梅毒性血管炎
4) 结节性动脉周围炎、SLE 性血管炎、抗磷脂抗体综合征、巨细胞性动脉炎
5) 放射线(放射性脊髓病)
6) 血管造影时造影剂所致的化学刺激
7) 机械性压迫所致的继发性循环障碍
　① 肿瘤、硬膜外脓肿、颈椎病
　② 蛛网膜炎、蛛网膜粘连-链霉素、青霉素、酚、麻醉剂、造影剂的髓腔内注入、结核性脑膜炎、化脓性脑膜炎(脑膜炎菌、肺炎球菌)
8) 静脉系阻塞疾患(血栓性静脉炎)
(3) 全身性血压降低,休克,心停搏

　　Foo 总结的脊髓前动脉综合征 60 例,原因不明者最多,为 14 例,其次为血管瘤 10 例,感染后或疫苗接种后 9 例,脊髓前动脉阻塞 9 例,主动脉病变 5

例,胸腰部交感神经切除、低血压、梅毒、转移癌各2例,颈椎病、椎动脉造影、硬膜外出血各1例。30～39岁以下者占57%,属动脉硬化原因者占多数,也许需要考虑脊髓外血管阻塞以外的病因。其可能之一,应考虑脊髓造影,MRI尚不能发现的髓内的小血管瘤等。

自Naiman报道以来,椎间盘髓核栓塞所致的脊髓梗死已引起注目,颈椎病呈Brown-sequard综合征的病例均应考虑到颈椎病所致的中心动脉压迫,也有颈椎病致末梢动脉的脊髓丘脑束营养动脉受压而致梗死的可能性。

(二) 临床特征

脊髓前动脉综合征(anterior spinal artery syndrome)为脊髓前动脉支配的脊髓前方约2/3处受到障碍,而属脊髓后动脉领域的后索、后角则完整无损而产生的综合征,其临床特征为:① 迅速出现截瘫或四肢瘫痪;② 障碍部位以下分离性感觉障碍;③ 早期开始即出现的膀胱直肠功能障碍;④ 发病时,与病灶部一致的剧烈疼痛,束带状感;⑤ 其经过或停止发展或症状改善等。本综合征特征的分离性感觉障碍乃因脊髓丘脑束障碍所致温痛觉选择性受到障碍,其深部感觉(后索系感觉)无损伤。按上述诊断标准及临床经过,并根据MRI等影像,排除了其他疾患后方可诊断为本病。脊髓前动脉综合征的临床表现特征可归纳如下:① 发病年龄由青年至高龄,幅度较大。② 障碍水平多在颈髓及胸髓。③ 有两侧性典型脊髓前动脉综合征及脊髓半侧的Brown-sequard型脊髓前动脉综合征。④ 典型为重症且恢复不佳,Brown-sequard型则属轻症,恢复较好。⑤ 典型病灶可达数个髓节以上,Brown-sequard型则为局限性,止于1～2髓节。⑥ 最多见的初发症状为疼痛。⑦ 绝大多数急性病例,由发病至全部症状出现,在一日以内,也有一周内症状全部出现的亚急性发病者。⑧ 分离性感觉障碍通常见于障碍水平以下,但也有梗死在颈髓而分离性感觉障碍上界在胸髓水平者。⑨ 有的分离性感觉障碍呈髓节性孤立型(节段型)。⑩ 下肢瘫痪恢复好于上肢瘫痪,即锥体束症状恢复好。⑪ MRI急性期可出现脊髓肿胀,慢性期可出现脊髓萎缩。

Brown-sequard型主要由中心动脉梗死所致,中心动脉由脊髓动脉分支,走向前正中裂中央部,支配脊髓前2/3半侧。由脊髓前动脉长度1 cm内分出的中心动脉数:颈髓为5～8支,胸髓为2～6

支。其分布方式为一支向左,则下一支向右呈交替式。因而中心动脉梗死的范围小,所以属轻症而恢复较好。尸检确认的Brown-sequard型病例,虽未探讨其范围,但MRI的T_2WI上有脊髓半侧小范围的高信号区。

首发症状中以疼痛为最多见。后根、后角、后索未受侵袭的脊髓前动脉综合征为何会出现疼痛?可能是因为疼痛的大多数属索性或前根性深部痛的缘故。此外,也有人报道,构成脊髓前动脉综合征原因的分离性大动脉瘤等主动脉病变亦可引起疼痛,而疼痛与脊髓并无直接关系。

脊髓前动脉综合征时下肢瘫痪较上肢瘫痪恢复较好亦为其特征之一,这可能是由于锥体束障碍较轻的缘故。因为锥体束不仅由脊髓前动脉供应血液,并且也由脊髓后动脉供应,即属双重供应支配的领域。

分离性感觉障碍为最特征性症状,通常存在于障碍水平以下,但也有变异。其一为:虽为颈髓障碍,但分离性感觉障碍上界有时却在胸髓领域。其机制是:病初出现的上肢分离性感觉障碍上界随恢复而下降至胸髓水平,即呈层状排列的外侧脊髓丘脑束障碍,由内侧(颈髓领域)开始恢复,而外侧(胸髓以下领域)则遗留,即由中心动脉领域开始恢复而脊髓周边的障碍被残留。其次,孤立型(节段)分离性感觉障碍亦为其特征。其机制之一为:末梢动脉系的侧支循环(旁路)而外侧脊髓丘脑束由外侧恢复而病变则局限于内侧(脊髓中心部)时出现此种改变。小林氏尸检报道有呈披肩型分离性感觉障碍,其梗死部位在颈、胸髓前角,前索的病例。

发病方式:多突然发病呈卒中样,数分钟、数小时或数日内临床表现达顶点,一般多为1 d以内患者完成的急性发病,也有需数日的亚急性发病者。Fiesci等报道了脊髓,尤其前角呈缺血性腔隙的尸检支持Jellinger提倡的进行性脊髓血管病这一概念。随MRI影像诊断的进步,较小的脊髓梗死灶亦能诊断时,则亚急性或慢性发病病例亦将受到注意,脊髓血管障碍即等于急性发病这一概念将会受到重新探讨。

(三) MRI所见

有关脊髓前动脉综合征的MRI影像报道较少。1988年井上对呈现脊髓前动脉综合征病例的脊髓横贯面的MRI所见,从第19病日开始追踪,发现于前角一致处T_1WI呈低信号区;T_2WI呈高信号区,一年半后MRI见脊髓腹侧呈扁平化而萎缩的病例。1991年Elksnis等对3例脊髓前动脉综合征进行检查,于T_1WI上未发现脊髓肿大或异常信号,但于T_2WI上发现了与神经症状相对应部位有高信号区,并且Gd的增强效果。1992年Kume等报道了一名24岁男性病例,临床上呈脊髓前动脉综合征,其急性期于T_1WI上出现了脊髓水肿及脊髓肿大(T_2WI上出现高信号区),慢性期于MRI扫描上,脊髓前2/3证明有明确病灶,Yanagi等也诊治了急性脊髓肿胀1例及慢性期的脊髓萎缩2例。今后随MRI的进一步完善,脊髓血管障碍将会更多被掌握而病例亦将会增加。

(四)病理

经脊髓前动脉综合征尸检发现,其脊髓横贯面上病灶的分布,可分为4型。即:① 脊髓前动脉全领域的梗死;② 前半部梗死;③ 包括前角、前索的中心部梗死;④ 局限于前角的梗死。脊髓前半部受损的"②"型,因避免了锥体束的障碍而步行障碍易于改善;脊髓中心梗死的"③"型,则因前白交联受损所以理应出现孤立型的分离性感觉障碍。文献中典型的脊髓前动脉综合征"①"型较少,"②""③""④"型共占约2/3(图8-16)。即本综合征的病理所见并非一定脊髓前2/3受损,其病灶的分布可多样。也只限于对低氧状态抵抗较弱的脊髓中心部,前角出现梗死者。例如,Herrick报道了两例脊髓梗死(无症状性主动脉病变并发灰质,尤其前角被选择性脊髓梗死,其一为脊髓外血管原因,其二为中心动脉胆固醇块的栓死),两例均有下肢瘫痪,感觉正常或仅有异常感觉,其临床表现与典型脊髓

前动脉综合征显著不同。MRI的分辨率如能更进一步改善,梗死诊断更确切时,无分离性感觉障碍的非典型症状的病灶分布也将能被判明。

(五)诊断

脊髓前动脉综合征的诊断标准为:除较急发病的脊髓性瘫痪(多为四肢瘫痪、截瘫)、分离性感觉障碍、膀胱直肠功能障碍等早期出现的典型症状之外,尚需根据脊髓液、脊髓造影、MRI等检查及长期追踪观察以否定肿瘤、多发性硬化症、脊髓动静脉畸形等疾患。

据Yanagi 23例中颈髓11例,胸腰髓12例,其临床观察如下。

1. 患者年龄为9~74岁,分布较广,9岁1例,10~19岁4例,20~29岁5例,30~39岁3例,40~49岁2例,50~59岁5例,60~69岁2例,74岁1例;30~39岁以下青年发病为13例占57%。

2. 初发症状 初发症状中以疼痛为最多,共17例(颈、肩、上肢9例,背、腰、下肢8例)疼痛出现于病灶水平或其以下,为轻度或剧烈的疼痛。其次为麻木感6例(上肢4,下肢2),无力7例(上肢1,下肢6),腓肠肌痉挛1例(症状中有重叠者)。

3. 发病至病状具备的期间 大部分为数分钟至1 d。数分钟以内发病者2例,2~3 h发病者5例,半日内发病者6例,1 d内发病者4例,两天至数日内发病者3例,一至数周内发病者3例。一至数周内发病病例的临床表现,除发病方式外属典型的分离性感觉障碍的脊髓前动脉综合征。

4. 临床表现的分析

(1) 典型脊髓前动脉综合征及Brown-Sequard

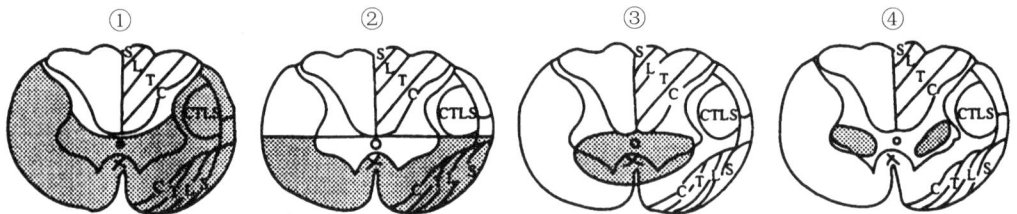

	①	②	③	④
髓节症状	+	+	+	+
锥体路	+	+or—	—	—
脊髓视丘路	+	+	—	—
白前交连	+	+	+	—
文献尸检例	11	11	9	2

C. 颈髓;T. 胸髓;L. 腰髓;S. 骶髓

图8-16 脊髓横断面的病灶分布与长传导束征

型脊髓前动脉综合征：梗死灶在颈髓水平，瘫痪波及上、下肢者 11 例；梗死灶在胸腰髓仅下肢瘫痪者 12 例。上肢瘫痪时伴有肌萎缩，下肢瘫痪者初期因脊髓休克而呈迟缓性，但多在 1 个月以内转变为痉挛性截瘫。脊髓前动脉综合征的临床表现可概分为脊髓前动脉支配领域两侧均障碍的典型者与半侧受到障碍的 Brown-Sequard 型。但虽属 Brown-Sequard 型，其后索仍无损，所以准确地说应是不全 Brown-Sequard 型。按分离性感觉障碍为两侧性或一侧性而分类时，两侧性典型者 12 例，Brown-Sequard 型 11 例。Brown-Sequard 型者其下肢瘫痪（上运动神经元体征）为一侧性或两侧性，但虽为两侧性亦有左右差异，分离性感觉障碍的反对侧占优势。病灶扩延，典型者可扩延数个髓节；Brown-Sequard 型者病灶为局限性或仅止于 1～2 个髓节。以颈椎病为基础疾患的 3 例均为 Brown-Sequard 型。在两组的步行障碍推移上，两组于初期有半数以上不能步行，但追踪观察证明步行障碍均有显著改善或完全消失，证明下肢功能恢复良好。此外 Brown-Sequard 型较两侧性典型者为轻，且恢复亦较好。典型病例：例 1：31 岁，女。起床时发觉左颈部有钝痛，早饭时左肩上肢出现疼痛，1～2 min 后右上肢也出现疼痛，数分钟后四肢肌力低下，再 1 h 后需辅助下步行，两手指完全瘫痪，3 h 后不能走路及尿闭。入院时上肢有明显瘫痪，四肢深反射消失，Babinski 征阴性，两侧 C_5 以下出现分离性感觉障碍。两周后症状开始改善，再两个月后两上肢至胸大肌出现广范围高度肌萎缩，深部反射亢进，Babinski 征阳性，步行正常但上肢与下肢间症状的差异非常明显。12 年后追踪调查时 MRI 上，T_1WI 上颈髓有萎缩。

（2）分离性感觉障碍的特征：感觉障碍的具体情况为：位置觉无障碍而温痛觉于全部病例均有障碍，轻度振动觉障碍者 3 例，轻度触觉迟钝者 9 例（39％）。但上述病例均有温痛觉消失，所有病例基本上均有分离性感觉障碍。轻度的振动觉迟钝可能是因为增龄而发病前即有的变化。分离性感觉障碍的上界水平在颈髓者 4 例，在胸髓者 19 例。分离性感觉障碍为主要的后遗症，23 例中仅有 2 例有明显改善。分离性感觉障碍中应注意的第一点是：病变虽在颈髓，但分离性感觉障碍的上界多在胸髓水平，有时易被误认为是胸髓障碍。例 2：64 岁，女，伴有颈椎病的 Brown-Sequard 型脊髓前动脉综合征。1984 年 7 月 4 日晨炊事中突感肩背部疼痛，30 min 后右下肢肌力低下，起立困难，1 h 后右手瘫痪，2 h 后左上下肢麻木感，出现一时性四肢瘫痪，30 min 后右偏瘫恢复而入院。入院时有四肢不全瘫及轻度上肢分离性感觉障碍，出院时已缩小至 T_6 以下。分离性感觉障碍时的第二注意点是其分布有时呈脊髓空洞症样孤立型（节段性）。两侧的分离性感觉障碍均由骶髓水平开始恢复，最后，仅大腿前面呈孤立性（节段性）髓节性分布（图 8-17）。

5. 脊髓前动脉综合征的 MRI　MRI 对梗死能作出何种程度的诊断？对 9 例脊髓前动脉综合征急性期施行 MRI 检查，5 例中仅 1 例与临床表现相对应的水平上，于 T_1WI 增强像上有脊髓肿大及 T_2WI 增强像上出现了高信号区。追踪 1 年以上的 4 例中，有 2 例出现了脊髓萎缩。

6. 原因或基础疾患　脊髓前动脉综合征 23 例的基础疾患是：胸主动脉瘤 1 例，颈椎病 3 例，糖尿病 3 例，心瓣膜病 1 例，病毒感染后 1 例，不明 14 例，除尸检 1 例证明有主动脉瘤为其原因之外，其他均属原因不明。

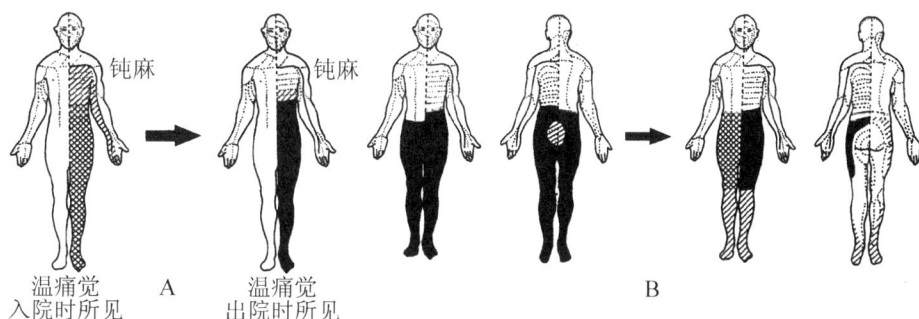

A. 颈髓水平的 Brown-Sequard 型脊髓前动脉综合征病例，入院时分离性感觉障碍轻度波及上肢，出院时已缩小至胸髓水平；
B. 分离性感觉障碍呈孤立型（节段性），由骶部开始恢复，最后仅大腿前部呈髓节性分布

图 8-17　分离性感觉障碍的特征

（李也白　杨胜武　林　炜）

三、脊髓后动脉综合征

一般说来，脊髓血管障碍较脑血管障碍少见。这可能是由于脊髓的血管动脉硬化较脑血管为轻及吻合较多之故。脊髓血管障碍中脊髓后动脉的梗死更为罕见，现对脊髓后动脉梗死所致的脊髓后动脉综合征概述如下。

(一) 脊髓的血管

有关脊髓血管的解剖，在此仅简单介绍有关脊髓后动脉为中心的内容。

脊髓血管可概分为脊髓前动脉及脊髓后动脉，

脊髓前 2/3 由脊髓前动脉营养；后 1/3 由脊髓后动脉供血(图 8－18)。脊髓后动脉分支较多，很少有缺血性变化。脊髓前动脉及脊髓后动脉由椎动脉分支(图 8－19)。根动脉有前根动脉及后根动脉。除此种分类为脊髓前，后动脉的方法之外，尚有将脊髓血管系分为中心动脉系及末梢动脉系的分类法。由纵行于正中的脊髓前动脉及两侧背面的脊髓后动脉有多数分支环绕脊髓表面行走，此即末梢动脉系。由脊髓前动脉分支有中心动脉，进入脊髓灰质内而营养脊髓中心部此即中心动脉系(图 8－20)。

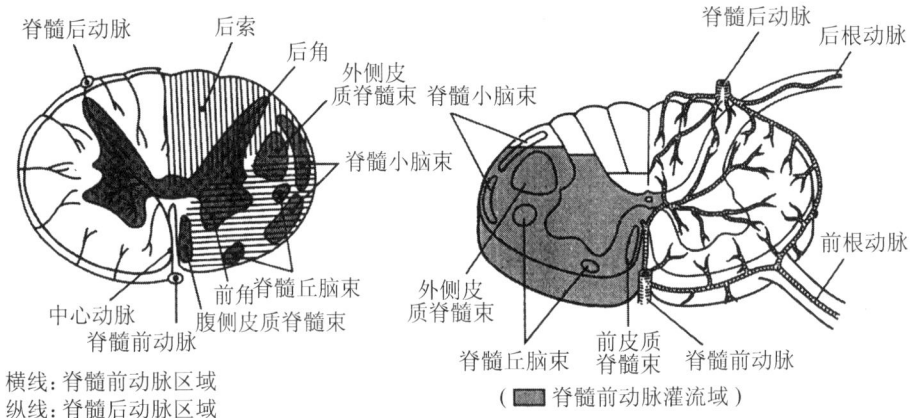

图 8－18　脊髓前后动脉灌流区域

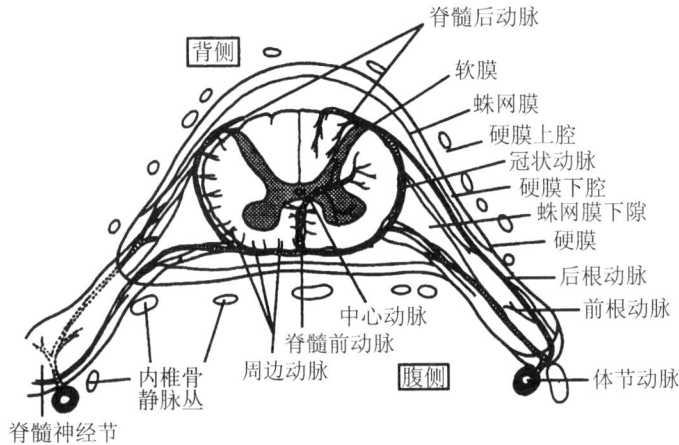

图 8－19　脊髓的动脉

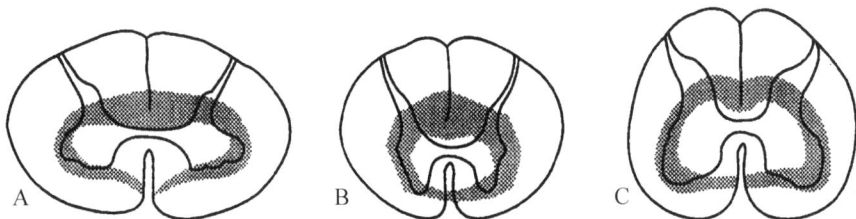

A. 颈髓；B. 胸髓；C. 腰骶髓的横断面像点线部内侧为中心动脉，外侧为末梢动脉区域，点线的两侧受各自的血液供应

图 8－20　末梢动脉与中心动脉

1. 脊髓的循环　脊髓的血管在脊髓表面形成吻合。脊髓的代谢比例为脑的 $1/2\sim1/3$，所以有人认为脊髓对缺氧的抵抗力高于脑。全身血压、组织代谢、血液黏稠度、动脉 PCO_2、pH、髓压、四肢运动等参与脊髓循环的调整。脊髓各部分的血流方向尚多有不明之处。有人认为脊髓上部为下行性，脊髓下部为上行性，但尚难肯定。也有人认为脊髓全血流的大部分由根动脉供应，根动脉较脊髓前、后动脉所供给的血量占脊髓循环中的大部分，所以脊髓血管障碍中，脊髓前、后动脉综合征的血管障碍较少。

2. 脊髓梗死　前已述及，脊髓血管障碍较脑血管障碍罕见，其原因有：脊髓血管的粥样硬化不易产生；脊髓组织耐缺氧性强；检查法尚未确立；对此病认识不足等等，但实际上并非如想象之罕见，亦有可能一部分被误诊为其他疾病。

脊髓梗死一般多见于颈髓，高桥等探讨了 20 例脊髓血管障碍病例，证明以颈髓下部、胸髓为多，脊髓血管障碍多有颈椎病、血压低等基础疾患，且由于基础疾患不同，其障碍部位亦有不同，而常为一侧性障碍。

脊髓梗死中有脊髓前动脉、后动脉梗死，横贯性障碍及灰质限局性小软化。亦可出现于上述的中心动脉，末梢动脉梗死多在中心与末梢动脉的交界部位。高桥等探讨了 20 例脊髓血管障碍病例称：其年龄分布由青年至老年，面较广，这与脑血管障碍多见于老年不同。脊髓血管障碍中动脉硬化性血管障碍较少，增龄以外的其他血管病变的原因中有恶性高血压、糖尿病、酒精中毒、梅毒等，这些原因产生了上述年龄上的差异。

脊髓梗死的原因有多种，即动脉硬化、血栓、血管炎、胶原病、肿瘤、糖尿病、椎间盘突出、血压变化等（表 8-5）。

表 8-5　阻塞性(缺血性)脊髓血管障碍原因

（1）原发性血管病变：动脉硬化、血栓症、血管炎、胶原病等
（2）脊椎乃至髓膜病变所致血管压迫：椎间盘突出、硬膜外脓肿及肿瘤、结核性髓膜炎、脊髓内肿瘤等
（3）脊髓血管栓塞症：心脏疾病、潜水员病、脂肪栓塞等
（4）全身血液循环低下：血压降低、全身性血管疾患、血液疾患、中毒等
（5）静脉系统阻塞疾患：静脉瘤、血栓性静脉炎等
（6）医源性血管障碍：大动脉手术、大动脉血管造影、放射治疗等

丰仓等探讨了 60 岁以上老年尸检 420 例，发现

44 例有脊髓软化 47 个部位，其血管支配为：脊髓前动脉 20 例(42.5%)，脊髓后动脉 12 例(25.5%)。灰质中间部 9 例(19.2%)，全灰质 6 例(12.8%)（表 8-6）。

表 8-6　脊髓软化的分类

软 化 区 域	例数%
1. 脊髓前动脉区域	20 例(42.5)
一侧前角	15 例(31.9)
两侧前角	4 例(8.5)
一侧前侧索	1 例(2.1)
脊髓前动脉综合征	0 例
2. 脊髓后动脉区域	12 例(25.5)
一侧后角	7 例(14.9)
一侧侧索	1 例(2.1)
一侧后索后角侧索	1 例(2.1)
3. 灰白质中间部	9 例(19.2)
4. 全灰质	6 例(12.8)

(二) 脊髓后动脉综合征

脊髓后动脉梗死极罕见，且其症状也有很大个体差异。其共同的症状为后索症状，即病损部位以下的振动觉、位置觉以及后根的功能障碍，全部感觉及腱反射消失。病损波及侧索时更出现锥体束障碍，即截瘫。但其程度较轻，且个体差异较大。有膀胱直肠功能障碍，障碍以下温觉觉正常，如有温痛觉障碍时（表 8-7），原则上可排除脊髓后动脉综合征(posterior spinal artery syndrome)（图 8-21），但迄今的报道中也有超出脊髓后动脉领域者。

表 8-7　脊髓后动脉综合征的临床症状

（1）与障碍区域一致的全部感觉消失
（2）与障碍区域有关联的腱反射消失
（3）障碍部位以下的深部感觉障碍
（4）障碍部位以下的锥体束症状
（5）膀胱直肠功能障碍

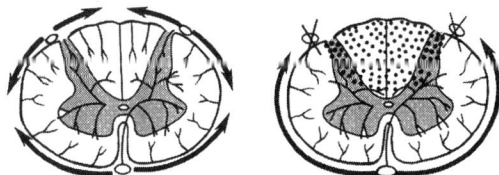

正常　　　　　　脊髓后动脉综合征
图 8-21　脊髓后动脉综合征

脊髓梗死原因已如前述。临床上脊髓后动脉综合征病例中也有并无脊髓内血管病理所见者，也有其阻塞可能在脊髓外血管者。

上述丰仓等的报道中脊髓后动脉领域有软化

者12例中,7例有一侧后角软化,也有1例于近侧索处有限局软化(表8-6)。有3例病变扩延至一侧后索、后角、侧索。有1例属C_6水平障碍病例。其最初出现右上肢神经痛样疼痛,之后两上肢粗大肌肌力低下。再稍后出现两下肢无力,当时的神经学所见有:① 两上肢粗大肌肌力低下;② 痉挛性不全截瘫;③ 左半身感觉迟钝;④ 两下肢深部感觉障碍。

典型病例:患者:81岁,男;既往史:13岁时风湿热,20岁时患梅毒。现病史:70岁左右开始诊断有高血压,1964年4月以后下肢水肿因而休养。5月21日突然出现排便,排尿障碍而导尿,5月22日两下肢不全截瘫,不能站立及步行。

5月23日入某院;入院时所见:脑神经领域无异常。上肢腱反射正常,未见上肢运动障碍。两下肢腱反射亢进。Babinski征阴性,但Gordon征阳性。T_5以下有感觉障碍,不能步行。经过:截瘫,感觉障碍,膀胱直肠功能障碍稍改善而出院。在家呈卧床不起状态,因尿路感染于1965年7月死亡。脊髓尸检所见:有以C_1后索为主的坏死灶,部分波及侧索,神经胶质增生显著。C_1后索处有血管,神经纤维的形成异常,锥体交叉部皮质脊髓有继发变性。

本例为C_1伴有血管、神经纤维形成异常的脊髓后动脉综合征,临床上出现痉挛性截瘫,T_5以下感觉障碍及膀胱直肠功能障碍。

本例病变虽在C_1,但感觉障碍却在T_5以下,即可能来自上部的纤维避免了障碍,所以要注意感觉障碍水平较实际障碍相当低的情况。此外,不仅动脉硬化,也有脊髓血管的形成异常与本病的发病有关。脊髓血管障碍时有必要考虑到这些基础疾患的存在。

脊髓后动脉综合征时多伴有上述病例的感觉障碍及截瘫,膀胱直肠功能障碍。因而临床上有时难与横贯性脊髓损伤区别开。

(三)后索障碍问题

脊髓后索亦可因血管障碍以外的多种疾患而受到障碍。例如恶性贫血、糖尿病、脊髓痨、多发性硬化症、脊髓肿瘤等。此外,老年人也常出现脊髓后索变性。龟山等在无选择地190例一般尸检中发现121例(64%)有后索变性,并证明脊髓中腰髓上部最多见,其次依次为腰髓下部-骶髓,颈髓中部及下部。并发现后索变性随增龄而增加的疾病易

引起后索变性,龟山等认为动脉硬化性病变,冠状动脉硬化症,高血压等循环病变与后索变性尚无有意义的相关。这一事实与胸髓中部易出现循环障碍引起的脊髓障碍结合一起提示:脊髓后索变性的原因很难认为与循环障碍有关。即后索变性的成因是多种多样的。

脊髓后动脉综合征较为少见,其临床症状亦有很大个体差异,因此,要考虑到病变分布的差异进行诊断。

(李也白 杨胜武 李 悦)

四、根动脉缺血综合征

根动脉是指沿脊神经根进入椎管的血管支,每人数量多少差别较大。其中与脊髓存活至为关切的是三对大根动脉(包括下方的附加根动脉),其直接参与脊髓前中央动脉血供。其中任何一支发生损伤、痉挛或栓塞,必将引起脊髓功能的部分或全部障碍,颈段尤为重要(图8-22)。

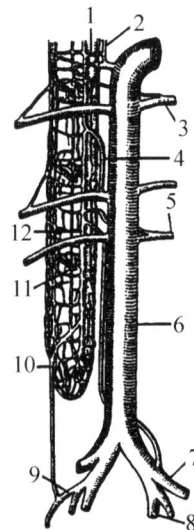

图8-22 根动脉与脊髓血供关系示意图
1. 颈段根动脉;2. 椎动脉;3. 肋间动脉;
4. 胸段根动脉;5. 腰动脉;6. 主动脉;
7. 髂外动脉;8. 髂内动脉;9. 髂腰动脉;
10. 下附加根动脉;11. 沟动脉;12. 脊髓前中央动脉

(一)向颈段脊髓供血之根动脉缺血综合征

从解剖上来看,颈段的根动脉主要来自椎动脉第二段及甲状肋颈干的升支。其沿脊神经根走行,此段即称之为根动脉。在根管内口处又分为前根动脉和后根动脉,分别参与组成脊髓前中央动脉和

脊髓后动脉,主要对 $C_6 \sim C_7$ 段颈髓供血。当其分支受累所产生之症状与前面所述"脊髓前中央动脉缺血综合征及脊髓后动脉缺血综合征"相一致,故不再赘述。本节主要阐述分支前的根动脉受阻后所产生的一系列问题。

1. 发生原因

(1) 血管疾患　因血管硬化、粥状化等病变引起血管栓塞所致,较少见,且多为逐渐发生,病程一般较长,全身状态大多欠佳。

(2) 损伤　外伤或手术误伤发出根动脉的椎动脉及甲状肋颈干升支血管,以致早期即出现瘫痪。除骨科手术外,普通外科、耳鼻喉科等手术亦可发生。

(3) 肿瘤　指位于椎弓根或椎体侧后方之肿瘤波及根动脉或椎动脉时则亦可引起根动脉受压。

2. 临床特点　其表现轻重除了与根动脉受压(阻)程度直接有关外,同时与根动脉的解剖状态有关。仅此一根动脉者,症状重;同时有多对根动脉者,甚至可不出现症状(图 8 - 23)。

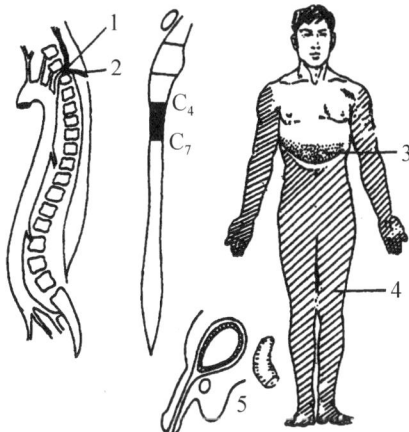

图 8 - 23　颈段大根动脉受阻所致脊髓综合征示意图
1. 阻塞部位;2. 血供障碍部位;3. 感觉障碍区;
4. 运动障碍区;5. 中枢型排尿及内脏功能障碍

(1) 瘫痪　受阻平面以下出现典型的周围性瘫痪,大多为突发性,且进展较快,甚至短短数天数周即可达严重程度。

(2) 感觉障碍　其平面与前者基本一致,开始表现为麻木感、疼痛及过敏,重者则出现温痛觉大部消失。

(3) 自主神经紊乱　主要因脊髓传导功能受阻和波及根动脉周壁上交感神经纤维之故。

(4) 反射　浅反射迟钝或消失,深反射亢进,且可出现病理反射,且 Hoffmann 征多为阳性。

3. 诊断

(1) 病因　如在手术或头颈部外伤后立即发生者,应考虑该血管受阻的可能性,应及早手术探查,并消除病因。

(2) 临床特点　前述之 4 项症状中,以运动功能障碍及反射异常为最早出现,且较明显,应注意检查。

(3) 血管造影　主要采用数字递减血管造影技术(DSA)判定,一般之 MRA 则无法获得清晰之根动脉图像。

(4) 磁共振成像　对脊髓已软化、变性或其他病变需加以判定者,可从其病变范围及其他影像特点进行判断。

(二) 向胸腰段脊髓供血的大根动脉缺血综合征

此组根动脉多来自肋间动脉,或来自上方腰动脉和(或)髂外动脉发出,沿肋间神经或腰脊神经进入椎管后,即参与构成脊髓中、下段的脊髓前中央动脉。胸段上方达第六胸髓,下方至 S_4;腰段为 $T_{12} \sim S_4$,主要供应该段脊髓前方 2/3 的血运(图 8 - 24,图 8 - 25)。

1. 病因

(1) 血管疾患　因血管硬化、粥状化等病变引起血管栓塞所致者较少见,且多为逐渐发生。

(2) 损伤　外伤或手术误伤发出大根动脉的肋间动脉、腰动脉或髂部血管,尤以后者为多见,以至术后早期即出现双下肢瘫痪,除骨科手术外,腹部外科、妇产科及泌尿外科等手术亦可发生。

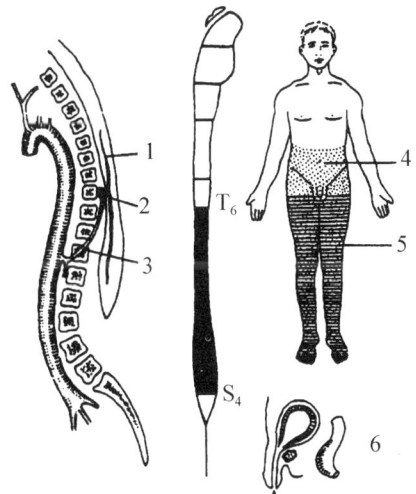

图 8 - 24　胸段大根动脉受阻脊髓综合征示意图
1. 失用血管;2. 受阻部位;3. 大根动脉;
4. 感觉障碍区;5. 运动障碍区;
6. 膀胱及内脏呈周围型障碍

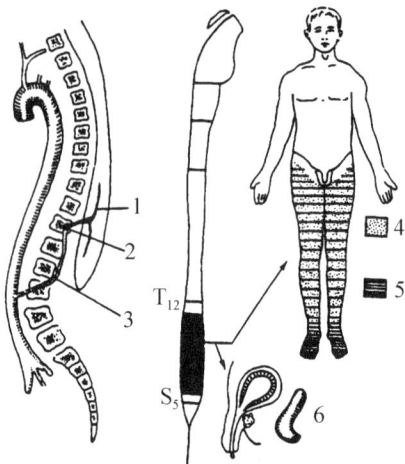

图 8-25　腰段大根动脉受阻脊髓综合征示意图
1. 失用血管；2. 受阻部位；3. 腰段大动脉；
4. 感觉障碍区范围；5. 运动障碍范围；
6. 膀胱及内脏呈周围型功能障碍

（3）肿瘤压迫　偶可遇见大根动脉或肋间、腰动脉等附近的肿瘤将该血管支压迫阻塞，其中包括椎管内及腹膜后肿瘤等均可引起。

2. 临床症状

（1）瘫痪　双下肢多呈典型的周围性瘫痪，且其发生较快，常为突发性。

（2）感觉障碍　胸段平面较高，多自脐部水平开始向下出现麻木、疼痛、过敏甚至温痛觉消失等。因脊髓后动脉仍有血供，因此一般均保留部分感觉功能。腰段大根动脉受累时平面较低，一般多在鼠蹊部以下。

（3）内脏功能紊乱　由于脊髓传导功能及交感神经纤维影响，患者可出现大小便失禁、胃肠功能失调等。

上述症状其程度主要取决于该血管受阻的程度及发展速度。

3. 诊断

（1）病因　如在手术后或胸腰部外伤后立即发生者，应考虑到该血管受阻的可能性，须及早手术探查。

（2）临床症状特点　前述之3项症状中，以运动功能障碍为最早出现，且较严重。

（3）血管造影　主要采用数字递减血管造影技术判定。

（4）磁共振成像　对脊髓已软化、变性者，可从其病变范围进行判断。

（三）下部附加前根脊髓动脉缺血综合征

该动脉起自髂内动脉第一分支——髂腰动脉

的腰支,故又称之为下部附加根动脉,其主要构成 S_3 节段以下脊髓的血供（图 8-26），亦可能参与腰段大根动脉之组成。

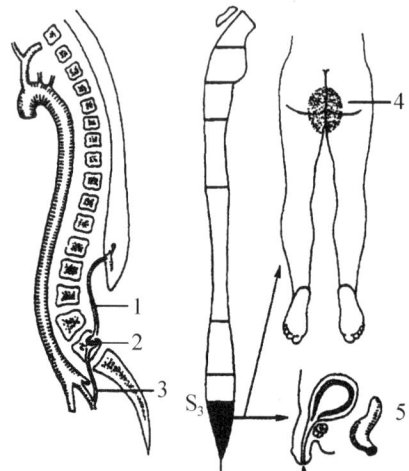

图 8-26　下部附加根动脉受阻脊髓综合征示意图
1. 失用血管；2. 受阻部位；3. 下部附加根动脉；
4. 感觉障碍区；5. 周围型膀胱及内脏功能障碍

1. 病因　与前者相似，除血管本身病变外主要是：

（1）手术误伤　因下部附加根动脉大多发自髂内动脉的髂腰动脉腰支，因此，在对该处施术时易将该血管误扎（尤其术中遇到难以控制的大出血时）。

（2）肿瘤压迫　较为少见，主要由于腹腔内较为空虚，除非巨大之肿瘤，一般不易对该血管形成压迫。

（3）其他外伤　多在骨盆损伤时伴发，应注意。

2. 临床症状　视血管的解剖特点及血栓或损伤部位不同，对脊髓血供范围的影响亦不一样，因此症状差别较大。如该血管参与腰段大根动脉之组成，则可显示 T_{12} 以下至 S_5 段脊髓缺血征，以双下肢瘫痪为主。

3. 诊断　主要依据明确的病因及临床症状。对无明显原因突然出现双下肢瘫痪及大小便失禁者，应考虑此种疾患，尤其是在下腹部施术之后发生者。

（赵定麟　陈德玉　赵　杰　郭永飞）

五、脊髓梗死与颈性心绞痛

（一）脊髓梗死

有报道称本症较脑栓塞甚为罕见，但很少有正确的流病学信息。其原因是诊断梗死部位较难。因为主干前根动脉等脊髓外血管的变异多;很难判断血管结构;脊髓血管造影困难,伴随夹层动脉瘤或主动脉手术后发生者可据其症状较易诊断。一般多在除外肿瘤之后方能做出诊断。自 MRI 应用后,本症又受到重视。脊髓血管与脑不同,有以下特点:① 实验上制成脊髓缺血时,15 min 以内的完成缺血只引起生理性改变,20 min 以上方出现神经细胞的永久性变化;② 脊髓较脑的供应血管丰富,脊髓内外的血管吻合网亦较脑多;③ 血压降至 70 mmHg 以下时引起脑改变,而血压降至 40～50 mmHg 时方引起脊髓缺血改变;④ 脊髓表面及髓内血管较脑动脉的硬化性变化少见;⑤ 肋间动脉由主动脉的分支近于直角且细,来自主动脉的栓子很难流入。即脊髓较脑对低血压、缺氧的抵抗强,很少出现血行减少,所以梗死较少,这与临床上的特征一致。梗死原因可分为髓内及髓外,有外伤、肿瘤、炎症、椎间盘突出等。最近的报道以髓外血管性较多,即并发于夹层主动脉瘤、主动脉硬化、心肌梗死。主动脉溃疡性粥样变块栓子、主动脉外科暂时血行阻断者等等。动脉硬化性血栓为脑梗死的最常见原因而在脊髓梗死的原因中并不多见。影像诊断目前以 MRI 为佳,其特点如下:① 发病 1 周以内的急性期,T_2WI 上有高强度信号,T_1WI 上有脊髓肿胀,不出现 Gd-DTPA 增强效果;② 发病 1 周以上时出现 T_1WI 效果;③ 慢性期时,T_1WI 出现的高强度区缩小,T_1WI 呈低强度信号;④ 非常重要的是观察其变化;⑤ 基本类似脑梗死的 MRI 所见;⑥ 多发性脊髓炎等脊髓疾患时,从急性期即出现增强效果是鉴别的要点。本病无特殊疗法,血栓所致者行抗凝疗法或抗血小板疗法。合并于高血压、心疾患、糖尿病等患者当然对原发病要进行治疗。有报道称本症较脑栓塞甚为罕见,但很少有正确的流病学信息。其原因是诊断梗死部位较难。因为主干前根动脉等脊髓外血管的变异多;很难判断血管结构;脊髓血管造影困难,伴随夹层动脉瘤或主动脉手术后发生者可据其症状较易诊断。一般多在除外肿瘤之后方能做出诊断。自 MRI 应用后,本症又受到重视。

脊髓梗死较脑梗死为少,包括非压迫性急性脊髓梗死都难以与脊髓炎鉴别。许多原因可引起脊髓梗死,多源于主动脉夹层等主动脉疾病。故怀疑脊髓梗死时,应检查有无主动脉病变。椎体梗死也是确诊脊髓梗死的重要所见,因而不要忽视椎体的影像学所见。

1. 脊髓障碍的特点　脊髓障碍的水平与闭塞血管支配区域的不同而其临床症状亦有所不同,多以突发腰背痛而发病。之后会出现重度的迟缓性截瘫,并出现瘫痪以下的感觉和膀胱直肠功能障碍。

脊髓障碍可见于颈髓、胸髓、腰髓水平,以胸腰髓水平为多。此部位动脉吻合少,仅靠 Adamkiewicz动脉供应血液,故易于发生缺血。

脊髓前动脉综合征系脊髓前方约 2/3 区域由脊髓前动脉支配的部分障碍所致的综合征。由于脊髓后动脉支配的后索、后角得以保存的缘故而呈现出分离性感觉障碍。病变节段的前角障碍致肌萎缩,脊髓后动脉综合征较脊髓前动脉综合征少,因脊髓后动脉血液供应区域小,侧支循环丰富,运动障碍可从轻度至完全截瘫,感觉障碍也可以是仅深感觉障碍致完全感觉障碍,也可呈现横贯性脊髓障碍与 Brown-Sequard 综合征。

2. 脊髓梗死及椎体梗死　脊髓梗死较脑梗死少,因为脊髓动脉血管粥样硬化少,且脊髓血管的动脉吻合多,侧支循环丰富,故较少伴脑的缺血性变化,不会合并特异性脑病变。

脊髓梗死原因有很多,见表 8-8,主动脉疾病是重要原因,梅毒及胶原病致血管炎、凝血异常也是原因,也要注意会有间盘脱出所致的血管受压及间盘纤维软骨栓塞等脊椎、间盘病变和全身性血压下降等致病因素,多难以确定确切的原因。

表 8-8　脊髓梗死的原因

1. 脊髓外血管闭塞
(1) 主动脉夹层主动脉瘤
(2) 动脉粥样硬化、血栓(大动脉、椎动脉)
(3) 外伤致主动脉、椎动脉、肋间动脉、腰动脉等损伤
(4) 手术损伤(主动脉手术时血流阻断)
(5) 机械压迫(肿瘤、脓肿、脊椎病变)
(6) 椎动脉、根动脉夹层
2. 脊髓表面及脊髓内血管的闭塞
(1) 动脉粥样硬化、血栓
(2) 栓塞(主动脉来的血栓性栓塞,间盘外伤致髓核物质)
(3) 梅毒致血管炎
(4) 机械压迫
(5) 静脉性闭塞疾病(血栓性静脉炎)
(6) 结节性动脉周围炎、全身性红斑狼疮致血管炎
3. 全身性血压下降
4. 凝血功能异常
　　凝血因子异常

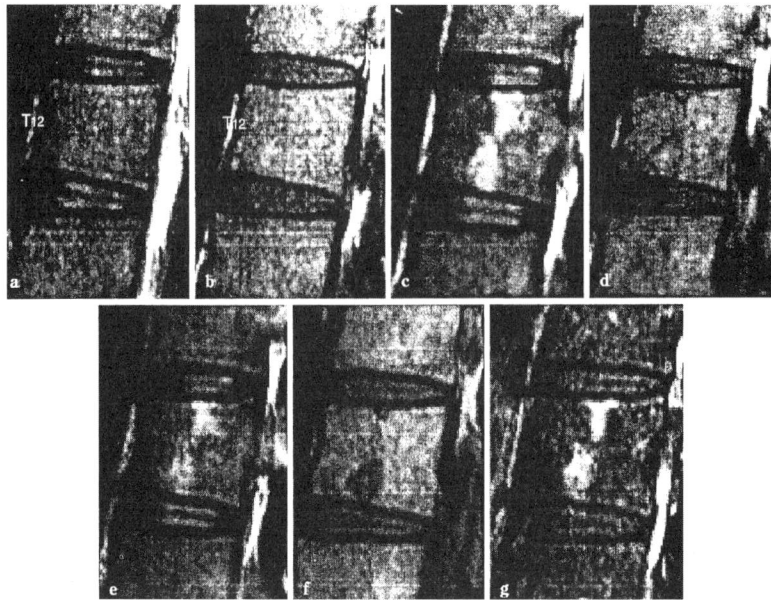

a—b:病后第 2 日 MRI(a. T_2WI, b. T_1WI),椎体无异常信号;

c—d:第 29 日 MRI(c. T_2WI, d. T_1WI),T_{12}椎体 T_2WI 呈高信号,T_1WI 低信号。椎体上下缘呈三角形;

e—g:第 48 日 MRI(e. T_2WI, f. T_1WI),T_2WI 的高信号不清楚,T_1WI 的低信号明显,显示造影效果(g)

图 8-27　椎体梗死 MRI 的经时变化

（1）主动脉夹层　主动脉病变是脊髓梗死的最多病因。据报道主动脉夹层的 $2\% \sim 8\%$（平均 4.2%）可致脊髓梗死之截瘫。诊断脊髓梗死时要确认有无主动脉病变,主动脉夹层是重症致死性病变,需早期诊断早期治疗。

主动脉夹层会有突发胸背部痛,脉搏短促、左右不等及局部神经症状等。注意这些症状,以免漏诊主动脉夹层。

（2）椎体梗死　要仔细观察 MRI 接近脊髓障碍部位的椎体有异常信号,这可能是脊髓梗死时合并椎体梗死。椎体接受由主动脉分支的节间动脉供血,脊髓的血流也是由节间动脉向根动脉供血到脊髓,即由主动脉或节间动脉的闭塞导致椎体与脊髓同时梗死。椎体梗死是诊断脊髓梗死的重要影像所见。

（3）椎体梗死的特征

1）形态特征　椎体梗死 MRI 的 T_1WI 为低信号、T_2WI 为高信号,有造影效果。多以椎体上、下缘为底边的三角形,位于椎体中央为其特征（图 8-27）。椎体的营养血管从椎体前方由前中央动脉、从后方由后中央动脉供血。故椎体上、下缘是终末血管区,而椎体中央是分水岭区易产生缺血,故有这样的形态特征（图 8-28）。

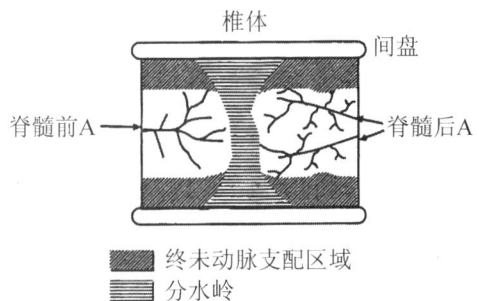

图 8-28　椎体的血管支配区域

2）MRI 的演变　发病早期椎体多无异常信号,发病 4 d 后可确认。此后 T_2WI 高信号渐变淡,T_1WI 低信号清晰。

3）椎体梗死与脊髓梗死的位置关系　倾向是脊髓梗死较椎体梗死位置为高（图 8-29）。这是由于髓动脉沿神经根上升走向所致。

3. 诊断

（1）胸腹部 CT　为鉴别主动脉瘤、主动脉夹层等主动脉病变应进行胸腹部造影 CT。急性主动脉夹层 CT 造影可见假腔开放型的双重结构及假腔闭塞型的假腔。

（2）MRI　脊髓梗死急性期可有脊髓肿胀,T_2WI 脊髓内高信号。亚急性期有造影效果。椎体梗死在发病早期扫描不出来,需追踪检查 MRI。弥散加权像可扫描出发病 2 h、3 h 的病变。

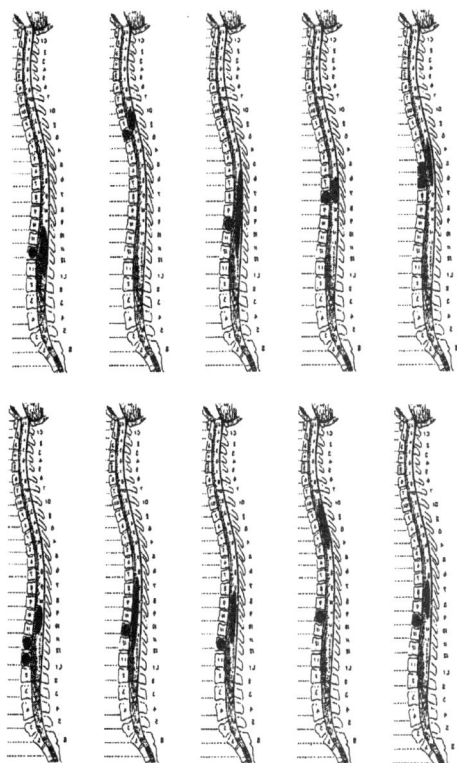

图 8-29　椎体梗死与脊髓梗死的位置关系
（脊髓梗死的位置呈现较椎体梗死位置高的倾向）

（3）脑脊液检查　脑脊液检查可鉴别炎症病变。脊髓梗死中 44% 有蛋白质升高，但无细胞增多及免疫球蛋白增多。细胞数增多则脊髓炎的可能性大。

脊髓梗死诊断多较难，应鉴别出现频率高的主动脉病变，在出现腰背部痛及四肢脉搏左右差异时应及早行胸部造影 CT。椎体有异常信号时，可能合并椎体梗死，椎体梗死是确定脊髓梗死诊断的重要所见。由于椎体梗死在发病早期多不能见到，有必要进行 MRI 的跟踪检查。

（二）颈性心绞痛

1948 年 Darins 等详细报道 43 例胸前痛病例，在颈、胸椎水平找到疼痛发生的部位，故而提出颈性心绞痛这一概念。

颈性心绞痛一般由颈椎病及颈椎间盘突出所致，其发病机制有前根刺激的肌痛、神经根痛、牵连痛、交感神经系统异常等。责任（病灶）椎间水平多为 $C_5 \sim C_6$，C_7 神经根的前根刺激所致的牵连痛。

诊断要点：突发胸前区痛的原因有心绞痛、心肌梗死、主动脉瘤、肺梗死，也有脊椎脊髓疾病所致的颈性心绞痛。首先 ECG 除外内科疾病，由于感觉障碍的存在，上肢放射痛，深部腱反射异常，颈部被动运动致疼痛加剧等为颈性心绞痛的临床表现，遇到原因不明的胸前区疼痛时，除进行神经学检查外，有必要行颈髓的 MRI 检查。颈髓 MRI 可发现髓内有异常信号为其特点。

［附］病例介绍：男，41 岁，主诉前胸痛；现病史：入院前，工作中突发前胸部束缚样剧痛，向两上肢放射。在某院急救中心就诊，ECG 未见异常，由剧烈胸痛而疑为心肌梗死、剥离性主动脉瘤等。舌下含硝酸甘油，静注盐酸吗啡后，行心脏超声、胸部 CT 等检查未见异常。

入院时检查：血压 152/90 mmHg，脉搏 64 次/min，整齐，胸腹部无异常，无水肿，神志清，脑神经无异常，运动系统未见异常，$T_1 \sim T_2$ 节段有束缚感，除肱三头肌外四肢腱反射亢进，无病理反射，无运动协调障碍，无膀胱直肠功能障碍。

检查结果：血、尿、纤溶凝固因子生化检查未见异常。脑脊液初压 125 mm H_2O，细胞数 1/mm³（淋巴细胞），蛋白质 310 mg/L（31 mg/dl），头部 CT、MRI 未见异常，颈髓 MRI C_6 水平见脊髓内左右对称圆形异常信号，T_1WI 见低信号，T_2WI 为高信号。胸髓 MRI 未见异常。血管造影、主动脉、颈动脉、右椎动脉均未见异常，左椎动脉未显影，亦未见右椎动脉来的逆行性显影。

治疗：予以非类固醇类消炎、止痛药后症状减轻而出院。

本例疼痛与颈性心绞痛的表现相似，并且在颈髓 MRI 上发现髓内有左右对称、圆形的异常信号点为其特征，同样影像所见的脊髓梗死病例已有数例的散在报道。本例发病急剧，结合颈髓 MRI 所见诊断为脊髓梗死。

Pullicino 报道椎动脉剥离性动脉瘤致同样影像所见者 1 例，推测为分水岭梗死。本例血管造影表明一侧椎动脉无功能，因此本例亦如 Pullicino 所指出的，系分水岭梗死。

（周天健　李建军）

六、椎动脉损伤

（一）原因

1. 颈椎损伤与椎动脉损伤　近年来对颈椎颈髓损伤中椎动脉损伤的前瞻性研究中，对颈椎损伤的形态、程度、脑缺血的发生率与椎动脉损伤的关系等已被阐明。Briffl 在 7 205 例闭合性颈髓损伤中发现 38 例椎动脉损伤,Giacobetti、Vaccaro 等发现某些椎体、椎弓、横突损伤的 61 例中有 12 例并发椎动脉损伤,有横突骨折脱位、骨片移位的病例中,24%～75% 有椎动脉损伤,可见横突损伤的病例中,合并椎动脉损伤者多。

2. 颈椎外科与椎动脉损伤　颈椎外科手术时,多因摘出哑铃形神经鞘瘤时遇到椎动脉损伤,而在行颈椎椎体手术时,由于偏外接近横突亦有时损伤。术中突然发生这一情况,多令人手忙脚乱,此时此刻处理这一严重情况的秘诀是按压 1 h 或 2 h,等待帮助。

(二) 症状及发生机制

椎动脉损伤的症状有:椎动脉闭塞致脑缺血的症状以及假性动脉瘤,动静脉瘘等。Briffl 等 38 例椎动脉损伤中 9 例为椎基底动脉区出现缺血症状。Weller 3 例中有 1 例,Giacobetti、Vaccaro 12 例中有 3 例出现椎基底动脉缺血症状,Fridman 报道 1 例因此而死亡,椎动脉损伤多出现脑缺血症状。

脑缺血的原因有:椎动脉闭塞致脑干部、小脑缺血及椎动脉损伤部形成栓塞致脑干部、小脑的栓塞。对椎动脉直接损伤,骨折移位致动脉拉长、扭转等,均可引起动脉内膜出现损伤、剥脱、局部形成血栓。由损伤致薄弱处形成假性动脉瘤,从而成为栓塞的源头,使血栓闭塞椎动脉,或栓子脱落引起脑干、小脑梗死。

脑缺血的症状有:脑干部、小脑的缺血状态(椎基底动脉供血不足)与脑干部、小脑局部梗死的症状,可表现为视野障碍、偏瘫、温痛觉障碍、失调、注视障碍、眼震、吞咽障碍、眩晕等。一侧椎动脉闭塞时,多由对侧椎动脉供血而缺少严重的神经症状,但如果非优势侧椎动脉的延髓交通支梗死时则出现 Wallenberg 综合征,如闭塞的椎动脉在优势侧及两侧椎动脉闭塞时,多出现缺血症状,严重时会有意识障碍。椎动脉损伤部位及假性动脉瘤破裂则形成动静脉瘘,此时则有脑缺血症状及血管杂音等。

(三) 诊断

不仅要注意脊髓症状,也要注意脑干、小脑症状,脑缺血症状多在伤后 8 h 到 21 d 之间出现,应予注意。在脊髓休克及多发性外伤致低血压、低换气状态改善后仍残留意识障碍等脑干部症状时,应考虑两侧椎动脉闭塞。优势侧椎动脉闭塞及基底动脉栓塞,要紧急治疗,并紧急进行以下检查。

X 线及 CT 见有横突骨折、脱位或明显移位时,即使无症状也要疑有椎动脉损伤,并进一步行超声检查,如此可在短时间内评定椎动脉有无闭塞、狭窄及损伤部血管内膜的情况。MRI 可同时评定椎动脉闭塞及狭窄情况,CT 可评定骨损伤的情况,亦可血管造影检查,以诊断与评定椎动脉损伤。CT 由三维空间观察骨损伤与椎动脉的关系,可供复位、固定时参考。脑血管造影可评定血运状况,可根据脑血管造影所见,进行血管内治疗。

(四) 椎动脉的有关解剖

1. 椎动脉的走行与静脉丛　椎动脉从左右锁骨下动脉分出后进入 C_6 横突的横突孔,沿椎体侧方上行,左 C_2 稍向前外侧改变角度,出寰椎横突孔后,转向后方,绕外侧块走行后,贯穿硬膜进入颅内(图 8 - 30)。此椎动脉的周围有发达的静脉丛包绕其全周,与硬膜外腔的静脉丛相交通。解剖图上仅描绘动脉而无静脉,实际展开时最费力的处置是控制静脉出血,从解剖图上难以想象手术的进程。

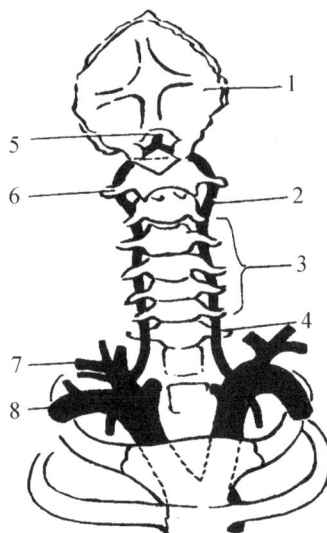

图 8 - 30　椎动脉行程、分段示意图
1. 枕骨;2. 椎动脉第 3 段;3. 椎动脉第 2 段;
4. 椎动脉第 1 段;5. 基底动脉;6. 寰椎横突;
7. 甲状颈干;8. 锁骨下动脉

2. 横突的解剖　横突在椎体的侧方,横突基部有横突孔,从椎间孔走行的脊神经从横突前端过来,此沟为脊神经沟。横突前端部分为前结节与后结节,C_6 前结节特称为颈动脉结节。

3. 附着于横突的肌肉　椎动脉的展开要从横突间开始,在进入横突间之前,有横突间肌、颈长肌上斜部及下斜部、头长肌等三个肌层。前斜角肌附着于横突前端的前结节，中斜角肌附着于后结节。

（1）横突间肌　前方有前横突间肌联结上下横突，后方有后横突间肌联结后方。

（2）颈长肌　分为垂直部、上斜部、下斜部三部分。颈长肌垂直部在椎体侧方从 $C_2 \sim C_4$ 开始，联结于 $C_5 \sim T_3$。颈长肌上斜部从 $C_3 \sim C_5$ 横突前结节斜向上行，止于寰椎前结节与枢椎的椎体。颈长肌下斜部从 $T_1 \sim T_3$ 椎体起，止于 C_5、C_6 横突的前结节。

（3）头长肌　起于颅骨斜台下部，止于 $C_3 \sim C_6$ 横突的前结节。

2. 椎动脉的展开方法　垂直进入椎动脉，采取通常的颈椎前方入路即可，为接近椎间孔可用斜向 $45°$ 的进入法，从胸锁乳突肌的外侧进入。从前纵韧带的侧方开始剥离，展开时切断切除妨碍的部分上下，横突间附着有颈长肌的上斜部及下斜部、头长肌及前横突间肌，将这些用电刀一点点从横突剥离切除。深入到横突间时易伤及覆于椎动脉周围的静脉丛而出血。前斜角肌附于横突前端，此肌下方的脊神经沟内走行有脊神经，要小心剥离横突前缘的肌层，进入肌层后改变角度，进入横突间之后不可使用电刀。用刮匙剥离肌层附着部，进入软组织后开始出血。

椎动脉展开的根本在于不是直接暴露椎动脉，而是保存好其周围的静脉丛，并将其一同展开，这样则不会太多出血。但在最初进入横突间时，由于软组织多，出血中难以看清静脉丛的表面。用气钻使横突保留骨膜，有骨膜存在则可保护静脉丛而不损伤静脉，易于看出静脉丛覆盖的椎动脉，按已知椎动脉的走行，依此沿静脉丛表面进入横突间易于剥离并展开静脉丛与软组织的边界。

（李建军　杜良杰）

第三节　颈椎损伤对脊髓循环动态的影响及其临床意义

颈椎外伤常使其失去保护脊髓的作用而引起脊髓震荡乃至脊髓损伤。同时亦可因脊柱支撑性不同程度的破坏而引起与脊髓血管的损伤。历来许多学者都曾讨论过脊髓循环障碍对脊髓器质性损伤所起的重要作用，但多停留在以实验性或病理学探讨为基础而对脊髓循环障碍加以推测的阶段，而临床检查更有强烈落后于脑外伤的感觉。Di Chiro 及 Wener 等曾对脊髓损伤进行过选择性脊髓血管造影，对选择手术方法很有帮助，但尚不能了解髓内血行状况而无诊断价值。现代摄影技术能够造影的血管直径约为 $200\ \mu m$，确实不能对脊髓内微循环进行研究，但通过椎动脉、前根动脉及脊髓前动脉造影对了解髓外血行的脊髓循环状态确能起到重要作用。

一、颈髓血管造影及其存在的问题

关于颈髓部位的脊髓动脉造影，由于在根动脉的分支上有解剖学上的变化，造影技术不能定型化，这就推迟了在辅助诊断学上的应用。但是，如果技术十分熟练，准确地探查左右的颈升动脉、椎动脉、颈深动脉以及最上位的肋间动脉，就能以很高的概率摄出前根动脉和脊髓前动脉，上述方法无论在颈髓损伤的急性期、恢复期或者晚期都可安全地进行。特别是在急性期造影时，一定要做颅骨牵引，把受伤的颈椎牢固地固定住，以免因造影而加重颈髓的继发性损伤，同时要准备好气管插管的器具，在充分监护呼吸及全身状态下进行造影，要尽量在较短时间（$20 \sim 30\ min$）内造影完毕，并取得诊断和治疗上所需的数据，造影时间过长，或者使用肝素过多可加重出血倾向，都会促使脊髓损伤加重，为了不延误手术时期，对上述事项要加以充分注意。

二、脊髓血管造影的实际操作

检查前要确定患者无碘过敏，以仰卧位送到透视台上。为了保护受伤颈椎，要做颅骨牵引。先用侧位 X 线平片确定颈椎的状态。然后以 Seldingen 法从股动脉经皮肤插入股动脉导管，所用导管是 Gensini 经皮导管，6F 或 7F，125 cm 长。

但在动脉硬化时血管明显纡曲，或者由右锁骨下动脉插管时，可并用 KIFA 红色导管的直角型。先检查左右的椎动脉之后，再检查其他锁骨下动脉分支血管。造影剂使用的是 65% 的 angiographin，为了减轻注入造影剂时的灼热感和疼痛，使用泛影酰胺(amipague)较为安全,不过使用泛影酰胺时,它使脊髓前动脉显像的能力低。造影时"动脉期"一般是3 s左右,但在颈髓损伤时常常迟延,造影的条件是正侧位同时连续照相,照7 s以上为宜。造影时要注意,椎动脉可能受骨损伤的影响而出现血管壁损伤、血管的痉挛、梗塞以及扩张等变化,使用导管的操作要慎重、迅速,绝对不可粗暴。手压注入造影剂,一次限制在8 ml以内。颈髓受伤早期出现耳鸣、眩晕、视力障碍、眼球震颤等脑干症状时,做神经外科领域检查的同时,注入造影剂后要立即检查有无眼球震颤(有时使用电眼震计)。

三、可能出现的问题

　　颈髓血管造影时,常成问题的就是能否因造影而使脊髓损伤加重的可能。Yonezawa对111例脊柱脊髓损伤进行脊髓血管造影,尚无1例出现脊髓损伤加重。脊髓损伤是外力引起组织的机械性损伤加上髓内微循环障碍,此时注入造影剂的影响能否成为阻碍组织修复,尚不清楚。但是在造影之后很快出现脊髓损伤改善的有28例(25%),其中颈髓损伤23例,均系脊髓受伤在48 h以内的病例,1周以上陈旧病例均未见神经症状好转。仅有感觉障碍改善的是15例,多为1~2髓节的改善,主要是感觉过敏区的消失,或者由无感觉变为感觉迟钝,其他8例感觉障碍和运动瘫都有改善,有6例上肢和2例下肢的运动得到恢复,都是在造影以后很快就开始恢复的。从上述临床事实来看,认为造影可加重肢体瘫痪的看法是片面的。其次是血管影像判断的问题,在前根动脉和脊髓前动脉出现部分缺损或全部缺损的影像时应如何赋予临床意义,尤其在受伤前已有动脉硬化、颈椎的老年退变等非外伤性血管障碍存在时,常使判断发生困难。如果照相技术上没有问题,就暂时当作阳性结果看待,参考脊髓损伤的程度和恢复过程,在受伤数月之后进行复查,再加以综合分析判断为宜。

四、造影结果的判断

　　Yanezawa给83例颈椎外伤患者做了脊髓血管造影,其中15例仅有骨损伤而无神经损伤,造影所见及结果如下。

(一) 椎动脉

　　颈椎外伤时椎动脉受影响的部位是第二区域(自第6颈椎横突孔至第1颈椎)和第三区域(自第1颈椎至硬膜贯通)。显示血管走行正常的有35例(42%)、走行异常的有48例(58%)。异常影像中有21例显示出非外伤性动脉硬化和颈椎老年退变性变化所引起血管纤曲和狭窄,另27例则为受外伤影响的椎动脉变化,其中血管闭塞9例(1侧性7例,两侧性2例),因受骨损伤影响显示血管走行偏位和血管壁有变化的共18例,除上部颈椎损伤引起血管闭塞的2例外,其他7例椎动脉闭塞患者均呈全瘫状态,未能恢复。血管闭塞的9例中过度屈曲脱位5例,过度伸展损伤2例,过度屈曲压缩损伤1例,不明者1例,这些病例都说明外力很大。两侧闭塞者2例,都是第5颈椎前方脱位,虽然过了急性期仍有头痛、眩晕或眼震,呼吸状态恢复不佳。

(二) 前根动脉、脊髓前动脉

　　从形态学上判断为正常影像者22例(27%),异常影像者(偏位、部分缺损、完全缺损)61例(73%)。脊髓前动脉影像呈正常状态者之中有16例出现脊髓瘫痪,受伤后出现全瘫者5例,轻瘫者11例,无论何种瘫痪均在1周内明显恢复,其结果是中心型损伤者居多,除上肢有轻度功能障碍外,日常生活活动无大问题。一例 C_6 的前方脱位病例,在造影中进行复位,前根动脉及脊髓前动脉走行显示正常。整复后瘫痪得到明显改善,几乎未留有功能障碍。在17例偏位影像中有8例为无骨损伤的脊髓损伤,但有椎间盘脱出的压迫影像,其他9例有骨损伤或脱位引起的前根动脉和脊髓前动脉走行的变化,但17例都保持脊髓前动脉在形态学上的完整性。为了消除造成偏位的损害因素,全部病例都做了手术,受伤当时就出现全瘫的4例遗留有显著的上肢功能障碍,在日常生活活动方面需要别人帮助。其他13例中的2例虽然在前根动脉和脊髓前动脉影像显著偏位,但没有瘫痪,另外11例瘫痪病例术后均得到明显改善,日常生活动作已恢复到不需别人帮助的程度。24例部分缺损的影像是在损伤部位看不到脊髓前动脉上行或下行的影像,缺乏形态学上的连续性,上肢功能均恢复不佳,术后脊髓前动脉影像有所改善并出现连续性形态的8例,虽痉挛较重,但均能自己走路,20例全缺损影像中9例可见前根动脉,但脊髓前动脉却未出现,有11例两者均未出现。完全未出现脊髓前动脉影像的20例中,其脊髓瘫痪几乎没有任何改善。7例在急性期做了手术,瘫痪未获得改善,术后的脊髓血管造影也未看到脊髓前动脉影像。

五、脊髓循环动态的临床意义

（一）颈髓损伤对髓外血行的影响

颈椎外伤时发生严重损伤的是脊髓,特别是在急性期脊髓损伤水平和骨损伤水平,或者骨损伤和瘫痪程度常不相一致,这不单纯是由于外力作用而引起脊髓的器质性改变,更重要的是脊髓循环动态的改变。由于临床上很难证明髓内微小血管的损伤,然而通过脊髓血管造影可了解椎动脉、前根动脉及脊髓前动脉等髓外血行状况。Yanezawa 对 83 例颈椎外伤脊髓血管造影发现其中 63 例(82%)脊髓损伤同时还有 73% 髓外血行受到外伤的一定影响,因此在决定诊断和治疗时不可忽视脊髓的循环状态。通常椎动脉是由锁骨下动脉分出以后,进入第 6 颈椎横突孔内,在第 1 颈椎处折向后方,在枕骨关节后方穿过硬膜进入颅腔,因此,颈椎外伤时由于直接受外力而发生椎动脉壁损伤和血栓性闭塞。虽然尚未见因骨碎片而引起椎动脉断裂,但有 33% 的椎动脉受到损伤。严重受伤者中有 9 例出现椎动脉闭塞,由骨损伤直接压迫引起的闭塞是 4 例,其他 5 例是由于过屈或过伸引起脱位,椎动脉壁被过度伸展致血管内膜损伤、血管痉挛和血管松弛等,遂引起继发性血栓形成。Capenter 和 Krauland 报道自椎动脉损伤部位往上引起上行性的血栓性闭塞,而 Yonezawa 报道了自损伤部位往下发生下行性的血栓性闭塞,该氏对急性期 3 例患者观察 2 个月以后进行复查时,发现在损伤部位上方由颈升动脉或锁骨下动脉分支出来的无名血管形成了代偿性血行(侧支循环)而保证了脑干的血液循环。一般认为椎动脉损伤既不是立即引起临床症状的绝对条件,也不和症状的轻重程度相平行。但是受到外伤性影响的 27 例中有 8 例(29%)发生了眼球震颤和眩晕。特别有两侧椎动脉闭塞的 2 例患者长期存在着椎动脉—脑底动脉循环障碍,引起日常生活活动许多不便。因此要充分注意颈椎外伤急性期出现的意识丧失、眩晕、眼球震颤、复视、呼吸瘫痪、过高热、低血压、四肢痉挛等危急症状。另外,在中下部颈椎的椎动脉闭塞时患者呈全瘫状态,神经功能得不到恢复,可以认为椎动脉损伤程度很能提示出外力作用和脊髓损伤的程度。

脊髓前动脉是中下部颈椎循环中的重要动脉,而 1~2 根的前根动脉成为脊髓前动脉的主流。这种作为主流的根动脉大半起源于椎动脉,因此可以认为椎动脉是颈髓循环中的重要血管。Yanezawa 发现颈椎外伤时,椎动脉正常走行病例的脊髓前动脉出现率为 51%,但在椎动脉有变化时脊髓前动脉的出现率为 33%,两者间的出现率有差别。Schneider 也提到外伤引起的椎动脉循环障碍的重要性即不能否认颈椎外伤时的椎动脉变化会影响脊髓前动脉的血液循环。主流的前根动脉是中下部颈髓的脊髓前动脉的主要成分,按照 $C_5 \sim C_6$、$C_4 \sim C_5$、$C_6 \sim C_7$ 的椎间盘水平进入的最多,这个部位亦是颈椎外伤的多发部位,因而主流的前根动脉受外伤的影响也多。理应认为脊髓前动脉也要受到受伤椎体和受伤椎间盘的影响。83 例中有 61 例(73%)这样高比率地出现前根动脉乃至脊髓前动脉影像上的形态异常,其中偏位影像占 20%,部分缺损占 29%,完全缺损占 24%。偏位影像大半表示有压迫因素,至于缺损影像是表示血管断裂、血栓形成、血管痉挛或者血循环量减少等,但临床上很难确定。根据这些髓外血行的障碍程度可以推测脊髓损伤功能恢复的可能性。

（二）脊髓血管造影与功能性血行障碍

Wolman 和嘉本报道,在外伤性脊髓损伤病例的尸解中没有发现前根动脉和脊髓前动脉的器质性损伤或闭塞,提出了髓内动脉作用的重要性。Yanezawa 发现脊髓前动脉造影呈现部分缺损的病例在术后检查时,看到血行改善以及刚做完脊髓血管造影之后,有 25% 脊髓损伤患者出现了改善,因此该氏也认为临床上所看到的前根动脉和脊髓前动脉的缺损影像,是功能性血行障碍的可能性要比器质性变化的可能性大。

如上所述,高度颈椎外伤时,髓外血行可发生各种各样形态上的异常,根据这些变化能够较为确切地掌握损害部位、发生机制以及外力的作用程度,同时也能推测出髓外血行的功能性障碍,越是脊髓前动脉的形态保存良好的病例,其脊髓功能的改善也越好,对判断预后也是有用的。根据脊髓血管造影后有 25% 的脊髓功能得到改善和术后血行改善,推测颈椎外伤时髓外血行障碍多半属于功能性血行障碍。

（杜良杰　李建军）

参 考 文 献

1 Akizuki T. Harii K. Spinal cord Ischemia. Spine & Spinal Cord,1990,4:317 - 321.

2 Nishio A, Ohata K. Spinal cord Infarction. Spine & Spinal Cord,1993,5:349 - 353.

3 Yanagi T, Ando T. Aanterior spinal artery syndrome. Spine & Spinal Cord ,1993,1:21 - 28.

4 Nakashina K, et al. Posterior spinal artery syndrome. Spine & Spinal Cord, 1993,1:29 - 33.

5 Mii K. Hematomyelia due to vassula malfomation without arteial component. Spinal & Soinal Cord, 1993, 10: 769 -775.

6 Nagata I, Miyamoto S, Kikuchi, H. Spinal subarachnoid hemorrhage. Spine & Spinal Cord,1990,10:777 - 783.

7 Koyama T,Handa Y. Spinal epidural hematoma. Spine & Spinal Cord,1990, 10:761 - 767.

8 Koyama T. Hematomyelia. Spine & Spinal Cord, 1993,5: 329 - 335.

9 Miyasaka K. Spinal arteriorenous malfomation. Spine & Spinal Cord, 1993,7:479 - 485.

10 Sugiura M, Ando T. Spinal cord infarction. Spine & Spinal Cord, 2007,10:1107 - 1111.

11 Tani S. Spinal cord infarction:Minimal requirement for spinal surgeons. Spine & Spinal Cord,2005,9:971 - 977.

12 Taniura S, Watanebe T. A ruptured dissecting aneurysm of the anterior radiculomedullaryartery caused by vertebral angiography. Neuroradiology, 2000, 42 (7): 539 - 542.

13 Rogopoulos A, Benchimol D, Paquis P, et al. Lumbar artery compression by the diaphragmatic crus:a new etiology for Spinal Cord ischemia. Ann-Neurol, 2000, 48 (2): 261 - 264.

14 Rosenow J, Rawanduzy A, Weitzner L, et al. Type Ⅳ spinal arteriovenous malfomation in association with familial pulmonary vascular malfomations. Neurosurgery,2000, 46 (5):1240 - 1245.

15 Mifsud V, Pullicino P. Spinal cord MRI hyperintensities in cervical spondylosis:an ischemic pathogenesis. J-Neuroimaging,2000, 10(2):96 - 100.

16 Amoiridis G, Ameridou I, Mavridis M. Intervertebral disk and vertebral body infarction as a confirmatory sign of spinal cord ischemia. Neurology, 2004,63:1755.

17 Börnke C, Schmid G, Szymanski S, et al. Vertebral body infarction indicating midthoracic spinal stroke. Spinal Cord, 2002, 40:244 - 247.

18 赵定麟. 现代脊柱外科学. 上海:世界图书出版公司,2006.

19 梁玉敏,白如林,卢亦成,等. 脊髓血管畸形的诊断和治疗. 中国脊柱脊髓,1996,1:12 - 15.

20 周天健,李建军. 脊柱脊髓损伤现代康复与治疗. 北京:人民卫生出版社,2006.

第九章 脊髓疾病

第一节 炎症性脊髓疾病

一、急性横贯性脊髓炎

急性横贯性脊髓炎（acute transverse myelitis，ATM）或称急性非特异性脊髓炎（acute nonspecific myelitis，ANM）是进行性脊髓内白质脱髓鞘或坏死性病变致脊髓症状的一组疾病。横贯性病变指左右对称地出现脊髓节段的感觉障碍、运动障碍及括约肌的障碍。本病多在微生物感染及接种疫苗后产生，也可以急性播散性脑脊髓炎（actue disseminated encephalo myelitis，ADEM）、多发性硬化症等形式发病。欧美国家可见到 MS 合并 ATM，亚洲人以视神经脊髓型 MS 中合并 ATM 多。全身性红斑狼疮等胶原病常伴发 ATM。可能与抗磷脂抗体等微小血管炎有关。诊断 ATM 时应除外脊髓肿瘤、脊髓畸形、间盘突出等脊髓压迫病变及脊髓梗死、脊髓出血等血管病变。

（一）病因

病因与发病机制尚未完全明确，系病毒感染及介导性自身免疫反应可能性更大。

1. 病毒感染 病前多有麻疹、风疹、单纯疱疹病毒感染，可能是病毒感染后诱发异常免疫应答（parainfective or postvaccinal transverse myelitis，PPTM）致脊髓炎，但也有可能是病毒直接侵犯脊髓所致。

支持 PPTM 的证据有：① 脊髓腔内缺乏特异抗体，且聚合酶链反应（PCR）阴性。② 病毒感染独特，未出现皮疹等全身症状，一定时期内脊髓液聚合酶链反应（PCR）为阳性，反复测 PCR 为阴性，且病变过程中未见脊髓液抗体价变动。

脑脊液直接受侵袭并与 ATM 有关的证据有：① 病毒感染特殊，出现皮疹等全身症状时经离心处理细胞游离的脑脊液 PCR 呈阳性。② 脊髓腔内病毒特异免疫球蛋白 M（IgG）或免疫球蛋白 G（IgG）增高三级以上。

由直接侵袭可引起 ATM 的病毒见表 9-1。

表 9-1　病毒所致横贯性脊髓炎

病　毒	特　　征	诊　断	治　疗
带状疱疹病毒	由再激活病毒致髓节性瘫，预后良好 有水痘时不伴随直接侵犯免疫低下者易发病	PCR，抗体	再激活时静点无环鸟苷（acyclorir）无效加激素
1，2 型单纯疱疹病毒	坏死性脊髓炎	PCR，抗体	激素（acyclorir）
6 型人疱疹病毒	稀少	PCR，抗体	对症治疗
猴疱疹病毒	稀少仅早期开始治疗者	与猴接触，从伤口分离病毒，血清中抗体	静点
疱疹 B 病毒	可存活	口分离病毒，血清中抗体	
EB 病毒	相对预后良好	PCR，血清及脊髓液中抗体	对症治疗
巨细胞病毒	仅 HIV 感染者有	PCR，血球中 pp65	静点 ganciclovir
HIV	病史可疑者详查	基于 CDC 诊断	综合治疗
哥萨奇病毒	稀少	血清、液中抗体	对症治疗
埃可病毒（2，5，19，25 型）	稀少，症状与脊髓灰质炎类似	脊液、便、咽头试液培养	对症治疗
甲肝病毒	稀少，合并甲肝	肝炎有关检查	对症治疗
风疹病毒	预后良好，有时无全身症状	血清、脊液的 PCR 血清中的抗体	对症治疗

注：acyclorir（无环鸟苷）：治疗病毒性脊髓炎药物，与激素并用；ganciclovir：抗病毒药；PCR：聚合酶链反应；CDC：〈Atlanta 疾病检验中心〉。

病毒性脊髓炎部位以胸髓为最多，MRI可除外压迫性病变，多可见大范围脊髓肿胀及髓内异常信号。

在PPTM中病理常见血管周围脱髓鞘及淋巴细胞浸润，而病毒直接侵袭致ATM则可见坏死性改变。

脑脊液所见多无特异所见，可有轻度细胞增多与蛋白质上升，寡克隆区带阴性。脑脊液所见与预后关系不大，而病情轻重程度、MRI异常、体感诱发电位(SEP)异常等与预后关系密切。

2. 细菌与寄生虫感染　细菌感染所致脊髓炎者极少，如表9-2所示，在发达国家寄生虫已很少导致ATM(表9-3)。

表9-2　细菌所致急性横贯性脊髓炎

感染因素	特　征	诊　断	治　疗
螺旋体	多为根脊髓炎，纯粹脊髓炎者很少	脊髓中抗体有在4周后上升的	青霉素，第三代头孢大剂量用药持续3周
支原体	高热、血沉加快、白细胞升高	血清中抗体	红霉素、激素
肠炎 yersinia	稀少	ELISA的抗体	抗生素
衣原体	稀少	血清中抗体	抗生素
Rochalimaea	免疫不全患者，合并猫喘病	血清中抗体	庆大霉素
分支杆菌	见于脊髓炎者少，脊液中糖减少	MRI，皮肤试验	抗结核药偶尔外科手术

注：Rochalimaea：罗查理马氏体均属立克次体。

表9-3　寄生虫所致急性横贯性脊髓炎

感染因素	特　征	诊　断	治　疗
曼氏裂体吸虫	有时形成髓内肉芽肿	到过感染地区	激素，吡喹酮(praziquantel)
埃及裂体吸虫	也有弥漫性坏死性脊髓炎	血清中抗体，MRI	椎体切除
有钩囊虫	脊液、血液嗜酸细胞增多	MRI，血中脊液中抗体，活检	外科切除囊肿
狗蛔虫	少见、血中嗜酸细胞增多，IgE上升	MRI，血中抗体	赛本嘧啶及二乙硫酰醇
弓形体	少见、HIV感染者中有时可见。多发坏死性病变	MRI，CT血清的抗体	磺胺、息疟定螺旋霉素、激素

注：吡喹酮，广谱低毒抗吸虫和杀虫药。

3. 疫苗接种　如霍乱、伤寒、脊髓灰质炎、破伤风、狂犬病、乙肝、风疹、百日咳等疫苗接种后可引起ATM。

(二) ATM与炎性脱髓鞘疾病

1. 多发性硬化症　欧美MS合并ATM者较少，但亚洲视神经脊髓炎合并ATM较多，且有发病年龄大、脑脊液细胞数及蛋白质异常、寡克隆区带阳性少等特点。另外抗核抗体、抗磷脂抗体、抗嗜中性粒细胞质抗体等自身抗体阳性率高。

2. 急性播散性脑脊髓炎(ADEM)　ADEM呈单相性炎性脱髓鞘疾病的过程。在病毒感染及疫苗接种后几天至几周后急性发病，可有运动、感觉平面及膀胱直肠障碍等多种神经损伤症状，可出现发热、白细胞增多、脑脊液细胞增多等炎症表现。由ADEM的脑组织及脑脊髓液中分离不出病毒，病理上与病毒性脑炎不同，许多疫苗接种后均可引起发病，故认为不是病毒直接侵袭，而是感染或疫苗接种后引发的继发免疫反应异常。应为感染及疫苗接种致出现自身抗原，再出现髓鞘磷脂碱基蛋白(MBP)为主的髓鞘蛋白抗原反应性T细胞克隆，为自身免疫性脱髓鞘性炎症。在ADEM恢复期患者可分泌出IL-4的MBP反应性T细胞(Th2)，与实验过敏性脑脊髓炎具有共同的特点。

ADEM伴有ATM的MRI异常所见明确，脊髓内分布范围广，T_1WI低信号，T_2WI为高信号，呈散在斑片状病变。Gd造影像中病变呈弥漫或斑片状改变。

脑脊液无特异所见，多为轻度单核增多与轻度蛋白质增加。脊髓MBP及免疫球蛋白均呈高值，IgG指数上升较少，寡克隆区带多为阴性。

3. Devic病　是急性视神经炎与ATM在几周内相继发病的脱髓鞘疾病，也称视神经脊髓炎，亚洲人发病高。

4. 中性粒细胞质抗体(ANCA)　ANCA是在局灶坏死性肾小球肾炎、韦格纳肉芽肿、结节性多动脉炎等血管炎综合征中出现的自身抗体，间接荧光抗体法可将中性粒细胞细胞质染色。SLE及混合性结缔组织病(MCTD)等胶原病、自身免疫肝炎及炎症性大肠疾病中阳性率高，ANCA对应的抗原有许多种，多在阿斯颗粒中有蛋白质分解酶。ANCA相关血管炎中多合并周围神经障碍，可分为多发神经炎及单发神经炎。ANCA阳性患者中可见多发性脑出血及肥厚性脑膜炎。

临床上诊断ATM时必须除外脊髓梗死、脊髓肿瘤及脊髓压迫病变，尤其是慢性类风湿关节炎及

Down综合征等易合并寰枢椎半脱位,会急剧发生ATM症状。应行脊髓、脑MRI及如寡克隆区带、MBP、IgG等脑脊液检查,测定脑脊液及血清病毒抗体滴度的改变,行脑脊液与血液培养、抗核抗体、抗磷脂抗体、ANCA的测定等。

二、细菌性、真菌性、螺旋体性脊髓炎

(一)细菌性、真菌性、螺旋体性脊髓炎

分为原发性感染性脊髓炎和感染后脊髓炎。

原发性感染性脊髓炎是病原体直接侵入脊髓硬膜外或脊髓内而引起的脊髓炎。感染后脊髓炎是在患感染性疾病后经过一段时间后产生症状的脊髓炎,或称自身免疫性脊髓炎(autoimmune myelitis),含急性播散性脑脊髓炎(acute disseminate encephalomyelitis, ADEM)(表9-4)。原发性脊髓炎有硬膜外脓肿、脊髓内脓肿、结核性脊髓炎、梅毒性脊髓炎以及脊髓灰质炎等,其病因有细菌、真菌、寄生虫以及病毒等。

表9-4 感染性脊髓炎的分类及其病因

脊髓炎	细 菌	真 菌	寄 生 虫	病 毒
原发性感染性脊髓炎	金葡菌、链球菌大肠杆菌、肠道杆菌、铜绿假单胞菌(绿脓杆菌)、黏质沙雷菌、结核杆菌、麻风杆菌	伊氏放线菌、奴卡放线菌、皮炎芽生菌、曲霉菌、白色念珠菌C、新型隐球菌、粗球孢子菌、热带念珠菌C	细粒棘球绦虫、有钩绦虫、肺并殖吸虫属曼森裂体吸虫埃及血吸虫	脊髓灰质炎病毒
感染后脊髓炎(包括ADEM在内)	溶血性链球菌肺炎支原体			麻疹病毒,水痘型疱疹病毒,痘病毒,风疹病毒,流行性腮腺炎病毒,Epstein-Barr病毒,副流感3型病毒,肠道病毒71型

(二)脊髓内脓肿

1. 病原菌　脊髓内脓肿的病原菌有金葡菌、链球菌和大肠杆菌等。除细菌外也能形成脓肿的有伊氏放线菌、曲霉菌、奴卡放线菌、细粒棘球绦虫和有钩绦虫等。

2. 感染途经　有来自细菌性心内膜和肺感染等的血行传播,由相邻的感染病灶直接传播,由残存创口的感染以及经由先天性皮肤窦道的感染等。

3. 临床症状　有恶寒、发烧等败血症症状,可有脊柱的节段性疼痛(segmental pain)发病几天至几周内出现截瘫,早期为痉挛性瘫,以后出现迟缓性瘫。感觉障碍早期为分离性感觉障碍,以后为全部感觉丧失。

4. 检验所见　可见白细胞增多、脑脊液的细胞增多和蛋白质增加,奎肯试验阳性。

5. 病理所见　脊髓内脓肿可出现在脊髓中心部至后角,常向上下方向扩展到数个节段。脊髓内脓肿有时也可以是多个病灶。脊髓可见肿胀、软化和充血。

(三)急性硬膜外脓肿

1. 特点　脊髓脓肿可发生于硬膜外、硬膜下及脊髓内,大多是硬膜外脓肿,为较少见疾病。60~70岁人群为多发,男女比为2:1。

2. 感染途径　硬膜外脓肿多发生于胸椎、腰椎,脊髓背外侧多见。多由于泌尿系感染、肺炎、感染性心内膜炎等血行感染所致,也有从脊椎周围组织及脊椎炎来的直接感染。也可续发于糖尿病、硬膜外梗阻、滥用静脉注射、外伤、脊椎脊髓手术、腰椎穿刺、穿通伤、针灸治疗等。也有患者经先天性皮肤窦道、由皮下感染波及到脊椎管内而形成脓肿。若患者为幼儿、有反复感染,则需检查腰椎骶部有无皮肤异常。

3. 致病菌　多为金色葡萄球菌。也有续发于曲霉菌感染的。

4. 临床表现　几乎所有患者均有发热、畏寒。临床表现与脊椎炎类同,较脊椎炎出现神经症状更早,可有感染灶附近的局部压迫、神经根痛、颈强直。Lasker认为出现症状不是脊髓的机械压迫而是与脊髓的循环障碍有关。

5. 诊断

(1)辅助检查　大部分患者有血白细胞计数增多、血沉快、C反应蛋白高等炎性表现。预后不佳指标有血小板数减少($< 100 \times 10^9$/L),血沉快($\geqslant 110$ mm/h)等。

(2)影像所见　MRI有助于诊断脊髓硬膜外脓肿。可首选MRI。脊髓硬膜外脓肿MRI上可见T_1WI低信号、T_2WI等信号改变。由Gd-DTPA的造影MRI中见有脓肿及增厚肉芽组织均匀造影改

变及包裹液状脓肿的肉芽组织造影改变。

（3）病理所见　可见硬膜外腔蓄脓。以胸腰髓多发，常向上下波及 4～5 个节段。脓肿多发生在脊髓背侧。

（四）慢性硬膜外脓肿

1. 病原菌　主要是结核分支杆菌。还可有皮炎芽生菌、粗球孢子菌、新型隐球菌，还可有钩绦虫等。

2. 临床症状　长时间持续性背痛之后出现脊髓压迫征。一般不伴有发热、白细胞增多等。

3. 病理所见　可见硬膜外肉芽组织形成。

（五）结核性脊髓炎

1. 病原菌　结核分支杆菌

2. 临床症状　出现截瘫、膀胱直肠功能障碍、感觉障碍等症状。

3. 病理所见　多发于胸髓、髓内和髓外均有病变。病变处可见含有朗格汉斯细胞和类上皮细胞的坏死病灶。原发性结核性脊髓脊膜炎（meningo-myelitis）时出现脊髓肿胀、纤维渗出物的附着，脊膜肥厚和炎性细胞浸润以及血管类等病变。Ziehl-Neelsen 染色时可在脊膜查出较多的结核杆菌。

（六）梅毒性脊髓炎

1. 病原菌　梅毒螺旋体。

2. 脊髓痨（Tabes dorsalis）　临床症状有电击样疼痛、感觉异常、后索性共济失调、膀胱功能障碍、肌张力降低、阳痿、阿-罗瞳孔（Argyll-Robert's sign）深感觉丧失、视力下降、内脏危象、喉危象、Abadie征（跟腱反射消失）、Charcot 关节（神经性关节病）、深反射消失以及直立性低血压等。病理所见有脑脊膜（leptomeninges）的肥厚和单核细胞浸润、脊髓后索的脱髓鞘和萎缩。

3. 炎症性脊膜脊髓炎　双侧的侧索有病变时出现肌力下降、痉挛强直状态、腱反射亢进、和 Babinski 征，即 Erb 痉挛性截瘫。脊髓的腹侧有病变时发生梅毒性肌萎缩。

4. 肥厚性硬脑脊膜炎（hypertrophic pachymeningitis）　多发于颈髓，有梅毒瘤树胶肿性纤维形成性病变。临床症状有神经根痛、两上肢肌力下降和肌萎缩，双下肢出现"长束征"（long tract signs）。

5. 脊髓受压　树胶肿和 Charcot 脊椎有时会压迫脊髓和马尾。压迫马尾时可引起迟缓性截瘫和迟缓性膀胱功能障碍。

6. 脊髓缺血　脉管炎引起血管闭塞后，有时出现脊髓梗死。

（七）肺炎支原体致横惯性脊髓炎

支原体以往称之为类胸膜肺炎微生物（PPLO），最近的分类将其归属于细菌。无细胞壁。对青霉素和头孢菌素类有高度耐药性。

1. 前驱症状　有发热、恶寒、咳嗽、咯痰、全身疲倦等感冒样症状，肺部可听到湿性啰音。

2. 体征　有腰痛如肾绞痛、双下肢迟缓性瘫痪、站起和步行困难，双下肢的深浅感觉明显减弱，并出现膀胱直肠功能障碍。出现症状数天后呈现上行性进展的倾向。一般在前驱感染 4～5 d 后发病。

3. 检验所见　胸部 X 线照片出现轻微的毛玻璃状阴影。血常规有白细胞增多、血沉快、CRP 阳性、冷凝集反应值增高、血清支原体补体结合抗体（CFA）值升高。脑脊液的 CFA 值也升高。

（八）其他的脊髓炎

有报道称麻风分支杆菌可引起痉挛性截瘫。溶链菌感染后可致急性播散性脑脊髓炎发病。细菌性脊髓炎是可治愈的疾病。应快速做出正确诊断、尽早予以治疗。

三、病毒性脊髓炎

病毒的直接侵犯引起的脊髓炎称之为病毒性脊髓炎。能引起脊髓炎的病毒有脊髓灰质炎病毒和疱疹病毒。前者对脊髓前角运动神经元、后者对脊髓神经节更有亲和力。

（一）急性脊髓灰质炎（polio）

1. 病毒　脊髓灰质炎病毒属小核糖核酸病毒（picornavirus）科的肠道病毒属，分为血清 1、2、3 型。过去以 1 型流行最多，其次为 2 型。开展预防接种后，已显著减少，几乎已看不到。但还有许多国家发生本病，有可能传播，未做预防接种者仍有发病的可能，今后仍须扩大预防接种率。

2. 临床症状　好发于幼儿，多发生在夏季，系飞沫和经口感染，几乎都是隐性感染。发生运动麻痹的占感染病毒者的 1%～2% 左右。潜伏期为 7～14 d，早期症状有轻度发烧、疲倦、咽痛、肌肉痛、恶心、呕吐以及腹泻等，持续 2～3 d 暂时好转。在早期症状出现后 2～5 d 时运动麻痹与高热、头痛、项强直同时迅速出现，为迟缓性瘫痪，非对称地出现在某部位，多见于一侧下肢，有时也出现于上肢，但颈部和躯干肌肉很少出现瘫痪，有时出现延髓麻痹和面神经瘫。患肢有肌痛和皮肤过敏，但感觉存在。不出现膀胱直肠功能障碍。深反射减弱或消失。

3. 检验所见 脑脊液改变有细胞数增多、蛋白质增加、糖正常。在运动麻痹出现后10d以内一般能在粪便中分离出灰质炎病毒，也可根据血清抗体做出诊断。

4. 临床分期 临床上一般将其分为潜伏期、发展期、恢复期、后遗症期。

（1）潜伏期 平均为7～14d，短者2～3d，长者可达3～5周不等。此期间一般无明显症状，属隐性病例，无传染性。

（2）发展期 有三个发展阶段。

1）前驱期阶段 此时患者出现低热或中等热，常伴有头痛、困倦、多汗及全身疲乏不适等症状，并可出现食欲不振、呕吐、腹泻或便秘等消化系统症状，甚至有咽痛、咽红及轻咳等呼吸系统症状。一般持续1～4d。大多数病例发展到此期为止。

2）瘫痪前期阶段 在前者基础上，患儿体温恢复正常，症状消失，经1～3d后体温又上升，通常体温较高，在38～39℃之间，个别患儿可高达40℃。此时，一般症状随之加重。患儿烦躁不安、头痛、呕吐、嗜睡、肢体疼痛及感觉过敏。项背部可有肌强直征，且可见婴幼儿囟门紧张饱满，并可出现"脊髓征"，对诊断有意义。此期一般持续3～5d，但也可短至几小时或长达2～3周者。在此阶段仍可有部分病例不出现肢体瘫痪而逐渐康复，另一部分病儿则病情继续发展，并进入瘫痪期。

3）瘫痪期阶段 在瘫痪前期的第3～4d时进入本期，大约有5%病例可不经过瘫痪前期而直接进入本期。瘫痪症状多在发热下降时出现、也有在退热后发生的。开始常伴有肢体疼痛及肌肉压痛，之后突然发生瘫痪。瘫痪可见于任何部位，但以肢体瘫痪最为多见。

根据病理改变的部位分为以下四种类型瘫痪，结局相差较大。① 脊髓型：最常见，主要引起四肢及躯干肌麻痹，其中以下肢麻痹者尤多。上肢与下肢之比约为1：19。② 脑干型：病变包括中脑、脑桥和延髓。此型最为严重，病死率较高。在流行期中约占麻痹病例的15%。根据受累部位不同，可出现眼球运动障碍、面肌瘫痪、声音嘶哑、咀嚼障碍及吞咽困难等。当延髓受累时，可出现脉频、脉弱、血压下降、呼吸浅表加速、叹息样呼吸及间有呼吸暂停

等，如处理不及时或抢救不力，则导致死亡。③ 脑型：非常少见。但本型病情非常严重，主要表现为高热、昏迷、谵妄、惊厥，甚至强直性瘫痪等症状。④ 混合型：上述各型同时出现在一个患儿身上时，称之混合型。其中以脊髓型和脑干型混合者为多。

（3）恢复期 此时一般症状消失，热度已降至正常，瘫痪不再进展。此期多从瘫痪症状出现1～2周后开始。在发病头6个月内恢复较快，以后逐渐减慢，2年以后再恢复的可能性越来越小。

（4）后遗症期 发病2年以上则进入后遗症期。此期中各种畸形逐渐出现，并日益加重，且趋于固定；同时各种骨、关节发生继发性改变，从而又加重了功能障碍的程度，常给治疗带来困难。因此，早期采取积极有效的措施防止畸形发生、减轻畸形严重程度。

5. 瘫痪特点

（1）迟缓性瘫痪，伴有肌肉萎缩及受累肌肉的腱反射减弱或消失。

（2）只有运动瘫痪而无感觉障碍。

（3）肌肉瘫痪的程度不一，由肢体软弱至完全瘫痪可在同一患者甚至在同一肢体出现。

（4）瘫痪肌肉的分布无解剖学上相关，可仅涉及某一肌组、也可遍及四肢且不对称，但以股四头肌、胫前肌及三角肌最易受累。

（5）两便正常，一般不伴有大小便失禁。

（二）类似脊髓灰质炎疾病

有报道肠道病毒属的柯萨奇病毒和埃可病毒能引起急性麻痹性下运动神经元疾病，在临床上难以与灰质炎区别开。其病原性病毒见表9-5。这类疾病的瘫痪没有灰质炎那么重，容易恢复。

表9-5 类似脊髓炎疾病的病原性病毒

病　毒	类　型
柯萨奇病毒 （coxsackie virus）	A 4、6、7、9、11、14、21型 B 2、3、4、5、6型
埃可病毒 （ECHO-Virus）	1、3、4、6、9、11、14、19、30型
肠道病毒 （entero-virus）	70、71型

（引自Grist，1978）

肠道病毒71型曾在东欧引起类似灰质炎的疾病流行。

（三）急性出血性结膜炎并发灰质炎样运动瘫痪

印度Wadia报道了在患急性出血性结膜炎之

后,出现类似灰质炎的迟缓性瘫痪和肌萎缩的病例,病原性病毒是甲野氏命名的肠道病毒 70 型,在 1971 年和 1981 年急性出血性结膜炎大流行时,共发生 90 名运动瘫痪患者。台湾也报道过 33 例患者,在塞内加尔和泰国也出现过同样患者。患者以成年男性为多,15 岁以下者少见。自结膜炎发病到出现运动瘫的时间约为 2～4 周,多数病例发生在这个期间。与背痛和下肢痛同时出现下肢近端肌肉的非对称性迟缓性瘫痪。也有报道称同时并发上肢瘫痪或脑神经瘫痪的。没有尸检病例,但普遍认为主要病变在脊髓前角运动神经细胞,并伴发神经根炎。也有少数患者并发锥体束征、尿潴留和感觉障碍,此时的脊髓病变范围则较大。预后决定于发病时运动瘫痪的轻重,也有报道有些病例需轮椅生活。

(四) 带状疱疹脊髓炎

在小儿感染水痘时水痘-带状疱疹病毒潜伏在脊髓神经节和三叉神经节中,一旦机体免疫功能降低,就会在其感觉神经分布区内引起带状疱疹。有时病毒也会进入脊髓和脑内而引起脊髓炎、脑炎及脑膜炎。带状疱疹引起中枢神经系统病变约为 1%～5%,其中以脑炎最多,偶尔会并发脊髓炎。Hogan 等人报道 1 例有严重的脊髓病变,并在尸检时自脊髓分离出病毒,患者在下部胸椎左侧到脐部一带发生带状疱疹,10 d 后出现腰部及双下肢感觉障碍,以后逐渐出现双下肢无力、不能步行、膀胱直肠功能障碍等,后出现肺栓塞死亡。死前 1 d 出现 T_8 以下的完全性脊髓横贯性症状,但没有脑症状。尸检时脑无异常,有 T_8～T_{11} 的脊髓完全坏死,坏死病变甚至波及到上至 C_3、下至 L_5。在颈髓的神经胶质中看到 Cowdry A 型包涵体,经电镜观察明确辨认出病毒,且从颈髓分离出本病毒。T_8 的脊髓神经节有单核细胞浸润和高度纤维化,在残存的少数神经细胞中有染色质溶解(chromatolysis)。此例的特点是脊髓病变并未停留在与皮疹相应的节段,其范围要比临床推测的病变范围大得多,另外,本例的脊髓炎是由病毒直接侵犯脊髓而发生的。金久等报道 6 例都是在皮疹出现后 1～7 d 出现神经症状,有双下肢迟缓性瘫痪、锥体束征、脊髓横贯型感觉障碍以及膀胱直肠功能障碍等。关于潜伏在脊髓神经节的病毒侵入脊髓的路径,据 Mc cormiek 等人观察,在接近相应后根进入后索的部位看到局限性坏死病灶和核内包涵体,因此认为可能是通过后根进入脊髓的。

带状疱疹并发的节段性运动麻痹(segmental zoster paresis)中患处肌肉明显萎缩,在肌电图上出现对侧及其他节段的广泛失神经改变,但无临床症状。预后良好,瘫痪能充分改善。脑脊液有细胞数和蛋白质量增多,但没有脊髓的“长束征”,但不能肯定病变是否波及脊髓前角或仅停止在前根。关于发病机制是由于病毒的直接侵犯还是由于变态反应所致尚未能定论。主要病变存在于脊髓前根,即使前角有病变也应很轻微,本病的肌力恢复极好。推测感染是从接近脊髓神经节和后根的前根部分进入的。

(五) 单纯疱疹脊髓炎

单纯疱疹病毒引起脑炎是常见的,但偶尔也引起脑脊膜炎和脊髓炎,1 型和 2 型病毒都能导致发病。上行性脊髓障碍有迅速扩展的、也有缓慢进展的,有死亡的,也有恢复的。艾滋病(AIDS)患者中可因机会感染而发病。本病症状、病理改变和发病机制都和水痘-带状疱疹病毒引起的脊髓炎相同。本病不出现皮肤疱疹而是以脊髓障碍的症状发病,而且有时发病缓慢。脑脊液的炎症性改变、病毒抗体价升高以及寡克隆区带等结果有助于诊断。疱疹病毒科的巨细胞病毒和 Ebstein-Barr 病毒也能引起脊髓炎。

(六) 其他病毒引起的脊髓炎

披盖病毒科(Togaviridae)的 B 群可引起脑炎,包括乙型脑炎和蜱传病毒性脑炎。此时常能从病理角度查出同时存在有脊髓炎。有时也会在临床上出现脊髓灰质炎样瘫痪症状。本病的脊髓灰质病变最重,有坏死、炎性细胞浸润以及小神经胶质细胞增生等,这表明是由病毒直接侵害所致。

狂犬病病毒也能在脑和脊髓引起炎性病变,并出现与灰质炎类似的上行性脊髓炎。

感染流行性腮腺炎或风疹时,在脑膜炎症状出现的同时也可以出现横贯性脊髓炎症状。在腮腺肿胀或发疹后的 3～14 d 之间出现神经症状,以胸髓水平的病变多见,几乎所有病例都能完全康复或仅留下轻度障碍。由于病理解剖的例子极少,所以关于这些病毒引起的脊髓炎发病机制是由病毒的直接侵犯,还是由变态反应所致的副感染性脊髓炎或感染后脊髓炎尚无法判断清楚。Tinel 解剖的风疹感染性脊髓炎的病理改变与实验性变态反应性脊髓炎的改变极类似。

（七）HTLV-Ⅰ相关脊髓病（HTLV-Ⅰ-associated myelopaihy）

反转病毒科（Retroviridae）的亲人类 T 淋巴细胞病毒Ⅰ型[Human T-Lymphotropic Virus Lype Ⅰ（HTLV-Ⅰ）]可以引起脊髓病。这是在成人发病、缓慢进展的左右对称性痉挛性瘫痪的脊髓病，在患者的血液和脑脊液中发现有 ATL 样细胞血清和脑脊液中的抗 HTLV-Ⅰ抗体价升高。也有报道从患者脑脊液中分离出病毒。数例尸检表明主要病变是以脊髓侧索为中心的神经胶质增生，因而有轴索和髓鞘消失，同时还有血管周围的淋巴细胞浸润。但是未能在脊髓病变部位查出病毒颗粒，也未能证明 HTLV-Ⅰ抗原。因此推测由反转病毒（retrovirus）引起的神经组织损伤可能与其他病毒感染时所看到的由病毒直接侵犯所引起的细胞损伤可能有所不同。

四、上行性脊髓炎

上行性脊髓炎（ascending myelitis）是脊髓症状呈上行性进展的病变，常呈横贯性病变、节段性症状，也有从下肢开始上行的。上行性脊髓炎与横贯性脊髓炎之间，有时在其病因上并无差异，但两者病灶的扩展有很大差异，对生命以及功能预后影响有很大不同。

上行性脊髓炎的病因有疱疹属病毒的单纯疱疹2型（HSV-2）及巨细胞病毒（cytosytomegalovirus，CMV）所致的脊髓炎与伴随恶性肿瘤时的坏死性脊髓病。

（一）HSV 所致上行性脊髓炎

对猴 HSV 所致上行性脊髓炎较为熟知，但对人 HSV 所致上行性脊髓炎尚报道不多。1972 年 Klastersky 等由患者脑脊液中分离培养出 HSV-1，但其后所报道的上行性脊髓炎患者均认为病因是 HSV-2 病毒。

患者可有恶性肿瘤、获得性免疫缺陷综合征（AIDS）、糖尿病等基础疾病导致免疫缺陷。正常成人也可先有外阴部疱疹，而后以骶髓部多发神经根炎而发病，再呈上行性脊髓炎症状。因此可以尿潴留首发，有局部感觉障碍之后再出现上行性发展。病毒侵入后根或后根神经节，可能是感染或再活化的 HSV-2 病毒直接向脊髓扩散并上行所致。结局可以有无任何后遗症而治愈者，也有预后不良的及有高度痉挛性截瘫、呼吸肌瘫痪、发展至脑干导致死亡的。脊髓病理特征为灰质与白质的坏死，但未看到脊髓实质的炎症改变。有时可有血管周围的淋巴细胞浸润、坏死性血管炎改变。以往报道伴随 AIDS 的 HSV-2 脊髓炎患者系为 HSV-2 与 CMV 的重复感染，尚未见单独感染的。

（二）恶性肿瘤伴随的坏死性脊髓病

肺癌等恶性肿瘤患者出现的脊髓症状呈上行性进展，通常于数日内或数周内死亡。最早报道于 1903 年。本病病理上与 HSV-2 上行性脊髓炎近似，有灰质及白质的坏死改变，无炎症所见或血管病变。Mancall 等认为本病的发病机制是肿瘤细胞产生的中毒物质，提示为代谢性障碍所致。其后，一直认可代谢障碍学说而未进行过病毒的检查。Iwamasa 等对 1 例肺癌伴有成人 T 细胞白血病并出现急性上行性坏死性脊髓炎死亡病例进行了尸检，从其脊髓组织中检出了 HSV-2。故认为该病例是在恶性肿瘤伴有免疫缺陷的基础上，由 HSV-2 导致的上行性脊髓炎。由此提示至少有一部分伴随恶性肿瘤的坏死性脊髓病是由 HSV-2 所导致的。但是否所有的坏死性脊髓病均源于病毒，尚有待今后研究证实。

（三）巨细胞病毒（CMV）引起的上行性脊髓炎

巨细胞病毒（cytosytomegalovirus，CMV）与疱疹属病毒的单纯疱疹2型（HSV-2）同属于疱疹属的 DNA 病毒。CMV 所致的中枢神经感染，多见于免疫缺陷患者，AIDS 患者常因此而死亡（表9-6）。CMV 所致神经损害除 Guillain-Barre 综合征外很少见于正常人。作为中枢神经系统的并发症可以出现

表9-6 巨细胞病毒所致脊髓炎的临床特征

作者	患者（年龄/性别）	病变部位	预后（观察年限）
1. Chin 等（1973）	31/男	C_6	瘫痪（-），膀胱直肠功能障碍（6个月）
2. Kabins 等（1976）	32/女	C_6 以下两侧Ⅵ脑神经瘫	死亡（1年）
3. Tyler 等（1986）	32/女	$C_4 \sim T_1$，左Ⅵ、两侧Ⅶ脑神经瘫	瘫痪（-），膀胱直肠功能障碍（2年）
4. Miles 等（1993）	21/女	$C_4 \sim T_1$	步行正常，膀胱直肠功能障碍（1年）
5. Tobita 等（1994）	32/男	C_5 以下	T_{10} 以下运动感觉障碍，膀胱直肠功能障碍（5个月）
6. 粟田 等（1994）	65/女	多发性神经炎两侧视神经炎 C_4 以下	四肢瘫痪，视力下降（7个月）

脑炎及横贯性脊髓炎。有尸检病例报道证实 CMV 所致的上行性脊髓炎为合并于 AIDS 且有 HSV-2 感染的重复感染。而一直未见有发病于正常人的上行性脊髓炎及直接证明 CMV 抗原及病毒基因的报道。

为减轻脊髓水肿可采用类固醇冲击疗法。也可以使用丙氧鸟苷(gancyclovir)、阿昔洛韦(asyclovir)等抗病毒药物,现主张在确定病毒前就应开始使用。

关于上行性脊髓炎的致病病毒,已报道有 HSV-2 及 CMV 以及伴随恶性肿瘤时的急性坏死性脊髓病。曾一度认为系癌细胞毒素产生的代谢障碍所致,近来有报道系 HSV-2 所致。曾有人解释横贯性脊髓炎发病机制为病毒感染后相继出现的类似感染性过敏所致;上行性脊髓炎则根据其病理组织所见考虑为病毒直接侵犯的可能性大。此两种脊髓病变不仅扩展方式不同,其发病机制也可能不同。对于急性上行性脊髓炎经验治疗是使用类固醇治疗,因其致病病毒为疱疹属病毒,所以应积极使用 gancyclovir 等抗病毒药物。

五、感染后或接种后脊髓炎

感染天花、水痘、麻疹、风疹等疾病之后会出现急性中枢神经系统症状,在接种水痘或狂犬病等疫苗后也会出现同样的病变。早期使用的疫苗是把病原体接种在动物的脑或脊髓使其毒力明显减弱之后再用来接种,不久即证实接种这类疫苗之后出现的中枢神经症状是因接种减毒的病原体同时混入了接种动物的中枢神经组织而发病,这就形成了实验性变态反应性脑脊髓炎(experimental allergic encephalomyelis,EAE)。以后制作疫苗时使用了细胞培养法和基因工程,使得疫苗更为安全,不良反应更少,故因接种疫苗而出现的神经损害也大为减少。这种感染后或接种疫苗后的神经损害大部分表现为脑炎或脑脊髓炎的临床表现,病变仅局限在脊髓的极小部分,一般表现为急性横贯性脊髓炎的临床表现。麻疹、水痘等出皮疹的病毒感染以及其他病毒的感染可引起感染后脊髓炎,还有细菌性感染性疾病也可引起(表 9-7)。接种狂犬病、天花、风疹和流感等疫苗可引起疫苗接种后脊髓炎。这些感染后脊髓炎或疫苗接种后脊髓炎属于临床出现广泛意义脊髓障碍的脊髓病(myelopathy)及出现脊髓炎症状的脊髓炎(myelitis)的范畴,但是在神经

病理学上又属于以静脉周围的细胞浸润和脱髓鞘为主的脱髓鞘疾病(表 9-8)。两者在临床上和病理上都有许多相似之处,所以一般认为它们可能有共同的发病机制(表 9-9)。

表 9-7 可出现感染后脊髓炎的疾病

病毒感染性发疹性疾病	病毒感染性疾病	细菌感染性疾病
天花	流行性腮腺炎	猩红热
水痘	流感	百日咳
麻疹	埃可病毒感染	支原体感染
风疹	单纯疱疹	肺炎球菌肺炎
	Epstein-Barr 病毒感染	

(引自 Kincaid & Dyken,1984)

表 9-8 脱髓鞘疾病分类

分　类	临　床
急性播散性静脉周围性脑脊髓炎(急性血管周围性髓鞘破溃)	典型的天花、水痘、麻疹、风疹等疾病感染后,疫苗接种后,原发性超急性、急性出血性脑白质类
多发性硬化症	典型的(Charcot 型)、急性(Marburg 型)、弥漫性硬化(Schilder 型)、同心性硬化(Balo 型)、视神经脊髓炎(Devic 型)
全身病并发的脱髓鞘疾病	脑桥中央髓鞘融解(central pontine myelinolysis)、胼胝体变性(Marchiafava-Bignami 病)、进行性多病灶性脑白质病

(引自 Allen,1984)

表 9-9 脊髓病与脊髓炎的病因

脊髓病与脊髓炎	病　因
先天性及发育不全	脊髓空洞症、脊椎裂
外伤	脊髓出血
椎管受压	颈椎病、炎症性关节炎(风湿性关节炎、椎间盘突出、原发性与转移性脊髓肿瘤)
物理性因素	潜水病、电休克、放射线
中毒	磷酸甲苯酯、氯碘喹、一氧化氮、血管造影剂、脊髓腔注入碘造影剂、脊椎麻醉
代谢性及营养性疾病	糖尿病
癌症性	
蛛网膜炎	
多发性硬化症	
硬膜外感染	急性硬膜外脓肿
感染后或自身免疫性脊髓炎	皮疹后、疫苗接种后、病毒感染后、原发性急性横贯性脊髓炎
原发性感染性脊髓炎	病毒性(脊髓灰质炎、其他)神经元炎
细菌性及螺旋体性	急性椎管内脓肿、结核瘤、梅毒性脊髓炎
霉菌性	曲霉病、芽生菌病、
寄生虫	棘球蚴病、囊尾蚴病
血管疾病	硬膜外血肿、血管畸形
胶原病	系统性红斑狼疮、混合性结缔组织病

(引自 Kincdid & Dyken,1984)

（一）病理改变

肉眼看起来脊髓是正常的,有时也会看到肿胀和软化。切面上几乎没有明显的病灶,偶尔也能看到坏死病灶。光镜下可见病灶局限在白质,脱髓鞘病变大多是散在于静脉周围,也有与静脉无关而存在于软膜下的。在静脉周围出现由淋巴细胞和一部分浆细胞形成的细胞浸润。通常病灶发生在脊髓腹外侧,比发生在后索的要多见,而且常是两侧对称性地出现。神经细胞即使存在于脱髓鞘病灶内,也多可保持正常形态。偶尔可看到清晰的坏死病灶。在纵切面上,病灶的扩展常常不超过几个节段,偶尔也有扩展范围更大的病例。临床上以脊髓症状为主的病例,有时也在脑干和小脑出现轻度散在的病灶。

（二）病因

麻疹等出疹性疾病引起的脑脊髓炎和疫苗接种后脑脊髓炎之间有着病理上的相似性,所以以前认为是病毒的直接侵犯或隐伏的病毒激活而引起神经组织的病变。目前则认为是某种免疫反应作用于神经组织而引起本病。给实验动物的中枢神经组织接种抗原能制作出与在人类中所看到的同样病灶,这个事实也支持上述观点。在实验性变态反应性脑脊髓炎(EAE)时,针对接种的抗原发生迟发性过敏反应,之后即出现神经症状,这表明与细胞免疫关系密切。但抗体的作用不清。对 EAE 模型来说重要的抗原是中枢神经系统内的碱基髓鞘蛋白(myelin basic protein)和含蛋白脂质-脱辅基蛋白(proteolipid-apoprotein),如用周围神经的髓鞘蛋白作抗原,则不引起中枢神经病变。

（三）临床症状

最常见的症状是左右对称性下肢瘫痪、下肢感觉障碍、背痛和脊神经根痛等。排尿障碍虽然略少,但在疾病过程中有 90%甚至 90%以上的患者出现排尿障碍。症状出现很快,约有 1/3 的病例在发病 24 h 以内就会达到极限。偶有在数周内症状仍继续发展的。

体检可见肌力下降、反射异常、感觉障碍等。在症状达到极限时几乎所有病例都出现双下肢瘫痪,瘫痪波及上肢者仅占全部病例的 25%以下。瘫痪的轻重程度各有不同。病变波及胸髓上部乃至颈髓时则出现呼吸衰竭症状。瘫痪肌群的深反射多减弱乃至消失,在病程中也有出现亢进的。感觉障碍病例中约 90%出现温痛觉障碍。脊髓后索症状较少见,不出现后索症状的病例约有 40%。感觉障碍部位以胸髓中部及上部为多,也有波及颈髓的,止于上部腰髓水平者甚少。在障碍部位可出现束带感过敏区。大部分患者其障碍部位比较固定,也有出现上行性进展的患者。

（四）检查结果

1/3 有神经症状的病例出现白细胞增多。疾病早期脑脊液多正常,但在病情经过中约有半数病例出现轻度～中度的蛋白质增多,一般多在 1 000 mg/L(100 mg/dl)以下,偶尔也有超过 5 g/L(500 mg/dl)的。细胞数都在 100/mm³ 以内。约有 5%病例的 Queckens test 试验阳性,表明有不全梗阻,用脊髓造影检查可见脊髓有部分肿胀,但大部分病例的脊髓造影是正常的。

（五）鉴别诊断

本病没有特殊的检查所见,但是在发疹性疾病或接种疫苗后出现急性或亚急性脊髓症状时,应考虑本病。可参考临床经过、脑脊液的变化以及影像诊断等与压迫性病变进行鉴别。如果出现与急性硬膜外脓肿相类似的临床症状时,可根据病变部位疼痛剧烈、常在神经症状出现之前就有背痛、外周血有炎症所见、脑脊液的蛋白质和细胞数变化明显,以及 X 线平片和 CT、MRI 等异常的临床检查结果与硬膜外脓肿进行鉴别。脊髓梗阻的发病年龄大,神经症状的发病与经过较急,又很少有脊髓横贯性症状和后索症状,这些都是与本病鉴别之处。如果有脊髓以外的硬化病变,与多发性硬化症鉴别不会困难,但是如果初期症状仅仅是脊髓病变时就很困难,对于这种病例要进行充分的随访观察。但是在有急性横贯性脊髓炎临床症状的病例中,最终诊断为多发性硬化的病例也仅是 6%。

（六）预后

一般从发病后第 2～12 周神经症状开始好转,但也有经过两年而缓慢康复的。如果经过 3 个月症状仍不见好转,往往预后不良。本病的 1/3 病例能完全康复,或者遗留极轻的运动和感觉障碍。另 1/3 病例恢复不充分,会遗留一定程度的运动和感觉障碍,或遗留排尿障碍。其余 1/3 则是完全不能恢复的病例。死亡病例约为 5%,死因多为呼吸衰竭。一般没有后索症状和深反射异常的病例预后良好。

六、特异反应性脊髓炎(atopic myelitis)

atopic 是对环境中普遍存在的抗原产生高 IgE

应答的过敏体质。螨抗原及杉树花粉常是无害的环境抗原，但在 atopic 体质者中则产生过敏性鼻炎、过敏性支气管哮喘、atopic 性皮炎、食物过敏等过敏性炎症。以往完全未被注意到 atopic 与中枢神经障碍的相关性。因上述产生 atopic 性炎症的地方是与外界接触的、而中枢神经系统则是与外界隔开受多重保护，很难想像为 atopic 炎症的目标。但许多 atopic 性皮炎患者会表现出特异临床体征的脊髓炎，目前认为 atopic 因素在中枢神经中也会产生相关炎症。

（一）atopic 脊髓炎的临床表现

（1）先有 atopic 性皮炎。幼儿及青少年期起发病，也有成年才发病的。

（2）脊髓炎的发病年龄多为 20～40 岁（平均32 岁）。

（3）脊髓炎的发病为急性或亚急性，以后为慢性过程，病程过程长的病例中可视为慢性进展型。约 40% atopic 性皮炎会加重至脊髓炎。

（4）四肢异常感觉为主征，伴四肢腱反射亢进、有明确的运动瘫痪者少见，即使有运动瘫痪亦较轻。

（5）颈髓为好发部位，约半数颈髓 MRI 上见有小病灶，这与通常脊髓炎好发于胸髓有很大不同。典型病例是在脊髓偏后索处有病灶。责任病灶为高位颈髓后索的病变会使四肢远端产生异常感觉。

（6）约 50% 上肢的运动诱发电位未见异常。

（7）脑脊液细胞与蛋白质量均比正常者多，但见不到多发硬化病例中的寡克隆 IgG 区带。

（8）呈高 IgE 血症，螨特异 IgE 阳性，约 1/3 病例其血中嗜酸细胞轻度增加。

（9）肾上腺皮质激素对约半数～2/3 病例无效，四肢异常感觉的波动性会持续几年，MRI 上可长期见到的小病灶也是其特征之一。

（10）从神经学方面可确认脊髓以外部位有复发。

（11）脑部 MRI 上存在多灶性大脑白质病灶（小病灶 5 个以上、大病灶 1 个）时，则 MS 的可能性大，此时可除外 atopic 脊髓炎。颈髓与胸髓脊髓内同样有多数病灶时则包含在 atopic 脊髓炎内。

非典型病例特征有：① 先有 atopic 性皮炎以外的 atopic 性疾病。② 先没有 atopic 性疾病，但有高IgE 血症与螨特异 IgE 阳性。③ 先有 atopic 疾病，螨特异性抗体阳性，血中 IgE 正常。

符合前述 1～9 的大部分，而能除外 10、11 项者，应疑为 atopic 性脊髓炎。

（二）atopic 与脊髓炎的相关性

atopic 性疾病是发生率较高的疾病，而在统计学上 atopic 与脊髓炎显著相关。

（三）神经病理所见

在 MRI 上 atopic 性脊髓炎的局限性小病灶大小长期不变。对胸髓后索钆（Gd）造影部分进行活检病例中，脊髓病灶见伴有轻至明显嗜酸细胞浸润的炎症病灶。髓鞘、轴突会脱失，血管周围及脊髓实质内可有 CD8 阳性 T 细胞浸润，见有神经胶质瘤。长期感觉异常与 MRI 上残存的小病灶有关。尸检病例可见从延髓到全脊髓的白质均呈海绵状变性，髓鞘及轴突均有明显脱失，此点与 MS 有明显不同。

（四）atopic 性脊髓炎与 MS

atopic 性脊髓炎临床上见以下特点而与 MS 不同。

（1）未见明确的复发与缓解，四肢异常感觉为主征的脊髓症状有波动且长期继续。

（2）脊髓以外部位的神经症状未见复发。

（3）脑 MRI 上缺少 MS 样多数的白质病灶。

（4）脑脊液所见多正常。

（5）激素冲击疗法无效。

（6）电生理学上可见潜在性周围神经病变，发生率高。

神经病理学上可见以下特点也与 MS 不同：① 不仅髓鞘而且轴突也脱失。② 伴嗜酸细胞浸润。而 MS 以 CD4 阳性 T 细胞为主者多。这表现了 atopic 性脊髓炎的免疫异常。

Kira 等对包括 atopic 性脊髓炎在内多数炎症性中枢神经疾病患者中 PMA 与 ionomycin 刺激后CD4 阳性 T 细胞内的 IFNr 产生细胞与 IL-4 产生细胞的比（IFNr/IL-4）进行测定，结果：脊髓炎中其比值较正常对照显著降低，而 MS 的 HAM 中此比值显著增高。脏器特异自我免疫疾病的 MS 及慢性病毒感染的 HAM，以 Th1 细胞为优势，而atopic性脊髓炎从 IgE 应答及 CD4 阳性辅助 T 细胞激肽的产生模式来看，为 Th2 细胞占优势。将 Th1型及 Th2 型细胞激肽产生有关细胞表面标记用流体视窗（flow sight）来测定周围血 CD4 阳性记忆——T 细胞成分，atopic 脊髓炎中为 Th2 型细胞的

CD30 阳性细胞显著增加。对此,MS 中 Th1 型细胞的 CD62L 阴性细胞,CCR5 阳性细胞呈显著增加。

(五) atopic 性脊髓炎的地位

atopic 性脊髓炎与 MS 在临床上病理学上有许多不同,免疫学上 MS 为 Th1 疾病,事实上有报道怀孕中或伴有 atopic 等 Th2 占优状态下,MS 的复发会减少并减轻。近来报道 MS 中 atopic 性疾病的患病率与正常比相当低,而 atopic 性脊髓炎在 AD 加重后则发生率增高,且在周围血中 Th2 占优状态下发病。脊髓病灶中的神经病理学检查见有嗜酸性细胞浸润,意味着局部 IL-5 等游离的嗜酸细胞产生 Th2 型细胞激肽,即 atopic 性脊髓炎在全身及中枢神经上以 Th2 优势状态下发病。Th2 细胞在 MS 中由抑制自我反应性 Th1 细胞,而使炎症结束。而在 atopic 性脊髓炎中 Th2 细胞则向诱导脊髓炎的方向起作用。Atopic 性脊髓炎脊髓病灶的本质与 atopic 型支气管哮喘及 atopic 性皮肤炎有着同样的嗜酸性炎症,故 atopic 性脊髓炎可视为过敏表现之一。有报道由髓鞘抗原特异 Th2 细胞可产生实验性脑脊髓炎,也有报道急性散在性脑脊髓炎病例中见有髓鞘抗原特异的产生 IL-4 等的 Th2 型细胞激肽的 CD8 阳性 T 细胞,故推测亦有以 Th2 细胞为主在中枢神经产生炎症的情况。由于 atopic 性疾病有重要的嗜酸细胞及 IgE 的参与,故可以称本病变为 atopic 性脊髓炎。

(六) atopic 与周围神经炎

与 I 型过敏有关的周围神经损害则以 Churg-strauss 综合征为最著名,本综合征先出现 BA,然后产生多发单神经炎。外周血中嗜酸细胞增多及高 IgE 血症,周围神经也见有 IgE 的沉积。为调节各种周围神经炎中 atopic 因素的参预应测定 IgE 的应答。Guillain-Barre 综合征及原因不明的多发单神经炎中与正常对照组相比,血清呈 IgE 值及螨特异 IgE 阳性率均为显著增高。在原因不明的多发神经炎中,CD4 阳性 T 细胞的 IFNr/IL-4 产生细胞较正常对照出现显著下降。

测定周围神经传导速度后发现 atopic 性脊髓炎并发潜在性周围神经病变的比 MS 明显增高,故可以认为 atopic 性脊髓炎好发部位为颈髓,同时在中枢、周围神经潜在性地出现炎性改变。

七、坏死性脊髓炎

坏死性脊髓炎(necrotizing myelopathy)一是发生在癌症患者时,称之为副肿瘤性坏死性脊髓病(paraneoplastic necrotizing myelopathy),二是单纯性疱疹病毒(herpes simplex virus)引起的坏死性脊髓病。

(一) 副肿瘤性坏死性脊髓病

癌症患者并发脊髓病是由间接效应(romote effect)所致,其本质尚不清。首先由 Mancall 等人报道,出现相应症状的癌症患者较少(表 9-10)。要详细探讨与硬膜外转移引起的肿瘤栓塞、核内包涵体以及血管炎等有无关系。由于没有关于癌症患者的坏死性脊髓病的流行病学报道,实际状况不清。应注意与癌症患者发生非压迫性脊髓病变鉴别。

表 9-10　癌症患者脊髓障碍的原因

原　因	疾　病
转移性	硬膜外、髓外及脊髓内转移 脊膜癌转移 血管内恶性淋巴瘤病
血管性	血管炎、循环障碍
药物性	
放射线损害	
副肿瘤综合征	坏死性脊髓病、运动神经元疾病 脑脊髓病
机会感染	
营养障碍	
其他	

(一) 癌症患者非压迫性脊髓病鉴别诊断要点

癌症伴发脊髓病与其他疾病的鉴别要点见表 9-11,虽然检查所见都不具备特异性,最后还要以病理学所见为准。除了放射性脊髓病之外,每个疾病都可能在恶性肿瘤引起全身性病变之前发生脊髓病,因此对原因不明的脊髓病要注意鉴别。在多发性神经根炎引起的迟缓性瘫痪的鉴别上最好使用电生理学检查,并结合临床检查所见进行综合性的分析。

脊髓 MRI 所见:T_1WI、T_2WI 及 Gd 造影图像有无异常。

大脑病变:CT、MRI 等有无转移及白质病变。

(二) 单纯性疱疹病毒(HSV)与坏死性脊髓病

有 8 例报道 HSV 与坏死性脊髓病或脊髓炎的关系见表 9-12。原有基础疾病除恶性肿瘤之外,还有艾滋病(AIDS)糖尿病和妊娠等诸多并存状态(associated condition),不难看出,机体免疫功能下降是发病的关键。特别要注意在 HSV 2 型的高感

表 9‑11　癌症患者的非压迫性脊髓病变的鉴别要点

鉴别要点	坏死性脊髓病	放射性脊髓病	髓内转移	脑膜癌	血管内恶性淋巴瘤病
早期症状	肌力下降腰痛	下肢麻木感	剧痛	神经根痛	下肢麻木感和疼痛
临床经过	急性亚急性	慢性	亚急性	亚急性	急性
病变范围	弥漫性局限性	局限性	局限性/多发性	弥漫性	局限性/多发性
脊髓造影	正常＞肿胀	肿胀/正常/萎缩	肿胀/正常	正常	正常
脊髓 MRI	正常＞异常	异常＞正常	异常＞正常	异常＞正常	异常
脑脊液所见细胞数	正常	正常	正常	增多＞正常	正常＞增多
蛋白质量	正常＞增加	正常＞增加	增加＞正常	增加＞正常	增加
肿瘤细胞	无	无	无	有	无
大脑病变	无	无	有＞无	有	有
运动瘫痪	迟缓性＞痉挛性	痉挛性＞迟缓性	迟缓性＞痉挛性	迟缓性	迟缓性
参考	脊髓内未注入抗癌药，或者可以否定其影响	在与脊髓病变相对应的部位曾做过放射线照射	出现比较多的向其他脏器的转移	较多出现痴呆、头痛和脑神经症状	较多出现痴呆和皮肤症状等

表 9‑12　单纯性疱疹病毒引起的坏死性脊髓病/脊髓炎病例报道

著者/年	年龄/性别	伴随疾病	截瘫后存活时间	脊髓损伤	CSF 细胞/μL	HSV 型
Klastersky(19)1972	64/女	无	5 d	完全性	13.400(P)	I
Koskiniemi(20)1982	21/女	妊娠	治愈		2	I
Britton(6)1985	25/男	AIDS	33 d	$T_7 \sim T_8$	0	II
Wiley(40)1987	57/男	DM	26 d		7.900	II
Ahmed(1)1988	29/女	无	治愈			II
Lwamasa(15)1989	64/男	肺癌	27 d	$C_2 \sim C_5$	210(M)	II
Nakagawa(27)	74/女	ATL	5 d	$C_1 \sim L_5$	5(M)	II
Iwamasa(16)1991	64/男	DM	55 d	完全性	5(M)	II

注:DM:糖尿病;ATL:成人 T 细胞白血病;P:多核细胞;M:单核细胞;AIDS:艾滋病。

染率地区,可能是脊髓病或脊髓炎的病因之一。最好是检查有无抗体以及利用 PCR 检出脑脊液中病毒 DNA 的方法等进行早期诊断。关于 HSV 和巨细胞病毒引起脊髓病变的机制,除了病毒直接感染神经组织引起病变之外,也要考虑到病毒感染引起血管内皮细胞血小板调节素(thrombmudulin)的减少与组织因子(Tissue factor)的衍化导致血栓形成倾向而发生脊髓病变。

八、寄生虫性脑脊髓炎和脊髓病

寄生虫是指具有寄生生活的单细胞生物原虫与分类为吸虫类、绦虫类和线虫类的多细胞生物蠕虫。这些生物的生活方式要比细菌和病毒复杂得多,在临床上诊疗寄生虫疾病的机会也少,所以容易漏诊。近年由于外出旅行者增多,流行吃天然食物以及生食习惯等,导致有些寄生虫病有增加的趋势。

(一) 弓形体(toxoplasma)

弓形体是广泛地蔓延在哺乳类和鸟类的原虫,

是重要的人体寄生虫之一。此原虫以猫为终宿主,在其肠道上皮内进行有性生殖,以卵囊(oocyst)的形态排出在粪便之中。食入此卵囊即得感染,也有食入含有包囊体(cyst)的肉类等而得病的。大部分感染者都是隐性感染,不出现症状,但是如果一次受到大量感染,或者是受过损害的宿主就发生弓形体病症状,例如艾滋病(AIDS)患者就能有 3%～40%并发弓形体性脑脊髓炎和脑膜炎。后天性弓形体病的症状有发烧、疲倦、头痛以及发生淋巴结炎、视网膜脉络膜炎、脑脊髓炎和脑膜炎等。

本病常用免疫学检查做出诊断,如一般常做的胶乳凝集反应和间接红细胞凝集反应等,可靠性好,但是也要慎重判断,因为很多是隐性感染者。在判定病的现有症状是弓形体病时,应该是发病前反应为阴性,现在为阳性,抗体价升高,而且持续有高抗体价。也可以用酶结合免疫吸附测定法(ELISA)和荧光抗体法检测抗弓形体 IgM 抗体,这有助于急性期的诊断。直接证明弓形体的方法有利用患者的脑脊液或淋巴结的活检材料给小白鼠接种来分离虫体。也有报道怀疑弓形体能成为多发性硬化症和急性感染性多神经炎的病因。

治疗可使用乙胺嘧啶(pyrimethamine)或磺胺制剂以及螺旋霉素(spiramycin)等。

(二) 阿米巴脑炎

本来寄生在水池或沼泽等处阿米巴中的一种，由于某种原因而寄生在人体，因而引起严重的脑炎。这种患者是最初在 1965 年由澳大利亚报道 4 例，以后美国等相继报道同样的病例，到现在已发生 200 例以上。本病分为 2 型，即由 Naegleria fowleli 引起的原发性阿米巴脑膜脑炎 (primary amebic meningo-encephalitis, PAM) 和有棘变形虫属(acanthamoeba sp)的阿米巴(表 9-13)引起的肉芽肿性阿米巴脑炎(granulomatous amebicvencephalitis, GAM)。在病理学上，可明确查出 PAM 侵犯脊髓，而 GAM 则不侵犯脊髓。

PAM 是人在水池或沼泽等游泳后，经过 2～3 d 的潜伏期而发病。通常认为阿米巴是由鼻黏膜经由嗅神经而进入体内的。在病理学上，额叶和颞叶下部病变最严重，此外则在中脑、脑桥、延髓和颈髓等处可看到出血性坏死病灶。临床症状和

脑脊液变化与细菌性化脓性脑膜炎相似。病情进展很快，常在病后数日至 1 周死亡，预后不良。大部分病例是在死后的病理标本中找到阿米巴而作出诊断的。也有从脑脊液中分离到阿米巴作出诊断的。确定在发病前几天曾在水池、沼泽等处游泳是怀疑本病的要点。尚无免疫学诊断方法，怀疑本病时可利用脑脊液的沉渣检出阿米巴，或做脑脊液培养。

(三) 肺吸虫

常见卫氏并殖吸虫(Paragohimus westermani)和宫崎肺吸虫。卫氏肺吸虫是以海藻蟹和沼泽蟹为第二中间宿主，宫崎肺吸虫是以沼泽蟹为第二中间宿主。寄生在这些蟹体内的有囊幼虫叫作后囊蚴(metacercaria)，吞入这种幼虫后则引起感染。本虫名为肺吸虫，是以肺为其寄生部位的，但也常寄生于肺以外的脏器，称为异位寄生。特别是脑肺吸虫病多见，但寄生于脊髓的病例要比脑肺吸虫病少得多。大部分患者有神经根痛、下肢无力、膀胱直肠功能障碍以及步行障碍等，查体时可见感觉障碍和痉挛性或迟缓性瘫痪，常诊为脊髓肿瘤而手术。多数病例的周围血和脑脊液中有嗜酸性粒细胞增

表 9-13　自由生活的耐格虫属(阿米巴原虫)和有棘变形虫属引起的脑炎

	耐格虫属(阿米巴原虫)	有棘变形虫属
原生动物学	滋养体:直径 10～15 μm，圆形，有较多的染色质核仁，清晰，有核晕，21 ℃～40 ℃培养生长，有线粒体，分裂时保持核膜完整，有叶状假足，包囊体为球形	滋养体:圆形、密集、有染色质核仁，清晰，有核晕，直径为 25～35 μm，有线粒体，分裂时核膜溶解，有棘状假足。包囊体为星形且有双层壁
流行病学	健康状态良好，最近有在湖沼或游泳池游泳史，发生在炎热夏季	健康状态不良，系免疫功能不全的患者，无游泳史
潜伏期	3～7 d	约>10 d
侵入	嗅神经上皮	皮肤、肺、嗅神经上皮
发病	迅速	缓慢而不明显
中枢神经扩散	直接由无髓鞘神经丛扩展	可能是血源性
受害器官	常是脑部	脑、皮肤、眼、肺
临床经过	急性、暴发性、<10 d	亚急性(8～30 d)、慢性(>32 d)
体征和症状	头痛、食欲不振、恶心呕吐、癫痫发作、发烧、脑膜炎征、精神异常、复视	精神异常、癫痫发作、发烧、偏瘫、脑膜炎征、视觉异常
检验诊断与脑脊液	CSF 与细菌性脑膜炎相似，但无菌，CSF 中的中性粒细胞增多，高蛋白质、低糖。直接检查新鲜脑脊液:滋养体活跃能动。培养与给小白鼠接种(均使用 CSF)	CSF 与病毒性脑炎一致，且培养不生育(无繁殖)，可做小白鼠接种
宿主的反应	化脓性柔脑膜炎、出血性致坏死性脑膜脑炎、脑水肿、阿米巴在血管周围集聚	肉芽肿性脑炎伴有局灶性坏死和多核巨细胞，致坏死性脉管炎
中枢神经系统的阿米巴形态	滋养体	滋养体+包囊体
鉴别诊断	急性化脓性(细菌性)柔脑膜炎、病毒性脑炎	结核性、病毒性或霉菌性脑炎、脑肿瘤、脑脓肿
治疗	二性霉素 B+双氧苯咪唑+利福平	磺胺嘧啶，酮康唑

(引自 Martinez. A. J. 1985)

加，看到嗜酸性粒细胞增多时应想到有寄生虫病的可能。本病的免疫诊断法相当可靠，怀疑本病时先用肺吸虫皮内反应用抗原作皮内试验，如为阳性再作凝胶内沉淀反应、补体结合反应和酶结合免疫吸附测定（ELISA），能得到相当正确的诊断。但是病程过久已产生钙化的患者，其抗体价降低，有时达不到能作诊断的程度。以前用硫双二氯酚（bithionol）治疗效果很好，但是用药时间很长，常出现副作用，最近使用环吡异奎酮（plaziquantel）20～50 mg/kg 连用 1～3 d，据说有效。给脑寄生病例驱虫时，有时出现脑压升高，最好与激素合用。

（四）猪囊尾蚴

猪肉绦虫是以人为终宿主、以猪为中间宿主的寄生虫，在人的肠道内有成虫时，带虫卵的虫体与粪便一起排出体外。猪食入后就在其肌肉和内脏形成猪囊尾蚴，人吃了未煮熟的猪肉就能感染囊尾蚴。如果人食入虫卵，或者人肠道内的成虫由于某种原因引起虫体破溃、虫卵进入肠道时，人同样成为中间宿主，在皮下、肌肉内和脑等处形成猪囊尾蚴，偶尔也寄生在脊髓但非常少。一般寄生在腰椎水平的蛛网膜下隙，也有寄生在脊髓内。脊髓猪囊尾蚴病的症状分为脊膜脊髓炎（meningomyelitis）、脊髓压迫（spinal compression）和脊髓痨型（tabeic form）3 型（表 9 - 14）。本病的临床症状具有急性炎症和肿瘤性病变的表现以及复发性、慢性炎症甚至变性性病变这样的复杂表现形式，可能在囊尾蚴死亡时出现急性恶化，乃致本病的表现形式多种多样。同时也常在脊髓以外的部位发现猪囊尾蚴，这对诊断很有帮助。也可试作免疫学诊断法，但因缺乏精纯的抗原，故其可靠性很差。手术切除是根治疗法，不能切除时可用环吡异奎酮（praziquantel）。最好同时使用类固醇以防脑压升高。

表 9 - 14　脊髓猪囊尾蚴病的病型分类

按病理生理学的分类	按解剖学的分类
1. 原发性脊髓囊尾蚴病 （1）孤立性脊髓感染 （2）1 例患者有多病灶性囊尾蚴病的脊髓感染	1. 髓内囊尾蚴病
2. 继发性脊髓囊尾蚴病 （1）颅内块状囊尾蚴病直接扩散到脊髓 （2）颈部硬脊膜炎伴有脊髓变性并发后窝囊尾蚴病	2. 髓外囊尾蚴病 （1）硬膜下型 （2）硬膜外型

（五）广州管圆线虫（Angiostrongylus cantonensis）

广州管圆线虫通常寄生在鼠类的肺动脉，在动脉内产卵。虫卵栓塞在肺毛细血管并在此处孵化为幼虫。幼虫进入肺胞内自支气管上升，然后经食管下降至肠管而随粪便排出体外。这些幼虫被其中间宿主蜗牛或蛞蝓类吞食。蜗牛或蛞蝓被终宿主鼠类扑食后，即在其体内发育为成虫。人们的感染经路是作为民间疗法生吃蛞蝓，偶尔也有蛞蝓或蜗牛混入凉拌菜等之中被生吃后而发生感染。感染后的虫卵进入肠壁，随血流或淋巴到达蛛网膜下隙。在鼠体内是再向肺动脉移行，但在人类则停留在蛛网膜下隙。经过 1 周左右的潜伏期后出现脑膜刺激症以及周围神经症状和神经根症状等。怀疑本病的要点是有特殊的饮食史和脑脊液中的嗜酸性粒细胞显著增多，有时达 90％ 以上。偶尔也能从脑脊液中检出虫体，也可试做各种免疫学诊断法。用噻苯咪唑（Thiabendazole）进行治疗可能有效，目前只是用消炎药和降低脑压药等进行对症治疗观察经过。多在发病数周后治愈。

九、脱髓鞘性脊髓炎

脱髓鞘性脊髓炎以多发性硬化为主。多发性硬化症是中枢神经的髓鞘受到损伤而原因不明的疾病，其临床特点是在中枢神经系统中有两处以上的白质病变与临床经过中反复出现复发和缓解。根据脑脊液检查出现 IgG 升高和寡克隆区带（oligoclonal Ig band）等各种免疫异常，一般认为可能是自体免疫性疾病的一种，但推测可能也和病毒等外因以某种形式参与发病有关。尽管 MRI 等辅助检查方法的发展能比较容易地查出病灶的多发性，但多发性硬化症的诊断仍然不能缺少准确的神经学检查和详尽的病史。多发性硬化症的病灶广泛地散在于中枢神经系统，其中脊髓病变也不少。在诊疗脊髓疾病时要经常想到多发性硬化症。在此病初次恶化且病变只存在于脊髓时常常需要在排除其他疾病的同时仔细观察病情经过。须与神经系统的白塞病（Behćet's disease）梅毒、结核、脊髓肿瘤、脊髓血管障碍、线粒体脑肌肉病变、亲人类 T - 淋巴细胞病毒 1 型关联性脊髓病（human T-lymphotropic virus type I-associated myelopathy）（HAM）、胶原病、脊髓空洞症、蛛网膜炎、肾上腺脑白质营养不良（adrenoleukodystrophy）运动神经元疾病、脊髓亚急性联合变性、小脑脊髓变性以及横贯性脊髓类等多种疾病鉴别,与多发性硬化症的近缘疾病——急性播散性脑脊髓炎(ADEM)也要鉴别。

(一)流行病学

北欧及北美的患病率为 30～80/10 万人,日本为 4/10 万人,这是由环境和人种引起的差别。本病无遗传性但家族内发病率约为 2%。虽然注意到易患本病的因素与免疫反应性有关。男女之比为 1:1.3,女性较多。初次发病年龄较轻,在 30 岁左右有一高峰,80% 的病人在 15～50 岁之间发病。50 岁以上老年人发病的也有 10% 左右,而且多为单病程经过,易发生严重障碍。

(二)病理所见

肉眼即可看到直径数毫米至数厘米的界限清晰,呈灰白色半透明的脱髓鞘斑块(plaque),以白质病变为主。斑块出现在视神经、脑室周围(尤其 Witter 角)脑干、小脑和脊髓。在脊髓出现多数的与纤维走行不相一致的斑块,据说较易出现在侧索和后索。斑块可达到脊髓边缘,有楔状的与局限在中心白质的,后者向纵向扩展可长及数个节段。组织学的基本改变是小静脉周围的炎症、脱髓鞘和反应性神经胶质增生。早期的斑块发生与静脉周围炎之间的关系被认为是多发性硬化症病因的重要所见。在静脉周围有淋巴细胞、单核细胞和浆细胞浸润,并可看到髓鞘破溃和巨噬细胞的吞食现象。神经细胞和神经轴索虽然被保存下来,但病变严重时也出现继发性损伤。在慢性期逐渐被神经胶质细胞所代替而呈硬化状态。死于急性多发性硬化症的患者也有不出现硬化病变的。周围神经不受损害,但髓内纤维也有出现继发性病变的。

(三)临床症状

多发性硬化症患者中 90% 呈现复发和缓解的反复慢性经过,10% 从发病开始就是进展性的单病程经过。

1. 人脑 人脑白质病变多无临床表现。反复出现发作的慢性病例会有轻度痴呆、欣快或抑郁。急性的广泛病变也可以引起意识障碍。也可以有大脑局灶症状少、锥体外系症状和癫痫,均较少见。

2. 视神经 视力障碍是多发性硬化症的重要症状,常是确定诊断的依据。以视力障碍发病的占 43%,在全病程中有 65% 的患者出现视力障碍。视神经和视神经交叉都可以受到损害、可引起视力下降和视野变窄,有时可有色觉下降。慢性病例会出现视神经乳头苍白。视力障碍和脊髓症状相继在 1

周以内出现时叫作视神经脑脊髓病(Devic's disease),是多发性硬化的一个类型,占全部病例的 6%～7%。

3. 脑干和小脑 有 35% 的患者出现眼球震颤、内侧纵束(medial longitudinal fusciculus)综合征。虽然出现的不多,若是出现在年轻患者的两侧时则是多发性硬化症的重要体征。小脑症状为小脑性构音障碍。延髓病变轻者出现吞咽障碍,重者则出现呼吸和循环衰竭,预后极差。

4. 脊髓病变

(1)瘫痪 下肢容易出现瘫痪,占 73%,如有颈髓病变,上肢也会出现瘫痪。大部分是痉挛性瘫痪,急性期也出现迟缓性瘫痪。腹壁反射多消失。

(2)感觉障碍 出现的频率约为 77%,一般表现为感觉降低和感觉异常。脊髓出现很多斑块但与纤维走行无关,而且是左右非对称性。由于斑块有大有小,临床上有完全横贯型、Brown-Sequard 型脊髓病变及仅波及数个节段、有束带感(girdle sensatiou)等感觉异常。颈部前屈时沿着脊椎背部出现向下肢放散的电击样疼痛(Lhermitte 征),这是后索刺激症状,7%～18% 的多发性硬化症会出现。

(3)疼痛性强直性痉挛 突然发生并反复出现疼痛且伴有肌肉痉挛,持续时间在 1 min 以内,由于身体活动或触碰皮肤而出现。推测可能是因为脊髓内的运动神经和感觉神经的脱髓鞘使神经冲动发生异常传导所致。

(4)膀胱功能障碍 约有 51% 的患者出现膀胱功能障碍,腰髓以上有病变则出现反射性膀胱(reflex bladder),骶髓(S_2～S_4)病变则出现自主性膀胱(autonomous bladder)。

(四)脑脊液检验

1. 细胞数和蛋白质 急性期均有增多但较轻,一般不超过 100/mm³。需要和病毒性脊髓炎及急性播散性脑脊髓炎相鉴别。以单核细胞增多为主。

2. IgG IgG 的绝对值(50 mg/L 以上)和 IgG%(IgG/总蛋白,正常 15% 以内)均有上升,尤其在急性期病例上升的较多。这与多发性硬化症的病因有关。但在结核等慢性炎症和胶原病等时也升高,并不是多发性硬化症的特有改变。在急性期不升高的病例也不少。

3. 寡克隆区带(oligocloral band,OB) 这是指脑脊液电泳时在 γ-球蛋白领域有数个区带,是由 IgG 形成的。多发性硬化症病例中有 45%～94%

出现此区带,但因时期和检查方法不同而有差异。在诊断上虽然是个重要检查方法,但在急性硬化性全脑炎、HTLV-Ⅰ关联性脑炎、疱疹性脑炎以及急性传染性多神经炎等时也出现这种区带,并不是多发性硬化症所特有的。

4. 髓鞘碱性蛋白(myelin basic protein)　这是构成髓鞘的蛋白质,有时流入脑脊液中(100 ng/L以上),一般认为这是髓鞘融解的结果,但较少见。髓鞘碱性蛋白在脑卒中时也会升高。

(五) 影像诊断

1. CT扫描　单用CT难以检查出脊髓斑块,但是利用碘葡酰胺(metrizamide)造影剂可以查出急性期脊髓水肿的影像。利用CT可查出的脑干水平以上的变化有:① 急性期的斑块像;② 慢性期的大脑和脑干萎缩与脑室扩大。斑块呈境界清楚的类圆形,是低吸收值区,对周围压迫不大的病变。和脑实质是等吸收值时,或者斑块的直径在0.7 cm以下时,就不能做出判断,所以单纯CT检查的检出率是14%～47%。有时利用造影剂可增强效果,但成功率较低。Morariu等常用2倍量的造影剂静脉滴入1 h后进行扫描,即双倍剂量延续加强法(double dose delayed enhancement)可提高检出率。

2. 磁共振成像　利用MRI能够检出脊髓病变。大脑和脑干的斑块检出率约70%,也较CT为高。在急性期T_2的弛豫时间延长,利用T_2的强化像可将病变部位作为高信号区而检查出来。在急性期时脊髓有数个节段呈水肿状,在慢性期时脊髓虽然萎缩,但T_2的弛豫时间依然延长。一般认为T_2的弛豫时间延长与水肿引起的水分增多和神经胶质细胞增加有关。利用MRI可以查出临床上不出现症状的病灶,因此以往认为多发性硬化复发的频率平均每年约为0.5次,经过Willoughby等所做的磁共振连续拍照,改正为脊髓斑块的消长平均每年约为3.2次。Oger等认为免疫学参数的变动与MRI的变化有很密切的关系。

(六) 其他检查所见

1. 诱发电位　在视觉诱发电位、本体感觉诱发电位和声音性脑干诱发电位上出现传导时间延长,对于探索不出现临床症状的白质病变很有帮助。

2. 脑电图　有30%～90%左右出现非特异性异常慢波。

3. 外周血的淋巴细胞亚型(subset)　经常检查的是T淋巴细胞表面标记的OKT4阳性细胞数与OKT8阳性细胞数的比例。OKT4是救助/感应T细胞,OKT8是抑制/细胞毒T细胞。有不少报告称在急性期OKT4/OKT8比上升,认为这是免疫应答处在亢进状态。但是也有报道称表面标记比并不一定能表达免疫功能。

4. 病毒抗体价　有不少关于麻疹和其他各种病毒抗体价升高的报道,认为这是由于B淋巴细胞非特异性刺激引起的。最近还有关于HAM的病因性病毒-HTLV-Ⅰ〔人类T细胞白血病病毒(human T cell leukemia virus)〕的抗体价升高的报道。

(七) 诊断标准

多发性硬化症因无特殊的检查所见,因此以前是把它在时间上和部位上的多发性这一临床特点作为基础而拟定诊断标准的。最近则经常采用Poser等人的诊断标准(表9-15),它是在临床特点上又加入了辅助检查所见而制定的标准。

表9-15　Poser等人拟定的多发性硬化诊断标准(1983)

分　类		复发次数	临床上的病灶数	辅助检查得到的病灶数	脑脊液的OB/IgG
A	临床确诊 A_1	2	2		
	A_2	2	1	与1	
B	临床及检 B_1	2	1	或1	+
	查上的确 B_2	1	2		+
	诊 B_3	1	1	与1	+
C	临床疑为 C_1	2	1		
	多发性硬 C_2	1	2		
	化 C_3	1	1	与1	
D	临床及检 D_1	1			+
	查疑为多发性硬化				

OB/IgG:寡克隆区带/免疫球蛋白G。

这个标准也和以前一样,如果临床上能查出在时间上和部位上的多发,临床上就能确诊,但是,即使缺少某一方的条件,如果脑脊液中的IgG出现高值,或出现低纯系IgG区带时亦可认为系临床上的确诊,这一点是这个标准的长处。同时还把利用辅助检查查出的病灶也计算在病灶数之内。辅助检查包括:CT、MRI、诱发电位、膀胱功能检查以及热浴(hot bath)试验。热浴时出现瘫痪和感觉障碍加重。临床症状持续24 h以上时算作1次复发,复发与复发之间的间隔最少要在1个月以上,这也是为了和急性播散性脑脊髓炎相鉴别。

十、粘连性脊髓蛛网膜炎

(一) 概述

脊髓蛛网膜炎缺乏活跃的炎症所见,病理学变化主要为血管外膜的肥厚及脊髓软脑膜肥厚与粘连。本病的原因包括术中血液流入脊髓内以及有使脊髓的软脑膜发生炎性变化的各种疾病与物质,但病情并不是炎症而是脊髓、神经根的缺血、压迫等而发生的系列病理变化,加上继发脑脊液流通障碍致使脊髓空洞、囊肿形成而使临床表现更加复杂,结果呈现疼痛或运动障碍。所有症状的出现均与缺血有关,致使治疗较为困难,但对继发性的临床表现采取对症下药,采取确切的治疗措施,可在一定程度上改善症状并阻止神经症状的恶化。

慢性粘连性蛛网膜炎(Chronic adhesive arachnoiditis)于1897年首先由Schwartz发现并考虑为梅毒性脊髓炎,1909年Horsley将其定位为临床疾病,后来1936年Elkington,1946年French,1962年Lombardi,1978年Shaw相继进行了报道,对其临床表现的特异及难以理解的病理所见,而命名了许多诊断名称,如脊髓假性肿瘤、浆膜脑膜炎、局限性棘肌炎、浆液纤维性局限性棘肌炎、纤维囊性蛛网膜炎、纤维性脑膜炎、浆液纤维性蛛网膜病、局限性浆液脑膜炎、局限性棘肌脑膜炎、软脑脊膜与蛛网膜囊肿、有间隔的蛛网膜炎、肥大性棘肌硬脊膜炎、慢性粘连性蛛网膜炎等。

(二) 蛛网膜炎的病理

蛛网膜是无血管性脑膜,存在于脑软膜与硬膜之间,细胞呈纸张样排列,或穿孔样、浮雕状排列而形成蛛网膜,在软膜侧由延长成皱纹状蛛网膜小柱与软膜相连,将其空间称为蛛网膜下隙,内有脑脊液;蛛网膜上有巨噬细胞及白细胞,炎症时反应强烈。蛛网膜下隙存有多数血管,作为特殊结构,在上矢状静脉窦及根神经节附近,蛛网膜呈多层交起状结构,穿过硬膜内层而进入硬膜静脉窦,称此部为蛛网膜颗粒。由于是这样的组织,蛛网膜一旦遇到什么异物,自然会发生炎症反应,特别是各种造影剂注入蛛网膜下隙会使巨噬细胞、淋巴细胞、组织细胞被大量动员产生纤维性增殖而使穿孔样结构消失,小柱与支持纤维融合而变粗变厚,此为急性期即蛛网膜增殖期并占据蛛网膜下隙,此时正常的网状结构消失而阻碍脑脊液流动,并开始形成多房性囊肿。

到了慢性期,由于对周围组织的绞扼而出现压迫机制,蛛网膜下隙已经消失,纤维化的蛛网膜会系紧脊髓及神经根,进而蛛网膜下隙的血管系统及脊髓以及神经根的血管出现障碍,结果产生剧烈的根症状及髓内组织的软化,这种病理改变脊髓后部重于前部。在蛛网膜炎时间经过上,一方面是空间上扩散,一方面是产生局部粘连,即局限性蛛网膜炎。手术时可以清楚地见到这种局限于脊髓髓节及马尾的粘连,早期病变最轻时如马尾在切开硬膜后可见其肿胀,神经根呈充血膨胀状态,进一步发展则切开硬膜时只能见到空隙及囊肿,神经根在硬性胶原纤维中呈萎缩并与硬膜粘连的状态,如这种状态较为广泛时则为弥漫性粘连性蛛网膜炎。

脊髓粘连性蛛网膜的临床表现并不固定,有时如同脊髓肿瘤,或呈脊髓血管障碍样改变,也可以呈现神经根症状。

(三) 原因

1. 感染 病毒性、细菌性、真菌性等脊髓脊膜炎都可成为粘连性蛛网膜炎的原因,自古就有梅毒、结核、Pott病等,尤其是结核可以产生严重的粘连性蛛网膜炎,而且不只局限于脊髓,还会引起脑干、颅底病变而发展成为失明、脑积水、脑血管障碍,枕大孔附近粘连亦是脊髓空洞症的重要原因。

隐球菌性赘生物,小儿细菌性髓膜炎急性期过后都可逐渐发生粘连性蛛网膜炎。

2. 造影剂 油性造影剂术后发生粘连性蛛网膜炎的概率很高,以后出现的水溶性造影剂因其高渗透压对蛛网膜亦有刺激,目前使用的iotrolan并发症较少。

3. 药物等化学物质 普鲁卡因等麻醉药,庆大霉素、链霉素等抗生素,两性霉素B(amphotericin B)等抗真菌药,甲氨蝶呤,甲泼尼龙等的注入均是产生粘连性蛛网膜炎的诱因。

4. 蛛网膜下隙出血 动脉瘤破裂、脊髓AVM、外伤、手术等造成蛛网膜下隙出血皆为粘连性蛛网膜炎的原因。

5. 退行性脊椎病变 椎间盘突出、腰椎病,腰椎间盘突出是产生马尾部位粘连性蛛网膜炎的最大因素。在腰椎病及椎管狭窄时反复的微创反应可发生蛛网膜炎,在这种状态下进行外科手术或外伤、跌打损伤等均推动了粘连性蛛网膜炎的发病机制,并可发生蛛网膜囊肿。手术常不能消除症状往往反而会使症状恶化,为此影像学判断蛛网膜的状况对设计治疗方针是极为重要的。

（四）临床症状

慢性粘连性蛛网膜炎从蛛网膜的结缔组织增生、肥厚开始，结果则使神经根周围的脊髓、血管受到绞扼，使正常蛛网膜穿孔样（fenestration）结构消失，有时形成房状贮留有脑脊液的囊肿而造成肿瘤样压迫，由于粘连性蛛网膜炎对神经组织的刺激、绞扼、牵引、压迫可出现多种症状，即没有特异的固定症状为其特征。1936 年 Elkington 报道的 41 例中，以 $T_1 \sim T_6$ 为最多，其次为 $T_7 \sim L_2$，颈髓、上颈髓、腰骶髓的顺序，与当今的数据不一定一致，其原因为手术及造影检查及向髓内注入药物等有关，发病有急性起病与渐进起病两种，自发痛及脊髓压迫最为重要。自发痛中有坐骨神经痛、腰痛，疼痛在脊柱运动及咳嗽时使神经根症状加重，其 41 例中 19 例有脊髓压迫，表现为四肢无力，痉挛性截瘫，深部反射亢进，有时有阵挛，障碍部位以下可表现为感觉丧失、感觉异常、感觉过敏、感觉分离及震动觉障碍，感觉无异常者 41 例中仅有 3 例。41 例中仅 14 例无膀胱直肠功能障碍，24 例有某种程度的膀胱功能障碍，重症截瘫者则膀胱直肠功能完全障碍。

1962 年 Lombardi 报道，41 例慢性粘连性蛛网膜炎，平均年龄 36 岁（10～60 岁），男女基本相等，症状以脊神经根与脊髓功能障碍重复者为多，发生部位胸髓部为 68%，腰髓部为 17%，颈髓部为 15%。囊腔性蛛网膜炎仅占 5%，其症状如同脊髓肿瘤。蛛网膜炎症状有时是单一的，多为多发性神经根症状，并出现感觉异常，其进展并无规律，时而加重时而缓解，症状持续几周至年余甚而有达 10 年以上者。

1978 年 Shaw 报道 1955～1976 年间 80 例中男性是女性的 2 倍，年龄 7～73 岁，胸椎部为 4%，胸腰椎部为 20%，腰椎部为 71%，骶椎为 5%，病因中腰椎间盘病例占 64%。多诊断为多发性神经根病变，占 75%，截瘫者占 18%，两侧性坐骨神经痛及膀胱功能障碍也是常见症状。慢性粘连性蛛网膜炎的临床症状主要是神经根症状及脊髓症状或单独或混合出现，在脊柱脊髓疾病鉴别诊断时不要忘记蛛网膜炎，特别是在间盘变性及术后的粘连以及退行性脊椎病和各种脊柱脊髓手术后常合并粘连性蛛网膜炎。

（五）诊断

1. 脊髓造影及 CT 造影　系粘连性蛛网膜炎确定诊断及观察其进展的检查方法，脊髓造影可有以下特征。

（1）蛛网膜下隙部分及完全阻滞。

（2）蛛网膜下隙狭窄。

（3）神经根闭塞或神经根肥厚。

（4）造影剂的不规则分布与定位。

（5）脊髓周围的囊肿形成。

2. MRI　T_1WI、T_2WI 均见有脊髓变形及脊髓影像不清，蛛网膜下隙不规则扩大，并发脊髓空洞者多，用 Presaturation Band Cine MRI 可了解蛛网膜下隙脑脊液的搏动情况，对评定粘连性蛛网膜炎的范围及程度极为有用。

第二节　脊髓变性疾病

一、运动神经元疾病

运动神经元疾病是运动神经元被选择性损害的变性性疾病的总称。运动神经元疾病包括有多种疾病如（表 9 - 16、17）所示。最多的是肌萎缩性侧索硬化症。

（一）肌萎缩性侧索硬化症（amyotrophic lateral sclerosis）

本病最初由 Charcot 与 Joffroy 于 1869 年报道，其病因见表 9 - 18，迄今原因尚不明，治疗方法亦未确定。

有关本病的最新发现有以下数项：① 家族性肌萎缩性侧索硬化症发现有基因异常；② 本病中易出现变性的下运动神经元的神经细胞中，有不少病例可发现有辅酶 Q（ubichitin）阳性包涵体；③ 不少病例伴有 M 蛋白异常；④ 依赖人工呼吸机长期存活病例可出现自然经过中所见不到的神经症状及神经病理学异常。也有人提出如下假说：致病因子由轴索末端摄入后，经轴索内输送而达到脊髓及脑干的运动神经细胞，选择性地侵犯运动神经元。

1. 流行病学　世界各地患病率大致为每 10 万人口 2～6 人，但关岛（Guam）的 Chamaro 族及日本

表9-16　肌萎缩性侧索硬化症(运动神经元疾病)诊断线索

1. 通常于 20 岁以上发病
2. 发病缓慢,呈进行性发展(病变局限,非进行性者除外)
3. 主症状如下
(1) 延髓症状　构音障碍,吞咽障碍,舌麻痹及萎缩,肌纤维束自发性收缩。
(2) 上神经元体征(锥体束征)　深腱反射亢进,出现病理反射
(3) 下神经元体征(前角征)　肌萎缩,肌纤维束自发性收缩,肌力下降。
4. 病型按下表分类

病　型	延髓症状	上神经元体征	下神经元体征
肌萎缩性侧索硬化症(ALS)*	＋	＋	＋
(古典型)	＋	＋	－
	－	＋	＋
进行性脊肌萎缩症(SPMA)	＋	－	－
进行性延髓麻痹(PBP)	＋	－	－
SPMA＋PBP	＋	－	＋

* 此词有时指运动神经元疾病整体,有时如本表所示指病型。
5. 原则上不出现以下体征
客观的感觉障碍,膀胱直肠功能障碍,小脑征、锥体束征
6. 能与下述疾病鉴别
颈椎病、脊髓或脑干肿瘤、多发性肌炎、进行性肌营养不良、其他肌病、多发性神经疾病、神经性进行性肌萎缩症(Charcot-Marie-Tooth病)、脊髓小脑变性病、家族性痉挛性截瘫
[附]病重程度
1. 有肌萎缩,但日常生活毫无障碍
2. 仅精细动作不能完成
3. 不需要辅助,自己能勉强进行运动及日常生活
4. 得到辅助(包括护理)能顺利完成日常生活
5. 得到辅助,日常生活上仍有较大困难
6. 呈卧床不起状态,自己不能进行任何动作
7. 需要经管营养或呼吸管理

(日本厚生省肌萎缩性侧索硬化症研究组)

表9-17　肌萎缩性侧索硬化症(ALS)分类

临床型	诊断的确定(根据临床或 EMG 标准)
单发性 ALS ALS 变异 　家族性 ALS 　地区性 ALS:关岛 与其他体征相关 　锥体束外损害 　小脑变性 　痴呆 　白主系统受累 　躯体感觉系统损害 拟 ALS 综合征 　单克隆免疫球蛋白病 免疫异常运动系统变性 非肿瘤内分泌失调 淋巴瘤 急性病毒感染 酶缺陷:遗传或获得性 外原性毒素 物理损伤 神经性血管紊乱 脊椎脊髓病	肯定为 ALS:在延髓或两个脊髓节段有上、下运动神经元体征,或在 3 个脊髓节段有上、下运动神经元体征者(古典的/Charcot) 大概为 ALS:2 个节段有上、下运动神经元体征,同时有由嘴部上运动神经元至下运动神经元体征 可能为 ALS:1 个节段有上、下运动神经元体征或 2 个节段有上运动神经元体征(延髓麻痹、PLS、单肢性的) 可疑为 ALS:2 个节段有下运动神经元体征(PMA)

(引自 William 等,1990)

表9-18　肌萎缩性侧索硬化症的原因

分　类	原　因
1. 内因	
遗传	不规则优生,隐性先天性运动束缺陷
2. 外因	
感染	小儿麻痹,脑炎,流感后发病证明有病毒慢病毒,血清毒素
维生素缺乏	维生素 B_1　维生素 E
营养障碍	营养不良,胃肠,肝脏疾病
代谢异常	氨基酸、脂质代谢异常,钙代谢异常
内分泌异常	肢端肥大症,胰腺瘤,甲状腺肿,甲状旁腺异常
中毒	水银、铅、锰、铝、重金属、山黧豆、γ-六氯化苯、有机磷农药、有机腈
3. 多因子遗传	基因与环境因素的重合

的纪伊半岛则甚高,为数十倍,推测与环境因素有关。发病年龄(表 9-19)为 10～80 岁年龄段(10～89 岁),但以 40～50 岁为最多,约占半数。男女比为 1.1：1.0～3.0：1.0,男性多。大部分为单发,5％～10％有遗传史。

表9-19　肌萎缩性侧索硬化症的发病年龄的分布

年龄(岁)	男性	女性	合计(%)
10～19	3	0	3(1.4)
20～29	3	0	3(1.4)
30～39	25	13	38(17.2)
40～49	49	23	72(32.6)
50～59	37	25	62(28.1)
60～69	24	15	39(17.6)
70～79	2	2	4(1.8)

(引自长野,1977)

2. 病理　本病的特征为上运动神经元与下运动神经元两者有多种程度的变性,且其变性的分布及程度有很大个体差异。

(1) 肉眼所见　最显著的异常是舌下神经、脊髓前根及骨骼肌的萎缩,脊髓横断面上可有脊髓的扁平化,侧索变性,大脑前中央回通常多无明显变化,但亦有呈萎缩者。

(2) 组织学所见

1) 上运动神经元变性　大脑运动区的 Betz 细胞明显脱失,亦可伴有神经胶质增生。锥体束的变性程度因病例而异,如出现时则越是下部脊髓越严重,颈髓、延髓、脑桥、内囊等则是中枢侧越轻。髓鞘染色可见脊髓前索、侧索整体淡化,其中尤以皮质脊髓外侧束及皮质脊髓前束的变性明显。

320 脊髓诊断学

2）下位运动神经元变性 为本病最显著病变。脊髓前角、舌下神经核有大型神经细胞的脱失。细胞断面变小。此外，尚可见因轴索膨大而直径达 20 μm 以上的椭圆体（spheroid）或不足 20 μm 的球体（globule）。此球体也常见于正常人，但椭圆体则很少见于正常人，尤其在本病的早期更明显。并非所有运动神经细胞均出现变性，尤其支配眼球运动的动眼神经、滑车神经、展神经的神经核及支配膀胱、直肠神经的（S$_2$）onuf 核无改变，这与临床上眼球运动、膀胱功能无损害是一致的。

本病的运动神经细胞可见有以下各种包涵体：即 Bunina 小体、辅酶 Q 阳性包涵体、包括 Lewy 小体样包涵体的玻璃样包涵体、嗜碱性包涵体，其中的 Bunina 小体为 HE 染色上呈嗜酸性。为直径数微米的颗粒状物质，是本病特征性异常。辅酶 Q 阳性包涵体为近年来受到重视的包涵体，其中有丝样包涵体（skein-like inclusion body，filamentous inclusion body）、圆形包涵体（dense body）、颗粒状包涵体。其中的丝样包涵体可见于本病的大多数病例，其他疾病能见到的则属极少，因而推测与本病密切相关。Lewy 小体样包涵体的出现率不高，据称嗜碱性包涵体可见于青少年性肌萎缩性侧索硬化症。

本病除上运动神经元皮质脊髓外束、皮质脊髓前束变性之外，髓鞘染色上于后索之外的所有前索、侧索均可见染色淡化，因而推测锥体束以外的下行传导束可能也有障碍。

最近，由于医疗技术的进步，随着可能长期生存病例的出现已有以往 ALS 自然经过中所见不到的体征及病理的异常改变。有人报道靠人工呼吸机长期生存的 ALS 病例中，其眼球运动及有关的神经核出现障碍，也有报道指出其脊髓上出现了家族性肌萎缩性侧索硬化症时常见到的脊髓后索变性、Clarke 柱变性、脊髓小脑束变性。另外与通常的自然病例相比较，其脊髓前侧索的变性较明显。

临床上虽呈现上运动神经元体征，但通常的染色上并无明显的上运动元变性。反之，生前有明显的下运动神经元体征，无明显上运动神经元体征的病例，于尸检中出现上运动神经元变性。并且，仅有下运动神经元症状，且临床经过较长而诊断为脊髓性进行性肌萎缩症的病例，其尸检上不少病例可见到上运动神经元变性，病理学上也很难与肌萎缩性侧索硬化症相鉴别。另外，临床上诊断为肌萎缩性侧索硬化症，其上运动神经元变性不明显的原因

也可能是尸检时脑的染色法病变检出敏感度不佳所致。即肌萎缩性侧索硬化症与脊髓性进行性肌萎缩症的鉴别，不少情况是有困难的。

3. 临床症状

（1）发病经过 大多数病例呈慢性进行性经过，偶尔亦有急性发病病例，急性进行者。约有半数病例其症状由上肢发病，其他病例则由下肢及舌发病（表 9-20）。通常由一侧开始，随进行而扩延成两侧性。

表 9-20 肌萎缩性侧索硬化症的首发部位

报道者	上肢型	下肢型	球型	混合型
Wechsler	26	5	22	15
平山	17	8	9	2
Boman 及 Meurman	44	52	35	9
黑岩	43	15	29	2
长野	112	52	48	11
计	242	132	143	39
(%)	(43.5)	(23.8)	(25.7)	(7.0)

（引自长野，1977）

（2）临床病型 根据本病的始发症状部位、神经症状可分为以下诸型：上肢型（Charcot 的古典型，颈髓型），下肢型（伪多发神经炎型，腰髓型），延髓麻痹型（延髓型），脊髓型，偏瘫型等原发性侧索硬化症。上肢型中、肌萎缩自远端肌肉开始者也称为 Aran-Duchenne 型，由近端肌肉开始者也称为 Vulpian-Bernhardt 型。

上肢型通常由上肢远端肌肉的肌萎缩、肌力低下开始，下肢则多于病初期呈痉挛性，肌力多较长期保持正常。下肢型以走路障碍开始，肌萎缩、肌力低下由末梢开始，深部腱反射低下甚至消失。延髓麻痹型出现Ⅸ～Ⅻ脑神经运动神经核损害产生的延髓麻痹即出现构音障碍、咽下障碍，舌萎缩并纤维束挛缩，咽头反射低下甚至消失。出现延髓麻痹者称为进行性延髓麻痹，加重时通常其他部位也出现神经症状。脊髓型时仅出现脊髓下运动神经元症状，而无上运动神经元症状，也称此为脊髓性进行性肌萎缩症（参照"鉴别诊断"项），是否应将此归属于肌萎缩性侧索硬化症的Ⅰ型，意见尚不一致。已于前项"病理问题"中叙述过，仅从临床症状或仅从神经病理学所见将两者鉴别，有时是困难的。原发性侧索硬化症时只有上运动神经元症状而无下运动神经元症状，但很少见此种类型持续存在，大多数于经过中出现一些下运动神经元的

症状。

（3）临床症状　本病的始发部位、始发症状因人而异，但随其进展而逐渐出现四肢肌及延髓肌（延髓运动神经核支配的喉头肌，舌肌，咽头肌）、两侧性且弥漫性损害。其程度与分布则有所不同，但上运动神经元症状和下运动神经元症状以不同比例而混在。

1）下运动神经元障碍体征　出现肌萎缩（图 9-1a），肌力低下，肌纤维束挛缩，肌张力低下，深部腱反射减弱甚至消失。此等症状见于与病变部位一致的水平上。

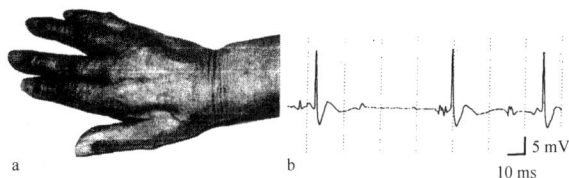

a. 手骨间肌萎缩　b. 巨大电位
图 9-1　脊髓进行性肌萎缩症患者

上肢以远端肌肉的大鱼际、小鱼际、骨间肌易受侵及。大鱼际、小鱼际萎缩严重时则呈猿手（ape hand），骨间肌萎缩严重时则呈爪形手（claw hana 鹰爪）。脑神经领域障碍时易出现延髓麻痹。即因Ⅸ～Ⅻ脑神经核变性而出现舌萎缩，肌纤维自发性收缩，构音障碍，咽下障碍，咽头反射消失。末期则不能发声及咽下。此外尚有Ⅴ至Ⅶ脑神经核支配的咬肌，颜面肌肌力低下、萎缩。如继续进行则因膈麻痹及肋间肌麻痹而出现 CO_2 麻醉及呼吸不全。此外，虽下运动神经元变性进展，但通常外眼肌、膀胱功能、外肛门括约肌均无障碍为本病的特征（参照本文"阴性体征"项）。

纤维束挛缩（fasciculation）为运动单位的自发性收缩，由皮肤表面即可观察到，为下运动神经元损害早期出现的体征，肌萎缩严重时则消失。

2）上运动神经元障碍体征（锥体束征）　有深部腱反射亢进，病理反射（Babinski 反射，Chaddock 反射等），痉挛状态，阵挛（足，膝），肌力低下。另外，可因两侧性上运动神经元变性而皮质核束损害时则出现假性延髓麻痹、构音障碍、咽下障碍、下颌反射亢进、感情抑制障碍（感情失禁）。

3）阴性体征　本病随病程的进展而运动神经元障碍渐呈弥漫性且更加严重，但亦有直至末期不出现功能障碍的神经。其中以客观的感觉障碍、眼球运动障碍、直肠膀胱功能障碍、压疮均不出现而被称为本病的四大阴性体征，与运动神经元体征的存在同为诊断本病上的重要阴性所见。此外的阴性体征尚有如表 9-16 所示。通常至末期智能才出现异常，但亦有少数病例出现明显痴呆。

4）其他症状　不出现客观的感觉障碍，但早期常有钝痛、不适感等主观的感觉障碍。

4. 检查所见　检查主要是为了明确上、下运动神经元的损害。对于下运动神经元损害的检出法有肌电图、肌活检。肌电图于安静时可记录出纤维性颤动（fibrillation）、阳性锐波（positive sharp waves）、纤维束挛缩的自发电位。当然肌炎时亦可出现纤维挛缩，因而纤维束挛缩电位这一异常更为重要。随意收缩时的运动单位电位数减少，提示神经源性变化的运动单位电位，即可记录出高振幅（5 mV 以上），持续时间延长（10 ms 以上）的巨大棘波（giant spike）（图 9-1b）。提示神经源性变化的此种所见之所以出现是因为：曾由已变性的运动神经细胞所支配的骨骼肌，又重新受到残存下运动神经元的轴索侧突支配，其结果是发出轴索侧突支配的运动细胞所支配的骨骼肌数目增加，因而运动单位的强度增大。另外，由于运动单位电位数减少而最大收缩时的干涉减少。

由于本病是脊髓前角细胞损害所致轴索变性，故运动神经传导速度可正常或仅轻度低下。明显的传导速度延迟应考虑为伴有多发性传导阻滞的运动神经疾病等，感觉神经传导速度正常。本病的中枢运动传导时间检查中可见波幅有左右差别及轻度传导时间延长，这可能是由于皮质脊髓束的变性所致。

肌活检可见下运动神经元损害部位有神经元性变性，即群集萎缩（以小群集萎缩为主）；组织化学染色上，NADH 染色可见Ⅰ型纤维有靶纤维（Target fiber），Ⅰ型纤维及Ⅱ型纤维两者分别集聚的分型，无炎性细胞浸润。

脑脊液、血清 CK 值通常均正常，但也有的病例总蛋白质浓度轻度升高（1～2 g/L），有的病例血清 CK 值轻度～中等度升高。关于血清 CK 升高可能是由于失神经所致肌萎缩而 CK 远离于血中，这是由于代偿肌力下降而残存的骨骼肌过多活动，致使 CK 游离所致。CK 值升高多见于下运动神经元变性急剧进展的病例。若脑脊液异常、血清 CK 值升高明显，应更多考虑为其他疾病所致。

此外,最近已注意到异型球蛋白血症的抗神经节苷脂抗体,尤其是抗 GM、IgM 抗体升高的问题。

本病的脊柱普通 X 线片、脊髓 MRI、脑干 MRI 均正常。

5. 诊断 诊断标准如表 9-16 所示,呈缓慢进行性经过并有上运动神经元症状及下运动神经元症状而无运动神经元以外症状的典型病例较容易诊断。本病早期其运动神经元症状为单侧性或局限性时尚合并有脊神经根病变、多发性神经疾病时,本病的诊断常有难度。为了避免漏诊要进行多种检查,必要时重复检查并注意观察临床经过。如为本病则将逐渐出现明显的两侧性且呈弥漫性运动神经元,尤其是下运动神经元症状。各症状中尤以舌萎缩、纤维束挛缩、四肢纤维束挛缩对诊断最为重要。

6. 鉴别诊断 肌萎缩性侧索硬化症为尚无有效治疗的致死性疾病,所以在诊断为本病之前,检查、除外其他可治疗的疾病,诊断有无合并其他可治疾病是非常必要的。

(1) 脊椎病、椎间盘突出、脊髓肿瘤等所致的神经根疾病,脊神经根病变 上述疾患为最常见并最需要与之鉴别的疾病。颈椎部病变所致神经根疾病时,出现损害节段部的上肢下运动神经元症状如肌萎缩、肌力低下、深腱反射减弱,因而与肌萎缩性侧索硬化症初期有时难于鉴别。此外,脊神经根病变时更有下肢的上运动神经元症状如深腱反射亢进、病理反射、痉挛,也就是说上及下运动神经元均有损害,与肌萎缩性侧索硬化症难于鉴别的情况也不少见。但脊柱疾病所致者有以下特点:① 伴有感觉障碍;② 与障碍部位一致的部位,神经症状止于该处;③ 下肢不出现下运动神经元症状;④ 不出现延髓麻痹;⑤ 脊椎 X 线平片,脊髓造影,MRI 上可见能说明神经症状的异常变化;⑥ 排尿障碍有时可见于脊髓疾病,但肌萎缩性侧索硬化症时不出现。此外,尚有不引起感觉障碍的 Keegan 型,也有时难与肌萎缩性侧索硬化症鉴别。综合上述鉴别要点,最后要根据观察经过予以鉴别。

(2) 枕大孔脊膜瘤、延髓肿瘤、延髓空洞症 虽属少见疾病,但应与延髓麻痹型肌萎缩性侧索硬化症进行鉴别。鉴别要点为:① 有延髓麻痹以外的神经症状,如面部圆葱状、温痛觉障碍、眼震、小脑失调等;② 空洞症时病程较长,MRI 检查可确定病变。

(3) 颅骨-颈椎移行部异常,Arnola-chiari 畸形 有时可出现延髓麻痹,但多伴有眼震,小脑症状,且进展缓慢可达数年等特征是与肌萎缩性侧索硬化症不同之处。颅骨—颈椎移行部的单纯及断层 X 线,MRI 可确定病变。

(4) 大脑傍正中部脊膜瘤 出现痉挛性截瘫,但伴有感觉障碍,经过时间长,不出现下运动神经元症状为其鉴别点,头部平片、CT、MRI 可确定病变。

(5) 脊髓血管畸形 根据病变部位可引起神经根障碍,脊髓病变。通常伴有感觉障碍,病情进展亦可引起直肠膀胱功能障碍为其鉴别点。此外,不引起延髓麻痹,病变水平为同一部位也有助于鉴别。脊髓造影、脊髓 MRI 可确定病变,必要时可行脊髓血管造影。

(6) 慢性炎症性脱髓性神经根病 要与假性神经炎型及脊髓型肌萎缩性侧索硬化症进行鉴别。此疾病鉴别点:① 通常有某种感觉障碍;② 不出现上运动神经元症状;③ 脑脊液中总蛋白质的浓度升高;④ 周围神经传导速度有中等度下降;⑤ 类固醇通常可改善神经症状。

(7) 伴有传导阻滞的运动神经疾病 本病由 Lewis 与 Sumner(1982)、Parry 与 Clarke(1988)年最早报道,可出现类似肌萎缩性侧索硬化症及平山病的神经症状。多见于年青人,呈缓慢进行性经过,但亦有较迅速进行的病例。呈运动优势的神经症状,出现肌萎缩、肌力低下、纤维束挛缩、肌痉挛,多伴有某种感觉障碍,但亦有无感觉障碍的纯运动性神经疾病。此种病例的深腱反射正常,易与包括肌萎缩性侧索硬化症在内的运动神经元疾病混淆。电生理学检查出现传导阻滞为其特点。尤其近端刺激时的 M 波幅较远端刺激时的 M 波幅显著下降为诊断的线索。另外,神经节苷脂抗体升高的出现率高,由应用泼尼松、环磷酰胺、免疫球蛋白可明显减轻某些病例的症状。有治疗效果的病例多为病程不足一年者,病程 3 年以上者则很难起效。

(8) 青少年一侧性上肢肌萎缩(平山病) 本病曾被认为是运动神经元疾病,根据平山等人的研究现已认为是由于颈部前屈时硬膜后壁向前方移动,因而颈髓下部受压迫,出现脊髓前角循环障碍所致。其临床特征为:① 以青年男性为主(15~25岁);② 出现一侧或一侧优势的上肢远端肌萎缩、肌力下降,呈斜向萎缩(oblique atrophy),即肱桡肌无萎缩而前臂尺侧部及末梢部手部小肌肉全部萎缩，因而肌萎缩的界线斜走于前臂为特征；③ 伴随症状有手指凉而麻木，手指伸展时有细微的震颤；④ 其病程初为进行性，但数年后则停止进行；⑤ 原则上无感觉障碍及深部腱反射异常；⑥ 很少有家族性发病，属非遗传性疾病。使用颈椎围领可使病程早期停止或减轻，因而早期诊断甚为重要。颈部前屈前后的颈髓 MRI、造影、颈椎 CT 有利于诊断。

（9）恶性肿瘤的远期作用　恶性肿瘤出现肌萎缩性侧硬化症，有人认为属偶然性并发症，但也有人认为有的是病例肿瘤的远隔作用所致引起。

（10）小儿麻痹后迟发性进行性肌萎缩症　此病见于儿童期曾患过小儿麻痹的成人，经多年之后出现的肌萎缩，亦称婴儿瘫后综合征，其婴儿瘫后的潜伏期间为 5～60 年，平均 40.1 年，初发部位为婴儿患肢与非患肢大致相等，以具有左右差的四肢近端肌优势的肌力下降及肌萎缩为主，深腱反射减弱至消失。不出现延髓麻痹或上运动神经元症状。约有半数病例其肌萎缩可波及另侧，但之后乃停止或呈缓慢进行性，与肌萎缩性侧索硬化症不同，经过良好。

（11）其他　铅中毒，甲状旁腺功能亢进有时出现类似肌萎缩性侧索硬化症的症状，上述疾患可成为"可逆性运动神经元疾病"。

7. 预后　本病逐渐加重并无缓解直至死亡。患病期间为数月至 10 年，通常为 2～5 年。其病程经过因人而异，且因病型而不同，以延髓麻痹为最短。死因为延髓麻痹引起的窒息。吸入性肺炎、呼吸肌麻痹引起的呼吸衰竭，使用人工呼吸机者亦可因呼吸机的事故、故障而致死。最近由于采用人工呼吸机长期使用、经管营养、经胃瘘摄取营养、抗生物质的感染管理等医疗技术的进步而患病期间较前延长，其中尤以人工呼吸机的作用最大。

（二）家族性肌萎缩性侧索硬化症

5%～10% 的肌萎缩性侧索硬化症有家族史，大多为常染色体显性遗传。临床症状通常与孤立性肌萎缩性侧索硬化症无不同，但少数病例可出现眼球运动障碍等非典型症状。其临床经过有与孤立性肌萎缩性侧索硬化症相同。

病理学上有与孤立性肌萎缩性侧索硬化症呈同样病理改变者及除此之外尚有后索中间带变性、Clarke 柱变性、脊髓小脑变性者。几乎全部病例中残存的脊髓前角细胞内均可见有 Lewy 小体样包涵体等玻璃样包涵体（图 9-2）。

近来发现本病部分白人血缘中（150 家族中有 25 家族）及部分日本家族中（6 家族中有 2 家族）其 NO21 染色体长臂上的 Cu/Zn 超氧化歧化酶基因有异常。

（三）后索型家族性肌萎缩硬化症

肌萎缩性侧索硬化症（ALS）为选择性侵犯上及下运动神经元的致死性难治病，主要发病于壮年，ALS 根据流行病学及临床病理学而分类为孤立性、家族性及 mariana 型，但其病理仍未阐明。近年来相继报道了家族性 ALS 患者有超氧化歧化酶-1（superoxide dismutase-1，SOD1）基因的变异，认为与病因有关而引起重视。并且在导入了变异人 SOD1 基因的转基因（transgenic）大白鼠身上出现了类似的病理变化这一事实，也支持 ALS 与 SOD1 的相关性。

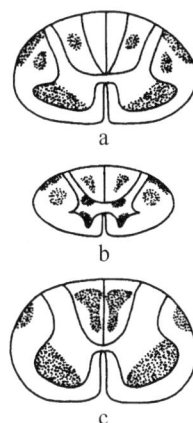

a. 颈髓　b. 胸髓　c. 腰髓

图 9-2　家族性肌萎缩性侧索硬化症的脊髓病变

1. SOD1 基因变异的发现　SOD 是肌体防御酶之一，它能将引起自由基障碍的过氧化物（superoxide O_2）不均衡分解为过氧化氢（H_2O_2）及分子状氧。人体根据其存在部位，其氨基酸排列及络合（chelate）金属等的差异，已知有胞质 CU/Zn SOD（SOD1）线粒体（mitochondria）Mn SOD（SOD2）及细胞外 CU/Zn SOD（SOD3），其基因位置不同。

1991 年 Siddique 等用连锁解析方法发现了部分 ALS 家族的（基因位点）与第 21 号染色体长臂牢固联锁。随后有多国间的共同研究发现了在部分家族性 ALS 患者及该家庭中有 SOD1 基因（21 g 22.1）的变异。此后又有不少研究者发现了各种变异。已判明 ALS 家系中约有 20% 伴有 SOD1 基因变异。

当初发现 SOD1 基因变异时，曾认为变异蛋白酶的活性下降引起自由基障碍，致运动神经元变性而使 ALS 发病。另外，对确认 SOD1 基因有变异的患者测定其红细胞上的 SOD1 酶活性，并未肯定出现活性的显著降低，多仅止于正常人的 30%～70% 左右，此数值只相当于呈常染色体劣性遗传方式酶缺损症时基因拥有者的数值，通常不至于引起发病。但是,伴有 SOD1 基因变异的家族性 ALS 呈常染色显性遗传,患者几乎均出现野生型与变异型双方的杂合体,因明确仅有酶活性降低是不能完全解释该病的。最近,Anderson 等对有同型接合体(Homozygote)的 ASP→ALA 有变异的家族性 ALS 患者体内检出了与正常几乎无何不同的 SOD1 酶活性。因而研究者们关心以下的想法:变异蛋白重新获得了野生型所没有的异常性质而引起细胞障碍。

SOD1 是由 2 个亚单位构成的分子量约为 32 000 的双重体酶蛋白,各亚单位呈由 8 只逆平行 β 链构成的有特征性桶状的立体结构(β barrel)。1993 年 Deng 等推测 Ala4→Val,Leu38→Val,leu106→Val,Ile113→Thr,Leu144→Phe,Val148→Gly 的变异,影响了 SOD1 蛋白的桶状结构或二聚物,尤其对 Ala4→Val 引起两方的障碍。1994 年 Nakano 等报道植入了人野生型及变异型 SOD1 基因(Ala4→Thr)的大肠菌,其变异蛋白出现量少于正常蛋白。同年 Borchelt 等将人野生型、变异型 SOD1 基因,使之一过性出现于灵长类培养细胞,并经时测定了其细胞内 SOD1 蛋白浓度。其结果是变异型的半衰期较野生型短缩,尤其欧美最多见的 Ala4→Val 变异,此种倾向显著。综述上述研究资料可以考虑变异 SOD1 蛋白的生化学稳定性不佳,易分解,因而其酶活性降低。

除上述情况之外,尚有许多应考虑的问题,人的 SOD1 为水溶性蛋白质,通常浮游在细胞质之中,但氨基酸排列不同的菠菜叶绿素 SOD1 存在于胞质膜上。SOD1 基因变异的大多数情况是存在于蛋白质亲水性有关的部位,因而变异 SOD1 蛋白获得疏水性后可与细胞内微器官等构造结合或在胞质内凝集而可能发挥某种毒性作用。另外,已知使 SOD1 蛋白变性后,由其活动中心游离出铜离子,由于 Fenton 反应而引起细胞障碍,推测变异 SOD1 也可能有同样机制。此外,编译蛋白易受到糖化、氧化等而被改变,因而也可能其构造上呈不完整变化而残存于局部。实际上据称 ALS 的脊髓组织中,蛋白氧化指标的碳基有所增加。也有的研究者称:变异 SOD1 蛋白对 peroxynitrite(ONOO)的亲和性较大于对 O_2 的亲和性,因而将通过 ONOO 的细胞内蛋白酪氨酸残基硝基化。其结果是阻碍了细胞活动所必要的蛋白磷酸化,而使细胞死亡。总之,有关 SOD1 的病理尚未完全阐明。

2. SOD1 基因变异及病理所见对　SOD1 进行解析的早期论文中并无详细的临床病理所见。据称家族性 ALS 的临床表现与孤立病例的临床表现极为相似,家族性 ALS 在临床病理学上分为古典型和后索型。古典型除家族史以外很难有其他根据与孤立型区分开。后索型通常无孤立型所见到的性别差异(男∶女＝2∶1),有临床经过较短的倾向,为一年以内,下肢肌萎缩明显,有时伴有感觉障碍及自主神经障碍。变性也波及后索中间根带、Clarke 柱、脊髓小脑束、特征性 Leuy 小体样包涵体(LBIS)可见于残存的前角细胞中。

迄今已有数例确认有 SOD1 基因变异的家族性 ALS 尸检病例,值得注意的是均呈后索型病理改变。Shibata 等对典型后索型 ALs 家族患者尸检脑及该家系成员的由新鲜血液提取的 DNA,解析了 SOD1 基因。另在碱基排列上,exon1 的遗传密码 4,有一碱基置换(GCC→GTC),此相当于 Ala4→V21 变异。同事 Takahashi 等在呈 Ala4→Thr 变异的家系,探讨了全经过为 10 个月病例的病理变化,发现了后索型 ALS 所见。另在 exon5 呈 2 碱基缺损的家族,也发现了同样的病理变化。

但是,伴有 SOD1 基因变异的家族性 ALS 的临床表现不一定相同。例如 Ogasana 等报道的家系中,有平均生存期间为 17 年的,也有较长的,另外,同一家系内其发病年龄可有很大差异,阐明 SOD1 变异与临床表现的对应是临床医生及病理医生的重要课题。

3. 组织中的 SOD1 蛋白变化　伴有 SOD1 基因变异的 ALS,其 SOD1 蛋白的形态学改变究竟如何? Kobayashi 等为探讨组织水平上的 SOD1 变化,而对 Ala4→V Aal 变异的上述家系的死亡 ALS 患者予以解剖脊髓,以免疫组织化学法研究了 SOD1 的存在,并以对照例进行了比较。结果是:出现于 ALS 患者脊髓前角细胞的 LBIS 与抗 SOD1 抗体有高度反应,而对照者的神经元胞质,无论是正常人或出现变性者均呈轻度反应。胶质细胞中的 SOD1 活性呈反应性星形细胞与室管膜细胞,均只呈中等度或轻度反应,而其他胶质细胞的反应均不明显。以免疫电显法观察 LBIS,则 SOD1 存在于 LBIS 中主要由颗粒稠密的线状结构所构成,而不存在于混在的神经丝(neuro-filament)中。另以免疫组织化学法研究了磷酸神经丝蛋白(PNFP)的分布,发现 LBIS 中的 UBQ 部位与 SOD1 大致一致,

PNFP 则存在于 LBIS 边缘部至其周围。此外，Kobayashi 等还发现了，应用抗 SOD2 抗体的免疫组织化学方法可见 SOD2 于 LBIS 上呈阴性，于神经元胞质呈弱阳性，而反应性星状胶质细胞呈阳性。

关于 LBIS 中有 SOD1 存在的意义尚不明了，对于蓄积 LBIS 的 SOD1 蛋白是属于野生型或变异型亦不明，因为两者之间只有 1 个氨基酸基的差异。另因所用的抗体有多克隆性，即使两者的变异部位呈不同的抗原性，其他部位的共同抗原也有可能被发现。但是由于 LBIS 上有 SOD1 与 UBQ 共存，所以以下的假说是可以成立的。由于某种机制而变性沉积的变异 SOD1 被 UBQ 化，而被组成于蛋白质分解机构之中。另外，广泛存在于神经元细胞体，且 LBIS 中亦有的神经丝于 LBIS 与周围胞质的境界部被磷酸化的所见，亦可能与变异 SOD1 触媒的 ONOO 介导的 NFP 硝化有关。

家族性 ALS 患者身上发现有 SOD1 基因变异，这使迄今暗中摸索的 ALS 研究出现了飞跃性发展。此外，将变异的人 SOD1 基因植入了大白鼠，其临床及病理所见与人的家族性 ALS 类似，也是极值得重视的成果。今后要对沉积于 LBIS 的 SOD1 蛋白进行阐明，并对变异 SOD1 蛋白在机体内的动态也要进一步研究、阐明。另外，已知人 ALS 患者中有一组出现 NFP 基因变异者。将大白鼠植入变异 NFP 基因或使野生型 NFP 基因过多植入时也证明出现了运动神经元障碍。众所周知孤立性 ALS 患者的大多数尚未检出基因异常，兴奋性氨基酸、重金属、生长因子等等也可能是病因，均在探索中。迄今所取得的很多发现均提示 ALS 的临床表现纵然似乎同样，但其病因并不一样，均有待今后的进一步研究。

（四）进行性脊肌萎缩症（spinal progressive muscular atrophy，SPMA）

即仅出现脊髓的下运动神经元症状而无上运动神经元症状的疾病。典型病例呈缓慢进行，可生存 10～20 年。下运动神经元症状及其检查所见已在肌萎缩性侧索硬化症项目中叙述。主要的病理学所见亦同肌萎缩性侧索硬化症，即脊髓前角神经细胞脱失、神经胶质增生而无锥体束变性。有的病例很难与肌萎缩性侧索硬化症相鉴别。

（五）延髓脊肌萎缩症（Kenneday-Alter-Sung 综合征）

本综合征过去曾被认为是进行性脊肌萎缩症

的非典型例，但现已认为是一疾病单位。最近发现雄激素受体基因 ECSO-1 的 CAG 脂类增加，并认为是本病的特征性改变。

病理学变化以下位脑神经运动核及脊髓前角细胞显著脱失，但与肌萎缩性侧索硬化症一样，Onuf 核无改变，无锥体束变性。不少病例出现脊髓后索尤其是薄束变性。

本病的临床特征为：① 性隐性遗传，患者均为男性；② 多以手指震颤而首发；③ 肌萎缩、肌力下降出现于成人期，多以近端肌优势；④ 肌纤维自发性收缩明显；⑤ 出现咬肌，表情肌的肌力下降及延髓麻痹；⑥ 不出现感觉障碍及锥体束障碍；⑦ 呈缓慢进行性；⑧ 常伴有女性化乳房。此外尚较多出现血清 CK 值中等度升高。

（六）幼儿型进行性脊肌萎缩症（Werdnig-Hoffmann病）

通常发病于出生后至 1 岁，为常染色体隐性遗传、病理学上可见明显的脊髓前角、面神经核、舌下神经核的神经细胞脱失，且这些部位多可见球形神经元（ballooned neuron），此种神经元亦见于动眼神经核、丘脑后腹侧核。Onuf 核正常，无锥体束变性。

神经症状有四肢的下运动神经元症状如肌萎缩、肌力下降、肌张力低，肌纤维自发性收缩，深腱反射减弱至消失。亦可见于舌，出生后即发病者呈软瘫婴儿（floppy infant）状态。智力正常，外眼肌正常。肌电图、肌活检呈现神经元性变化。周围神经传导速度正常，呈进行性，通常死于 2 岁前。主要死因为呼吸衰竭，无特殊治疗方法。

（七）Kugelberg-Welander 病

本病类似肢带型营养不良，呈近端肌优势肌萎缩的脊肌萎缩症，是由于脊髓前角细胞及延髓运动神经细胞变性所致。以首倡此病为一新的独立疾病者之名命名而称为 Kugelberg-Welander 病或 Wohltart-Kugelberg-Welander 病。多为常染色体隐性遗传，但也有常染色体显性遗传病例存在。多见于男性，且男性的症状较女性更重。病理学上以脊髓前角细胞脱失为主，锥体束无改变。

据 Kugelberg 及 Welander 称发病年龄为 2～17岁，以 10 岁前后为多，少数病例亦有成人发病者。症状以男性下肢带、下肢近端肌肌力下降、肌萎缩发病，逐渐波及上肢带，上肢近端肌，随病程而逐渐出现四肢远端肌的肌力下降。纤维束自发性收缩出现率较高，四肢深腱反射减弱、消失，但跟腱反射直至末期多无改变,亦可有轻度吞咽障碍、构音障碍。

检查特征所见是有神经源改变及肌源性改变,肌电图上混有纤维束自发性收缩电位,随意收缩时高振幅持续时间长的活动电位的神经源性变化及低振幅而持续时间短的肌源性变化。肌活检上混在有提示神经源性变化的群集萎缩及中心核增加与肌纤维变性、坏死等肌源性变化。血清 CK 值通常正常、轻度升高,但亦有中等度升高者。

呈极缓慢进展,预后较好。但无有效治疗。

二、脊髓小脑变性病

脊髓小脑变性病为孤立性家族性青少年-成人发病的进行性运动失调症的总称。关于本病的分类各有优缺点,常用的分类为(表 9 - 21、22)。其中的橄榄桥小脑萎缩症有时也被称为多系统萎缩症,包括有 Shy-Drager 综合征与纹状体黑质变性病。根据最近的分子生物学研究,已从基因异常类型重新探讨其遗传性脊髓小脑变性,其结果是遗传性橄榄桥小脑萎缩症(Menzel 型遗传性橄榄桥小脑萎缩症)通过基因链解析已明确由脊髓小脑运动失调(SCA)1 及脊髓小脑运动失调(SCA)2 构成,两者各呈不同临床病理表现。并且,也有人指出过去被诊断为 Menzel 型橄榄桥小脑萎缩症的病例中,也可能有 Machado-Joseph 病被包括在内。

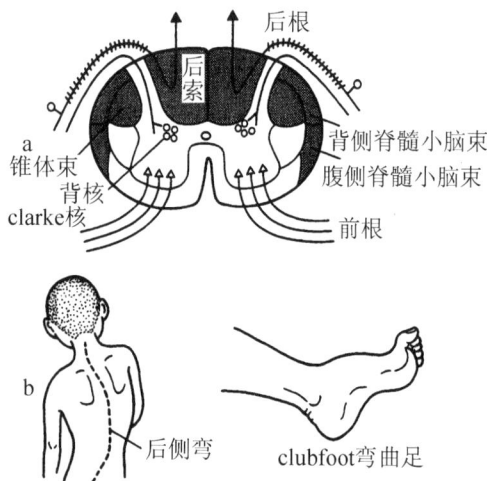

a. 腰髓后索侧索脊髓小脑束,后根变性,weil 染色
b. 脊柱及足变形:脊柱后弯、侧弯、弓形足
　其他内脏:心肌变性(心电图异常),糖尿病并发

图 9 - 3　Friedreich 型脊髓小脑变性

表 9 - 21　脊髓小脑变性诊断

脊髓小脑变性为以运动失调为主症状的原因不明变性疾病的总称,其临床特征:
1. 发病缓慢,进展性
2. 常出现家族性发病
3. 症状主要为运动失调,但也可有锥体束体征、锥体外束征、周围神经所致的症状及脊柱弯曲、足变形等
4. 病型暂定分类
Ⅰ. 主要呈小脑障碍类型
　　迟发性小脑皮质萎缩症,橄榄桥小脑萎缩症等
Ⅱ. 脊髓小脑类型
Ⅲ. 主要呈脊髓损害类型
　　Friedreich 型运动失调症,遗传性痉挛性截瘫等
5. 发病年龄多有如下情况
Ⅰ. 见于 50 岁前后,Ⅱ. 见于中年期,Ⅲ. 见于青春期之前。

注:相关疾病有伴随代谢障碍、中毒、免疫异常的疾病,如:Reffum综合征,Bessen-Kornzweig 综合征,Hartnup 病,亚急性脊髓小脑变性病(癌性),弥漫性 Purkinje 细胞萎缩病,Louis-Bar 综合征等。

表 9 - 22　Greenfield 脊髓小脑变性的分类(1958)

(一)主要呈脊髓损害类型
　1. Friedreich 运动失调
　(1)联合具有 charcot 神经性肌萎缩,marie 神经性肌萎缩及 Tooth 的神经性肌萎缩
　(2)Roussy 及 Levy 遗传性无反射的共济失调
　(3)家族性无腱反射爪形足(Symonds 及 shaw)
　(4)后索性运动失调(Biemond)
　2. 遗传性痉挛性运动失调
　(家族性 Marie 遗传性运动失调,Sanger-Brown,Klippel-Durante),联合的遗传性痉挛性截瘫
(二)脊髓-小脑类型
　1. Menzel 型遗传性运动失调
　2. 亚急性脊髓小脑变性(致癌的及单发的)
(三)主要呈小脑障碍型
　1. Holmes 型遗传性运动失调
　(1)迟发性小脑皮质萎缩症(Marie,Foix 及 Aljouanine)
　(2)亚急性家族型(Akelaitis)
　2. Purkinje 细胞(毒素及致癌的)弥散性萎缩
　3. 橄榄桥小脑萎缩(Dejerine 及 Thomas)
　4. 齿状核红核萎缩
　　小脑协同障碍性肌阵挛(Ramsay Hunt)

(一) Friedreich 型脊髓小脑变性(Friedreich 型共济失调,Fredreich's ataxia)

多发病于 5～15 岁,通常为常染色体隐性遗传,最近已判明第 9 染色体长臂上有基因异常。病理学上脊髓后索、Clarke 柱、脊髓小脑束、皮质脊髓束、后根均有变性(图 9 - 3a),小脑也有变性但程度较轻。

神经学检查上可见有步行失调、深部感觉障碍及由此而引起的 Romberg 征阳性、腱反射消失、肌张力低、Babinski 征阳性、眼震等。脊柱后侧弯、凹足等骨骼异常(图 9 - 3b)、心肌障碍及心电图异常、

糖尿病等亦多见。

通常依临床经过及临床症状亦可诊断。非典型病例的诊断需要基因分析。

呈缓慢进行性,大多数患者于 20～25 岁之前已呈运动不能状态。死因为心肌障碍引起的心功能不全及感染。无特殊治疗方法只能对症治疗。

(二) 遗传性(家族性)痉挛性截瘫[hereditary (familial) spastic paraplegia]

遗传性痉挛性截瘫(hereditary spastic paraplegia,HSP)在疾病分类上至今仍有争论。临床上如病名所示,其表现为痉挛性截瘫,无运动失调或轻微。但被包括于脊髓小脑变性症一组之中,而被认为与 Friedreich 病相近。

虽然 X 线、CT、MRI 等用于脊髓疾患的影像诊断之后,鉴别诊断已较前容易,但 HSP 的诊断仍较复杂,要与颅、颈椎移行部的畸形以及肿瘤、多发性硬化症、HAM 等多种疾病鉴别。

另外,HSP 虽属遗传性疾病,但并非单一疾病,可考虑属于数种疾病的综合命名。

1. 历史

(1) Seeligmüller 的发现(1876) 法国将肌萎缩性侧索硬化症(ALS)亦称为 Charcot 病。Jean-Martin Charcot(1825～1893)于 1865 年报道了本病(ALS),1869 年与 Joffroy 共著的论文描述非常详实,时至今日仍备受推崇。

目前,家族性痉挛性截瘫(familial spastic paraplegia)仍被认为是并非单一的疾患,而无论在遗传学上及症状学上都包括了数种疾患,总之尚无结论。

最初是德国 Halle an der Sale 的神经科医生 Seeligmüller 报道了家族性痉挛性截瘫。其报道中的病例是同胞中 4 人,呈同样神经症状的一个家族。双亲健康,无神经学上的异常、无梅毒。父方祖母与母方祖母为姐妹,即父母为表兄妹结婚。出生时正常,但 9 个月左右时开始坐起即倒下,5～6 岁时站立、步行均困难,一直是卧床状态。Seeligmüller 诊察了 4 人中的 3 人,四肢呈高度挛缩,被动运动使之更加重且伴有疼痛。四肢出现的肌萎缩逐渐进展并出现了言语障碍、吞咽障碍,但始终无感觉、智力障碍。

Seeligmüller 称,与 Erb 1875 年记载的脊髓麻痹不同之处在于有脑神经障碍,并称与 1874 年 Charcot 发表于《Progres Medical》的 ALS 相同之处

为:① 全身性的进行性肌力下降、肌萎缩;② 瘫痪肌出现持续性痉挛性萎缩,深反射亢进显著;③ 稍后出现延髓麻痹体征。但不同之处为:① 较 ALS 的发病年龄甚小;② ALS 发病后 3 年以内死亡而该症有缓慢进行的倾向。

(2) Strümpell 尸检的病理所见(1880、1886、1904) Strümpell 于 1880 年报道了临床上呈痉挛性截瘫的病例并经尸检确认的两组及虽未经尸检但有价值记录下来的一组。尸检的 2 组为呈痉挛性截瘫者及呈痉挛性截瘫其临床表现为脊髓积水,并伴有侧索变性的病例。

未尸检的临床病例是对 Gaum 兄弟的记载,其弟 Johann Friedrich 以后被尸检,并据此而提出了目前的家族性痉挛性截瘫的这一概念。

Strümpell 强调了多发性硬化症可出现痉挛性截瘫的临床表现,同时也注意到了,根据他自己经治的病例中,有的出现下肢显著痉挛性体征但完全无感觉系统的异常。

1) Gaum 病例的临床所见 Gaum 兄弟均为挖井工人,对其双亲未能作详细记载,但据称其父也有轻度麻痹,并明确了长两岁的兄长也有同样疾病。

Johann Friedrich Gaum 于 1878 年,56 岁时得到了 Strümpell 的诊查。除年轻时有过 2～4 次癫痫发作之外完全健康。因工作关系常浑身湿透,1859 年(37 岁)时堕入井中,但受重伤后仍能继续工作,但此后虽然妻子发现他步态异常,但直到 56 岁时才初诊。

脑神经:无明显改变,眼震(一)。

智力:正常。

上肢:肌力良好,活动性范围正常,前臂肌、上臂肌深反射明显亢进。

下肢:肌力大致正常,被动运动有明显的抵抗,深反射明显亢进,踝阵挛阳性。

感觉系统:均正常。

自主神经系统:排尿排便正常,无性功能障碍。

步态:典型痉挛性步态,即步幅大、迈脚快但下肢僵硬、膝不能屈曲,由脚尖着地、身体向前倾。住院数月期间症状无大变化。本例被追踪观察至 1884 年(62 岁)仍无大变化。但逐渐自诉下肢无力,不能长距离走路,直至最后亦未出现明显的排尿障碍。

1884 年后半年出现肺结核症状,逐渐全身状态

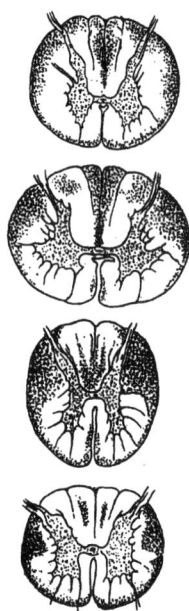

由上至下为上部颈髓、颈髓膨大部、胸髓、腰髓,以锥体侧索的变性为主要病变,此外尚有后索,脊髓小脑束的轻度变性。

图 9-4 Strümpell 尸解病例的脊髓病变

恶化,1885 年 2 月 4 日因肺结核而死亡。

2) Gaum 病例的病理所见
神经病理学上的主要病变为脊髓侧索变性,下部腰髓处不太严重,中部、上部腰髓及下部胸髓逐渐严重,上部胸髓与下部胸髓病变大致相同,由颈膨大部至头侧的变性逐渐减轻,锥体交叉部及大脑脚则完全正常(图 9-4)。

小脑侧索束(即 Gower 束,有时指前脊髓小脑路或 Flechsig 束,即后脊髓小脑路)变性于上部胸髓至颈膨大部甚为明显,上部颈髓则不明显。Clarke 柱(胸髓核)的病变不明显。

此外,后索则于下部腰髓开始,其中央部及内侧部有变性;中部至上部腰髓处的中央变性明显;上部胸髓则更加明显,表明为 Goll 束(薄束)领域的障碍。

而脊髓灰质、大脑、小脑则无显著病变。Strümpell 将本例与 Friedlich 病、脊髓痨、ALS、"典型原发性侧索硬化症"的报道病例相比较,认为本病为复合性系统性变性的痉挛型,并认为其特异性,尚应根据病例的积累,有待今后的更进一步探讨。

2. Strümpell 的分类　Strümpell 以后也收集了"痉挛性截瘫"病例,并引用文献,最后遂于 1964 年将本病分为以下 5 组。

(1) Ⅰ类　家族性或遗传性疾患。家系内男性易患病,20～30 岁年龄组发病,进行缓慢可达 20～30 年。主要症状为下肢进行性僵硬及张力过强、深反射亢进、典型痉挛性步态、长期间无明显的瘫痪,末期可见下肢屈肌群及足部运动各小腿肌瘫痪,上肢肌及延髓肌领域无障碍等。

病理为纯粹的锥体侧索硬化,原则上在颈髓以下。此外,颈髓的 Goll 束及脊髓小脑束有时变性。此等变性较严重者可有深部感觉及膀胱功能障碍或肌张力低下。

(2) Ⅱ类　家族性幼儿性痉挛性截瘫。发病于

幼儿期(3～6 岁或之后)。有先天性发育异常的其他异常。上肢虽有时有障碍,但通常无异常。常有脑发育障碍及精神障碍。几乎均为孤立性发病,病例并不少见。

(3) Ⅲ类　与上述两组有显著不同的临床表现,发病年龄较为高龄,经过稍快。其锥体束体征为:可波及上肢带,延髓肌区的全身痉挛性,延髓肌区则出现声门痉挛、强制发声、强笑、强哭、愁眉苦脸等独特的痉挛性症状。有时可并有纤维束性挛缩、肌萎缩等下运动神经元体征。病理学上以锥体束变性为主要病变,可波及内囊水平,颈髓前角细胞与脑干运动神经细胞亦有变性。Goll 束、脊髓小脑束则几乎完整无损。原则上为单发性、非家族性,与 ALS 的关系最密切。

(4) Ⅳ类　外因性病因所引起的病例。埃及豆(山黧豆)中毒症(Lathyrismus)之外,仅知尚有梅毒性痉挛性截瘫。病理学上病变仅局限于锥体束者少见,通常皆波及后索(Goll 束)及脊髓小脑束。很少出现完全的(纯粹的)痉挛性截瘫的临床表现,大多伴有后索症状。

(5) Ⅴ类　易出现于妊娠或产褥期女性,呈现"复合性痉挛性截瘫"症状,很可能与分娩有密切关系。但病理学上尚无研究,有待今后的注意。

以上是 1904 年的 Strümpell 论文中的分类。按目前的认识Ⅱ类以下应属于何种疾病尚难判定,但Ⅰ类则相当于目前的"家族性痉挛性截瘫"。

3. Harding 遗传性痉挛性截瘫的分类(1983)

如 Strümpell 所述,遗传性痉挛性截瘫(HSP)是包括数种疾病的疾病群。Strümpell 之后虽有许多学者试图进行分类,但与脊髓小脑变性症一样,尚未能得出结论。

1983 年英国伦敦 Queen Square 国立医院的 Harding 收集了该院及有关医院的 37 例,从遗传性及症状上对 HSP 进行了分类。

病例均为家族性发病的进行性 HSP,分为纯粹型(Strümpell 病)及另外一群。其纯粹型为以下肢锥体束体征为主征而无脑神经障碍者,呈常染色体优性遗传方式的 HSP,再根据发病年龄分为 2 组。早期发病的 1 组,其下肢的痉挛性较肌力下降更为显著,其残疾程度为缓慢进行性,病例个体差异大,有 16％病例并无该项主述。第 2 组为发病年龄晚,通常 35 岁以后,肌力下降较严重,多数病例有排尿障碍。

表现为常染色体隐性遗传的 HSP，其临床表现及重症程度与常染色体显性遗传的 HSP 之间并无显著差异。表现为伴性隐性遗传的纯粹型病例，1971 年 Thrmon 等报道后尚未有确实的报道。复合型 HSP 较少见，但其中多伴有肌萎缩。

遗传性痉挛性截瘫（hereditary spastic paraplegia，HSP）在疾病分类上至今仍有争论。临床上如病名所示，其表现为痉挛性截瘫，无运动失调或轻微。归于脊髓小脑变性症中，接近与 Friedreich 病。

X 线、CT、MRI 等检查用于诊断脊髓疾病后已较容易做出鉴别诊断，但 HSP 的诊断仍较复杂，要与颅、颈椎移行部的畸形以及肿瘤、多发性硬化症、HAM 等多种疾病鉴别。

另外，HSP 虽属遗传性疾病，但并非单一疾病，可考虑属为数种疾病的综合。

遗传性（家族性）痉挛性截瘫的遗传方式多为常染色体优性遗传，其次为常染色体劣性遗传，偶有伴性男性遗传。

病理学上可见胸髓以下的皮质脊髓束变性，也有人将本病分类于运动神经元疾病之中，但由于也有脊髓后索、脊髓小脑束变性，因而多认为是脊髓小脑变性病的一种。

显性遗传避病例多发病于 20～40 岁年龄段，隐性遗传例多发于 10 岁以前，重症较多。出现缓慢进行的痉挛性截瘫及由此而引起的剪刀步态、马蹄内翻足、下肢深腱反射亢进、Babinski 征阳性，进一步发展至上肢出现痉挛，无感觉障碍。

根据家族史、临床经过、临床症状即可诊断。应鉴别的疾病有 HTLV-Ⅰ相关性脊髓病（HAM）、肾上腺白质营养不良、脊髓肿瘤、脊椎病引起的脊髓病、多发性硬化症、脊髓空洞等。因而要进行脊髓 MRI、脊髓造影、脑脊液等检查。与 HAM 的鉴别要测定 HTLV-Ⅰ抗体价、血清极长链脂肪酸。

（三）Machado-Joseph 病

本病最初由 Nakano 等（1972）、Woods 与 Schaumberg（1972）、Rosenberg 等（1976）报道时曾认为是 3 种不同疾病，其共同点为祖籍于葡萄牙属阿佐列斯诸岛人的常染色体显性遗传疾病。但之后已被认为是单一基因异常所致多种表现类型的疾病，目前已认为是一疾病单位。并相继有葡萄牙以外国家的病例报道。

神经病理学所见为病变分布于多系统，且不同病例的主病变分布亦不同为其特征。脊髓前角、

Clarke 柱、脊髓小脑束变性，运动性脑神经核、黑质必定有变性，桥核变性出现率亦很高。与欧美病例相比，亚洲病例多有苍白球内节、下丘脑核、齿状核的变性。本病不出现下橄榄核变性，此点是与遗传型橄榄桥小脑萎缩症的重要鉴别点。

本病的临床分为以下三型：即 1 型为主要发病于 10～30 岁年龄段，表现为进行性锥体束症状，锥体外束症状；2 型为 15～40 岁年龄段发病，出现小脑症状，锥体束症状，有时也出现锥体外束症状；3 型为 30～40 岁年龄段发病，进展较 1 型、2 型缓慢，出现小脑症状及四肢远端优势的肌萎缩、感觉障碍、深腱反射减弱至消失。本病出现率颇高的症状有：① 眼轮匝肌、口轮肌等表情肌及舌的纤维束自发性收缩和肌纤维颤搐（myokymia）；② 明显的眼震；③ 进行性眼外肌麻痹；④ 眼睑后退（重者呈"吃惊眼"）；⑤ 肌张力障碍（dystonia）有姿势乃至肌张力障碍，手足徐动症，手足徐动样运动；⑥ 无明显的痴呆。

家族史、临床症状、临床经过有助于诊断，非典型病例应进行基因检查。应与遗传性及孤立性橄榄桥小脑萎缩症、齿状核苍白球 Luys 体萎缩症鉴别。

（四）遗传性橄榄桥小脑萎缩症（Menzel 型遗传性运动失调症）

本病如前所述为基因异常所致，分为 SCA1 及 SCA2 两型，临床症状如表中所示。

病理学上 SCA1 型者 Clarke 柱、脊髓小脑束、下橄榄核、苍白球外节、支配眼球运动的脑神经核、内侧纵束、下位脑神经的运动神经核、脊髓前角均有变性。小脑皮质、黑质、脊髓后索也有轻度变性。SCA2 与 SCA1 不同，小脑、桥核、下橄榄核、黑质、脊髓后索虽有明显变性，但支配眼球运动的脑神经核正常。

诊断要参照临床症状、临床经过、头部 CT、MRI 所见及基因检查所见。

（五）孤立性橄榄桥小脑萎缩症及 Shy-Drager 综合征

这两种病与纹状体黑质变性病在神经病理学上有许多重叠部分而被认为是类缘疾病。也有人将此等分为多系统萎缩症。此中，脊髓有显著病变者为 Shy-Dreger 综合征。Shy-Drager 综合征的病理及临床所见为孤立性橄榄桥小脑萎缩症，有小脑失调、Parkinsonism、Babinski 征阳性；神经病理所见，有小脑、桥萎缩、桥核脱落及由此而引起的桥横

走纤维变性、中小脑脚变性、小脑 Purkinje 细胞脱落、不同程度的黑质变性；再加上显著的自主神经症状，有可致晕厥的体位性低血压、尿失禁、阳痿等；并再加上引起上述症状的脊髓病变如脊髓中间质外侧核及 Onuf 核变性。橄榄桥小脑萎缩症也可出现同样的自主神经症状，但程度较轻。体位性低血压被认为是中间质外侧核变性所致；膀胱功能障碍则被认为是 Onuf 核变性所致。

诊断要参照临床症状，临床经过，头部 CT 及 MRI 所见，自主神经功能检查颇为有用。

第三节　脊髓代谢性疾病

一、脊髓亚急性联合性变性

维生素 B_{12} 缺乏引起脊髓、脑、视神经及周围神经损害时，脊髓常首先受到影响，且常为惟一的损害。这一病名是因脊髓中按后索、侧索的顺序受到严重损害这一病理过程而习惯采用的。维生素 B_{12} 通常在蔬菜中很少而肉、鱼等动物性食品中较多。但因其需要量甚少，所以严格的素食主义者也很少发病。

引起痉挛性截瘫的疾病有多种，但脊髓亚急性联合性变性（subacute combined degeneration，SCD）则系因维生素 B_{12} 不足致脊髓后索、侧索变性，而引起痉挛性截瘫，最初的 1 例是 1884 年 Leichtenstern 以见于脊髓痨患者的恶性贫血而命名的病例，之后又有 Russel 等对其临床症状及病理所见做了详细探讨而命名为本病。本病也被称为联合性系统病或索状脊髓炎（funicular myelitis）等，但通常仍称之为 SCD。现已阐明了本病合并恶性贫血与胃肠疾病以及与维生素 B_{12}、叶酸的相关性，在进行性脊髓疾病的鉴别诊断中一定会提及本病。

（一）病因

其原因除有自我免疫机制（对胃壁细胞产生抗体）致胃壁萎缩、抗内因子抗体所致内因子功能障碍之外，尚有胃切除、慢性胃炎、胃癌所致的内因子缺损，盲襻（blind loop）及憩室内细菌对维生素 B_{12} 的消耗，小肠短缩所致的吸收下降等等。也有人认为维生素 B_{12} 作为辅酶，其所作用的基质蓄积而影响了髓鞘的形成。总之维生素 B_{12} 对神经系的作用及使神经系统出现损害的机制尚未完全确定。

维生素 B_{12} 为一营养因子，是造血组织上皮及神经系统所必需的营养因子。维生素 B_{12} 缺乏可由于吸收障碍、摄取不足、妊娠等需求增大等原因所致。本病对维生素 B_{12} 缺乏主要是吸收障碍所致。维生素 B_{12} 由肠管吸收尚需一种内因子，胃切除后则易出现此种障碍，自身免疫性胃炎（慢性萎缩性胃炎）也是原因之一，维生素 B_{12} 摄取不足所致者甚为罕见。近来也有报道笑气麻醉能使维生素 B_{12} 的钴还原型变为不可逆的氧化型，使维生素 B_{12} 失活引起本病。

神经症状可能是由于维生素 B_{12} 依赖酶、甲硫氨酸合成酶的障碍所致。恶性贫血给予叶酸或维生素 B_{12} 后可改善神经症状。

（二）病理

病理学上可见脊髓白质主体的变化。通常可见下部胸椎侧索及后索有髓鞘肿胀、空泡化、轴索肿胀、脱髓鞘、轴索消失。病变由胸髓向上下扩延的同时引起 Walter 变性。病变分布可不对称，障碍亦可波及周围神经，大脑白质亦可见脱髓鞘。

（三）症状及体征

以周身无力、倦怠感、麻木而发病。麻木感多为刺痛样，见于四肢，尤其首先出现于手、于此前后开始出现走路不稳，四肢尤其下肢出现僵硬感及无力，如不治疗则出现伴有痉挛与挛缩的运动失调性截瘫。

早期无客观检查所见，但逐渐出现后索与侧索损害体征。四肢及躯干出现本体感觉（判断拇指试验）振动觉、被动关节运动感觉障碍、Romberg 征阳性。早期可出现 Lhermitt 征。下肢出现肌力下降、痉挛，下肢腱反射减弱，但有时会亢进。

多出现 Babinski 征，走路逐渐出现运动失调，再加上痉挛而呈起立步行均障碍。周围神经、脊髓丘脑束的病变可引起浅感觉障碍。感觉、运动障碍通常为对称性。精神症状则有焦虑、感情不稳定、无感情、嗜睡、猜疑心、发呆（stupor）、忧郁状态、定向障碍。有时早期即出现视力障碍。

临床表现因病期而不同，Russel 等将本病分为三期。此分期目前仍被广泛应用，即首先为轻度痉挛性截瘫，继之为高度痉挛性截瘫，最后为迟缓性截瘫（表 9-23）。

表 9 - 23　SCD 临床分期（Russel 等）

分　　期	临　床　表　现
第 1 期（轻度痉挛性截瘫）	（1）下肢出现自觉的异常感觉 （2）下肢本体感觉轻度减退 （3）腱反射增高及 Babinski 征阳性
第 2 期（高度痉挛性截瘫）	（1）下肢本体感觉消失及上肢出现障碍或末梢首先出现浅感觉的障碍 （2）腱反射更加增高，Babinski 征更加明显，有时亦可出现踝阵挛
第 3 期（迟缓性截瘫）	（1）下肢迟缓性运动瘫痪及肌萎缩 （2）下肢全感觉消失 （3）腱反射消失，但 Babinski 阳性 （4）膀胱直肠功能障碍

　　临床上，病变由胸髓后索开始，所以病初期双下肢自觉有严重的异常感觉，出现麻木，僵硬感，如病名的亚急性所示。如不给予治疗则数周至数月内更加严重，除下肢的严重感觉异常之外，尚可出现振动觉、位置觉障碍及下肢腱反射增高、Babinski 反射及痉挛，此期尚无脑神经系障碍，无排尿障碍，进一步发展则逐渐出现站立、走路障碍、Romberg 征阳性、上肢也出现障碍，继续进行则可见迟缓性截瘫、腱反射低至消失、肌张力低。

　　与脊髓同样，视神经亦出现脱髓鞘，有时可见视力障碍。大脑白质变性进展则出现没精神、嗜睡倾向、痴呆等。

（四）诊断

　　中老年者出现较急剧进行的步态不稳及麻木感时首先要考虑到本病。注意贫血、舌炎、食欲不佳、腹泻等消化道症状。贫血程度与神经症状多不一致。血球压积及平均血球容积（MCV）也可能正常。首先测定血清维生素 B_{12} 量，正常值为 $200\sim900$ pg/ml（注：1 mg/L $=10^6$ pg/ml），100 pg/ml 以下则为缺乏状态，通常皆伴有神经体征。但血中水平可与全身蓄积量不一致。其次要进行二段 Shilling 试验。如有某种吸收不全则第一阶段呈异常，给予内因子的第二阶段仍有吸收下降时，应考虑到细菌增殖或小肠病变。前者可疑时给予抗生素，观察是否有所改善。饮食性维生素 B_{12} 低值者 Shilling 试验正常。

　　本病以病理学诊断为主，但现已有主张：伴有异常感觉的脊髓性运动失调的特异临床症状，化验上出现大细胞性正色素性贫血、维生素 B_{12} 低值等则应疑为本病。诊断上要进行血清维生素 B_{12} 叶酸测定，利用放射性钴 B_{12} 的吸收试验（Shering 试验）但亦有血清维生素 B_{12} 呈高值，红细胞维生素 B_{12} 呈低值的病例。

　　脊髓后索病变的诊断，MRI 有用。近来已见有本病 MRI 所见（表 9 - 24）。

表 9 - 24　脊髓亚急性联合性变性的 MRI 所见

作者	年度	年龄	性别	并发症	临床经过及影像所见
Reynolds 等	1988	72	男		胸髓 $T_6\sim T_{11}$ 空洞形成
Berger 等	1991	43	男		Lhermitt 征为初发症状，颈髓 $C_3\sim T_4$ 有局限性异常信号，治疗后消失
Timms 等	1993	69	男	前列腺癌笑气麻醉	术后 2 周走路不稳手脚发麻，颈髓有异常信号区。治疗 5～10 个月后症状及影像所见有轻度改善
Murata	1994	66	男	肺结核胃癌胃全切	胸髓 $T_9\sim T_{11}$ 有异常信号区治疗 10 周后消失
森岩 等	1994	68	女	慢性萎缩性胃炎	全脊髓后索有异常信号，治疗后无变化
		58	男	胃癌胃全切	胸髓 $T_{11}\sim T_{12}$ 有异常信号区，治疗后症状轻度减轻，异常信号区亦减轻

　　本病为典型疾病，但日常诊疗中很少遇到，该疾病属痉挛性截瘫性疾病之一，且可由痉挛性演变为迟缓性截瘫者不少，因此目前对此病仍不可忽视。与维生素 B_{12} 这一辅酶起反应的血清甲基丙二酸（正常值 $73\sim217$ nmol/L）及高同型半胱氨酸（$5.4\sim16.2$ μmol/L）呈高值，这是细胞内维生素 B_{12} 缺乏的最佳指标，尿中甲基丙二酸也增多（$0\sim10$ mg/d）。

　　脑脊液通常无改变，但有时蛋白质增多。行电生理诱发电位检查，了解后索病变程度对于病情掌握及观察经过很有价值。最近有报道称 MRI 在一些感觉神经元病变中发现后索有病变。本病可根据不同时期而出现病变（Berger 等，1991）。

　　应与多发性硬化症、颈椎病脊髓型、脊髓痨、HAM、副肿瘤性脊髓病、脊髓动静脉畸形、脊髓肿瘤、脊髓小脑变性病等相鉴别。

（五）预后

　　影响改善的因素为治疗开始前时间的长短。任何情况下均可有一定程度的疗效。走路困难 3 个月以内的患者可有相当程度的改善。出现神经症状数周内开始治疗者可完全缓解。改善需要数月至半年。有的患者病因不明，后证实为胃癌而发病。

二、维生素E缺乏病

维生素E为脂溶性维生素,因而体内有相当量的蓄积,虽有吸收不良时,其出现神经症状亦需一定时间,据称成人需15~20年。另因未成熟的神经系较脆弱而易受到损害,所以维生素E缺乏症多见于新生儿及乳幼儿,即伴随先天性胆管阻塞、慢性胆汁淤滞、吸收不良综合征、囊性纤维变性等胆汁酸分泌不全所致的脂肪吸收不良而出现。另外,先天异常的无β-脂蛋白血症(Bassen-Kornzweig综合征)时吸收上皮细胞的脱辅基蛋白B合成障碍,因而脂肪吸收时不能形成乳糜微粒而停留于吸收细胞之内,脂溶性维生素几乎完全不被吸收入血液。成人的病因为小肠切除、照射后、盲端综合征、Crohn病等。

维生素E具有与游离基结合,防止膜上多不饱和脂肪酸的过氧化作用。此作用与缺乏时神经系损害发生的关系尚不清楚,但已知脊髓后索、小脑处的维生素E浓度本来就小,因而认为容易出现损害。病理学上可见有脊髓后索、脊髓小脑束、感觉神经根、周围的大口径有髓纤维(尤其是感觉神经)的变性。另外,神经细胞、内皮细胞、尤其脊髓小脑的同部位处有过多的脂色素(lipopigment)蓄积。肌肉也受到损害,无β-脂蛋白血症时小脑的Purkinje细胞可有减少。

(一)症状及体征

以走路不稳及四肢无力而发病。检查时可有脊髓小脑变性的表现,另外尚有不同程度的周围神经损害,主要所见为四肢运动失调、腱反射消失及明显的深感觉障碍。Romberg征阳性,浅感觉障碍极轻,有轻度至中等度近端优势的肌力下降。20%~30%的患者有Babinski征,约半数患者有眼震、眼睑下垂、轻度外眼肌麻痹。无β-脂蛋白血症者也可有视网膜色素变性。

(二)诊断

应行血清维生素E(正常值5~15 μg/ml)及其载体蛋白的β-脂蛋白、脱辅基蛋白的定量检测,脂肪吸收障碍的检查。此外,还要除外后索损害的其他疾病,应与颈椎病脊髓型、假性脊髓痨、伴随恶性肿瘤的脊髓病等鉴别。可参考反映肌损害的血清CK值增加。电生理学神经传导速度轻度异常,但可有感觉神经电位的低下,体感诱发电位明显异常,提示有后索障碍。无β-脂蛋白血症时出现有棘红细胞。

(三)预后

早期开始治疗可逐渐得到改善,经半年至2年可出现一定程度的效果。但也有仅能使症状停止进行者。

三、与酒精相关的脊髓病

长期大量饮酒致神经障碍有周围神经损害、Wernicke(Korsakoff)脑病、糙皮病脑病(Pellagra脑病),目前经济发达国家已很少有典型病例。这可能是由于已很少有饮酒时常伴有的低营养状态。相反,近年来因长期大量饮酒引起的四肢尤其是下肢痉挛(腱反射亢进)等为主要症状的患者较引人重视。Adams及Victor在其著名神经学教科书中的与糙皮病有关脊髓痉挛综合征"Spinal spastic syndrome"可能即指本病。但尚无病理学证据,与酒精有关的疾病中出现锥体束症状者,除糙皮病之外尚有Wernicke脑病、酒精性小脑变性病、Marchiafava-Bignami病、脑桥中央髓鞘融解等,且所合并的周围神经损害严重时其痉挛性亦不明确。因此将有关酒精性脊髓病作为一独立的疾病概念较为困难。况且,其痉挛(锥体束障碍)是酒精直接对神经系的作用或系并存营养障碍的结果尚未明确,病理学上病变的部位亦不肯定。应视为临床上的一组疾病。

(一)症状与体征

多见于有长期、大量饮酒史的35~69岁的男性,呈亚急性或慢性进行性运动时腿脚不灵、步行性肢体僵硬、拖鞋易脱落、易绊倒而发觉。也可由足尖开始而上行的麻木感。主症状为痉挛性截瘫,可见下肢痉挛、腱反射亢进、上肢亦亢进,并可见于头部、颜面下颌反射,头后屈反射,口轮匝肌反射。腹壁反射减弱或消失,跟腱反射根据是否合并多发性神经病而有不同改变。初期与痉挛程度相比,肌力下降较轻,感觉障碍程度可不同,但多数较轻。浅感觉、振动觉以下肢远端障碍较为明显。四肢远端优势者如有多发性神经病并发,可考虑其原因即在于此。但也可有其水平似在下腹部及腰部者,此时则难判定为周围性或脊髓性。膀胱直肠功能障碍较少见,但可有阳痿。

(二)诊断

中老年男性有痉挛性截瘫者要明确其饮酒史。常规实验室检查及影像检查上无该病的特异性改变,但AST、ALT可轻度升高。γ-GTP可有轻度至中等度升高等肝功能障碍,但很少见有肝脊髓病那种程度的肝硬化。血中维生素浓度无固定改变,多在正常范围之内。头部CT扫描可见额叶、小脑尤其蚓部萎缩及第三脑室扩大。周围神经损害的电生理学检查可作参考。可行戒酒、维生素疗法完成治疗性诊断。应与颈椎病脊髓型、HAM、肝性脊髓病、混合性亚急性脊髓变性病等鉴别。

(三)预后

根据饮酒量及饮酒时间的长短、营养状态、发病至诊断时间、治疗及生活指导是否得当等,其预后有较大差别。有的病例仅戒酒即可有长期主客观步行障碍的改善。此时,其腱反射亢进可有轻度减轻。也有步行障碍达到仅能在双杠内步行(或轮椅)的程度的,但尚无改善病例尸检的报道。

四、肝性脊髓病

肝硬化患者无论是否经手术治疗,因其门脉血行短路进入大循环,所以出现一过性反复性有时为持续性的神经症状。最常见的为可逆性脑病,可以是意识障碍或精神症状以一定姿势下的姿势保持不能(asterixis)。与此相反,不出现脑病或脑病改善之后可出现痉挛性截(四肢)瘫,称此为肝性脊髓病。对经过门脉-下腔静脉吻合手术患者的探讨发现:脑病出现于早期(3个月~4年,平均14个月),而脊髓病出现较迟(5个月至10年,平均57个月)(Kardel等),因此认为两者的发病机制有所不同。病理学上以两侧锥体束的空泡变性为主,且以胸髓为最明显,颈髓较轻,脑干则很难发现。大脑可见运动区的Betz细胞有不同程度的减少,同部位及基底核出现有AlzheimerⅡ型胶质细胞。发病机制不明,可能是门脉血中应在肝脏处理的某种物质作用于神经的结果。可考虑到的有关物质有氨、氨基酸、GABA等神经介质以及硫醇(mercaptan)极短链脂肪酸等。

(一)症状及体征

发病前可有肝性脑病的发作。首发症状可为下肢僵硬感、走路时下肢颤抖。通常为潜伏性发病,偶亦有急剧发病者。主症状为痉挛、腱反射亢进,可见踝阵挛及Babinski征。走路为痉挛性马蹄足、剪刀步,有时亦有失调性因素参与。至少于初期其肌力下降,肌萎缩并不明显。有时波及上肢,但通常较轻。也可见轻度振动觉障碍。很少见膀胱直肠功能障碍。

(二)诊断

多于30~60岁发病,男性多见。几乎均有肝硬化。其原因已知有肝豆状核变性、酗酒史,但多数不明。肝功能检查的异常程度不一,有时随肝硬化的进行,其化验值反接近正常。超声波及对门脉-体循环的短路检查是必要的。有时要查血中氨浓度测定及盐酸铵负荷试验。脑脊液通常无改变,有时蛋白质增加。与酒精性脊髓病、混合性亚急性脊髓变性病、脑桥中央髓鞘破坏等相鉴别。

(三)预后

轻度或初期病例对治疗可有反应,生命预后由原发病的严重程度相关,出现截瘫后2~3年可有死亡者。

五、肾上腺脊髓神经病(adreno myelo neuropathy, AMN)

AMN为以成人发病的慢性进行性痉挛性截瘫为主征并伴有周围神经损害的遗传性伴性劣势的代谢性疾病,其中枢神经病变主要波及脊髓至脑干的锥体束,也有完全不伴有肾上腺不全体征的病例,但大多数患者有某些内分泌体征或肾上腺功能的异常。AMN被认为是小儿脑病中最典型的肾上腺脑白质营养不良(ALD)的临床亚型,或因ALD与AMN发生在同一家族之内(Davis等,1979),ALD与AMN有多种中间型,因而有人提出将两者均包括在肾上腺脑白质脊髓神经病(ALMN)这一新概念内(ONeil等,1981)。

最近又注意到在被诊断ALD或AMN乃至ALMN的病例中并有痉挛及运动失调,因而要与脊髓小脑变性进行鉴别。在其病例中至少有2型,既要与Friedreich病脊髓主体型鉴别(Marsden等,1982),又要与Menzel型等进行脑干、小脑型(上田等,1983)的鉴别。

AMN/ALD时饱和极长链脂肪酸(VLCFA)的β氧化受到障碍,因而该物质蓄积于白质、肾上腺皮质、血浆、红细胞等处。其背景为X染色体的Xq28上发现有基因异常。此种基因异常及由此而引起的代谢障碍通过何种机制而引起神经系病变尚未阐明,但大脑白质在组织病理学上可分为以下三个区带。第一区带:可散见有髓鞘的破坏,轴索被保存及PAS阳性,Sudan阳性的巨噬细胞。第二区带:可见伴有炎症性、脂肪吞食性反应的髓鞘纤维,脱髓纤维。第三区带:可见高度胶质化及少齿状突起细胞髓鞘,轴索的丧失。脊髓处的锥体束(腰髓优势),后索及脊髓小脑束(颈髓优势)的变性较强,髓鞘与轴索均有脱落。

(一)症状及体征

多数于 20 岁年龄段发病,以下肢僵硬、不灵活、走路包括跑步、下楼困难为主症。有时先出现走路时蹒跚或人格变化等精神症状。主症状为痉挛性截瘫,可见有下肢痉挛、腱反射亢进、Babinski征、痉挛性步态、上肢腱反射正常或亢进。下肢有不同程度的肌力低下,虽可有肌萎缩其程度亦较轻。可见对称性下肢远位优势的温痛觉、振动觉障碍。有时于胸髓区域出现平面,常逐渐出现膀胱直肠功能障碍及阳痿,但多数可有生育能力。也可有脊髓-小脑性运动失调,痉挛及智力精神症状。Aubourg(1992)报道 17 例,AMN 中 5 例有小脑症状。

(二)诊断

20 岁年龄段左右男性的痉挛性截瘫,一定要考虑到本病。在神经症状出现之前可先有易疲劳,脱发,皮肤、黏膜色素沉着等内分泌征象。特异性诊断为血浆,培养皮肤纤维母细胞或红细胞 VLCFA 水平呈异常高值。不能诊断的进行性痉挛性截瘫患者应进行此项检查。内分泌功能检查:尿中 17 - OHCS、17 - KS 呈低值,血中皮质醇低值,ACTH 高值。此外,ACTH 负荷试验尿中 17 - OHCS、17 - KS 及血中皮质醇反应低下或近消失。但也有 30% 病例无内分泌症状或检查无变化。

MRI 上常见有胸髓萎缩。40% 出现大脑(白质)病变。并用 Gd 造影则可见与组织病理学上三个区带相对应的所见。MRI 上的大脑病变与症状不相关,无何症状或症状无变化都可出现。福武等治疗过呈小儿样性格的 AMN 患者,最初 MRI 上仅内囊有病变,以后病变由一侧基底核向一侧额叶,继之向对侧额叶发展的病例。脑脊液几乎无异常改变。

周围神经传导速度,于下肢有轻度至中等度延迟。针肌电图上多有轻度神经源性变化及 SEP、ABR 的异常。腓肠肌活检:光镜下可见髓纤维减少、髓鞘菲薄化。电镜可见 Schwann 细胞内有 π-颗粒、特有的层状包涵体。

(三)预后

其临床过程多种多样,亦有急剧恶化者,但与 ALD 相比,其进行多缓慢可有 10 余年的轮椅生活

及数年的卧床状态。因系伴性隐性遗传,AMN 患者的男孩不发病,但女孩定呈杂合体(heterozygote)。其中 15% 将出现某种神经症状与 AMN 症状类似,但发病晚(平均 37 岁)属轻度。总之需要进行遗传咨询及对有"危险"的家族进行检查。

六、遗传性代谢性疾病

已知有许多遗传性代谢性疾病均可有一定程度浸及包括脊髓在内的中枢神经系统,其中大多数病例为先天性婴幼儿期发病,于小儿期后期、成人而发病者则属例外。因而有关此类疾病的详细内容请参考小儿神经学教科书。但最近已知有青春后期至成人期发病者。对其典型者略加叙述。下述疾病中除 glycosaminoglycanosis〔黏多糖病(MPS)Ⅱ型(Hunter 综合征)〕之外,均为常染色体劣性遗传模式。

(一)异染性白质营养障碍

大多数为幼儿型,偶亦有成人期发病者。可出现运动失调、智力障碍、人格变化、步行障碍、明显的周围神经损害(腱反射消失),缓慢发展。Adams 与 Victor 报道了 1 例 30 岁男性,于确诊 10 年前出现下肢腱反射消失,Babinski 征阳性。由于溶酶体(lysosome)之一芳香基硫酸酯酶(arylsulphatase)的缺损而硫脂类(sulfatide)蓄积而主要出现脱髓鞘。可测定白细胞、培养皮肤纤维母细胞等芳香基硫酸酯酶 A 的活性。腓神经活检,可证明脱髓鞘及异染性脂质。成人病例可无明显周围神经症状,但要进行肌电图检查及活检。

(二)Krabbe 病〔类球体(Globoid)细胞白质营养障碍〕

大多数发病于婴儿期,但也有幼儿期以后发病、进行较慢者,呈痉挛性四肢瘫痪(也有非对称时)及视神经萎缩。根据周围神经损害而更有腱反射减弱,可无精神、智力症状,其 CT、MRI 的病变也很少。婴儿型可见脑脊液蛋白质增加,但成人病例可正常。由于溶酶体之一的半乳糖脑苷(galactocerebroside)——β-半乳糖苷酶的缺陷,半乳糖脑苷的分解障碍而出现严重的脱髓鞘。确诊要测定半乳糖脑苷的活性,但不像婴儿期那样低,神经传导速度可正常亦可下降。

(三)神经系蜡样质脂褐质病(Ceroidlipofusinosis)(迟发型=Kufs 型)

除婴儿型、幼儿型、青少年型之外,已知尚有成

人发病的 Kufs 型,于 10～29 岁年龄段以精神症状发病,较其他型进行缓慢。与小儿各型不同之处为无视力障碍而以运动症状为主。运动失调、痉挛、肌僵直、舞蹈样手足徐动样运动可单独或重叠出现,也常有肌阵挛、痉挛,后期也出现痴呆。酶缺陷问题不清。神经细胞内的蓄积物(包涵体)主要为嗜饿(Osmium)颗粒。最后确诊要依靠大脑皮质的病理学检查,尿渣中的多萜醇(dolichol)测定可有一定的提示作用。

(四) GM₂ 神经节苷酯沉积症 (GM₂-gangli-osidosis)

除婴儿期发病的犹太人多见的 Tay-sachs 病及 sandhoff 病之外,也有青少年-成人型。有缓慢发展的运动失调、肌阵挛、视力障碍、精神智力障碍、痉挛等症状外,有时尚伴有走路困难、痴呆及呈卧床状态。也有认知能力正常的报道。Adams 及 Victor 报道了数例呈进行性脊肌萎缩的成人型病例,因有 β-己糖胺酶(β-hexaminidase)A 或 A 与 B 双方的异常,认为 β-己糖胺酶 A 的异常而 GM₂ 神经节苷酯的分解出现障碍,缓慢蓄积于神经细胞内而发病,现已能在出生前作出诊断。也有例外的其酶活性正常者,考虑为酶发挥作用时其必须的激活蛋白缺陷所致。樱桃红斑点对诊断有帮助,但成人病例也不是都有。CT、MRI 上可见有大脑、小脑的萎缩。

(五) 亚急性坏死性脑脊髓病(Leigh 病)

此疾病中有呈重度乳酸酸中毒、精神运动发育迟缓、早期死亡的新生儿型,也有缓慢发展的迟发性等类型。可出现运动失调、锥体束症状、视神经萎缩、痴呆等。考虑为丙酮酸(pyruvic acid)代谢异常,但尚未能确定其生化学基础。MRI 可见丘脑、脑干的病变。

(六) Gaucher 病

通常定义上成人型(Ⅰ型)不出现神经症状,但亦有人报道有出现神经症状的成人型,该症状与Ⅱ型及Ⅲ型相同。Miller 等的病例为姐妹两人,妹于 26 岁时因"机械性"理由将脾摘出而被诊断。3 年后以痉挛而发病。41 岁诊断时有协同注视不全、前庭眼球反射异常、四肢本体感觉低下、扑翼样震颤、走路不稳。此外,也有病例出现癫痫病肌阵挛状或引起精神症状者。由于 β-葡萄糖苷酶缺陷而使葡萄糖脑苷蓄积于全身。诊断要测定白细胞、培养皮肤纤维母细胞中的 β-葡萄糖苷酶的活性。能证明血清酸性磷酸酶升高或骨髓中有 Gaucher 细胞(径 20～100 μm 的组织细胞,胞质内有呈皱褶状纸样线状物质的存在及 1～2 个偏在的核)则有助于诊断。

(七) Nieman-Pick 病

已熟知的有婴儿型(A 型)、内脏型(B 型)及幼儿型(C 型),偶尔亦有成人发病病例,症状为痴呆、肌僵直、舞蹈样手足徐动样运动、运动失调。由于神经磷脂酶(sphingomyelinase)的缺陷而神经磷脂(sphingomyelin)蓄积于全身,诊断用白细胞,培养皮肤纤维母细胞测定神经磷脂酶活性,但幼儿-成人病例中,大多数不能证明有酶缺陷,而能发现神经磷脂及胆固醇的蓄积。能证明白细胞或骨髓中有 Niemann-Pick 细胞(脂肪泡沫细胞)则可确诊。

(八) glycosaminoglycanosis(黏多糖病,MPS)

分为 12 型。Ⅱ型(Hunter 综合征)中内容较多,有轻病例(ⅡB 型)。常见症状有特殊的颜貌(gargoylism)、关节伸展受限、皮肤肥厚、肝脾肿大、腹股沟疝、听力障碍等。其神经症状有锥体束症状、智力正常或轻度。由于硫酸酯酶 iduronate 的缺陷,致硫酸软骨素(dermatan sulfate)及硫酸乙酰肝素(heparin sulfate)异常蓄积于组织,可见其向尿中排泄过多。遗传方式为性染色体劣性。

(九) Fucosidosis　Ⅱ型(岩藻糖苷贮积病)

与Ⅰ型(婴儿型)相比发病较迟,经过亦缓慢,可存活至幼儿后期、青春期甚至成人期。可有精神运动发育迟缓、特有的颜貌(gargoylism)、骨骼变形、角化血管瘤等,但无角膜混浊或肝脾肿大。由于溶酶体之一的 a-岩藻糖苷酶的缺陷而含有岩藻糖的低聚糖及糖脂质蓄积于皮肤、结膜、直肠黏膜等。诊断要测定白细胞、皮肤纤维母细胞中的 a-岩藻糖苷酶活性及尿中低聚糖中的岩藻糖增加。

第四节　脊髓脱髓鞘疾病

脱髓鞘疾病乃指神经纤维的髓鞘受到有选择的而且是原发的障碍而脱落、消失,原则上轴索无变化或虽有变化亦较轻微。脱髓鞘疾病可分为中枢神经系及周围神经系两者,但通常指中枢神经系病变。狭义的脱髓鞘疾病见表9-25。

表9-25　脱髓鞘疾病的分类

分类	疾病
1. 免疫性、炎症性（狭义脱髓鞘疾病）	(1) 多发性硬化症 Devic病（视神经脊髓炎）包括非典型 例：Balo病（同心圆硬化症） (2) 急性播散性脑脊髓炎 特发性、感染后性、疫苗接种后性
2. 先天性代谢障碍（髓鞘形成不全）	(1) 肾上腺白质营养障碍（adrenoleukodystrophy） (2) 异染性白质营养障碍（metachromatic Leukodystrophy） (3) Krabbe病（globoid cell Leukodystrophy） (4) 其他：Canavan病、Alexander病、那须病、Pelizaeus-Merzbache病等

一、多发性硬化症（multiple sclerosis, MS）

（一）概述

其特征为脑、脊髓、视神经等中枢神经系统中有多灶性斑片状脱髓鞘病变，且在时间上相继出现；临床上此等脱髓病变引起的神经症状的缓解与复发，反复呈时间上、空间上的多发性。另外，Devic病（视神经脊髓炎）乃指一侧或两侧球后视神经炎之后，于数周内出现横贯性脊髓炎，但亦有以后发展为典型MS者。其神经病理学上也可有大脑皮质出现脱髓鞘灶，因其是MS的一种亚型。

1. 流行病学　MS的患病率根据地域而大有不同。北欧、加拿大、美国北部为30～80/10万人的高发地区，南欧、美国南部，澳大利亚则为5～20/10万人的中等度多发地区，而亚洲、非洲则为4以下/10万人的低发地区。一般说明，北半球随纬度的升高而MS的患病率亦越有升高。青春期以前（15岁以前）由MS高发地区移居于低发地区者，发病率减少；反之则增加。有色人种MS较少，可能由于遗传的抵抗性所致，居住在美国的有色人种（黑人、黄种人）的发病率明显高于其母国。

根据上述原因MS发病的环境因素有：有病毒感染、动物性脂肪的不同，尤其重视病毒感染，特别是麻疹病毒、天花病毒等，但均未得到确认。发病年龄以20～40岁为最多（50%以上），15～50岁占绝大多数（80%），不足15岁的幼儿期发病者为6.5%，有性别差异女性较多。MS患病率较高的欧美，偶有家族内发病的报道（2.6%～12.5%）。

2. 病因　MS的病因尚不明确，但自身免疫异常学说可能性大，其根据是：① 脑脊液中可见IgG，IgM增高，多出现异常的IgG（寡克隆区带）；② 急性期周围血中T细胞抑制（suppressor T cell）减少，T细胞功能亢进；③ 血清，脑脊液中出现脱髓抗体；④ 以中枢神经组织为抗原可引起实验性过敏性脑脊髓炎，其病理类似MS急性期的改变等。从实验性过敏性脑脊髓炎的病理探讨，推测MS的出现机制为：以病毒感染为契机，引起对中枢神经系髓鞘构成蛋白的碱性蛋白产生了细胞性免疫反应。

个体的因素（内因子）则推测为与决定T细胞识别的基因有关。欧美白人的MS，有人指出与人白细胞抗原（HLA）-DR$_2$，DPW4等有关，这提示MS的发病与免疫遗传因素有关。

3. 病理　MS乃中枢神经系白质被有选择性引起障碍的疾病，大脑、脑干、小脑、脊髓的白质及视神经有多灶性斑片状脱髓鞘灶。视神经覆盖有与脑膜相连续的外膜，中间膜及内膜三层膜，其髓鞘形成细胞为少突神经胶质，构造上与中枢神经系相同，所以亦多出现障碍。

急性加重期在髓鞘融解同时，以小静脉或毛细血管周围为中心有淋巴细胞为主的单核细胞，浆细胞等细胞浸润及吞食破坏髓鞘的吞噬细胞聚集。与髓鞘的破坏相比，轴索则无变化或极轻，但病变严重时轴索亦出现崩溃而呈软化灶。慢性期时，细胞浸润甚少，而以星状胶质细胞增殖为主体。另外，陈旧脱髓鞘病灶形成则瘢痕而变硬。

一般人们遇到的患者，多呈横贯性脊髓炎型的MS脊髓病变或Devic病的病理所见，一般均属严重者。急性期的炎症反应较强，同时存在出血、血浆、纤维素的渗出，不仅有脱髓尚可致轴索变性，易引起伴有囊泡形成的坏死。

脱髓鞘灶可见于中枢神经系白质的所有部位，亚洲人以视神经及脊髓的病变较多见，脊髓可见于颈髓至腰骶髓的任何部位，在横断面上则以后索及侧索易出现。其他脱髓灶的好发部位则为视神经、侧脑室周围的大脑深部白质、胼胝体，大脑脚盖、小脑白质等处。

（二）神经症状

1. 发病方式及首发症状　于神经症状出现之前的数日至数周，可先有感冒样症状，全身倦怠感等。也有以身体、精神压力而诱发神经症状者。发病方式约有 2/3 为急性,于一周之内症状达顶峰。如果包括 1~4 周症状达顶峰的亚急性发病者则为 85％左右。

首发症状以视力下降为最多(约 35％),依次为感觉障碍(麻木、感觉迟钝)、运动障碍、步行障碍、复视等。(球后)视神经炎中的某种类型可能以后向 MS 发展(诊断为 MS),所以始发症状的视力低下颇为重要。据流行病学调查由视神经炎向 MS 发展的频率,亚洲为 10％左右,欧美则可高达30％~40％。

2. 神经症状　可出现的神经症状有视力障碍、运动瘫、感觉障碍、眼球运动障碍、运动失调、膀胱直肠功能障碍、构音障碍等。

(1) 视力障碍　多为视神经炎所致的视力下降,与眼痛的同时有一侧或两侧视力下降,于数小时至数日内急剧加重,也可于数日内全盲,眼痛易因眼球运动而加重。眼底所见于急性期乳头可正常或有乳头水肿,急性期过后可见视神经乳头的颞侧苍白或整体苍白及视神经萎缩。如有乳头水肿则诊断为乳头炎。视野上易出现中心暗点、周边视野狭窄。

初发时的视力多易恢复,但多次复发则易遗留视力障碍。入浴、运动等致体温升高时,曾有视神经炎侧的视力障碍可一过性加重(Uhthoff 征)。

(2) 运动障碍　运动障碍的类型可为截瘫、四肢瘫、偏瘫或单瘫。通常,截瘫为胸髓病变;四肢瘫为脑干或颈髓病变;偏瘫为大脑或脑干病变。最多见的为胸髓病变所引起的截瘫,但颈髓病变引起的不全四肢瘫时,两上肢较轻而双下肢瘫较重的类型较多。截瘫的程度可从能自力行走至需要轮椅者,多因脊髓病变而呈运动瘫者为多。截瘫等的同时可见腱反射亢进、Babinski 征阳性、脊髓自动反射、肌紧张亢进(痉挛)、腹壁反射消失,同时多伴有与障碍水平相应的感觉障碍、膀胱直肠功能障碍。

(3) 感觉障碍　因脊髓病变,脑干病变等而出现浅表、深部感觉下降、消失,自觉感觉异常如麻木、疼痛。其分布方式可在脊髓障碍水平以下呈节段性、半侧性等,因病变而多种多样。由于 MS 反复出现缓解、复发,呈多发性病变,所以在经过中其感觉障碍多呈复杂的分布方式。

因脊髓病变而呈节段性感觉障碍时,于其区域或其上方可出现瘙痒感,发作时间为数秒~数分钟较短,但可每日数次反复,在某一期间内群发作易见于夜间或晨起之时,常可致失眠,因入浴等体温

升高时易出现。虽无皮疹,但因剧痒,患者经常抓痒而皮肤可残留瘙痒伤。痒感易出现于颈部、上胸部、背部、颜面,多为左右对称性。

颈髓病变时可出现 Lhermitte 征。此征为头部前屈时,沿脊柱出现电击样向下方放射的疼痛,有时不仅脊柱而且向下肢、上肢放射,这是颈髓后索处的冲动异常传播。

胸髓病变时可出现与病变水平一致的带状全部感觉消失或束带感,此异常感觉为一种绞扼、压迫样感觉,似"松紧带过紧"或"背负铁板样"或"被铁板压迫胸腹部"的感觉。

脊髓病变或脑干病变时可出现疼痛性强直性痉挛。由于躯体活动或皮肤触觉刺激出现向一侧上肢或下肢的放射痛,同时该部位出现伴有异常感觉的强直性痉挛发作。异常感觉有"被绞扼""被烧伤"样,并可先于痉挛发作。此发作可由一侧上肢向同侧下肢或由一侧下肢向对侧下肢扩延。发作时间为数十秒,此期间内意识正常。

脊髓后索病变时出现深部感觉障碍,呈失调性步态,Romberg 征阳性。上位颈髓后索病变时出现上肢本体感觉障碍,出现手指的不随意运动,称此谓假性手足徐动症,或弹钢琴动作。

脑干病变出现三叉神经脊束障碍时,可致面部温、痛觉下降或消失。有时可出现该部位刺激症状的三叉神经痛。

(4) 眼球运动障碍　由于内侧纵束(MLF)障碍而引起核间性眼肌麻痹(MLF 综合征),多呈复视,即向健侧侧方注视时,病变侧眼球不能超越中央而内转。健侧眼球随外展而出现仅单眼的水平眼震,辐辏多正常。脑桥血管障碍、肿瘤等亦可出现,但出现两侧性 MLF 综合征时,多因 MS 所致。

核间性眼肌麻痹多呈动眼神经麻痹及展神经麻痹。此外因脑干、小脑病变可出现水平性旋转性眼震,出现滑动性追随运动障碍而呈现两眼迅速扫视动作。

(5) 小脑性运动失调　Charcot 三主征(眼震,断缀性言语,意向性震颤)颇为有名,此三主征均为小脑体征,但并非 MS 所特异的体征。除 Charcot 三主征之外尚出现小脑性运动障碍、缓慢的暴发性构音障碍等。

(6) 膀胱直肠功能障碍　多有尿潴留、尿频、尿失禁等神经性膀胱症状。大脑,脑干病变也可出现神经性膀胱症状,但以脊髓病变所致者为最多。脊

髓病变急性期由于高位中枢对排尿的调节丧失,引起排尿肌瘫痪、内括约肌强直,所以引起尿潴留者多。症状顶峰过去之后脊髓症状开始减轻后,则呈反射性膀胱,呈自动排尿状态。但也有排尿开始困难等排出障碍及急促性尿频,尿失禁等蓄尿障碍同时出现。

(三) 诊断

1. 诊断标准　在辅助检查法中,MS 并无特异的检查所见,所以进行 MS 的临床诊断时要结合临床症状、体征及经过进行综合诊断。MS 的诊断标准有数种,诊断标准见(表 9 - 26)。诊断上尤为重要的项目是表 9 - 26 中的"(2)",由于多发性病灶所致的症状(空间上的多发性)及表 9 - 26 中的"(3)"的缓解与复发的临床经过(时间上的多发性)。如能有此两项存在临床诊断并不困难。诊断上的困难是此两项不明显者,即 MS 呈首发症状时或呈慢性进行性临床经过时。

表 9 - 26　多发性硬化症诊断标准
(日本厚生省 MS 调查研究组,1972)

诊　断	标　准
1. 多发性硬化症 (MS)(临床确诊)	(1) 发病年龄 15~50 岁(青少年、成人多见)
	(2) 有中枢神经多发性病灶引起的症状(脑、脊髓、视神经等,有 2 个以上病灶)
	(3) 有症状的缓解与复发(指时间上的多发性)
	(4) 可除外其他疾病(肿瘤、梅毒、脑血管障碍、颈椎病,SMON,神经 Behçet 病,小脑变性病等)
2. 视神经炎 (Devic 病)	相继于数周内出现急性两眼障碍(视神经炎)及横贯性脊髓炎,本病为 MS 的一部分
3. 可疑 MS	缺少(1)~(4)中的某一项

在此种情况等下,根据各种检查所见排除其他疾病时多按原因不明的神经炎或脊髓炎处理,但在可疑为 MS 时某些辅助检查则有一定作用。根据辅助检查发现无症状性潜在性中枢神经系病变,确认临床上难以发现的空间上的多发性,则有助于 MS 的诊断。在 MS 的诊断标准中加入了由 Poser 所提倡的辅助检查法,现已广为应用。从复发的次数、临床上确定的病灶数、由辅助性检查所检出的病灶数、脑脊液中寡克隆 IgG 带的出现或 IgG 增多,由数项的组合进行 MS 诊断时则可分为以下四型:① 临床肯定 MS 型;② 实验室肯定 MS 型;

③ 临床可能为 MS 型;④ 实验室支持可能为 MS 型。按 poser 等的诊断标准有报道视神经炎的 50% 与脊髓炎的 46% 为"②型"实验室肯定的 MS。

日本厚生省特定疾病免疫性神经疾病调查研究班于 1988 年重新提出了 MS 诊断标准(表 9 - 27),新诊断标准分为主要项目、检查所见、参考事项(表 9 - 28)。主要项目中删除了过去的发病年龄(15~50 岁)这一内容,由此即使幼儿期或 50 岁以上者也可诊断为 MS。

表 9 - 27　多发性硬化症的诊断标准
(日本厚生省免疫性神经疾病调查研究组 1988)

主　要　项　目	检　查　所　见
1. 中枢神经系统内有 2 个以上病灶引起的症状(空间多发性)	1. 脑脊液中细胞、蛋白质均可轻度增加,多有寡克隆带、碱性蛋白
2. 有症状的缓解与复发(时间上的多发性)	2. CT、MRI 及诱发电位上有时可确认病灶部位
3. 可除外其他疾病(肿瘤、梅毒、脑血管疾病,颈椎病脊髓型,SMON,Behçet 病,胶原病,脊髓空洞症,脊髓小脑变性,HTLV - I 相关性脊髓病等)所致的神经症状	

参考事项:1. 多有视神经及脊髓症状。
　　　　2. 急性期有时类固醇有效。
　　　　3. 全身性所见很少(多脏器障碍,血沉加快,白细胞增多等很少见)。
　　　　4. 多见于成人发病,50 岁以上发病者罕见。
　　　　5. 原则上症状有左右差异。

表 9 - 28　多发性硬化症的诊断标准(Poser,1983)

类型	发作*1	临床证据*2	临床证据不全*3	CSF*4	OB/IgG
临床肯定为 MS					
	1	2	2		
	2	2	1	与 1	
实验肯定为 MS					
	1	2	1	或 1	+
	2	1	2		+
	3	1	1	与 1	+
临床可能为 MS					
	1	2	1		
	2	1	2		
	3	1	1	与 1	
实验支持可能为 MS					
	1	2			+

*1:病史上持续 24 h 以上的中枢神经系障碍的加重次数。
*2:从神经体征上判定的病变部位数。
*3:无症状的辅助检查所见异常数。
*4:脑脊液中存在寡克隆带(oligoclonal band, OB)或 IgG 增加。

2. 辅助性检查　MS虽无特异性检查所见，但为诊断及评价病变的活动性可应用数种检查。主要是脑脊液检查、诱发电位、MRI为主的影像学检查。

(1) 脑脊液检查　MS时的异常所见有：① 细胞数轻度增加（以单核细胞为主，5～50/mm³）；② 总蛋白质量轻度增加（500～1 000 mg/L）；③ γ-球蛋白，尤其IgG增加；④ γ-球蛋白成分中有寡克隆带存在；⑤ 出现髓磷脂碱性蛋白。但细胞数，总蛋白质量的增加易见于急性加重期，缓解期及慢性停止期多不出现。另外，纵然于急性加重期，如应用类固醇后则细胞数，总蛋白质尤其前者多变为正常。

IgG的增加及寡克隆带的出现并不见于血清中，病期的影响亦不大，因而认为由中枢神经系所产生。为了证明脑脊液中特异的IgG是否增加可采用IgG指数或IgG合成法。IgG指数＝（脑脊液IgG/血清IgG）÷（脑脊液白蛋白/血清白蛋白）计算，正常值为0.7以下；IgG合成＝5{脑脊液IgG－血清IgG[0.43×（脑脊液白蛋白/血清白蛋白）＋0.000 84]}正常值为－9.9～＋3.3 mg/d。

电泳中的γ-球蛋白成分中的寡克隆带出现率欧美的MS约为90%。寡克隆带于亚急性硬化性全脑炎，神经梅毒等中枢神经系炎性疾病时也可出现，并非MS的特异所见。

(2) 诱发电位　MS时的听觉诱发电位（ABR）变化以V波（起源于下丘）的潜伏时延迟及振幅下降最多，MS确诊病例中，临床上有脑干障碍者可见57%～78%，无脑干障碍出现ABR异常者为19%～71%。可疑MS病例似很少有ABR异常。

MS时的视觉诱发电位（VEP）所见为缺少正常时可见到的潜伏时约为100 ms的阳性电位（P100）振幅下降及潜伏时延迟等，最敏感的是潜伏时的延迟。MS的VEP异常在有视神经炎既往史者为80%～100%，无既往史者为36%～48%。

MS时的体感诱发电位（SEP）异常所见为潜伏时延迟、振幅下降、波形消失等。MS确诊病例而有感觉障碍者69%～100%出现SEP的异常；无感觉障碍者36%～53%出现异常。下肢SEP的传导径路较长，其中一部分与上肢SEP所共有，所以通常上肢SEP有异常的病例，其下肢SEP也很可能出现异常。实际上MS的SEP异常检出率也似下肢SEP高于上肢SEP。

通过多种诱发电位即ABR、VEP、SEP检查其各自的向心传导束路可能发现较多的MS病灶。有一个以上诱发电位出现异常时，其MS的确诊率颇高约为80%以上，这些异常不仅见于急性加重期而且缓解期也可出现，所以对于非活动期病灶或无症状性病灶的检出颇为有用，尤其对患病期间较长者亦可较多检出。

(3) 影像检查　MS脊髓病的MRI所见，根据病期而有不同。急性加重期则以病灶为中心可见脊髓肿胀及髓内信号异常。由于血脑屏障的一过性破损，也可出现GA-DTPA产生的增强效果。上述所见并非MS所特有，髓内肿瘤、急性期炎症疾病也可出现。但MS、炎症性疾病与脊髓肿瘤不同，经激素治疗或自然经过而缓解后，病变部位的脊髓肿胀可消失，且髓内异常信号及增强效果亦变为不明显或消失。脊髓病反复复发后的慢性期则出现脊髓萎缩。此脊髓萎缩所见易出现于患病期间长的MS及障碍程度较重者。急性加重期MRI上的病变（异常信号）检出率，于颈髓水平上检出率较高，达60%～70%，但胸、腰髓水平上的检出率则稍低，为30%～50%。

最近，MS脊髓病MRI上的空洞形成所见颇引起重视。此空洞形成与病期相关，多在第2次脊髓病急性加重期出现脊髓肿胀，此后经激素等治疗后出现空洞，空洞出现于从临床症状推定的病变部位为中心，并向其上下方向有一定程度的扩延，不仅在MRI上，在延迟CT脊髓造影上也可见到造影剂进入空洞的所见（Bull眼征）。空洞形成的机制考虑是因脱髓鞘而组织坏死，脱髓鞘灶形成而有水肿，神经胶质增生的参与，以局限性坏死为基础的水肿液的贮留等。缓解期则空洞缩小或消失。

MS时应判定脑内有否无症状或潜在性脱髓鞘灶的存在，为检出此等脱髓鞘灶应行头部MRI。头部MRI，不论有无脑症状、活动期或非活动期，也不论确诊或疑似病例均可检出60%以上存有病变。但头部MRI所发现的病变（异常信号）并非MS所特异，要注意其出现部位及形态等。

3. 鉴别诊断　诊断MS时要除外其他疾病，尤其要与中枢神经系内有多发性病灶，且反复缓解、复发的疾病进行鉴别。

(1) 全身性红斑狼疮（SLE）　SLE时皮肤、关节、肾脏常与神经系同时出现障碍。中枢神经系与周围神经均有障碍时，中枢神经狼疮的出现率为全部 SLE 的 25%～75%，较高。中枢神经狼疮的症状中最多见者为精神症状、脑血管障碍引起的症状、痉挛、头痛。与 MS 鉴别的主要症状为视神经炎，横贯性脊髓炎，外眼肌麻痹等。尤其前两者几乎同时，或相继前后出现，此点与 Devic 病的鉴别较难。

如果出现可疑为 MS 的神经症状，尤其出现类似 Devic 病症状时，很可能为 SLE，一定要注意有无神经症状以外的 SLE 所特有的全身症状，同时还要实验室检查抗核抗体、抗 DNA 抗体、SM 抗体等自身抗体。SLE 有不少仅出现脊髓障碍，尤其易呈横贯性脊髓炎的类型。呈抗心脂（cardiolipin）抗体阳性者较多，其原因除血管障碍之外，亦可能有抗体的直接作用而引起的脊髓障碍。

（2）类肉瘤病（sarcoidosis） 类肉瘤病时神经系病变的出现率约为 5%，最多见的神经症状为复发与缓解反复出现的脑神经症状，尤以面神经瘫常见，有视神经障碍时需与 MS 鉴别。脑底部的脑膜易出现肉瘤样结节，因而视神经常被侵犯而易出现视力下降、视神经萎缩。类肉瘤病约有 10% 为脊髓类肉瘤病，应与 MS 脊髓病或脊髓肿瘤进行鉴别。脊髓类肉瘤病呈慢性进行性或缓解与复发反复出现的痉挛性截瘫等临床症状。脑脊液检查上也呈与 MS 类似的单核细胞为主的轻度细胞数增多、蛋白质增多等炎症所见。两侧肺门淋巴结肿胀、经支气管活检、斜角肌淋巴结活检等的组织学所见、血清 ACE 溶菌酶（lysozyme）等有助于神经类肉瘤病的诊断，脊髓 MRI 最有助于脊髓类肉瘤病的诊断。除脊髓肿胀及髓内的信号异常这些非特异所见之外，Gd-DITA 检查时，也可有沿髓膜的线状或斑状多灶性的增强所见或可见髓内有多发的小结节增强，此为本病所特有的。

（3）HTLV-Ⅰ关联性脊髓病（HAM） HAM 的病因为逆病毒（retrovirus）之一的人 T 细胞白血病病毒Ⅰ型（human T cell Leukemia virus type Ⅰ，HTLV-Ⅰ）的感染所致。发病机制有：HTLV-Ⅰ病毒感染中枢神经组织直接引起神经障碍学说，还有以 HTLV-Ⅰ感染为契机而引起自身免疫性脊髓炎学说，以后者较为有力，并确认为与过去称为热带地方难治病的热带痉挛性截瘫（tropical spastic pararesis，TSP）为同一疾病。

HAM 的首发症状以痉挛性截瘫引起的步行障碍为最多，其次为排尿障碍、麻木感。以胸髓中、下部侧索为中心的慢性炎症性病变为主体，通常呈慢性进行性脊髓症状。部分病例反复出现复发与缓解而缓慢进行，所以要与 MS 脊髓病尤其与慢性进行性 MS 鉴别。由于炎症性细胞浸润见于脊髓全长，脑干、小脑、大脑深部白质也散在有轻度的炎症性细胞浸润，所以 MRI 或诱发电位可检出脊髓以外的病变。脑脊液检查有以单核细胞为主的细胞数增多、蛋白质增多、IgG 增加等与 MS 类似的炎症所见，确定诊断要测定血清及脑脊液的抗 HTLV-Ⅰ抗体。

（4）脊髓血管畸形 脊髓血管畸形的通常首发症状为背部、腰部或下肢的疼痛、感觉障碍、下肢肌力下降、膀胱直肠功能障碍、脊髓性间歇性跛行、脊髓性肌阵挛（myoclonus）、蛛网膜下隙出血等。发病方式及经过多为缓慢进行性，但也有急性发病缓慢进行或呈阶段性加重者。尤其感染、月经、妊娠等可使症状加重或运动与休息可使加重或减轻，要与 MS 脊髓病进行鉴别。

因静脉系统血管畸形而成亚急性坏死性脊髓炎（Foix-Alajouanine 综合征）要与慢性进行性 MS 的脊髓病相鉴别。Foix-Alajouanine 综合征出现脊髓性间歇性跛行而呈痉挛性截瘫，其特征为出现下肢萎缩的同时而演变为迟缓性截瘫。感觉障碍由下肢上行，最初呈脊髓空洞症型的感觉分离，但随经过而成为全感觉障碍。与 MS 的鉴别点为病初期的脊髓性间歇性跛行及以后出现肌萎缩等灰质病变的存在。

（5）脊髓海绵状血管瘤 此病通常几乎无症状，但易出血，该时则出现脊髓症状，因而易误为 MS 脊髓病的缓解与复发，此病亦可见于脑内。诊断上重要的是 MRI 所见，其特征是 T_2WI 上，边缘呈低信号的血管瘤中混有高信号或低信号的新旧血肿。

（6）亚急性脊髓-眼-神经病（subacute myelo-optic-neuropathy，SMON） 1960 年代曾多发，之后因可疑为喹碘方（chinoform）所致，停止出售以来已几乎无新患者发生。

（四）经过及预后

1. 临床经过 MS 约有 90% 于初期呈急性加重与缓解、反复复发缓解型的临床表现，复发时可出现与以前不同的新的神经症状，但多为以前病变的复发及此前同样神经症状的加重。如此反复多次则演变为缓慢进行的慢性进行型。复发缓解型患者的 30%～40%，发病 6～10 年后变为慢性型，也有报道发病后 11～15 年变为慢性型者。

据称由发病开始毫无复发缓解而呈慢性进行性临床表现的真正慢性进行型者约为 10%,尤其多呈脊髓损害所致的运动型瘫痪型,此种慢性进行型以高龄发病者多见为其特征。

2. 功能预后　MS 的功能预后随其临床经过而多种多样,功能预后的不良因素有:① 慢性进行型临床经过;② 40 岁以后的高龄发病;③ 运动瘫痪(锥体束功能障碍)小脑症状、排尿障碍等。最重要的因素为开始出现慢性进行性临床经过的时期,复发的次数与 MS 的功能预后不一定相关。

对 MS 功能预后有益的因素:① 临床经过呈复发缓解型;② 不足 40 岁的青少年发病;③ 首发症状为包括视神经炎的感觉障碍;④ 发病至第一次复发的缓解期间长;⑤ 发病后 5 年期间临床经过较好。与“⑤”相关的有“Kurtzke 的 5 年规律”,即 MS 发病后 5 年时的 Kurtzke 综合残疾度(disability status scale, DSS)数值与 10 年后或 15 年后的患者残疾度密切相关。MS 发病 5 年后几乎无锥体束、小脑功能障碍的病例,其 10～15 年后仅为 DSS 0 - 2,极轻微。

Weinshenker 等报道达到 Kurtzke 的 DSS 3(中等度功能障碍),DSS 6(辅助步行),DSS 8(上肢有用,但呈卧床状态)的年限(由发病起)平均分别为 7.69、14.97、46.39 年。

3. 生命预后　Phadke 对 216 例 MS 患者的生命预后作了探讨,其平均生存年数为 24.5 年。男性 23.5 年,女性 25.7 年,无性别差异。死亡时的年龄为 25～80 岁,多在 60 岁年龄段死亡(37%)。死因可确定的 214 例中,132 例(62%)为 MS 的并发症,41 例(19%)为冠状动脉、脑、周围血管的动脉硬化性疾病,25 例(12%)为全身性恶性疾病。末期病情得以判明的 151 例中 55% 因支气管肺炎,11% 因败血症,15% 因心肌梗死,4% 因肺梗死而死亡。

影响生存期间的因素有多种,根据某一时段上的残疾度可预测其以后的生存年限,缩短生存期间的因素有:50 岁以上的发病;发病时的临床表现是小脑症状;发病后 10 年以内出现精神症状并伴有排尿障碍;发病至第一次复发期间较短为 1 年以内等等。

二、急性播散性脑脊髓炎

急性播散性脑脊髓炎(acute disseminated encephalo myelitis, ADEM)因病毒感染、疫苗接种等所引起的迟发型过敏反应。病毒感染中已知有腮腺炎、麻疹、带状疱疹等,疫苗接种则有流感、麻疹、日本脑炎、白喉等。上述诱因明确因而可分类为感染后或接种后 ADEM,但也有其先驱感染不明确者,则分类为特发性 ADEM。前者多见于小儿,后者多见于成人。

病理学上类似 MS,其特征为以中枢神经系白质为中心的小静脉周围有单核细胞浸润及脱髓灶为主的散在性脱髓鞘性、炎症性所见。病变不仅见于中枢神经系的白质,也可见于灰质,髓膜上也有细胞浸润。此外尚可有脊髓神经根、周围神经的障碍。

(一)神经症状

与 MS 不同,临床上多呈单相性,但亦可有复发者。尤其小儿的 ADEM 可复发而移行为 MS,发病多在病毒感染或疫苗接种 1～3 周之后。包括特发性 ADEM 在内,急性发病,首发症状多为发热、头痛、呕吐,有项强直等脑膜刺激症状,继之出现意识障碍、痉挛、视力障碍、偏瘫(四肢瘫)吞咽障碍、构音障碍等脑症状或出现截瘫(四肢瘫)膀胱直肠功能障碍、腱反射消失等脊髓症状。

(二)诊断

与 MS 相同,ADEM 亦无特异的辅助检查所见,诊断则凭临床症状及经过。如在神经症状出现前 1～3 周有明显病毒感染或疫苗接种史则较容易诊断 ADEM,但特发性 ADEM 的诊断较困难。ADEM 的 MS 与 MS 不同点为有发热、白细胞增加、血沉加快等全身性炎症所见及临床经过原则上为单相性,但有时也有不少病例不能鉴别 ADEM 与 MS。病理学上也有散在性脱髓鞘病变融合而呈广泛性脱髓鞘病变的,故两者的鉴别多有困难。

此外,要与本文 MS 项内所叙述的疾病进行鉴别,ADEM 多难与病毒性脑炎、脊髓炎相鉴别,此时脑脊液中的病毒抗体改变有助诊断。

(三)预后

预后较好,但亦有死亡者,功能性预后通常较好,约半数全无后遗症。后遗症有视神经病变所致视力障碍、脊髓障碍所致的截瘫、排尿障碍较多。

三、急性脊髓障碍为主征的多发性硬化症

多发性硬化症(MS)系中枢神经白质的非炎性脱髓鞘性炎症反复出现的病变,发病年龄中 15～50 岁占 80% 以上,高峰在 30～39 岁。临床特征为缓

解、复发反复出现并有多个病灶。目前常用 Poser 诊断标准中重视时间上、空间上的多发性。此诊断标准作为治疗、研究较为适用，但并不能保证每个病例都符合这一标准。目前对 MS 尚无特殊的检查所见，所以要详细了解病史，详细作神经学检查并辅以多种辅助诊断的方法，并要尽可能排除其他疾病。

脊髓为 MS 好发部位，亚洲人 MS 以视神经及脊髓障碍为中心的 Devic 病较多。以脊髓障碍首发者诊断多有一定困难，即原因不明的脊髓障碍者可能有相当多的 MS 病例。对以前未应用 MRI 而诊断为原因不明的急性横贯性脊髓病例长期观察结果表明，其中有 3%～14% 病例最终经 MRI 诊断为 MS。Ford 等对 15 例诊断为急性部分横贯性脊髓病例进行了长期观察，其中 12 例（80%）最后经 MRI 诊断为 MS。Whiteley 等对无压迫、外伤、脑脊髓膜炎的急性脊髓障碍的许多病例进行病理学检查，结果表明 41 例尸检例中有 4 例为典型 MS、有 4 例为非典型 MS。急性脊髓障碍者中的 MS 比例，可因选择标准、鉴别诊断的精确度及观察时间的长短而不同。所以在诊查急性脊髓障碍病例时，要经常考虑到 MS 的可能性并进行相应检查，不能确定诊断时也要长期观察。

（一）病史

认为是以脊髓障碍而发病者，要详细询问病史，有时能发现以前确有过一过性的视力障碍、复视等神经障碍的病史。有报道 MS 的发病方式中突然发病者占 15%，急性发病（症状全部出现的期间为 1 周以内）者占 32%，亚急性发病（症状全部出现 1 周以上，1 个月以内）者占 20%，缓慢发病（症状全部出现的期间为 1 个月以上）者占 33%。脊髓障碍的情况也大致如上。发病后的经过多为缓解与复发的反复（约 80%），但也有呈慢性进行性者。

（二）脊髓障碍的临床症状

好发部位为颈髓及胸髓，可呈现部分或完全脊髓横贯性综合征。根据受到障碍横断面上的部位及程度而出现不等程度的运动、感觉障碍、膀胱直肠功能障碍。障碍多有左右差异，呈 Brown-sequard 型者较多见。下肢深反射亢进，常有 Babinski 征。因系以白质为中心的障碍，所以纵然是颈髓障碍时也很少出现上肢腱反射减弱，但急性期可因脊髓休克而呈迟缓性瘫痪，而深反射亦可减弱。

（三）脊髓障碍的特征性神经症状

伴有位置觉、立体感觉障碍的手的精细运动障碍，此乃高位颈髓的后索障碍症状。

因手指关节运动障碍而呈假性手足徐动症，因立体感觉障碍、闭眼接触某物件而不能认知其形态，虽仍保存肌力但手不能作精细动作。此位置觉障碍好发于 MS，但并非 MS 所特有，颈椎病或枕大孔部肿瘤时亦可出现。

Lhermitte 征：颈部被动屈曲时由项至脊柱，直至下肢出现电击样痛，亦可放射至上肢。据称此征与后索的脱髓病变有关，并非 MS 所特有，颈椎病及颈髓肿瘤等亦可出现。

疼痛性强直发作：即发作性相继出现于四肢一定部位的疼痛与痉挛，体动、皮肤触觉刺激等均可诱发，持续时间为 1 min 以内。在 MS 重症脊髓障碍者中，此症状较为多见。

发作性瘙痒于特定部位发作性出现奇痒感，多为左右对称持续时间多为数秒至 10 min 左右。此症状出现部位据称与脊髓障碍的节段部位相一致。

（四）各项检查所见

1. 脑脊液　脑脊液的细胞数及蛋白质正常或轻度增加，IgG（正常 50 mg/L 以下）及 IgG%（IgG/总蛋白质，正常为 15% 以下）多呈高值。寡克隆区带为脑脊液蛋白质电泳时，V 组分区出现与正常不同的几条带，MS 病例 47%～94% 出现，且表示胶质细胞障碍的 S-100 b 呈高值，表示神经细胞障碍的 NSE 值并无异常。

2. 脊髓的影像学诊断　脊髓障碍的急性期，MRI 出现脊髓肿胀及 T_2WI 上有高信号。

但此所见于髓内肿瘤，血管障碍，特别是急性横贯性脊髓炎等时亦可出现，并非 MS 所特有。轻度障碍时无异常所见，仅 Gd-DTPA 造影上可出现异常。此外，急性期可有脊髓空洞形成，因而要与脊髓空洞鉴别。反复发作障碍度较高的慢性期病例可出现脊髓萎缩。上述 MRI 的异常所见检出率，颈髓病变高于胸腰髓。

3. 颅内影像诊断　对 MS 的大脑白质病变，MRI 较 CT 检出率高，所以脑 MRI 为必需的检查。原因不明的急性脊髓障碍者，于 T_2WI 上，在大脑皮质出现高信号时，MS 的可能性较高，但大脑皮质的散在性病灶于 ADEM、HAM 及脑血管障碍时亦可出现，并非任何疾病所特有。

4. 电生理学检查　诱发电位很重要，尤其听觉诱发电位（ABR），视觉诱发电位（VEP）检出视神经的隐匿病变时，则可证明病变部位的多发性，脑电

图 50%～80%出现异常。

（五）鉴别诊断

以脊髓障碍首发的 MS,要与许多疾病鉴别,以急性或亚急性发病的脊髓障碍,应与 MS 鉴别者见（表 9-29）。重要的是首先要以 MRI 排除压迫性脊髓疾病或以脊髓造影确实将其除外。

表 9-29　以急性-亚急性脊髓障碍为主征的应与 MS 鉴别的疾病

分　类	疾　病
1. 压迫性	（1）脊髓肿瘤（髓内、硬膜内髓外、硬膜外） （2）颈椎病 （3）后纵韧带骨化 （4）黄韧带骨化 （5）蛛网膜囊肿 （6）脊椎结核 （7）其他
2. 血管性	（1）脊椎动静脉畸形（Foix-Alajanine 综合征） （2）脊髓梗死（脊髓前动脉综合征,脊髓后 　　　动静脉综合征,其他） （3）脊髓出血 （4）其他
3. 感染性	（1）病毒[HTLV-Ⅰ(HAM),HIV(空胞性脊 　　　髓病)、单纯疱疹、带状疱疹、脊髓灰质炎、 　　　其他] （2）梅毒 （3）脓肿 （4）寄生虫 （5）其他
4. 脱髓性	（1）急性播撒性脑脊髓炎（ADEM） （2）其他
5. 与恶性肿瘤有关	（1）血管内恶性淋巴瘤病 （2）癌性坏死性脊髓病 （3）其他
6. 代谢性、中毒性	（1）亚急性联合性脊髓变性症 （2）副肾白质营养障碍 （3）肝性脊髓病 （4）酒精性脊髓病 （5）其他
7. 变性性	（1）肌萎缩性侧索硬化症 （2）原发性侧索硬化症 （3）其他
8. 自我免疫性	（1）全身性红斑狼疮（SLE） （2）混合性结缔组织病（MCTD） （3）抗磷脂抗体综合征 （4）其他
9. 其他	（1）迟发性放射性脊髓病 （2）脊髓类肉瘤病 （3）脊髓空洞症 （4）神经白塞综合征 （5）癔症 （6）其他

（1）脊髓血管障碍与脑血管障碍不同,青年人亦可发病,所以与 MS 的好发年龄重叠时鉴别有一定困难。脊髓梗死时多出现与脊髓前动脉等血管支配一致的症状,脑脊液检查可出现蛋白质升高,但细胞数不增多。

（2）病毒性脊髓炎时重要的当然是脑脊液中抗体价升高,但特定的病毒抗体升高也要探讨其与脊髓障碍的因果关系。HTLV-Ⅰ 有关的脊髓病（HAM）时可出现葡萄膜炎所致的视力障碍,或脑 MRI 上出现与 MS 类似的病变。也要与 HIV 感染（AIDS）所致的脊髓障碍鉴别。

（3）髓鞘疾病中,基本属于单相性疾病的急性播散性脑脊髓炎（ADEM）与复发性疾病的 MS 首发病例在鉴别时有困难,但 MS 出现少见的意识障碍及痉挛发作时,则很可能为 ADEM。此外,ADEM 时可出现与 MS 类似的脑及脊髓症状,但定期脑 MRI 检出新病变时,则很可能为 MS。

（4）与恶性肿瘤有关的疾病中,血管内恶性淋巴瘤病时因其恶性淋巴瘤存在于血管内,可致肿瘤栓塞而好发生于脊髓,但亦可脑内出现散在病变。病变进展后,血清促甲状腺激素（LSH）值升高,但初期与 MS 的鉴别则较困难,因而要检查有无肝脾肿大及皮肤病变,确定诊断需要组织学检查。

（5）全身性红斑狼疮（SLE）等自身免疫性疾病时,可与全身症状出现之前先有脊髓障碍出现。要测定抗核抗体、抗心磷脂（cardiolipin）抗体等自家抗体。

（6）类肉瘤病（Sarcoidosis）亦称结节病,有时也以脊髓症状发病,Gd-DTPA 造影 MRI 上,沿髓膜多可发现髓内病变。经血清 ACE,溶菌酶（Lysozyme）测定及 X 线胸片等可疑为类肉瘤病时,则应进行经支气管的肺活检等组织学检查。

（7）神经白塞综合征可出现四肢痉挛性瘫,而与 MS 所致的脊髓障碍难于鉴别。要注意检查有无葡萄膜炎、口腔内溃疡性（aphtha 性）口腔炎及外阴部溃疡。必要时观察皮肤的针刺反应,可在针刺处形成小脓疱。

四、脱髓鞘疾病与脊髓病

脊髓病是因某些原因而使脊髓产生病理变化,结果产生脊髓部分或完全功能障碍的状态,起因于炎症的称为脊髓炎,脊髓病原因很多,脱髓鞘疾病即其中之一,多发性硬化症（MS）为其代表。但脱髓鞘疾病本身的概念尚不够完善,引起脱髓鞘的脊髓病有 MS、急性横贯性脊髓病(ATM)、Devic 病、视神经-脊髓型 MS(OS-MS)等。

(一)多发性硬化症(MS)

在欧美及日本 MS 疾病过程中脊髓病的发生率大约为 70%~80%,病变部位及其扩展方式不同,故其症状亦呈多样化。MRI 可见病变在颈髓并向后方扩展,向上下仅波及 1~2 个椎体平面,病变较局限为其特征。发病早期极少见到脊髓萎缩,多次复发及进展后 MRI 可见脊髓呈明显萎缩,此时其功能预后不良。但由 MS 所致的脊髓病并无特异的体征。

与欧美各家见解相同之处:发展成 MS 的危险因子有:① 头部 MRI 与脱髓鞘并无矛盾所见;② 脑脊液寡克隆 IgG 带(OCB)为阳性;③ HLA-DR$_2$ 为阳性。反之 ATM 向 MS 发展则极少。但脑脊液 OCB 阳性率低与 HLA-DR$_2$ 无关,此为亚洲 MS 的特征,在预测脊髓病向 MS 发展时,欧美的概念不一定适用于亚洲。

(二)急性横贯性脊髓病(ATM)

ATM-MS 与其他 MS 相比:① 发病年龄高;② 女性多;③ 极少并发脑干、小脑及大脑症状,视力障碍发生率高;④ OS-MS 占半数以上为其临床上特异之处,这些可与欧美典型 MS 的临床表现及其机制有所不同。

(三)视神经-脊髓型多发性硬化症(OS-MS)

按 MS 诊断标准,依临床症状推测病变局限于视神经与脊髓病的类型称为 OS-MS。ATM-MS 的半数以上为 OS-MS,而 OS-MS 不同于普通 MS 的特异临床表现则为其发病年龄明显增高,且女性为多,而 MRI 上大脑白质病变比普通型 MS 者轻,反之脊髓病变加重并有较强的萎缩像,Gd 增强像亦比普通型 MS 为重。与普通 MS 比脑脊液细胞、蛋白质的增加亦较重,且脑脊液蛋白质上升有可能与起因于脊髓病病变分布的特征有关。脑脊液 OCB 在欧美 90% 为阳性,东方人与欧美 OCB 阳性率的差异可能与免疫遗传学背景有关。ATM 为 OS-MS 的核心症状,有人指出近年来 OS-MS 呈现轻症趋势,ATM-MS 呈下降趋势,环境变化有可能与上述临床表现有关。

(四)Devic 病

这是急性双侧性的视神经炎与横贯性脊髓炎在几周内相继出现的脱髓鞘疾病。脊髓病变以坏死变化与空洞形成并以髓鞘及轴突变性重等为特征。但尚无确定的临床诊断标准。向 MS 转化、与 OS-MS 的关系、与急性散在性脑脊髓炎(ADEM)的关系等各家解释不一。在所有疾病原因及机制尚不明了的今天,明确区分有关疾病的概念尚有困难,近来由于欧美对 Devic 病诊断标准的暧昧,更助长了概念统一的困难。但 OS-MS 与 Devic 病均有视神经与脊髓局限病变的特征为其共同之处。ATM、OS-MS 及 Devic 病有重度脊髓病的临床特征,至少不应与普通型 MS 画等号,而是特异的一组疾病。

五、原发性侧索硬化症

原发性侧索硬化症(primary lateral sclerosis,PLS)的病变局限于上运动神经元,也波及下运动神经元的运动神经元疾病中的 1 型。本症呈非家族性,临床上出现锥体束征象,不伴有肌萎缩的痉挛瘫、深部膝反射亢进、Babinski 征等病理反射为两侧性,且左右对称,呈进行性,首先出现于下肢,有时波及上肢,主要是由于脊髓锥体束变性所致。

任何年龄均可发病,一般以 50~60 岁年龄组为多,患病期间也可长达 10~20 年,男女均可发病,比例大致相等。

PLS 被认为是少见病。尸检病例亦较少,有时临床上诊断为 PLS,但尸检结果不少是肌萎缩性侧索硬化症(amyotrophic latral sclerosis,ALS)或多发性硬化症(multiple sclerosis,MS)颈椎病、枕大孔肿瘤等。

(一)Fisher 以前的病例

1865 年 Charcot 记载了缓慢进行性痉挛四肢瘫病例,病理呈脊髓侧索硬化变性,同样病例 1856 年 Turch 已有记载。

1875 年由 Erb 命名为 PLS,他认为 PLS 是不同疾病。

1902 年 Erb 总结了 10 例尸检病例,4 例为 Strumpell 家庭性痉挛瘫,1 例为伴有慢性酒精中毒的先天性脊髓积水。另外 5 例伴有皮质脊髓束变化,临床特征为:① 发病为潜在性;② 进展缓慢;③ 腱反射亢进;④ Babinski 征阳性;⑤ 无感觉障碍;⑥ 无膀胱功能障碍。

1905 年 Spiller,1906 年 Bazzard 及 Branes 报道了尸检病例,其特征为临床上呈假性延髓麻痹症状。

1943 年 Swank 及 Putnam 总结了临床上认为是 PLS 的 21 例,指出其预后与 MS、ALS 不同,较好。

Stark 及 Moersch 总结了 1922～1943 年在 Mayoclinic 诊治的 43 例 PLS,其中男性 28 例,女性 15 例,由发病至初诊平均为 13 年,患病期间为 5～49 年,平均发病年龄为 32 岁。无不能步行者,7 例无上肢症状,1 例其症状仅限于一侧。但无病理学证明,心电、脊髓造影等亦未施行,很可能有 PLS 以外的疾病。

1946 年,Wechsler 及 Brody 报道 PLS 15 例。男性 8 例,女性 7 例,发病年龄为 17～46 岁,平均 35 岁,病程为 4～13 年,平均 7 年。此报道亦无病理学根据,且 5 例有轻度下肢深部感觉障碍。病情数年无变化,他们认为后索的症状为增龄所引起的继发性变化。值得注意的是 2 例有膀胱功能障碍,PLS 可出现膀胱功能障碍。

Brownell 等报道临床上只有上运动神经元症状而无下运动神经元症状的两例,但尸检两例均有明显的下运动神经元障碍,其病情经过分别为 22 个月及 16 个月,较短。所以他们认为此两例不像 PLS 而更像是 ALS,并认为无遗传史,仅有缓慢进行性上运动神经元症状时,诊断为 PLS 是很困难的。

Marshall 追踪观察 52 例痉挛性四肢瘫病例达 10 年,25 例病因不明。

Hübbe 及 Mouritzen Dam 观察 255 例痉挛性四肢瘫患者 5 年,15 例原因不明。Ungar-Sargon 等探讨 672 例痉挛性四肢瘫患者后发现其中 44 例(6.5%)原因不明。

Mackay 认为 PLS 不是一疾病单位,而是 ALS。经追踪观察数年临床上仅呈上运动神经元症状的 11 例病例中有 10 例逐渐伴有肌萎缩,最后认为是 ALS。称此种 ALS 锥体型 ALS 或锥体 ALS。但他也认为如 3 年后仍无下运动神经元症状,则成为 ALS 的可能性小。Lawyer 及 Netsky 总结 53 例 ALS,认为没有 PLS,认为 PLS 是否存在实属可疑。Castaigne 等总结了 61 例 ALS,其中有 2 例临床上曾诊断为 PLS,但尸检为 ALS。

(二) Fisher 以后的病例

如上所述,已有不少报道认为作为一个疾病单位的 PLS 甚为可疑。但自从 Fisher 等报道后,又重新认为 PLS 是一个疾病单位。

1977 年 Fisher 详细报道 6 名病例,其中男性 3 例,女性 3 例,发病年龄为 50～69 岁。女性病例以构音障碍发病后,出现假性延髓麻痹,继之出现了四肢痉挛瘫。男性病例以下肢或四肢痉挛瘫发病后出现构音障碍,男女间症状的出现及其后的进展不同。但其最后临床表现 6 例颇为相似,具有以下特征:① 痉挛性四肢瘫;② 腱反射亢进;③ Babinski 征阳性;④ 情绪失常(emotional incontinence);⑤ 智力正常,肌电图、脊髓造影均可与颈椎病等其他疾病鉴别。全部经过为 5～10 年。尸检病例所见:由延髓至腰髓可见两侧皮质脊髓束脱髓鞘、大脑皮质 Betz 细胞减少,但脊髓前角细胞完整无损。Fisher 认为是无前角病变的 ALS,但临床表现与 ALS 大不一样,认为有可能是 PLS,并命名之"慢性进行性痉挛性双重偏瘫、慢性双侧完全运动性偏瘫、慢性进行性双侧脊髓延髓性痉挛"。Fisher 此外又报道了慢性进行性痉挛性四肢瘫,病例为 50 岁,男性,其痉挛性四肢瘫进展缓慢,经过 15 年仍未出现延髓症状、无肌萎缩。此例原因不明的痉挛性截瘫尸检后发现 C8 以下锥体束有脱髓鞘改变。

Beal 及 Richardson 报道了 66 岁女性病例,以构音障碍发病,继之出现四肢痉挛性瘫,病程经过为 3.5 年。其智力正常,舌肌肌电图、CT、脊髓造影均正常。尸检所见为:两侧中央前回萎缩,Betz 细胞消失,皮质脊髓束有脱髓鞘。舌下神经核及脊髓前角细胞无损,但细胞体内有嗜伊红性包涵体,其意义尚不明确。

Younger 等报道了 3 例尸检病例,均为男性,发病年龄分别为 65 岁、60 岁、55 岁;经过为 6 年、1 年、11 年,均为下肢发病的痉挛性四肢瘫。1 例行头部 MRI,仅发现中度脑萎缩,第 2 例有眼球上方注视受限,肌电图出现纤维束自发性收缩(fasciculation)。病理有两例由内囊至脊髓有锥体束脱髓鞘。其余 1 例由延髓至脊髓有锥体束脱髓鞘。3 例前中央回 Betz 细胞无异常,亦无神经胶质增生(gliosis)且 3 例脊髓前角细胞均完整无损。例 1 偶然发现有肺癌(腺癌),但认为是原发性侧索硬化(primary lateral sclerosis, PLS)而不是副肿瘤综合征(paraneoplastic syndrome)。例 2 虽然出现了肌纤维束自发性收缩,但经定量的运动电位分析,认为前角细胞并无障碍。此外 Younger 等也报道了生存的 6 例,其年龄为 30～75 岁,平均 47 岁,男性

5 例,女性 1 例,患病期间为 2~18 年,平均 10 年,均有上运动神经元症状,但无感觉障碍、无膀胱障碍。头部及颈部 MRI,肌电图均正常。有的免疫缺陷病毒(HIV)感染者也出现与 PLS 一样的临床表现,应对此加以探讨,并指由博氏疏螺旋体(Borrelia burgdorferi)感染也出现痉挛性截瘫,所以也要检查相应的抗体。

Gastaut 等报道了 5 名临床病例,男性 2 例,女性 3 例,发病年龄为 25 岁、43 岁、61 岁、10 岁、43 岁;病程为 5 年、10 年、12 年、10 年、28 年,未行尸体解剖,但 PLS 的诊断是正确的。他们又对 Fisher 所报道的慢性进行性两侧性脊髓延髓痉挛(chronic progressive bilateral spinobulbar spasticity)的临床特征予以概括:初期症状为假性延髓麻痹或步行困难,之后呈痉挛性四肢瘫,出现高度构音障碍及情绪失常。阴性征候为感觉障碍、小脑症状、眼振、振颤、眼球运动障碍、智力障碍。Gastaut 等认为只有在脊髓水平产生的痉挛性截瘫或四肢瘫才可称为 PLS,PLS 再有假性延髓麻痹症状时则应称为"慢性进行性双侧脊髓延髓性痉挛"。

Russo 报道 4 例,Sotaniemi 及 Myllya 报道 2 例缓慢进行性痉挛性截瘫,病程均为 2~3 年,各种检查结果未能发现原因而报道为 PLS。值得注意的是 Russo 报道的 4 例均有膀胱直肠功能障碍,系逼尿肌反射亢进及小容量膀胱所致,锥体束障碍可产生以上症状。

Marti-Fabregas 及 Pujol 对 PLS 病例进行 MRI 检查,T_2WI 上发现与锥体束一致的高信号区域,这是 MRI 对 PLS 异常的首例报导。但此种变化并非 PLS 所特有,锥体束有病变的 ALS 等也常出现相似改变,所以无法鉴别 ALS。Pringle 等于 MRI 上发现有中央前回的萎缩,但此种变化于 ALS 时亦出现,但以 PLS 程度为重。

Younger 等及 Gastaut 等的病例也均进行了 MRI,但均为正常或仅有非特异性的脑萎缩。

Pingle 等详细报道 8 例 PLS(含尸检 1 例),并与已发表过的病例一起予以报道。8 例均无遗传史,男性 4 例,女性 4 例,发病为 35~65 岁,平均 50 岁。患病期间为 4~34 年,平均 15 年。临床症状为皮质脊髓束及皮质核束障碍表现,智力均正常,值得注意的是半数有膀胱功能障碍。Pingle 认为锥体束障碍出现膀胱功能障碍。Russo 早已有报道,但 PLS 多在后期出现膀胱功能障碍,如早期出现最好

考虑 PLS 以外的疾病。有 7 例出现了两眼快速扫描运动的衰退。肌电图有两例于发病后第 4 年及第 15 年于部分肌肉上出现了失神经所见,其他均正常。

头部 MRI 检查,有 5 例有中央前回萎缩,1 例有额叶萎缩,未出现 Marti-Fabregas 所说的异常信号,也未出现 ALS 时所出现 T_2WI 上锥体束异常信号。脑脊液检查正常。

Rothstein 等于 2 例 PLS 病例的脑脊液中,检查了 NAA(N-acetylasparate),称有 6~20 倍的升高,并认为与山黧豆中毒(lathyrism)有关。但早已知 NAA 会在 ALS 及 Canavan 病时升高。

有 4 例 SEP 均正常。7 例行大脑磁刺激均异常。对 ALS 也有同样的报道,也有人提出中枢传导的延迟 PLS 强于 ALS。3 例 PET 检查中 2 例中央皮质中心摄入下降。

Garnett 等也对 PLS 进行了 PET 检查,发现中央前部、中央后部、顶叶上部有摄入下降,并认为这可能是由于锥体细胞消失所致,并认为 ALS 不出现如此变化。ABER、视觉诱发电位一般均正常。

尸检肉眼以中央前回萎缩最显著,此变化较 ALS 病例更为强烈。此外,脑桥底部稍平坦化,延髓锥体稍萎缩,脊髓及前根正常。组织学上,中央前回第 5 层的 Betz 细胞显著减少,第 3 层 J 细胞、第 5 层的锥体细胞消失,同时尚伴有神经纤维网(neuropil)减少及神经胶质增生。内囊、脑桥、延髓、脊髓处的锥体束可见脱髓鞘,但脊髓前角未见异常。

1869 年,Charcot 及 Joffroy 确定了 ALS,大约同时期也有了 PLS 的记载。但至 1977 年 Fisher 发表之前,该病以症状命名的色彩强,但自 Fisher 发表以后,PLS 这一疾病的存在已明确,由于最近技术的进步及诊断技术的提高,充分利用辅助检查,诊断的精确度也必将提高,但应注意的是单发性家族性瘫痪。纯粹型家族性痉挛性瘫的发病率并不太高,要充分进行家属调查,勿将原因不明的痉挛性截瘫四肢瘫轻易诊断为 PLS。

PLS 与 ALS 同样,病程较长,但与 ALS 相比其发病率低,一直未太引人注视,所以也可说它是既老又新的疾病,对 PLS 应该进行更详细的临床病理学研究。

附 Younger 等痉挛性截瘫的鉴别诊断(表 9-30)及 Pringle 等提倡的诊断标准。

表9-30　痉挛性截瘫鉴别诊断（Younge 等　1988）

分　类	疾　病
压迫性损害	a. 枕大孔肿瘤；b. Chiar 畸形；c. 脊髓型颈椎病；d. 颈、胸椎间盘突出；e. 胸椎管狭窄等
家族性痉挛性截瘫	a. 单纯型；b. 变异型
系统疾病	a. 大脑脊髓变性；b. Joseph 病；c. Shy-Drager 综合征
感染	a. 热带痉挛性截瘫；b. 空胞性脊髓病（vaculoar myelopathy）；c. 神经梅毒
血管疾病	腔隙状态
原因不清的病例	a. 多发性硬化症；b. 脊髓空洞症；c. 山黧豆中毒（Lathgrism）；d. 原发性侧索硬化症

AD:显性常染色体；AR:隐性常染色体。

第五节　脊髓中毒性疾病

脊髓中毒性疾病中,以调节肠道药物呋喃唑酮（喹碘方,chinoform,又名痢特灵）引起的亚急性脊髓—视神经病（subacute myelo-optico-neuropathy, SMON）最为知名,当然也要与亚急性脊髓联合变性、多发性硬化症、放射性坏死、脊髓血管障碍等进行鉴别。农药、尤其是1605、敌百虫等的慢性接触或自杀而大量服下所致的脊髓障碍仍偶可见。长年散布低毒性有机磷农药的人也会出现类似肌萎缩性侧索硬化症症状。原因不明的进行性脊髓障碍患者有时为肺癌、恶性淋巴瘤等远隔效应所致的脊髓损害。法国称破伤风与白喉属外毒所致的脊髓损害为毒素感染疾病。在污染区使用类毒素进行主动免疫有助于预防。早期治疗可提高存活率,急性期的治疗时处理好植物神经系统的变化是影响预后的重要因素。

一、亚急性脊髓—视神经病（SMON）

此病于1954年发生于日本,逐渐波及全国,1969年达巅峰,因为是以医院为中心而集体发病,当初曾怀疑为病毒感染,但从SMON患者的绿色舌苔进行研究,终于确定系止泻药 chinoform 所致。1969年9月该药被禁止出售之后再无此病患者发病。

SMON 的临床症状为服用 chinoform 后首先出现腹痛、腹泻、便秘等症状,随后出现上行性、两侧性下半身周围占优势的感觉障碍。以足底部为中心的刺痛、束缚感等异常感觉为特征,并同时出现同部位的冷感及无力感,尤其寒冷时加重。可见伴有周围神经障碍（后索变性所致）的蹒跚、Romberg征阳性、膝腱反射亢进、跟腱反射减弱或消失等为其特征。多有排便、排尿障碍。急性期可有失明、视神经萎缩。神经病理学上可见脊髓、脊神经节及神经根、视神经,周围神经病变。

二、有机磷中毒

有机磷中毒的典型疾病为磷酸三邻甲酚酯（TOCP）中毒,最初被认为是以迟缓瘫为主的多发性神经损害,已知1605等低毒性有机磷农药也可引起类似 TOCP 的多发性神经损害。此外,mipatox、敌百虫也可引起迟发性神经中毒。此种有机磷引起的神经损害大多是由误饮或自杀的急性期症状之后出现的迟发性神经障碍。也有因播洒农药等经呼吸道或经皮肤的暴露接触而发生慢性中毒。

有机磷中毒的临床症状,通常可分为急性期、无症状期、前驱期、瘫痪期、脊髓症状出现期。急性期出现服用尼古丁酸及毒蕈碱后同样的症状及意识障碍,经过8～35天症状期之后,开始出现以下下肢为主的异常感觉,继之出现由下肢远端开始的迟缓性瘫。经过此前驱期数日至数月将进入进行性的瘫痪期。此后经6个月至数年,其周围神经障碍有所改善,但脊髓症状却逐渐加重,有报导因喷洒低毒性有机磷剂的 disyston、S-seven 等导致非经口慢性中毒而出现足下垂、上下运动神经元障碍以及类似肌萎缩性侧索硬化症症状的假性神经炎型的表现。

周围神经活检主要是轴索变性,脊髓的主要病变可能在胸髓下部至腰髓上部的锥体束、前角、上部颈髓的薄束,但也可累及周围神经与脊髓的长传导束,因此有人指出与 SMON 类似。

三、癌性坏死性脊髓病(paraneoplasticnecrotizing myelopathy)

癌症患者合并的脊髓障碍有转移性、血管性、药物性、放射性、机会感染、营养障碍等。也有癌症的远隔效应(remote effect)所致的癌性脊髓病。Mancall 等于 1964 年进行了首次报道,故对原因不明的脊髓障碍患者考虑有恶性肿瘤合并的可能。

其首发症状多为下肢肌力下降、腰痛、尿潴留、以胸髓水平为中心的感觉障碍、迟缓性瘫,但 MRI 或 CT 上均未能发现异常。脑脊液所见无细胞数增加、有蛋白的轻度增加。尸检上可见大致脊髓全长有坏死及疏松。其发病机制有人认为是肿瘤坏死因素与抗癌剂相互作用引起的凋亡(Apoptosis)。

另外,注意鉴别亦有并非肿瘤而由单纯疱疹而发病的坏死性脊髓病。

四、破伤风

破伤风系主要存在于土壤中的格兰氏阳性球菌的破伤风菌由外伤处侵入,其毒素沿周围神经而到达中枢神经而出现神经症状的中毒性疾病,但要注意无外伤史者亦可发病。破伤风毒素影响中枢神经对脑干及脊髓的运动和交感神经二次神经元的抑制性传入,因而运动神经与交感神经活动亢进而出现多种症状。

首发症状多为张口障碍及相继出现的吞咽障碍、构音障碍等延髓麻痹症状,数日内出现项背部腹肌的肌张力亢进,及因光线、声音刺激而易诱发的角弓反张等全身痉挛。面部因表情肌紧张亢进而类似强笑而称为痉挛笑。四肢腱反射亢进、可出现病理反射。重病例因呼吸肌痉挛可有肺的换气障碍。

需行气管切开等紧急抢救处置。中等程度以上的破伤风的植物神经症状亦明显,有血压异常升高、心动过速性心律不齐、多汗、体温升高、唾液分泌过多、排尿障碍等交感神经功能性亢进症状。

检查所见除血液生化学上有轻度炎症所见及 CPK 升高之外,头部 CT、MRI、脑脊液检查、心电多无异常。

治疗要禁食,行中心静脉营养,保持安静,住单人病室或 CIU,进行严密观察。创伤部要充分洗净消毒,行开放处置。药物治疗可用破伤风人免疫球蛋白 1.500～4.500 单位静点 1～2 d、并用青霉素、可用抗痉挛药及肌松弛药安定、氯硝安定。重症病例行气管切开后给予神经肌阻滞药,进行人工呼吸器管理。其循环系统的神经症状易变动,所以降压药,抗心律不齐药要由少量开始慎重使用。预防发病可用破伤风类毒素进行主动免疫,这有助于少儿的发病及预防外伤时的发病。

死亡率为 10% 左右,由张口障碍至全身痉挛的间隔期越短,其预后越差。现在通过早期诊断、早期治疗及呼吸管理,其治疗率已提高,自主神经系统的变动是决定生命预后的重要因素。

五、甲状腺中毒性脊髓病

甲状腺中毒症时许多病例的全身症状不明显而神经及肌肉症状明显。1889 年 Charcot 即记载了伴随甲状腺中毒症的截瘫,1984 年 Joffroy 命名为 Basedows 截瘫后已通用于欧洲各国。但此中包括了脑性、脊髓性、肌性及周围神经性病变。甲状腺中毒性脊髓病(thyrotoxic myelopathy,TM)可大致认为是甲状腺中毒症经过中出现的脊髓性痉挛性截瘫。通常无脑症状、延髓症状、肌纤维束痉缩、膀胱直肠功能障碍,但并发有后索障碍时可为后外侧脊髓病型者。最重要的是抗甲状腺治疗后,症状改善甚至消失。但要排除病因不明的锥体束障碍病例及 ALS 类似综合征等。

有关 TM 尚有以下待阐明的问题:① 本症属代谢性脊髓障碍,抗甲状腺治疗后症状可改变或消失。但尚无尸检中脊髓所见的病变根据;脊髓造影影像诊断上亦无旁证。治疗后一定期间内仍有 Babinski 征阳性,这很难以功能或血中激素高值来解释。② 甲状腺中毒性脑病时其锥体束征的责任部分可推定为大脑、脑干水平。但此脑病也可有脑脊髓病型或合并甲状腺中毒性脊髓病的可能。③ 临床上 TM 之外,如尚有甲状腺中毒症的肌病、神经病及神经症状时则 TM 的存在变为不明显。④ ALS 类似综合征出现与 TM 同样的锥体束障碍,其病态是否呈同样过程或另有其他机制参与尚不清。⑤ 本病病因一直认为是过多的甲状腺激素作用或儿茶酚胺代谢有关,但无脊髓损伤的根据。其他有人认为免疫异常、维生素 B_{12} 等缺乏、钙代谢异常有关,也有人认为脊髓有引起脊髓病的潜在脊髓循环不平衡或脊髓周边病变等,但均属推测而无实证;甲状腺中毒症脑病的报道例数多而 TM 则极少,其原因之一是否大脑与脊髓对甲状腺激素的感受性有所不同。⑥ 既往报道病例中提示脊髓水平的高位诊断体征者较少。对原因不明的痉挛性截瘫病例要注意对甲状腺功能的检查。

第六节 胶原病所致脊髓疾病

胶原病并脊髓障碍的脊髓疾病有系统性红斑狼疮(systemic lupus erythematosus,SLE)、混合性结缔组织病(mixed connective tissue disease,MCTD)、结节性多发性动脉炎(polyarteritis nodosa,PN),诊断时除脊髓损害特征之外,还有脊髓以外的临床表现。

一、系统性红斑性狼疮

(一)SLE 合并脊髓病变的特征

关于系统性红斑性狼疮脊髓病变的发生频率,有报道为 2/52~4/500 例,不到 SLE 患者的 1%,以 20~40 岁女性为多,可与 SLE 其他特征性病情加重期平行出现,也可以不与其平行出现。可有突然发病的截瘫、不全截瘫,有相应水平阶段的感觉障碍,有膀胱直肠功能障碍的截瘫,常在短时间内达到高峰。发病早期即可有发热,也可伴背痛。首发为横贯性脊髓炎时多不能立即诊断为 SLE。病变的部位可在颈髓、胸髓或不能确定部位。SLE 的脊髓炎中半数合并视神经炎,有报道 SLE 伴视神经炎 51 例中 41% 伴有脊髓障碍,已知 SLE 致视神经炎与横贯性脊髓炎有密切关系。

脑脊液检查方面大部分病例有蛋白质、细胞数增加,有时糖低,有助于与其他原因所致的横贯性脊髓炎相鉴别。也有报道见有髓鞘蛋白、寡克隆区带。部分病例有抗磷脂抗体,疑与疾病有关,但不是所有的病例都阳性,也有报道无论有无脊髓炎其抗磷脂抗体出现频率不变。近来,视神经脊髓炎型的多发硬化及神经脊髓炎(NMO)已明确与抗水基类细胞外膜孔道蛋白(aquapolyene)抗体、抗 NMO抗体等的关系,但 SLE 致脊髓障碍尚不明确与这些抗体的关系。脊髓 MRI 中 70% 有异常,与障碍部位一致的脊髓实质内可见有 T_2WI 高信号及脊髓肿胀及造影效果。

SLE 致脊髓炎可依临床做出诊断,脊髓 MRI有助于鉴别椎体骨折、间盘膨出、肿瘤、脓肿、血肿等脊髓受压的情况,其他鉴别疾病有前部脊髓综合征、感染、MS 等及其他原因所致的脊髓炎。病理为基于血管炎的脊髓缺血坏死,可见有血管炎、血管周围炎症细胞浸润和脊髓炎、小及大血管血栓、脊髓缺血性坏死、微小出血及硬膜下血肿,病理可有各种可能性。

(二)SLE 合并脑疾病时的特征

SLE 病变侵犯中枢神经的频率为 10%~60%,由于轻型 SLE 诊断率的提高、早期治疗致中枢神经受侵犯的发生率减少。病理机制为自身抗体或免疫复合物参与的血流障碍,大部分是抗磷脂抗体参与的动静脉血栓,部分为血管炎所致。症状有头痛、精神症状、痉挛、周围神经障碍、脑神经症状、脑卒中,极少有不自主运动、横贯性脊髓炎、无菌性脊髓炎、良性颅压增高、自主神经性神经病、Guillain-Barre 综合征等。CNS 受损时有时伴其他 SLE 症状加重或不加重的。单独发生时常不伴全身症状的加重。常在中枢神经症状初发时和未治疗中及服药控制不充分时发病。尤其是抗磷脂抗体综合征参与时会突然发生脑梗死和不自主运动。

(三)全身症状

SLE 中神经症状多不伴其他症状而出现,其他脏器症状有发热、疲倦、体重下降等全身症状,蝶形红斑,脱发,光过敏皮疹,关节痛,蛋白尿、尿异常等肾症状,心包炎,胸膜炎,Raynaud 现象。

(四)检查所见

对于脊髓炎,应由 MRI 除外其他疾病。为评定 CNS 情况,应进行 MRI、脑脊液检查、脑电图。诊断 SLE 时,红细胞、白细胞、血小板均减少,血沉亢进,a_2 球蛋白、γ-球蛋白增加,血清补体(C3、C4、CH50)低值(反映了活动性),抗核抗体(尤其是抗 dsDNA,抗 Sm 抗体),抗磷脂抗体。CNS 受损时抗 ribosomalpo 抗体阳性率高。抗 neuronal 抗体在中枢神经病变时特异性高。许多 CNS 病变中,伴其他的 SLE 病变活动期可见 CH50,抗 dsDNA,抗体异常等,SLE 活动指标,但不反应 CNS 病变。诊断标准如表 9-31。

表 9-31 全身性 SLE 分类 美国风湿协会 1997 年改定标准

标 准
1. 面颊部红斑
2. 圆盘状皮疹
3. 光过敏症
4. 口腔溃疡(无痛性出现在口腔或鼻咽喉)
5. 非糜烂性关节炎(2 关节以上)
6. 浆膜炎:胸膜炎或心膜炎
7. 肾障碍:0.5 g/d 以上或＋＋＋以上的持续蛋白尿或有圆柱细胞
8. 神经障碍:痉挛或精神障碍
9. 血液异常:溶血性贫血、白细胞减少(<4 000/μl)淋巴细胞减少(<1 500/μl)血小板减少(<10 000/μl)
10. 免疫异常 抗双链 DNA 抗体阳性;抗 Sm 抗体阳性;抗磷脂抗体阳性 1) IgG 或 IgM 抗心肌磷脂抗体阳性 2) 抗凝因子阳性 3) 梅毒血清反应生物学假阳性,其中之一项。
11. 抗核抗体阳性 满足上述项目 4 项以上时,诊断为全身性系统红斑狼疮

二、混合性结缔组织病(MCTD)伴脊髓疾患

(一) MCTD 伴脊髓障碍的特征

MCTD 引起的脊髓炎极为少见,过去仅有 8 例报道(女性 7,男性 1),多在 MCTD 发病 1～3 年时发生脊髓炎。胸灶见于胸髓水平,症状进展缓慢,常于发病数月后就诊,发病时间多不清楚。先发生脊髓炎症状者少,但预后好。坏死性血管炎及抗磷脂抗体的存在与本病有关,推测脊髓的蛛网膜小动脉血管炎与动脉血栓引起脊髓梗死。大剂量甲泼尼龙治疗、硫唑嘌呤可以改善症状,经过良好但会有轻微的后遗症,若诊断延误则改善差。尚缺乏确切的治疗方针。

(二) MCTD 所致的脑梗死及其并发症的特征

MCTD 并发神经症状者约为 10%,包括无菌性脊髓炎、三叉神经痛、周围神经障碍、小脑失调症、精神症状、痉挛等中枢及周围障碍。严重并发症者极少。尤其是无菌性脊髓炎为 MCTD 的特征性症状之一,与 SLE 某些症状加 CNS 受损不同,伴随MCTD 而出现全身症状恶化。

(三) 全身症状与检查所见

MCTD 是胶原病复合综合征之一,多并发硬皮病、多发肌炎、SLE 的症状。可依血清学检查、预后、治疗方面的特征,抗 UI-RNP 抗体阳性,无其他疾病的特异抗体等来确定诊断。

SLE 样症状有关节炎、面颊红斑、发热、浆膜炎、淋巴结肿胀;硬皮症样症状有雷诺现象、手指硬化肿胀、肺纤维病、食管蠕动下降;PM 样症状有肌炎、肌力下降。可见抗 UI-RNP 抗体强阳性,RF 阳性,CPK 上升,白细胞减少。诊断标准见表 9-32。

表 9-32 混合性结缔组织病(MCTD)诊断标准

诊 断 标 准
1. 共同症状 雷诺现象;手指及手背肿胀
2. 免疫学所见 抗 UI-RNP 抗体阳性
3. 混合所见 (1) 全身性红斑狼疮样所见 ① 多发关节炎 ② 淋巴结肿胀 ③ 面颊红斑 ④ 心膜炎或胸膜炎 ⑤ 白细胞减少或血小板减少 (2) 硬皮病样改变 ① 手指局限的皮肤硬化 ② 肺纤维病、限制性通气障碍或肺弥散能力下降 ③ 食管蠕动下降或扩张 (3) 多发肌炎样所见 ① 肌力下降 ② 肌源性酶(CK 等)上升 ③ 肌电图肌源性异常

诊断:① "1"中 1 个以上阳性;② "2"所见阳性;③ "3"的(1)、(2)、(3)项中有 2 项异常,各 1 个所见异常,满足以上 3 个条件即可诊断

注:全身性红斑狼疮、硬皮病、多发肌炎等症状及所见混合存在,血清中有抗 UI-RNP 抗体存在。

三、结节性多发性动脉炎(PN)并脊髓疾患

(一) PN 伴中枢神经障碍与脊髓疾病

全身性坏死性血管炎中有神经所见者达 8 成之多,主要是周围神经障碍,中枢神经所见较少,而 PN 中枢神经受损害的频率据报道为 8%～30%。临床上见到中枢神经障碍者为 23%,尸检见 27%,最多发的是脑梗死(11%)、意识改变(10%)、痉挛(4%),也可见脑神经损害。中枢神经障碍较周围障碍出现迟。PN 致脊髓障碍在临床上极为少见。尸检常见有脊髓扁平萎缩、脊髓动脉常有炎症性破坏性改变,依动脉损害程度可在脊髓不同平面上出现缺血性改变与脊髓的细胞消失。脊髓的小血管发生血管炎、闭塞形成动脉瘤、破裂致蛛网膜下隙出血。缺血致脊髓单独障碍极少见。

(二) 全身症状

40～60 岁多发,男女比 2∶1,症状有长期发热、体重减少、高血压,小动脉有坏死性血管炎,波

及多个脏器,50%～70%有周围神经障碍,有时为首发症状。以单神经炎发病,进展到多神经炎,再进展到左右对称的感觉运动障碍的多发神经炎。也有缓慢进展以远端为主的感觉障碍型病例。

(三)检查所见

应行活检、血管造影,组织学上可见有动脉壁的纤维样坏死、玻璃样病变、血管内腔血栓,血管造影可见有动脉瘤、血管内腔、狭窄、闭塞。

血液化验可见有贫血、白细胞增多、嗜酸细胞增多、血沉快,反映了炎性所见。可见 P-ANCA 上升。诊断标准见表 9-33。

表 9-33 结节性多发动脉炎(PN)的诊断标准

诊 断 标 准
1. 主要症状
(1) 发热(38 ℃,2 周以上),体重减少(6 个月内 6 kg 以上)
(2) 高血压
(3) 快速发展的肾功能不全、肾梗死
(4) 脑梗死,脑出血
(5) 心肌梗死、缺血性心脏病、心膜炎、心功能不全
(6) 胸膜炎
(7) 消化道出血、肠梗阻
(8) 多发性单神经炎
(9) 皮下结节、皮肤溃疡、坏疽、紫癜
(10) 多发关节痛(炎)、肌痛(炎)、肌力下降
2. 组织学所见
有中、小动脉的纤维坏死性血管炎
3. 血管造影所见
腹主动脉分支,尤其是肾小动脉多发性小动脉瘤与狭窄、闭塞
4. 判定
主要症状 2 项目以上与有血管造影所见或组织学所见的病例可确诊含主要症状 1 中 6 项以上者为可疑
5. 参考化验所见
白细胞增多
血小板增多
血沉块
CRP 阳性
6. 鉴别诊断
Wegener 肉芽肿、AGA、MPA、川崎病血管炎

四、系统性红斑狼疮与脊髓病

系统性红斑狼疮(systemic lupus erythematosus, SLE)并发各种中枢神经症状约为 23%～75%,但极少出现脊髓病。其发病机制不明之处很多,部分病例可能与抗磷脂抗体有关。1939 年 Fisher 等最初报道 1 例 33 岁女性患者患红斑狼疮

3 年,突然出现迟缓性截瘫及髂嵴水平以下的感觉障碍,病理证实有脊髓动脉血栓及纤维样变性。其后又有以横贯性脊髓病发病的红斑狼疮以及红斑狼疮并发横贯性脊髓病的病例报道。

SLE 脊髓病有反复出现缓解及恶化的病例,也有出现横贯性脊髓病在临床上类似多发性硬化的病例。1972 年 Fulford 等称后者类狼疮型硬化,此等病例有抗核抗体阳性、LE 细胞阳性、血清梅毒反应的生物学假阳性、抗体线粒体抗体阳性以及 IgM 增多等免疫异常,这是 SLE 的变异型。玉冈等的报道认为女性患者如以视神经及脊髓病变为主时,应考虑有 SLE 的可能。LAVALLE 等报道 500 例 SLE 患者中并发横贯性脊髓病者仅 4 例,并收集到以前文献报道病例 8 例,此 12 例均为抗磷脂抗体阳性。一般认为抗磷脂抗体可能直接损伤视神经与脊髓血管内膜而引起血栓形成,但其阳性病例的临床特点是缺少可疑为 SLE 的症状。

SLE 脊髓病约占 SLE 病例的 1% 以内。AL-Husaini 等报道认为在出现脊髓病之前已确诊为 SLE 者占 47%,确诊为 SLE 以外的疾病者占 22%,未能做出诊断者占 31%。Kitagawa 收集了 84 例 SLE 脊髓病,其病变水平在胸髓者最多,占 69.4%,颈髓水平占 22.6%,腰髓水平占 8%。脊髓病变多为横贯性,但也可出现脊髓前动脉综合征和 Brown-Sequard 综合征。

SLE 脊髓病的前驱症状多为下肢麻木、乏力、背痛、发热等,随即出现急剧的截瘫、四肢瘫痪和膀胱直肠功能障碍等。截瘫或轻度截瘫要比四肢瘫痪多见,感觉障碍的水平可有变动。约有 20% 的病例反复出现缓解和恶化。发病 24 h 以内的脑脊液变化有蛋白质增多和糖减少,但在慢性期糖不减。MRI 可见脊髓水肿性变化,有的病例出现与多发性硬化症相类似的 MRI 变化。本病须与引起横贯性脊髓病的硬膜外肿瘤、脊髓肿瘤、硬膜外或硬膜下血肿、硬膜外脓肿、椎间盘脱出、病毒性脊髓炎等相鉴别。脊髓的病理所见主要是血管病变所致循环障碍而引起的变性和坏死。1979 年以前此病的死亡率为 37.1%。1980 年～1992 年间由于使用大剂量类固醇(Steroid 80～100 mg/d)治疗死亡率降至 17.1%,且功能改善的病例也明显增多。

第七节　其他脊髓疾病

一、脊髓铅笔状软化

(一) 概念

脊髓铅笔状软化（pencil-shaped softening of spinal cord）是软化坏死灶在脊髓中央，几个节段呈纺锤形或圆柱形的病变，脊髓如立起的铅笔，病变如同笔芯，Zulch（1945）称其谓"Stiftformige Erweichung"，Gruner 及 Lapresle（1962）称其谓蜡笔样软化（Ramollissement et crayon）。据 Jellinger（1972）报道，最早以铅笔状软化报道者为 Leyden（1875），以后的许多研究报道中已知铅笔状软化的病理所见亦见于其他疾病，特别是脊髓外伤。Jellinger（1972）在 35 例及 Holmes（1915）50 例脊髓损伤的尸检中均达半数以上，其他疾病则有恶性肿瘤硬膜外转移，原发性或转移性脊髓髓内肿瘤及脑死亡等。

(二) 病理

脊髓铅笔状软化主要出现于胸髓，有时出现于下部颈髓，通常数个节段，长的可跨十数个节段，病变主要位于后索中心部及后角，横贯面上常为界限明显的正圆形软化灶。组织学上铅笔状软化是由吞食坏死组织与脂肪的巨噬细胞所构成。此坏死组织不是纯粹的机械性破坏及纯粹的缺血坏死，而是类似于水肿性坏死（edematous necrosis）的一种特殊类型的坏死。铅笔状软化周边组织由其压迫而变形，反应性变化轻微无胶质与血管结缔组织增生，软化灶常留在后索内，保留有灰白质神经细胞，脊髓中央管免受侵害。脊髓血管系统可见蛛网膜下隙静脉淤血，但无相应的动脉闭塞及狭窄。Hashizum（1983）12 例硬膜转移的病例中，见有蛛网膜下隙静脉血栓，而铅笔状软化灶内仅 1 例见有动脉的肿瘤血栓。

(三) 临床

铅笔状软化清晰的病理所见与特有的病变部位而引起截瘫、四肢瘫痪等脊髓症状，然而在脊髓病变中伴随出现的铅笔状软化则常常被主病变症状所掩盖，故难以确认。

Holmes（1915）报道的病例为枪伤致 T_9 全瘫 18 d 后死亡，尸检见 $T_9 \sim T_{11}$ 后索深部呈铅笔状软化，其 $T_9 \sim T_{11}$ 范围感觉障碍系因铅笔状软化所致。Schneider 等（1954）报道 C_4 颈髓损伤四肢瘫患者伤后 3 d 因急性呼吸停止而死亡，尸检见中部颈髓横贯性坏死并于其平面上下呈铅笔状软化，认为系由此软化压迫膈神经而引起呼吸肌麻痹。

由这些病例推测铅笔状软化的临床是在主要病变发病后半天至数天内出现的上行性感觉及运动障碍。

(四) 发病机制

Zulch（1954）报道胆囊癌脊椎转移与脊髓外伤所见的铅笔状软化，均在下部颈髓至上部胸髓水平的后索深部，其发生部位与脊髓特定的支配区域相一致，故认为系由动脉血流循环障碍所形成的软化灶。长岛与岛峰（1974）在恶性肿瘤椎管内浸润见有铅笔状软化的病例，认为根动脉流入部与铅笔状软化的发生部位有关。Hirose 等（1980）观察到髓内肿瘤伴有铅笔状软化，其界限清楚与动脉性循环障碍的特征相一致。Gruner 及 Lapresle（1962）发现铅笔状软化与动脉硬化产生的软化不同，与其说是动脉血流障碍所致不如说是静脉回流障碍所致的软化灶。

Jellinger（1972）就脊髓外伤伴有中央部出血性坏死及中央灰白质梗死等与铅笔状软化进行比较，脊髓外伤尸检中半数以上见有铅笔状软化，但软化不在伤后立即出现而伤后 3～4 d 后的病例中发现，软化的组织像不是纯机械破坏及缺血性病变而类似水肿样坏死，软化发生部位并不是动脉特定的支配区域，外伤后静脉回流障碍成为其最为重要的原因。

Holmes（1915）在研究战伤脊髓损伤时注意到，铅笔状软化的周围组织完全未被破坏而仅为压迫，Mc Veigh（1923）对全麻下狗活体脊髓及人体尸检脊髓分别用手指压迫行局部破坏，其上下超过数厘米的后索深部见有被破坏的组织侵入，由此表明铅笔状软化形成过程中应存在同样的机械性因素。

桥（1983、1990）在 16 例转移硬膜外肿瘤、脊髓髓内肿瘤、脑死亡等非外伤性脊髓疾病中发现铅笔状软化，以连续切片进行研究，发现铅笔状软化常与邻接的横贯性坏死部及小坏死灶相连，认为铅笔状软化是从横贯性坏死物质在后角及后索内向上下方流入而产生，即在硬膜外肿瘤压迫基础上，软膜保持完整状态下由脊髓水肿致软膜下压力并不高，但动脉的波动及脊髓硬膜外静脉压的变化而产生脑脊液压力的变动，使坏死物质易于向上下流动。

野仓等(1992)报道脑死亡患者中见有脊髓铅笔状软化。脑死亡后因血压低等影响致胸髓不全软化，脊髓中央部见有几个节段长的正圆形铅笔状软化，组织学上软化较周围组织坏死程度轻，这难以用血流障碍致脊髓动静脉流域形成铅笔状软化学说说明，只能认为是颈髓中部相对软化程度轻的组织侵入软化程度强的胸髓后索所致。Kume 等认为铅笔状软化病变进展中，在循环障碍因素的基础上应加上机械性因素。

(五) 鉴别诊断

在脊髓中央向上下形成软化的病变中不仅只限于铅笔状软化。在脊髓外伤中出现中央灰白质梗死，在胸髓到下部颈髓的脊髓中央几个节段纵向形成，因外伤使动脉血流障碍而出现供血区域出现软化灶。同样病变在动脉硬化、髓内肿瘤、结扎脊髓前动脉的实验中都可见到，是以灰白质为主的软化，病变与周围组织界限不清，与机械因素有关，即软化灶膨胀而压迫周围组织。

粘连性蛛网膜炎中脊髓中央部可有多节段空洞形成，而由脂肪酸与核酸、滑石混合液(Camus 及Roussy，1941)及白陶土(Laurin 等1954)注入蛛网膜下隙后，早期在脊髓中见有组织软化，注入一段时间后在脊髓中央至后方见有空洞形成，认为空洞是由粘连性蛛网膜炎中髓膜内血管压迫致脊髓缺血，使其供血区域脊髓中央部产生坏死而形成。目前尚缺少生前诊断铅笔状软化的方法。

(六) 外伤后脊髓空洞症与脊髓铅笔状软化

外伤后至几周内脊髓中，主病灶脊髓中央部可见出血性坏死与铅笔状软化等坏死病变，外伤后几个月后出血及坏死组织已被吸收，周边可见胶质细胞与血管结缔组织所覆盖的空洞，在外伤后数年及十数年以上的病例中，空洞由主病灶部向上下方扩大，达多个节段，有时波及脊髓全长，即外伤后脊髓空洞症，这是由外伤早期小空洞内髓液压的被动压迫及脊髓中央部血运障碍向上下方扩大而形成。脊髓外伤与脊髓空洞研究的结果，铅笔状软化在伤后3 d 至几周的病例中见到。产生铅笔状软化的基

础疾病为恶性肿瘤的转移及脑死亡等，均是在脊髓坏死病变产生后难以长期生存的疾病。

外伤及硬膜外肿瘤会因各种原因产生急性脊髓局部横贯性坏死，并引起局部急性高度水肿，在软膜完整情况下，坏死部内压因水肿而显著上升。坏死几天后，内压最高的坏死组织向周围组织阻力平衡的状态，在横贯性坏死上下水平形成铅笔状软化。在此时进行尸检组织学上可观察到"水肿样坏死"组织所致的铅笔状软化。临床上可见到与软化水平相一致的急性截瘫，并在其后几天出现上行性运动与感觉的障碍，铅笔状软化基本上是产生于后索的占位性病变，过了急性期其障碍水平可有一定程度的恢复，再过几个月则坏死组织吸收，周边部分由胶质细胞及结缔组织覆盖，病变仅剩充满脊髓液的空洞，故以后尸检中均为脊髓空洞，此空洞由脊髓液压的波动逐渐向纵向或水平方向扩大。十几年白空洞直径可占脊髓一半以上，空洞可扩展到脊髓全长，临床上见有外伤几年后症状仍在发展的外伤后脊髓空洞症。

二、癌性亚急性感觉性神经疾病

癌性神经性疾病(carcinomatous neuropathy)乃指伴随恶性肿瘤而发生的多发性神经疾病(polyneuropathy)，但其周围神经至神经根、后根神经节甚至脊髓均无转移而出现周围神经病变的特殊病态，亦称为癌的远隔效应(remote effect)，其机制已引起人们的重视。

神经内科领域将类似于此的病态总称为副肿瘤性综合征(neurological paraneoplastic syndrome)。其中已知有脑病、亚急性小脑变性病、眼球肌阵挛、Eaton-Lambevt 综合征等。也包括伴随胸腺瘤的重症肌无力症(MG)及伴随癌瘤时的多发性肌炎(PM)。

(一) 发病机制

关于其发病机制，以往认为由自我免疫所致，近年已证明有抗 Hu 抗体、抗 Yo 抗体、抗 Ri 抗体等抗神经细胞抗体存在于有此疾病患者血清之中。抗 Hu 抗体出现于伴随小细胞性肺癌的亚急性感觉性神经疾病(subacute sensory neuropathy)及脑脊髓炎；抗 Yo 抗体出现于卵巢癌时的亚急性小脑变性；抗 Ri 抗体出现于乳腺癌时的眼球肌阵挛时。

伴随肺癌而发病的癌性神经疾病或副肿瘤性神经疾病最多，胃癌、结肠癌及其他多种癌症均可

伴发,多呈感觉运动型(sensorimotor)神经疾病。亚急性感觉神经疾病是以后索性失调为主征的特异性临床表现及特征性脊髓病变,与通常的感觉运动型有明显不同。

(二)临床症状

亚急性感觉性神经疾病的特异性症状为显著的后索性失调,自 1977 年 Horwich 等报道 7 例癌患者以来已受到重视。伴有神经疾病的恶性肿瘤种类,无论国内外均以肺癌为最多。其他尚有食管癌、喉癌、纵隔窦未分化癌、胃癌、浆液性乳头状腺癌(腹膜原发)等。

男性多于女性,通常是先于癌症而出现神经症状。即多以原因不明的进行性神经疾病而入院,详检中发现癌症。

神经疾病的症状常由上肢开始,出现手指麻木感,异常感觉。症状以亚急性进行。典型病例数月之内即呈显著后索性失调的临床表现,出现 Romberg 征等,也可伴有与脊髓痨同样的乱刺痛(lancinating pain)。浅感觉障碍常较轻,主症状为四肢远侧的高度深部感觉降低、振动觉、位置觉亦高度障碍,也可出现假性手足徐动症样的手指不随意运动。几乎无肌力下降或其轻微。四肢腱反射消失,并伴有自主神经症状及精神症状而可能与副肿瘤性脑脊髓炎相重叠的病例。

周围神经障碍于发病数日后停止,此时可能后索的变性已完成,通常患者不能站立,此后,因合并的癌症在进展,大多数病例于两年之内死亡。

(三)辅助检查

脑脊液的蛋白质增高为特征性改变,常超过 100 mg/ml,但症状齐备后则下降而接近正常值。细胞数则为正常至轻度增多。其感觉神经传导速度下降,随症状的进行至几乎不能引出。运动神经传导速度则正常或仅轻度下降,MRI 检查发现癌性神经疾病部位相当于脊髓后索,在 T_2WI 上有高信号区,可能成为今后 MRI 诊断上的重要依据。

神经活检:较迅速出现轴索变性,以解析法常可见有多数髓磷脂卵形体,有时也有节段性脱髓鞘、髓鞘再生的所见。临床症状的深部感觉障碍,可由粗大脊髓纤维的脱落证实,且为其特征性改变。神经活检并不出现其他副肿瘤性神经疾病及伴随癌瘤时的炎症性脱髓鞘性多发性神经疾病及副肿瘤性血管神经疾病时所见到的单核细胞浸润。但有人报道尸检时中枢神经系出现淋巴细胞浸润。

(四)病理

1. 后根神经节　与周围神经粗有髓纤维的选择性脱落所见相对应,后根神经节也有大型神经细胞的脱落为其特征,Nageotte 的残留结节(residual nodule)明显。Mc Leod 强调虽属轻度,但有广泛的淋巴细胞浸润,并使用神经节脊神经根炎这一名词。脊髓后根也有粗大有髓纤维的脱落为其特征,前根无明显障碍。

2. 脊髓　脊髓的后索变性极为显著。通常 Goll 束的变性较强,Burdach 束的有髓纤维脱落也很明显。后索呈海绵状有多数巨噬细胞及星形细胞,这反映临床上的亚急性经过。与后索相比侧索(锥体束)、前角细胞等脊髓的其他部位很少有病变,但有报道称前角血管周围有淋巴细胞浸润。

3. 其他中枢神经　迄今为止所报道的尸检例中脊髓、后根、后根神经节以外几乎无病变,但 Mc Leod 认为海马、扁桃核、脑干等处也有神经元的变性及淋巴细胞浸润。认为亚急性感觉性神经疾病与副肿瘤性脑脊髓炎是有联系的疾病,且病因也相同。如在患病的早期如有尸检机会,其中枢神经内可能会有细胞浸润。

(五)病因

脊髓后索呈明显变性的疾病中,以 Friedreich 病脊髓痨、亚急性脊髓混合变性等广为人知。但 Friedreich 病的后根神经节大型神经细胞的脱落一点与本疾病有共同性,为一遗传性慢性疾病,其病因显然不同。脊髓痨的后索变化与本病类似,但其主要变化在脊髓后根。亚急性脊髓混合变性的主要病变也在脊髓,而且以中部胸髓水平的后索中心部大面积病变开始,不久同水平的侧索也出现局部病灶,最后出现脊髓后索及侧索全体的变性。本疾病以后根神经节病变为主,所以在探讨本疾病的发病机制上,上述亚急性脊髓混合变性无参考价值。

吡哆醇中毒所致的神经疾病,其临床症状及病理与本病极类似,值得注意。其病因为后根神经节细胞变性的神经疾病,因而引起周围神经粗有髓纤维及后索的选择性变性,后根神经节细胞因其特殊的解剖学位置,血液中大量吡哆醇较其他神经组织更易进入该部位。但免疫学机制可能为癌性亚急性感觉性神经疾病的病因。所以两者的病因是不同的。从后根神经节细胞受到损害这一过程上,本病也提示了其特殊性。

从自身免疫性炎症这一角度观察本病,近年来发现肺小细胞癌组织与后根神经节细胞有共同抗原,因而发现了自身抗体(抗 Hu 抗体),这一点对探讨本病病因上是划时代的发现。肺小细胞癌与后根神经节细胞均为神经嵴所发生,所以两者有共同组织抗原是很可能的。抗 Hu 抗体为肺小细胞癌所特异,而且除亚急性感觉神经疾病之外,已知尚可引起小脑变性病、脑脊髓炎。而且虽为肺小细胞癌但不伴有此副肿瘤性综合征的患者,虽也有抗体,但其抗体效价较低。脑脊髓炎时脑脊液中有抗 Hu 抗体,但血清中则很少有,而感觉神经疾病时与此相反,脑脊液中几乎无抗体而血清中抗体价甚高。根据这一最近发现的事实,认为本病的发病机制是后根神经节部分缺少血管神经屏障。因而于该处血清中的抗 Hu 抗体与神经细胞产生免疫反应。脑脊髓炎则认为是因脑脊液中抗体价高于血清的情况下产生的。

抗 Hu 抗体的发现对于探讨本病病因上是一非常有力的线索,至于该抗体实际上如何影响后根神经节细胞这一具体机制尚未阐明;另外尚未证明出抗 Hu 抗体伴随其他癌瘤的亚急性感觉性神经疾病是如何产生的,这也是今后应探讨的课题。

三、抗磷脂抗体与横贯性脊髓病

抗磷脂抗体(antiphospholipid antibody, a PL)阳性者可出现血栓症、血小板减少、习惯性流产、肺高血压症、神经症状等诸多临床症状,其神经体征可有缺血性视神经障碍、青少年性脑梗死、癫痫发作、偏头痛、舞蹈病、缺血性脑病等。近年来发现有横贯性脊髓病(TM)的全身性红斑狼疮(SLE)与aPL 密切相关,已相继有不少报道与多发性硬化症(MS)鉴别困难的 TM,其 aPL 呈阳性病例。

(一)抗磷脂抗体

磷脂为机体细胞膜、核、线粒体等的重要组成成分,已知有心脂质、磷脂酰肌醇、磷脂酰丝氨酸、磷脂酰胆碱、磷脂酸等。对磷脂的抗体即是抗磷脂抗体,已明确的有 aCL、狼疮抗凝物(LA)及引起梅毒血清反应的生物学假阳性物质的共 3 种。此 3 者的相互关系如图 9-5 所示,此等 aPL 阳性者可出现血栓症、血小板减少、习惯性流产、肺高血压症、神经症状等诸多临床症状,Hughes 及 Harris 等,提倡"抗磷脂抗体综合征",这一概念。此外,aPL 阳性者最多于以 SLE 为代表的胶原病,具有其特征性临床症状及化验所见时,很少误诊,但是,不能达到

SLE 等诊断标准者也较多,且认为完全与胶原病无关的疾病也可出现本抗体。更应注意的是 SLE 等胶原疾病在其他脏器症状出现之前,可有相当长期间仅出现神经症状。

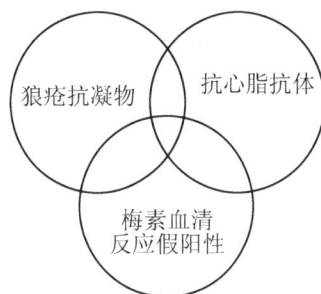

图 9-5　抗磷脂抗体

表 9-34 为抗磷脂抗体综合征的临床所见及化验所见,其中多数可用 aPL 的强血栓原性解释,神经症状的出现也可用血栓形成等缺血性变化得到解释。

表 9-34　抗磷脂抗体综合征的临床表现及实验室检查

血栓	
静脉	复发性深部静脉血栓(腋静脉、下腔静脉、网膜静脉)
动脉	脑血管障碍,周围动脉闭塞、坏死,冠状动脉血栓,视网膜动脉血栓
其他	肺,高血压
习惯性流产	
神经体征	偏头痛、舞蹈病、癫痫
血小板减少	
其他	Coombs 试验阳性,纲状青斑,小腿溃疡

另外,aPL 并不与心脂质直接反应,据称是与血清中的因子(aCL-cofactor)结合而形成的新抗原反应,由于此因子参与了反应系列,因而已可能将梅毒等感染患者出现的 aCL(非依赖性因子)与抗磷脂抗体综合征时出现的 aCL(依赖性因子)两者明确区分开。

(二)抗磷脂抗体与横贯性脊髓病

Fulfora 等报道了临床上呈 TM 而与 MS 很难鉴别的 3 例,呈梅毒血清反应的生物学假阳性及抗核抗体呈弱阳性,未具备特定胶原病的诊断基本条件,但考虑到其发病机制有类似而命名为狼疮状硬化(lupoid sclerosis),此后 Harris 等报道了同样的45 岁女性病例,他们认为 IgM 组的 aCL 呈高滴定度,而很可能是 aCL 直接影响了神经组织出现损害而发病的 TM。Lavalle 等对 SLE 而呈 TM 的 12 例患者,探讨了其 aPL 的结果,11 例 aCL 阳性,其余 1

例呈梅毒血清反应的生物学假阳性,Lavalle 等的结论是 SLE 时的 TM 与 aPL 之间有高度相关。

神经症状可以是 SLE 的首发症状,所以遇到原因不明的 TM 时,要考虑到抗磷脂质抗体综合征,要检查 aPL。Fukazawa 等检查了原因不明的急性横贯性脊髓病(ATM)11 例的 aPL,未发现依赖性因子 aCL 阳性病例,因而认为至少在 ATM 时 aCL 的参与不多。

最近陆续报道同时具有 TM 与视神经病(OPN)的病例与 aCL 相关,反复出现 ATM 及视神经炎、脑 MRI 正常、脊液寡克隆带(OCBs)阴性而依赖性因子 aCL 阳性的病例。此外,Oppenheimer 等也报道了反复出现 TM 及视神经障碍,aCL 及 LA 阳性的 47 岁 SLE 女性。他们提出了一种假说:LA 及 aCL 与视神经及脊髓的小动脉内皮细胞中的某特殊脂质起反应,通过血管炎或血栓形成,而引起相应的神经症状。此等病例的神经体征极其类似。因此不能否定:在神经症状的出现上如果 aPL 有密切影响,尤其在被诊断为视神经脊髓型的 MS 病例之中,包括有相当数量的不能诊断为胶原病的 aCL 阳性病例。Fukazawa 对临床上确诊为 MS38 例 aCL 作了探讨,其中视神经脊髓型 8 例中的 2 例为阳性。视神经脊髓型的 MS 是亚洲各国较多见的类型。因此,可以说在此领域内 aPL 的探讨颇为重要。对呈 ATM 的 MS,被诊断为 MS 的病例中,其临床表现、MRI 所见、HLA 抗原频度上也有差异,很可能有一特殊的亚群,考虑此点故其与 aPL 的相关联更有意义。

(三) 神经症状产生机制

前已述及 aPL 综合征神经症状的出现,被认为系由血栓形成等缺血性变化所致,尤其对 SLE 等胶原病时的 TM 发病,此种解释易于接受。同时磷脂酰肌醇、磷脂酰丝氨酸等磷脂质也是髓鞘等神经组织的重要构成成分之一,因此不能否定 aPL 对神经组织的直接影响而发生神经症状的可能性。从病理学上探讨,伴随 SLE 时的脊髓病发病机制,不能仅以缺血来解释,有报道认为也应考虑对神经组织直接的自我免疫机制。另外,也有报道指出,关于脱髓鞘性疾病,也有可能是 aPL 与血管内皮细胞起反应,其结果内皮细胞受到损害,透过性亢进,对髓鞘的抗体侵入中枢神经内而引起脱髓鞘。但是,迄今为止主要以流行病学的探讨,很难认为 aPL 对以脱髓鞘为原因的 TM 发病上有重要作用。此外,也

有人认为 aPL 的升高仅是不良反应。总之,关于 aPL 阳性病例神经症状产生机制尚有待今后更多的研究。

TM 诸多症状与 aPL 的关联虽已引起人们的注意,但目前 aPL 的生物学特征及其特异性尚未充分阐明,因而尚不能将临床检查结果 aPL 阳性患者的临床症状立即与本抗体联系起来。此点要充分考虑到本抗体的基础研究之外,还要充分考虑临床背景,并一定要进行流行病学方面的探讨。

四、脊髓结节病

结节病(Sarcoidosis)是全身性肉芽肿性疾病,产生由类上皮细胞结节构成的肉芽肿。胸部病变 90%,眼病变 39%,表浅淋巴结病变 11%,5% 患者合并周围或中枢神经障碍。尸检报道合并症有 14%。脊髓结节病(spinal cord sarcoidosis)是双侧肺门淋巴结、肺、眼、皮肤等多脏器中出现无坏死的类上皮细胞肉芽肿,病因不清。神经病变占结节病全部的 5%~10%,脊髓病变则占神经结节病的 5%~10%,全体结节病的 1% 以下。从青年至老年均可发病,无男女差别。脊髓结节病中在其他脏器结节病诊断前,以脊髓症状为首发症状的占 1/2~2/3,故诊断中尚有不少问题。

(一) 临床表现

以脊髓症状发病的病例合并其他全身症状的较少,但要注意以下几点。

1. 胸内病变　包括双侧肺门淋巴结肿胀(BHL)、纵隔淋巴结肿胀和肺实质的胸内病变在全体结节患者中有 80%~90% 可以见到,多无症状。肺野病变早期是弥漫性小粒状影,进展后硬化、融合,上中肺野有收缩如同肺纤维症。随肺野病变进展开始出现干咳及呼吸困难。

2. 眼病变　可见睫状玻璃体炎、边角结节等的前部虹膜炎及玻璃体混浊、视网膜血管周围炎等后部虹膜炎,有视朦胧、畏光、视力下降。为出现结节病的自觉症状,占近 40%,近来有增加倾向。

3. 皮肤病变　发生的数量位于胸内病变、眼病变之后,见于 10%~30% 的患者。有结节性红斑、皮肤结节病、瘢痕浸润 3 种形式。结节性红斑是小腿前部有伴红斑的隆起小结节,是急性结节病的特征性症状之一,组织学上未见肉芽肿的非特异性病变。皮肤结节病可分为结节型、局部型、弥漫浸润型、皮下型及其他。结节型最多,可见颜面、四肢红色隆起

皮疹。局部型为向水平方向进展的环状病变,弥漫浸润型在手指、面部等可形成冻疮样呈暗紫色弥漫性肿胀。皮下型可触及四肢皮下结节,这些皮肤结节病病变证明其是肉芽肿。瘢痕浸润和肉芽肿从发病起同时出现陈旧伤痕,尤其是膝部发红肿胀。

4. 肌肉病变 分为无症状性与症状性。症状性又分为肿瘤型与肌炎型。无症状性最多,对结节病患者行肌活检 50%~80% 有肉芽肿。肿瘤型是四肢的皮下肌肉内形成弹性硬性肿块,但不伴肌力下降。患者本人多注意不到肌肉内肿瘤,应仔细做肌肉触诊。

5. 心脏病变 心肌有广泛的结节病结节形成、因重度房室阻滞等心动过缓的心律不齐致眩晕、失神、倦怠,心室性心律不齐致心悸、失神,心肌障碍所致心功能不全等症状。近来,结节病由心电图、超声心动、核医学检查等无症状下发现不断增多。心脏病变占结节病患者死亡原因的 2/3,需早期诊断早期治疗。

6. 表浅淋巴结病变 约 10% 患者有无症状的表浅淋巴结肿胀,可在颈部、锁骨上窝、腋窝、腹股沟等部位触及。

7. 肝脏病变 是结节病中潜伏性病变的代表,肝活检中的 50%~80% 可见病变。

8. 神经病变 中枢神经中肉芽肿病变多在脑底部、脑室周围,可有肉芽肿性脊膜炎、粘连性或肥厚性脊膜炎。脑神经障碍中面神经瘫占 30%~50% 为多,其他有痉挛发作及精神症状。神经症状为突然发病,呈一过性。脊髓病变并不多,颈髓多发。病变有脊髓内病变、髓外病变,可浸润到马尾、圆锥、硬膜外、蛛网膜等许多部位。髓外病变极少。影像学上髓内病变类似脊髓肿瘤。临床症状中运动障碍有四肢瘫痪、截瘫多伴有感觉障碍及膀胱直肠功能障碍的神经病变。临床症状中因自然经过而加重或减轻,因激素治疗而暂时有症状减轻,应与炎症性脊髓鞘疾病鉴别。先出现中枢神经病变,其他脏器无病变,故在诊断时应加以注意。

9. 其他 可见有腮腺肿胀等唾液腺病变、手、脚短骨的骨小梁菲薄化等骨病变,脾病变等。

(二)诊断

1. 脑脊液检查 常见蛋白质增加与单核细胞的轻度增加,亦可以正常。神经结节病脑脊液中的 ACE 与血清中的同样能反应其活动性,但敏感性、特异性均不高。

2. 血液检查 血清 ACE 可以是病变的活动性指标,但阳性率不高,即使正常也不能否定诊断。

3. 结核菌素反应 反映细胞免疫功能下降的结核菌素反应阴性,但以青年为主无结核菌素反应阳性的人员增多,故特异性低。

4. 放射及影像学检查 结节病中最多见的胸内病变占 90%,用胸片、CT 即可检出 BHL、纵隔淋巴结肿胀及肺实质病变。脊髓许多部位出现病变,难与脊髓肿瘤鉴别。MRI 造影时马尾病误认为是浸润到蛛网膜下隙的肿瘤,亦有报道含铁血黄素沉着、钙化等独特的病变可与脊髓空洞症的病例相似。

Ca 扫描对双侧肺门淋巴结、纵隔淋巴结、肺实质、胸廓内病变可敏感检出。结节病特征为双侧肺门淋巴结、右气管傍淋巴结、右锁骨上窝呈连续的异常聚集,形成类似于希腊字母 λ 的影像。也常见胸以外的唾液腺、泪腺聚集及无症状性肌肉病变部位的聚集。

5. MRI 脊髓病变部位以颈髓、中下段胸髓为多,近年来 MRI 的病例则以中下位颈髓为多,马尾病变者较少。颈髓病变时先出现下肢的感觉障碍、其次是运动障碍,上肢症状多先于下肢,这是由于病变有从脊髓膜向脊髓表面扩大的倾向,中心的灰白质较周围的白质先被侵犯,故上肢的节段症状较下肢长束征更易出现。颈髓后面有病变时后索症状中最先出现的是手的麻木。发病方式可以是急性、亚急性至缓慢进展性的,极少有多发硬化那样缓解、加重的病例。

MRI 可见有几个椎体以上的脊髓肿大,多见广泛的脊髓内高信号。最具特征的是钆造影中有沿脊髓膜的线状、脊髓内接近髓膜的多发斑片状病变,也可以有像脊髓肿瘤的结节性所见,也可以完全没有病变。

应注意已有颈椎病改变时位于中下位颈椎水平的脊髓肿胀会形成相对脊椎管狭窄,难以与伴有髓内高信号的颈椎病性脊髓病相鉴别。按颈椎病性脊髓病减压术后脊髓进一步肿大并恶化,如此时髓内高信号较压迫部位更广泛,波及其上下方时,可以作为鉴别点而诊断为脊髓结节病。

6. 组织学诊断 活检部位按照简便、安全、确实的 3 个条件来选定。有皮肤结节病病变则行皮肤活检,表浅淋巴结病变则行淋巴结活检,伴胸内病变时行气管支肺活检。支气管镜检查时行支气管肺泡洗净液检查、检查淋巴细胞 CD4/CD8。无症状性肌病变频率高,其活检部位的选择按 Ca 扫描及肌肉 MRI 确定的病变部位进行,特别是肿瘤型肌病变 MRI 的特征性所见,有利于诊断。T_1WI、T_2WI 均是周边高信号、内部低信号,钆造影则周围是明显高信号。在充分进行全身检查仍不能确定诊断,且症状继续进行性加重难以同髓内肿瘤鉴别以及激素治疗后症状与影像学所见仍在加重时,应考虑脊髓活检。但脊髓活检有假阴性的情况。

7. 结节病性脑病　结节病性脑病主要是脑底部髓膜炎型,脑神经尤其是面神经、视神经瘫多见,因下丘脑、垂体病变致尿崩症者较多。脊膜病变的脊膜瘤样改变有肿瘤形成及肥厚性硬膜炎,极少有脑实质内占位病变,也有散在结节病结节及弥漫转移性肉芽肿病变,呈现抽搐发作、精神症状、记忆力障碍、失语、失认等症状。由慢性脊膜炎致脑脊液循环障碍而产生脑积水。头部 MRI 见脊膜的造影效果及肥厚,脑神经的造影效果,脑实质造影效果可伴有 T_2WI 高信号病变及脑室周围白质病变等。但脊髓结节病中合并脑病变的并不多。

近年来有关脊髓结节病的报道在增多,已成为神经疾病的病因之一,可以内科治疗,并与脊髓炎相鉴别,但功能障碍重的,虽治疗其恢复亦较差,应尽量早期诊断与早期治疗。结节病为全身性多脏器病变的神经系统疾病,故需与相关的许多科室团结、合作,从全身的角度进行诊疗。

五、HTLV-Ⅰ脊髓病

HTLV-Ⅰ脊髓病(HAM)是病毒之一成人 T 细胞白血病病毒 HTLV-Ⅰ感染而产生以脊髓为中心的中枢神经慢性炎症,于 1986 年由纳、井形等以 HTLV-Ⅰ相关性脊髓病的英文首字命名的疾病。现就其流行病学,发病机制及治疗概述如下。

(一) 流行病学

HTLV-Ⅰ携带者约 1 000 人中有 1 人为 HAM 患者。世界性的携带者人数,ATL(成人 T 细胞白血病)患者,HAM 实际人数,1999 年日本鹿儿岛国际 HTLV 学术会议上推测为 220 万人＋a,1 200 人＋a,30 002＋a。带此＋a 是因非洲实际数字难以掌握、加入后比预计要多。

(二) 临床表现

Osame 报道 HAM 213 例(男 65、女 148),男:女约 1:2～1:3,女性为多。年龄 29～86 岁(平均 59 岁),发病年龄 6～78 岁(平均 44 岁)。患病期间 1～62 年(平均 16 年)。

1. 主要症状　有步行障碍(100%)、排尿障碍(93%)、感觉障碍(56%),均系首发症状,均为缓慢进展。

2. 检查所见　周围血象轻度白细胞减少见于 30% 病例,有百分之几有核分叶淋巴细胞。血清 IgG、IgD 增加,IgE 减少,与 ATL 不同,血清 Ca 多为正常下限。CD 4/8 比为高值的病例可见到 NK 细胞活性减少的倾向。抗核抗体,RA 因子约 25% 病例中呈阳性。血清抗 HTLV-Ⅰ抗体价与成人 T 细胞白血病比为高值。

3. 脑脊液所见　细胞轻度增加,IgG,新蝶呤增加,表明为脊髓腔内的炎症。脑脊液细胞检查见有核分叶变形淋巴细胞。

HAM 患者中,神经系统还可见以下并发症:Osame 等 200 例患者中,80% 见有 T 淋巴细胞肺炎,24%Sjögren 综合征(即干燥综合征),18% 关节炎,8% 虹膜炎。其他还有 8 例皮肤红斑,6 例多发肌炎;3 例假性甲状旁腺功能减退,1 例 Behcet(即白塞病)。除甲状旁腺功能低下外其他并发症均是以 T 淋巴细胞浸润为病变主体,考虑 HAM 在各个脏器发生与脊髓发生的机制相同。

(三) 发病机制

HAM 的临床表现已非常明确,目前认为 HAM 的发病机制为活性化 T4 阳性 T 细胞增加,并促进炎症细胞向中枢神经转移,此时,结合因子大量参与,考虑为向中枢神经转移感染淋巴细胞而发生非常特异的持续炎症。在此炎症中伴有 TNF 等巨噬细胞释放致神经损害性细胞激肽,使神经损害而发病。HAM 病时脊髓内 HTLV-Ⅰ mRNA 的发现及原病毒仅限于浸润淋巴则甚为重要。感染 HTLV-Ⅰ者中仅一部分出现 HAM 或 ATL 发病。为何仅一部分人,且发生两种不同疾病尚不完全清楚,在病毒方面也未见特异的变异株,考虑与感染者的体质有关,并似与包括 HLA 因素等几个因素有关。HAM 比正常携带者的病毒量高,约为 7 倍($P<0.01$),而 HAM 患者的血缘亲属中则约为 5 倍,均显著增高,这表明病毒量增加的背景与某些遗传因素有关。HAM 发病率,在周围血单核细胞中原病毒量每上升 1% 则呈对数增加,而 HLA-H2 阴性携带者与 HLA-H2 阳性携带者比,HTLV-Ⅰ原病毒量增加倾向强。HLA-H2 为 HAM 发病的阻碍因素,而 HLA-DRB10101 为发病促进因素。

六、梅毒与神经疾病

梅毒螺旋体(treponema pallidum，TP)经性行为侵入人体后至 3 个月为第 1 期，于阴茎龟头、子宫颈部形成初期硬结(丘疹)，坏死而溃疡(硬性下疳)，所属淋巴结肿大。血管内皮增生，内膜肥厚，增生而呈阻塞性动脉内膜炎改变。第 2 期为 3 个月至 3 年，形成特殊的肉芽肿而存在于脏器或组织内。此期内最易受侵犯的是心血管及中枢神经。当然肺、肝、肾、胰腺、睾丸、肾上腺等处亦出现弥漫性增生性间质炎。

梅毒亦可经胎盘而感染胎儿，即先天梅毒，TP直接进入胎儿血运中。因而先天梅毒无第 1 期而第 2 期与第 3 期病变同时存在。

神经梅毒系中枢神经系统受侵犯。中枢神经系统与心血管均为第 3 期梅毒最常侵犯的脏器。应用青霉素治疗以前，神经梅毒占梅毒患者的30%，目前神经梅毒患者亦属少见。神经梅毒的分类及症状、体征可参照(表 9 - 35、36)。

表 9 - 35　神经梅毒的分类

类　型	症　状	病理改变
Ⅰ. 无症状型	无何症状，脑脊液有异常	多种多样，主要为脑脊膜炎，亦可能有动脉炎或脑炎
Ⅱ. 脑脊膜及血管型		
A. 大脑脑膜及血管型		
1. 弥散型	颅内压升高及脑神经麻痹	脑(脊)膜炎并有脑积水，脑神经变性，亦有动脉炎
2. 局部型	颅内压升高，缓慢出现大脑局部症状及体征	形成肉芽肿，树胶肿梅毒瘤
B. 脑血管型	突然出现大脑局部症状及体征	动脉内膜炎伴有脑软化
C. 脊膜及血管型	感觉异常，衰弱无力，四肢及躯干萎缩及感觉丧失	动脉内膜炎脑膜浸润及肥厚主要为索及脊髓的软化伴有神经根的变性等混在
Ⅲ. 实质型		
A. 脊髓痨型	疼痛，感觉异常，危象，共济失调，瞳孔反射障碍，深腱反射消失，本体感觉障碍及萎缩性改变	脑脊膜炎及后根，脑干后索的变性改变
B. 麻痹性痴呆型	人格改变，惊厥，精神退化，末期出现身体退化	脑膜脑炎
C. 视神经萎缩*	视力丧失，视神经乳头苍白	脑(脊)膜炎及视神经萎缩

*很少单独出现。通常多与脊髓痨或麻痹性痴呆性神经梅毒同时出现。

表 9 - 36　脊髓痨型神经梅毒的症状及体征

症状	%	体征	%
剧烈刺激样疼痛	75	瞳孔异常	94
共济失调	42	Argyll-Robertson	48
膀胱障碍	33	其他异常	64
感觉异常	24	反射异常	
腹胀或内脏危象	18	跟腱反射消失	94
视力丧失	16	膝腱反射消失	81
直肠失禁	14	反射消失	11
听力障碍(聋)	7	Romberg 征	55
阳痿	4	感觉障碍	
视神经萎缩	20	振动觉障碍	52
眼球运动麻痹	10	视觉障碍	43
Charcot 关节	7	触觉及痛觉障碍	13

脊髓痨的病理改变是通过何种机制引起，为什么选择性地侵犯后根，后根与后索的变化孰为原发等问题尚未阐明，有待今后探讨其免疫机制。

七、减压性脊髓病

减压病可见于潜水、潜水箱作业或跳水运动中，周围环境压力急剧下降时发生的综合征，减压病所致的神经系障碍有多种形式，较多见的是脊髓障碍，称为减压性脊髓病(decompression myelopathy)。

由高气压环境下急剧减压时，溶解于组织内的非活性气体(空气吸入时为氮气)溶解度减少，呈过饱和状态，超过一定限度时形成气泡而引起减压病。脂肪的氮溶解度约为血液的 5 倍，含脂肪较多组织易产生气泡，神经系统也是其中之一。脊髓中气泡大致局限于白质，此乃因白质较灰质血管少，而脂肪多的缘故。动脉血中氮由肺排出，所以动脉系内难以形成气泡，而淋巴系、静脉系则多发生气泡而引起循环障碍。气泡为血液中的异物，其周围出现继发性血液性状的改变而凝血系统功能亢进。

(一) 症状

减压病分为两型，脊髓障碍属于Ⅱ型。

1. Ⅰ型(轻型)　以大关节及其周围肌肉疼痛为主征。可出现四肢肌肉及关节疼痛，痒、皮疹等皮肤症状，属轻症，不必加压治疗，有时治愈，但也可以是Ⅱ型的前驱症状。

2. Ⅱ型(重症型)　易残留后遗症或危及生命，因大量气泡于减压后出现明显的呼吸循环障碍，陷入休克者称为闷塞(chocks)。脊髓障碍出现于由闷塞至恢复期之间，有多种感觉运动障碍及膀胱直肠功能障碍,重症者出现全脊髓横贯症状。其脊髓障碍以感觉障碍上限为界限判定时,则好发于 C_4、T_5、L_1。此型尚包括有意识障碍、头痛、眩晕等中枢神经症状及周围性感觉障碍。

(二)诊断

减压病的 50% 发病于减压后 2 h 内,约 90% 发病于约 6 h 以内,因而对减压暴露状况及其以后的过程要详细问诊,因发病机制不同,与肺破裂所致的动脉空气栓塞症进行鉴别,但多有困难。

(三)治疗

首先要消除体内产生的减压性气泡,急救处置要进行吸氧。仅吸氧有时即可减轻症状。最理想的是高气压下的氧气吸入,清除过饱和的氮。通常对减压病的治疗最少要进行 285 min 的高压吸氧。辅助疗法有为改善脱水状态,周围循环障碍而给予水分补充及为改善中枢神经系统水肿而给予类固醇治疗。

(四)预后

加压治疗开始迟延致预后不良,多残留脊髓障碍的后遗症。重病型亦可暂时缓解,虽然氧气吸入使体征消失,也要定时进行神经学检查,稍有异常应立即施行高压氧舱治疗。

八、脊髓硬膜外脂肪过多症与脊髓病

长期使用肾上腺皮质激素的副作用有满月脸、水牛背等面部、颈部及躯干明显的脂肪沉积,此脂肪组织不仅见于皮下组织,也见于纵隔及硬膜外,有时硬膜外腔的脂肪沉积会呈现脊髓压迫症状,并被称为脊髓硬膜外脂肪过多症(spinal epidural lipomatosia,SEL)。SEL 是正常脂肪组织的增生性病变,不存在脂肪瘤的包膜,故易区别。

多缓慢发病,也有以跌倒等而急剧发病者,主要症状为背痛、下肢放射痛、下肢无力,亦有以后索障碍致脊髓性共济失调为主的。病变水平主要在胸椎,其次为腰椎,尚未见局限于颈椎的报道,故临床表现为胸椎以下的脊髓压迫病、马尾综合征、脊神经根病变、间歇性跛行等,依病变水平而不同。由于脂肪为多椎体硬膜外的,故仅有临床检查所见确定病变水平多较为困难。

本病须与脊髓肿瘤、脊髓变性等致脊髓压迫或椎管狭窄、胶原病等并有脊髓炎、多发性硬化症、HTAV-I 并有脊髓病(HAM)亚急性联合性脊髓病变性病、神经梅毒、脊髓硬膜外脓肿等鉴别。神经放射诊断以往用脊髓造影及单纯 CT、MCT,而 MRI 对显示脂肪组织最为优越而实用。脊髓或硬脊膜外瘢痕多从后方或包围形成压迫,极少有前方压迫。MRI 矢状像上,正常人硬膜外脂肪层厚度为 4.6 mm,(3~6 mm),SLE 的厚度达 6 mm 以上。

九、屈曲性脊髓病

(一)概念

脊柱后凸超过 90° 则易产生脊髓病变,但由颈椎的前屈而产生的后凸则很少产生脊髓病变,因颈椎前屈而发病的为屈曲性脊髓病(flexion myelopathy)。

颈椎的活动与颈髓病变的发生有关。Reid、Pening Breig 等在同一年代对颈椎前屈的脊髓病进行了研究,Reid 在尸检中就颈椎前屈动作中伴有脊髓头、尾方向的活动予以观察,发现脊髓的活动在下位颈椎中最大,达 4.5~6.8 mm。前屈位下颈椎椎管的长度延伸,硬膜与脊髓均可最大伸长到 17.6%,与此相伴加于硬膜、脊髓的力量在 3 mm 的移动中最大达到 30~40 lb/inch,这与脊髓病,神经根病的发生有关。Breig 等从临床病例空气脊髓造影中观察,与伴有狭窄而压迫的真正压迫不同,颈椎前屈中伴有脊髓伸长后而产生的接触压力与轴向张力,会引起颈部脊髓病。1982 年矢田报道由颈椎前屈而脊髓向头尾侧方向过度伸展,在被压于颈椎后弯的顶椎部产生脊髓病,其原因为潜在颈椎与脊髓、硬膜发育的不平衡而有轻度脊椎病性变化(过度牵伸机制)。其脊髓病的表现与平山病类似,也伴有下肢痉挛。三井等颈髓过度牵伸病例的临床所见与平山病酷似,认为平山病的大部分就是颈髓的过度牵伸病变。向井等从平山病的脊髓造影所见,寻求其原因为颈髓的过度牵伸。菊地等在平山病的脊髓造影中见到前倾时颈髓明显伸张,可见颈髓的扁平化,这在前屈位向头尾侧伸展,由向前方移动的硬膜压迫合在一起,前屈位下的接触压及轴向张力所致的脊髓病总称屈曲性脊髓病。

目前,平山病的发病机制有:① 颈椎前屈致下位颈髓的上端脊髓硬膜囊后壁向前方移动。② 由此同一部位的脊髓从后方被压迫,而在前后方向上扁平化。③ 由此相伴同一部位的脊髓前角会发生循环衰竭。④ 由此反复而以 C_7~C_8 节段为中心的上下几个节段的前角发生坏死性病变。⑤ 结果是上肢远端出现局限性肌萎缩与无力。颈椎前屈所致的脊髓病最终明确包括平山病。

近来也有报道，探求前屈时硬膜后壁向前方移动的原因不仅有颈椎的前屈，也有硬膜的病理组织变化，硬膜外腔静脉丛怒张，后部硬膜外韧带缺损等。

（二）临床特征

1. 性别、年龄　男女比为 20：1，男性为多，10～25岁年龄发病，原因在于女性生长发育期为 9～15岁，而男性为 11～17 岁，身高增加女性最大 9 cm/年，而男性为 11 cm/年。

2. 神经学症状　包括手在内前臂出现肌萎缩，70% 仅为一侧性，下肢腱反射增高可达 20%～30%，下肢不全瘫，几乎没有 Babinski 征，感觉障碍中 21% 病例仅在手的尺侧有轻度障碍。颈椎后弯向头侧变移时，则肌萎缩见于上肢近端，亦有向上肢呈放射性电击痛者。

3. 自然经过　本病潜在发病，进展缓慢，3 年内 69%，5 年内 88% 停止，但从发病经过 11 年的病例中其症状发展仅有约半数可见轻度改变。在颈椎后弯形成加上重度颈椎病性变化的中年病例中有报道可见迟发性加重。

（三）病理

平山病的尸检病例中，下部脊髓前角的扁平化，中央神经细胞的坏死与其周围细胞可见减少。会产生缺血性脊髓障碍。

背侧硬膜可见到弹性纤维的波形结构消失，纤维本身也非常细少，部分产生波浪样病变，胶原纤维消失，肥大的弹性纤维散在于无构造的变性组织内，这些硬膜的器质性变化是先天性的，还是颈椎前屈中伴随产生的尚不能明确。硬膜外腔的变化中可见硬膜囊背侧静脉的怒张及器质性变化。

（四）影像学诊断

1. X 线平片　可见生理性前弯消失的直颈（straight neck）及后弯变形，多伴有轻度侧弯，颈椎前后的活动范围正常。

2. 脊髓造影与 CTM　颈椎前屈时，可见以后弯部为中心硬膜后壁的前方移动。硬膜囊逐渐变细，脊髓前后径减少，颈髓前方移动度与发病起经过的年数呈负相关。前方移动度越大则脊髓的扁平化越强，重症程度亦越高，CTM 中颈椎中立位下颈髓呈轻度萎缩或正常，但由前屈而脊髓扁平化，向前方移动，与椎体后壁密切接触，并可见前屈时

后部硬膜部分压向脊髓的病例，脊髓的萎缩侧与肌萎缩侧的关系尚不明确。

3. MRI　与脊髓造影同样有必要使颈椎在充分前屈位下观察脊髓和硬膜囊，中立位可见下位颈髓的萎缩，前屈位时脊髓向前方移动，扁平化。脊髓贴于椎体后缘，脊髓前方的蛛网膜下隙消失，背侧的硬膜外腔扩大，T_1WI 上为等信号，T_2WI 上呈高信号，其中有散在低信号区，MRI 造影像上呈均一增强，此为椎内静脉丛扩张、淤血。萎缩脊髓内 T_2WI 上可见呈高信号变化。

十、脊髓表浅层铁质沉着

脊髓表浅层铁质沉着（superficial siderosis of spinal cord）于 1940 年由 Noetzel 首次报道，尸检病例至今已有 20 多例尸检及手术时偶尔发现的病例，以后又有 Gomori 有关 MRI 确诊病例的报道，T_2WI 上脑沟及脑干并沿脑神经出现低信号，进而见有脊髓表面铁质沉着及脊髓萎缩，锥体束征及膀胱直肠功能障碍起源于脊髓白质及前角细胞的障碍。另外，双下肢自发性感觉异常亦与后根铁质沉着有关。发病原因多为特发性，如伴有头部外伤、血性脑脊液及黄变，系由检查中难以发现的微小血管破裂持续反复发生所致。

诊断要点：伴有感音性耳聋、小脑运动失调、神经根症状及脊髓症状时，与中枢性表浅层铁质沉着同样，要考虑脊髓性表浅层铁质沉着。在此基础上，MRI T_2WI 见脑表层及脊髓表浅层覆有低信号区即可确诊。

十一、莱姆病

1977 年美国康涅狄格州 Lyme 地区流行一种慢性遊走性红斑（erythema chronicum migrans，ECM）并伴有关节炎的疾病。以地名而命名为 Lyme 病，1987 年日本报道了蜱咬伤螺旋体感染，夏季流行，在皮肤上产生红斑，数周后伴随神经、心脏、关节症状并出现倦怠感、发热、头痛、项强、肌痛、关节痛等症状（第一期）；再过数周至数月后则出现脑脊膜炎、脑神经炎、周围神经炎、肌力下降、肌萎缩等神经、肌肉症状（第二期）；再进一步数月或数年后则出现关节炎（第三期）。

十二、带状疱疹

伴有皮肤症状的脊椎脊髓疾病有许多，常见到

的是带状疱疹。患者因疼痛而可去内科、神经外科、骨科等科就诊。尤其脊髓神经区域的带状疱疹,有时要与脊髓梗死等进行鉴别。本文将对带状疱疹的皮肤症状、神经症状、合并症、后遗症,并对脊髓神经领域发病的带状疱疹的难点进行讨论。

初次感染水痘-带状疱疹病毒(VZV)时为水痘。感染后潜伏在神经节的病毒,以后再激活而发病者即为带状疱疹。

脊髓神经罹患水痘之后,于表皮细胞增殖的VZV经感觉神经传入脊髓后根神经节的卫星细胞,使该细胞被感染。由于机体的免疫机制的作用,VZV呈非激活状态而呈潜伏状态。由于多种诱因如过劳、紧张、衰老、外伤、恶性肿瘤、自身免疫疾病、血液疾病、重症感染症、糖尿病、结核、梅毒、痛风、多发性硬化症、蛛网膜下出血、免疫抑制剂、抗肿瘤药、放疗等而使免疫功能出现降低时,VZV即再激活。病毒沿神经轴索而至表皮细胞,于该处增殖而发病。

带状疱疹指此皮肤病变按神经支配区域在皮肤上排列,且伴有疼痛者,其症状极具有特征性。通常3周左右治愈,预后良好(如图9-6)。

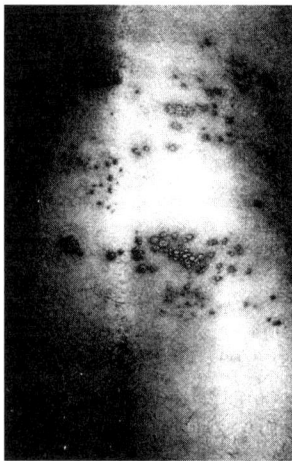

图9-6 带状疱疹的临床所见
(男,65岁)(引自 Otoyama,1998)

(一)皮肤症状与经过

其经过如图9-7所示。与一侧的神经分布区域一致,于皮肤病变出现前数天至1周,多伴有神经痛样疼痛、瘙痒感、感觉异常等前驱症状。不久即出现该部位的水肿性红斑,相继于红斑上出现丘疹而形成水疱。其大小如粟粒大至大豆大,病毒性水疱的特征为有中央脐窝。皮肤病变的新生持续

约5 d。水疱内容最初为透明,但亦有脓性者。数日后变成黄色混浊,轻微外力即可破溃,吸收干燥而形成痂皮脱落,全经过为2~3周而自愈。

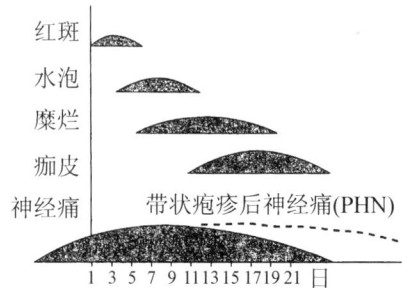

图9-7 带状疱疹的临床经过

病变部位通常为一侧,但亦偶有两侧者。多局限于一个神经根区域,但亦有侵袭2个以上相邻的神经根者。

(二)神经症状

1. 急性期带状疱疹痛 疼痛可先于皮肤病变出现,多在数天~1周以前出现,但也有2周以上先出现疼痛者。也有与皮肤病变同时或稍后出现者。也有全无神经症状或仅有疼痛而无皮疹的无疹性带状疱疹的报道。

疼痛可为钝痛或强烈的烧灼感、刺痛、触电样疼痛。也有轻度轻微者,重者夜不能寐。疼痛的顶峰于皮肤病变出现后约1周~10 d,大部分与皮肤病变的治愈一致而消失。

但也有部分病例,于皮肤病变治愈后疼痛仍持续者,称此为带状疱疹后神经痛(PHN),多见于高龄人。皮肤病变治愈前的疼痛称为急性期带状疱疹痛,而将两者予以区别。

2. 运动麻痹 皮肤病变出现后3周以内发病。颜面的三叉神经节1支支配区的带状疱疹时,易合并外眼肌麻痹;耳郭、外耳道的带状疱疹易合并面神经麻痹。四肢时可出现三角肌麻痹、股四头肌麻痹;躯干时可出现肋间肌麻痹、腹直肌麻痹。骶髓神经领域可出现神经源性膀胱所致的排尿障碍(Elsberg综合征)及膀胱直肠障碍。伴有运动麻痹的带状疱疹患者,据称合并恶性肿瘤的情况较多。

3. 脑脊膜炎 于经过中,带状疱疹患者约半数,仅有脑脊液检查阳性的所谓无症状性脑脊膜炎。临床上很少出现典型的脑膜刺激症状或脑炎症状。但高龄者,免疫缺陷患者,有严重的基础疾患者则可能出现,要注意。

（三）后遗症

有以下几种,均无确实的治疗方法,要早期诊断,以抗病毒药为中心给予适当的治疗。

1. 带状疱疹后神经痛（PHN） 皮肤病变治愈后的疼痛称为带状疱疹后疼痛,也有人称不可逆性神经障碍引起的慢性疼痛方可称为 PHN。PHN 的发病率约为 3%,多见于高龄者。本病主要侵袭感觉神经,但偶有炎症明显波及前角而引起运动麻痹。多见于上肢,也有时伴有肌萎缩。

2. 运动麻痹 后遗症中遗留运动麻痹者罕见。但三叉神经、颈神经领域易后遗运动麻痹。有运动麻痹遗留者几乎均合并有 PHN。通常多于 1 年以内恢复,但也有呈永久性者。

3. 瘢痕 水疱呈红紫色坏死性皮肤病变,这是因为真皮的炎症严重而伴有血管炎之故。此种情况易残留瘢痕,要注意。

4. 对侧偏瘫 患眼部带状疱疹后 2 个月左右,有对侧出现偏瘫者。其原因可能是 VZV 使大脑中动脉产生坏死性肉芽肿性动脉炎,引起脑血流障碍所致,预后不佳。

本例经过中呈典型皮肤病变时易诊断为带状疱疹,但:① 病初,在下肢出现感觉异常,无明显疼痛所见。② 出现突然发病的右下肢较重的运动失调,不伴有肌萎缩的痉挛性瘫等神经症状。③ 经过中的疼痛轻微,而诊断为退行性腰椎病。④ 皮肤病变出现较晚,对初期的水肿性红斑未予重视,出院后出现水疱等等,这些均与典型的带状疱疹经过不同,因而在鉴别诊断中常将带状疱疹除外而引起诊断及治疗的延误。三叉神经节 1 支区的病变要与脑血管障碍的外伤鉴别,胸髓神经领域的病变要与心梗鉴别,胸髓、腰髓神经领域的病变要与急腹症鉴别。

总之,在非典型临床经过的病例中,在鉴别诊断时应经常考虑到带状疱疹。叮疑为带状疱疹时,不仅注意水疱、糜烂,还要注意水肿性红斑等初期的皮肤病变。

十三、脊髓疝

（一）特发性脊髓疝

自 1974 年首次报道后,至 2004 年已报道 80 余例,随着 MRI 诊断能力的提高及对疾病认识的普及,有关报道逐渐增多。男女比为 1∶2,年龄从 20～80 岁不等,平均为 50 岁。

发病部位全部在胸椎水平,见于腹侧或腹外侧,这是由于胸椎水平的脊髓位于椎管内的腹侧。Kumar 认为其发病机制是:椎管弯曲部分有硬膜破损,在此处蛛网膜粘连逐渐增强,随着脑脊液搏动,蛛网膜膨出至硬膜外形成蛛网膜囊肿,再随脑脊液搏动,脊髓向前后运动,使脊髓疝至蛛网膜囊肿内（图 9-8）。

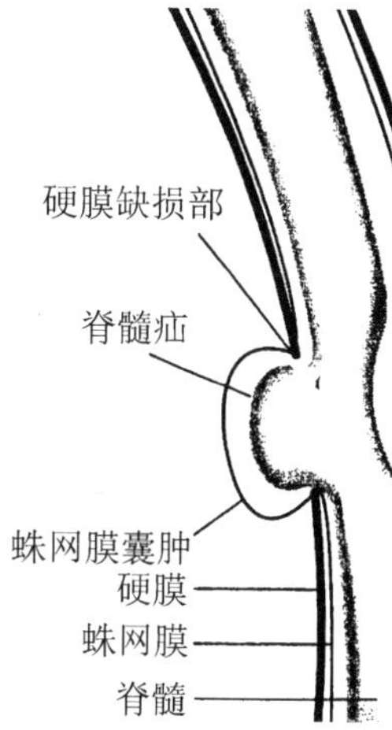

图 9-8 特发性脊髓疝的原因

Miyake 等认为硬膜外腔负压参与脊髓疝出的进展;另外疝出部位脊髓蛛网膜囊肿不断增大使脊髓疝出增大。这些多见于早期报道,有报道胸椎水平的间盘突出是其原因,多有神经症状及 Brown-Sequard 综合征。特发性脊髓疝系部分脊髓从硬膜脱出、嵌顿的脊髓疝分为特发性、术后性、外伤性三种。特发性的成因不明,目前报道 92 例为 1990 年以后,62 例为 2000 年以后。

1. 病理生理 特发性脊髓疝好发于胸椎部,尤其是中段胸椎。3/4 病例发生于 T$_3$～T$_7$ 按疝出状况分为 3 组。

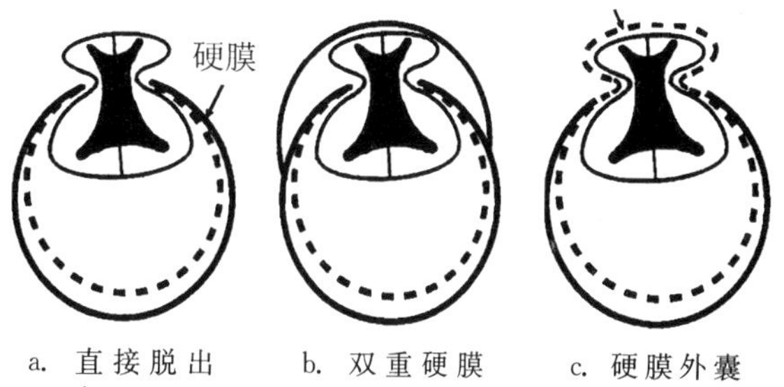

a. 直接脱出型:脊髓从硬膜缺损部直接突出至硬膜外腔

b. 双重硬膜型:脊髓脱出至硬膜的内、外层之间并嵌顿

c. 硬膜外囊肿型:脊髓脱出至硬膜外囊肿中

图 9-9 脊髓疝脱出的形式

（1）直接疝出型 一部分脊髓直接疝出到硬膜外腔。

（2）双重硬膜型 脊髓从形成双重硬膜的内层缺损孔部分疝出到内层与外层之间。

（3）硬膜外囊肿型 脊髓疝出到硬膜前方形成的硬膜外囊肿内。

AIIAWA 等对文献中 95 例影像及术中所见，直接疝出型为 37 例，双重硬膜型 34 例，硬膜外囊肿型 21 例，不清者 3 例。单靠影像所见不能区别直接疝出型与双重硬膜型。诸多文献报道认为其成因是在有先天性或因微小外伤所产生的硬膜缺损孔下，因胸椎后弯致相对处于硬膜前方的脊髓由于脑脊液的搏动而被压向前方出现嵌顿。Najjar 等报道一例直接疝出型经过 5 年后由 CT 证实变为硬膜外囊肿型。推测脊髓与硬膜因炎症而产生粘连，此部分硬膜出现破损，致脊髓嵌顿。其后由破损孔漏出脑脊液致脊髓表面的假性囊肿扩大而形成硬膜外囊肿，另 1 例为嵌顿于后方硬膜的脊髓疝。

手术中观察到破损孔及脊髓嵌顿至硬膜内侧及外腔。硬膜外囊肿型易于辨认出囊肿及嵌顿的脊髓。直接疝出型与二重硬膜型有时凭术中所见也难以鉴别。从硬膜外腔可直接看到突出、嵌顿的脊髓，为直接疝出型其脊髓表面有较薄的膜状物覆盖。从硬膜内看此膜状物不能认定是二重硬膜。以往大部分报道均从硬膜内观察破损孔及脊髓，很难说术中的所见被完整记述。直接疝出型与二重硬膜型可能为同一病变，疝的分类可反映病程的不同。

（二）外伤后或医源性脊髓疝

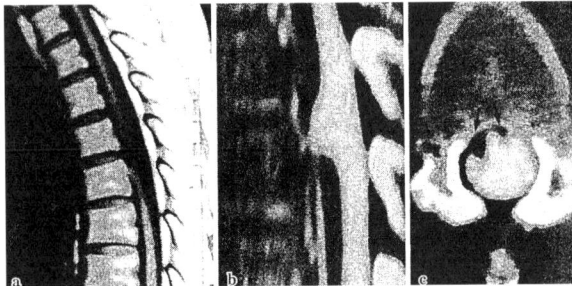

女，50 岁，3 年前左下肢疼痛，逐渐加重，两下肢无力，胸部以下感觉减退并出现排尿障碍

　　a. MRI T$_1$ 加权像，T$_5$～T$_6$ 水平脊髓向腹侧偏位

　　b. CT 造影矢状面同橡脊髓向腹侧屈曲变形，同部位脊髓前方未能确认蛛网膜下隙

　　c. CT 造影横断面脊髓向右腹侧偏位（箭头）

图 9-10　特发性脊髓疝病例

可发生于青年人脊髓的任何部位。症状有运动、感觉及膀胱直肠功能障碍、性无能症状等，多单独出现。确定诊断与影像特点上，MRI 最起作用，矢状像上可见脊髓向腹侧屈曲、移位。硬膜外的脊髓疝多难以确诊。CT 扫描同样可见脊髓的屈曲、移位，合并硬膜外蛛网膜囊肿时难以确定，核磁对比电影照像（phae-contrast cine，MRI）有助于诊断脊髓背侧脑脊液的流动，术中更有助于确定诊断。

（三）诊断

MRI、脊髓造影及 CTM 可用于诊断。MRI 的矢状像及脊髓造影侧面像可明确见有成锐角向前方屈曲移动的脊髓。由 MRI 水平像、CTM 可见有与膨出形状不同且有萎缩、变形，脊髓移到蛛网膜下隙前方或前外侧，突出至硬膜外腔或硬膜外囊肿的影像。从影像所见不难诊断。血及脑脊液检查无异常。首发症状为一侧下肢的麻木感、感觉迟钝，尤其是温痛觉异常为多。症状逐渐进展，至下肢肌力减退，引起步行障碍时方才就诊。也有下肢痛和姿势性头痛病例。据 Inoue 等统计从有症状至确诊脊髓疝的时间为 1 年至 5 年的有 41 例，较多。近半数病例至确诊需 5 年以上，平均 6.1 年，曾有 20 年终于确诊的病例，脊髓嵌顿、受压后最终会出现脊髓病变。脊髓旋转变形后，以前外侧嵌顿的病例为多，93 例中有 57 例呈现 BrownSequard 综合征。依脊髓病变程度不同、重症的可有步行障碍及排尿障碍。

十四、脊髓囊肿性疾病

脊髓囊肿性疾病多伴随着外伤、炎症、肿瘤、先天畸形而形成，单就囊肿论，随着 MRI 的普及，报道也不断增多，其中具有代表性的是脊膜囊肿与神经肠管囊肿。

（一）脊髓囊肿（meningeal cyst）

1988 年 Nabors 等将与蛛网膜下隙相交通的各种被称为脊髓囊肿的由 MRI、CT 扫描、手术所见、组织学检查予以系统分类为硬膜外蛛网膜囊肿、神经鞘囊肿、硬膜内蛛网膜囊肿等。

1. **硬膜外蛛网膜囊肿**（extradural arachnoid cyst） 指蛛网膜从硬膜小孔伸展到硬膜外形成囊肿，内部不含神经纤维。所有部位均可发生，多存在于胸椎水平的背侧或背外侧。青壮年男性稍多。囊肿是由球阀机制（ball valve mechanism）而扩大。依发生部位而症状不同，多呈进行性运动瘫，感觉障碍轻。约 1/3 病例临床表现轻。

MRI 可见硬膜外的囊肿团块。囊肿与脑脊液相同，T_1WI 低信号、T_2WI 高信号。CT 脊髓造影见造影剂快速注入囊肿内，观察两者的交通性有助于与其他占位病变鉴别。由于囊肿的慢性压迫，多在 X 线片上见到某些骨性改变，如椎管及椎间孔扩大、椎弓与椎体变形等。三维 MRI 脊髓造影可明确蛛网膜下隙与囊肿间的立体关系。

2. 神经鞘囊肿（perineural cyst）　Tarlov 认为其成因是神经周间隙与蛛网膜下隙之间有交通，脑脊液贮存在此，因某些外伤、出血等交通阻断时形成囊肿。此外，还有人认为由局部外伤致神经根内出血及神经根出硬膜囊部分蛛网膜炎性肥厚所形成。囊肿在背侧神经节与后根之间形成，进展到神经内膜与神经束膜之间。囊肿壁内有神经纤维与神经元细胞。

多偶然发现，无症状，增大后出现症状。多见于骶椎部，尤其是 S_2、S_3 神经根，常是多发的。局部有放射痛，依发生部位、囊肿大小及与周围神经根关系而产生感觉障碍、运动障碍、膀胱直肠功能障碍。在站起、步行及咳嗽时疼痛加重，坐位及卧位时减轻。

MRI 上囊肿与脑脊液相同，T_1WI 低信号、T_2WI 高信号，可扫出团块，可见主根（parent root）在囊肿内或沿囊肿壁。脊髓造影或 CT 脊髓造影见造影剂稍缓进入囊肿内，基本可确诊。CT 上可见大型囊肿伴随骨的变形。

3. 硬膜内蛛网膜囊肿（intradural arachnoid cyst）　成因有先天性、炎症性及外伤性等。先天性蛛网膜囊肿见于儿童，系伴随硬膜管缺损而产生，成人的原因不清。发生率以成人男性为多。发生机制为，在宽阔的颈部与蛛网膜下隙交通时，由于脑脊液的动力学搏动撞击的力量而扩张，颈部狭窄部是由球阀机制使脑脊液向一方侵入而扩张。非交通性的则是由浸透压增加所致。

可发生于脊髓的所有部位，胸髓水平的背侧后间隔发生多。腹侧发生率在 10%～20% 左右，这在颈椎水平多。脊髓空洞症约合并 30%。受压迫脊髓部位有疼痛、麻木、肌力下降、脊髓病、膀胱直肠功能障碍等。脊髓背侧有囊肿时易发生疼痛、麻木，腹侧易产生肌力下降及脊髓病。

MRI 见蛛网膜下隙扩大与脊髓移位。依囊肿与蛛网膜下隙交通部分的大小，造影可见造影剂从进入蛛网膜下隙到囊肿时间不同。刚注入后扩大的蛛网膜下隙多以充盈缺损被扫描出，几分钟后同一部位也可有造影剂浸入，难以确定与蛛网膜下隙的交通部分。手术中将色素注入囊肿内，色素停滞则视为蛛网膜囊肿，不停滞而扩散掉则不是蛛网膜囊肿，而是脊髓膨出等脊髓移位所伴随的蛛网膜下隙扩大。

（二）神经肠管囊肿（neurenteric cyst）

在脊髓肿瘤中占 1%，也称为肠生的囊肿、内皮囊肿、肠囊肿、肠源性囊肿、胃肠源性囊肿、胃细胞瘤、畸胎瘤样囊肿、原肠性囊肿等。胎生 3 周的脊索形成期应闭塞吸收的神经管源肠的残余，出现各种畸形。在神经管源肠腔内，外胚叶出现许多畸形，结果之一即形成神经肠管囊肿。

组织学见囊肿壁有纤毛柱状上皮及产生黏蛋白的上皮细胞层与胶质细胞。免疫组织学可见有细胞角蛋白，上皮细胞膜抗原，癌胚的抗原阳性神经胶质纤维酸性蛋白（GFAP）与 S-100 蛋白阴性。

男性较女性多 1.5～3 倍，以 10～30 岁为多。约 50% 发生于颈椎水平，胸椎及胸腰椎水平各占 10%～20%，多存在于脊髓腹侧。主要在硬膜内脊髓外，也有在脊髓内而突出至脊髓外的。

最重的是胸椎水平由囊肿内出血可致气管闭塞而死亡。发生于儿童、青年，可伴脊椎愈合差，常表现出椎管内囊肿性疾病症状。首发症状多为颈、背痛，逐渐出现感觉障碍、运动障碍、排尿障碍。症状反复加重、缓解，这是由囊肿周期性破裂、囊肿壁黏蛋白产生与吸收均衡的破坏。

MRI 扫描出造影剂不增强的囊肿团块。依囊肿内黏蛋白的程度，可出现与脑脊液相同的信号，T_2WI 较脑脊液高的信号及低的信号。CT 扫描见阴影缺损、造影剂不流入囊肿内。

（陈立嘉　李建军　周天健）

参 考 文 献

1　伊藤达雄,服部孝道,山浦晶·临床脊椎脊髓医学. 东京:三轮书店,1996.

2 Aizawa T, Tanaka Y, Kokubun S. Clinical features of idiopathic spinal cord herniation. Spine & Spinal Cord, 2005,5: 535 – 539.

3 Kawauchi I, Nozaki H, Watanabe M, et al. Spontaneous spinal cord herniation. Neurology, 2001, 56:977.

4 Najjar MW, Baeesa SS, Lingawi SS. Idiopathec spinal cord herniation: a new theory of pathogenesis, Surg Neurol, 2004, 62:161 – 171.

5 Shimizu J. Myelopathy in collagen disease. Spine & Spinal Cord,2007,10:1089 – 1093.

6 Weatherby SJ, Davies MB, Hawkins CP, et al. Tranverse myelopathy, a rare complication of mixed connective tissue disease: comparison with SLE related transverse myelopoathy. J Neurol Neurosurg Psychiatry, 2000, 68:532 – 533.

7 Bhinder S, Harbour K, Majithia V. Transverse myelitis. A rare neurological manifestation of mixed connective tissue disease-a case report and a review of literature. Clin Rheumatol,2007, 26:445 – 447.

8 Kameyama T. Spinal cord sacroidosis. Spine & Spinal Cord,2007,10:1063 – 1068.

9 Wang MY,Levi ADO, Green BA. Intradural spinal arachnoid cysts in adults. Surg Neurol, 2003, 60:49 – 56.

10 Nabors MW, Pait TG, Byrd E, et al. Updated assessment and current classification of spinal meningeal cysts. J Neurosurg, 1988, 68:366 – 377.

11 Tang HJ,Lin HJ,Liu YC,et al. Spinal epidural abscess-experience with 46 patients and evaluation of prognostic factors. J Infect, 2002, 45:76 – 81.

12 Dauriac-LeMasson V,chochon F, Demerets, et al. Toxocara cani meningomyelitis. J Neurol, 2005,252:1267 – 1268.

13 Ohama E. Syphilitic myelopathy. Spine & Spinal Cord, 1993,10:737 – 744.

14 Inoue K. Metabolic myelopathy. Spin & Spinal Cord, 2005, 5:521 – 525.

15 阿部弘. 脊髄の外科. 东京:医学书院,1990.

第十章　脊　髓　损　伤

人们至今仍然认为"脊髓损伤是严重的外伤，难以长期生存，是治不好的外伤。"但近年来由于医学尤其是康复医学的发展，脊髓损伤的康复治疗有了重大进展。

与第一次世界大战(1914～1918)相比较，第二次世界大战(1939～1945)脊髓损伤患者的预后出现了惊人的进步。据 Munro 报道，第一次世界大战时美军脊髓损伤者中 20 年后生存者仅一例，而第二次世界大战中生存者达 2 000 例以上，其中 80%经职业训练后恢复了工作。两次大战仅相隔 1/4 个世纪，之所以能够发生如此巨大的变化，其主要原因在于康复医学的发展，其次为抗生素和化学治

疗的作用。据报道，脊髓损伤如排除伤后 3 个月内的死亡率，则患者的寿命可与正常人相媲美，而且可以回归家庭，走向社会，还可以结婚和生育，因此现在强调早期康复和全面康复。

康复医学亦是继发障碍(残疾)的预防医学，如能遵照康复医学的要求和程序进行严格的康复和功能训练，则可及时防止一系列并发症(诸如压疮、尿路感染、关节挛缩、骨质疏松等)的发生，对延长患者的生命将起重大作用。据美国国立脊髓损伤统计中心(NSCISC)近 10 年统计，脊髓损伤者的生存率为 86.1%，死亡率则由过去的 4.42%急剧下降至 0.44%。

第一节　脊髓损伤的发生

一、原因

依时代及地区、国情或文化习惯的不同而异，概括起来有：① 外伤(交通事故、坠落、跌倒、地震伤等)有时伴有脊椎骨折脱位，有时不伴有脊椎损伤而单纯脊髓损伤。② 脊椎、脊髓发生的肿瘤及血管畸形。③ 分布到脊髓的血管阻塞。④ 脊髓的炎症。⑤ 脊髓被压迫(韧带骨化、椎间盘突出、变形性退行性脊柱疾患等)。⑥ 其他疾病：先、后天畸形、脱髓性变性疾病、代谢性疾病、脊椎结核等。⑦ 运动外伤。⑧ 医源性脊髓损伤。

脊髓组织与骨、皮肤、肝脏等组织不同，一旦破坏则几乎不能再生，其感觉、运动麻痹瘫痪会以某种形式继续存在。

脊髓损伤的原因随时代和社会的发展而不同，过去以战伤、煤矿事故为多，近年来交通事故、工农业劳动灾害事故急剧增加，而运动外伤与日常生活中的损伤亦引起了人们的注意。据统计，致脊髓损伤的诸多原因中交通事故居于首位。其中，日本西

部为 42%，澳大利亚为 50%，美国为 56%，加拿大为 43%，中国台北为 45%。而体育事故有增长趋势，日本西部为 4%，澳大利亚为 18%，加拿大为 17%，其中以跳水、游泳为最多，其次为足球、橄榄球、体操、滑雪、柔道、摔跤、杂技、举重、骑马等常有发生。根据新宫统计，日本 1990～1992 年 3 年中交通事故致脊髓损伤者为 4 263 例(43.7%)；高处坠落伤致脊髓损伤者 2 818 例(28.9%)；跌倒致脊髓损伤者 1 260 例(12.9%)；重物挤压、打扑致脊髓损伤者 537 例(5.5%)；体育外伤致脊髓损伤者 528 例(5.4%)，企图自杀由高处跳下自损者 167 例(1.7%)；其他致脊髓损伤者 179 例(1.9%)。在交通事故的 4 263 例中，汽车致伤 2 007 例(47.1%)；摩托车致伤 1 239 例(29.1%)；自行车致伤 663 例(15.6%)；步行者 250 例(5.9%)；其他 104 例(2.4%)。据大谷统计以交通事故为最多(34%)；堕落伤由 23%逐年减少至 18%；砸伤由 11%减至 5%；而跌倒伤由 17%逐年上升至今的 28%；体育外伤亦在逐年增加。在日本脊髓损伤的原因历来均以交通事故为最多，而坠落、砸伤、

挤压等劳动灾害事故在减少,而高龄者因跌倒而致的脊髓损伤在增加。我国上海市松江县以交通伤为最多(30.1%);在交通伤中,因骑自行车不慎跌倒致伤者占39.1%,骑自行车被卡车撞倒者占23.9%,与骑自行车相关的交通事故占总数的63%,建筑伤位于交通伤之后居第二位为18.3%;工厂事故为15%;农村事故为5.8%。无锡市高处坠落伤为最高(36.1%);北京市5年回顾调查以坠落伤为最高(36.1%);车辆冲撞所致交通事故仅为9.0%(不包括自行车外伤)。

交通事故国外以车祸为多,大谷氏统计汽车事故为49.0%;摩托车为37.2%,损伤部位以颈髓为主,高达63.4%,多为青年人。国内交通事故中以自行车外伤为主,此与我国城市中以自行车为主要交通工具有关。目前在我国加强城市自行车交通的管理已成为降低脊髓损伤发生率的重要环节。

高处坠落伤多为建筑伤,与违反安全工作规程有关,但未经训练的农民自行造房以及大批农民流入城市参与建筑大军容易致伤,则是近年来我国发生脊髓损伤原因中新的动向,值得注意。近年来国内大城市由于建筑的高层化,电梯失控坠下造成脊髓伤者时有发生,农村山区由树上坠下,或由粮车上跌下致伤亦常有发生。

工矿灾害事故中,我国目前农民个体开采小煤窑的倒塌所致的脊髓损伤,在某些地区亦为数甚多。

医源性脊髓损伤近年来在国内不断发生,诸如颈椎推拿致四肢瘫者、腰椎间盘突出全麻下手法推拿,大重量器械牵引,甚至有在机械牵引的同时术者以全身重量踩于患者腰背上造成截瘫,胸椎椎管狭窄减压及脊柱侧弯矫正术后皆有发生截瘫者,特别是脊柱脊髓外伤后已截瘫的患者,经手术后由于血管原因或手术技巧等因素致术后脊髓损伤加重,麻痹平面上升,颈椎椎管狭窄,颈椎后纵韧带骨化等手术造成脊髓损伤者亦屡见不鲜。因此,医生必须提高警惕,避免医源性脊髓损伤的发生。

运动外伤引起的脊髓损伤多发于青少年,跳水事故者多多发生颈髓损伤。据新宫统计,528例中跳水114例(21.6%)为最多;其次为滑雪71例(13.4%);橄榄球67例(12.7%);跳伞、悬吊滑翔37例(7.0%);柔道、摔跤等格斗项目35例(6.5%);体操31例(5.9%);越野摩托车赛23例(4.4%);棒球22例(4.2%);其他128例(24.2%)。白泽报道日本脊髓损伤中心1979~1990年12年间收治768名急性脊髓损伤者中,体育外伤所致者53人,占6.9%,其中25例(4.7%)为游泳时跳水引起。

二、发生率

根据 Kurtyke(1975)、Leclair(1977)、Spencer(1979)等报道脊髓损伤年发生率分别为每百万人口13~27及50~68。脊髓损伤流行病学调查结果,依各国国情和年代以及调查方法的不同而存在着明显的差异(表10-1)。

表 10-1 急性脊髓损伤发生率

报道者	地区	人/百万	调查期间	脊髓损伤人数	发生率(百万/年)
Benes	捷克	13.0	1952~1967	150~200	11.5~15.4
Botterell	加拿大	7.6	1969~1970	224	14.7
Gehrig	瑞士	5.5	1960~1967	584	13.3
Key	南非	5.5	1963~1967	300	17.3
Kraus	美国(加利福尼亚州)	5.8	1970~1971	619	53.4
Webb	美国(康涅克州)		1975~1976		28
Gehring	瑞士		1986		13
Kelsey	美国		1979		50
Sutton	澳大利亚	1.8	1963~1970	232	14.4
Walsh	澳大利亚(全国)		1981~1985	1 915	27.6
	澳大利亚(西部)		1981~1985	283	45.9
Chen	中国台北市	2.1	1978~1981	123	14.6
北京市脊髓损伤调查组	中国(北京市)		1982~1986	310	6.7
新宫	日本(全国)	123	1990	4 876	50.5
逢其南	中国(无锡市)	0.996	1991	35	35.0
胡光宇等	中国(上海松江县)	0.51	1983~1991	153	34.3
新宫	日本(全国)	124	1990~1993	97	40.2
李建军等	中国(北京市)		2002	1 077	60

三、年龄

据统计,0~96 岁均有发生,新生儿以产伤为主。由于高龄社会的到来,脊髓损伤的年龄亦出现高龄化的趋势。据新宫统计,1990~1993 年,日本脊髓损伤平均年龄为 48.7 岁,以 59 岁年龄组为最多,其次为 20 岁年龄组。美国和澳大利亚过去以20 岁年龄组为最多,近年来则以 65 岁以上年龄组为最多,且有逐年增长的趋势。我国胡光宇统计年龄最大者 77 岁,最小者 7 岁,平均年龄为 41.26 岁;逢其南统计平均年龄为 33.9 岁,该二氏统计均系外伤性脊髓损伤。北京(1982~1986)五年回顾调查以 30~40 岁年龄组为高。

(一) 年龄特征

1. 多见于 20~40 岁。

2. 最近有高龄化倾向。

3. 尤以 60 岁以上高龄者脊髓损伤引人注意。

4. 高龄者脊髓损伤发生于跌倒等轻微外力,几乎均为颈髓损伤。

四、性别

据新宫统计,男性为 80.4%,女性为 19.6%,男性为女性的 4 倍;据大谷氏统计,女性近年来明显在逐年增加,由 9% 增至 15%;胡光宇统计,男性为76.47%,女性为 23.53%;逢其南统计,男性为88.57%,女性为 11.43%,我国女性发生率高,与平等参加社会生产劳动有关。

五、脊髓损伤部位

脊髓损伤可发生于所有部位,但目前所见到的钝力性脊髓损伤有一定程度的局限性。

1. 钝力所致的脊髓损伤多发生于下位颈椎及胸腰椎移行部。

2. 下位颈椎脊髓损伤引起四肢瘫;胸椎以下的脊髓损伤引起截瘫。

3. 重症外伤(交通事故、坠落事故等)所致的脊髓损伤,多见于胸腰椎移行部(截瘫的青壮年)。

4. 轻微外伤(跌倒事故等)多见于高龄者,引起颈髓损伤的四肢瘫。

5. 体育运动所致的脊髓损伤为青壮年,多为颈髓损伤而引起四肢瘫痪。

最近,颈髓损伤(四肢瘫痪)有增加的倾向。

由脊髓的某个水平(即髓节平面)损伤而产生的麻痹叫做"麻痹平面"。医学上对麻痹(即瘫痪)水平的命名是以功能正常的最下一个髓节来判定的。例如至第 1 胸髓的功能为正常时即称为第 1 胸髓损伤(T_1 水平的脊髓损伤)(图 10-1)。

对于颈髓、腰髓、骶髓可由肌肉麻痹来判断其水平,但胸髓至腰髓上部的麻痹则因其对应的肌肉麻痹不十分明确,所以要以其感觉的麻痹来判断其水平。脊椎的外伤部位与脊髓的麻痹水平不一致的情况是很常见的(图 10-2,图 10-3)。了解脊髓损伤患者的麻痹水平对于进行康复医疗是很重要的。

四肢瘫及截瘫的定义如下:四肢瘫(Tetraplegia,quadriplegia)是颈脊髓损伤所导致的上肢和下肢均受累的麻痹。

截瘫(paraplegia)是指胸以下脊髓损伤所导致的躯干及下肢麻痹,上肢无麻痹。

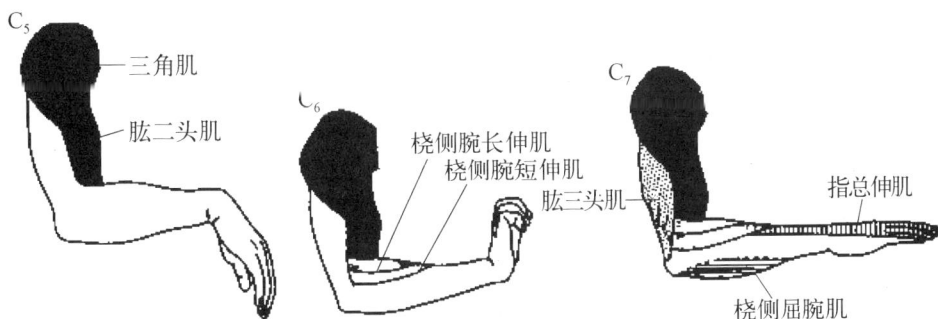

图 10-1　颈髓完全损伤最下位髓节诊断的关键肌

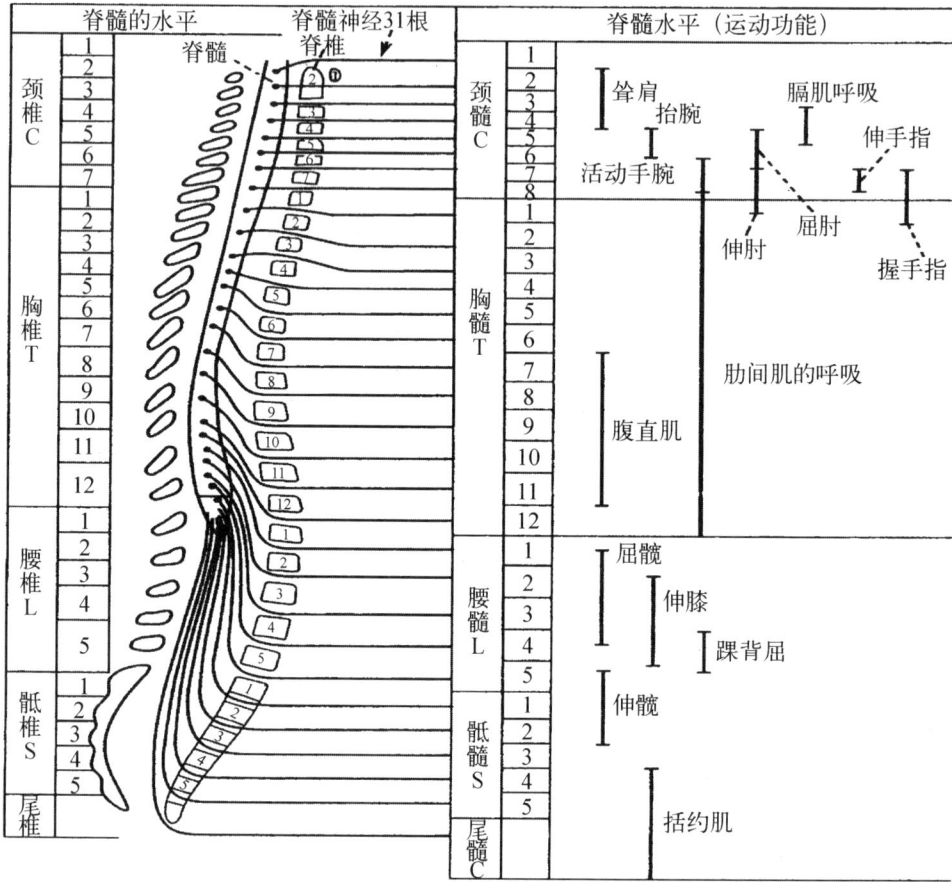

图 10 - 2　脊椎及脊髓平面的关系与运动功能

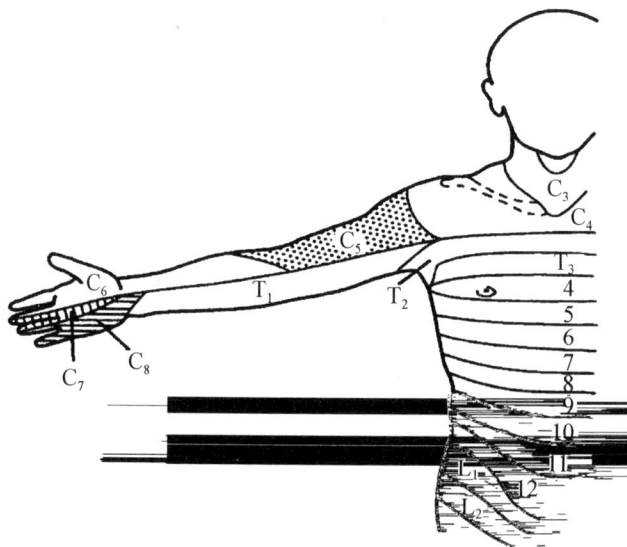

图 10 - 3

第二节　脊髓损伤的临床表现

脊髓损伤后,受损伤以下呈麻痹(瘫痪)状态,麻痹大多数在损伤后立即出现,但也有伤后当时并无麻痹而逐渐出现麻痹者。麻痹可有运动、感觉、排尿、排便以及自主神经等的功能障碍。

一、脊髓损伤的平面

(一)四肢瘫痪

两上肢,包括躯干及两下肢均瘫痪,发生于颈髓损伤时。

(二)截瘫

躯干以下及两下肢的瘫痪,发生于胸髓、腰髓、骶髓损伤时。

通常瘫痪的上限于受伤后逐渐上升,5~6 d达最高位,以后逐渐下降,其范围为1~2髓节。这是由于以脊髓损伤部为中心而出现水肿,于受伤后5~6 d,水肿达最高峰,以后又逐渐消退之故。

损伤范围的判定:正确判定脊髓损伤的部位以及损伤程度具有重要意义。脊髓损伤后损伤水平以下出现感觉、运动及自律神经功能障碍。一般情况下,损伤水平越高,其功能丧失也越多。反言之,即脊髓损伤的水平越低,其对身体功能的影响也就越小。

脊髓于胸髓或腰髓水平受损伤时出现截瘫,这是由于躯体及两下肢的感觉运动功能受到了影响的缘故。颈脊髓损伤后上肢、下肢和躯干的全部或部分感觉丧失时,出现四肢瘫痪(图10-4)。

二、麻痹程度

麻痹有感觉麻痹及运动麻痹两种,前者为感觉神经(由末梢走向脑的向心性纤维)的障碍;后者为运动神经(由脑走向末梢的离心性纤维)的障碍。

(一)感觉

① 浅感觉(痛觉、温度觉、触觉);② 深感觉(位置觉、震动觉、压觉、识别觉等)。

常用的检查方法:痛觉、温度觉与触觉的传导束不同,所以通常检查痛觉与触觉。① 麻木感;② 异常感觉;③ 触觉过敏;④ 触觉迟钝等表示为不全瘫;⑤ 痛觉过敏;⑥ 痛觉迟钝;⑦ 痛觉消失等表示为不全瘫;⑧ 触觉消失则表示为完全瘫。

(二)运动

四肢主动运动(肌力):消失、低下、出现肌萎缩。

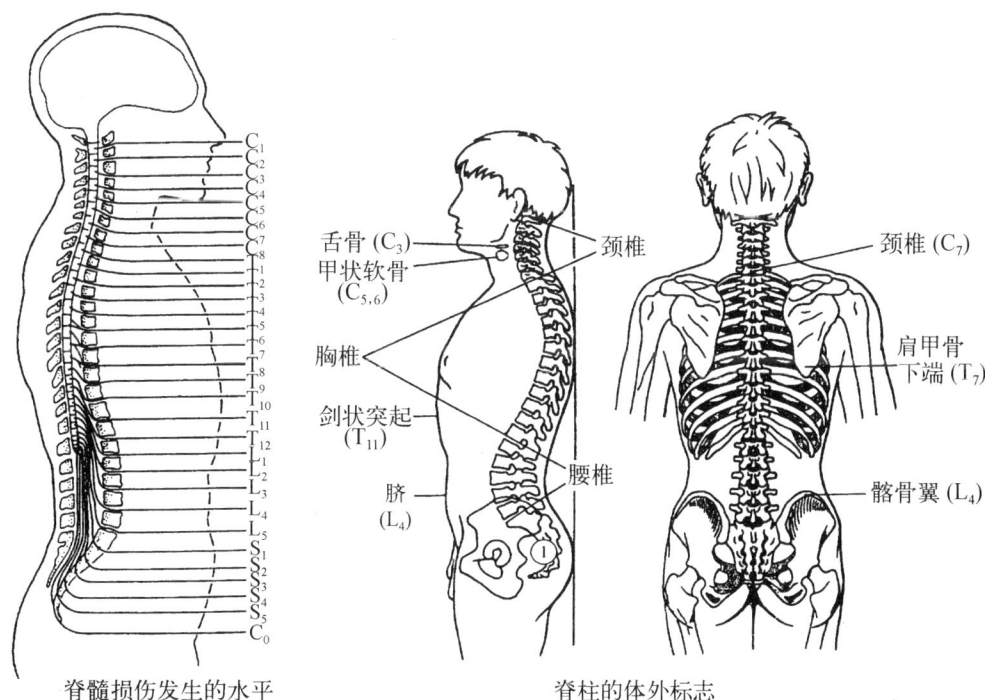

脊髓损伤发生的水平　　　　　脊柱的体外标志

图 10-4　脊髓损伤发生的水平及脊柱的体外标志

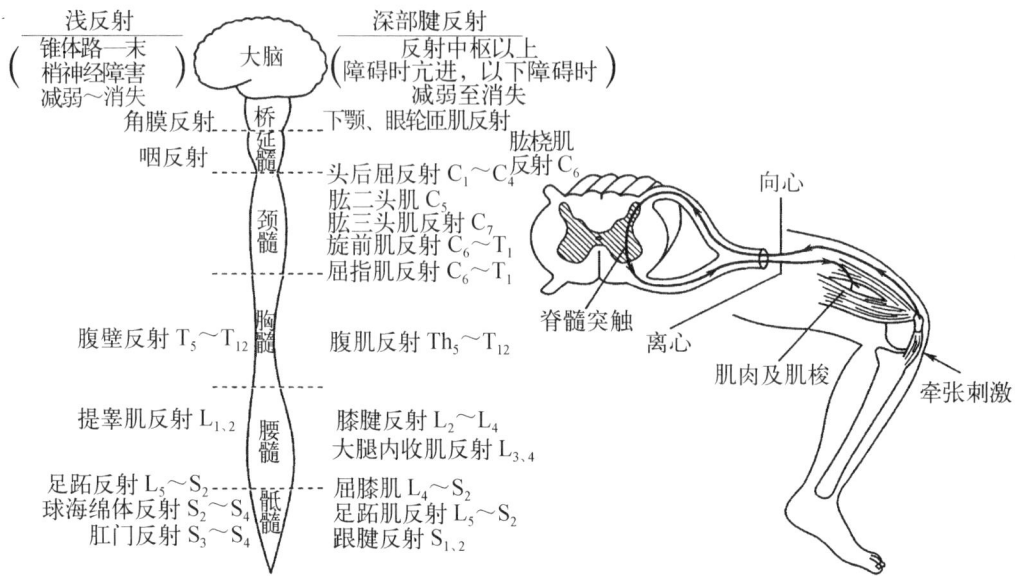

图 10 - 5　反射中枢及深部腱反射的牵张反射弧

（三）反射

① 深反射（腱反射）：脊髓损伤后，深反射可以表现为消失、低下或亢进（桡骨膜反射、肱二头肌腱反射、髌腱反射、跟腱反射等）。② 浅反射：脊髓损伤后，浅反射可以表现为减弱或低下（角膜反射、腹壁反射、提睾反射、肛门反射等）（图 10 - 5～6）。③ 病理反射：出现 Hoffmann 反射，Babinski 反射，膝阵挛，踝阵挛等（图 10 - 6）。

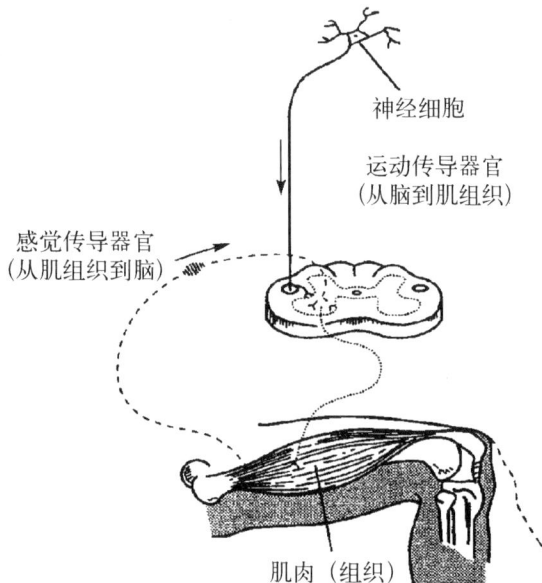

图 10 - 6　肌肉与脑之间正常的信息传递
（在脊髓损伤时这一传导路被离断）

三、脊髓损伤的程度

（一）脊髓完全损伤

即脊髓全部受到挫伤而感觉及运动均呈麻痹的状态。

1. 横断性完全损伤　左右无差别，感觉完全消失，自主运动完全消失。

2. 麻痹区域腱反射消失　出现迟缓性瘫痪（脊髓休克期）。

3. 自主神经障碍　麻痹区域动脉扩张，静脉怒张，皮温升高，血压降低（脊髓休克），麻痹区域出汗的功能低下。

4. 尿意及自主排尿完全消失，膀胱充满尿液呈尿闭状态。

5. 肠管运动麻痹　腹部膨满，呈麻痹性肠梗阻状态。

6. 出现水样便的便失禁。

7. 男性出现阴茎勃起（反射性勃起），但圆锥部以下损伤不能勃起。

8. 麻痹区域出现境界不清的水肿。

9. 早期即出现压疮。

10. 颈髓损伤的生命危险信号　① 呼吸困难（中枢性呼吸障碍）因颈髓损伤时肋间肌麻痹而呼吸仅依靠膈肌运动，膈神经主要由第 4 颈髓分出，第 4 颈髓以上受到障碍时呼吸停止。② 异常高温（过度高热）：40 ℃以上的异常高温是由于体温调节功能(中枢位于上位颈髓)的功能低下及麻痹区域出汗功能低下引起的体温调节障碍所致。

11. Horner 征　下位颈髓(第8颈髓、第1胸髓)损伤时出现,即眼裂变细,瞳孔缩小,眼球凹陷三联征。

(二) 脊髓不完全损伤

脊髓不完全损伤可出现感觉分离现象,脊髓部分损伤时出现不全瘫,但刚受伤后多难鉴别为完全或不完全损伤。

1. 出现感觉迟钝及部分自主运动,尤其骶髓部(肛门周围)的感觉尚存,有助于不全损伤的早期诊断。

2. 感觉分离现象　浅感觉、深感觉等所有感觉并非全部麻痹,而是部分感觉残存或其麻痹程度上有所差异的现象,提示为不全损伤。

3. 中央型颈髓损伤　① 多由于颈部过伸展时发生的颈髓损伤。② 主要发生于高龄者,高龄颈椎的退行性变化较强,有椎管狭窄,轻微外力亦出现颈髓损伤而成为中央型颈髓损伤(图10-7)。③ 感觉麻痹较轻而运动麻痹较重。④ 上肢麻痹,尤其手的精细运动障碍较下肢运动麻痹重。⑤ 于颈髓横断面上,表现为主要是中央部受损伤(图10-8,9)。

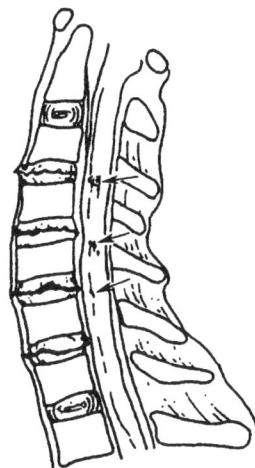

75岁,男,椎间盘损伤与多发性小病灶的脊髓损伤,呈现中央型脊髓损伤症状

图10-7　高龄颈椎病者的过伸损伤

a

b

c

d

e

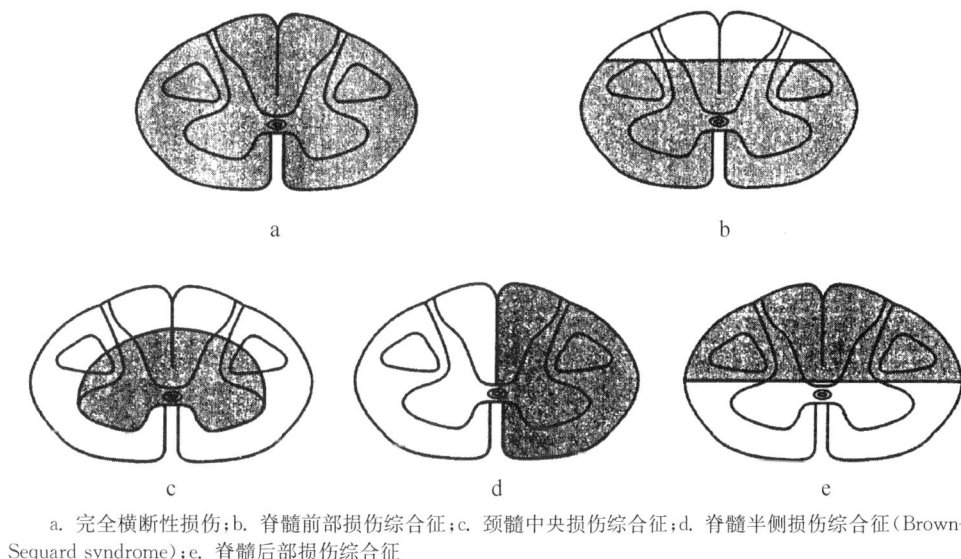

a. 完全横断性损伤;b. 脊髓前部损伤综合征;c. 颈髓中央损伤综合征;d. 脊髓半侧损伤综合征(Brown-Sequard syndrome);e. 脊髓后部损伤综合征

图10-8　横断面上脊髓损伤的部位

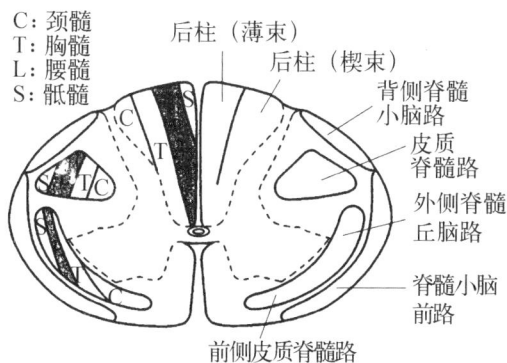

C:颈髓
T:胸髓
L:腰髓
S:骶髓

后柱 (薄束)
后柱 (楔束)
背侧脊髓小脑路
皮质脊髓路
外侧脊髓丘脑路
脊髓小脑前路
前侧皮质脊髓路

图10-9　颈髓横断面

4. 前部脊髓损伤(图10-8)　① 主要是脊髓前部受损;② 痛觉麻痹较重,而触觉、位置觉、震动觉、运动觉则麻痹较轻。

5. 脊髓半横断(Brown-sequard 综合征)① 脊髓半侧受损伤(图10-8);② 出现损伤侧的运动麻痹与位置觉、震动觉、触觉迟钝及对侧出现痛觉及温度觉麻痹。

最影响脊髓损伤后果的两因素为损伤平面(即水平)及损伤的程度(完全性)。损伤平面通常是越高,其功能丧失越大,因而极为重要。由于排尿、排泄及性功能等的调节中枢均在脊髓的下部,所以所有脊髓损伤,均将使其受到一定程度的障碍。调节手精细功能的小肌肉,接受 C_8 及 T_1 脊髓神经的信息,因而该领域的损伤势必影响手的功能。其他的上肢肌肉则伸肘为 C_7 的伸展肌,将上臂靠近躯干为 C_6 的屈曲肌,控制上臂及肩部大肌肉的是 C_5 的脊神经。

呼吸受到两个肌群的控制,即肋骨之间的肋间肌,颈、肩、胸部的呼吸辅助肌和承担呼吸力 60% 的最重要的膈肌。肋间肌的功能是扩张及收缩胸腔,并受 $T_1 \sim T_{12}$ 的脊神经支配。因此,当颈髓、胸髓受损伤时,上述功能丧失。呼吸辅助肌受上部胸髓及颈髓神经支配。

膈分为胸部及腹部两部分,受膈神经支配,此神经由 $C_2 \sim C_4$ 的脊髓神经发出。所幸的是该神经位于脊髓的高位处,除高位处的损伤外,膈呼吸仍能保持。当膈因高位脊髓损伤而受到障碍时,可用人工呼吸机维持呼吸功能。呼吸障碍的一部分人可将膈神经刺激器植入体内,不用人工呼吸机亦能解决一天或一天中几个小时的呼吸。是否适应膈神经刺激器的植入,当由医师决定,再通知患者。

T_8 以上损伤可对体温、血压的调节产生很大影响,此种状态可引起自律神经反射亢进,而致血压升高,如不治疗,自律神经反射亢进亦可危及生命。要对此有所了解,一旦发生要立即治疗。脊髓损伤如系完全性时,该损伤水平以及其以下的神经功能均丧失,无任何运动及感觉。当损伤为不完全性时(脊髓损伤患者约半数为不全损伤),于该损伤水平以下,可有一定程度的感觉或运动,其中,其触觉可在某范围内部分恢复或大部分恢复。不全损伤常出现于颈髓损伤之时,而完全性损伤大多发生在颈髓以下的脊髓节段。因而,功能恢复(改善)的可能性多见于颈髓损伤。阴茎、阴囊、肛门区域痛觉、触觉的完全消失或肛门随意调节运动的障碍,提示很可能为完全性损伤。反之,稍有痛觉或有随意的肛门调节运动则很可能为不完全性损伤。

脊髓神经由各脊髓节段成对分出,其中有将身体信息向脑传递者,也有由脑向身体传递信息者,成对的脊髓神经共 31 对。将身体信息向脑传递的神经传递感觉脉冲,脑以运动反应来反应该脉冲,例如脚踩到某热物体时,该部位的感觉神经则说"热"!此信息通过脊髓传递至脑,脑则发出"立刻将脚移开"的信息送达该处。此信息的全过程非常迅速,像是一个信息,但实际上存在着感觉传入及运动反应两个信息。

于 T_{12} 水平以上受到脊髓损伤时,上述成对的信息系统的信息传达亦受到阻断。脑向脚发出移开

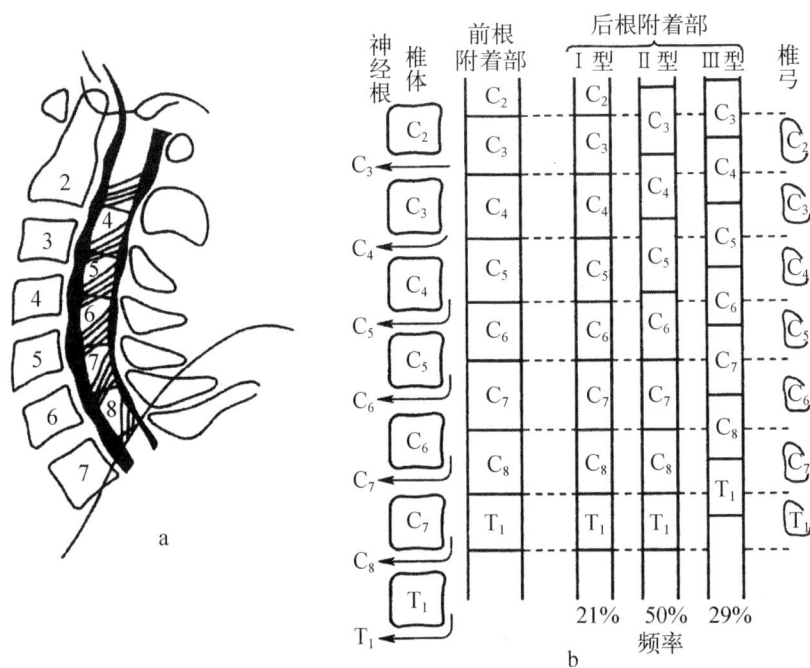

a. 颈椎部位脊椎脊髓之间的节段差;b. 颈椎椎体、椎弓和脊髓前根、后根附着部的相对水平

图 10 - 10　颈椎与颈髓的节段差

的命令,但此信息只能到达脊髓损伤部位,同样,脚向脑报告"脚热"的信息也只能传达到损伤部位而中止。支配身体的神经,其重要的信息在损伤节段往复而形成神经脉冲襻(roop),其结果则出现痉挛。痉挛的有利点是维持肌紧张及增大血液循环。痉挛有时会发挥如同站立时的辅助性功能活动。

马尾神经损伤后所有的反射活动均被阻断,即任何信息均不能通过损伤部位而上下,身体已不能维持肌紧张及肌活动,因而出现迟缓性瘫痪。

四、脊髓损伤节段部位的标记法

目前,脊髓损伤节段髓节部位标记方法世界各国尚未完全统一,脊髓损伤的治疗和统计方法也很混乱。对于一个节段的功能就相差很大的颈髓损伤四肢瘫的患者,其康复计划的制订也受到很大影响。脊柱节段与脊髓节段并不一致(图 10 - 10)。脊椎骨骼的病变节段不能代表脊髓的节段,实际上脊髓障碍的范围要达其上下数个节段。

譬如:C_5 损伤这个标记,是表示 C_5 这个节段的功能尚存在,还是 C_5 的功能丧失、C_4 的功能存在?都难以说明。在英文中"below"C_5 是前者,"at"C_5 是后者。英国国立脊髓损伤中心和世界著名的康复中心所采用的是 below 法标记,例如写 C_5 脊髓损伤即表示 C_5 以上功能有残存,C_6 以下的功能丧失。

骨折脱位造成的 C_5 不完全损伤以 $C_4 \sim C_5$ 来表示,$T_9 \sim T_{10}$ 表示的是骨折脱位造成的 T_{11} 不完全损伤。左右有差别时,用 C_5 L$\sim C_7$ R(即 C_5 左侧 C_7 右侧损伤)来标记,康复的重点是发挥残存功能,因此,用功能残存的最末节来标记脊髓损伤是合理的。目前,各国采用这种标记方法的在逐渐增多。

五、脊髓损伤类型的分类

(一) 分类(表 10 - 2~5)

表 10 - 2 Frankel 功能分类法

脊髓损伤类型		运动感觉功能状况
A	完全性损伤	运动、感觉功能全部丧失
B	不完全性损伤	仅有感觉残留,无自主运动
C	不完全性损伤	残留无用的运动功能,感觉或有或无
D	不完全性损伤	保留运动功能
E	完全恢复	运动和感觉功能完全复原,但可有异常反射

表 10 - 2 不仅可作为损伤类型的分类,而且可作为恢复情况的判断。由 A→E 的方向示好转,跨

越的级别越大,恢复越著,反之示恶化。

此分类在我国已被广泛应用于临床及科研工作中。

表 10 - 3 Frankel 修订分类法(Bradford 及 MC Bride,1987)

脊髓损伤类型		运动感觉功能状况
A	完全性损伤	运动、感觉完全丧失
B	不完全性损伤	仅有感觉残留,无自主运动
C	不完全性损伤	残留运动肌力小于 3 级(无用运动)
D1	不完全性损伤	残留运动最低功能状态(肌力 3 级),或者是自主运动正常或降低,伴有直肠、膀胱功能障碍
D2	不完全性损伤	残留运动肌力为 3+至 4+或直肠、膀胱功能障碍
D3	不完全性损伤	残留运动肌力为 4+,直肠、膀胱自主功能正常
E	恢复正常	运动感觉功能完全正常,但可有异常反射

此分类法目前在欧洲仍被广泛使用中。

表 10 - 4 美国脊髓损伤学会(ASIA)分类法

脊髓损伤类型		运动感觉功能状况
A	完全性损害	在骶段($S_4 \sim S_5$)无任何感觉及运动功能丧失
B	不完全性损害	在神经平面以下包括骶段(S_4,S_5)存在感觉功能,但无运动功能
C	不完全性损害	在神经平面以下存在运动功能,并且大部分关键肌的肌力小于 3 级
D	不完全性损害	在神经平面以下存在运动功能,并且大部分关键肌的肌力大于或等于 3 级
E	正常	感觉和运动功能正常

此分类法于 1990~1991 年美国 ASIA 通过四次讨论,将 Frankel 分类法修改而成。

表 10 - 5 美国脊髓损伤学会(ASIA)第 6 版分类法

脊髓损伤类型		运动感觉功能状况
A	完全性损伤	在骶段 $S_4 \sim S_5$ 无任何感觉或运动功能保留
B	不完全性损伤	在神经平面以下包括骶段 $S_4 \sim S_5$ 存在感觉功能,且无运动功能
C	不完全性损伤	在神经平面以下存在运动功能,且平面以下一半以上的关键肌肌力小于 3 级(0~2 级)
D	不完全性损伤	在神经平面以下存在运动功能,且平面以下至少一半的关键肌肌力大于或等于 3 级
E	正常	感觉和运动功能正常

注:当一个患者被评为 C 或 D 级时,他/她必须是不完全性损伤,即在骶段 $S_4 \sim S_5$ 有感觉或运动功能存留。此外,该患者必须具备如下两者之一:① 肛门括约肌有自主收缩,② 运动平面以下有 3 个节段以上有运动功能保留。

（二）分类步骤

在对脊髓损伤患者进行分类时推荐使用以下顺序。

1. 确定左右两侧的感觉水平。

2. 确定左右两侧的运动水平。

注：在没有肌节可供检查的区域，假定运动水平与感觉水平相同。

3. 确定单个神经水平。

注：这是指两侧运动和感觉功能的最低正常水平，也是根据步骤 1 和 2 确定的感觉和运动水平最高的部分。

4. 确定损伤是否完全性（骶部运动和感觉存留情况）。

注：如果自主肛门收缩＝"无"，$S_4 \sim S_5$ 感觉评分＝0，且任何肛门感觉＝"无"，则损伤为完全性。否则损伤为不完全性。

5. 确定 ASIA 残损分级（AIS）　（1）损伤是否为完全性？如果是，则 AIS＝A。记录为 ZPP。（ZPP 记录每侧最低皮节或肌节的部分残留）（非 0 评分）

如果否　↓

（2）运动损伤是否为不完全性？如果否，则 AIS＝B。（有肛门自主收缩或者在检查侧运动水平下运动功能多于 3 个平面，则为是）

如果是　↓

（3）是否（单个）神经平面以下至少一半以上关键肌肌力在 3 级或 3 级以上？

如果否　↓　　　　　如果是　↓

则 AIS＝C　　　　　则 AIS＝D

如果所有阶段感觉和运动均正常，则 AIS＝E。

注：病历记录为脊髓损伤的患者后来功能恢复正常，在随访过程中使用 AIS E。如果初始检查没有发现神经功能缺损，则患者神经功能是完整的；则 ASIA 残损分级不适用。

六、脊髓及神经根损伤检查时所必备的基本知识

脊髓是连接脑和身体之间运动和感觉信息的主要通道。纵向的脊髓通道为白质，包绕着脊髓中央的灰质，大部分脊神经细胞位于该处，并构成相应的感觉、运动神经元节段。脊髓感觉神经元的轴突和运动神经元的轴突经相应节段的神经根进出脊髓。神经根根据它们进出椎管的椎间孔而命名。

每个神经根接受来自相应皮肤区域（称皮区）的感觉信息，同样每个神经根支配一组肌群（称肌节）。皮区常常代表一块独立而又与其他相连的皮肤区域。多数神经根支配一块以上肌肉，同时大部分肌肉受多个神经支配。

脊髓损伤（SCI）影响病变部位感觉和运动信息的传导。通过系统地检查皮区和肌节，可以判断脊髓损伤所影响的脊髓平面。通过几种神经根损害的测量，可以发现神经元损害平面、感觉损害平面、运动损害平面（右侧或左侧），感觉评分（针刺和轻触），运动评分及部分残留区域（图 10-11a）。

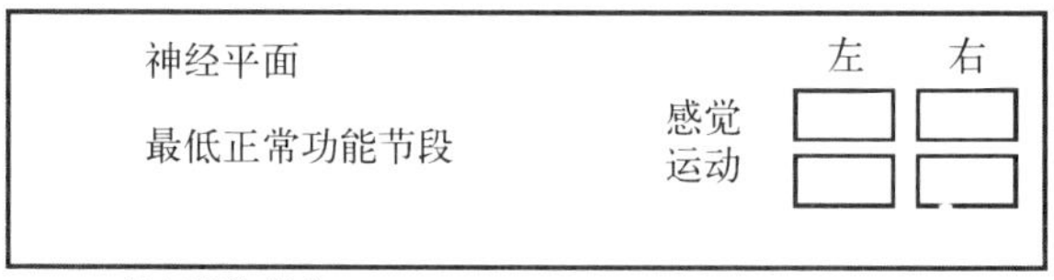

a. ASIA 神经损伤部位

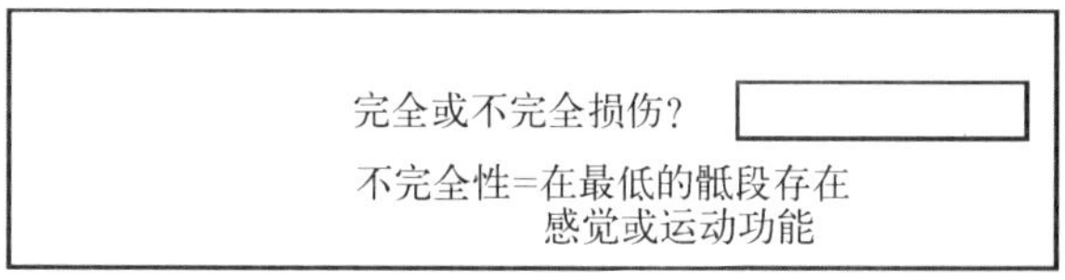

b. ASIA 完全麻痹与不完全麻痹区别

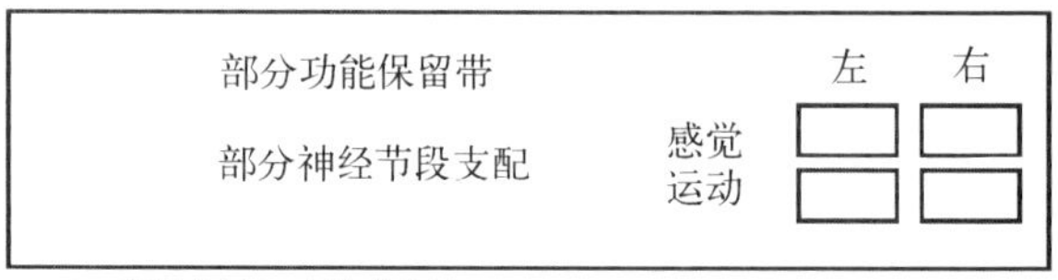

c. ASIA 部分的神经功能残存域

图 10-11　ASIA 神经学评定

1. 皮区（dermatome）　指每个神经节段（神经根）内感觉神经轴突所支配的皮肤区域。

2. 肌节（myotome）　指受每个节段神经根运动轴突所支配的一群肌纤维。

3. 神经平面、感觉平面和运动平面　神经平面指脊髓具有身体双侧感觉、运动功能的最低节段。事实上，身体两侧神经节段的正常感觉和运动检查时常常有所差别。因此，用右侧感觉节段、左侧感觉节段、左侧运动节段、右侧运动节段这四个节段来判断神经平面，并分开记录，而不采用单一"平面"，以免造成误解。感觉平面指身体两侧正常感觉功能的最低脊髓节段。运动平面亦指两侧正常运动功能的最低脊髓节段。脊髓平面由神经检查确定，包括：① 检查身体两侧各自的 28 个皮区的关键感觉点（key sensory point）；② 检查身体两侧各

自的 10 个肌节的关键肌（key muscle）。

4. 不完全损伤　如果发现神经损伤平面以下包括最低位的骶段保留部分感觉和运动功能，这种损伤为不完全性损伤，骶部感觉包括肛门黏膜皮肤连接处和深部肛门的感觉。运动功能检查是用手指肛检时肛门外括约肌自主收缩（图 10-11b）。

5. 完全性损伤　指骶段感觉运动功能完全消失。

6. 部分残留带（zone of partial preservation，ZPP）　指仍保留部分神经支配的最低神经平面、皮区和肌节。在最低正常平面以下发现受损感觉运动功能时，应记录身体两侧的部分残留带的受累平面。本术语与完全性损伤同用（图 10-11c）。

7. 四肢瘫（tetraplegia，quadriplegia）　指由于脊髓腔内脊髓神经组织的损伤造成颈段运动感觉功能的损害和丧失。四肢瘫引起上肢、躯干、大腿及盆腔脏器的功能损害，不包括臂丛病变或椎管外周围神经的损伤。

（1）呼吸性四肢瘫（respiratory quadriplegia）指 C_2~C_3 的功能尚存，C_4 完全麻痹无人工呼吸机不能生存的四肢瘫。头部、颈部有感觉，斜方肌、胸锁乳突肌等功能尚存，所以可由颈部的随意运动而保持坐位平衡。亦可能脱离人工呼吸机数小时，自动呼吸。

（2）五瘫（Pentaplegia）　C_2~C_3 完全麻痹，功能髓节水平在 C_1 或更上位。四肢及头、颈部感觉、运动、膈肌运动均完全麻痹，不能保持坐位平衡。片刻也离不开人工呼吸机。口周围感觉正常，当损伤波及脑干时出现三叉神经麻痹，颜面感觉亦障碍。

8. 截瘫　指椎管内神经组织的损伤造成脊髓胸、腰或骶段（不包括颈）的运动感觉功能损害或丧失。截瘫不涉及上肢功能，但根据损伤的平面可以累及躯干、腿部和盆腔脏器。本术语包括马尾和圆锥的损伤，但不包括腰骶丛病变或椎管外周围神经的损伤。

9. 脊髓中央损伤综合征　此类损伤在颈髓损伤时多见，脊髓完全损伤时，中央灰质出血坏死向上扩展，也可造成损伤平面以上脊髓中央灰质的损伤。当颈髓出现中央灰质综合征时，由局部前角细胞损伤及其周围支配上肢的锥体束受损平面上肢运动丧失，但下肢运动功能存在。或上肢运动功能丧失比下肢明显严重。损伤平面以下的感觉可以

部分丧失，但不如运动障碍表现严重，而骶部感觉未受损（sacral sensory sparing）（图 10-12）。损伤平面的腱反射消失，而损伤平面以下的腱反射亢进。

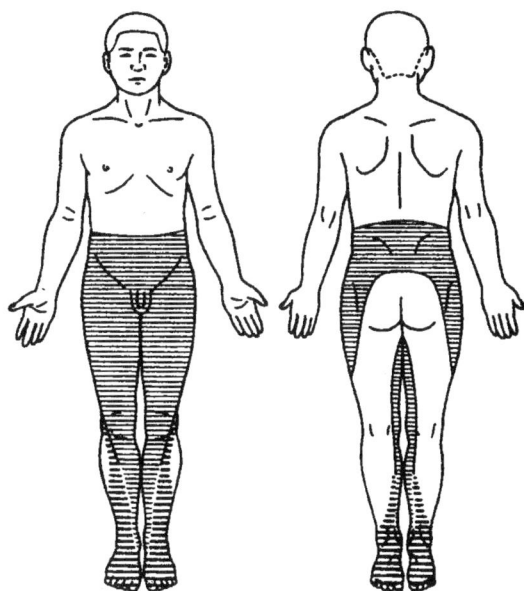

T_{10} 以下有温痛觉障碍，L_5 以下温痛觉障碍的程度轻，S_2 以下无障碍，感觉障碍回避了骶神经区域称为鞍区回避或骶髓健存

图 10-12　鞍区回避

10. 脊髓半侧损伤综合征　Brown-Sequard 于 1949 年通过动物实验描述了脊髓半切后的表现。以后，将临床出现与此症状相同的各种脊髓一半或部分损伤的病症统称之为 Brown-Sequard 综合征。

本综合征的特征为：① 损伤部位以下损伤侧的上运动神经元性瘫痪，同时伴有深感觉，识别觉的障碍及一过性的皮肤感觉过敏。② 对侧痛温觉障碍。③ 损伤部以上损伤侧出现带状全部感觉消失区或感觉过敏区，这是由于后根受损所致。

本综合征的症状有时不典型，在临床上难以见到严格整齐地半侧脊髓切断，一般脊髓损伤或过或不及一半。颈髓半横切少见，本综合征多见于胸髓损伤。

11. 脊髓前部损伤综合征　由于脊髓前 2/3 的损伤造成皮质脊髓束、前外侧的脊髓丘脑束及灰质的部分受损，患者表现为损伤平面以下的自主运动和痛温觉消失。脊髓后柱功能基本正常，患者的轻触觉、位置觉、运动觉和振动觉、深压觉等良好。此综合征的病因可能与齿状韧带在赤道面上牵拉脊髓有关，也可能与脊髓前动脉损伤有关，它供应脊

髓前 2/3 部,受损致使脊髓前 2/3 缺血。外伤时椎体骨折的碎块直接压迫脊髓致其损伤更是常见原因。

12. 脊髓后部损伤综合征　本综合征多见于椎板骨折的患者。由于脊髓后柱损伤而表现损伤平面以下的深感觉如震动觉、深压觉、位置觉等全部或部分丧失而痛温觉、轻触觉和运动功能完全正常。

13. 脊髓圆锥损伤综合征　单纯圆锥损伤者极为少见,多数在侵犯或损伤圆锥的同时都累及马尾神经根。当胸腰段脊柱损伤时,尤其是 L_1 骨折时,会出现圆锥马尾损伤。由于圆锥和马尾对损伤的耐受性不同,所以当圆锥马尾受损伤可以表现为圆锥完全损伤而马尾神经部分为完全断裂、部分为可修复性损伤、也可有几条未受损害,称此谓"神经根逸脱"(root escape)。

圆锥马尾损伤的临床分型:Ⅰ型为完全性的圆锥马尾损伤。Ⅱ型为完全性的圆锥损伤伴有一侧或两侧的神经根逸脱。Ⅲ型为不完全性圆锥损伤伴有神经根逸脱。

圆锥马尾损伤的主要临床表现有:① 两下肢常无明显运动障碍。② 肛门及会阴部有鞍状的感觉障碍。③ 性功能障碍、包括勃起及射精功能障碍。由于勃起中枢位于 $S_1 \sim S_3$,射精中枢则在 $S_3 \sim S_4$,所以骶髓病损可以产生分离性阳痿,能正常勃起但不能射精。④ 大小便失禁或潴留,膀胱失去张力而扩张。⑤ 反射:单纯圆锥病损时极少;圆锥马尾同时受累可出现下肢及会阴部反射障碍。损伤部位在图 10 - 13 B 处常引起膀胱、肠道和下肢反射消失。损伤在图 10 - 13 A 处时偶尔可以保留骶段反射,即球海绵体反射和排尿反射。

14. 马尾损伤综合征　在 L_1 椎体以下平面不再存在脊髓,只有 $L_2 \sim S_1$ 神经根及终丝,这些神经根经相应的椎间孔离开椎管。当马尾出现损伤时(图 10 - 13 C),若侵犯的神经根越多,则症状越广泛。一般的说,它的表现与脊损伤相似,但肌肉呈软瘫,肌肉萎缩明显,大腿以下有根性感觉障碍,下肢的深浅反射、肛门反射及球海绵体反射可全部消失或某些反射消失。

15. 必查项目和选择项目　神经检查包括感觉和运动两个部分,进一步又分必查项目和选择项目。必查项目用来评定感觉或运动神经平面,根据感觉和运动功能的特征评分确定损伤是否完全。

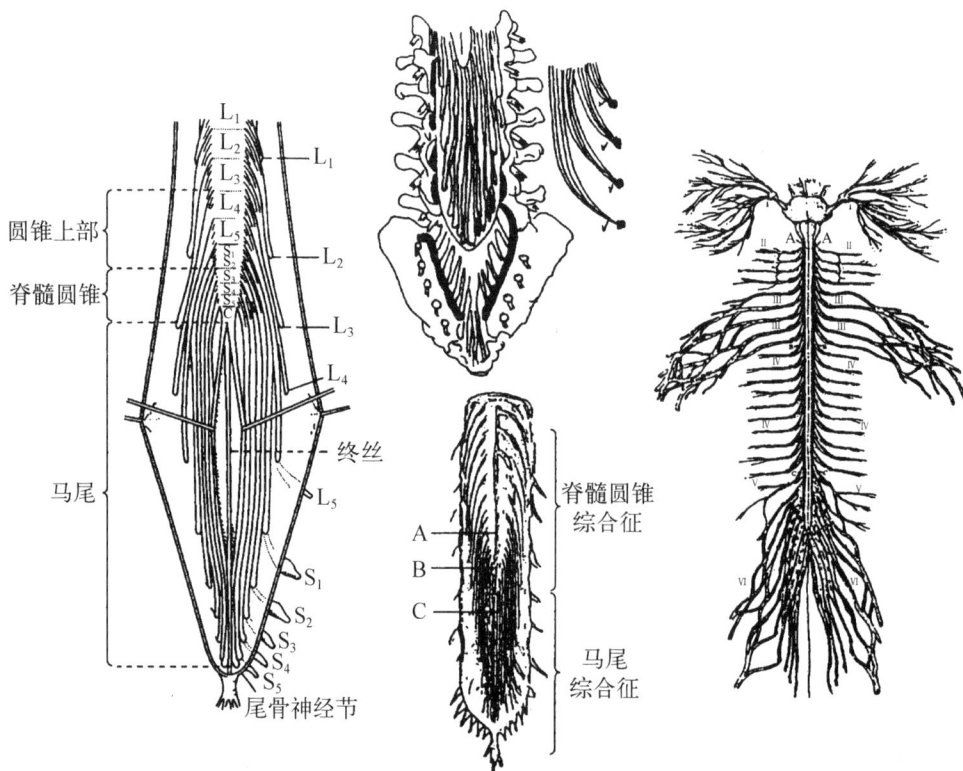

图 10 - 13　脊髓圆锥马尾示意图

选择性项目虽不用评分,但可以对特定病人的临床表现进行补充。

16. 感觉检查必查项目 感觉检查的必查部分是检查身体两侧各自的 28 个皮区关键点。每个关键点要检查 2 种感觉,即针刺觉和轻触觉,并按 3 个等级分别评定打分。

0＝缺失

1＝障碍(部分障碍或感觉改变,包括感觉过敏)

2＝正常

NT＝无法检查

针刺觉检查常用一次性安全针。轻触觉检查用棉花。在针刺觉检查时,不能区别钝性和锐性刺激的感觉应评为 0 级。

两侧感觉关键点的检查部位见图 10-14。星号指位于锁骨中线上的关键点。

C_2—枕骨粗隆

C_3—锁骨上窝

C_4—肩锁关节的顶部

C_5—肘关节的外侧面

C_6—拇指

C_7—中指

C_8—小指

T_1—肘关节的尺侧面

T_2—腋窝

T_3—第 3 肋间*

T_4—第 4 肋间(乳线)*

T_5—第 5 肋间*

T_6—第 6 肋间(剑突水平)*

T_7—第 7 肋间*

T_8—第 8 肋间*

T_9—第 9 肋间*

T_{10}—第 10 肋间(脐)*

T_{11}—第 11 肋间*

T_{12}—腹股沟韧带中部

L_1—T_{12} 与 L_2 之间上 1/2 处

L_2—大腿前中部

L_3—股骨内踝

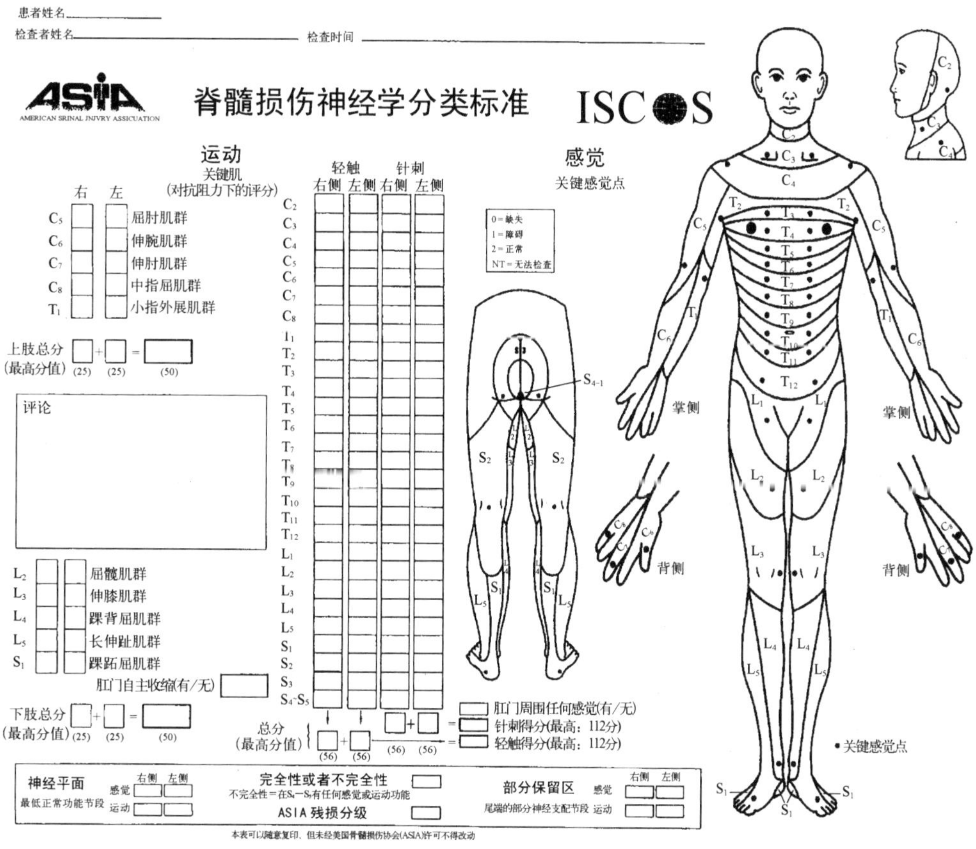

图 10-14 脊髓损伤神经分类标准

L₄—内踝

L_4—内踝

L_5—足背第三跖趾关节

S_1—足跟外侧

S_2—腘窝中点

S_3—坐骨结节

$S_4 \sim S_5$—肛门周围(作为一个平面)

除对这些两侧关键点的检查外,还要求检查者作肛门指检测试肛门外括约肌。感觉分级为存在或缺失(即在病人的图 10-14 上记录有或无)。该检查用于判定损伤是完全性还是不完全性。

17. 感觉检查选择项目　在脊髓损伤的评定中,将位置觉和深压感觉或深痛觉检查列入选择性检查。检查时用缺失、障碍、正常来分级,每一肢体只查一个关键点,即左右侧的示指和足蹈趾即可。

18. 运动检查必查项目　运动检查的必查项目为检查身体两侧各自 10 对肌节中的关键肌。检查顺序为从上向下。

各肌肉的肌力均分为六级。

0:完全瘫痪。

1:可触及或可见肌收缩。

2:在无重力(地心引力)下进行全关节范围的主动活动。

3:对抗重力(地心引力)进行全关节范围的主动活动。

4:在中对抗重力和部分阻力下全关节范围的主动活动。

5:正常肌力(可完全抗阻力进行全关节范围的正常活动)。

NT:无法检查(患者不能够可靠的进行用力或者因制动、疼痛、挛缩导致无法进行肌力检查)。

应用上述肌力分级法检查的肌肉(双侧)如下。选择这些肌肉是因为它们与相应节段的神经支配相一致,并且便于临床作仰卧位检查(在脊髓损伤时其他体位常常禁忌)。

C_5—屈肘肌(肱二头肌,肱肌)

C_6—腕伸肌(桡侧伸腕长肌和短肌)

C_7—肘伸肌(肱三头肌)

C_8—中指屈指肌(固有指屈肌)

T_1—小指外展肌(小指外展肌)

L_2—屈髋肌(髂腰肌)

L_3—膝伸肌(股四头肌)

L_4—踝背伸肌(胫前肌)

L_5—长趾伸肌(蹈长伸肌)

S_1—踝跖屈肌(腓肠肌、比目鱼肌)

除上面这些肌肉的两侧检查外,还要检查肛门外括约肌,以肛门指检感觉括约肌收缩,评定分级为存在或缺失(即在图 10-15 上填有或无),这一检查只用于判断是否为完全性损伤。

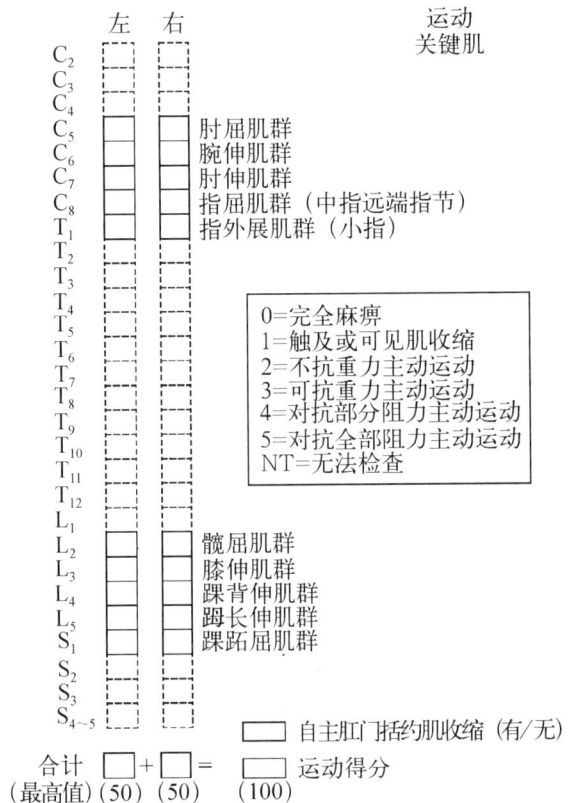

图 10-15　ASIA 运动功能评分

19. 运动检查选择项目　脊髓损伤评定建议还包括其他肌肉,但并不用来确定运动分数、运动平面及损伤的完全性。建议测定下列肌肉:① 膈肌;② 三角肌;③ 外侧腘绳肌。肌力分为无、减弱或正常。

20. 当患者不能充分检查时　当关键感觉点和关键肌因为任何原因而无法检查时,检查者将记录"未查"或"无法检查"来代替神经评分。例如,这类损伤的患者正在治疗,因而无法评定受累侧的感觉与运动分数和总的感觉与运动分数;再者,伴有脑外伤、臂丛损伤、上肢骨折等可妨碍完成神经系统的检查,但即使此时所测的感觉运动评分和损害的分级会与以后的检查不同,仍需尽可能精确地评定神经平面。

21. 感觉评分和感觉平面　每个皮区感觉必查

项目有四种状况,即:右侧针刺觉、右侧轻触觉,左侧针刺觉、左侧轻触觉。按图 10-14 所示,把身体每侧的皮区评分相加,即产生两个总的感觉评分,即针刺觉评分和轻触觉评分,并用感觉评分表示感觉功能的变化。

此外,通过必查项目的检查可以判断神经平面(即感觉平面)、部分保留区域和障碍分级的感觉部分。

22. 运动评分和运动平面　必查项目将各肌节按左、右两侧作运动分级。按图 10-15 所示,将两侧肌节的评分集中,得出总的运动评分,用这一评分表示运动功能的变化。

此外通过这些必查项目,可以确定神经平面(即运动平面)的运动成分、部分保留区域和障碍的分级。

运动平面指的是最低的正常运动平面,在身体的两侧可以不同。以肌力至少为 3 级的那块关键肌确定运动的平面,但要求该平面以上那个节段支配的关键肌肌力必须是正常的(4~5 级)。

23. 运动平面的进一步评定　每个节段的神经根支配一块以上的肌肉,同样大多数肌肉受一个以上神经节段支配(常为两个节段,图 10-16)。因此可以理解某一块肌肉在丧失一个神经节段支配但仍有另一神经节段支配时引起肌力减弱。用一块肌肉或一组肌肉(即关键肌)代表一个脊神经节段支配旨在简化检查。

按常规,如果一块肌肉肌力在 3 级以上,则该肌节的上一个肌节存在完整的神经支配。在确定运动平面时,相邻的上一个关键肌肌力必定是 4~5 级,因为预计这块肌肉受两个完整的神经节段支配。例如,C_7 支配的关键肌无任何活动。C_6 支配的肌肉肌力为 3 级,C_5 支配的肌肉肌力至少为 4 级,那么身体该侧的运动平面在 C_6。

检查者必须确定肌力为 4 级的那块肌肉是否受完整的神经支配。一些患者在损伤后不同时期接受检查时,会有许多因素抑制他充分用力,如疼痛、体位、张力过高及失用等。如果检查者可以排除上述影响肌力的因素,同时确信病人已充分用力,而受检肌肉的肌力仍为 4 级,则应认为是异常肌力。

七、脊髓休克与预后预测

(一)脊髓休克

脊髓重度损伤时,出现损伤水平以下脊髓反射消失,血压明显下降的状态称为脊髓休克。

1. 脊髓休克的表现　关于脊髓休克尚无确切的定义,其临床表现及其意义尚有不明之处。脊髓休克为高度脊髓损伤时,损伤水平以下节段所支配的全部脊髓反射消失,体神经与自主神经全部反射亦均消失。外伤性脊髓中心部出血不伴有脊髓休克,Bach 等认为皮质脊髓束在起重大作用,但其机制尚不清楚。

2. 脊髓休克时的循环表现　脊髓休克患者中,由于交感神经被阻断而减少了周围血管的阻力,产生血管内血容量的停留和向心脏的前负荷减少,而无反射性心率加快,但在体位变换中则伴有血压的急剧下降呈现体位性低血压状态。特别是在颈髓横贯性损伤中,由拮抗迷走神经的交感神经($T_1 \sim T_4$)的阻断而出现明显的低血压(40 mmHg)及心率缓慢(60 次/min 以下)。交感神经沿脊髓走行,副交感神经系统则是另一途径,脊髓损伤时交感神经被损伤后,副交感神经并未受到损伤,而是副交感神经系统处于优势。脊髓休克时出现低血压,在神志清醒状态下与出血性休克易于鉴别。

对低血压,由 Trendelenburg 体位及休克裤可以控制,输液可改善低血压及脉缓,有时需用升压药及阿托品。依输液量进行管理和了解时间尿量,

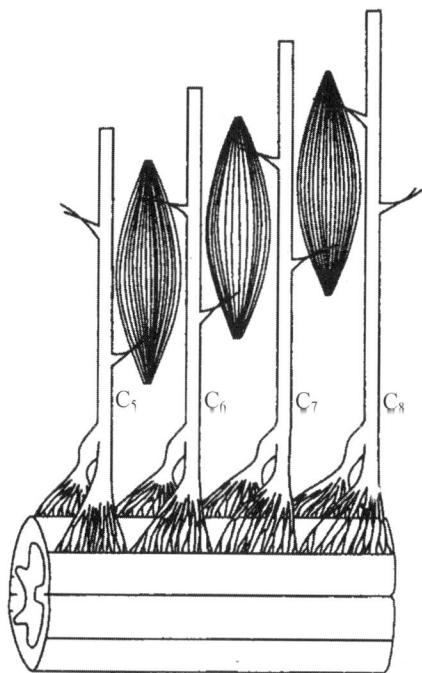

三个关键肌各自受两个节段神经支配简图(从左至右:肱二头肌,桡侧伸腕长肌,肱三头肌)

图 10-16　上肢关键的髓节支配图(ASIA 标准,国际分类)

防止神经性膀胱伴有的尿潴留可持续导尿。实际上有时升压药并不管用，而适当输液保持充足尿量是很重要的。

3. 并发症 脊髓休克时，麻痹性肠梗阻等内脏并发症发生的危险性升高，易出现肌张力低及周围循环障碍而出现压疮。休克时双下肢静脉易淤滞及水肿，约15%出现血栓，故有发生血栓性静脉炎、深静脉血栓、肺栓塞等危险。治疗中的并发症是使其恶化的重要原因，年龄越大越重。

（二）瘫痪预后的预测

1. 完全瘫与不完全瘫 脊髓休克时难以诊断完全瘫或不完全瘫，只有渡过脊髓休克期才能判断。脱离脊髓休克期时，反射功能中肛门反射（anal wink）及阴茎海绵体反射（BCK）最早恢复，Stauffer 将 BCK 作为已脱离脊髓休克的时期，如此时仍不见肛门周围感觉恢复及足趾运动的恢复则为完全瘫。肛门反射及 BCK 的神经反射中枢存在于胸腰椎移行部，此部位损伤者有时上述反射长时间不出现，应注意观察并将下肢腱反射的出现等作为综合判定。完全瘫能否恢复的判断，目前尚有分歧。

2. 脊髓休克预后的预测 依 BCK 判定脊髓休克的脱离时期，森下等在伤后72 h内入院的142例（入院时为 Frankel A 级）进行调查，伤后24 h BCK 阳性率为43%，伤后72 h 为67%，力丸等在伤后24 h BCK 阳性率为38.2%，伤后72 h 为77.7%。消失时期颈胸椎部损伤为5～6周，腰椎部为1周左右，有个体差异。

有关脊髓损伤的预后与脊髓休克的相关性，森下等认为反射出现的时间较为重要，时期越短，脊髓损伤程度越轻，可以恢复，但瘫痪改善程度尚难肯定。

第三节 脊髓损伤的临床经过及其特征

因脊髓损伤不仅出现运动神经障碍而且也出现自主神经障碍。

一、脊髓损伤的临床经过

完全损伤时的经过是：脊髓休克期、痉挛期、总体反射（mass reflex）期。

（一）脊髓休克期

麻痹区域的全部反射均消失或减弱，呈迟缓性瘫痪。膀胱壁反应（膀胱逼尿肌）亦迟缓，呈膀胱被尿充满的状态（尿闭），此状态可于伤后立即并持续数日或4～6周。

（二）痉挛期

逐渐出现痉挛的时期。即下肢腱反射亢进，亦出现病理反射，膀胱壁亦出现痉挛（反射性尿失禁）。

（三）总体反射期

自主神经反射亢进乃因自律神经失调所致，亦称为自主神经过度紧张期，因膀胱壁，直肠壁的刺激或因麻痹肌的痉挛而出现头痛、出汗、立毛、血压上升等改变。此总体反射对于排尿的自我管理非常重要。

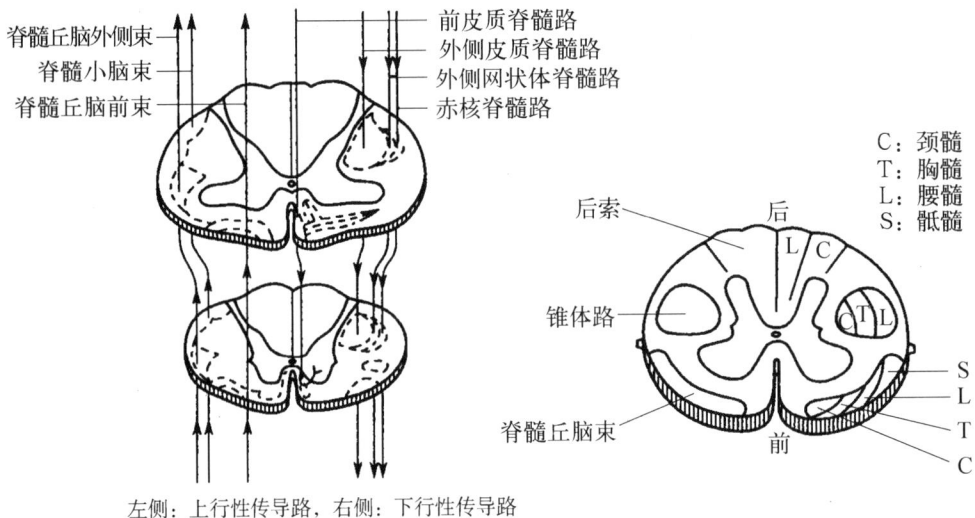

左侧：上行性传导路，右侧：下行性传导路

图 10 - 17 脊髓的传导路

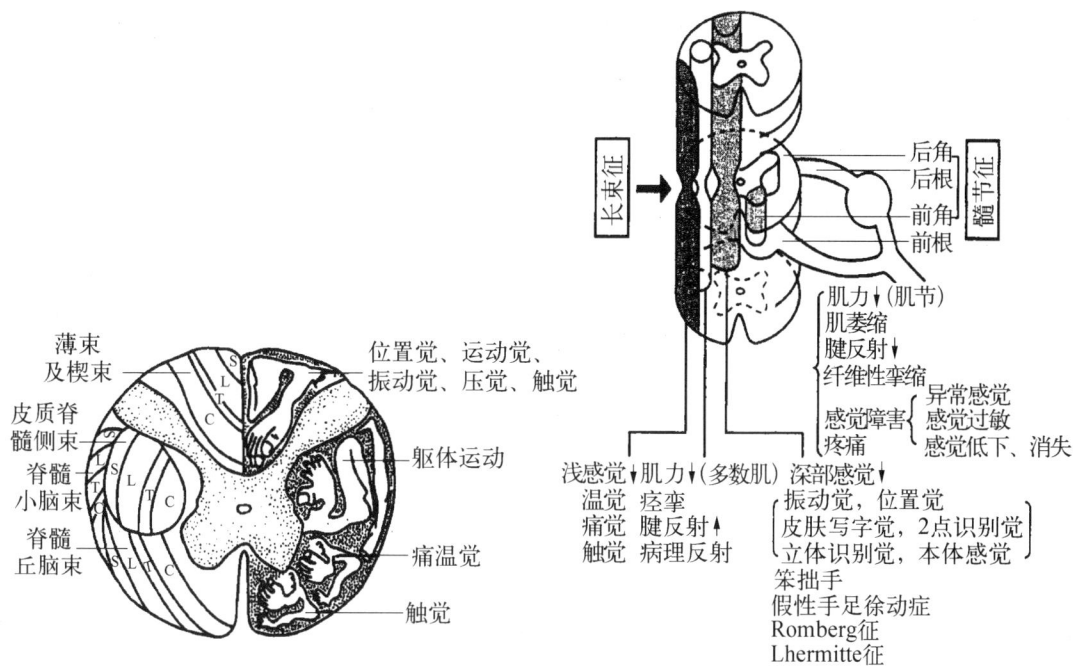

图 10-18 锥体束功能定位示意图(长束征及髓节征)

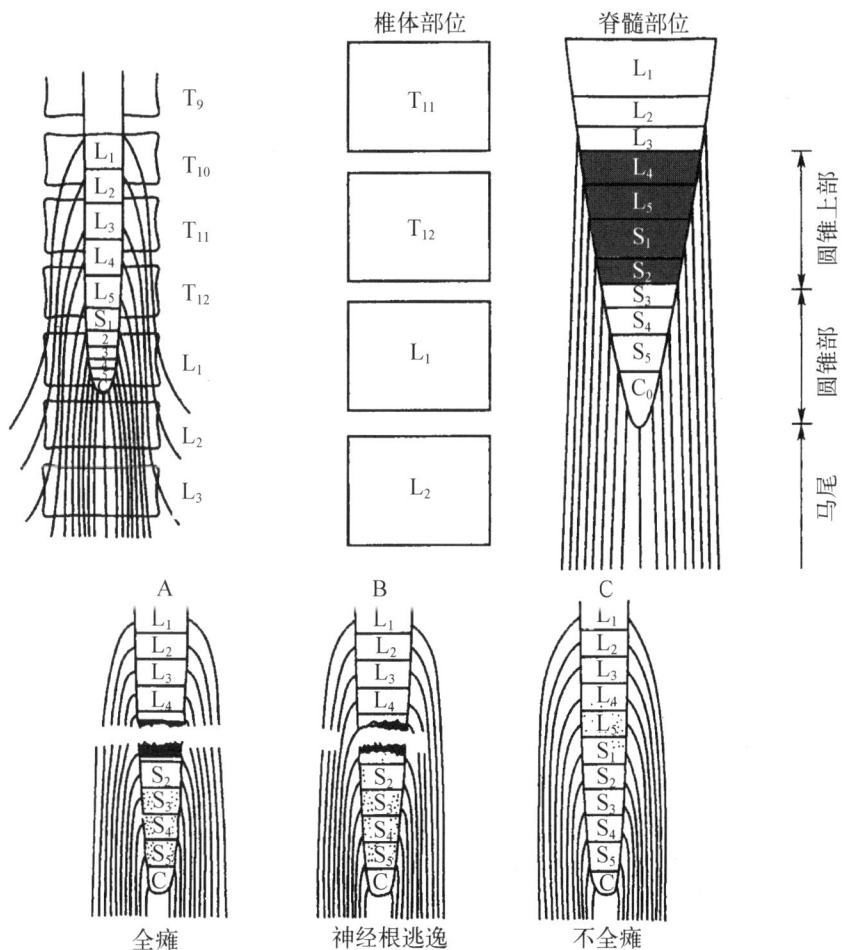

图 10-19 圆锥、马尾损伤麻痹的模式图

二、脊髓损伤的临床表现特征

(一)痉挛瘫

① 脊髓(中枢神经)的锥体路受损伤后出现运动麻痹(图10-17～18)。② 但于脊髓休克期(脊髓损伤急性期)呈迟缓性瘫痪。③ 麻痹区域的腱反射(深反射)亢进,出现病理反射。

(二)迟缓性瘫痪

① 马尾神经(末梢神经)损伤时出现的运动麻痹(图10-19)。② 但于脊髓损伤的脊髓休克期亦呈迟缓性瘫痪。③ 麻痹区域的腱反射消失或减弱。

(三)呼吸功能障碍

① 胸腰椎移行部以上的脊髓损伤时,因肋间肌麻痹而呼吸功能低下。② 上位颈髓损伤(第4颈髓以上)对膈运动亦麻痹而不能呼吸。③ 胸髓损伤时常会并有胸椎损伤引起的血胸,因而发生呼吸困难。

(四)膀胱功能障碍

脊髓损伤时,膀胱功能亦出现障碍:① 排尿障碍可分为骶髓反射中枢部(第2、3、4骶髓)或胸腰椎移行部以下损伤的核型或核下型及骶髓反射中枢以上损伤(颈椎及胸椎损伤)的核上型。② 核型或核下型者无排尿反射而呈尿失禁等,称此状态为自律性膀胱(图10-20)。③ 脊髓损伤(核上型)时,于急性期(脊髓休克期)膀胱逼尿肌迟缓,膀胱充满尿液并呈尿闭,称此为无紧张性膀胱。急性期之

后,呈痉挛性,出现排尿反射而呈尿失禁,称此为反射性膀胱。

[附]膀胱功能:① 骨盆神经(副交感神经)及下腹神经(交感神经)、阴部神经(随意神经)与排尿有关(图10-21)。② 骨盆神经的离心纤维由骶髓中枢(第2、3、4骶神经)发出而分布于膀胱、尿道、前列腺、阴茎等处。此神经于排尿时使膀胱逼尿肌(膀胱壁)收缩。③ 向心性纤维由膀胱壁感受器发出,进入骶髓中枢,将膀胱充满感及尿意等传入大脑。④ 下腹神经的离心性纤维由下位胸髓及上位腰髓发出,分布于膀胱等处,使逼尿肌迟缓。向心性纤维由膀胱壁感受器发出与离心性纤维于同一径路上行,而将感觉传入大脑。⑤ 阴部神经为随意神经,其离心性纤维由第2、3、4骶髓发出,分布于外尿道括约肌,会阴肌等处。其向心性纤维与离心纤维于同一径路上行。排尿之所以能够按意识调节,即由于此神经的作用。

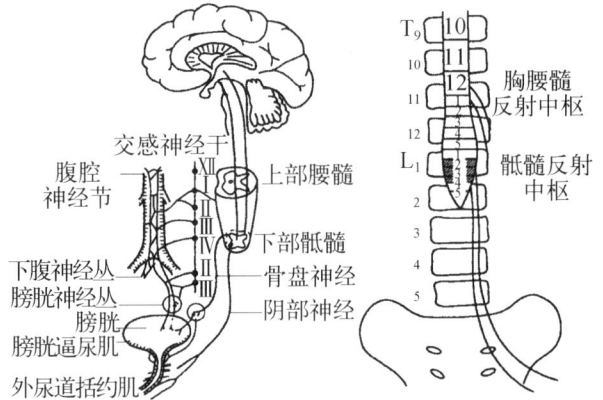

图10-21　膀胱的神经支配

(五)排便障碍(图10-22)

① 与膀胱同样,降结肠、乙状结肠、直肠均受骨盆神经(副交感神经)及下腹神经(交感神经)的支配。② 副交感神经增强消化道的蠕动运动,交感神经则抑制蠕动运动。③ 由于脊髓损伤而阻断了向脑的向心路而便意消失。④ 因结肠、直肠的蠕动运动麻痹而粪便变硬。⑤ 因肛门括约肌麻痹,直肠内的粪便溢出而出现腹泻及失禁。

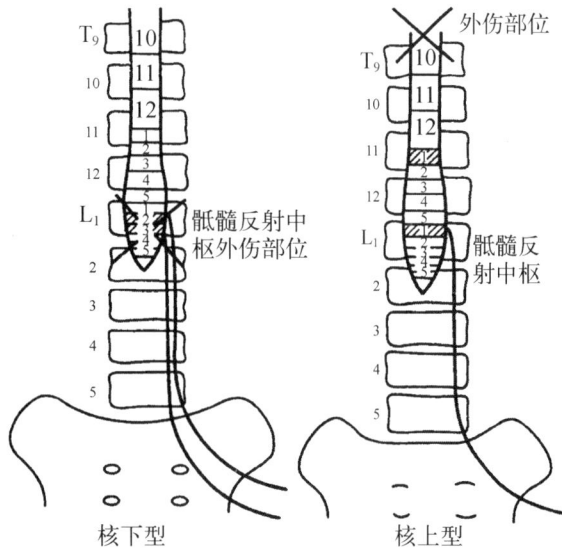

图10-20　脊髓损伤部位与骶髓反射中枢

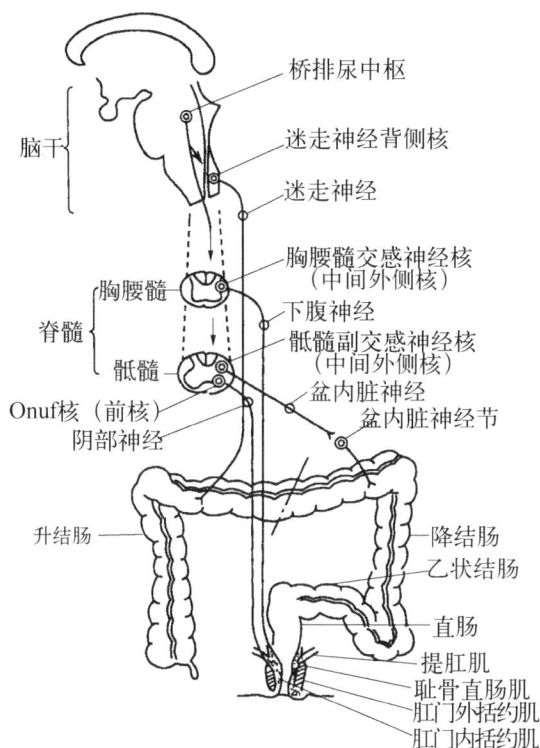

图 10 - 22　肠运动及排便的神经支配

标注文字：
桥排尿中枢
迷走神经背侧核
迷走神经
脑干
胸腰髓交感神经核（中间外侧核）
下腹神经
胸腰髓
脊髓
骶髓副交感神经核（中间外侧核）
骶髓
盆内脏神经
Onuf核（前核）
盆内脏神经节
阴部神经
升结肠
降结肠
乙状结肠
直肠
提肛肌
耻骨直肠肌
肛门外括约肌
肛门内括约肌

三、麻痹（瘫痪）的恢复

麻痹是否可以恢复？这是由脊髓的破坏属完全性或不完全性，即脊髓完全被破坏或部分被破坏所决定的。部分被破坏者其麻痹可能为暂时性，其功能就有恢复的可能性。

目前认为麻痹如果持续 24 h 以上则是脊髓的完全破坏，其恢复的可能性极小。但是，如果在24 h 以内有部分恢复，则其脊髓的破坏属不完全性，可能还会有少许恢复。

更具体一点说：① 受伤以后 2 年内有时会有少许的变化。② 可通过运动、感觉麻痹等临床表现判断脊髓被破坏的范围。③ 可以认为脊髓破坏得越严重，恢复的机会越少。④ 麻痹越是"完全性"的，恢复的可能性越小。⑤ 麻痹持续的时间越长，恢复的可能性越小。⑥ 麻痹恢复的速度越慢，完全恢复的可能性越小。⑦ 脊髓损伤的变化，大致在受伤后最初的 3 个月即会结束，日本在法律上，（残疾人福利法）认定残疾时，要在麻痹瘫痪后 6 个月或更长的时期，方可写出诊断书。

四、手术是否可以消除麻痹（瘫痪）

遗憾的是手术不能使麻痹得到恢复。手术的

目的是：① 因骨折或脱位而错位时，使之复位，从而使脊髓的位置、血液循环得到改善。② 除掉骨碎片、血肿、水肿等对脊髓的压迫。③ 稳定脊柱，使之能尽早接受康复治疗。总之，手术是为了复位、减压和稳定脊柱。

麻痹有时在最初为"绵软"的迟缓瘫，逐渐变为僵硬的痉挛瘫。另外，也可能会不知何故地屈膝或伸膝或颤抖，这是一种反射（自动的、不随意的），并不是麻痹在恢复。

在恢复过程中，也曾一度为轻度瘫痪，而后其痉挛增强，残留各种程度的运动困难、笨拙，称此为不全瘫状态。

根据残存的功能水平，大致可以预测其康复治疗的最高目标（最后目标）。C_6 损伤其日常生活需要别人帮助。C_7 则可乘轮椅不需人帮助，但也有人需要帮助。实际生活中能走路的是 L_4 水平。

任何人心中都会期望恢复，我们很难令患者不期待麻痹的完全恢复。但不管是否能恢复，能尽早以残疾人的身份回归社会，比持续住院更为重要。

五、脊髓损伤截瘫步行恢复的预测

脊髓损伤、脊髓炎、脊髓肿瘤手术等原因所致的截瘫，可利用此法预测其步行能力的恢复，周围性及中枢性亦可采用。但中枢性痉挛性较强时，协同运动（内收肌）、关节变形、挛缩（垂足、内翻足）等妨碍因素增多，对此应考虑在内。

1. 根据主要步行参与肌徒手肌力试验（MMT）的方法（图 10 - 23）　截瘫（周围性或中枢性）步行预后的判断上，最确实的方法是：了解步行时必要的躯干、下肢肌肉尚有多少功能而由此类推判断步行的预后。最简单的方法是检查上抬骨盆的腰方肌，如果肌功能在优（good）以上，则总是可以步行的。

2. 根据腹壁表面反射的方法　此法比以上的徒手肌力试验（MMT）法更为简便（图 10 - 24）。将腹壁表面反射分为上、中、下三部分核查而类推。但此反射对于正常人的老年、肥胖、多产妇亦难出现，因此不能使用。上述方法系服部氏在日本九州劳灾医院通过 50 例新鲜截瘫患者的肌力和神经检查以及运动疗法，追踪到症状固定期，并和最终步态类型对照所得出的结果。其中扶拐步行，尤其是佩戴下肢长支具步行的前提条件是上肢肌力正常，年龄小和步行阻碍因素少。

正常与优

良（别法）

仰卧位（或俯卧位），令腰椎部适当
伸展。患者两手把持台两侧，固定胸廓
（躯干上部）。（如臂、肩肌无力时由肋手
固定胸廓）令患者将一侧骨盆向胸廓方
向提升。此时要握住踝关节，将下肢向
下牵引，观察是束能克服此阻力而将下
肢上缩并将骨盆提升

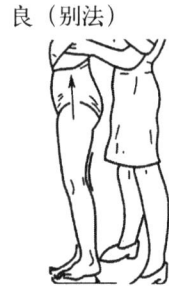

良与可

劣与零

腰方肌
背面

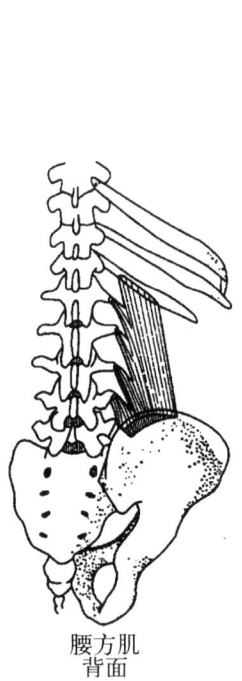

立位姿势上，一侧骨盆
可被提升到该侧足完全离
开地面的程度（腰方肌的反
作用）

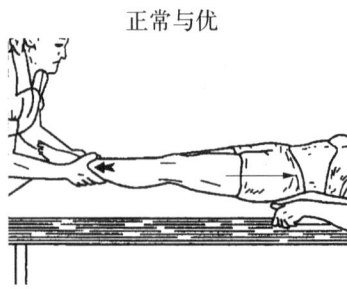

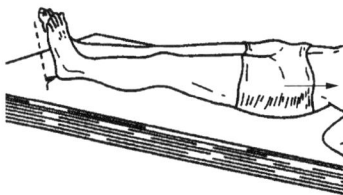

仰卧位，两下肢伸直，腰椎适当伸
展，患者两手把持台两侧（图未示出）固
定胸廓。检查患者能否将骨盆向胸廓方
向提升。能克服轻度阻力而完成者为
良。能完成全运动范围者为可

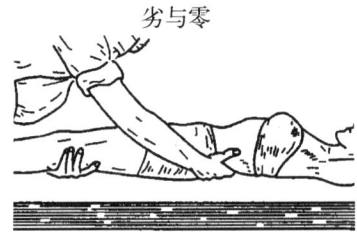

患者欲将骨盆向上方提升时，触诊
骶棘肌外侧缘腰部深层，观察腰方肌有
无收缩

图 10-23　腰方肌及其提升骨盆的检查方法

	被检查主要肌群					将来的步行恢复程度	腹壁反射
	躯干屈肌	躯干伸肌	骨盆提肌	屈髋肌	伸髋肌 伸膝肌		
A组	N G F P T					极轻病例可恢复到不用支具，用单拐或双拐步行。极重病例也可恢复到配戴下肢长支具并扶拐2点步行。多数中间型可恢复到佩戴下肢短支具扶拐步行。	
B组	G F P T						
C组	F P T					多数不能步行。即使用下肢长支具，骨盆带和拐杖也勉强到"双肢同时或交替拖地的步行"。由椅坐位站立也需要扶助，恢复不到能步行的程度。只能是轮椅生活的结局。	

图 10-24　截瘫步行恢复预测试验

六、脊髓损伤者怎样面对现实

1. 拒绝、愤怒　脊髓损伤通常是因脊髓受到外伤而引起,多因交通事故、体育外伤、意外伤害等所致。几乎所有的病例都是在刚刚还是个完全健康而活泼的人产生,一瞬间就改变了其人生的路程。正如同其他面临危机者要分别采取各自的对策一样,脊髓损伤者也要采取自己的对策。

对待脊髓损伤,通常,患者初期的反应是不能接受损伤的严重性,大多数的患者及家属最初都确信"我们将能走出这所医院!",这种反应可以说是颇为正常的。

不接受残疾(障碍)的严重性,这是人类固有的心理,即回避讨厌不利的现实。同时,外界对他(她)的期待也会有相当程度的影响,更可以说,希望会给人带来积极的动力,对事态的改善能抱有希望也是非常必要的。但是,医师等专业人员对刚刚受伤的患者及家属,简要说明患者运动-感觉恢复的可能性及障碍将不会治愈的情况,对患者也是非常有意义的。

常见于脊髓损伤患者的另一反应是愤怒,尤其该损伤是由于自身的失误或不注意而引起时,其愤怒有时是指向自己的,有时愤怒是指向加害者身上,但多数是由不可抗拒的外力所致,因而没有可谴责的对象,这一现实本身即构成"欲求不满",心理失衡而愤怒,其结果是将愤怒转向医院工作人员或社会,甚至对幸免于永久性损伤的曾在同一环境的人们。

愤怒可以说是丧失抑制能力或不能顺利处理不安、恐怖时人类常用的自然发泄。脊髓损伤者其他常见反应是抑郁状态,不安以及其他许多感情上的变化。

患者的反应方式可有数种"典型"反应模式,但多数是与其过去的反应方式相同的。

多数康复专家认为愤怒或其他感情均是患者在其人生中对于完全未能预料到的不幸的变化时产生的"自然的"反应。因此,几乎收治脊髓损伤的医院或康复中心都应配备心理治疗师,社会工作者或其他专家,对患者家属提供咨询以及如何克服、对待其障碍的心理指导。

2. 要求了解事实真相　对于多数患者来说,适应脊髓损伤的第一阶段是要很好了解损伤的范围及伴随的病症。不仅要从医师那里听到功能恢复的可能程度,也要了解现实的真实情况,这对于患者自己对伤残所带来的困难,如何进行克服是很有必要的。

医师对于患者、家属来说,是个"带来不幸消息"的人,当患者对自己的病情、预后提出疑问、质问时,医师是否应坦率告知真相,或何时告知这一伦理问题,在医务工作者之间也尚未得出结论。许多医师如同对待一些难治或不治之症等患者一样,对待脊髓损伤这样外伤性致残的患者,当受到患者直接质疑之前,认为详细说明其悲观的处境,会徒然使患者及家属增加痛苦而多不愿说出真实情况。

但患者有尽可能了解自己处境的权利,获得足够知识方能对自己的人生做出理性判断。关于这个问题的有关伦理上的争论尚在继续。无论其结论如何,患者应该要求医师向他(她)说明其有关现在状况的信息和预后,并要求医师对其质问给予直率的回答。

将要提出哪些质问? 多数患者最初的质问是损伤的水平问题;其次则是完全性损伤或不完全性损伤? 完全性损伤时,刺激不能传达至受损伤的脊髓以下领域,反之亦同样,即损伤水平以下的感觉和功能丧失。不完全损伤时,则刺激有时可通过。不完全损伤,损伤水平以下的某些功能可以恢复,但很难预测出恢复的程度,但无论如何,了解损伤的范围,对于现在能力的再评价及了解残存能力的限度都是必要的。

3. 脊髓损伤者要不断地强化自己　脊髓损伤者是被强制送入医院和康复中心这一生疏的环境,伤者仍困惑于这一突发的惨事之中,其后果又要受到种种客观因素的制约,因此需要多方面的支援,医务人员、家属、友人的支持,支援当然是重要因素,但更为重要的还是自己如何有效地对待身体和生活状态产生的不可回避的变化,这要由患者本人的决心和愿望来决定。

在住院及康复治疗期间,患者及家属很容易得到医院工作人员的康复治疗和帮助。然而,对许多脊髓损伤患者来说,回归家庭后的时期是尤其容易受到"伤害"的时期。因为家庭是他过去非常熟悉的环境,而现在竟变成了要由别人帮助,或乘轮椅或用拐杖方能在家中活动,承认这种现实是很难过的,在家中就没有了像医院那种很有规律的按时间进行训练等的时间表,在医院时有熟练的工作人员或同室病友及其家属的帮助。因而,一旦回到家中后,患者及其家属可能痛感到孤立无援的处境。同时又感到回归受伤前的工作岗位及生活状态的困难,因此,这时也有人会感到甚至比受伤后数日数周时的精神休克的痛苦更大。

如果事前能预想到将面对的困难及相应的对策,则此过渡期可能较容易渡过。康复中心在此种情况下,在此时期也应主动上门提供援助。脊髓损伤之后,患者可能感到非常消沉,担心损伤后出现的生活上的各种问题,实际上你会得到远远超过你所想像的恢复,要了解身体结构,要有信心和决心,通过康复治疗会获得尽可能多的功能,要克服、超越似乎是不可超越的障碍,要强化自己,参加广范围的活动,你将会重新感到人生是美好的。

第四节　脊髓损伤的检查及诊断

一、问诊、视诊、触诊

常会合并有头部、腹、胸部外伤,因而无法直接向患者问诊。此时要向护送者问诊。① 职业、年龄。② 详细询问受伤时的情况。③ 主诉:疼痛部位及程度,四肢的感觉及有无主动运动。④ 呼吸状态:令深呼吸,观察有无胸部运动及膈运动,有无呼吸困难及发绀。⑤ 有无挫伤及部位(面、头、四肢、躯干):头部、面部有挫伤时考虑颈髓损伤。⑥ 畸形:四肢,躯干。⑦ 体温测定:上位颈髓损伤时,往往有超高热(40 ℃以上)。⑧ 排尿、排便:有无尿意及自己排尿。有无尿、便失禁。不能自己排尿时,下腹有无膨满(膀胱充盈)。⑨ 有无腹部膨满。⑩ 男性时,有无阴茎勃起。⑪ 骶骨部,下肢等处有无发红(压疮的早期)。

二、诊断

要早期对脊髓损伤的水平、脊椎骨损伤状态、麻痹程度进行诊断,因而要进行 X 线拍片等检查。但要充分注意检查中的全身状态及躯干的固定。

(一)单纯 X 线片(平片)

为诊断有否骨损伤,必须进行此种检查。① 进行正、侧位拍片。为正确诊断有否脱位,要进行两侧斜位的拍片。有时也需断层拍片。仰卧位时,因肩部的影响而不能拍到下位颈椎。因此要将两上肢向下方牵引或将一侧上肢上举(游泳肢体体位)后进行拍片(图10-25)。② 拍片进行体位变动时,要特别注意确保颈椎稳定,绝对不可屈曲、扭转颈部及躯干(损伤部)。③ 可疑有颈髓损伤时要立即进行颅骨牵引,据此则可保持局部的固定而易于进行体位的变动。④ 在平片上脱位几乎均为前方脱位,这是由于屈曲力作用于躯干而引起的。脱位如合并骨折呈骨折脱位,几乎均为此一类型。骨折有

楔形骨折(椎体前方或侧方被压缩呈楔形),爆裂骨折(椎体整体被压碎的状态,即中柱损伤致椎管内占位)。

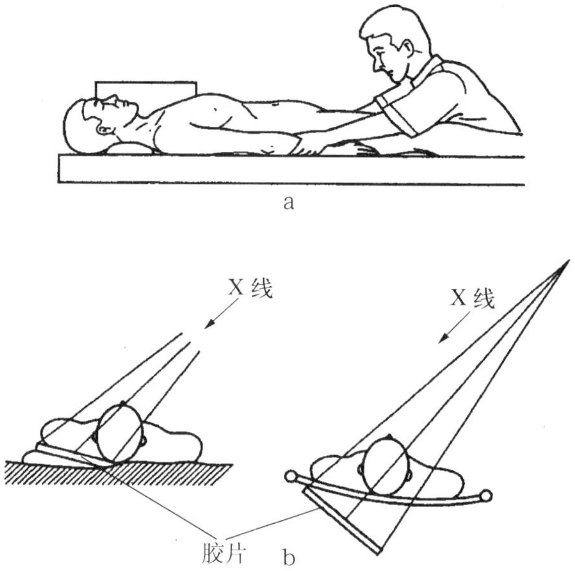

a. 下位颈椎(第6、7颈椎)摄影时要牵引两上肢
b. 仰卧位的斜侧面摄影

图10-25　下位颈椎的 X 线拍片

(二)CT

可诊断平片上不能诊断的微细骨折。① 观察断面上骨折脱位状况及椎管狭窄情况。② 向摄影台移动患者时,要确保固定。因此至少需 4 名人员。损伤部位要由医生保持。

(三)MRI

系在静磁场内的图像诊断法。① 与 X 线检查或 CT 检查不同,无放射线的曝光,为无损伤性检查。② 可简单、容易地获得脊椎及脊髓的形态信息。③ 不需要体位变换。

(四)脊髓造影

脊髓损伤时,通常要进行脊髓造影检查。① 为

观察椎管狭窄及脊髓被压迫的状态而进行此次检查。② 造影剂现多使用碘水溶剂,如甲泛葡胺、碘海醇等,要进行脊髓造影准备及过敏试验检查。③ 造影剂的注入,要在腰椎穿刺,后头下穿刺,或第1、2颈椎间侧方穿刺下进行。胸腰髓损伤时进行腰椎穿刺;颈髓损伤时要在仰卧位牵引下即可进行第1、2颈椎间侧方穿刺。④ 设定体位时要保持损伤部位的固定。

（五）神经学检查

脊髓损伤要在刚损伤后早期诊断属完全损伤或不全损伤,是十分重要的。此后也要多次进行神经学检查,诊断麻痹的变化,并给予适当处理。

1. 感觉麻痹的程度 ① 观察感觉障碍(通常检查痛觉及触觉)的平面,观察左右有无差异,是否左右为同一平面的横断性损伤。根据感觉障碍的平面而诊断损伤的部位(图 10-26)。② 观察感觉障碍的程度,属感觉消失、迟钝或感觉分离? 尤其要检查肛门周围有无感觉(第五骶神经)。肛门周围有感觉为不全损伤,则有恢复的可能。③ 有无尿意? 便意? 有则为不全瘫。④ 将手指插入肛门,如有感觉则属不全瘫。

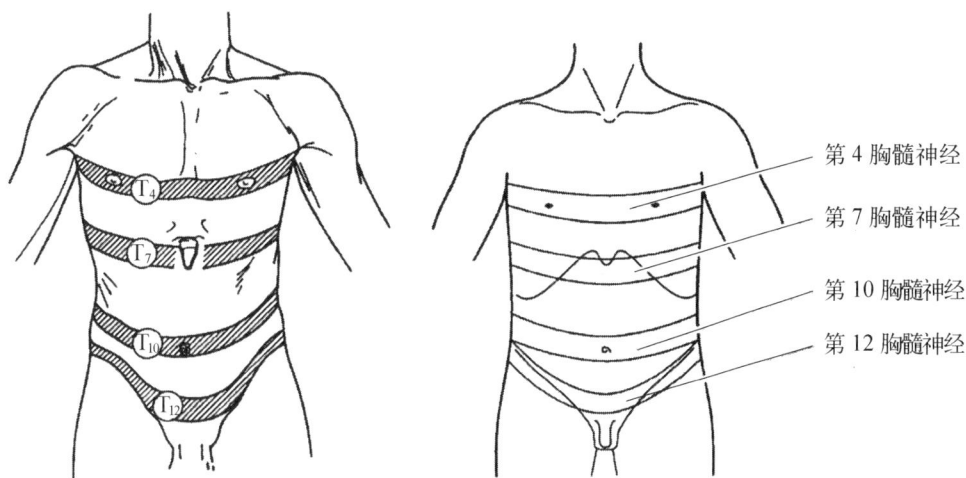

第4胸髓神经
第7胸髓神经
第10胸髓神经
第12胸髓神经

图 10-26 躯干感觉的标志

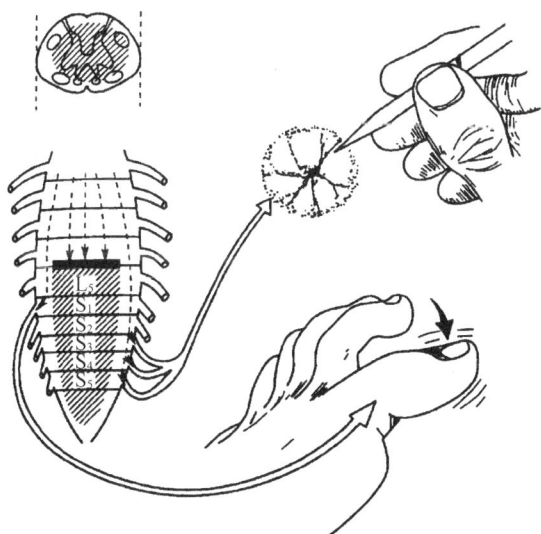

骶髓的不完全损伤亦可引起不同程度的膀胱直肠功能障碍。只要踇趾能屈曲,肛门周围感觉正常,且肛门括约肌有随意收缩,则表示支配膀胱直肠的全部骶神经可能残存,其膀胱直肠功能可以恢复

图 10-27 骶部逃逸的肛门检查

2. 运动麻痹的程度 ① 腱反射的有无及减弱:刚受伤后很少有腱反射亢进(痉挛性瘫)。② 有无主动运动:尤其要观察肛门括约肌有无随意运动,有则为不全瘫。③ 刺激肛门周围皮肤,如出现肛门括约肌不随意收缩的肛门反射或轻拭龟头而会阴部球海绵体肌收缩而出现球海绵体反射,则提示骶髓与中枢已断而被孤立,属完全瘫而不能恢复(图10-27)。④ 根据肌肉的主动运动,由其神经支配而诊断脊髓损伤平面。主动运动程度可根据肌力检查试验评定。

3. 在急诊室期间,要抓紧时间完成系列检查 ① 生命体征的检查:脉搏、血压、呼吸、体温或直肠温。② 神经学检查:意识状态、脑、脊髓功能评价。③ 放射学检查:X射线检查有无骨骼损伤及重要脏器损伤。④ 其他检查:根据损伤部位,有时要进行其他检查。

第五节　小儿脊髓损伤

小儿脊髓疾患引起两下肢瘫者,最多为外伤性脊髓损伤,其次为脊椎裂、脊髓肿瘤,前两者占50%以上。10~19岁年龄段的脊髓损伤与成人大致相同,但10岁以下则有很大差异,即X线上多无骨损伤并为完全瘫,且多为上位胸椎损伤。过去,由于X线上无骨损伤,且小儿感觉障碍等很难发现正确所见,因而对脊髓损伤的诊断上曾感十分困难。近年来由于MRI的应用,脊髓损伤的诊断已有显著进步,对非骨损伤性脊髓损伤也发挥了巨大作用。

一、小儿脊髓损伤的特征

小儿因系软骨性脊柱及韧带组织具有弹性,X线片上半数以上为无骨折脱位型脊髓损伤。小儿外伤时纵有脱位,多自然复位,X线片上可无改变,所以伴有头部外伤意识障碍时,要注意观察并作神经学检查。脊柱损伤多在颈椎及上部胸椎。10岁以下小儿,上部颈髓损伤时,多易出现严重的四肢瘫,此年龄段很难见到椎间盘突出。病理组织检查时,病变多局限于脊椎成长部的软骨板。此变化的X线所见为正常时呈凸状的椎体变成平坦状,大多数情况下这是惟一所见。小儿脊髓损伤具有以下特征:① 受伤原因多为车祸或强大外力致伤;② 多合并头部外伤,伴意识障碍;③ 多为全瘫;④ X线上无明显骨损伤;⑤ 损伤水平多在下位颈髓到上位胸髓。

二、发生率

小儿最常见的脊椎损伤为上颈椎部的寰枢椎旋转位固定、寰枢椎脱位及不全脱位,但此时合并脊髓损伤的情况较少,而合并Down综合征,齿状突形成异常等先天性疾患的情况较多,且多无明显外伤史。

小儿与成人相比,颈髓损伤较为少见,小儿颈髓损伤占脊髓损伤中的2.4%~6.9%。明显外伤所致的颈髓损伤,10岁以下更为少见,据澳大利亚Burke报道700例中为13例(1.8%),英国Melzak报道14岁以下4 470例中为24例(0.6%),美国Cheshir等13岁以下328例中为4例(1.2%)。日本脊髓损伤预防委员会新宫的统计中,7 471例脊髓损伤中10岁以下者27例(0.39%),日本脊髓损伤中心急性脊髓损伤872例中10岁以下者仅1例(0.1)。Kewalramani等包括死亡例在内,10岁以下脊髓损伤619例中为22例,占3.6%,但Aufdermaur对外伤死亡的尸解中发现脊髓损伤的100例中8例(8%)为10岁以下小儿,即小儿病例可能受伤时的外力较大,多为头部受到严重打击,因而有相当多的死亡。

三、致伤原因

引起脊髓损伤的外伤中,交通事故占50%,尤以被汽车撞倒而受伤者为多。Burke报道2例儿童在自家庭院被其父亲将车开进车库时压伤而引起脊髓损伤,儿童当然不了解交通规则,要对他们施行监护等措施。其次为运动伤,占35%,多因跳入浅游泳池,其他为体操比赛、橄榄球、摔跤等。此外,尚有高处坠落、出生时外伤、幼儿虐待等。美国、澳大利亚病例亦有枪伤所致者。

没有骨损伤而出现全瘫的原因是什么? 为什么又集中于颈胸椎移行部? Leventhal为阐明出生时瘫痪发生的机制,对新生儿脊椎、脊髓进行了头尾方向的拉伸实验称:脊椎延长5.08 cm,并无损伤,而脊髓延长1.27 cm即出现损伤,由此证明脊椎的弹性大于脊髓。Burke在澳大利亚墨尔本治疗的病例均为保守治疗,对韧带有否损伤并不清楚。后来到美国加州Rancho Los Amigos医院进一步研究的结论是:术中未见到韧带损伤,尸解脊髓有相当长范围的萎缩,无压迫,因而视为屈曲和旋转的外力虽作用于脊椎,但因其弹性较大而未引起损伤,而脊髓却因屈曲及扭曲而损伤。另外,Burke还认为如Ahman等所述,小儿的脊髓血运尚在发育阶段,易出现血行障碍,所以无骨损伤而有脊髓受损,该氏还认为损伤部位多见于上部胸髓是因为该部处于被臂丛固定的颈髓膨大部与被马尾神经固定的腰膨大部的中间部位有关。Ayfdermauer报道,伤后2 d内死亡尸解病例见有软骨板损伤、前纵韧带断裂、后纵韧带、黄韧带、棘间韧带损伤。因而,出生时胎儿被牵引方向多近于纯粹头尾方向的延伸,可根据上述的机制而引起脊髓损伤。

为什么不出现脱位？或脱位后因肌肉的作用而又自然复位？成人的前方脱位而自然复位者虽可偶见，但均为 $C_4 \sim C_5$、C_6，而颈胸椎移行部者则极少，并且也难设想小儿的脱位均能自然复位。还有一个受伤机制为 Taylor 提出的过伸展损伤说，此损伤机制对高龄者的非骨损伤颈髓颇为重要。但小儿并无颈椎病等病变，仅过伸即能引起脊髓损伤而且是完全损伤也是难以想象的。如果是能引起脱位的程度，棘突应该是有骨折的，但是并未见此等

所见。Ueta 及 Shiba 等认为较强大外力作用于头部是毫无问题的，但颜面无创伤可知主要为对头部的屈曲力，小儿头部较大而颈部肌肉不够发达，因此强大屈曲外力集中作用于细的颈部与躯干连接部的颈胸椎移行部，引起后纵韧带断裂，下颌与胸部接触，并以此为支点，屈曲力更进一步作用时，则棘突间开大，伸张力作用于脊髓局部而引起损伤，但不引起前方脱位，外力作用后颈椎后屈而恢复原来状态（图 10-28），所以 X 线上见不到骨损伤。

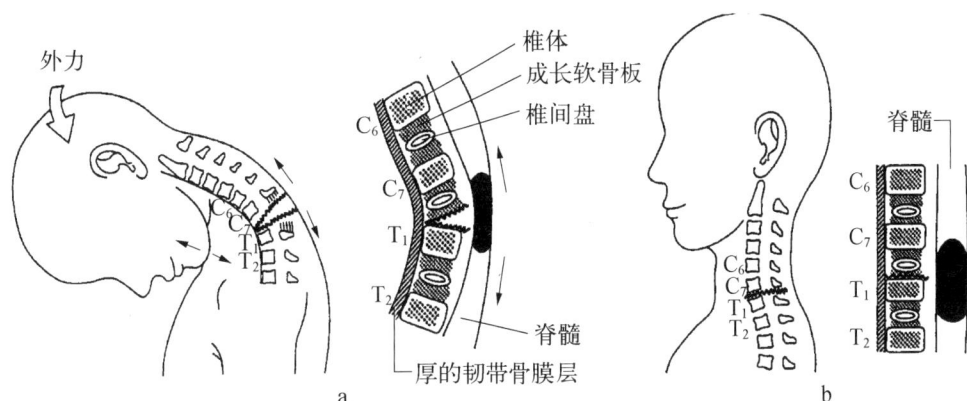

a. 受伤时：头部受强大外力致颈椎前屈，下颚与胸壁相撞，屈曲外力以此为支点集中于下位颈椎至上位胸椎，使后方韧带断裂，椎体与成长软骨板连接处断裂，椎体前方因有厚的韧带与骨膜而不发生脱位，但同部位的脊髓局部因过度牵拉而损伤；

b. 复位后：外力除去后，仰卧中间位即可复位，X 线片上无明显骨损伤，此种状态数日后小儿断裂部即可愈合并稳定

图 10-28 小儿脊髓损伤发生机制模式图

四、诊断

(一) 神经学检查

神经学方面的检查是必须的，但让患儿的合作较为困难。在其急性期合并意识障碍时则更加困难。客观观察（手动脚不动，对痛觉有无皱眉反应）及进行反射的检查。应注意损伤平面的判定，上胸髓损伤多，上肢正常而双下肢瘫，注意勿与成人胸腰椎部损伤混同。有无腹壁反射、腹肌活动是很重要的一点。损伤部位的确定诊断必须检查 MRI。车祸及大外力伤后意识障碍的小儿常合并脊髓损伤，必须高度重视。

小儿有时在外伤后当时并无瘫痪，但经过 2～4 h 以后方出现下肢瘫者，其损伤部位多在下胸椎至上部腰椎，其原因可能是因为该部的血液供应依赖于由一侧流入的粗 Adamkiewicz 动脉，此动脉闭塞则可导致脊髓梗死，此种脊髓梗死占小儿脊髓损伤的 8% 以上，尤其在无骨折、脱位的脊髓损伤中，占

近半数。

小儿脊髓损伤时的症状与成人无大不同，但新生儿、乳幼儿的脊髓完全损伤时也可出现成人时的各种反射消失，完全瘫也可因疼痛或刺激而出现下肢缩回的动作，因而有时将其认为不完全损伤，对此要予以注意。

小儿脊髓损伤，多同时有头部外伤，有意识障碍时则可漏掉脊髓损伤，要仔细听取受伤的情况，了解有无外力作用，有无脊柱过伸、过屈，外力是否为旋转性等。神经放射线学检查多无改变，所以一定要作详细的正确的神经学检查。上部颈椎的不全脱位可致斜颈，出现颈部异常姿势、运动受限时，要进行颈椎 X 线拍片。

(二) 影像学检查

1. X 线检查　诊断时除通常的 X 线拍片外，还要进行正、侧位断层摄影，可疑时还要进行 CT、MRI 检查。

如上所述，虽为全瘫，但 X 线上无明显骨损伤

为其特征,与长管骨相同,脊柱中成长软骨多,是骨折还是骨性未愈合,有时正确判断困难,尤其高位颈椎部、寰椎、齿突的骨化核在 3～5 岁还是软骨性结合,在 10～13 岁是与成人同样。椎体形态在小儿其边缘发钝呈楔状,诊断楔形压缩骨折时要注意。前屈位下椎体阶段状变形及角状后弯在颈椎活动范围大的小儿中常见,尤其 C_2～C_3 及 C_3～C_4 为多。这些是由于小儿韧带迟缓,椎体呈楔状,椎间关节水平所致,现已明确为正常变异。但如遇上交通事故,小儿虽无瘫痪但诉有项部疼痛时,要慎重进行运动超限与半脱位的鉴别,很有必要观察一段时间。颈椎椎体前方软组织阴影,特别是咽腔、后气管腔的扩大为重要所见。

小儿脊髓损伤的一大特征为 X 线上无骨损伤,Melzak 报告 22 例中为 16 例,占 55%,Burke 等 37 例中为 33 例,占 86% 为无骨损伤或损伤轻微。虽无骨损伤但全瘫却很多,Burke 报告 24 例中 22 例,为 92%;Cheshire 报道 4 例中 3 例,75% 为全瘫,日本脊髓损伤中心 5 例均为全瘫。

来院时虽已复位,仍应进行前屈、后伸位功能拍片,由此可明确骨折、脱位。功能拍片虽是必要的,但要慎重。除骨组织之外,颈椎侧位片上椎体前方软组织阴影扩大,也要注意观察。纵然如此仔细拍片,仍有不少小儿的脊椎受伤部位难以诊断。在脊椎 X 线片所见与神经学检查有矛盾时,应考虑到硬膜外或脊髓髓内血肿,要进行脊髓造影,通过造影可能发现脊髓损伤部位,脊髓内血肿,蛛网膜下或硬膜裂伤以及神经根撕脱(avulsion)等。

2. 脊髓造影　在无 MRI 时代,脊髓造影梗阻之处可判定为损伤的部位,但尚不能判断系由脊髓肿胀或压迫所致,待急性期过后,肿胀消退则梗阻亦消失,即失去了造影的意义。

3. MRI　关于损伤部位的判定,单纯依靠 X 线片及神经学所见多有困难,应用 MRI 则极为容易。小儿脊髓损伤 MRI 上的改变与成人相同,损伤部脊髓内呈低信号即表现为脊髓软化、脊髓萎缩,值得注意的是其部位均集中在 C_7、T_1、T_2 的颈胸椎移行部位,在这一部位的损伤,上肢功能多被保存,因而下肢瘫易被认为是胸髓或腰骶髓损伤,即误诊为胸椎下部至腰椎部位的损伤。另外,成人的颈胸移行部位及上位胸椎损伤极少,通常多为胸腰椎移行部位的损伤,因此更易引起误诊。对小儿的下肢瘫,应注意颈胸椎移行部,不可忘记对该部进行 MRI 检查。

急性期脊髓损伤 T_2WI 上因周围部位水分增加而出现高强度,T_2WI 上高信号(high intensity)部分即为责任病灶,神经症状即由该部产生。MRI 图像是根据脊髓信号变化而成像,成人脊髓损伤中从急性期 T_2WI 脊髓高信号开始,慢性期中脊髓软化部清晰地表现为 T_1WI 低信号,小儿脊髓损伤亦同样 T_1WI 上低信号或明显的脊髓萎缩即为脊髓损伤部位。成人呈绳样萎缩像者很少,但这种所见则是小儿的特征。脊髓不全损伤尚能步行者则其萎缩程度轻。

(三) 鉴别诊断

小儿颈椎椎间关节较为松弛,尤其 C_2～C_3 间、C_3～C_4 间、C_4～C_5 间前屈时可向前移动,有时可误为半脱位。C_2～C_3 间、C_3～C_4 间出现了 3 mm 的前方半脱位并不罕见,称此为假性半脱位,它是 6 岁以下儿童常见的状态。小儿寰椎横韧带亦松弛,寰椎齿突间距离扩大,很像寰椎半脱位。正常小儿前屈时寰椎齿突间距离不超过 4 mm,有时其距离达 3.5～4.0 mm 仍无症状,但多数情况下超过3.0 mm 时应考虑为异常。除寰枢椎半脱位外,有时也继发于咽喉炎,有时 Down 综合征因其韧带松弛也可出现寰枢椎不稳定,罕见的尚有先天性齿突愈合不全易误诊为齿突的外伤性骨折。

寰枢椎半脱位儿童的严重病例可出现呼吸麻痹、四肢瘫及偏瘫。轻病例虽有骨折脱位但瘫痪为一过性,之后出现颈部运动受限,虽有斜颈而神经学检查可无任何发现,可疑时作 X 线断层及 CT 等检查。

第六节　高龄者脊髓损伤

一、高龄者脊髓损伤的问题

通常 65 岁以上的高龄患者有以下的医学特征。① 以成人病(即生活习惯病)为中心的慢性疾患多。② 多脏器障碍多。③ 症状不典型。④ 个体差别大。⑤ 存在有潜在的脏器功能不全。⑥ 易出现药物的副作用。⑦ 因机体抵抗力低下、恢复慢。⑧ 易遗留各种障碍。

此外还有其症状因社会的因素、环境的变化而易变动，需要长期协助者多，终末期医疗的机会多。据统计70岁以上老人的26%，在死亡前经过1年以上的卧床状态。高龄脊髓损伤者则较上述有更多、更严重的特征。并且越是高龄脊髓损伤，其倾向越大。即脊髓损伤者因身体的瘫痪，其自觉他觉症状易呈非典型，因而发现及治疗均被延迟。且恢复要更费时间，在经过中易合并压疮、肺炎、肾功能衰竭。所以高龄脊髓损伤患者，尤其高位损伤者的疾患易重症化，复杂化。

（一）循环器疾患

颈髓及高位胸髓损伤者几乎不出现原发性高血压病。如此水平的完全损伤者出现高血压，则应首先考虑为自律神经反射亢进引起的一过性血压升高。低位脊髓损伤者的原发性高血压罹患率与健康人同样。但应该考虑周到伴有肾功能障碍的继发性高血压较正常人多。

高位损伤病例，易因姿势变换、饭后，其血压变动大，因而血压的一日内变动较大。尤其是高龄者姿势变换时如出现低血压，则不仅意识消失，更有一过性脑缺血发作（TIA）、脑梗死等脑血管障碍的危险。如常出现低血压时，姿势变换要缓慢进行，如降压严重时则要给升压药。自律神经反射亢进引起的严重高血压，可引起脑出血、蛛网膜下隙出血。此时需要降压药，但轻易、随便给予降压药，也可能加重原有的低血压。

心绞痛、心肌梗死等缺血性疾患时，因脊髓损伤高龄者的活动能力低下及疼痛阈值的变化，使其症状不典型化。即虽有缺血性心疾患的发病，但可能为无痛性而以气短、气喘为主征。脊髓损伤者难进行运动负荷试验，因而冠心病的诊断受到一定限度。只有依赖潘生丁（dipyridamol）、多巴胺（dopamine）等的药物负荷、冠状动脉造影。但冠状动脉造影时，高龄者的并发症较多，要注意。

（二）肾脏疾患

脊髓损伤者肾脏疾患有慢性肾盂肾炎、膀胱、输尿管逆流及增龄引起的肾功能低下。潜在性肾功能低下易于并发其他疾病时或治疗时加重而易陷入肾功能不全，要注意。要早期发现肾功能的低下时，因肌肉量较健康者少，仅根据血清肌酐值是不够的。内因性肌酐、肌酐廓清法虽广泛应用，但因留尿的麻烦及康复性不佳，最好采用核医学检查等正确的肾功能评价法。最近开发的$^{99m}T_C$—MAG3可测得有效肾血浆流量（ERPF）且可得到优质图像，对尿路疾患的诊断颇有价值。

（三）呼吸系统疾患

胸髓损伤以上的高位脊髓损伤者，其呼吸肌不能充分发挥作用。呼吸检查时可见用力呼气量，$FEV_{1.0}$%（第1秒最大呼气量的百分率），VC（肺活量）的低下及残气量的显著增加。此外再有增龄的影响时，则胸壁的顺应性（complinnce）及肺弹性收缩力的低下而肺的防御能力更加低下，此种情况下易患肺炎且难以治疗，此外，高龄颈髓损伤者可因误咽而引起急性呼吸不全，要注意。

其他问题有因高龄脊髓损伤者血清总蛋白及白蛋白减少而压疮很难治愈。压疮不仅限制了活动，使体力低下，更可成为败血症等重症感染的原因。

高龄脊髓损伤者，上述问题是连锁式加重，造成恶性循环，使疾病复杂化。因而要早期确诊并进行治疗。

二、高龄者的脊柱、脊髓损伤与脊髓损伤者的老龄化

高龄者可因其增龄性脊椎病变或脊椎骨质疏松等而使脊髓易受损伤，在此基础上更有胸、腹部疾患，包括神经障碍在内的多种多样并发症的治疗以及出现因回归社会的困难等等，总之高龄者的治疗上有更多的问题。

对脊髓损伤的治疗与青、壮年大体一样，但有些需要特殊注意之处，特别是高龄者脊柱、脊髓损伤的急性期管理。

（一）全身管理

1. 输液　越是上位脊髓损伤越容易出现低血压及心动过缓，更因肠管麻痹而易呈高钠、低钾血症。首先要输液，根据失血量进行相应输血。要考虑到加重脊髓水肿及对心脏功能的影响，输液量要包括高张利尿剂，以2 000 ml以内，使之呈轻度脱水的程度为宜。

2. 呼吸管理　对鼓肠者需留置胃管及肛门插管，同时原则上需用面罩或口罩吸氧。定时测定血气，动脉血P_2O_2在60 mmHg以下或P_2CO_2达49 mmHg以上时，要进行气管内插管或气管切开，进行间断正压呼吸（IPPB）或持续性正压呼吸

（PPB）。此时要考虑到呼吸性碱中毒，要使氧气浓度适当。

3. 其他　高龄者要对伴有动脉硬化症的高血压、慢性呼吸器疾患或糖尿病等进行管理。前列腺肥大对尿路管理的影响也很大。

（二）脊髓损伤者的老龄化

近来，随进入高龄化社会的同时，因颈髓不全损伤很难回归社会的高龄者也在增加，同时与成年期受到损伤者也在进入老年人行列，这与国人平均寿命的延长有关，也与急救及有关医疗技术的进步有关。据日本国立康复中心 14 年间脊髓损伤为 21 例中，20 岁年龄组受伤而现在进入 60 岁以上者 39 例，72％为不完全损伤，其中 10 例伤后已经过 50 年。日本国立箱根疗养院住院和通院观察 50 年以上 70 岁以上高龄者中，由于健康管理做得好，其增龄与健康者相似，他们呼吸、循环系统疾病的情况与 70 岁以上正常人相同。

高龄化中最大的问题涉及到死因，由于尿路管理进步的同时，人工透析的普及，使死亡明显减少，由于诊断仪器及技术的普及，抗生素的发达，使消化系、呼吸系统的死亡亦降低，但应加强对脊髓损伤者的健康管理，以减少一般健康人的成人疾病（如肥胖、高血压、高血脂、糖尿病等）。美国 Samsa 等报道称：对 16～29 岁时受伤者进行调查的结果，有半数存活 45 年以上，即 1948 年以前受伤者现仍有半数存活而进入了高龄者阶段，这一数值提示，对脊髓损伤者进行完善的健康管理，即管理好健康状态就好，只要初期治疗能达到全面治疗及早期康复，并进行适当的健康管理，不少下位颈髓损伤者亦可获得与健康人同样的寿命。脊髓损伤者能与健康人为伍加入高龄化社会，这即是医学和社会的进步，也是社会高龄化而必然出现的现象。

（三）老年病人的其他全身性并发症

1. 术后精神失常　常在术后两天左右的清醒期之后出现精神错乱、谵妄、幻觉等。宜努力杜绝外界刺激、选用能缩短卧床时间的术式、扩大日常活动范围、请家人护理以及术前用详细的说明来增强患者的应激能力等。

2. 呼吸道并发症　老年人术后常并发肺不张、支气管炎、肺炎、血气胸等。为防止肺功能失调：① 胸椎手术尽可能自胸膜外进行。② 术中应多次扩张肺部。③ 关闭胸腔时应插入留置导管。④ 术后胸部 X 线照相证实肺扩张状态。⑤ 积极施行以深呼吸为主的肺功能康复法。⑥ 经常为患者变换体位。⑦ 肺活量在 40％以下、PO_2 在 65％以下时，术前应进行呼吸功能的物理疗法。

3. 深部静脉血栓　多在术后由静卧起床或步行等时发病，出现急剧的进行性呼吸困难、发绀等，甚至发生休克。手术应限制在最小范围内，并在短时间内完成，以避免对深部静脉的损伤，并防止淤血。术后应利用深呼吸促进静脉血还流、不使用下肢静脉导管、抬高患肢、穿弹性橡皮袜子、在床上做下肢自动运动或被动运动、尽可能早日下床活动。

第七节　无骨折脱位型颈髓损伤

无骨折脱位型颈髓损伤，即所谓的"无骨损伤的颈髓损伤"，按其字义即 X 线片上不能确定有骨折、脱位存在的一群外伤性颈椎损伤，当然其中包含着种种病理改变，但这一类损伤却与有骨损伤的颈髓损伤之间有着显著不同的许多特点，这在历史上很久以前就已被注意到了。

一、定义

由于这一损伤的定义不够明确，加之各报道者收治对象有所不同，评定方法亦不尽一致。由于对象不同，当然结果亦不会相同，评定方法不同，则其结果的比较亦变得毫无意义，因此有必要明确"无骨折脱位颈髓损伤"的定义。

首先无骨折脱位（即无骨损伤性）是指影像学上无明显骨的损伤（包括骨折、脱位、半脱位等），但不可将一侧椎间关节交锁及以颈胸椎移行部骨损伤漏诊。伤时前脱位自然复位的病例 X 线拍片已看不到骨有损伤，这种病例当然属于骨损伤的病例。此种前方脱位自然复位病例的诊断，可在中间位侧位像上稍有局部后凸，在 MRI 上可有后方韧带及椎间盘损伤的所见。但仅凭此亦容易漏诊或做出不切实际的判断。正确的诊断要以前屈位的 X 线侧位像最为可信，但做这种检查时须注意保护脊髓，即注意不引起再次脊髓损伤的情况下，以仰卧位,用枕头将颈部稍前屈进行动态摄影,来鉴别前方脱位的自然复位。

对椎体骨折楔形变程度极轻微而难以判断有无椎体骨折时,MRI可提供诊断椎体骨折最为有力的证据,椎体骨折时一定会出现椎体的信号变化(T_1WI低信号,T_2WI高信号),依此即可明确做出鉴别诊断。综上所述,诊断非骨损伤性颈髓损伤时不仅要有X线平片,有时还要有动态拍片或CT、MRI的检查。

其次,明确颈髓损伤的定义也是必要的,要有外力作用于颈椎的事实,并且要有受到外力之后即出现四肢瘫或上肢瘫等事实。如果外力的存在不明确,瘫痪不是伤后立即出现,而是经过一段时间,或为神经根性疼痛的病例均应除外。颈椎病、椎间盘突出、后纵韧带骨化等颈椎退行性变性引起的脊髓及神经根病变或加重均要与无骨损伤性颈髓损伤区分开。

对于是否为外伤所致的脊髓损伤,详细问诊,采取病史当然十分重要,但受伤后尽早全面检查亦非常重要。颜面、头部是否有外伤,正确的神经学检查所见对诊断十分重要。脊髓损伤与退行性病变引起的脊髓病变,在瘫痪恢复的预后上,当然有很大差异。如将两者混同,则结果将出现巨大差异。于伤后48~72 h,正确判定瘫痪是非常重要的,对瘫痪程度的评定,要由专科医师的正确神经学所见来客观判定。

二、颈髓损伤发生的机制

颈椎有骨伤而脊髓却免于损伤,反之骨损伤不明显,而却引起了脊髓损伤,以及骨损伤与脊髓损伤的程度未必平行,这是古来早有记载的。

1954年Schneider在其"急性中央颈髓损伤综合征"的报道中提及,最初进行解剖学观察无骨损伤的脊髓损伤研究者系Bennett(1854),该氏解剖了一例被其丈夫踢伤后头部而呈四肢瘫痪的女性,脊椎骨未发现异常,但观察到延髓直下的脊髓中央部有凝血块。在此例36年之后1895年Rotgen发现X线之前,无骨损伤的颈髓损伤已被注意到,并相继有许多报道称其与有骨损伤的颈髓损伤有许多不同之处,其发生的机制有如下学说。

(一)反冲(recoil)说

长期以来人们都相信了Bennet的"反冲(recoil)"说法,即由于颈椎的强制性屈曲产生前方脱位,压挫了脊髓,而由于拮抗肌的挛缩,又在一瞬间

即使脱位复原。

(二)椎间盘损伤说

Cramer & McGowen(1944)根据1个尸检例的所见,提出了所谓"反冲(recoil)"现象由解剖学方面推测是难以发生的,而脊髓损伤的原因乃是由于椎间盘急剧地向后方凸出的看法(图10-29)。

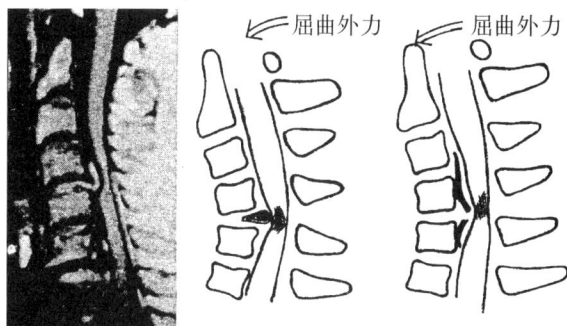

图10-29 颈椎间盘、后纵韧带骨化因屈曲外力所致的颈髓损伤

(三)脊髓牵引说

Barnes(1948)以向尸体硬膜腔内注入造影剂所做实验的结果,表明了至少若无单侧椎间关节的脱位时,不到发生脊髓绞窄,而一旦脱位时若不经手法操作(manipulation)也不能自然复位。他还根据受伤机制,将脊髓分为屈曲损伤和过伸展损伤。还强调了其中的过伸损伤容易发生在有颈椎病变化的基础上。即在有颈椎病性变化的高龄者,因胸椎后凸增强,颈椎被固定于代偿性前凸增强位,故在受到外伤时,由于变形性改变,使失去圆滑性活动的颈椎容易产生前纵韧带及椎间盘的断裂,若更加过伸牵引,则终于发生脊髓损伤。

(四)黄韧带向椎管内突出说

同时代的Taylor及Blackwood(1948)与以前所说因前纵韧带强韧,故脊髓损伤多由强制屈曲引起的说法相反,强调了过伸损伤对本病发生的重要性。他们认为本病的发生机制有:① 椎间盘急性脱出;② 过伸所致脊椎的后方脱位及自然复位。其后过伸性损伤在本病发生上的重要性受到广泛的重视。

Taylor以后(1951)由尸检例以及使用与Barnes同样的尸体实验,得出下述结论:原来提出的后方脱位和自然复位并非本病发生的主要原因,而以较为单纯的,伸展时黄韧带的前方凸出更为重要;如前方有骨刺等时则脊髓损伤的危险就更大,脊髓受到来自后方的压迫。因高龄者已有变性的

椎间盘突出、膨隆、骨棘等前方突出物,因而更易受到前方及后方的夹击而易受损伤。最近,发育性椎管狭窄的概念已受到认同,因而通常认为在此基础上而易受损伤。

此 Taylor 说如果正确,则膨出可出现在任何椎间,脊髓损伤应出现在多椎间,并且应在颈椎病性变化较强之处也应出现(图 10 - 30)。

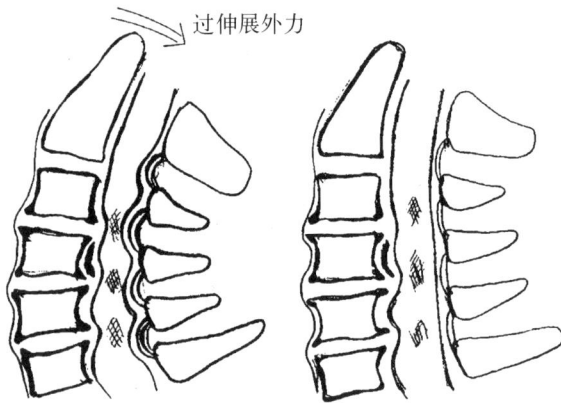

图 10 - 30　高龄颈椎病者的过伸损伤,颈椎病骨刺形成,后纵韧带骨化、黄韧带肥厚基础上过伸

(五) 后方滑脱说

Pening(1962)提出由于颈椎病性变化或椎管狭窄使脊髓周围的空隙消失时,上述伸展时黄韧带的前方凸出导致椎体后方滑脱的发生,脊髓被绞窄在滑脱椎体的后下缘与下一位椎弓的前上缘之间,则此时较轻微的外力即可成为脊髓损伤的原因,这种看法现已被广泛认同。以及后方滑脱等即是发生颈髓病的重要因素,因而本病也有与颈髓病近似的一方面。

(六) 椎管狭窄说

Arnold(1955)曾指出与颈髓病同样,在急性脊髓损伤的发生上,脊椎管狭窄也有重要意义,Epstein(1980)发现在椎管前后径为 13 mm 以下的颈髓损伤病例,尤其是在 10 mm 以下高度狭窄的病例,即使无变形性改变,也容易发生脊髓损伤,其损伤程度也较重。本病时椎管狭窄的倾向已是多数作者的看法。

(七) 椎体后方脱位引起不稳定说

Ueta 提出颈椎过伸外力作用时,与棘突或椎间关节等后方组成相撞而成为杠杆的支点,其开大的力量作用于前纵韧带及椎间盘,过伸展继续时,上位椎体向后方移动,后纵韧带由下位椎体后面撕

脱,向后方脱位的椎体下缘与下位椎弓上缘或与膨出的黄韧带之间夹击脊髓而产生脊髓损伤。过伸展外力消失后,颈椎又回到中间位时则椎体后方脱位消失或减轻,因而 X 线上判断不清损伤部位。此损伤与前方脱位同样多出现于一个椎间,即单一椎间,但目前尚属疑问的是如何解释损伤的部位以 $C_3 \sim C_4$ 为最多的原因是什么? 根据中老年人多见这一事实,推测前纵韧带、椎间盘等因增龄而弹性降低,易损性增加。此种椎体后方脱位引起的不稳定产生的损伤甚多,有的病例并无前纵韧带损伤,也无椎体后方脱位(图 10 - 31)。

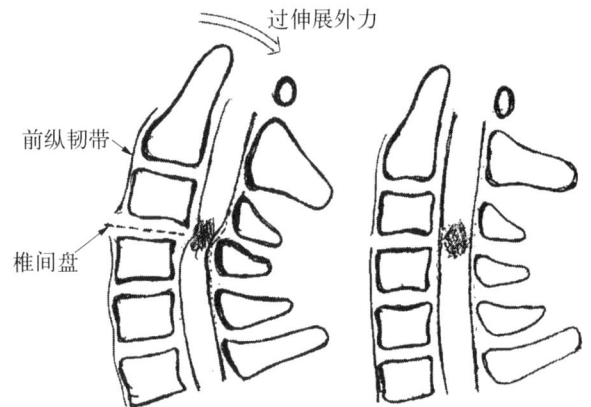

图 10 - 31　椎体不稳定情况下过度后伸所致颈髓损伤

本病发生的机制概括起来是以其特有的过伸损伤的形式出现,并占损伤的大部分,其主要原因为过伸时黄韧带的前方凸出及椎体后方滑脱,和前纵韧带等的断裂伴有椎间的前方开大及后方脱位与自然复位等。而过屈曲所致的椎间盘急剧的后方凸出及疝形成、前方脱位与自然复位也是原因的一部分。促成过伸损伤的潜在因素有:① 静态因素:首先是颈椎病性改变,这是骨刺及黄韧带锯齿形成(inclentation)导致椎管狭窄化,而使作缓冲机构的硬膜外腔减小。也可能还有前脊髓病状态的脊髓潜在性改变的存在。本病还多见后纵韧带骨化(OPLL),由 OPLL 所致的脊髓压迫也有同样意义。这些因素成为本病多发于高龄者,且多由轻微外伤即可发病的基础。此外,发育性椎管狭窄即使不属于其范畴,但其因素也不应忽视。② 动态因素:过伸时黄韧带的前方凸出及后方滑脱伴发的椎体、椎弓间的狭窄。这些情况下,如有上述静的因素存在,就容易引起脊髓损伤。即颈椎病性改变能增加黄韧带皱褶的形成,或增加椎间的不稳定性,

又因颈椎脊柱的可屈性减少,妨碍了外力的分散,容易集中于一部分椎间。这种可屈性减少与强直性脊椎炎(ankylosing spondylitis)及OPLL的损伤机制是一致的。

外力较强大时,引起前纵韧带、椎间盘以及后纵韧带与椎间关节囊的破裂,形成椎间的前方扩大和后方脱位及自然复位(广义的反冲损伤)。本病时前纵韧带的损伤,根据权藤等(1983)的报道,可在本病35例中见到14例,即40%,其他作者报道的尸解病例中也有大致相同的发生率,可见这些病例绝非很少见,可以认为依据外力的大小,也有发生于年轻人正常颈椎的可能性。

此外在过屈曲损伤方面,有Cramer及McGowan所说的向椎间盘椎管内急剧凸出及椎间盘突出的发生,但他们否定了其他因素。还有古典的反冲性损伤,即前方脱位与自然复位病例的剖检报道,考虑这种发生机制也有可能。

作为特殊因素,曾有人指出饮酒的影响,在Ohiwa的病例中20%确有饮酒的事实,可以考虑饮酒能降低肌肉的紧张度,且难以采取适当的防御机制,也可以推测其机制与气管插管所致的颈髓损伤有类似之处。

此外意识障碍见于40%,但它并非椎动脉不全所致的影响,考虑为头部被碰撞引起的脑震荡所致。本病时多出现不全损伤,尤其是中心性损伤,可能因为多数是由较轻微外伤所致。Schneider等(1954)将被认为是外伤性的颈髓中心部损伤的病例总称为"急性中心性脊髓损伤综合征"(the syndrome of acute central cervical spinal cord injury),但其中多数是由比较轻微外力引起的过伸展损伤。颈髓受外伤时,其初期的、明显的变化多见于中心部灰白质,此点已被多数实验性研究所确认。一方面因为脊髓由前后方向受到压迫时,其应力容易集中于中心部,又因中心部白质富于细胞成分,故构造上疏松脆弱,出血也容易扩大之故。在Brown-Sequard型见到由加以侧屈力的过伸展所致的病例较多。以此事实可以考虑前部损伤型、后部损伤型、Brown-Sequard型等,各因特殊外力所加方式的不同,而发生了相应的不同损伤类型。

三、临床表现

(一)临床特征

① 常见于有颈椎病变化的高龄者;② 多由较轻微的外伤迫使颈椎过伸所引起;③ 以出现中心性颈髓损伤者为多;④ 有椎管狭小的倾向;⑤ 预后较好;⑥ X线上无骨损伤而伴有某些颈髓损伤的神经症状,依外伤程度及神经损伤的程度而呈不全瘫到全瘫的各种神经症状。

(二)年龄、性别

1. 年龄　平均59岁,以60~69岁为高峰,亦有报告50~59岁为高峰者,而Hardy、木村等报道高峰为50岁。有多发于高龄者的倾向,而有骨损伤的颈髓损伤发生年龄的高峰为20~29岁年龄段,而满足等报道顶峰为10岁年龄段,且91%为屈曲损伤。

2. 性别　男性占绝对多数。

(三)致伤原因及危险因素

1. 致伤原因　多数为交通事故、坠落、酒后跌倒时过伸,但外力作用一般似乎不甚强大,也有不少在走廊、公共汽车中摔倒,或步行中跌落沟中轻微外伤所致。以过伸展时产生前后方向的脊髓绞窄为主要原因,而以颈椎病的存在为主要背景,其他还有前纵韧带及椎间盘损伤致椎间前方开大及后方脱位与自然复位等也是其原因之一。

2. 危险因素　多发于有颈椎病性改变或后纵韧带骨化、间盘突出、黄韧带肥厚等致伤前有椎管狭窄(椎管前后径少于13 mm)等颈椎异常的高龄者;或有发育性椎管狭窄者,其硬膜外缓冲间隙减小或者丧失。因此检查有无椎管及椎管内病变甚为重要。

(四)瘫痪类型

完全四肢瘫痪型及不全四肢瘫痪型,后者上肢较下肢瘫痪严重,且下肢无瘫痪仅上肢者亦较多。上肢瘫较重的特征性症状的原因可能为:首先脊髓中心部有出血、坏死等不可逆性变化,继之水肿向周边部扩散,皮质脊髓束中向骶髓的纤维位于最外侧,依次向内侧的顺序为腰髓、胸髓、颈髓的纤维排列关系。

中心性颈髓损伤有下肢完全无症状,临床症状及神经学所见完全局限于上肢的病例,将这一组称为上肢型,它完全不同于传统的呈四肢症状的典型中心性颈髓损伤的四肢瘫痪,这种分型便于治疗。对上肢型,由于病变以水肿为主且病变部位局限于灰白质,则预后非常良好。四肢型中,依受伤时颈髓损伤程度则其恢复过程及预后则各不相同,有从急性期不全瘫(Frankel分类B、C、D)快速恢复的病例;亦有在急性期因脊髓休克而呈完全瘫(Frcinkel A)而缓慢恢复的病例;而且 ADL 恢复的速度和程度亦因病例不同而异,与年龄、体力、并发症的有无相关。

(五)临床经过

本损伤中大部分瘫痪为上肢重于下肢,尤其上肢的远端更重,且有膀胱、直肠的功能障碍。瘫痪改善的顺序则是下肢、膀胱、直肠、上肢近端至远端。据 Foerster 称,颈髓膨大部切面,白质的锥体侧束、脊髓丘脑束、后索等由外侧向中心依次为骶髓、腰髓、胸髓、颈髓的顺序排列,并由 Schneider 等脊髓前动脉供应脊髓前 2/3 的血液,后 1/3 由脊髓后动脉供应,白质则主要由包围其周围的软膜丛接受营养,灰白质则由中心动脉接受营养。故在前后方受压后脊髓前动脉系统缺血而明显影响灰白质,再加上灰白质结构上的脆弱性使其压迫的应力集中并影响其氧的消耗量,使颈髓中心部的灰白质易于产生损伤。颈髓横断面的标本中灰白质的出血及坏死变化较强,且白质内侧亦有破坏、出血、水肿,越接近中心部则越严重。在头尾侧方向会波及数个节段,其范围随离开主病变部而逐渐缩小。

(六)基础疾患

颈椎病性变化、椎间盘高度变性并发 OPLL 或先天性椎管狭窄,无骨损伤性颈髓损伤较骨损伤性颈髓损伤者较多伴有上述颈椎病变,此种病例因其椎管狭窄,对外力起缓冲作用的蛛网膜下腔容积减少而丧失其作用,而出现无骨损伤性颈髓损伤。Epstein、米山等报道中亦指出椎管前后径越小,损伤程度越严重。先天性椎管狭窄的定义为椎管矢状面径 C_1 为 16 mm 以下,C_2 为 13 mm 以下,C_3 为 12 mm 以下。Hughens 等指出颈椎病过伸损伤时罹患椎间因颈椎活动丧失,因而外力集中于活动的椎

间,致该水平的脊髓受到很大负担,此种情况下,OPLL 也是同样的。椎间盘突出亦为基础疾患之一。

四、诊断

神经影像学检查:颈椎平片动态侧位像确定颈椎有无不稳定,由 MRI 确定责任病灶及脊髓受压,并依此决定治疗极为重要。在 MRI 未应用于临床之前多使用 CT 脊髓造影(CTM),但检查中易使难以保持颈部安静的高龄者的症状加重。

过去对无骨损伤的颈髓损伤多采取保守治疗,而现在对 MRI 上有明确脊髓压迫及颈椎动态拍片中有不稳定者则主张进行积极的外科治疗。影像学上发现前纵韧带断裂则为不稳定因素,混有前方脱位而自然复位的病例亦明显存有不稳定,术中见前纵韧带断裂者多合并间盘破裂。MRI 有助于了解包括前纵韧带在内的软组织损伤,Royarigi 等报道 57% 存有椎管软组织损伤。由于过伸可致前纵韧带信号异常及屈曲损伤可致颈后部信号异常,由此证明 MRI 对本损伤诊断的重要性。颈髓损伤急性期行颈椎动态摄影也会使症状恶化,但在确定颈椎不稳定性的有无及决定治疗方针时颈椎动态摄影又是必须检查的项目。因此,强调做此项检查时必须有医师陪同,并在前后屈颈部时要特别慎重。现在在专科医院则将颈椎动态摄影定为常规检查项目之一。

影像学发现颈椎不稳定及有脊髓压迫时,为防止迟发性神经障碍及脊柱变形,或以早期离床为目的时,可选择手术治疗。

单纯 X 线拍片上无骨损伤而颈髓损伤的情况并不少见。满足颈髓损伤 142 例中有 60 例(42%),木村报道 147 例中 65 例,今井 189 例中 114 例(60%),即约半数为此类损伤。

第八节   恶性肿瘤所致的脊髓损伤

脊髓损伤的原因以外伤为多,近来由疾病所致的脊髓损伤也在增加。恶性肿瘤脊髓转移造成的脊髓损伤也在增加。恶性肿瘤脊髓转移造成的脊髓损伤预后不良,成为康复对象者极少。近年来随着癌治疗的进步,脊髓损伤发生后生存 1 年以上的病例明显增多。据 Marray 统计,恶性肿瘤致脊髓损伤的发生率每 10 万人口为 6 人,外伤性脊髓损伤

10 万人口中 3~5 人。据河瑞 1958~1978 年收治癌症 3 800 人中,发生脊柱转移者肺癌为 4.5%,乳癌为 3.5%,消化道系统癌为 9%,尸体解剖发现肺癌为 43.4%,乳癌为 48.1%,消化道癌为 21%。发生脊髓损伤者中肺癌为 52%,乳癌为 20%,消化道癌为 24%。日本矫形外科学会骨肿瘤患者登记中的骨转移以脊柱为最多。恶性肿瘤为三大死因之

一,推测每年有许多恶性肿瘤致脊髓损伤,据Marray统计这些脊髓损伤者约50％在瘫痪发生1年后仍然生存,因此这些患者的康复将是今后的重大课题。

一、转移性脊椎肿瘤与脊髓损伤的有关知识

易于发生脊柱转移致脊髓损伤的癌症有肺、乳、甲状腺、肾、前列腺癌。表10-6示至今易发生脊柱转移的癌症与脊髓损伤的发生频率。

表10-6 恶性肿瘤的脊柱转移与脊髓损伤的频率

日本矫形外科学会骨肿瘤(1972～1985) 7 095 例	川口 (1980) 122 例	石井 (1987) 82 例	Nattabaert (1987) 54 例	河瑞 (1989) 77 例
肺癌	201	25(3)	17(17)	17	21(11)
乳癌	135	37(5)	11(10)	28	15(3)
甲状腺癌	35	8(3)	9(7)	9	6(3)
消化道癌	293		7(10)	9	21(5)
胃癌		5(1)			
肝癌					
泌尿生殖器癌	236		5(5)	8	
肾癌					
前列腺癌		15(1)			
子宫癌		12(0)	24(1)		
其他	209	20(1)	9(6)		
脊髓损伤频率		14％	48％	30％	32％

注:"( )"内为脊髓损伤患者数

脊柱转移肿瘤以腰椎为最多,其次为胸椎、颈椎、骶椎。脊柱转移肿瘤的临床分期见表10-7。

表10-7 脊柱肿瘤的临床分期

	第1期 原发癌诊断至背部出现疼痛	第2期 背部出现疼痛至转移癌诊断确定	第3期 确定诊断至出现瘫痪	第4期 瘫痪出现至死亡
肺癌	7个月	4个月	1个月	1.5个月
乳癌	53个月	6个月	1个月	11个月
消化道癌	12个月	2.5个月	1个月	9个月
泌尿生殖器癌	8个月	13个月	0.5个月	5个月
甲状腺癌	48个月	5个月	6个月	17个月

由表10-7可见,乳癌、甲状腺癌脊柱转移脊髓瘫痪可生存1年以上,肺癌多在2个月内死亡。川口统计前列腺癌脊柱转移后生存数年的也不少。米延统计转移仅限于骨骼的甲状腺癌、乳癌,多发性骨髓瘤可生存2年以上,前列腺癌、肾癌可望生存1年以上,另一方面,预后不佳的肿瘤有肺癌、子宫癌、肝癌、胃癌多为数个月,长者也多在1年内死亡,尤以肺癌的预后最差。根据这些数据,只要癌不波及脑、肺、肝脏等生命器官,即使脊髓损伤后也可期待生存半年以上,甚至数年。

二、脊柱转移的症状及诊断

脊柱转移的症状有疼痛与神经症状。疼痛是肿瘤浸润到有疼痛感受器的组织及神经根时,或由继发间盘突出、脊柱不稳而产生。疼痛在脊柱转移确诊前几个月出现。早期仅呈持续性痛,逐日加重。此种疼痛对放射治疗80％有效,手术则对90％的患者有止疼效果。瘫痪发病较急,除了硬膜外肿瘤、脊柱骨折及脊柱变形等机械性压迫之外,还与血管系统的参与及髓内肿瘤转移有关。关于瘫痪手术后恢复的可能性,米延的统计为术后能步行的完全瘫为8％,不全瘫为66％,河瑞在术后4周内17例神经根症状者12例恢复,不全瘫6例中6例恢复,完全瘫5例中仅1例恢复。根据上述事实,一旦诉有腰背痛,就应怀疑有脊柱转移的可能而需仔细检查,一旦产生瘫痪,应尽早手术,这已是目前普遍公认的看法。脊柱转移X线片上半数可以发现转移灶,^{99m}TcMP骨扫描检查最为敏感。骨扫描与CT、MRI结合,可早期发现早期确诊。骨转移病例的检查项目及时间见表10-8。

表10-8 骨转移病例的检查项目及时间

转移病例的检查项目	检查时间
一般检查(血常规、血生化、尿)	1周
肿瘤标记物	4周
骨放射线照相	4～8周
骨扫描	3～6个月
骨CT	3～6个月

第九节 触电性脊髓损伤

随着文明社会的电力开发及电气化的普及,触电事故也在增加。机体受到高压电流后引起深部组织重

度烧伤。脊髓与电流的传入传出部位无直接关系,且亦无脊柱损伤,但是的确会出现特异的脊髓损伤。

电流直接流入脊髓,因其产生的热可引起蛋白质分子变化而出现组织坏死;电本身对细胞的影响如同放射线照射,同样可引起结构上、生物学上的变化,经过一定潜伏期后可出现脊髓症状;电流通过部位的小血管破裂,血栓形成而致血行障碍,目前认为此变化最为重要。病理学上可见脊髓肿胀、坏死、点状出血、前角细胞脱落、空泡变性及髓鞘变性。

一、症状

脊髓损伤引起的症状可分为伤后即刻性及迟发性两种。

(一)伤后即刻性症状

受伤后 24 h 以内出现的肌力低下,异常感觉。通常数小时内减轻。

(二)迟发性症状

经数日至 2 年的潜伏期而出现,其特征是运动瘫重于感觉障碍,呈上行性截瘫或四肢瘫痪、肌萎缩性侧索硬化症、横断性脊髓炎等类似的表现。

二、诊断

出现于急性期的症状时,诊断无困难;其迟发性运动瘫,要与上述疾患鉴别。

第十节　迟发性脊髓和马尾神经损伤

关于脊椎外伤的治疗,必须依据损伤的类型、损伤的程度、神经症状的有无,慎重决定治疗原则。倘若这种急性期的治疗原则不恰当的话,就会迟发性的发生种种问题。即使在初期经过了恰当的治疗,有的病例也会因为脊髓自身的变性而发生迟发性神经症状的恶化,将患者进一步推向不幸的深渊。脊髓损伤的迟发性神经障碍即脊髓及马尾神经麻痹的加重,麻痹范围扩大,正常部位内又出现新的麻痹。

一般认为,引起迟发性脊髓马尾神经麻痹的有如下原因。

一、迟发性脊柱后凸畸形

对脊柱损伤初期治疗的不当,使脊椎迟发性畸形进一步进展而引起脊髓马尾神经的迟发性麻痹。因此,预防脊椎畸形最为重要的是依受伤的机制进行脊髓减压及脊柱稳定。否则的话就有可能引起迟发性神经损害,诸如放任脱位、半脱位不予处理,保守治疗不稳定的脊椎或不考虑受伤机制而选择手术入路、或手术方法不当等等都会导致这一后果。迟发性脊柱畸形的好发部位为中、下部颈椎及胸腰椎交界处。

二、脊髓空洞症

脊髓损伤后脊髓实质发生坏死形成空腔并有液体贮留在这一部位形成脊髓空洞,脊髓空洞症表现为迟发性脊髓损害加重,多发生在伤后 3 个月以后,症状有疼痛、麻木、上行性感觉、运动麻痹及感觉分离等。疼痛、麻木因咳嗽、打喷嚏、用力等而加重,且坐位、立位较仰位严重。与损伤远端不全麻痹的加重来比较,从损伤平面开始麻痹上升的病例占绝大多数。依靠脊髓造影 70%～80% 可看到空洞的程度,脊髓造影后 4～8 h 内行 CT 则更为清晰,MRI 为最为有效的确诊手段。

三、外伤后脊髓拴系综合征

有关迟发性脊柱畸形及外伤后脊髓空洞症的诊断,前文已有论述,外伤后脊髓栓系综合征亦不少见,其病理表现为:因脊髓损伤使脊髓组织与蛛网膜、硬膜牢固地瘢痕性粘连,特别是手术减压时探查脊髓后所形成的瘢痕,使损伤部近端的正常脊髓被牵向远端而呈固定状态。其症状类似脊髓空洞症,但无感觉分离现象;躯干、颈部运动的疼痛加重等为其特征。本征诊断要根据脊髓造影或 CT 造影、MRI 可见损伤部近段的正常脊髓变细,呈萎缩像,此点与脊髓空洞不同。治疗方法为椎弓切除,切除脊髓被绞轧部分的瘢痕,如为不全瘫病例则切除瘢痕解除粘连,使脊髓获得移动性,但要避免加重脊髓的损伤。

四、外伤后蛛网膜炎

脊髓造影、CTM、MRI 确诊后可行椎板切除并去除致病因素。

第十一节 医源性脊髓损伤

医源性脊髓损伤近年来在国内不断发生,诸如颈椎推拿致四肢瘫痪者、腰椎间盘突出全麻下手法推拿,大重量器械牵引,甚至有在机械牵引的同时术者以全身重量踩于患者腰背上造成截瘫。胸椎椎管狭窄减压及脊柱侧弯矫正术后皆有发生截瘫者。脊柱脊髓外伤后已截瘫的患者在手术后由于血管原因或手术技巧等因素致术后可发生脊髓损伤加重,麻痹平面上升。此外,颈椎椎管狭窄,颈椎后纵韧带骨化等手术造成脊髓损伤者亦屡见不鲜。因此,医生必须提高警惕,避免医源性脊髓损伤的发生。

针对颈椎病、后纵韧带钙化等致脊髓受压的减压手术已广泛开展,并在不断普及。要牢记这类手术会发生医源性脊髓损伤的危险。一旦发生则会给患者带来严重后果。应了解并掌握何时发生、怎样发生,如何避免发生。

医源性脊髓损伤可以发生于疾病的诊断、治疗中的许多环节,但是最多见于手术中或手术后。因此在脊柱相关疾病的诊疗过程中要明确注意事项并做好危险因素的管理。

一、诊断过程中发生的

(一)脊髓造影中

1. 因强制于伸展位所引起 俯卧位下将颈部采取中立位至伸展位可以发生脊髓损伤。对因疼痛难以俯卧位的人,如强行俯卧位并过伸颈部时可使四肢瘫痪加重,亦有在盐酸氨胺酮麻醉造影醒后四肢瘫痪加重者。颈椎处于伸展而有强烈头痛时,即出现钳夹(Pincer)机制,此为受压颈髓的防御性信号,如无视这些信号进行造影、麻醉是非常危险的。

2. 造影剂误入所致 实施间盘造影时,因目测误差,针进入深而直接刺入颈髓,由于患者清醒可马上注意到,此时多为一过性轻瘫。亦有将下腰椎穿刺做成上腰椎穿刺,造影剂上行而形成截瘫者。因此应充分了解造影操作的风险,尽量避免脊髓损伤的发生。

(二)因硬膜外腔操作所致

插入硬膜外腔的电极可致颈髓直接损伤。由于术中监控或者是出于各种目的植入到颈部硬膜外腔的电极,即使是管理人体安全系统人员操作也难以避免脊髓损伤。这种情况在椎管狭窄的情况下尤其易于发生。另外,由椎板下穿钢丝可致瘫痪,椎板成形术时插入线锯的钢丝也会有这样的危险。

二、来源于麻醉的

(一)由插管时颈椎过伸展所致

对于某些经验不够丰富的麻醉科医师来说,在麻醉丧失防御反应的情况下施行颈部过伸气管插管常常会发生脊髓损伤。术前术者应充分告知对此类危险。在发生颈脊髓损伤之后的责任判定方面,如果是腹部手术,不会认为是术者的责任,如果是颈椎手术,则术后瘫痪毫无疑问会认为是术者的责任。

(二)低血压所致

要反复特别强调术中、术后低血压会使颈髓障碍加重。不仅许多麻醉科医师不知道,也有许多从事脊椎手术的医师也不知道维持收缩期血压在80 mmHg的全身麻醉,会使局部受压脊髓出现血流障碍而使颈髓的病变加重,Homma曾报道他在进行颈椎手术时曾经历过一例血压低未能及时采取措施而出现了术后四肢瘫。

三、术中发生的

(一)前路手术

1. 移植骨插入过深或坠落 椎体的大小与植骨片的大小失衡时,特别是椎体特别小的Klippel Feil综合征时,植骨片可倾斜、脱落而压迫脊髓。

2. 在脊髓压迫尚未解除的情况下行植骨术 不解除颈髓压迫而行前路植骨固定术,尽管完全没有椎管内操作,也可出现颈髓障碍,其发生机制可完全与无骨折脱位而颈髓损伤相同。以前曾认为不解除压迫,仅进行固定即可改善瘫痪,故仅行前路固定而不减压,应予以避免。

3. 后纵韧带骨化灶摘出顺序错误 前路减压时,常犯错误是从骨化灶的尾侧摘出,减压部位的脊髓膨胀而遮挡住剩下的骨化灶,从前路摘出胸椎的钙化灶时应从水平方向进行,这是钙化灶前路摘出手术时安全操作要点之一。

4. 器械所致的脊髓损伤　不难想象,小心操作就可避免,前路减压植骨固定与后路减压虽有不同,但都必须注意手术器械所造成的损伤,特别是不能在脊髓表面进行气钻操作。

5. 术中过伸后凸畸形的颈椎　有报道俯卧位下腰椎手术时颈椎处于伸展位发生了颈髓损伤,在有后凸畸形的颈椎行前方减压时也会发生。后凸畸形下颈前部手术操作难以进行,最好先行矫正。全麻下颈椎已经伸展,由于钳夹(pincer)机制或椎体向后方滑动,在减压或矫正中可发生瘫痪(表10-9)。行白内障手术所发生的病例即是典型的代表。压迫性脊髓病时应先解除脊髓压迫,然后再进行矫正畸形的手术,要安排好手术的顺序。

表 10-9　医源性钳夹机制致颈髓损伤

脊髓造影时	
	清醒下伸展位
	麻醉下伸展位
全麻插管时	
	颈部过伸展
局部麻醉下手术	
	白内障手术出现上肢瘫

(二) 后路手术

1. 缺乏"同时减压"的概念　颈椎减压手术的初期,原来用 Glisson 咬骨钳等逐一切除椎板时,减压部位的脊髓膨出并被尚未切除的椎弓所绞扼而出现瘫痪(图10-32)为防止这一情况,采用高速气钻切开减压部位的全椎板,使减压部位的脊髓同时一起全部膨胀而"同时减压"由此促进了各种椎板减压术及椎板成形术的发展。但目前仍有尚不了解"同时减压",这一基本概念的术者,他们仍然采取逐个切除椎板的办法时还会再次发生这种瘫痪。

警告! 逐个切除椎板有危险提倡同时减压

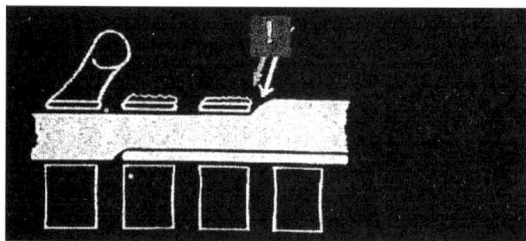

逐个切除椎板残留的椎弓缘可使减压部位膨出的脊髓绞扼而出现瘫痪,主张"同时减压"

图 10-32　"同时减压"概念

2. 器械直接损伤

(1) 气钻杆前端的损伤　这是大家都熟知的危险因素,高速转动的不锈钢杆前端易损伤硬膜、脊髓,虽然钻石杆可减少危险,但仍不能完全避免,碰撞到一定强度仍会损伤脊髓。故许多人都很小心仔细地使用其前端,但是在将其向周围的移动过程中会将周围的软组织卷入,并在此瞬间如果再使杆移向前方将会损伤脊髓。

(2) 气钻杆的前端脱落　即使注意到了这些,有时亦会发生这种麻烦,气钻的手动部位正是右手握持拇指按压的部位,正在旋转的杆瞬间飞出,正巧碰到暴露的脊髓上的情况已不止一次发生。

(3) 超声波骨刀　为避免上述高速旋转气钻所造成的危险,研发了超声波骨刀,它可切断骨组织,理论上切不断软组织,原理上为振动而不会有气钻样旋转和移动,不会将软组织卷入。与气钻不同,切骨组织慢,故在使用时要加强对前端的按压,前端发生的高热会烧焦软组织。前端平面沿直角方向活动可不损伤软组织,如平行活动则会像剃须刀那样将软组织切断。在使用超声刀行棘突纵切椎管扩大成形术时要注意避免脊髓损伤。

3. 椎管扩大成形术时的脊髓嵌卡　已有报道,椎管扩大成形术时将棘突纵形劈开时向后方移动的脊髓会出现嵌卡而致脊髓损伤。

4. 减压后脊髓缺血再灌注损伤　这不仅限于后路减压,前路减压也会发生。虽然顺利地完全手术且无造成颈髓障碍的失误,但清醒后有时亦有四肢瘫痪发生,其发生率不足1%,立即行 MRI 影像检查,可见有脊髓肿胀及脊髓内信号强度变化而无直接原因的异常所见。有报道重症的术后四肢瘫恢复后呈典型的 C_5 瘫。其产生机制与上肢瘫同样为减压脊髓的再灌注损伤,目前尚未被广泛认识。原因不清,尚无法完全预防。

四、术后发生的

有的患者在麻醉清醒后无颈髓损伤,但其后出现迟发性损伤,其原因可能有如下几个方面。

(一) 血肿形成

前路手术会发生,椎板切除减压,椎管扩大成形术也会发生。以术后几天内发生的为多,由于对其临床表现了解不够及诊断标准不够清晰,故发生后的处理常不够及时,多残留一些重度障碍。即使有引流存在时也会发生。超过一定程度瘫痪的血肿应尽早清除,失去时机则难以恢复。

(二) 椎间不稳定

对有局部后凸畸形及不稳定病例行减压后,日后出现颈髓障碍。此时要证明原因为何是非常困难的,在犹豫之间症状会加重。虽然原因困惑,但要记住如因局部原因而出现瘫痪则应积极进行前路固定。

(三) C_5 瘫痪

减压术后病人7%左右可发生上肢瘫痪。以往认为是神经根障碍,认为是压迫解除后产生了自由基等有害物质,形成再灌注损伤。即是前述的没有技术上失误但术后即出现四肢瘫痪的轻度脊髓损伤病例,近半数可自然恢复,预后相对好,但亦有1/3不能完全恢复而不容乐观。

(四) 扩大椎管的塌陷

椎管扩大椎板成形术椎板咬合部破损致使椎板整体塌陷于椎管内,会压迫颈髓出现脊髓损伤。Homma在颈椎后凸较重的手足徐动型脑瘫患者中,在椎管扩大成形术正常出院几个月后曾有3例发生了四肢瘫痪。

(五) 椎管扩大术后再次狭窄

利用陶瓷人工骨做椎管扩大成形术几个月后的病例,术后脊髓症状曾有缓解但又重新出现脊髓症状加重,这是由于充填的人工骨附着于棘突的前端被逐渐吸收而使椎管又重新狭窄。此时行CT脊髓造影可以确定诊断,故不愿进行CT造影的医师应予以重视,因为MRI水平像上较难做出再次手术的判断。

脊髓减压手术,特别是颈髓的减压手术已经司空见惯,医源性瘫痪的悲剧也正不断地上演。因此我们要了解其发生的机制及发生的时机,尽量予以避免。脊髓监测的作用非常局限,术中手术显微镜的应用是预防脊髓损伤的良好措施。医务工作者应该经常不断地分析学习能够发生医院性脊髓损伤的得种种原因,包括颈部姿势、麻醉、全身管理及手术技巧等,做到精益求精。再出现医源性脊髓损伤之后,应多方面分析原因,汲取教训,不应一味地责备术者。对于不可避免地会发生脊髓损伤的病例,应事先做好沟通与协商,以避免麻烦。

(李建军 杜良杰)

参 考 文 献

1 Mizukami M, et al. Relationship between functional levels and movement in tetraplegic patients. A retrospective study. Paraplegia, 1995,33:189-194.

2 Capaul M, et al. Analyses of 94 consecutive spinal cord injury patients using ASIA definition and modified Frankel score classification. Paraplegia, 1994,32:583-587.

3 Taneichi H. Classification of spinal injurie. Spine & Spinal Cord,2003, 16:313-321.

4 Takakura M, Satomi K, Saito M. Spinal shock and spinal cord injury. Spine & Spinal Cord,2003,16:328-331.

5 Kanzaki K, Morishita M, Kuzume M. General control for cervical spinal cord injury. Spine & Spinal Cord, 2003,16:332-339.

6 Ueta T, Shita K, Shirasawa K, et al. Cevical cord injuries with no evidence of bony spine damage-its mechanisms and treatment in the early stage. Spine & Spinal Cord,1997,10:581-590.

7 Takahashi M, Yamashita Y, Sakamotoy, et al. Chronic cervical cord compression:clinical significance of increased signal intensity on MR images. Radiology, 1989, 173:219-224.

8 Epstein N, et al. Traumatic myelopathy in patient with cervical spinal stenosis without fracture or dislocation:methods' of diagnosis, management and prognosis. Spine,1980,5:489-496.

9 Tomita K,Kawahara N,Kobayash T,et al. Surgical Strategy for spina metastases. Spine,2001,26:298-306.

10 Nottebaert M et al. Metastatic carcinoma of the spine. Int Orthop (SICOT),1987,11:345-348.

11 佐藤巌,田中正道,松井誠一郎等.非骨傷性頚髄損傷の予後.日パラ医誌,1995,8,120-121.

12 植田尊善,芝啓一郎,香月正昭等.X線上明らかな骨傷のない頚髄損傷の発生機序と不安定性の臨床的検討——MRI所見を参考にして——.臨整外,1989,24:483-490.

13 赤津隆,等.脊髄損傷の実際.東京:南江堂,1991.

14 木下博.脊髄損傷マニュアル.東京:医学書院,1984.

15 小野美栄.脊損者高齢化に伴う問題点Ⅰ——身体の側面について.日災医会誌,1986,34(9):714-722.

16 德橋泰明.脊椎脊髄ハンドブック,東京:三輪書店,2001.

17 芝啓一郎.脊椎脊髄損傷アドベンス東京:南江堂,2006.

18 大橋正洋,等.脊髄損傷マニュアル;リハビリテーション・マネージメント.第2版.東京:医学書院,1996.

19 米山芳夫,柴崎启一,大谷清等.X线上骨伤の明らかでない頚髓损伤について.临整外,1985,20:127-133.

20 伊藤邦臣等.原发巢不明の脊椎骨転移腫瘍に对する诊断と治療.骨・関節・靱带,1989,2:501-510.

21 吴祖尧等.颈脊髓横断损伤后高热的原因和机制探讨.中华外科杂志,1962,10:790.

22 吴祖尧等.颈脊髓横断损伤(并发低温的初步机制探讨).中华骨科杂志,1983,3:84.

23 郭巨灵等.天津地区地震伤截瘫1 088例随访报告:中华骨科杂志,1981,1:97.

24 郭世绂.胥少汀.脊髓损伤基础与临床.北京:人民卫生出版社,1993.

25 周天健,李建军.脊柱脊髓损伤现代康复与治疗.北京:人民卫生出版社,2006.

第十一章 鉴别诊断

第一节 脊髓疾患的鉴别诊断

一、脊髓炎的多样性及其鉴别诊断

19 世纪时几乎所有的脊髓疾患均称为脊髓炎，甚而有外伤性脊髓炎及压迫性脊髓炎的诊断。随着病理学所见的增加，有些疾病现已被排除，目前仅指感染性或非感染性(感染后,自身免疫,原发性)等炎症性疾患。表 11-1 为最近的分类,暂不论及其中的 HAM、神经梅毒及分类是否恰当,除多发性硬化症外均属少见者,虽总称为脊髓炎但并无共同的特征。所以要很好掌握以下各点:发病前有无全身性感染,病程属急性(以日为单位),亚急性(2～6周),慢性(6 周以上),波及实质主体或髓膜的程度,范围大小,在硬膜外,以实质中的灰质为主还是白质为主,横断面上波及的程度,纵向扩延,病变进展有无特征等。

(一)感染后(疫苗接种后)脊髓炎诊断要点

感染后(疫苗接种后)脊髓炎(表 11-2)多于感染(疫苗接种)后 7～10 d 左右急性发病,部分病例呈亚急性。不论原因为何,其临床经过均较为一致。下肢肌力减弱、感觉迟钝、背部疼痛(根性痛)、麻木等可谓必发症状,膀胱直肠功能障碍较少,腱反射情况依据时期而不同,肌力减弱波及上肢者较少。感觉障碍水平多在中、上部胸髓节,呈脑、脊髓炎者可波及视神经、脑干、小脑、大脑。狂犬病疫苗接种后也可波及周围神经。脑脊髓液细胞可升至 $10～100/mm^3$(偶可达 $200/mm^3$ 以上),蛋白质轻度—中等度升高至 1 g/L(100 mg/dl),糖正常,经过呈单峰性(仅一次症状加重,无反复)。脊髓造影、MRI 可见脊髓有局限性肿胀,Quecken's test 试验可有部分阻塞。

表 11-1 脊髓炎症性疾患的分类

类　别	脊髓炎性疾患
1. 病毒所致脊髓炎	(1) 脊髓灰白质炎:婴儿瘫,柯萨奇病毒 A 及 B,埃可病毒,肠道病毒 70 及 71 (2) 带状疱疹 (3) 上行性脊髓炎型:单纯疱疹病毒,巨细胞病毒 (4) 非洲淋巴细胞瘤病毒(EB 病毒) (5) 狂犬病 (6) 日本脑炎 (7) HTLV-I(HAM) (8) AIDS 脊髓炎(HIV 脊髓)
2. 髓膜及脊髓的细菌性、真菌性、寄生虫性疾病伴随的脊髓炎	(1) 梅毒性:① 脊髓痨(慢性髓膜根炎);② 慢性髓膜脊髓炎;③ 髓膜血管梅毒;④ 慢性脊髓硬膜炎含橡皮肿性髓膜炎 (2) Lyme 病 (3) 化脓性:① 亚急性髓膜脊髓炎;② 急性硬膜外脓肿,肉芽肿;③ 脊髓脓肿 (4) 结核性:① 脊髓压迫伴 Pott 病;② 结核性髓膜脊髓炎;③ 脊髓结核瘤 (5) 寄生虫、真菌所致硬膜外肉芽肿,限局性髓膜炎,髓膜脊髓炎,脓肿
3. 非感染性炎症型脊髓炎	① 感染后疫苗接种后;② 急性、慢性再发性多发性硬化症;③ 亚急性坏死性脊髓炎;④ SLE 等血管炎伴随脊髓病

表 11-2 感染后脊髓炎有关的病原体

感染类别	脊髓炎的病原体
1. 伴有发疹的病毒感染	① 麻疹;② 风疹;③ 水痘;④ 天然痘
2. 其他病毒感染	① 腮腺炎;② 流感;③ 埃可病毒;④ 单纯疱疹;⑤ 非洲淋巴细胞瘤病毒(EB 病毒)
3. 细菌感染	① 猩红热(溶血性链球菌);② 百日咳;③ 支原体病;④ 肺炎球菌

2～3 周开始恢复,40% 可完全恢复,40% 部分恢复,20% 无明显恢复。后索障碍程度越轻者其预后越好,诊断后应尽早应用类固醇疗法(大剂量冲

击疗法),但其效果尚难与自然经过区别(是否有效尚属疑问)。

(二)放射性脊髓病诊断要点

放射性脊髓病的大部分为头颈部、胸部恶性肿瘤时的放疗超过脊髓的耐量而产生的医源性疾病。病变部位在照射野之中或附近,线量达一定量(一般为 60 Gy,分为 25 次时 50% 发生)。其特征为:① 照射至发病时间为 3 个月至 7 年(多为 9～15 个月),在发病之前 1～6 个月多有一过性项部、背部痛及有时有 Lhermitte 征(急性一过性);② 发病通常为潜在性,呈慢性进行性(慢性进行型),但亦有其经过仅数日～2 周者(急性横贯型);③ 呈被照射髓节的横贯性障碍,但亦可初期呈 Brown-sequard 型者;④ 初发症状多为由下肢开始上行性麻木,浅感觉减退(可能认为是脊髓丘脑束病变),其次为一侧或两侧下肢无力,步行障碍,排尿障碍;⑤ 临床、病理学上呈现白质的障碍;⑥ 脑脊髓液蛋白质可正常或轻度增加;⑦ 早期脊髓造影、MRI 可有脊髓肿胀,MRI 的 T_2 WI 上有髓内高信号区,钆(Gd)造影 T_1 WI 可有增强效果。

大剂量类固醇冲击疗法、高压氧疗法可有部分效果,多有严重后遗症,一年以内死亡者较多。此外,除上述临床型之外,尚有罕见的"肌萎缩型"(脊髓前角型)。

(三)癌性脊髓病(paraneoplastic myelopathy)

并非恶性肿瘤转移所致的神经障碍,被认为是远隔效应(remote-effects)所致,但本质尚不明。迄今为止已有 40 例此病的报道,以恶性淋巴瘤及小细胞癌多见,亦有乳腺癌、卵巢癌、胃癌、肾癌、白血病者。本脊髓病分两型。

1. 第一型(坏死型)　① 发病较急;② 呈横贯性障碍;③ 由胸、腰髓上行至颈髓;④ 通常无疼痛;⑤ 有全部感觉障碍;⑥ 无力,多为迟缓型;⑦ 脑脊液可有轻度细胞数及蛋白质增加,但通常无肿瘤细胞;⑧ 病变为坏死性,灰质及白质均有障碍,但白质较重;⑨ 预后不佳,2 个月内死亡。

2. 第二型(非坏死型)　① 慢性发病,以月为单位进行;② 脊髓内局限于后索、侧索;③ 病变扩延至小脑,脑干,周围神经;④ 多见于卵巢癌,但其他癌,霍奇金病者亦有报导;⑤ 存活较第一型稍长,也有暂时部分改善者,但预后不佳。

迄今为止,对恶性肿瘤本身的治疗或使用有关免疫药物及血浆交换治疗均未见改善,除此两型之

外,尚有前角细胞型。

二、放射性脊髓病的鉴别诊断

放射性脊髓病(radiation myelopathy)的大部分为头颈部、胸部等恶性肿瘤时的放射线治疗时,脊髓受到了超过耐受量的照射而引起的医源性疾病。虽然放疗医生采用了多种预防性措施,发生率不算高,但它不仅显著影响患者日常生活动作及生活质量,亦可使患者陷入卧床状态且可能影响生命预后,放射性脊髓病一直被认为是无有效治疗的难治性疾病,但最近有报道皮质激素及高压氧疗法有一定疗效,因而一旦发病要控制其发展而采取早期诊断和治疗是非要重要的。

(一)诊断及预后

癌症患者有放疗的治疗史,于照射部位迟发性出现脊髓症状时要怀疑到放射性脊髓病(表 11－3)。

表 11－3　放射性脊髓病的诊断标准

① 照射野内含有神经组织
② 照射后半年不到一年发病
③ 症状与照射野相一致,在其以下出现脊髓障碍
④ 缓慢开始步行及感觉障碍
⑤ 有时出现 Brown-Sequard 综合征
⑥ 深部腱反射亢进,出现病理反射
⑦ Lhemitte 征阳性
⑧ 脊髓液大致正常
⑨ 脊髓造影无通过障碍(脊髓压迫病变转移性肿瘤除外)

(上述①③⑨三项是必需的,其他 6 项可以不全部存在)

1. 潜伏期　放线性脊髓病于放疗后经一段潜伏期而迟发性发病,潜伏期多为 9～15 个月,也有 4 个月～7 年的报道,大线量照射,青少年可能早期发病,但 3 个月以内发病者罕见。

2. 临床症状　颈胸部照射时,于迟发性放射性脊髓病出现之前有时在照射后 3～4 个月时或先有一过性的颈部痛、肩部痛,同时出现 Lhermitte 征,称此为急性一过性放射性脊髓病。

发病很少有急骤者,通常为潜行性。首发症状为始于下肢而上行的下肢瘫痪,多有浅表性感觉降低,继之更有一侧或两侧下肢无力,步行、排尿及出汗障碍,此时可能易误诊为照射部位以下的病变。症状呈慢性进行性而表现为照射部位的横贯性脊髓障碍,经过中有不少病例呈 Brown-Sequrd 综合征。颈髓部照射时,除急性一过性症状之外可有颈项部和两上肢麻木、疼痛、感觉迟钝及肌力减弱而发病,偶尔有在高位颈髓部照射者出现两上肢深部

感觉减退及由此所致假性手足徐动症,运动及呼吸肌瘫痪。此外于照射部位以下出现脊髓髓节肌阵挛。

3. 检查所见 于较早期脊髓造影及造影后CT上出现脊髓肿胀,但不少情况下为正常。慢性期可见脊髓萎缩。MRI上除上述所见外于 T_2 加权像上还有脊髓内的高信号区,在钆(Gadolinium)造影 T_1 加权像上,不少情况下在同部位出现造影效果,也有形成空洞者,脑脊液检查总蛋白质量正常-轻度增加(最高 1.24 g/L)之外,脑脊液压、细胞数(只有单核细胞,无恶性细胞)糖均正常。

4. 鉴别疾患 要注意以下几种疾患。

(1)原发癌的脊柱、脊髓转移 脊柱转移,硬膜内髓外转移时,与髓节一致的疼痛,叩击痛,骶部回避(sacral sparing)并不少见。常急剧进展。脊髓造影,MRI可见来自髓外的压迫像,呈现截瘫时可见脊髓梗阻及脑脊液蛋白质增多。髓内转移时出现脊髓肿胀像(有时正常),与放射性脊髓病的鉴别可能有一定困难。

(2)坏死性脊髓病 原发疾患为恶性淋巴瘤、肺癌等情况时,可能出现坏死性脊髓病,要探讨病变部位是否与照射野一致,好发于胸髓,迅速出现进行性迟缓性截瘫并有膀胱直肠障碍。脑脊液蛋白质呈高值。脊髓造影可正常或有脊髓肿胀。MRI可正常或 T_2 加权像上出现脊髓内高信号区。其病因被认为是脊髓组织与肿瘤的共同抗原及单纯疱疹Ⅱ型的感染。

5. 经过及预后 经过多为进行性,但发病后6个月之后其进行程度有时又变为缓慢。发病后4~5个月少数病例其可暂停进展,并有一定程度的自然减轻。

预后,颈髓病变较胸髓病变差,颈髓的放射性脊髓病约于13个月后有50%死亡。死因为肺炎、肾功能不全等,高龄发病者较青年差;发病早者较发病迟者预后差。

6. 预防 腮腺、颈部恶性肿瘤、肺癌、纵隔肿瘤、食管癌等的照射时因脊髓被包括或靠近照射野,因而易发生放射性脊髓病,照射野增大时,发生频率也增加。脊髓的耐线量为一次线量 2 Gy 左右,每周 5 次共 40~60 Gy 的报道较多,总线量 60 Gy,25 次分割照射时有 50% 的发生率,50 Gy 时发生率为 5%;30 Gy 以下时为 1%。但也有 30 Gy 以下而发生放射性脊髓病的报道。放射量小而可

能发病者有以下情况:胸髓部在照射野之内;对象为青少年;并用化疗者,第 2 疗程的照射等等。为降低脊髓照射线量可试用下述疗法。

(1)空间的线量分布 头颈部肿瘤时,以左右照射避开脊髓,食管癌、肺癌时也要以避开脊髓的方向,以 3 门或更多门的方向照射。也可用空间线量分布较好的重粒子线、阳子线、直线加速器刀。

(2)减少一次射线量 照射期间短而一次线量增加时,易发生脊髓障碍,因而有人主张一次线量减为 1.2~1.6 Gy,每日两次以上照射(多分割照射),但也有不同意者。

(3)放射线增感剂 为增加放射线对肿瘤组织的效果而减少总线量而用放射线增感剂。

(4)放射线防护剂 减轻正常组织的损伤用谷胱甘肽等。

三、脊髓疾病与神经根疾病的鉴别诊断

脊柱、脊髓疾病中,脊髓疾病与神经根疾病的鉴别,临床上甚为重要,如变形性脊柱疾患致神经障碍是脊髓为主还是神经根为主,因物理治疗与外科治疗的办法不同,现就两者感觉、运动、反射等进行鉴别。

(一)感觉系统

基本上,脊髓疾患于一定平面以下呈现感觉障碍,亦可有与神经根疾病中由神经根支配的皮节相一致的感觉障碍。脊髓疾病中依其感觉障碍的病灶部位而呈现特征性的感觉障碍(表 11-4)。

表 11-4 脊髓疾患依其病灶部位而呈现感觉障碍的模式

病灶部位	感觉障碍的模式
脊髓完全横断的病灶(脊髓横断综合征)	一定水平以下感觉完全消失
脊髓半侧性病灶(Brown-Seguard综合征)	运动瘫与对侧温痛觉下降-消失 运动瘫与同侧深部感觉、识别觉的下降-消失
脊髓前侧索(脊髓丘脑路)病灶(脊髓前动脉综合征)	一定水平以下温痛觉消失
脊髓中央灰白质病灶(脊髓中央综合征)	披肩型温痛觉消失
脊髓后索病灶	深部感觉、识别觉低下-消失
脊髓圆锥、马尾病灶	鞍区感觉消失

脊髓横断病灶中,障碍部位以下全部感觉消失,在障碍部位的几个节段上,后根被病变所刺激,有时出现异常感觉及感觉过敏带,这种横贯性病灶除外伤、肿瘤压迫等疾病外,还可见于脱髓鞘的

Devic 病及多发性硬化症(脱髓鞘主要在脊髓)以及 HTLV-Ⅰ相关的脊髓疾患。

脊髓半侧性病灶中也可见病灶侧深部感觉障碍以下的平面出现全感觉消失带。脊髓半侧障碍,除外伤及肿瘤外,在间盘突出中亦可见到。脊髓前侧索障碍可呈现数种病灶分布,被障碍的脊髓丘脑束越是从身体下部来的纤维越是走行在外侧而呈层状,因此外侧来的压迫病变时,早期有下肢温痛觉障碍,开始发展后逐渐躯干出现感觉障碍区域扩大,此病灶除外伤,脊椎病及肿瘤压迫外,急性发病者有血管障碍,即已知的脊髓前动脉综合征。

脊髓中央部病灶为脊髓空洞症,此时可有披肩型温痛觉消失,后索未被侵及,触觉及深部感觉、识别觉得以保存而呈分离性感觉障碍。脊髓空洞症中以下部颈髓障碍为多,上肢到前胸部的皮节多表现为非对称性温痛觉消失。与此相对,脊髓后索障碍中则相反,病灶以下深感觉、识别觉消失。脊髓后索病变有脊髓痨及维生素 B_{12} 缺乏所致的亚急性脊髓联合变性。

神经根疾患时感觉障碍呈现为与皮节相一致的感觉迟钝及消失以及感觉异常,特征症状为有障碍后根相关的皮节出现疼痛,此谓神经根痛,在咳嗽、打喷嚏、怒斥、站立时加重。此种疼痛常与心肌梗死、胸膜炎、胆囊炎、胰腺炎症等内脏疾病的疼痛相混淆,而忽略对脊髓神经根病灶的诊断。

颈神经根疾患者,有报道此根性疼痛的病灶诊断颇为有用,在诊断颈神经根疾患根性疼痛部位时,可根据患者解剖学基本肢体位置来判断,在此体位上臂到前臂的上肢痛,外侧桡侧为 C_6,中央为 C_7,内侧(即尺侧)为 C_8。下肢则从大腿到小腿及足趾的下肢痛,大腿前方及外侧向拇趾放射时为 L_4,从臀部到下肢背侧面及第 5 趾放射的疼痛为 S_1 的根性症状。

在上述脊神经根疾患的感觉障碍中,痛觉减退与皮节一致,但触觉与痛觉相比则其降低为轻度或多不明确,这是因为触觉神经纤维粗,障碍难以以症状完全表现出来。

(二) 运动系统

脊髓疾患的运动瘫,可有脊髓疾患水平一致的脊髓前角病灶所致的迟缓性瘫痪及锥体束障碍所造成病灶水平以下的痉挛瘫。脊髓横贯性病灶时,呈截瘫。脊髓半侧病变时呈现一侧上或下肢瘫。

神经根疾患中的运动瘫,基本上为神经根支配的肌肉肌力减弱,但神经根与肌力减弱肌肉的关系不一定一致。实际上颈部神经根疾患伴有上肢带肌萎缩,Keegan 型瘫时系 C_5 或 C_6 根的疾患常产生迷惑。此时诊断指标多为肌力下降更重的肌肉,其支配的神经根为病灶。

(三) 反射系统

脊髓疾病中深部腱反射的中枢在脊髓,与病灶水平一致的腱反射下降或消失,而病灶水平以下的深部腱反射则亢进,还可看到 Babinski 征等病理反射阳性。在脊髓病灶部位的诊断上,这种深部腱反射下降或消失为强有力的指标。如下颌反射(中脑、脑桥)正常,肱二头肌反射(中枢为 $C_5 \sim C_6$)及肱三头肌腱反射(中枢为 $C_6 \sim C_7$)亢进时,病灶在脑桥与 C_5 之间。神经根疾患时的反射异常,基本上表明有神经根支配的深部腱反射的下降或消失,但疑似神经根疾患的病例,其神经根支配的反射减弱,在其以下的深部腱反射亢进时,病灶可能从神经根到脊髓的一部分。

(四) 其他

其他症状中,脊髓疾患可见膀胱功能障碍。特殊症状中有 $C_8 \sim T_1$ 脊髓丘系中枢的 Horner 综合征,$C_3 \sim C_5$ 膈神经中枢的呼吸障碍,这些在病灶定位诊断均有助参考。

四、脊髓损伤与神经根损伤的鉴别诊断

脊髓损伤与神经根损伤的诊断及鉴别诊断首先要了解每个髓节、神经根支配的皮肤、骨骼肌分布(表 11-5)。脊髓损伤时有神经根受损的神经根脊髓损伤及仅脊髓受损的脊髓损伤。现就其"部位诊断要点"、"脊髓水平诊断"、"脊髓圆锥综合征与马尾综合征的鉴别"概述如下。

(一) 感觉检查注意点及感觉障碍的部位诊断

(1) 感觉检查时要从感觉迟钝部位开始,以达到正常感觉点的上界。相反进行时,因感觉扩散可出现感觉水平下移,使感觉障碍范围较实际变小的可能。感觉过敏时也据同一理由,由过敏部向正常部位进行检查。

(2) 上下肢均有胎生学因素所致的轴线(图 4-13),几乎没有超过此线的髓节,包括神经根性的感觉重叠。记住此轴线的通过部位,对感觉检查及部位诊断很有帮助。

（3）任何一个皮肤区域，任何一个肌肉并不仅受一个髓节的支配，而是由几个髓节支配。所以一个髓节的损伤或仅一支神经根的损伤，也可能不出现明显的客观上的神经异常。实际上神经根损伤时仅出现自觉的疼痛者并不少见。

（4）身体某一部分有局限性感觉障碍，且境界清晰时，为神经根乃至其末梢的神经损伤。

（5）有后根刺激症状（咳嗽、喷嚏、用力、起立等加重的根性疼痛、放射痛等）通常提示为该神经根水平有病变。

（6）身体一侧有温痛觉障碍，而对侧有深部感觉障碍的感觉障碍类型，只有脊髓病变时出现，即Brown-Sequard综合征（图11-1），此乃因温痛觉在脊髓中央部交叉而深部感觉不交叉，上行于同侧后索。所以深部感觉障碍与脊髓同侧，也称为脊髓半侧综合征。但完全型者罕见，多为不完全型。

（7）大体对称的髓节性感觉异常多为脊髓病

变。如孤立型两侧性温痛觉障碍（图11-1）则可能为脊髓中央部病变（脊髓空洞症、肿瘤等）。

（8）发现脊髓损伤所致感觉障碍时，要注意其病变部位不仅在该感觉水平上，较该水平高位的脊髓损伤时亦可出现。如发现第10胸髓支配的脐部有感觉障碍时（图11-1），其病变部位可能位于第10胸髓至颈髓这一范围之内，所以不仅检查第10胸髓，还要检查上部颈髓至第10胸髓这一范围。否则容易漏掉第10胸髓以上的病变。

（9）除髓节-神经根水平障碍之外尚有其以下部位的感觉水平障碍时，要考虑神经根脊髓病损。

（二）运动障碍的部位诊断

（1）运动障碍部位诊断上最有用的体征为下运动神经元体征（深部腱反射减弱、伴有肌萎缩的肌力减弱、纤维束挛缩、肌张力低下等），有上述体征则提示下运动神经元损伤（脊髓前角、前根及其后的周围神经）。深部腱反射的髓节支配也相当于与

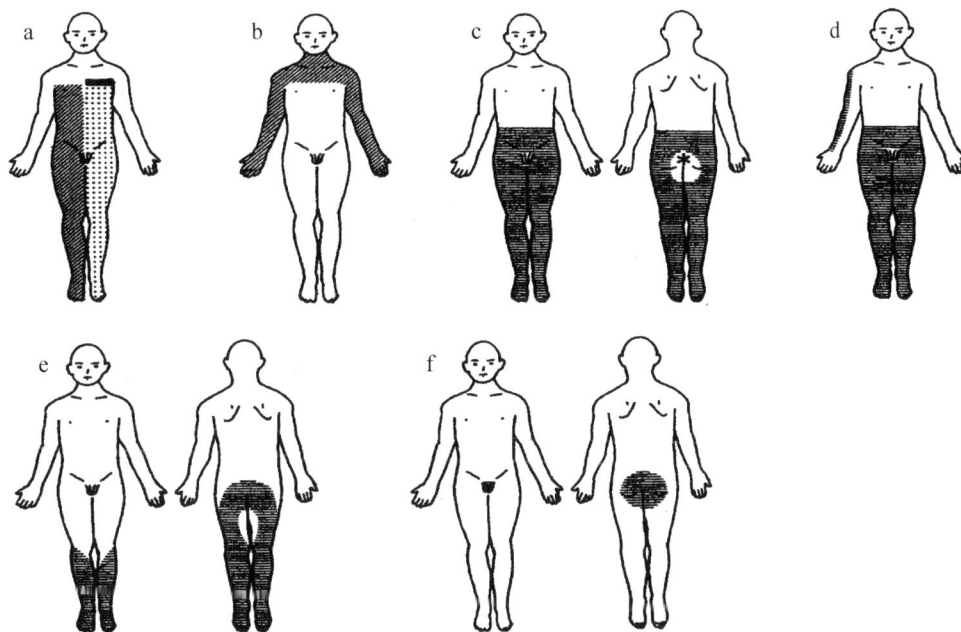

a. 第3胸髓左半侧的病变所致的 Brown-Seguard 综合征。病变水平的患侧全部感觉障碍（▨▨▨），病变部以下的患侧深部感觉障碍（▨▨▨），上运动神经元体征（深部腱反射亢进、痉挛、病理反射阳性、肌力低下），对侧温痛觉障碍（▨▨▨）；

b. 短上衣型感觉障碍，颈髓中央部病变（空洞症、肿瘤等）时温痛觉障碍，而深部感觉保留型的分离性感觉障碍（脊髓空洞症所引起）；

c. 第10胸髓感觉水平呈脊髓横断性感觉障碍，第10胸髓以上脊髓病变所引起，脊髓内或脊髓外变造成脊髓压迫的初期或中期可出现骶髓区域感觉逃逸（sacral sparing），进一步骶部感觉逃逸区消失则出现膀胱直肠功能障碍；

d. 颈髓神经根脊髓病变。右第6颈髓水平的根性感觉障碍与脊髓障碍；

e. 第4腰髓及马尾中部的病变所致感觉障碍；

f. 鞍状感觉障碍，脊髓圆锥部及马尾下部的病变

图11-1　脊髓、神经根病变所致感觉障碍的分布

该腱反射有关肌肉的髓节支配,所以腱反射的部分减弱,也提示该髓节的损伤。此时可出现深部腱反射的逆转(参照脊髓病变水平诊断项),所以熟悉骨骼肌的髓节支配(表11-5)对病变的部位诊断有用。针肌电图检查上出现特定的髓节支配骨骼肌群有神经源性变化,且脊柱旁肌上也有同样变化时可以考虑为该水平的脊髓或神经根有病变。

表 11-5　主要骨骼肌的支配髓节与支配神经

骨骼肌	支配髓节*	支配神经
三角肌	C_5、C_6	腋神经
冈上肌	C_5、C_6	肩胛上神经
肱二头肌	C_5、C_6	肌皮神经
肱桡肌	C_5、C_6	桡神经
肱三头肌	C_6、C_7、C_8	桡神经
胸大肌	C_5、C_6、C_7、C_8、T_1	内侧与外侧胸前神经
背阔肌	C_6、C_7、C_8	胸背神经
前锯肌	C_5、C_6、C_7	胸长神经
桡侧腕伸肌	C_5、C_6、C_7	桡神经
尺侧腕伸肌	C_6、C_7、C_8	桡神经
桡侧腕屈肌	C_6、C_7	正中神经
尺侧腕屈肌	C_8、T_1	尺神经
拇长伸肌	C_6、C_7、C_8	桡神经
拇长屈肌	C_6、C_7、C_8	正中神经
指总伸肌	C_6、C_7、C_8	桡神经
指深屈肌	C_7、C_8、T_1	正中神经及尺神经
指浅屈肌	C_7、C_8、T_1	正中神经
拇指对掌肌	C_8、T_1	正中神经
骨间肌	C_8、T_1	尺神经
髂腰肌	L_1、L_2、L_3	股神经
股四头肌	L_2、L_3、L_4	股神经
内收肌	L_2、L_3、L_4	闭孔神经
臀大肌	L_5、S_1、S_2	臀下神经
臀中肌	L_4、L_5、S_1	臀上神经
臀小肌	L_4、L_5、S_1	臀上神经
股二头肌	L_4、L_5、S_1、S_2	坐骨神经
腘绳肌{半腱肌	L_4、L_5、S_1	坐骨神经
半膜肌	L_4、L_5、S_1	坐骨神经
胫前肌	L_4、L_5	腓总神经
拇长伸肌	L_4、L_5、S_1	腓深神经
趾长伸肌	L_4、L_5、S_1	腓深神经
腓长肌	L_5、S_1	腓浅神经
小腿三头肌	L_5、S_1、S_2	胫神经
胫后肌	L_5、S_1	胫神经
拇长屈肌	L_5、S_1、S_2	胫神经
趾长屈肌	L_5、S_1、S_2	胫神经

(注:*支配髓节的下线)

(2)神经根损伤仅出现感觉障碍者并不少见,反之仅出现下运动神经元体征者则属例外。但也有此种情况,称此为 Keegan 型神经根病,系仅颈髓前根受颈椎病压迫所引起,第5颈髓水平为好发部位,几乎均侵犯三角肌。此神经根病有时与运动神经元疾患难于鉴别。

(3)上运动神经元征(深部腱反射亢进、Babinski征阳性、痉挛、阵挛)的出现提示大脑运动区发出的锥体束于某处有损伤,在判定脊髓病变水平上无大作用。但上运动神经元体征不在上肢而在下肢出现时可推断其病变部位在颈髓以下。另外,在髓节、神经根性神经损伤水平以下,出现上运动神经元征的任何一项,均表示脊髓有损伤,考虑为神经根脊髓病损。

(4)鉴别神经根脊髓损伤与脊髓损伤并不简单,如有神经根刺激症状(于感觉障碍项已述及)则可考虑神经根脊髓损伤。

(5)下运动神经元体征中,肌纤维束挛缩于脊髓前角损伤时可较明显,而前根损伤时很难出现。

(6)出现两侧性下运动神经元体征时,可考虑为脊髓水平病变的可能性,例如脊髓空洞症时,多出现明显的两上肢的下运动神经元体征。

(三)脊髓髓节水平与脊椎椎体水平的关系

胎生初期脊髓各髓节与对应的脊椎处于同一水平,但随个体的发育脊柱延长,遂使两者长度不一致。因此要明确病变部位是以脊髓水平表示,还是以脊椎水平表示。新生儿的脊髓终止于L_3下端;成人则终止于L_1下端。脊椎病变常可引起脊髓病变。因此要了解脊椎水平与脊髓水平的关系。

(四)脊髓病变的水平诊断

脊髓损伤的病变部位,主要从运动体征方面进行鉴别时,可参考以下各项。各髓节、神经根水平的损伤所致感觉障碍分布如(图11-1)所示。同时于病变水平以下出现上运动神经元体征。

1.上部颈髓(C_1～C_4)损伤　除副神经支配的胸锁乳突肌、斜方肌及颈肌的迟缓性瘫痪之外尚有四肢痉挛。因主要由C_4支配的膈神经损伤,亦出现呼吸肌瘫痪。又因三叉神经脊髓束下行至上部颈髓,所以出现由颜面部周边开始的圆葱状温痛觉障碍。

2.第5～6(C_5～C_6)颈髓损伤　出现C_5～C_6支配的三角肌、肱二头肌、肱桡肌的下运动神经元体征。C_5～C_6支配的肱二头肌反射,肱桡肌反射减弱至消失,但肱三头肌反射亢进,因而出现肱二头肌反射及肱桡肌反射的逆转。肱二头肌反射逆转时,不出现前臂屈曲反而出现肘的过伸展。肱桡肌反射（桡反射）逆转时，不出现前臂屈面而出现高度手指屈曲。此外，手指屈曲反射、肱三头肌反射亢进。

$C_5 \sim C_6$ 损伤而上臂外展、前臂屈曲、手旋后出现障碍，肩、上臂出现肌萎缩。但此型的障碍，当由 $C_5 \sim C_6$ 发出的神经根所构成的臂丛上部损伤时亦可出现，被称为 Duchenne-Erb 型瘫痪（臂神经丛上部神经根瘫痪）。

3. 第 $7 \sim 8$ 颈髓（$C_7 \sim C_8$），第 1 胸髓（T_1）损伤 C_7 损伤时出现屈腕肌及指伸肌、指屈肌的下运动神经元体征，欲攥拳时呈传教士手（Preacher's hand）肢位。C_8、T_1 损伤时大鱼际、小鱼际、骨间肌等手部小肌肉肌力减弱及萎缩而呈爪状手。$C_7 \sim C_8$ 损伤时肱三头肌出现下运动神经元体征，肱三头肌反射消失，并以叩诊锤叩击肱三头肌时前臂不伸展反而屈曲，即肱三头肌反射的逆转。T_1、T_2 及其神经根损伤时患侧出现 Horner 综合征。

此外，$C_8 \sim T_1$ 发出的神经根构成的臂丛下部，其损伤亦可引起称为 Dejerine-Klumpke 型瘫痪（臂神经丛下部神经根瘫痪）。

4. 第 $2 \sim 12$ 胸髓（$T_2 \sim T_{12}$）损伤 此段脊髓不支配上肢及肩胛带骨骼肌，所以肌力检查不能判定病变部位。因而水平诊断要以感觉检查决定（图 4-13）。于感觉水平以下出现上运动神经元体征时，此时出现两下肢痉挛性瘫。T_6 以上损伤时，支配下半身血管运动的自主神经径路受到障碍，易引起显著的体位性低血压，且可因膀胱的过度扩张而出现发作性自主神经反射亢进（高血压、出汗、脉缓、头痛、呕吐等）。$T_7 \sim T_{12}$ 损伤时下部腹肌瘫痪，但上部腹肌不瘫痪，所以令患者仰卧位，令头部离开枕头上举时，腹肌及脐向上方偏位，称此为 Beevor 征。另外，腹壁反射，于病变部以下消失亦可作为参考，但正常人亦有消失者，要注意。T_{12} 损伤时腹壁反射正常而提睾反射消失。

5. 第 1 腰髓（L_1）损伤 下肢肌均瘫痪。膝腱反射及跟腱反射亢进并伴有阵挛。Babinski 征阳性，提睾反射消失。

6. 第 2 腰髓（L_2）损伤 腹肌正常，髂腰肌、缝匠肌肌力残留，但其他下肢肌瘫痪。提睾肌反射正常。

7. 第 3 腰髓（L_3）损伤 髂腰肌、缝匠肌肌力优于 L_2 损伤时，髋关节能屈曲，下肢呈外旋位，内收肌力部分残留。股四头肌肌力显著低下，因而膝腱肌

反射减弱至消失。其他下肢肌瘫痪（表 11-5）。

8. 第 4 腰髓（L_4）损伤（图 11-1） 髋关节屈曲及下肢内收稍有障碍，股四头肌肌力稍低下，因而能平地步行，但上阶梯有困难。膝反射消失而跟腱反射亢进，臀中肌肌力减弱，因而呈摇摆步态，胫前肌肌力也低下。

9. 第 5 腰髓（L_5）损伤 髂腰肌、股四头肌、下肢内收肌正常，但屈膝肌呈不全瘫痪，所以步行时膝过伸展。臀中肌不全瘫痪，程度虽轻于 L_4 损伤时，亦有摇摆步态。胫前肌、胫后肌肌力虽较好，但因腓肠肌弱而足呈内翻尖足位。拇长伸肌、趾长伸肌肌力减弱。

10. 第 1 骶髓（S_1）损伤 胫前肌、拇长伸肌、趾长伸肌肌力正常，但因小腿三头肌及足趾跖屈肌减弱，足呈背屈、仰趾足。大腿屈肌显著减弱，跟腱反射消失。

11. 第 $2 \sim 5$ 骶髓（$S_2 \sim S_5$）损伤 S_2 损伤时拇长屈肌、趾长屈肌、足内在肌肌力减弱，因而不能足尖站立。跟腱反射减弱。其他下肢肌均无瘫痪。$S_2 \sim S_5$ 亦称为脊髓圆锥部，此部位的病变引起最显著的障碍为排尿、排便及性功能障碍。

（五）脊髓圆锥综合征与马尾综合征的鉴别

此两者易混淆，但根据发病情况及神经体征的不同及分布，仍能进行一定程度的鉴别。脊髓圆锥病变也根据其疾患的性质，如引起圆锥附近的腰部神经根损伤时，亦可并发马尾综合征，要注意。反之，病变亦可由马尾波及圆锥部。

两综合征的主要鉴别点见表 11-6。脊髓圆锥综合征时，直肠膀胱功能障碍早期出现，自发痛不显著，有左右对称性鞍状感觉障碍（图 11-1）。马尾综合征时，初期开始即有明显自发痛，早期开始出现膝反射、跟腱反射消失，病情进展则出现膀胱直肠功能障碍，并以神经体征的左右差异为特征。因圆锥部与第 12 胸椎至第 1 腰椎（$T_{12} \sim L_1$）在同一水平，所以圆锥部病变也损伤第 12 胸髓（T_{12}）神经根至第一腰神经根时，其感觉障碍可达腹股沟线上，与此相反，马尾为脊髓圆锥以下第 2 腰髓（L_2）以下的神经根的集合，所以感觉障碍不会达到腹股沟线上。

（六）直肠膀胱功能障碍

脊髓较小，病变多易引起两侧性的障碍，因而易出现直肠膀胱功能障碍，尤其易出现膀胱功能障碍。根据病变水平，膀胱功能障碍类型亦不同。可

根据膀胱内压曲线分为无抑制收缩,自律性收缩,无紧张性收缩 3 型。无抑制收缩出现于骨盆神经核($S_2 \sim S_4$)的核上性损伤,膀胱内注入水后,膀胱内压急剧升高,膀胱容量小,出现尿意后不能控制。自律性收缩于脊髓圆锥部、马尾的病变时出现,系骨盆神经节前纤维损伤所致,注入水后膀胱内压逐渐升高,尿意也多受到障碍。无紧张性收缩出现于骨盆神经节后神经损伤之时,注入水后膀胱内压并不升高。除脊髓休克外,亦可见于糖尿病性神经病变及脊髓痨。

表 11－6　脊髓圆锥综合征与马尾综合征的鉴别

神经症状	圆锥综合征	马尾综合征
自发痛	少见,且不严重	多见,显著
	两侧性,左右对称	一侧性或左右不对称
	会阴部～大腿部	会阴部～大腿～下肢～膀胱部
感觉障碍	会阴部、鞍区	会阴部、鞍区
	两侧性、左右对称	一侧性或左右不对称
	感觉分离	全感觉障碍
运动障碍	不显著	高度,左右非对称性
	可有肌纤维束挛缩	通常无肌纤维束挛缩
	局限于会阴部-外肛门括约肌	下肢有肌萎缩、肌力减弱
反射异常	球海绵体反射障碍,肛反射障碍	膝反射、跟腱反射减弱～消失
间歇性跛行	无	腰部椎管狭窄时有
直肠膀胱功能障碍	早期即出现,重度	较晚出现
性功能障碍	早期即出现,重度	轻度

五、脊髓圆锥部病变的鉴别诊断

马尾损伤及疾患时多产生下肢的神经症状(脊神经前根及后根的症状)及排尿障碍,而圆锥部损伤及疾患时也会产生同样的症状,鉴别诊断有时困难。现将圆锥上部、圆锥部的特征及其基础疾病的诊断方法介绍如下。

(一)水平诊断

脊髓下部的水平诊断有一定的困难,因为椎体与脊髓的髓节不在一个平面上,一个椎体可以存在多个髓节。脊髓圆锥部又分圆锥上部与圆锥部。圆锥上部位于 T_{12} 水平,为 $L_4 \sim S_2$ 髓节(图 5－21),但亦有个体差异,因此在进行检查和影像学读片时要特别注意。脊髓下端多在 $L_1 \sim L_2$ 之间,如在全体则鉴别诊断困难。圆锥上部、圆锥部、马尾症状的神经学检查所见如(表 11－7)所示。

表 11－7　圆锥上部、圆锥部、马尾综合征的鉴别诊断

	圆锥上部综合征	圆锥综合征	马尾综合征
自发痛	＋	＋	＋＋＋
感觉障碍	下肢	会阴部(鞍区)	会阴部、下肢
运动障碍	下肢	－	下肢
	(下垂足、肌萎缩、纤颤)		(下垂足、肌萎缩)
深部腱反射	膝反射(－)～(＋)	膝反射正常	膝反射(－)
	跟腱反射(－)～(＋)	跟腱反射正常	跟腱反射(－)
病理反射	Babinski 征(＋)	Babinski 征(－)	Babinski 征(－)
浅反射		肛门反射(－)	肛门反射(－)
膀胱直肠功能障碍	(－)～(＋)	(＋＋＋)	(－)～(＋)
间歇性跛行	(－)～(＋)	(－)	(＋＋＋)

浅反射如 Beevor 征,在仰卧位状态下头部上举后,脐向上方移动,表明有 T_{10} 以下腹直肌瘫。腹肌反射与腹部皮肤反射与腹部髓节相一致,有助胸髓水平的鉴别。

(二)圆锥部基础疾病

有椎管狭窄等变性疾病、外伤、肿瘤、炎症性疾病、血管障碍及其他(表 11－8)。其中脊髓血管障碍与出血、梗死、血管畸形三者相关存在,由 MRI 等影像学诊断难以确定是一疾患,尤其是以不全瘫为特征的 Brown-Seguard 损伤及感觉分离为特征的,与圆锥外伤有关的瘫痪症状在脊髓及马尾可以多种形式出现。

表 11－8　脊髓圆锥部的基础疾病

疾病类别	基础疾病
1. 变性疾病	椎管狭窄、间盘突出、黄韧带钙化、黄韧带骨化、后纵韧带骨化
2. 外伤	压缩骨折、爆裂骨折、骨折脱位、坐带型损伤(Chance 骨折)脊髓损伤
3. 肿瘤	脊髓肿瘤:硬膜内脊髓外(神经鞘瘤、脊膜瘤)脊髓内肿瘤(星形细胞瘤、上皮瘤)硬膜外肿瘤(转移性、神经纤维瘤);脊柱肿瘤:原发性、转移性
4. 炎症性疾病	化脓性脊椎炎(细菌性、真菌性、病毒性),结核性脊椎炎,强直性脊椎炎,慢性类风湿关节炎
5. 血管障碍	脊髓出血、梗死、动静脉畸形、海绵状血管瘤
6. 其他	骨质疏松(压缩骨折后迟发性脊髓瘫痪)脊柱手术后并发症、脊髓结节病等

(三) 瘫痪程度

常用 Frankel 分类及 ASIA 分类百分法来评定,将运动瘫与感觉瘫予以分数化,此法虽稍麻烦但较为详细。

损伤中有时圆锥部单独损伤或与马尾神经合并损伤,有完全损伤与不完全损伤。脊髓神经较周围神经脆弱,此部马尾单独损伤者少。

$T_{12}\sim L_1$ 之间单独圆锥损伤时呈现 S_1 以下区域为中心的感觉运动障碍,而不在腰神经区域产生障碍。骶髓区域的会阴部感觉及肛门括约肌自主收缩明显障碍,出现膀胱瘫痪。骶髓部回避(sarcal sparing)是骶髓区域感觉及运动未完全瘫,会阴部感觉(触、痛觉)及最重要的肛门括约肌自主收缩,只要其中之一得以保存即是不完全损伤。

骨质疏松所致压缩性骨折后迟发性脊髓瘫痪,多在压缩骨折几个月后出现压缩程度的增加并出现高度后凸畸形的情况下产生。在圆锥部多呈软瘫。目前由于 MRI 等影像学所见多可鉴别脊髓圆锥部位的病变,有两处以上发现异常时,在治疗选择上要依靠正确的水平诊断。

第二节 与脊柱脊髓疾患的鉴别诊断

一、脊髓空洞症与脊椎脊髓疾患的鉴别诊断

脊髓空洞症(syringmyelia,SM)众所周知,系于脊髓内形成空洞,出现多种神经症状及全身症状的疾病。1827 年由 Olliver d'Angers 首次报道,其典型症状为孤立型分布的感觉分离性障碍,两上肢髓节性肌萎缩,两下肢腱反射亢进等特征性改变。

于应用水溶性造影剂 CT 脊髓造影(CTM)及 MRI 之前,其诊断曾有一定难度。现已普及应用影像诊断,其诊断已颇简易,非神经专科医生发现此症者日渐增多,由于病例的积累,发现其临床表现属非典型者较多,既往的教科书记载已不够完善。

SM 与其他呈 SM 样症状的脊椎脊髓疾患进行鉴别时要首先要对 SM 的神经症状、体征及 MRI 确定诊断前应考虑、注意的神经症状有所了解。

(一) SM 的分类及流病学

目前,Barnett 等的分类已被广泛应用,分为交通性及非交通性。前者包括伴有 Chiari 畸形、颅底蛛网膜炎,后者包括伴脑外伤、肿瘤及脊髓蛛网膜炎等,但最近已提倡根据 MRI 的新分类即 Milhorat 分类(表 11-9)。

(二) SM 的神经症状及体征

空洞形成其上端可在上位乃至中位颈髓,下端可在中、下位胸髓,轴面上空洞在髓内中央管一侧的背外侧(一侧后角)者较多,且有的尚有中央管扩大,或与之有交通等,呈多种多样。

表 11-9 Milhorat 根据 MRI 影像的分类

Milhorat 根据 MRI 影像的分类
1. 交通性脊髓空洞症伴有脑积水及解剖上延伸至第四脑室
2. 非交通性脊髓空洞症,空洞不单独存在于脊髓髓节上
(1) Chiari Ⅱ 型畸形伴有脑积水
(2) Chiari Ⅰ 型畸形不伴有脑积水
(3) 髓外压迫性损害
(4) 脊髓损伤
(5) 髓内肿瘤
(6) 感染
(7) 多发性硬化症
3. 脊髓软化发生的萎缩性空洞

(引自 Milhorat 1992)

神经症状与 MRI、CTM 所证明的空洞位置不一定一致,但其临床症状的左右差别与空洞的偏在侧一致为特征之一。

SM 的神经体征中,脑神经系有瞳孔不等、眼震、颜面感觉障碍、胸锁乳突肌萎缩、舌肌纤维束性挛缩、咽下困难、嘶哑等。

运动系则有上肢远端为主的肌力减弱,肌萎缩为其特征。下肢呈痉挛性,但发展后则呈迟缓性。肌萎缩、肌无力以空洞侧为重,发展后则波及对侧。腱反射于上肢,一侧低下至消失,发展后两侧均减弱至消失,但下肢亢进,病程经过较长者两下肢腱反射可减弱-消失。Babinski 反射、Chaddock 反射等病理反射则半数以上呈阳性,长期慢性病例则均为阳性。

感觉系则以后根障碍所致的髓节性者为主,但随经过而更出现索性障碍。历来认为两侧性披肩型感觉障碍为 SM 的特征性改变,但初期多为一侧,随经过而出现对侧髓节性障碍、索性感觉分离性障碍。因温度觉障碍而易烫烧伤,上肢可常见其

痕迹。初期无深部感觉障碍,与浅感觉障碍相比,障碍程度较轻。但进展病例则有上肢假性手足徐动症及脊髓性失调。

自主神经症状有 Horner 征、出汗障碍、皮肤营养血管障碍的手掌表皮变薄,发红、肿胀,继续进展可出现指骨消失。末期可出现排尿障碍,但此非 SM 所特有。全身症状有脊柱侧弯、神经性关节病(Charcot 关节)等。

SM 的临床经过,尤其自然经过可分为四型:即持续进展型、间断进展型、进展停止型及进展后改善型,此中以持续或间断进展型者较多,但亦有进展停止乃至改善的病例。

与上述典型神经体征相反,亦有神经学上仅有胸腹部感觉迟钝或仅呈香槟型下肢肌萎缩,非典型空洞病例的神经体征要经过详细检查方能确定。

(三)鉴别诊断

SM 时 Chiari 畸形的出现率较高,Chiari 畸形影响颅后窝脊髓液的交通,除可能参与空洞发生外,延髓空洞等可引起脑干症状,SM 与其他脊椎脊髓疾患鉴别诊断时除脊髓症状之外,还要注意脑干症状。

1. 脑干-高位脊髓肿瘤 髓内性肿瘤中发育缓慢者呈 SM 样症状,所以鉴别上颇为重要,临床上出现感觉分离性障碍,下肢腱反射亢进。髓外性肿瘤也可因其压迫而出现 C_2 至下位颈髓水平的根性感觉障碍,而有半侧披肩型感觉障碍及根性以及后索性疼痛。

2. 寰枢椎脱位(AAD) 颅颈椎移行部异常中,除 Chiari 畸形外尚有 AAD、颅底凹陷症等异常。AAD 系因 C_1 与 C_2 间韧带等异常而出现的脱位,可见于 Down 综合征、von Recklinghausen 病等先天性及外伤,包括关节风湿的炎症等。AAD 时可因伴有旋转性的斜颈,压迫脊髓而形成空洞者,需要鉴别。AAD 时有颈部运动受限、颈部痛、斜颈等局部症状及脑神经症状、四肢瘫痪、病理反射、颈部以下的温痛觉障碍、振动觉低下等。由神经症状而考虑到上位颈椎水平有障碍时,应进行单纯 X 线或断层拍片检查寰椎与枢椎是很重要的。

3. 颈椎间盘突出、退行性脊椎病、后纵韧带骨化等所致脊髓神经根病变 属门诊常见疾病,一般出现神经根症状及脊髓症状,与 SM 的神经症状不同,容易鉴别。尤其无分离性感觉障碍为其重要鉴别点。

但有时在影像诊断前与 SM 的鉴别常有困难,因其亦可出现披肩型感觉障碍,两上肢髓节性肌萎缩、两下肢腱反射亢进等椎管狭窄及颈椎病所致而呈 SM 样症状者。

4. 脊髓蛛网膜炎、脑底蛛网膜炎 蛛网膜炎为 SM 的原因疾患之一。外伤、尤其是出生时外伤、感染为脑底蛛网膜炎之原因,均可并发延髓空洞症。脊髓蛛网膜炎也可因外伤、感染而引起,以背部痛、根性痛而发病,进展后则出现下肢瘫痪、感觉障碍、排尿障碍,有的病例于站立位时症状加重,一般呈慢性进行性经过,也有反复缓解及加重的病例。

5. 运动神经元疾病[肌萎缩性侧索硬化症(ALS)] ALS 时的肌萎缩、肌力减弱分布为弥漫性,不呈根性分布,但出现上肢腱反射减弱、下肢挛缩、下肢腱反射亢进,此时要与无感觉障碍的 SM 进行鉴别。但 ALS 的经过较快,无感觉障碍,无膀胱直肠功能障碍而得以鉴别。ALS 的延髓麻痹症状要与延髓空洞症进行鉴别。

6. 青少年性一侧上肢肌萎缩症 本症亦称为平山病,肌萎缩出现于前臂中央部至远端,尺侧较强,肌肉似被切削掉样萎缩。发病缓慢,其初期可进行数年而后停止为其特征性临床经过。鉴别要点为局限于前臂、手的特征性肌萎缩、无感觉障碍。肌萎缩于左前臂中央部至手的远端,尺侧较明显,肌肉似被切削掉样萎缩。

7. 多发性硬化症(MS) MS 临床经过中出现脊髓病者并不少见,多呈急性横贯性脊髓病。因有视神经炎,小脑症状等神经症状且其临床经过呈缓解加剧,所以与 SM 等的鉴别较为容易。但最近已散见 MRI 影像上出现空洞形成的 MS。伴有空洞形成的 MS 临床症状中,很少有上肢肌萎缩及披肩型感觉分离障碍等 SM 所特有的症状,而多呈横贯性脊髓病的临床表现。

8. 其他

(1)特发性侧弯症 SM 的全身症状中多有脊柱侧弯,但特发性脊柱侧弯时的侧弯多较重,如脊柱对脊髓不引起压迫,则原则上不出现神经症状。SM 的初期可只有侧弯而无其他症状,对此应予以注意。

(2)家族性痉挛性瘫痪 遗传性痉挛性瘫痪中,有家族性出现两手的肌萎缩、下肢痉挛性瘫痪、下肢腱反射亢进及手的肌萎缩等。家族史及无感觉障碍为其特点。

(3)代谢性疾患 黏多糖症分 7 型,其Ⅴ1型的 Maroreaux-Lamy 综合征,因黏多糖类沉积于脑脊髓膜可出现 SM 样脊髓病;以周围神经障碍为主体的

Tangier 病也可伴有脊髓病变而出现空洞症样改变。

SM 不仅出现现有教科书中的多种多样神经症状及全身症状,也有仅出现轻微症状,经检查而证明有空洞者。SM 出现特征性神经症状时,与其他脊椎脊髓疾患的鉴别较易,但对出现非典型表现的病例也要详细检查肌萎缩的分布及感觉障碍等是鉴别诊断的要点。

二、胸廓出口综合征与颈椎颈髓疾患的鉴别诊断

因颈、肩、上肢症状而来院的患者,是日常诊疗中较为多见的。头、躯干连接部的颈椎部及上肢、躯干连接部的肩胛上肢带部,处于日常生活对其功能的要求,易出现各种障碍。因此,颈椎部、胸廓出口部(臂神经丛部)、肩关节部的障碍于日常诊疗中常见。颈、肩、上肢症状的原因及其临床表现、在矫形外科的各种疾患中,卡压性神经障碍之一的胸廓出口综合征(thoracic outet syndrome,TOS)成为其病因的情况并不少见。

诊断上,流行病学特征、自觉症状特征、客观所见特征的检查与掌握均重要,尤其卡压神经障碍时,对其症状加重,缓解时肢位、姿势的确认(诱发性实验)更为重要。现就 TOS 及其邻接部颈椎颈髓疾患的检查诊断要点叙述如下。

(一)胸廓出口综合征

TOS 时,其臂丛神经障碍的主要部位多在斜角肌、肋锁交叉部,多发于溜肩、水蛇腰、翼状肩胛型的较年轻女性。患者本人多能自己察觉到其症状加重、缓解时的肢位及姿势。因此问诊时要详细询问现有症状,发病情况,症状经过以及有无症状的加重与缓解等等。休息与工作时,症状的变化也非常重要,还要确认其诊疗史,即颈椎牵引疗法使症

状加重及各种封闭疗法的效果等。

检查时,症状诱发试验与症状缓解试验很重要。特别是时间因素颇为重要,因而应该使用修改的 TOS 症状诱发试验。即将历来的 Morley 试验、Wright 试验、Eden 试验均修改为分别进行最长 1 min,即计时试验(timed test)、计时 Morley 试验、计时 Wright 试验、计时 Eden 试验及 Roos 试验。

1. 症状诱发试验

(1)计时锁骨上窝臂丛压迫试验(timed Morley 试验) 检查者以拇指的指腹,以 2 kg 的力量,同时压迫患者两侧锁骨上窝的斜角肌三角部,最长 1 min。如果出现其平素的症状或现有症状加重则为阳性(图 11-2)。

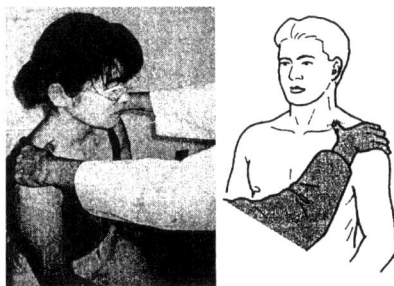

Morley 试验 锁骨上窝部臂丛压迫时局部压痛为(+),向肘放射痛为(++),放射痛达手指为(+++),臂丛出现障碍为(+++),一旦出现(+)即应与健侧对比

图11-2 锁骨上窝臂丛压迫试验(Morley 试验)

(2)计时过外展试验(timed Wright 试验) 患者将两肩关节外展外旋90°,肘关节90°屈曲位,检查者以两手保持其姿势最长 1 min,如出现平素的症状或现有症状加重即为阳性(图 11-3)。另外,因 TOS 的主要原因为胸廓出口部臂丛神经的卡压,所以是否触及脉搏并无关系。

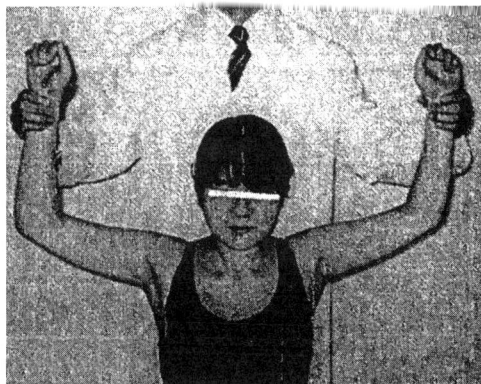

肩关节外展外旋向后伸,桡动脉搏动消失,正常人有时亦可出现,要与健侧对比,此为胸廓出口综合的特征之一

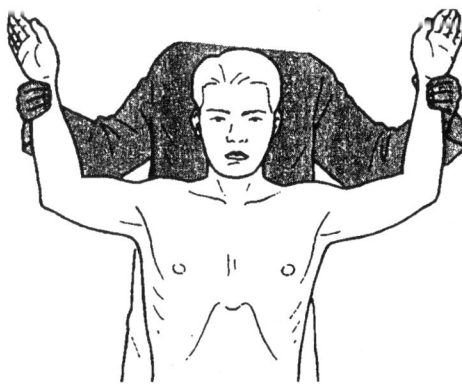

图 11-3 过外展试验(Wright 试验)

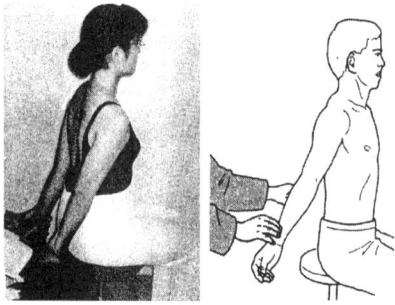

两肩向后下方牵引,胸部前挺,桡动脉搏动消失。正常人亦可出现阳性,要与健侧对比症状是否再现,此为胸廓出口综合征的特征之一

图 11－4　肋锁压迫试验(Eden-Falcone test)

(3) 计时肋锁压迫试验(timed Eden 试验)　检查者把持患者两腕关节部,令上半身轻度前倾,保持两肩关节伸展位,肩胛上肢带向后下方,最长 1 min。如出现平素的症状或现有症状加重则为阳性(图 11－4)。

(4) Ross 试验　两肩关节 90°外展,外旋,肘关节 90°屈曲位,缓慢连续作手指自动屈伸运动3 min。如出现平素的症状,或现有症状加重则为阳性(图 11－5)。

上述三种计时试验均阳性时判定为肯定 TOS (definite TOS),两种阳性时判定为可能 TOS(probable TOS),肯定 TOS 及可能 TOS 时其 Ross 试验几乎全部为阳性。另外在各种诱发试验实施中,一旦确认阳性时要立即停止,以免对下一步试验及检查造成妨碍,这一点应予重视。

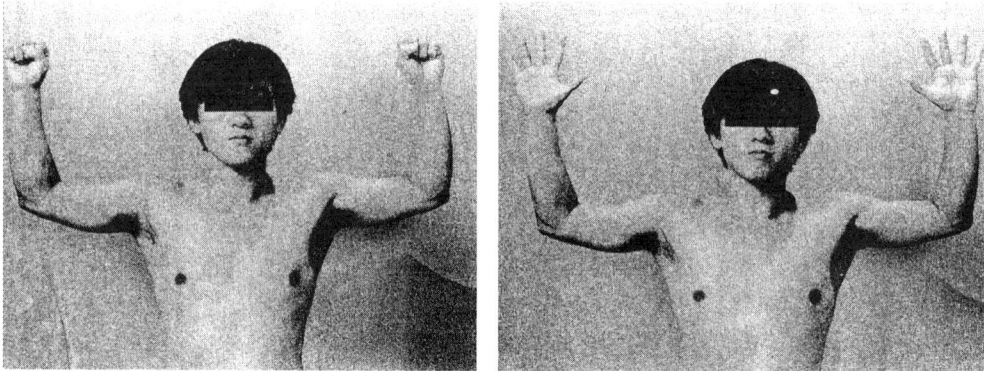

图 11－5　3 min ROSS 试验

(5) Adson 试验　颈椎向患侧旋转并后屈深呼吸时桡动脉搏动消失,正常人亦可出现阳性,与健侧对比视其症状是否再现,此为 TOS 的特征之一(图 11－6)。

2. 症状缓解试验　伸直背肌,两肩向前方,上方突出,两上肢伸向前方保持使锁骨窝充分凹陷的肢位与姿势(胸廓出口扩大姿势),观察症状是否缓解,消失。如缓解,消失则判定为阳性,作为 TOS 的辅助诊断颇为有用(图 11－7)。另一方法为检查者于后方把持两上肢,保持两肩胛上肢带上举,屈曲,观察症状是否缓解,消失。

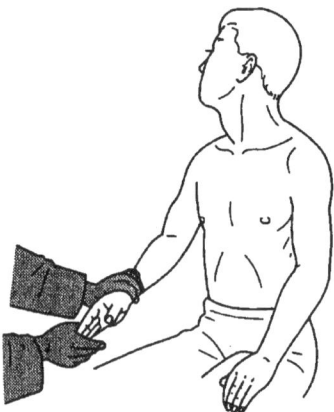

图 11－6　Adson 试验

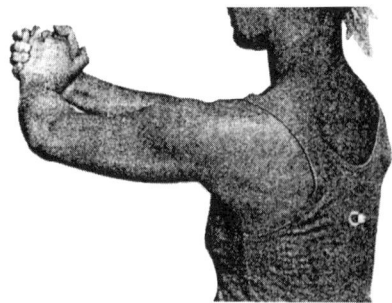

图 11－7　胸廓出口综合征的症状缓解试验

3. 影像所见

（1）X线平片 颈椎，上位胸椎部正面像上要注意以下几项所见：颈肋，提示可能有臂丛神经纤维性索状物的存在；C_7横突肥大，第1肋骨形态异常；溜肩的特征性所见为水平化或八字形锁骨；似有相对隆起的上位肋骨。侧位像上，因溜肩而上位胸椎部多能拍摄到 $T_1 \sim T_2$，另外，前中斜角肌呈紧张、挛缩状态，而使颈椎前弯减少、消失或后弯。由于颈椎间盘突出等情况下也出现同样所见，可在前、后屈功能位侧位像上确认各椎间的活动性。肋锁间隙摄影时要注意锁骨、肋骨的变形、畸形、假关节形成、骨折畸形愈合等引起的肋锁间隙狭窄化及锁骨变直。对于确认 TOS 骨骼和骨性因素，单纯 X 线平片是必要的。

（2）臂丛神经造影 本法对于以臂神经丛障碍为主的 TOS 神经卡压部（斜角肌三角部，肋锁交叉部，喙突胸小肌下部）检查中，最为有用的方法（图11-8）。卧位、坐位、Wright 肢位、症状重现肢位及姿势等的造影所见，对于掌握神经卡压部的状况（狭窄、变薄、走行异常），均非常重要。

（3）其他检查 臂丛神经障碍时可能出现交感神经系统症状，因而为掌握循环动态可进行温度记录的检查，检查时也需要确认卧位、坐位、Wright 肢位、症状再现肢位及姿势等所引起的变化。指尖容积脉波图，锁骨下动脉造影等对以臂丛神经障碍为主的 TOS，不是必须要做的。另外，MRI 对 TOS 的诊断帮助不大。

TOS 的发生与纤维性索状物、斜角肌、锁骨下肌肥厚、腱样化、最小斜角肌的存在、软部组织粘连瘢痕等软部组织异常有很大关系。但要牢记很多情况下并无影像上的改变。

（二）诊断性试验治疗效果的判定

各种症状诱发、缓解试验对 TOS 的诊断当然重要，判定试验治疗的效果也很重要，诸如保守疗法姿势的指导（胸廓出口扩大姿势、椅子靠背的加工、垫肩枕头的利用）、肌力增强（前锯肌、肩胛举肌、背肌训练、胸廓出口扩大体操）、支具疗法（背心、石膏床）、各种阻滞疗法（星形神经节阻滞、斜角肌阻滞）等，要铭记颈椎牵引疗法反而会使 TOS 症状加重。

除各种症状诱发、缓解试验之外，排除邻接颈椎及肩关节疾患亦属必要，包括上肢卡压性神经障碍，因有一些是与 TOS 相重叠，所以在诊断 TOS

时，以症状诱发、缓解试验为中心的系统检查十分重要。此外，长期患者，重症患者也有心因性（精神性）因素参与。所幸 TOS 的大多数为轻症或中等程度，保守疗法即可奏效，很少需要手术疗法者。

（三）颈椎颈髓疾患的鉴别诊断

1. 颈部神经根病变 颈部神经根病变的检查要点也是进行本病症状的诱发试验、加重试验及症状缓解试验。常用的诱发试验有 Spurling 试验及 Jackson（压肩）试验。缓解试验则有"困惑姿位"及注意用手牵引的效果，尤其重视被动诱发试验的 Spurling 试验及自动缓解试验的"困惑"姿位。

Spurling 试验对于慢性病例采用时间因素，最长保持 1 min。Jackson 试验阳性者要除外 TOS（以前述的 TOS 计时试验判定）。

"困惑姿位"即以健侧上肢或患侧腿支撑患侧上肢，保持后头部、头颈部、上肢及颈部充分放松。用手牵引效果要注意项颈部及两肩均要充分放松不得紧张的状态，缓慢将后头部抬向前上方。这些均属于将时间因素考虑在内的缓解试验。

影像所见，在平片上可见颈椎之间盘突出；颈椎病时可见椎间盘、椎间孔狭窄化、骨刺形成等。根症状显著的椎间盘突出病例可出现颈椎前弯减少、消失，该椎间盘的局部活动范围减少、消失应予注意。对椎管、椎间孔的观察用 CT，但为了描绘出突出物、脊髓、神经根，MRI 是不可缺少的。对于颈椎部疾患的影像检查，平片及 MRI 均需要。由于 MRI 的应用，各种造影检查的必要性已在减少。

颈部神经根病变保守疗法的三个主要方法为颈围领、颈椎牵引、枕头调整。但对此三种疗法效果的判定十分重要。具体实施时，颈椎围领要调整到轻度前屈位固定而取得后屈制动效果；颈椎牵引时要利用人体基础线（anthropologic base line）进行轻度前屈位向前上方牵引，枕头调整时要于仰卧位，头颈要呈前述的"困惑"姿位，使枕头稍高些。无论哪一种均要保持轻度前屈位是基本原则，并使症状得到缓解最为重要。

颈部神经根病变对保守治疗的反应较好。需要手术疗法者与 TOS 一样是较少的。

2. 颈部脊髓病 颈部脊髓病的检查要点是四肢躯干有无痉挛性瘫痪，诱发加重试验的 Jackson 压迫试验阳性率不高（采用计时的时间试验这一时间因素在内时，阳性率可提高）。详细进行四肢躯干的神经学检查，与 TOS 及神经根病变进行鉴别并不难。

影像所见：椎间盘突出，颈椎病时，与前述的神经根病变同样，但对后纵韧带骨化灶、黄韧带钙化的显示，则 CT 较好。

颈部脊髓病与 TOS 的重复性障碍，依次为腕管综合征、肘管综合征、神经根疾病；其频率与桡神经管综合征及与 TOS 的重复性障碍相等。颈髓病需手术疗法者较多，对合并 TOS 者，术前要向患者说明，取得同意。

使诊断困难的因素有：各种诱发试验有假阳性及假阴性；各种影像检查始终只是病情的证据；病因病灶可有重复，并非只是一个，长期患病者有精神因素参与。要详细问诊（发病状况、症状经过、治疗经过），适当的检查（症状诱发、缓解试验、神经学所见）及必要的检查（影像所见，心理性格试验）要按常规进行，并要进行试验性治疗并判定其效果，这四项并用，则 TOS，颈椎颈髓疾患的诊断并非是很困难的。

三、上肢神经疾患与脊柱脊髓疾患的鉴别诊断

脊髓损伤时通常出现灰质以及神经根损伤的髓节水平症状及白质损伤的髓节以下的索、束症状，即两者混在。

下部颈髓水平的灰质或神经根受损时，出现上肢运动、感觉障碍，多同时伴有脊髓白质病变而下肢也出现异常所见。此时当然可以成为疑为脊柱、脊髓疾患的线索，但障碍如仅限于上肢时，则可能要苦于与周围神经病变相鉴别。尤其 C_8 根损伤与尺神经损伤的临床表现极相类似。

颈髓水平上出现脊髓灰白质或根损伤时，障碍可局限于上肢，呈酷似上肢神经疾病症状，其鉴别时要检出轻微的索束症状，观察其疼痛，麻木的诱发部位及肢位等均非常重要。

（一）上肢症状

周围神经损伤时，根据其分布、范围可分为单神经炎及多发神经炎。单神经炎仅出现单一神经支配区域的局部障碍，多发时也与多发神经炎不同，呈不均一的分布。其原因为神经的压迫性障碍及伴随血管炎出现的神经营养血管障碍两类，多发神经炎虽程度不等，但多以四肢远端为主。

1. 卡压性神经疾患 即对神经的慢性卡压所致。最常见的为腕管综合征及肘管综合征。

（1）腕管综合征 于腕横韧带与腕骨所形成的腕管部，正中神经受到慢性压迫时出现本征。第 1～4 指掌侧出现麻木感及疼痛，夜间尤甚，进展后除感觉障碍之外尚引起拇指球肌萎缩及微细动作感到困难。被动屈曲腕节则麻木感加重（Phalen 征 74%）。叩击腕管部疼痛向手指放射（Tinnel 征，73%）。但也有麻木向小指放射，或由前臂向肩部放射者，要注意。

（2）肘管综合征 于横跨尺侧腕屈肌两头间的腱膜所形成的肘管处，尺神经受压时出现本征。多见于小儿期肘部骨折或继发于畸形性肘关节病变时，因尺神经瘫痪而第 4～5 指麻木，但很少有自发痛。有以小指球肌、骨间肌为中心的手内在肌萎缩而呈爪状指（claw finger）。令手指伸直再相互靠紧时（伸展、内收），很难完成，尤以第 4、5 指为甚。通过尺神经传导检查，90% 以上的病例可发现异常。

（3）其他 正中神经可于前臂处出现旋前圆肌综合征。以前臂近位部疼痛为主要症状，使用前臂时加重，并由肘向肩放射。很少出现与腕管综合征同样的手部神经症状，通常亦无夜间疼痛加重情况。诊断上要证明前臂正中神经有压痛。压迫旋前圆肌时患者感到不适。除腕管综合征外，还要与 C_6、C_7 根病变鉴别。

腕关节部尺神经受损伤的尺神经管（Guyon 管）综合征时，系因豆状骨、钩骨、腕横韧带所形成的尺神经管（Guyon 管）受压迫所致，多因腱鞘囊肿压迫而产生，临床症状与肘管综合征类似，有尺神经感觉、运动的完全或部分障碍。要根据病史、局部所见、神经传导检查综合判断。

以上臂为枕头睡一夜后可出现桡神经受压、受损而称蜜月瘫痪（honeymoon paralysis）或星期六夜瘫痪（saturday night paralysis）。此时手指出现伸肌瘫痪，手掌指（MP）关节伸展困难，但近端指间（PIP）关节伸展系由尺神经支配，所以无障碍。

2. 多发性单神经炎 因血管炎而周围神经营养血管障碍时常多发单神经炎，并称其为多发性单神经炎。多见于糖尿病、胶原病等基础疾患时，上肢尤多见于正中神经及尺神经的前臂部。

3. 多发神经炎 多伴随于全身疾患、糖尿病、酒精中毒。肾功能不全为其主要原因。因长轴索神经易受损伤，故多呈下肢占优势的障碍。

（二）臂丛损伤的症状

1. 神经痛性肌萎缩（neuralgic amyotrophy）

多见于20~40岁男性,亦称为臂神经丛炎。以肩周剧痛发病,数日内疼痛缓解但相继出现肩周肌急性瘫痪及肌萎缩,但感觉障碍较轻,臂神经丛中上神经干损伤较多,亦可有胸长神经、肩胛上神经、腋神经的单独瘫痪。瘫痪依各支配区域而不同,胸长神经损伤时前锯肌瘫痪、萎缩呈翼状肩胛(Bell瘫痪),令患者立位,肘伸展,以手按墙壁则容易观察翼状肩胛。肩胛上神经损伤时冈上肌及冈下肌出现瘫痪,腋神经损伤时三角肌瘫痪。1个月内达巅峰,数周至数年内多能完全恢复,为较良性的病变。

2. 胸廓出口综合征　颈肋或异常发达的C_7横突,纤维带压迫臂神经丛下神经干时出现本综合征,引起C_8、T_1的运动、感觉障碍。出现手尺侧疼痛,尤其于肩关节屈曲、外展(如两手于后头部相握时)时加剧。除第4、5指感觉障碍及小指球肌、骨间肌肌萎缩之外尚有前臂尺侧感觉障碍。拇指球肌的萎缩为鉴别要点,运动障碍出现率不高,如伴有血管压迫则诊断并不困难。如出现索束症状,上肢深部反射消失,Horner征,上臂肩胛肌肌力减弱则应疑为颈椎病。反之,颈椎病时仅C_8、T_1神经根受损伤者罕见。

(三)颈椎、颈髓疾患的症状

1. 颈椎病,韧带骨化症　颈椎病时有上肢带明显肌萎缩及上肢上举障碍为主要症状,而无感觉障碍及索束症状者,称为Keegan型。其发生机制为:傍正中部的后方骨刺选择地压迫了前根及髓内血供而使前角附近产生缺血性病变所致。中年以上男性多见,通常虽有左右差异均呈两侧性,随病情发展而出现索束症状。近位型以C_5、C_6支配肌为中心出现肌萎缩,肌力减弱。也有以C_7以下支配肌障碍为主的远位型,均引起髓节性肌萎缩及肌力减弱,感觉障碍,索束症状则较轻。颈部伸展位可使症状加重,Spurling及Jackson压迫试验时症状加重,对诊断有参考价值。

2. 脊髓空洞症,髓内肿瘤　脊髓空洞症好发于下部颈髓水平,最初多呈局限性灰质病变。首先于C_7、C_8、T_1即以手为中心出现一侧肌萎缩,肌力减弱并有同水平的温痛觉障碍,之后扩大至两侧。当出现下肢固有束体征时则容易诊断。也有因脊柱旁肌的障碍而以脊柱侧弯为主要症状。髓内肿瘤除好发部位不同之外,也呈同样症状及经过。

3. 青少年一侧上肢肌萎缩症(flexion myelopathy)　青少年一侧上肢肌萎缩症(平山病)的特征

如下:① 好发于15~25岁青少年男性;② 多为单发性;③ 无特定诱因,以手指肌力减弱及肌萎缩潜伏发病及进展,但2~3年内停止;④ 肌萎缩局限于手、前臂而肱桡肌无损伤;⑤ 寒冷瘫痪,指伸展时出现震颤;⑥ 症状多为一侧优势;⑦ 肌活检、针肌电图上呈神经元性变化;⑧ 脑脊液无改变,但影像上、下部颈髓可有部分萎缩像,最近认为其原因可能为颈部屈曲位时加重的循环障碍,即颈椎前屈使颈髓硬膜后壁向前方移动时,引起下部颈髓压迫性循环不全,此时对缺血耐受最弱的颈髓前角产生坏死而致肌萎缩、无力。

4. 颈髓脑脊髓膜瘤、神经鞘瘤　多为硬膜内髓外肿瘤,其疼痛特征为根性或髓节性,沿皮节出现。疼痛因咳嗽、腹压等而加重。神经症状可出现左右差异,亦常伴有Horner征等自主神经障碍。

(四)较复杂的症状

1. C_8神经根与尺神经损伤　尺神经由来自C_7、C_8、T_1神经根的纤维构成,但其主要部分为C_8,所以C_8神经根损伤与尺神经损伤的临床表现非常相似,即手尺侧感觉障碍及小指球肌、骨间肌的肌萎缩与肌力减弱,其鉴别点为C_8感觉支配领域达前臂,C_8根则包括正中神经支配的拇指球肌的一部分。两者均呈第4指、第5指不能充分伸展、内收的特殊手形,但C_8损伤时拇指对掌肌也减弱,所以尺神经损伤时不出现众所熟知的Froment征。

注:Froment征即用拇、示两指夹纸片时拇指远侧屈曲,见于尺神经病损。

2. 椎管内病变与臂丛神经炎　多发性神经根病变与椎管外的臂丛病变是有所不同的,神经根病变为两侧性,颈部伸展及加重脊柱变形的动作可使症状加重,臂丛病变则肩关节外展、过伸可使症状加重,病变长期存在可引起感觉神经waller变性,可见到感觉神经活动电位的振幅变低。

3. 颈椎病与多发性神经炎　颈椎病时通常根症状与索束症状混在一起,而呈手套状或袜状感觉障碍,但颈椎病时上肢障碍有其水平存在;下肢则出现固有束征,而多发神经炎时则远端占优势并为迟缓性。

病例介绍

例1:硬膜外脓肿　75岁,男。

主诉:颈部痛,两上肢上举困难。

现病史:1993年12月16日右下腹部出现带状疱疹,服药后减轻。12月27日发热及颈部、两肩部疼痛,由卧位站起时颈部不能屈曲,有项强,全身深部腱反射减弱,Babinski 征阴性,腰穿证明脑脊液呈黄变多核及单核细胞增加,蛋白质增多。两日后两上肢呈迟缓性瘫痪,但仍能步行。颈椎 X 线上见咽头后间隙扩大,MRI 上见咽头后方及颈髓前方硬膜外有肿块,MRI 诊断为脓肿后行抗生素治疗及减压术。

例2:中心性颈髓损伤　78岁,女性。

较正常地孤身生活,1992年8月7日至某院就诊后院方发现已两天未见此人,开门后见老人俯卧在厨房,意识清晰,能谈话但上下肢均不能动,前额部有打扑伤、胸骨部耻骨部、膝肘处均已有褥疮。老人称"由医院回家后在厨房工作中突然意识不清、不能动、发现自己趴在地上而大声呼救,但无人前来,自己认为已无法得救而在等候死亡的来临。"住院后下肢开始能动,数日后已能步行,但两上肢仍有瘫痪。判断为在厨房工作中突然意识障碍而向前倒下,致前额部受到强力打击使颈部过伸而引起中心性颈髓损伤。

例3:肘管综合征合并 C₈病变双重卡压综合征(double crash syndrome)

患者:52岁,男。

3年来右手不灵活,且肌萎缩有加重。最近出现右手尺侧麻木感及肘部有剧烈放射痛而来院。临床上有明显右尺神经瘫痪及肘部的 Tinnel 征,神经传导检查时确认肘部尺神经有损伤。手术后麻木感减轻但剧痛不减,上肢上举、外展时加重,X 线上发现颈椎右 C₇横突增大而诊断为胸廓出口综合征。正如双重卡压综合征(double crash syndrome)一词所示。神经干某处有障碍时,该神经的另处亦易出现障碍,如颈椎病常伴有腕管综合征。所以,不能发现一处病变就认为万事大吉,还要探索其他处是否尚伴有病变。

四、上肢运动瘫痪的鉴别诊断

运动瘫痪是随意运动的指令,于大脑皮质运动区经脊髓前角细胞至末梢肌纤维这一经路的某处,受到障碍而不能随意运动,临床上表现为肌力减弱的状态。椎体束以发自运动区的纤维为主体,于内后脚、中脑、大脑脚下行,于脑桥处成多数纤维束而走行于腹侧。大部分于延髓椎体部分交叉进入对侧脊髓侧索,成为外侧皮质脊髓束而下行。其中50%于颈髓通过中间神经元前角细胞形成突触。

一部分与前角细胞直接联络,这些前角细胞参与上肢肌肉活动。也有不进行椎体交叉,成为前皮质脊髓束而下行于脊髓前部,于颈髓处交叉与对侧前角内侧神经细胞形成突触者。上述神经细胞参与颈部,上肢近端部的肌肉活动。鉴别运动瘫痪即肌力减弱时应判明障碍部位在何处。是大脑皮质运动区至脊髓前角的上位运动神经元障碍?或脊髓前角细胞至肌肉的下位运动神经元障碍?或肌肉本身障碍?上肢瘫痪时其脊髓前角细胞在颈髓,上位运动神经元障碍即颈髓经路的障碍。下位运动神经元障碍指颈髓前角细胞经神经根、臂神经丛至上肢肌的障碍。检查上肢瘫痪患者时要充分掌握其不同操作部位的特征,由末梢向中枢逐次探索随意运动的障碍。

引起上肢瘫的疾患有多种,为确定损伤部位及病变性质要确切掌握病史及神经学所见,同时通过电生理及神经放射学检查探索病变,尽力做到早期诊治,因而要确切掌握神经解剖学及神经体征。

(一) 不同部位障碍时的上肢运动瘫痪

1. 肌病　通常,肌病损的瘫痪为对称性。近端肌占优势,伴有肌萎缩,于该处的腱反射减弱或消失。侵犯四肢,决不止于一侧上肢。颜面肩胛上臂型肌营养不良时,主要侵犯上肢近端肌及颜面肩胛周围肌。肌强直性营养不良时出现紧握性肌强直(grip myotonia)。

2. 神经、肌结合部病损　瘫痪伴有易疲劳性,即肌力减弱而肌萎缩不显著。重症肌无力症时以眼肌瘫痪、咽下障碍,四肢肌力减弱等发病,腱反射正常或轻度亢进,Lambert-Eaton 综合征以四肢肌力减弱发病,腱反射减弱,均为对称性,不仅仅侵犯上肢。

3. 周围神经病损　多发性神经疾病为四肢末梢优势的对称性肌力减弱并伴有肌萎缩、感觉障碍。症状的分布呈手套、袜子型、腱反射减弱—消失,Charcot-Marie-Tooth 病也出现远端肌萎缩。单神经疾病时出现一支或数支神经支配领域的肌力减弱、肌萎缩、感觉障碍。数个周围神经不规律地受到侵犯时称为多发性单神经疾病。

4. 神经丛病损　为局限于一肢的非对称性瘫痪,多伴有局部疼痛,臂神经丛神经疾病亦称为神经痛性肌萎缩(neuralgic amyotrophy)。

5. 神经根损伤　出现与损伤神经根支配肌节(myotome)一致的肌力减弱及肌萎缩。由肌力减弱分布可推定各肌的支配神经根并判明损伤部位。上肢神经根即为下部颈神经根 $C_4 \sim C_8$。

6. 脊髓损伤 颈髓损伤引起上肢瘫。损伤髓节水平出现下位运动神经元障碍所致的瘫痪，伴有肌萎缩、腱反射亦消失。损伤部位下位髓节水平则出现上运动神经元障碍的运动瘫痪，即痉挛性瘫痪，腱反射亢进。通常无肌萎缩。

7. 脑干损伤 引起交叉性偏瘫，为延髓椎体交叉部损伤，出现上肢及下肢的交叉性偏瘫，为上运动神经元损伤的症状。

8. 内囊区域损伤 为包括颜面的对侧偏瘫，为上运动神经元损伤，上肢呈屈曲，下肢呈伸展的 Wernicke-Mann 肢位。

9. 大脑皮质运动区损伤 为对侧偏瘫或单瘫，为上运动神经元损伤，可伴有失语、失行、失认等其他皮质症状。

10. 心因性瘫痪 上已述及，损伤部位不同，瘫痪的分布，伴随症状亦不同，掌握瘫痪的分布对损伤部位的鉴别诊断，尤其与癔病的鉴别非常重要。

（二）上肢运动瘫痪的分类

上肢瘫痪可分为仅一侧上肢的单瘫（monoplegia 或 monomelic paresis），一侧上下肢的偏瘫（hemiplegia）或两侧性上肢瘫（bibrachial paresis）。

1. 单瘫 四肢中仅一肢瘫痪的状态，本文指仅一侧上肢瘫痪。

伴有肌萎缩的瘫痪仅限于一侧上肢时，损伤部位为颈髓以下的周围神经损伤，即下运动神经元损伤的症状。无肌萎缩则为大脑皮质运动区的损伤所致，此时出现上运动神经元损伤症状。

周围神经损伤的上肢瘫痪时，由于损伤神经支配肌的瘫痪，瘫痪肢多呈特定肢位。以下就典型单神经损伤叙述如下。

（1）腋神经损伤 腋神经支配三角肌及小圆肌，单神经损伤多由于肩关节脱位、肱骨颈骨折的损伤而引起，出现上臂外展瘫痪，三角肌萎缩，肩外侧部感觉障碍。

（2）桡神经瘫痪 桡神经为臂神经丛中最粗并由后束发出，下行腋窝分支于肱三头肌。腋窝部位因拐杖等的压迫损伤时，因肱三头肌瘫痪前臂不能伸展，三头肌腱反射消失。桡神经向肱三头肌分枝后在肱骨中部绕背侧而走向前面，此时与肱骨相靠近，所以于肱骨中 1/3 处易受压迫损伤，并在椅子背上或睡眠时头枕上臂常致该神经瘫痪。慢性酒精中毒者常出现此类瘫痪。此部位损伤时肱三头肌肌力及腱反射均正常。前臂以下由桡神经支配伸肌群，所以其瘫痪症状有腕下垂（drop hand）。肱桡肌腱反射正常，铅中毒所致桡神经瘫痪已为众所周知。

（3）正中神经瘫痪 除正中神经支配区域的感觉障碍外尚有大鱼际萎缩，拇指根部的隆起消失呈猿手（ape hand）。拇指对掌肌、拇指短外展肌和第1、2 蚓状肌亦萎缩。不能行示指屈曲、拇指外展及对掌动作，其他指亦不能屈曲。

（4）尺神经瘫痪 尺神经于肱骨肘部通过内上髁后面的尺神经沟，多因肘部损伤而出现损伤，手内在肌萎缩而呈爪状手（claw hand），掌指关节过伸，指间关节屈曲，并有第5、4 指尺侧及手掌尺侧感觉障碍。

（5）臂丛神经瘫痪 臂神经丛瘫痪要与 Pancost 肿瘤、斜角肌综合征、颈部外伤等鉴别。上肢单瘫时多伴有限局性疼痛。伴有颈部疼痛的上肢肌力减弱时，应详细判明其疼痛性质。如为根性痛（Spurling 征）时，多为压迫性病变，很可能为椎间盘突出，急剧的锐痛由肩周开始并波及颈部、背部、上臂，数小时～数日后出现肩、上臂肌萎缩的上肢瘫痪者有神经性肌萎缩症（neuralgic amyotrophy）。不属根性而伴有局部疼痛、麻木者多为周围神经性的卡压神经疾患（entrapment neuroparhy）。多发性单神经炎（mononeuritis multiple）也有局部疼痛，麻木感及瘫痪。

一侧上肢有瘫痪而不伴随疼痛、麻木等感觉障碍时应考虑运动神经元疾患。尤其肌萎缩性侧索硬化症初期有非对称性肌力减弱、肌萎缩、纤维束性收缩等下运动神经元症状，腱反射正常或亢进，这表示同时有上运动神经元障碍。

青少年一侧性上肢肌萎缩症时，前臂尺侧及手有特异性肌萎缩分布并伴有手指肌力减弱，此颈性肌萎缩发病于青少年身长急剧发育之后，青春期之后即呈非进行性，所以对其病态可称为青春期颈脊髓性肌萎缩（amyotroophic cervical myeloparhy in adolescence, ACMA），尚有一特征为寒冷时手指瘫痪加重。

脑卒中、肿瘤等大脑皮质病变可致单瘫，此时出现上运动神经元障碍征象。但除上肢高度瘫痪之外，下肢多有 Babinski 征，所以实际上多呈偏瘫形式。

2. 偏瘫　偏瘫指一侧上下肢瘫痪,病变部位在颈髓以上,椎体交叉以上损伤时,瘫痪出现在病变对侧,颈髓膨大部损伤出现伴有上肢肌萎缩的瘫痪及下肢痉挛性瘫痪。颈髓 $C_3 \sim C_4$ 损伤时除上下肢痉挛性瘫痪外尚有膈瘫痪。颈部有放射痛、局部痛时为颈髓压迫性病变的重要征象,髓外肿瘤可出现根性痛,髓内肿瘤可出现背部疼痛。椎间盘突出、颈椎病、多发性硬化症(脊髓型)等亦可出现颈髓压迫症状的偏瘫,要与脑病变作好鉴别。

伴有面瘫、精神症状、言语障碍时应疑及脑病变。尤其偏瘫的经过对掌握疾病的性质非常重要。成人急性发病的偏瘫几乎均为脑梗死或脑出血。

亚急性进展的伴有脑症状的偏瘫,无论成人或小儿均应考虑颅内占位性病变,如脑肿瘤、动静脉畸形、脑脓肿等。如更有局部癫痫则此可能性更大。也可能有以手的局部性痉挛初发而移行于全身性痉挛者。也有时无脑症状,仅有一侧上肢痉挛发作的癫痫病例。

偏瘫的障碍部位难于诊断时要参照 CT、MRI、脑电图、脑脊液等所见或脊髓造影所见判断病变部位及其性质。

3. 两侧性上肢瘫　截瘫指两侧下肢瘫。下肢功能正常而两上肢瘫时即称为两侧性上肢瘫(bi-brachial paresis)。

本症少见,小儿瘫痪等颈髓前角损害时出现。颈椎病、颈部椎间盘突出等,可致无感觉障碍而两上肢尤其近端肌有高度肌萎缩及运动瘫痪(Keegan型瘫痪)。此种颈脊椎性萎缩与运动神经元疾患的鉴别较难。颈椎病受到强度颈椎过伸展的颈髓外伤时,上肢较下肢更易引起高度瘫痪。四肢瘫时可致损伤部位以下的感觉障碍及尿闭。

Guillan-Barre 综合征偶有以上肢瘫发病者。经过急性期后,可在半年后治愈。肌病患者可出现两上肢高度运动障碍,尤其肢带型、颜面肩胛上臂型肌营养不良时,其初发症状可为上肢近端肌的肌力减弱。

脊髓空洞症时出现短上衣型感觉障碍、上肢肌萎缩、肌力减弱、Horner 综合征等。因手指肌萎缩而远位及近位指间关节均屈曲而手背曲,"呈说教者手"。

五、上肢疼痛麻木的鉴别诊断

麻木,尤其是上肢的疼痛,麻木是门诊患者最常见的主诉之一。麻木也包括不同性质的感觉迟钝(dysesthesia),不同刺激的感觉异常(paresthesia),感觉减退(hypoesthesia),感觉过敏(hyperesthesia),甚至患者有时将运动瘫痪也表述为麻木,所以要明确患者的表述。

其次要对麻木的发病情况(急性、亚急性、慢性),临床经过(进行性、停止性、恢复性、一过性、反复性),必要时对既往史(糖尿病等的有无),常用药,职业等进行详细问诊。

除常规检查外要参考皮肤神经分布图进行神经学检查,明确其障碍为髓节性分布,末梢性分布或特殊分布及病变部位在脑、脊髓、末梢或心因性。最后还要进行辅助检查(胸部 X 线、头颈部单纯摄影、神经传导速度检查、CT、MRI、脊髓造影等),应按病例选择。引起上肢痛、麻木的疾患如下。

(一) 中枢性

1. 脑性　最多见者为脑血管障碍所致,尤其丘脑出血或梗死时的"丘脑痛"(thalamic pain)已为众所周知,一侧手掌及同侧口周围出现感觉迟钝的手掌口综合征(cheiro-oral syndrome)的病灶为:① 丘脑的外侧后腹侧(VPL)与内侧后腹侧核(VPM)的交界部;② 大脑中心后回下部的皮质区;③ 脑干部障碍。通常,脑血管障碍时出现感觉障碍为一侧上下肢,并多伴有其他神经症状(偏瘫深反射亢进等)。影像检查较易鉴别。

2. 脊髓性　引起胸上部及上肢的披肩型两侧型温痛觉障碍感觉分离的脊髓空洞症已众所周知。根据其发病初期的特征性感觉障碍分布及图像诊断(MRI,脊髓造影及造影后 CT)可以诊断。

颈椎病时神经症状颇多,其症状可分为以运动障碍为主的,以感觉障碍为主的,及两者兼有等型。以感觉障碍为主者有仅限于上肢感觉障碍者,及更波及下肢者,其病变在颈髓后角、后根。神经学检查,感觉障碍与受损害的神经根支配区域相一致,因颈部运动而症状加重,但亦有多发性神经疾患呈现手套样,袜子状感觉障碍者。伴有运动障碍者其损伤神经根支配区域出现肌萎缩、肌力减弱、肌纤维束痉挛等,也有难与运动神经元疾患鉴别的病例。颈椎病多出现 Spurling 试验及 Jackson 试验阳性。要鉴别的有:颈椎肿瘤、后纵韧带骨化症(OPLL)、颈椎椎间盘突出等。病情经过、神经学所见、颈椎单纯摄影(通常为 6 个方向)、颈部 CT、MRI、脊髓造影有助于鉴别。应牢记:对老年人,本病为最能引起手指感觉异常的原因。

（二）末梢性

1. 卡压性神经疾患 多以单神经炎型出现,已被熟知者;正中神经受损的腕管综合征,尺神经受损的肘管综合征及尺神经管综合征等,卡压性神经疾患系因周围神经于其走行中受到肌腱、韧带、肌膜、骨等机械性压迫而产生。腕管综合征的特征是:① 女性多;② 以伴有疼痛的异常感觉为主要症状,多于夜间加重;③ 有时因妊娠、分娩、类风湿等全身性因素而发病;④ 多与职业有关(使用手腕手掌负荷较大的震动工具等);⑤出现 Tinnel 征(屈腕试验:强屈腕时异常感觉加重,复原后减轻)。检查正中神经的运动及感觉的传导速度(MCV/SCV),测定 F 波及微移技术(inching study),则可进一步得到诊断。

肘管综合征多与儿童时的骨折史或变形关节病有关,尺神经管综合征时多与腱鞘囊肿及职业有关(宝石研磨、木工、瓦工等),传导速度检查亦有助于诊断。

上述卡压性神经疾患如病情发展出现运动瘫痪,肌萎缩时则需手术减压。

2. 胸廓出口综合征(thoracic outlet syndrome)

此综合征包括前斜角肌综合征、颈肋综合征,肋锁综合征、过外展综合征等。

解剖学上,臂神经丛、锁骨下动脉于胸廓出口处很容易受到前斜角肌、中斜角肌、锁骨、第一肋骨等的机械性压迫,因各种原因受到压迫时即出现本综合征(图 11-8)。

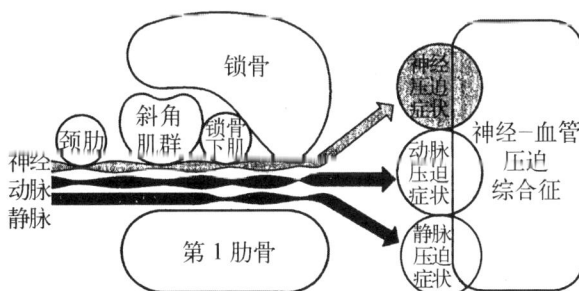

图 11-8 胸廓出口综合征发病的机制

① 20～40 岁女性多见;② 以上肢疼痛、麻木、无力为主要症状,于特定肢位,或长时间取某一肢位时出现症状,还原后减轻;③ 多见于低肩女性,男性则多见于肌肉发达者;④ Morley、Adoson、Allen、Halsted、Wright 等试验阳性时应疑为本综合征,但

要除外颈椎疾患及周围神经疾患,必要时锁骨下动脉造影。病程长的患者多能自己发现何种肢位出现症状(如抓住电车吊环或手提重物)而能避免此种肢位。

3. 颈、肩、腕综合征 狭义上的定义为以颈肩部至上肢的疼痛为主要的症状,并有麻木无力感而无明显气质变化者。所以应除外颈椎病所致的神经根病变及胸廓出口综合征等,最近多倾向于职业性颈肩腕障碍。

4. 双重卡压综合征(double crush syndrome)本综合征由 Upton & Mc Comas 于 1973 年提出。他们的假说是:单一轴索的近位部有压迫性病变时,即使程度较轻也易引起较远端的障碍,即近端轴索被压时,顺行性轴索输送(axonal flow)受到障碍,对远端轴索的细胞骨骼蛋白和神经传导物质的供给出现障碍,而远端轴索对压迫抵抗性减弱的缘故。实际上,腕管综合征、肘管综合征时多伴有颈椎病或胸廓出口综合征等近端病变已在其后相继有所报道。反之,也有报道:远端轴索的压迫引起胞体的代谢性变化,其结果近端轴索对压迫抵抗性减弱的可能性(反向双重卡压 reversed double crush)亦存在。

所以看到近端障碍(颈椎病、胸廓出口综合征等)或远端障碍(腕管综合征、肘管综合征等)时,要经常考虑到远端或近端有无障碍,治疗上也要早期解除压迫或行指压按摩疗法(chiropractic care)。

5. 其他 引起上肢麻木、疼痛的其他原因有各种招致多发性神经炎的疾病(糖尿病、Guillain-Barre 综合征、中毒性神经疾患、长春新碱等药物中毒、维生素缺乏等)pancost 肺肿瘤、交通外伤等所致的臂神经丛损伤、恶性肿瘤远隔效应的癌性感觉神经疾患(carcinomatous sensory neuropathy)等等,要通过临床症状、经过、神经学所见及检查所见等加以鉴别。

最后,检查时将常用的皮肤神经分布图,经常置于手头是非常方便的。

六、上肢肌力减弱的鉴别诊断

检查时主诉为上肢肌力减弱的患者,要注意听取具体生活上的障碍,何时发病,何时症状完全出现及发病方式。发病方式为突然者要考虑为出血性栓塞性病变;发病后数小时症状即完全出现的急性发病者要考虑血栓症。数日内完成亚急性病变者应考虑为炎症性疾患、脱髓鞘疾患;进行数周～数月的慢性发病者应考虑为变性疾患,肿瘤性疾患,即确切掌握发病方式,可对其病因的病变性质作出推定。

其次,要问是一侧还是两侧,手指是否好使或手指虽有力,但拿不起来等。如为前者则属远端肌优势的肌力减弱,后者则为近端肌优势的肌力减弱。患者诉上肢肌力低下时,有时是因关节痛等疼痛而运动受限,有时是因手的不随意运动而动作不便,要慎重评价是否真的是肌力减弱而出现随意运动的障碍。其次要进行全身的神经学检查来判定上肢肌力减弱病变的病灶部位。上肢的随意运动信号是发自大脑皮质运动区的神经细胞,以上位运动神经元到达脊髓前角细胞,再由细胞经下位运动神经元而通过脊髓运动性神经根、上臂神经丛、神经肌结合部而达到肌肉。以神经学所见为中心,来判定此随意运动经路的何处为责任病灶。即通过病史进行原因诊断;通过神经学所见判定责任病灶之后,再根据经验学识来进行临床诊断(三段诊断疗法 3 - step diagnosis)。

(一) 病变部位与上肢肌力减弱

1. 肌肉病变　病变部位出现较对称的四肢近端肌的肌力减弱,深腱反射正常而有萎缩时表示肌力减弱。但并无仅上肢肌力减弱的情况,通常其下肢亦有肌力减弱。多发性肌炎时,除四肢肌之外尚可有咽下肌、眼肌的障碍,肌肉的炎症性病变可用 MRI 的脂肪饱和影像(fat saturated image)法检出。面、肩胛肌上臂型肌营养不良(FSH)时出现面肌、肩胛肌营养不良,肌力减弱;Duchenne 型肌营养不良时,见于 3 岁左右男孩,又腰部肌肌力减弱而发病,肩胛肌亦有肌力减弱。此外,由远端肌肌力减弱发病的疾患有远端型肌病及肌强直性营养不良。后者除手指肌力减弱之外,尚有在紧握其手指之后出现手指的把握性肌强直(grip myotonia)。

2. 神经肌结合部病变　其特征为肌力减弱有日内变动,即早晨良好,傍晚出现肌力减弱。神经肌结合部病变疾患较少见,重症肌无力症时除四肢肌力减弱外尚有复视、眼睑下垂的眼症状及颈肌、面肌、四肢近端肌的肌力减弱。深部腱反射为轻度亢进～正常,通常无肌萎缩,本疾患的全身型者,其抗乙酰胆碱受体抗体价多升高。

3. 末梢性运动神经性病变　出现四肢末梢优势的肌力减弱,手套、袜型感觉障碍的多发性神经

炎时深腱反射减弱或消失。慢性砷中毒、糖尿病性多发性神经炎时,类固醇或球蛋白疗法可使之改善。所以遇到长期的多发性神经炎时要想到此疗法。

多数的周围神经同时有病变时,成为多发性神经炎,可因结节性动脉周围炎而发病。

4. 周围神经的卡压性神经疾病　腕管综合征较多见,其特征为天亮时第 1～第 4 指的第 1 指侧麻木感或疼痛而发病,为正中神经的压迫性病变。遇到手指自发痛患者时应想到本病。引起尺神经瘫痪的肘管综合征时,出现第 4 指的第 5 指侧及第 5 指的感觉障碍及尺神经支配区域的肌力减弱。

5. 臂丛神经病变　臂神经丛由 $C_5～C_8$ 及 T_1 及神经根所组成。因外伤性病变较多而出现一侧上臂的肌力减弱。亦有两侧性病变者,此时原因可能为炎症性病变。以手压迫 Erb 点时可出现局限性压痛及向患侧上肢的放射痛,与障碍部位相对应而出现上肢肌力减弱、萎缩、深腱反射减弱。臂神经丛障碍可分为上位型($C_5～C_6$ 病变)中位型(C_7)病变,下位型($C_8～T_1$ 病变)三类。出现下位型的运动及感觉障碍,手指出现 Raynaud 现象或循环不全症状时应怀疑胸廓出口综合征,要进行 Adson 试验。另外,50 岁多见的肩周炎(所谓五十肩)时,因肩关节周围运动时的疼痛而上举困难,与臂神经丛病变不同。

6. 脊髓神经根病变　与上肢有关的脊髓神经炎为 $C_4～C_8$,与病灶部位相对应出现分节性肌力减弱及感觉障碍。多出现颈部向各方向屈曲时的神经根刺激症状,即 Spurling 征阳性(根性痛)。

7. 脊髓病变　上肢肌力减弱,因颈髓病变而出现。额叶运动区的上位运动神经元病变时出现痉挛性瘫痪;下位运动神经元病变(脊髓前角细胞以下)时出现迟缓性瘫痪,髓节性脊髓病变时出现病变髓节的下位运动神经元障碍,呈深腱反射消失,肌力减弱及肌萎缩。病变部位以下的髓节则出现深腱反射亢进及痉挛性瘫痪。$C_3～C_4$ 病变时出现膈瘫痪而有呼吸困难,这对病变部位的判定很重要,另外,因椎体束内侧面有参与排尿的神经纤维(corticopudendal tract)走行,所以痉挛性瘫痪时,多伴有排尿障碍。另外,如椎体束病变严重化时,不仅手的肌力减弱,也出现包括下肢截瘫在内的四肢瘫。

仅运动神经有病变的运动神经元疾患之一的

肌萎缩性侧索硬化症（ALS）时，上位与下位运动神经元均受到障碍，发病后 5 年以内出现呼吸肌瘫痪。ALS 时以一侧上肢远端的肌力减弱发病，出现下位运动神经元病变引起的肌纤维束自发性收缩，肌萎缩及肌力减弱的同时，还有上位运动神经元病变引起的深部腱反射亢进。

8. 脑干病变　脑干部位病变时出现病变部位的脑神经核障碍及神经传导路体征（椎体束、外侧脊髓丘脑束等的长束征）。障碍侧的脑神经瘫痪与对侧的上下肢瘫痪称为交替性偏瘫（hemiplegia alternans）。

延髓内侧综合征时，以脊髓前动脉或椎动脉血管障碍发病，出现病侧舌下神经核病变引起舌的肌力减弱及萎缩，对侧偏瘫及深部感觉消失。延髓椎体束交叉部病变时，引起障碍侧的上肢及对侧下肢瘫痪（交叉性偏瘫，hemiplegia cruciata）。脑桥病变时出现因两侧性桥底部病变（脑血管意外多见）引起的四肢瘫痪，水平性眼球运动障碍及无声的被关锁综合征（looked in syndrome，ventral pontine syndrome，腹侧脑桥综合征），或一侧眼球外旋及面神经瘫痪和对偏瘫（Millard-Guibler 综合征）。桥下部病变的 Fourville 综合征时，出现患侧的周围神经性面神经瘫痪及对侧偏瘫。

中脑病变时 Benedict 综合征（患侧动眼神经瘫痪，对侧的意向震颤，对侧上下肢舞蹈病样运动等）及 Weber 综合征（患侧动眼神经瘫痪、对侧的偏瘫等）。

9. 内囊，辐射冠病变　引起包括面部的反对侧偏瘫，以小梗死或小出血性病变多见。慢性期后，上肢呈屈曲位，下肢呈伸展位，步行时瘫痪腿呈伸展、边外展边走路的特性 Wernicke-Mann 姿势。

10. 大脑皮质病变　出现与病灶反对侧的偏瘫或一侧上肢单瘫，引起利手（常用手）瘫痪的运动区域病变时，有时包括 Broea 区，因而可合并有运动性失语。遇到上肢肌力减弱患者时，要进行 3 段诊断法，以神经生理学检查及神经放射线学检查判定病变，再开始治疗是非常重要的。

诊断困难的病变是上臂神经丛病变，检查上肢肌力减弱时要考虑到此处的病变进行鉴别。

七、下肢运动、感觉障碍时的部位诊断：脊柱脊髓疾患与周围神经损伤的鉴别诊断

日常诊疗中以下肢感觉障碍及运动障碍为主

拆的患者甚多，其中最多见的是变形性腰椎病所致的根损伤；较少见的有较为末梢的病变所致者或较为中枢性病变所致者，本文首先讨论神经学所见及检查方法，其次介绍肌肉、神经肌结合部、周围神经、脊神经根、脊髓的水平诊断鉴别要点。

（一）神经学体征

鉴别时应重视的是有无感觉障碍，仅主诉为运动障碍者则很少为脊椎疾患。有无疼痛（包括既往史）也很重要，呈根性分布时，首先要考虑腰椎的病变为压迫性神经病变（compression nenroparthy），压迫部位的 Tinnel 征很重要。脊髓的血管障碍时也有疼痛，但其部位多不明确，有无神经伸展紧张体征（nerve stretch sign）对判断是否有后根参与是颇为重要的，仅有感觉障碍时其分布状况很重要，要注意判明是髓节型、袜型，按单一神经走行，有无浅感觉与深部感觉的分离？与腱反射、肌力减弱分布的对应关系也很重要。此分布上有无分离，有无左右差别等也常对诊断有帮助，概括地可以认为 Brown-Sequard 型分离提示为脊髓；无左右差别的选择性感觉障碍提示为周围神经病变。大径有髓纤维损伤时呈深部感觉优势障碍（large fiber neuropathy），小径无髓纤维受损伤时出现感觉异常或阵阵样疼痛为其特征（small fiber neuropathy）。虽有感觉障碍但腱反射正常时，原则上应考虑上位损伤。虽属罕见，呈分离性感觉障碍而可疑为周围神经损伤者而最后确认为 Wallenberg 综合征的也有，所以要对神经学所见进行综合判定，单独存在深部感觉障碍所致的 Romberg 征时，很可能为后索障碍，其典型疾患为脊髓痨，现已少见。有感觉障碍患者出现"脚高抬，直重落地"样步行障碍即所谓竹马征（踩高跷征）则很可能为周围神经障碍。

膀胱直肠功能障碍不仅在鉴别诊断上重要，也应尽早对症治疗，如存在时应疑及包括圆锥脊髓在内的髓内病变。当然自主神经疾病亦可引起，可根据其他伴随症状得以鉴别。

其次重要的是负荷使症状加重的一类。如从病史已明确负荷可使症状加重，则脊椎疾患的可能性增高。但此时定要除外末梢循环障碍的可能性，通过触及各部位的脉搏有一定诊断价值，最好以多普勒测定。可概括为：与末梢循环不全相比较，脊椎疾患时运动负荷使症状加重及安静则可改善者多为亚急性疾患。脊椎疾患中腰椎管狭窄症为众所周知，但也要考虑颈椎病变的可能性。温热入浴

而使症状恶化者可能为血管畸形的盗血减少或可能为脱髓鞘疾患所致的传导障碍加重,两者的鉴别最近使用 Xylocain 静注负荷试验,如症状加重则为脱髓鞘疾患的特征。

有肌萎缩且有左右差别时可能为脊椎疾患,左右对称时可能为周围神经障碍。原则上肌萎缩与肌力减弱的分布是一致的,如有分离则应考虑为癔病等。

(二) 神经生理学检查

周围神经障碍时此种检查与脊髓疾患时的影像诊断对诊断上有同样重要性,通过传导速度、肌电图、感应电位的综合判断是可从功能上明确病变水平诊断的惟一检查方法。

1. 周围神经传导速度　检查时要注意潜伏时、波形及有无传导阻滞。潜伏时有延长,传导速度有迟延则可证明为周围神经障碍,但传导速度正常时也要注意有无波幅的低下。尤其要注意常见的受压点(common compression site)有无障碍。病变为多发性时,除局部压迫外,另应考虑全身系统的周围神经障碍(糖尿病等代谢性或遗传性神经疾病压迫性麻痹＝tomaculous 神经疾病)。遗传性运动感觉的神经疾病(HMSN)Ⅰ型时全身的传导速度显著迟延,但慢性炎性脱髓鞘多神经疾病(CIDP)时则为局部的传导速度迟延。利用 H 波,P 波的检查对近位病变的检出很重要。

2. 针肌电图　通常针肌电图以安静时的记录最为重要。要以 $50\ \mu V$ 以上放大,至少记录数分钟。其脱神经的分布多有重要意义。随意运动记录时,肌电图的振幅(波幅)与肌肉径有关,下肢肌较上肢肌肌肉径大,所以振幅也大,此时,是否容易干扰,具有参考意义。

单一纤维 EMG 上的颤抖(jitter)阻滞(block)运动单位密度对鉴别上亦颇重要,也要参照症状对其分布属髓节性、末梢优势、是否沿神经走行进行综合评价。

3. 感觉诱发电位　略加介绍如下,由于导入了短潜时诱发电位,尤其近位病变已能检出。通过马尾电位、腰髓根电位、脊髓间传导速度等,可获得诊断上重要信息,但记录不到诱发电位时则无法判断。

(三) 影像检查

自不待言,此形态学的诊断对脊椎疾患是不可缺少的。

1. 单纯拍片(平片)　为一切影像检查中的最基本者,前后、侧面、右斜位、左斜位合为整套,要注意观察前后径、左右径、椎间及椎间隙,如不能说明症状的所见则脊椎疾患的可能性锐减。但此时仍不能否定硬膜外肿瘤、髓内肿瘤、髓内病变。

2. MRI　最近已较为常用,可减少一些脊髓造影,矢状断面上清楚绘出椎骨、椎间盘与蛛网膜下隙、脊髓及神经根形态椎间盘异常,应注意的是圆锥脊髓(conus medullaris)的病变。因骨为 T_{12} 水平,腰椎 MRI 及胸椎 MRI 均在边界上而易漏诊。且此处常出现难与周围神经病变鉴别的病理改变,因此要留意 T_{12} 中心型椎间盘突出而引起下肢左右对称性肌萎缩及肌力减弱而无感觉障碍的病例。此外,HMSH Ⅰ 型者脊神经根变粗有益于诊断。可疑为髓内病变时要进行钆(Gd)造影。

3. 脊髓造影(myelography)　适应证有一定限制,但欲正确评价根状态时,是必须的。此外,MRI 上容易出现人为的伪影(artifact)。腰骶髓髓内病变,通过造影可发挥其一定程度的威力。同时亦有助于对整个椎管的检查,对于腰髓的病变,为了排除胸椎、颈椎的病变原则上应进行检查。

4. CT 扫描　虽可单独进行,但多与脊髓造影结合进行,可提供与骨的关系、脊髓形态及髓内异常的信息。一般的血管造影 CT 对可疑脊髓肿瘤、脊髓血管畸形时是必须的。近来人们开始重视对下肢肌肉的 CT 扫描。原则上,肌萎缩与肌力减弱的分布应是一致的,但可据此从形态上了解各肌群的病变。要注意观察肌萎缩的分布是否左右对称,近位优势,远位优势是否呈髓节性分布？腰椎疾患时常有两侧腘绳肌的萎缩,可疑系因对疼痛的防御而呈现废用性萎缩的缘故。

(四) 神经、肌活检

为鉴别下肢的周围神经疾患或脊髓疾患,应重视神经、肌肉的同时活检。具体方法是采取腓肠神经时同时采取腓肠肌,在实体显微镜下确认肌肉标本内有神经后再进行电镜处理,观察超微结构。将感觉神经的腓肠神经与包括感觉和运动的肌肉神经对比,并与肌肉的脱神经所见进行综合判定则可了解其形态改变系感觉神经占优势的病变或运动神经占优势的病变。但肌肉有明显脱神经所见,仅肌肉内神经有变性而腓肠神经无病变时,则显然为下位运动神经元有病变。至于主要病变在何部位则要参考影像及神经生理学的改变进行综合判断。

（五）各部位鉴别诊断要点

1. 肌肉　诊断的基本项目为血清肌酸酶(CK)
尿中％肌酸(蓄尿中肌酸量/肌酸＋肌酐量)针肌电
图、肌肉 CT 扫描。决定性的项目为肌活检。鉴别
疾患中尤为重要的是多发性肌炎、包涵体肌炎等炎
症性肌肉疾患。Marayama 最近曾诊治 1 例,为癌
症末期恶病质状态,运动障碍显著但无腱反射而可
疑为 CIDP。经检查血清 CK 超过 10 000 IV,肌活
检后确诊为多发性肌炎,投与皮质激素后症状明显
好转。

2. 神经、肌结合部　典型疾患为重症肌无力
症。有时出现限局性肌萎缩及肌力减弱。可误诊
为运动神经元疾患或腰椎病。对无疼痛或感觉障
碍的病例,一定要进行鉴别。有无症状的日内变动
(一天内变动)、Tensilon 试验,反复刺激,单一纤维
(single fiber)EMG 的颤抖检查等有助于诊断。

3. 周围神经、后根神经节　神经学上原则为腱
反射减弱甚至消失。症状为近位优势时,神经生理
学上,F 波、H 波、感觉神经诱发电位有用。因也包
括脊神经根为主要病变者,所以脊髓液所见更为重
要。CIDP,Crow-Fukase 综合征等属此类。有的
Sjögren 综合征,后根神经节病变,症状不明显而以
选择的深部感觉障碍为主,要注意。以轴索变性为
主体的病变,在神经生理学上无法鉴别属近位轴索
病变或后根神经节病变。有人报道对疼痛剧烈病
例,进行后根神经节切除,病理检查为炎症所见者。
但此种诊断方法不能作为常规。呈远位优势临床
症状者,神经传导速度对诊断有用。被称为多发性
神经炎的一类均属此类。前述的细小纤维神经疾
病(small fiber neuropathy)时,原则上神经传导速度
无异常,多可用神经活检得到确诊。小纤维神经疾
病的原因疾患中,众所周知的有糖尿病、酒精性周
围神经损伤、淀粉样变性等。常有酒精性慢性胰腺
炎所致糖尿病患者,出现足底烧灼感(burning
feet)。也要注意糖尿病尚可致大粗纤维神经疾病
脱髓性神经疾病,多发性单神经炎,压迫性神经病
等所有类型神经疾病。可疑为周围神经障碍时
要适当地检查维生素 B_1,维生素 B_6,维生素 B_{12},全
身炎症所见,各种自家抗体(Guillain-Barre 综合征,
CIDP,部分运动神经元疾患时阳性)。成人原因不
明的周围神经障碍而腓肠神经活检出现轴索变性
时,要考虑到类肿瘤性神经疾病(paraneoplastic
neuropathy)及 HMSN 的可能性进行必要的检查。

前者时,恶性肿瘤的检查为决定预后因素。后者
时,因有无症状的载体(carrier),所以仅凭神经学检
查是不够的,定要对家族进行神经传导速度检查。
常见受压点(common compression site)的病变有腓
管(peroneal tunnel)跗管(tarsal tunnel)等。所以要
将该部挟住后进行运动神经传导速度检查或周围
潜伏时延长的检查。两者中的某一项对诊断都是
极为重要的。

4. 脊神经根　压迫性病变所致者最多见,多伴
有疼痛。椎间盘突出最多见,Lasegue 等神经伸展
牵拉试验呈阳性。通常为一侧性,安静时症状多改
善。虽少见也要与硬膜外肿瘤,硬膜内髓外肿瘤等
鉴别,MRI 有助于诊断。考虑手术时更要进行脊髓
造影、CT 扫描可更准确判定根的状态。
Guillain-Barre 综合征时,脊神经根可成为主要病变
所在,而 Lasegne 征两侧阳性者多。急性期尸解例
的后根神经节有细胞浸泡,这一点与两侧 Lasegne
阳性是一致的,是相对应的。脊髓液有蛋白质、细
胞分离,此点对诊断有益。

5. 脊髓　脊髓前角病变中要鉴别的有运动神
经元疾病、多种萎缩等变性疾病,全身所见,脊髓所
见有助于鉴别。脊髓性肌萎缩 II 型(Kugelberg-
Welander 病)可根据近位优势肌力减弱,神经元性
肌电图所见,肌活检所见而诊断。遗传性远端脊髓
性肌萎缩(硬性)呈远位优势肌力减弱及肌萎缩,与
HMSN II 型鉴别有一定难度,但神经、肌肉的同时
活检有助于诊断。延髓性肌萎缩(Kennedy-Alter-
Sung 综合征)时,不仅前角变性,后根神经节通常其
周围神经亦有病变,所以不符合运动神经元疾病的
定义。其原因为 X 染色体上的雄激素受体基因
(anarogen receptor gene)中的 CAG 重复(repeat)的
增加,从 EDTA 样血中分离的淋巴细胞提取 DNA,
再以 PCR 法检查即可得到血液基因诊断。

以上概述了呈下肢运动、感觉障碍病例的脊椎
脊髓疾患与周围神经疾患的临床鉴别要点。

八、下肢运动瘫痪的鉴别诊断

下肢运动瘫痪可由脑、脊髓等中枢神经系统及
包括神经根、周围神经、神经肌肉结合部等部位的
损伤与疾病所致。

（一）下肢运动障碍的神经径路

位于中央前的皮质发出的运动神经神经径路
为,通过内囊后支,下降沿脑干到达延髓。于此处

过半的神经纤维交叉形成外侧皮质脊髓束,下行为脊髓前索到达各髓节,终止于脊髓前角细胞。不与延髓交叉的纤维则形成前皮质脊髓束下行为脊髓前索,与各髓节交叉终止于前角细胞,至此为止的神经径路称为上运动神经元,而由脊髓前角细胞发出的纤维形成前根与后根结合形成脊髓神经,由椎间孔穿过称为周围神经至骨骼肌,于肌纤维运动终板处形成神经肌结合部,即前角细胞以下的部分称为下运动神经元。下肢瘫痪即因上述神经径路中的某处损伤,其临床症状大不一样,一定要鉴别开。

(二) 引起下肢瘫痪的疾患

两下肢均瘫痪称截瘫,仅一侧瘫痪称为单瘫,引起下肢瘫痪的典型疾患有如下。

1. 上运动神经元疾患 即大脑至脊髓前角间的损伤,出现痉挛,深部腱反射亢进,Babinski 征的病理反射及痉挛性瘫痪。

(1) 脑性 脑损伤致截瘫、下肢单瘫痪者不多,有以下几种。傍上矢状部发生的脑膜瘤等肿瘤,血肿压迫下肢运动区皮质时及脑桥底部肿瘤等可出现下肢单瘫痪。下述疾患均经过较慢并伴有头痛。脑桥底部病变时伴有脑神经系异常,可以头部 CT、MRI 等影像诊断。下肢运动区皮质的血管障碍可致下肢单瘫痪。多发性脑梗死,变性疾患,脱髓鞘疾患等也可引起下肢痉挛性不全瘫,但此时几乎均有假性延髓麻痹,上肢的轻瘫,即尚有下肢瘫痪以外的大脑病灶症状。帕金森综合征尤其脑血管性者,有的病例其强直(rigidity)甚为显著易误为痉挛性截瘫。

病例介绍:患者:69 岁,男。

以右下肢无力为主诉来诊。神经学检查脑神经无异常,右下肢有强度痉挛及 1/5 程度的肌力减弱。腱反射右上肢轻度亢进,下肢中等度亢进,右 Babinski 征阳性。入院治疗后肌力恢复 3/5 程度出院。头部 MRI 为左顶叶下肢运动区皮质有梗死灶。

(2) 脊髓性 主要为颈髓至胸髓病变。

1) 脊椎疾患:退变性脊椎病、椎间盘突出、后纵韧带骨化症、黄韧带骨化症等的脊髓压迫性病变可引起截瘫,临床上最多见,经过慢,多伴有损伤髓节以下的感觉障碍。除脊髓以外尚有神经根受压迫,如颈椎病行椎间孔压迫试验或 Jackson 试验时出现放射痛;椎间盘突出,韧带骨化时出现上肢深部腱反射减弱或上肢无力等与神经根相对应的症状,将上述症状称为根症状(root sign),而脊髓症状被称为长束征(long tract sign),另外,叩击病变部位的棘突时可出现局部痛。

除上述情况外,胸椎的原发性肿瘤、恶性肿瘤的转移也可致下肢痉挛性瘫痪,转移癌的原发灶多为肺癌、乳腺癌、子宫癌、胃癌,X 线上多呈骨融解像。

2) 变性性疾患:肌萎缩性侧索硬化症(ALS)为典型运动神经元变性疾患,上运动神经元均有变性,临床上可分为普通型(亦称为古典型),球型,假性多发神经炎型(亦称为下肢型)及混合型。普通型及混合型的下肢痉挛性瘫症状最显著。ALS 时可出现四肢肌纤维束挛缩,并在肌电图上出现阳性锐波,纤维束挛缩等失神经电位,运动单位脱落及高震幅,长持续时间运动单位电位等 ALS 特征性所见。遗传性痉挛性截瘫(hereditary spastic paraplegia)为胸髓以下脊髓锥体束变性性疾患,有下肢优势的高度痉挛,呈剪刀步态,通常无感觉障碍。多发病于幼年时期,也可伴有视神经萎缩,言语障碍,不随意运动等其他神经症状。

3) 脱髓鞘疾患:多发性硬化症(MS)为引起中枢神经系脱髓鞘疾患,脊髓出现脱髓时,病初为迟缓性,之后为痉挛性横贯性脊髓炎症状。MS 的特征为中枢神经系内有多数病灶,即空间上的多发性及缓解与加重反复出现的时间上的多发性。病史头部 MRI 有脱髓斑(plague)及脑脊液中出现寡克隆 IgG 带(Oligoclonal IgG band)、髓磷脂碱蛋白等有助于诊断。

4) 代谢性疾患:伴随恶性贫血的恶性混合性脊髓变性病是以缺少维生素 B_{12} 而出现脊髓后索及侧索(锥体束)变性为特征的疾患,除痉挛性截瘫之外尚有 Romberg 征阳性的后索性运动失调,末梢血中有大球性高色素贫血。还可伴有肝功能障碍而引起脊髓病者。

5) 感染性疾患:HTLV-I关联脊髓病(HTLV-I associated myelopathy, HAM)为还原病毒 HTLV-I 所引起的疾患,出现缓慢发展的痉挛性截瘫、膀胱直肠功能障碍、感觉障碍等脊髓疾患多见,且脑脊液,血中抗 HTLV-I 抗体阳性。

6) 血管障碍:脊髓的血管障碍较脑血管障碍少见,但也有伴随夹层主动瘤的脊髓梗死(多呈脊髓贯症状),脊髓前动脉血栓等急性血管障碍,脊髓前动脉闭塞的梗死见于脊髓前 2/3,障碍水平以下出现分离性感觉障碍(温痛觉高度障碍而触觉,深部觉无障碍),急性期呈迟缓性,之后呈痉挛性截瘫或四肢瘫痪。此外,动静脉畸形,脊髓静脉瘤时可引起间歇性跛行。

7) 脊髓空洞症:脊髓空洞症好发于下部颈髓至上部胸髓,以特征性上肢披肩型分离性感觉障碍,手内在肌无力而发病,进展后呈痉挛性截瘫,MRI上可证明有空洞。

8) 放射性脊髓病:胸部肿瘤放射治疗后引起的放射性脊髓病呈慢性进行,出现照射部位的脊髓横贯症状。当然了解照射史有助诊断,但与原发肿瘤转移至脊椎脊髓的鉴别较困难,通常转移的发展较快。脊髓造影、MRI上多可证明压迫性病变。

9) 伴随内科性疾患的脊髓疾患:SLE 等胶原病,干燥综合征(sjogren syndrome,SS),肝障碍时可引起横贯性脊髓炎,与其他疾病引起者难于鉴别。可根据疾病的特异性理学所见及化验检查进行诊断。

病例介绍:65 岁,女性。

以截瘫为主诉住院。突然出现背部痛,次日两下肢出现异常感觉,半日内上升至心窝部同时出现步行困难。次日又相继出现下肢不能活动。发现 T_5 以下所有感觉迟钝、感觉异常、下肢迟缓性瘫、腱反射减弱。两周后入院,感觉障碍同前,但下肢腱反射显著亢进,肌力高,两侧 Babinski 征阳性。行皮质激素冲击疗法及康复治疗后能持杖步行。住院 4 个月出院。入院后相继出现关节炎,持续性蛋白尿,白细胞减少及抗核抗体阳性。观察其经过诊断为可疑 SLE 所致脊髓病。

(三)下运动神经元疾患

1. 脊髓性

(1)进行性脊肌萎缩(SPMA) 为脊髓前角细胞变性疾患,多由一侧上肢发病而扩延至对侧上肢及下肢。亦偶见下肢优势的肌萎缩,但详细检查亦可发现上肢肌萎缩。经过缓慢,无感觉障碍、锥体束征及膀胱直肠功能障碍。周围神经传导速度检查(NCV)否定周围神经障碍时则提示为 SPMA,亦有的病例转化为 ALS,亦可伴有伴性劣性遗传而出现吞咽障碍、舌萎缩等球症状及女性化乳房、手震颤、疼痛性肌萎缩等症状。Kennedy-Alter-Sung 型 SPMA(球脊髓性肌萎缩症)中,小腿肌萎缩及感觉障碍明显者要与周围性神经疾患鉴别。可参照病史、家族史、理学所见及肌电图、NCV 而鉴别。

SPMA 通常以远端肌障碍为主,但 Kugelberg-Welander 病虽为脊髓前角细胞变性,但以近端肌优

势障碍为主,以腰肌、下肢近端肌肌力下降为首发症状。与幼儿期发病的肌营养不良相类似,如肌电图肌活检上证明神经元性变化则可鉴别。

(2)脊椎疾患 腰部的退变性脊椎病,椎间盘突出等病变而压迫神经根时则出现根症状。

(3)感染疾患 急性脊髓前角炎(小儿瘫痪)为脊髓灰质炎病毒感染所致,好发于幼儿期。大部分为不显性感染。如前角细胞受侵则出现迟缓性瘫痪。

2. 周围神经 周围神经可因多种原因易受损伤,运动神经受损者出现迟缓性瘫痪。多伴有感觉障碍及自主神经障碍。瘫痪通常为远端优势,病初期多以下肢无力为主。引起下肢瘫痪的周围神经损伤原因见表 11-10。

表 11-10　下肢运动瘫痪为主的周围神经障碍的分类

分　类	周围神经障碍
A. 非遗传性	
1. 感染	病毒(风疹后、疱疹、脊髓灰质炎)坏死病、麻风
2. 炎症性(免疫性)	Guillain-Barre 综合征,慢性炎症脱髓性多发神经根炎
3. 内分泌代谢	糖尿病
4. 营养障碍性	脚气、酒精、糙批病
5. 中毒	乙胺丁醇(结核菌抑制药),硝基呋喃妥英
(1)药物	(尿路感染药),氯碘喹啉
(2)重金属	砒、铅、水银、铊
(3)有机物质	n-乙烷,三邻甲酚磷化物(triorthocresol phosphide)
(4)细菌外毒素	白喉
6. 胶原病	结节性多发动脉炎,进行性全身硬化症,慢性关节风湿
7. 肿瘤	(1)直接作用:浸润、转移、压迫、神经组织的肿瘤
	(2)远隔效应:癌性神经疾病,多发性骨髓病,巨球蛋白血症
8. 外伤	坐骨神经痛、腓神经瘫痪
B. 遗传性	1. 遗传性运动感觉性神经病Ⅰ型、Ⅱ型(Charcot-Marie-Tooth 病)
	2. 遗传性运动感觉神经病Ⅲ型(Dejerine-Sottas 病)
	3. 家族性类淀粉变性神经病
	4. 急性间歇性卟啉
	5. 肾上腺脊髓神经病
	6. 异染性白质营养不良

(引自细川武等　1992)

病例介绍:57 岁,女性。

45 岁左右开始,拖鞋易脱落,49 岁左右开始出现四肢迟缓性瘫痪及手套、袜子样感觉障碍的加重而来院。触诊发现周围神经肥厚,神经活检发现有

Schwann 细胞形成洋葱球样,诊断为 Dejerine-Sottas 病而门诊治疗。55 岁左右出现四肢腱反射亢进,继之 Babinski 征阳性,而住院检查。脊髓 MRI 发现神经根肥厚压迫脊髓而考虑为周围神经障碍的迟缓性瘫痪。肥厚性周围神经障碍有时可能呈本例所示的因神经根压迫所致的神经疾病,这种并发症实属意外,值得注意。

3. 神经肌结合部　此处受障碍的疾患典型者有重症肌无力症(MG)及肌无力综合征(Lambert-Eaton 综合征,LES)均以肌肉的易疲劳性为特征,但 MG 多以外眼肌,眼周肌的易疲劳性而发病,逐渐波及四肢肌。深腱反射多正常。Tensilon(抗箭毒病)试验阳性,神经反复刺激试验时出现活动电位渐减现象,病因为自家抗体致乙酰胆碱受体受阻滞,血中可检出抗体。LES 多以下肢无力及易疲劳为首发症状,低频反复刺激时活动电位渐减或不变,高频刺激时出现渐增现象,多合并于恶性肿瘤,尤其肺癌(小细胞癌)。病因被认为是神经肌结合部的乙酰胆碱游离障碍。

4. 肌性　炎症性肌疾患,肌营养不良症等肌源性疾患时亦出现下肢运动瘫痪。此时腱反射减弱,有肌萎缩,血清中 CPK 升高,肌电图出现低振幅、短持续时间运动单位电位。表 11-11 为下肢瘫痪显著的各种肌肉疾患。

表 11-11　下肢运动瘫痪的代表性疾病

疾病名	发病时期	遗传方式	肌萎缩分布	其 他 特 征
Duchenne 型进行性肌营养不良	3～5 岁	X 染色体显性	• 躯干近端 • 腓肠肌假性肌肥大 • 不侵犯颜面肌	• 心肌障碍 • 20 岁前后死亡 • 肌活检营养不良
Becker 型进行性肌营养不良	7 岁以后	X 染色体隐性	• 躯干近端 • 腓肠肌假性肌肥大 • 不侵犯颜面肌	• 心肌障碍 • 进展缓慢 • 肌活检营养不良
福山型先天营养不良	乳儿早期		• 近端肌占优势 • 侵犯颜面肌	• 软婴儿(肌张力低下) • 智力障碍 • 痉挛 • 四肢关节挛缩
肢体性进行性肌营养不良	幼儿-成人	常染色体隐性	• 腰部躯干肌 • 无假性肥大	发病年龄各式各样
Rimmd vacuole(RV)型远端型肌病	15～30 岁	常染色体隐性	• 从胫前肌开始向大腿腰部进展	• 肌电图上有肌源性及神经源性变化 • 肌活检有边缘空泡(RV)
三好型远端型肌营养不良	15～30 岁	常染色体隐性	• 腓肠肌初发	• 肌活检见肌纤维坏死明显
肌紧张性营养不良	10～30 岁	常染色体显性	• 四肢远端肌 • 侵犯颜面肌 胸锁乳突肌	• 中枢神经症状,白内障,内分泌异常,伴有脱毛等 • 肌强直现象
肉毒碱缺乏症	小儿期	常染色体隐性	• 类似肢体型进行性肌营养不良症	• 有时急剧加重 • 肌活检在肌纤维内有多数脂肪肉毒碱经口服用有效
周期性四肢瘫痪(除外症状性)	青春期	常染色体显性	• 周期性四肢近端肌为主、无力、肌萎缩少见	• 高钾,正常钾,低钾血症 • 各不同病型其诱发试验,治疗亦不同
低钾性肌病			• 近端肌为主无力(萎缩少见)	• 各种原因引起的血清低钾(利尿剂及甘草等过多时) • 肌痛及血清肌酸磷酸激酶(CK)CPK 上升
横纹肌溶解症			• 近端肌躯干肌为主,无力(肌萎缩少见)	• 急剧发病、肌痛、无力、肌红蛋白尿。多在运动后,日射病、脱水时,可引发起肾功能不全,预后不良
多发性肌炎/皮肤炎			四肢近端肌肉为主	• 肌痛、皮疹、伴发热 • 类固醇有效 • 肌活检有炎症细胞浸润
类固醇肌病			四肢近端肌	Cushin 综合征,类固醇投与引起肌活检有变性,肌纤维的大小不同

(引自 Sugata 等　1994)

九、下肢疼痛、麻木的鉴别诊断

疼痛与麻木是骨科或神经内科最多见的主诉之一。掌握主诉内容为诊断的第一步，但感觉是个人的体验，很难准确地向其他人表达。患者的表达能力有所不同，或因过度紧张、疲劳等，其所见的信赖性亦降低，所以问诊和检查要有足够时间。

患者诉说下肢麻木时，首先要明确其麻木是否因感觉的异常，因麻木为日常用语，其含义颇模糊。医学上通常理解为感觉障碍，有时患者将肌力减弱主诉为麻木，对此要注意。也有的患者将麻木诉为疼痛。对麻木与疼痛进行区别多有困难。其次要明确的是麻木即感觉障碍的性质。感觉障碍之中有感觉迟钝、感觉过敏、感觉异常、错感觉等。对于感觉迟钝要明确它是痛觉、温度觉、触觉（以上为浅感觉）的障碍或是振动觉、位置觉等深感觉障碍。通常感觉异常是指自发出现的自觉的感觉；错感觉是与外界给予的刺激感觉不同的客观感觉。感觉异常也多表现为麻木。所以不明确时应按患者所诉记载为"麻木"、"麻木感"或"疼痛"可理解为广泛的感觉障碍而尽力探索其原因。

（一）疼痛与麻木的概念

通常在无刺激的状态下产生的（自发性的）感觉异常称为感觉迟钝（dysesthesia），由某种刺激下诱发的称为感觉异常（paresthesia），但欧美对此两者区分亦未统一。自发性异常感觉中有麻、痛之外尚有发热感、热感、痒感、冷感等，还有接触后感到刺痛的感觉异常，温冷刺激感到疼痛及感觉延续或成波纹状扩散等。即感觉迟钝与感觉异常甚至与疼痛、麻木常混在一起。麻木感的表现即为长时间坐后所经验的那种感觉，侵入冷水后的感觉，触电时的感觉，多伴有不快感。疼痛的表现也有多种如刺痛、烧灼痛、剌痛等。检查要具体问清对刺激有何种何样的感觉，并将异常感觉的性质及分布请患者记入，再与检查所见比较。根据主诉的内容而推断疾病及其原因是很难的，但通常是：自发感觉异常多出现于不完全损伤时的刺激状态或神经再生时，下肢反复出现剧烈的电击样痛为脊髓痨的特征，但下肢及睾丸无压迫痛亦为其特征之一。

问诊要问感觉异常的出现状况、时间特征、体动、运动、入浴、气温的影响、服药效果、屈颈、弯腰、喷嚏、咳嗽、排便时的用劲，而向下肢发散的疼痛与神经根的伸展刺激有关，卡压性末梢神经障碍时，

可因神经走行部的压迫或特定的运动而诱发与加重。间歇性跛行为腰部椎管狭窄及血管畸形所致脊髓循环障碍，下肢动脉狭窄偶因大脑前动脉狭窄等神经、肌肉循环不全而继发性功能低下，神经组织本身的器质性障碍时，症状多持续一定时间或短时间而发作性。

（二）下肢麻木的特征

由下肢感觉感受传入的信息经周围神经、脊髓后根，上行于脊髓感觉束而到达下丘脑。之后，改变神经元而终止于大脑皮质感觉区，此感觉束的任何部位出现障碍均可引起下肢麻木，所以首先推定麻木的责任病灶是十分重要的。其次，要以推定的责任病灶为中心，探索麻木的原因。推定麻木的责任病灶要有正确的神经学检查所见，此时最重要的是感觉障碍的分布与有无感觉分离。感觉分离是指某种感觉有障碍而其他感觉无障碍的现象。例如，温痛觉有障碍而触觉正常。以下，将引起麻木的各障碍部位，以感觉障碍为中心，介绍其特征。

1. 循环障碍　闭塞性动脉硬化（ASO）时，因髂动脉、股动脉的闭塞性病变而出现间歇性跛行，主诉下肢的疼痛、麻木、足背动脉及腘动脉等处触不到搏动。

2. 周围神经障碍　多发神经炎时，其典型病例为四肢末梢为主的左右对称性感觉障碍，其分布呈手套型袜子型，有时无运动障碍或有时上肢无感觉障碍，腱反射减弱或消失，有时感觉分离。其原因为糖尿病、营养障碍、中毒或其他与遗传有关的疾病。周围神经传导检查时出现异常，对本病的诊断有用。

跗管综合征（tarsal tunnel syndrome）时，由内踝距骨、跟骨、屈肌支持带形成的纤维骨管内，胫后神经受到卡压，出现足底部感觉障碍及跗管部压痛等，神经传导检查，针肌电图有助于诊断。

异常感觉性股神经痛（metalgia paresthetica）是由于股外侧皮神经于通过腹股沟韧带部分员通阔肌膜部分受到卡压而产生的，出现大腿外侧部的感觉障碍，多于髋关节伸展位时症状加重。

腓神经瘫痪可有多种原因，但多因腓骨头附近的压迫、卡压而出现，出现小腿外侧及足背的感觉异常，运动障碍则出现足下垂，沿腓神经的神经传导检查，针肌电图出现异常。

3. 神经根部及脊髓圆锥部障碍　腰部椎间盘突出，于 $L_3 \sim L_4$ 时 L_4 神经根；$L_4 \sim L_5$ 时 L_5 神经根；$L_5 \sim S_1$ 突出时 S_1 神经根受到挤压，于相应的皮节上

出现感觉障碍,Lassegue 征阳性,L_4 神经根障碍时膝腱反射减弱—消失,S_1 神经根障碍时跟腱反射减弱、消失。L_5 神经根障碍时足及拇趾的背屈力低下,S_1 神经根障碍时足及拇趾的跖屈力低下。MRI、针肌电图所见有助于诊断。

变形性腰椎病时,神经根受到变形性变化的压迫,出现下肢的感觉障碍,根据变形的部位及程度而症状不同。

马尾为 L_6 以下神经根的集合,但此部位的障碍称为马尾综合征,可出现以肛门为中心的鞍区麻痹,由于病变的扩延方式,无感觉分离,自发痛明显。

脊髓圆椎部障碍时,无自发痛,障碍分布多为左右对称,时有感觉分离、膀胱直肠功能障碍及性功能障碍明显。

4. 脊髓障碍　脊髓障碍时,与其受到障碍的感觉束相对应而出现各种感觉障碍。根据障碍水平还可以有胸腹部及上肢的感觉障碍,原因有外伤、肿瘤、感染、血管障碍、免疫性神经疾患、变性疾患、营养障碍等等,脊髓障碍时的典型感觉障碍模式有以下几种。

横贯性障碍时,障碍部以下出现两侧性全感觉障碍、肌力减弱、腱反射亢进及病理反射、发病为急性时,初期为迟缓性瘫痪,以后呈痉挛性瘫痪。

脊髓半侧损伤时称为 Brown-seguard 综合征,为感觉分离的典型疾患。障碍侧,与障碍部一致出现带状全感觉消失,其以下则出现深部障碍、痉挛性瘫痪,对侧则出现温痛觉障碍。这是由于深部觉的感觉束由后根上行于脊髓同侧,而温痛觉感觉束则进入脊髓后立即交叉至对侧而上行。

前外侧索(脊髓丘脑束)障碍时出现温痛觉障碍,脊髓丘脑束中,越是来自身体下部的纤维,越在表层上行,称此为层结构,迭合结构(lamination),因此,由于髓外肿瘤等外部压迫时,出现由下向上扩延的温痛觉障碍。反之,髓内肿瘤时,则由上向下扩散地出现温痛觉障碍,骶髓领域不易受到侵袭,骶髓领域的感觉保持无变化时称为骶部逃逸(sacral sparing)。

后索障碍时,出现深部感觉障碍,因而呈现脊髓性运动失调。

脊髓前动脉支配域的障碍时称为脊髓前动脉综合征,脊髓前方 2/3 受侵袭,而脊髓后动脉支配域的后索,后角无障碍。典型例出现两侧温痛觉障碍而触觉、深部觉无异常(感觉分离)。

5. 脑障碍　脑干、丘脑、大脑的障碍时,不仅上肢而且下肢也出现感觉障碍,多为半身的感觉障碍

模式,但可因障碍部位的特殊也可出现仅局限于下肢的感觉障碍及感觉分离,要充分注意。

(三)神经损伤时疼痛、麻木发生机制

已知较粗的有髓纤维(Aβ)及后索、内侧丘系损伤可使脊髓及丘脑水平的伤害耐受性神经元(脊髓丘脑系)的兴奋性升高。且再生中的神经纤维侧芽对自发性兴奋、机械刺激、去甲肾上腺素的反应性亢进。神经纤维出现脱髓时,除兴奋传导阻滞、迟延、逆方向传导,向其他纤维兴奋传导(神经元间接触)之外尚可出现自发性或反复性兴奋等。据称除神经纤维变化之外同时还有细胞体本身兴奋性的变化,周围及中枢神经系损伤的疼痛、麻木可能与上述某些变化有关。而疼痛传导路的脊髓丘脑束自体受到刺激时可出现疼痛,但引起神经纤维遮断的脊髓空洞症或 Wallenberg 综合征则不出现自发痛。

(四)下肢感觉异常的原因疾患

下肢疼痛、麻木的原因有神经障碍、骨肌肉疾患、末梢循环障碍等(表 11 - 12)。

表 11 - 12　可能出现下肢疼痛、麻木感的原因疾患

类　别	原　因　疾　患
1. 颅内疾患	主要为一侧性(偶有大脑兼脑膜瘤等正中部病变而呈两侧性),丘脑、脊髓丘脑束障碍、血管障碍、脑膜瘤、脑血管畸形、多发性硬化症、癫痫发作等
2. 脊椎、脊髓病变	退变性脊椎病、椎间盘突出、后纵韧带骨化、肿瘤、脊髓炎症性疾患(HAM,脊髓病等)多发性硬化症、血管畸形、脊髓亚急性混合变性等
3. 周围神经(根、神经丛、周围神经)	神经根:腰椎椎间盘突出、变形性腰椎病、腰部椎管狭窄、肿瘤、带状疱疹。腰骶神经丛:糖尿病、周边肿瘤所致压迫、胶原病、遗传性 多发性神经疾患(尤其感觉优势型):糖尿病性、感染后、癌性、类肿瘤样、尿毒症性、药物中毒、B 族维生素缺乏性、遗传性 多发性(单)神经疾患:卡压神经疾患、糖尿病、胶原病、压迫性、冷球蛋白血症等灼性神经痛、反射性交感神经营养不良 外伤性:神经瘤,断端痛,幻肢痛
4. 末梢循环障碍	闭塞性动脉硬化症、Burger 病、肢端红痛症、红斑性肢痛病、Raynaud 病、SLE,结节性动脉周围炎等
5. 来源于肌肉的疼痛,感觉异常	风湿性多发肌痛(polymyalgia rheumatica)、多发性肌炎、劳动性肌痛、代谢性肌疾患等
6. 来源于骨、关节、韧带的疼痛	
7. 心因性	
8. 原因不明,分类困难病例	

（五）下肢麻木的鉴别诊断

首先要进行详细的神经学检查,感觉障碍的检查要分别进行触觉、温冷觉、深部觉的检查。要明确感觉障碍的分布及有无感觉分离。感觉检查要费时间,要避免使患者疲劳,最好分数次进行,如有感觉分离时,可推测为各感觉束的障碍并非同样,首先要考虑脊髓障碍但周围神经障碍以及脑障碍时亦可出现此种情况,需要鉴别。参考感觉障碍、肌力减弱的分布,有无椎体束征及腱反射的状态来推定障碍部位。神经传导检查,针肌电图等的电生理检查有助于了解周围神经障碍的程度,障碍分布。体感诱发电位有助于周围神经、脊髓、脑的功能评价。MRI血管造影等影像检查对于确定诊断十分重要。

电生理检查有助于功能上的评价,MRI等影像检查有助于形态上的评价。但为了有效地利用这些检查,要根据临床所见来确定检查部位及检查方法。并且要将检查结果与临床所见进行对比解释。各种检查有时仅一次也不一定能得到充分的所见,必要时应反复检查。

引起下肢麻木的疾患甚多,诊断费事、费时间的病例也不少,当然并不仅限于下肢麻木,对所有主诉都要进行详细的神经学检查及必要的仪器检查是很重要的。

（六）鉴别诊断

1. 大脑病变的异常感觉　大脑病变单独引起下肢疼痛及麻木者罕见,但一侧性、全感觉迟钝、无肌萎缩、无腱反射减弱的运动瘫痪时应疑及颅内病变。来源于大脑的感觉异常多波及上肢颜面,而大脑纵裂部病变时,首先出现下肢感觉障碍(参照病例)。大脑镰脑膜瘤时感觉障碍则为两侧性很可能误为腰髓、腰部神经根病变。焦点在正中部体性感觉区的局部癫痫,有时以下肢发作性麻木感为主诉,丘脑病变时出现"烧灼样"、被剥样自发痛。

例1:患者,32岁,男性。

驾驶汽车中突然感到右下肢无力,踏加速踏板动作颇感困难,数小时内无力感扩延整个右下肢,因尚有麻木感,感觉迟钝入矫形外科。可疑脊髓肿瘤而行脊髓造影,CT未见异常而转入神经内科。所见为右下肢轻度无力及腱反射亢进,有全感觉迟钝,头部MRI证明左大脑感觉运动区有局限的伴有血肿的血管瘤。

2. 脊髓损伤的感觉异常

（1）脊髓的功能解剖及感觉异常　脊髓障碍的症候学基础即 Brown-Sequard 综合征。两侧性障碍时排尿障碍、阳痿的出现率较高,而周围神经障碍时及大脑局部性障碍时则较少。脊髓固有束(long tract)的排列(Somatotopic organization),由外向内是骶髓、腰、胸、颈髓,所以脊髓受到外部的压迫时,麻木、感觉迟钝多始于小腿,逐次上行至大腿、躯干。反之髓内病变时则感觉异常始于病变水平,之后向下扩大。所以主诉下肢麻木患者要充分对臀部、会阴部进行感觉检查。但有的病例并不符合上述神经学"常识"。

例2:患者,43岁,女性。

主诉:下肢、躯干麻木感及感觉迟钝。

93年11月29日排尿后发觉会阴部左侧感觉迟钝,2~3 d后扩大至全左下肢及左腰臀部,有触电样麻木感及感觉迟钝,可疑为腰髓肿瘤,7 d后又出现左手麻木,左胸、右腰部以下的感觉迟钝及排尿迟延。无下肢无力感,能步行。MRI胸腰髓正常,颈髓 TI WI 上 C_5 为中心轻度肿大,钆(Gd－DTPA)上稍有增强,T_2WI 上有境界清晰的蚕茧状(横断像上在髓内,左后方高信号区)。脊髓液正常,可疑为炎症性脱髓鞘疾患,行激素冲击疗法,但感觉异常更向上扩大而可疑为室管膜细胞瘤而手术。术后麻木感,感觉迟钝局限于下肢,会阴部(左侧较重)而出院。因摘出组织为微细碎片很难进行病理诊断,印象为非特异性炎症。

（2）原因疾患的鉴别　由于MRI的普及,脊髓病变的部位诊断已有飞跃的进步,但脊椎及脊髓疾患种类较多,仅以MRI所见进行原因诊断是不够的,例如结节病(sarcoidosis)结核瘤等感染症、多发性硬化症亦可出现下肢麻木、疼痛,影像上也呈脊髓肿胀,T_2WI 高信号区及钆(Gd－DTPA)增强效果,很似肿瘤影像。此外,亚急性脊髓混合变性病、HTLV－Ⅰ关联脊髓病 SMON 时,麻木感的出现率较高,脊髓痨时下肢出现瞬间的电击痛,但MRI上所见甚少,所以问诊难于推定原因疾患,一定要进行包括血清免疫反应的常规血尿检查,全身性探索亦很必要,对鉴别困难病例如能初期采取血清、脑脊液保存备用,对于以后的碱蛋白、HTLV－Ⅰ疱疹病毒等的抗体价测定也是很有用的。寡克隆 IgG 区带髓磷脂,脊髓动脉畸形等血管异常也可引起下肢麻木感及间歇性破行,其经过较长,症状局限于下半身,其麻木感及步行障碍亦每日有所不同等为其特征。轻度者MRI亦难证明,如有腰部椎管狭窄倾向者诊断更为困难。要注意病史对疑及本症者进行检查是十分重要的。

例3:患者,73岁,男性。

诊断:脊髓动静脉畸形。

主诉:两下肢麻木感。60岁左右开始,每年有数次步行 20 min 左右后即不能再走。66 岁时两足底出现粗涩感,70 岁左右出现踝关节以下麻木感,步行 10 min 左右,300 m 即出现间歇性跛行。72 岁时骨科诊断为腰部椎管狭窄症而行 $L_4 \sim L_5$ 椎弓切除后,步行距离稍有延长。但不久麻木感加重致步行困难。两次入院 CTM 及 MRI 无占位病变,理学检查:不能保持站立位,两小腿无力及肌萎缩,腱反射减弱、消失,全感觉迟钝(均为远端优势),臀部亦有感觉迟钝,考虑为腰部椎管狭窄症并多发性神经疾患,行腓肠神经活检,结果正常。脊髓造影可疑有异常血管阴影,再进行脊髓血管造影发现有动静脉瘘,于脑神经外科行血管内手术,症状改善已能自己行走。

3. 周围神经障碍致下肢的异常感觉

多神经疾患(polyneuropathy) 要鉴别脊髓下部与马尾损伤,伴有运动时的放射痛,排尿障碍者应考虑椎管内病变;腱反射左右同等减弱、消失、臀部感觉正常者首先要考虑多神经疾患。周围神经传导速度,肌电图等有助于诊断。但小径纤维及仅无髓纤维损伤时,上述检查很难证明,周围神经活检对多神经疾患有价值,但应仅在原因不明时施行。感觉症状的分析对原因诊断亦有用,原因疾病中以糖尿病为最多,出现疼痛、麻木、潮热、冷感等异常感觉,有时亦出现明显的肌肉握痛。大量酗酒者的夜间腓肠肌痉挛、手脚麻木、疼痛而多汗者应考虑为酒精性神经疾病。感觉优势型神经疾病尚可见于尿毒症、感染、Sjögren 综合征、恶性肿瘤等。高度障碍者(严重者),躯干上感觉异常的水平不规律,甚而可疑为脊髓病。症状非对称性时要与腰骶部根脊髓病鉴别,下腿的对称性肌萎缩,足背皮肤薄而光泽,趾的屈曲变形等有助于多神经疾患的诊断。排尿障碍罕见。

4. 多发性单一性神经疾患 通常,单一周围神经损伤时,大致与其神经支配区域一致,出现感觉障碍,支配肌无力,肌萎缩。感觉异常性肌痛(meralgia paresthetica)时出现中心部感觉迟钝较重,周边部尤其与正常区域交界处呈感觉过敏,错觉感,麻木感等。安静亦不减轻的剧烈烧灼痛,多见于缺

血性障碍。混合神经的外伤性损伤有时可引起反射性交感神经营养不良、灼性神经痛,临床上表现为烧灼样、撕裂样自发痛并有末梢血管收缩、出汗等自主神经症状。如神经支切断处形成神经瘤,则轻微刺激即可引起剧痛,易出现于下肢截肢手术后,Saito 曾经历过 1 例自己抠剜鸡眼后出现此症者。

十、下肢肌力减弱的鉴别诊断

检查下肢肌力减弱时的步骤应是:① 决定责任病灶;② 推定病因;③ 作出临床诊断。辅助检查则有脑脊液检查,电生理学检查,影像检查等。确定诊断后开始治疗。此原则对出现其他神经症状的患者亦同样。

(一)判定责任病灶的要点

以神经学检查所见为基础,从周围向中枢逆行性的进行责任病灶(部位诊断)的检查与判定。

按以下不同情况而考虑为各种不同的病变,并与脊髓病变进行鉴别。

1. 肌肉病变 除肌力减弱以外无其他症状时可考虑本病,通常可呈近端肌占优势的肌力减弱,而肌力减弱仅局限于下肢者少见。但也有远端型肌病,从下肢远端肌力减弱开始发病的病例,要注意。深反射减弱,此点可与脊髓病变相鉴别。无感觉障碍的可疑情况时,要检查血中 CK 值有无升高,针肌电图上有无肌源性变化。

2. 神经肌接合部病变 以易疲劳性为特征,仅有肌力减弱而无感觉障碍。Lambert-Eaton 综合征时,多出现四肢尤其下肢肌力减弱,因而要鉴别。可疑时要反复进行刺激检查,观察有无蜡黄(Waxing)及苍白(Waning)而判断。

3. 周围神经病变 多伴有感觉障碍,多发生神经疾患时呈四肢末梢为主的手套及长袜型感觉障碍,多发性单神经疾患时为非对称性,呈与神经支配区域相一致的感觉障碍分布,但均非脊髓障碍时所出现的伴有水平感觉障碍的模式。但也有以下位运动神经元障碍为主征的运动神经元疾患及仅运动神经障碍的神经疾患(多灶性运动神经疾患,multifocal motor neuropathy),也称其谓 Lewis-Sumner 综合征,并不出现感觉障碍,要注意鉴别。均有深部反射减弱或消失而可与脊髓疾患鉴别。可疑时进行周围神经传导检查,针肌电图检查。进行周围神经传导检查时,不仅注意传导速度,还要

注意电位的振幅及弥散,或近位刺激/远位刺激比例等内容进行分析。

4. 神经丛病变 多局限于一肢。如神经丛的末梢侧有病变时则呈周围神经障碍模式;中枢侧有病变时则易呈神经根障碍模式。反射减弱,有限局性肌萎缩和感觉障碍。应进行周围神经传导检查,尤其注意 F 波,还要对脊柱旁肌等进行多肌的针肌电图检查。神经丛病变的特征是虽属同一支配水平,但脊柱椎旁肌不受侵犯。

5. 神经根病变 要判断肌力减弱及肌萎缩是否与神经支配肌群相一致。神经根障碍时,感觉障碍也多与该神经根支配的皮节相一致。神经根障碍时与神经丛障碍一样,F 波的出现频率低下或多不能导出。后根神经节至末梢的病变时,感觉神经活动电位(SNAP)振幅低下,但神经节至中枢部的病变时,SNAP 则无异常。这对两者的鉴别颇重要。此外,也有下肢的体感诱发电位(SEP)在膝部可诱发出电位,但 L_3 处的电位则可迟延或不能诱发出这种异常。

6. 脊髓病变 与障碍水平相对应出现肌力减弱,其深部反射也有异常。如合并有水平的感觉障碍、膀胱直肠功能障碍时,则可疑为脊髓障碍。如仅为下肢的肌力减弱(截瘫)时,则提示胸髓或腰髓病变。颈髓病变的初期也可仅有下肢的症状,要注意。

病例介绍:

27 岁女。主诉:尿闭及下肢肌力减弱。

入院时 T_{10} 水平全感觉障碍,以 T_{10} 为中心行胸髓 MRI 检查,次日感觉平面上升到 T_3,再次以 T_3 为中心行胸髓 MRI 检查,但 T_3 无病变,发现下部颈髓肿大,最终诊断为横贯性脊髓炎。此类病例 SEP 及磁刺激(MEP)检查有助于推定病变水平。

脊髓障碍多呈截瘫,但可发生单瘫,如脊髓后动脉综合征可出现左下肢单瘫,而脊髓前动脉综合征由于其血管支配两侧椎体路,故多发生截瘫。

7. 脑干病变 伴有脑神经障碍,多并有意识障碍。通常为偏瘫。

8. 大脑病变 通常呈偏瘫,呈下肢单瘫时多有运动区域的障碍,截瘫时则有可能为大脑纵裂病变(髓膜瘤等)。可疑时作头部 MRT 可确认之。

(二)病因判定及临床诊断

病因判定上重要的是详细的病史检查所见。例如,急性发病者考虑为血管障碍及炎症性疾患。

经过稍长并加重者要考虑脱髓鞘疾患。慢性进行性的考虑为变性疾患及代谢性疾患。部位诊断病因的判定,在神经疾患诊断上,如同车的两轮,对两者要充分探讨之后方可进行临床诊断。例如病变在周围神经而急性发病者应考虑 Guillain-Barre 综合征等疾患。如病变在脊髓,发病较急且有缓解与加重反复的脱髓鞘疾患时,应考虑为多发性硬化症。在进行各种检查并除外应鉴别的疾病之后方可确定诊断。

病例介绍:

例 1:44 岁,女,主述两下肢肌力减弱。

既往史:33 岁时曾诊断为 Guillain-Barre 综合征,此时 40 ℃发热一周,两足趾麻木,四肢无力,不能站立,入院一周后逐渐好转能站立步行,约半年无任何后遗症。

现病史:1997 年 6 月 9 日微热,倦怠,27 日晚两足趾麻木,两下肢无力,两腕至远端麻木无力,继之出现下肢肌力减弱。8 月 14 日 38 ℃连续 3 日发热,8 月 21 日两足趾出现麻木,几小时后向下肢及两手指尖扩展,下肢无力感加重,22 日两下肢几乎不能动。

入院时神经学检查:无脑膜刺激症状,脑神经系统未见异常,徒手肌力检查上肢 4~4+,下肢 1~2,握力右 10 kg,左 5 kg。深部反射正常,无病理反射,无小脑及椎体外路体征。深、浅部感觉无异常,自主神经系统无异常。

入院时检查:抗神经节苷酯抗体阳性,脊髓液蛋白质分离,故诊断 Guillan-Barre 综合征复发。8 月 29 日行血浆交换,9 月 3 日第二次血浆交换,次日 MMT,股四头肌 4,大腿屈肌 4,胫前肌 4+,腓肠肌 4+,9 月 6 日站立,足可步行,以后肌力继续改善,能左右腿交替地跳着走而出院。

Guillain-Barre 综合征为腹泻,上呼吸道感染 1~2 周后急性发病的脱髓性神经疾病,症状进行 1~2 周,多于 3~4 周内停止进行,其后逐渐恢复。其肌力减弱多以四肢的近端肌肉为主,通常由下肢近端肌肉开始而波及上肢,无感觉障碍或极度轻微,多为手脚的轻度异常感觉。检查所见多有脊液的蛋白质、细胞分离及血中神经节苷酯抗体升高。本例的问题是深反射不低下,其原因不明。但 Guillain-Barre 综合征时也有的合并中枢神经病变,因而未出现深反射减弱。此外,根据 Guillain-Barre 综合征时有约 5%的复发。通常本综合征这样的周围神经障碍时,深反射减弱或消失,但亦有如同本例这样的例外,因此在临床经过中可疑为 Guillain-Barre 综合征时要进行脊液检查、周围神经传导检查及抗神经节苷酯抗体的测定。

例 2:47 岁女,主诉:下肢沉重感,步行困难。

既往史:12 岁时曾行房间隔缺损手术。

现病史:38 岁时自感下肢沉重,步行困难。46 岁时颈、脑部 MRI 未见异常。上肢感觉无异常,无排尿困难,有便秘倾向(2~3 日一次),现可步行。

入院检查:神经学及脑神经领域正常,下肢轻度肌力减弱,深部反射,下颚反射亢进,特别是下肢反射明显亢进,Babinski 征及 Chaddock 征阳性。两下肢痉挛、踝阵挛阳性,感觉方面下肢振动觉轻度低下,Romberg 征阳性,步行为痉挛步态。

检查所见:血液生化检查正常,头部 MRI 未见异常。

入院后经过:深部反射及下颚反射亢进疑为脑桥上位两侧椎体路障碍,但头部 CT 未见异常,深反射上,下肢比较则下肢明显亢进并有痉挛,提示为胸髓疾患,血中 HTLV-I 抗体测定,PA 法阳性,脊液检查 HTLV-I 抗体 7.62 为阳性,乃诊断为 HAM。根据 MEP 上肢测定结果疑为胸髓部位的椎体路障碍,下肢 SEP 测定 T₁₂电位潜时正常,疑为脊髓后索障碍。治疗采取甲泼尼松龙 1 000 mg/d 静滴 3 d(类固醇冲击疗法),两个疗程后改服泼尼松龙,下肢痉挛改善,可独自行走。

HAM 的主要症状为脊髓症状,通常认为下颚反射不亢进。但在 HAM 的尸检例中,有的除胸髓主病灶以外,脑干、小脑、大脑的白质也有淋巴细胞向血管周围浸润的报道,因此,有的病例(如本例)其下颚反射亢进。因此,遇到深部反射亢进病例时可考虑其病变并不局限于脑桥至中枢部的病变,应由其上肢与下肢深反射亢进和痉挛程度差异来怀疑胸髓的病变,并应测定血中脊髓掖中 HTLV-I 抗体。

例 3:27 岁,女性,主诉:下肢肌力减弱,尿闭,便秘。

现病史:1997 年 12 月 8 日自觉头痛,次日发热 38 ℃并出现排尿困难,同月 10 日开始两下肢肌力减弱,步行困难,12 日尿闭,14 日两上肢自觉肌力减弱而入院。

入院时体温 37.8 ℃,神经学方面精神状态正常,脊膜刺激症状、项强及 Kernig 征阳性,脑神经无异常,徒手肌力检查上肢远端肌 4,下肢远端肌 3⁺~4⁻,握力右 14 kg,左 10 kg,四肢深部反射亢进,Babinski 征及 Chaddock 征阳性,两小腿轻度感觉低下。

入院检查:脊液细胞数 139/mm³(单核细胞),髓磷质碱性蛋白 19.5(正常 4 以下)上升,颈髓 MRI 未见异常,电生理检查下肢 SEP 见有异常,MEP 皮质刺激两侧外展肌引出电位。

入院后经过:颈髓 MRI 病变明显,脑脊液中髓磷质碱性蛋白升高考虑为脊髓炎,入院当日即进行 3 d 激素冲击疗法,然后泼尼松龙内服,尿闭改善,可步行而退院。

引起下肢肌力减弱的疾患甚多,要根据患者的主诉,对病史及检查所见进行综合评价,要有理论根据地进行诊断。本文强调了神经学所见。不言而喻,日常临床上不一定总是见到教科书上的患者。尤其高龄者症状常非典型,具有多种疾病,其临床表现可能为多种疾患的总合,要加以注意。

十一、跛行的鉴别诊断

在临床诊断中,从患者步行时的姿势可以发现重要的问题。因此在自然状态下观察步态是很必要的。从患者走进诊室到坐到椅子上,以及检查结束到穿好衣服走出诊室为止,都是很好的观察过程。跛行不仅是矫形外科疾患,而且在各种神经疾患中也有表现。

1. 逃避跛行(limp due to pain)　当下肢患有炎症、外伤或者肿瘤,负重感到疼痛时,在一个步态周期中,常出现支撑步态变短。平时呈跛行步态,但在医生检查时,有意识地加以注意不跛行也能行走,把这种跛行称为随意跛行。在结核病多发的年代,可认为这是小儿髋关节结核病的初期症状。

2. Duchenne 跛行、Trendelenburg 跛行、臀肌性跛行(gluteal gait)　臀中肌瘫痪或由于大粗隆高位而功能不全,在患肢负重时,骨盆向对侧倾斜形成特有的步行障碍。这时患侧肩向下垂,身体向侧方摇摆,这种步态也称作弹性坠落跛行。

这种跛行在先天性髋脱位时可以见到,因高度脱位致使臀中肌功能不全和股骨头在臀肌内致使关节不稳定性增强,X 线片即可做出诊断。

3. 下肢长度不等跛行　成人下肢长度相差 2 cm 以内看不出跛行。但相差 2 cm 以上时,就会引起跛行,这叫做硬性坠落跛行。

骨折会发生肢体短缩、骨髓炎或脊髓性小儿瘫痪都会引起骨的生长障碍,致使下肢不等长而造成跛行。

4. 关节畸形、挛缩跛行　这是由于下肢髋、膝、踝关节畸形,或者挛缩而造成的跛行。髋关节因屈曲挛缩失去其正常的关节活动度(ROM),为了代偿而用骨盆活动步行。或者在膝关节固定术后,下肢长度虽相等,但在患侧摆动期时为使足尖不碰地,而将另一侧下肢稍微抬起而采取跨阈步行,股四头肌挛缩症也因髋关节伸展时膝关节屈曲受限,而形成摆动期患肢向外摆动的步态。

5. 瘫痪性跛行

(1) 腓神经瘫痪跛行　腓神经瘫痪时,踝关节不能背屈,呈下垂足,当足尖离地时会碰上地面,所以总是抬高小腿行走,也称鸡步。

(2) 迟缓性瘫痪跛行　分单侧或双侧性迟缓性下肢瘫痪步行。由于迟缓性瘫痪步行时足尖下垂,所以如果不抬高大腿足尖就会碰触地面。从摆动期移为支撑期(站立期)时,足尖先接触地面,接着足外缘触地,最后才是足跟着地。

患者多发性神经炎、马尾障碍、脊髓病变(脊髓前角性障碍)等疾患,可以呈现迟缓性瘫痪步行。

(3) Clarcot-Marie 肌萎缩症跛行　小腿前外侧肌瘫痪而呈下垂足状,小腿抬高的跨阈步行。因瘫痪进行缓慢,所以拮抗肌也逐渐短缩。可看到患者步幅小,身体向侧方摇摆等特点。

(4) 肥厚性间质性神经炎(Dejerine-Sottas 跛行)　在肌萎缩症可看到的跨阈步态中,又增加了运动失调因素。患者将膝,足高高地抬起,急速地迈步,给人一种哆哆嗦嗦打颤的感觉,边行走边改变方向,只能以极慢的速度步行,一闭眼就会跌倒。

6. 进行性肌营养不良症跛行　从卧位到立位站起来的时候,呈现出攀登性站立。由于大腿和臀肌萎缩,所以为了保持站立位平衡,两腿间隔加大,腹部向前方突出,肩部向后突出。步行时,挺着胸脯向前,每走一步都要高抬大腿。

7. 痉挛性偏瘫跛行　脑性偏瘫患者,下肢痉挛性瘫痪,摆动期足划弧,呈现出割草型步态。患侧上肢不摆动,步行时,呈内翻尖足状,膝关节保持伸展位,全靠髋关节运动。有时尖足较重,不表现出割草型步态,步幅小,缓慢地使瘫痪足前进。站立期只用前足部支撑体重,即使健侧足前进,患侧足也还是在前。

8. 痉挛性瘫跛行　双下肢支撑足尖蹭地步行。像鸭子一样(足尖步态,鸭步态)即双大腿靠近,双膝几乎相触,内翻尖足,只用足尖着地。然后用足底的前半部分和足趾的底面蹭地步行。

痉挛性瘫痪可在各种脊髓疾患,脑双侧性病变中出现,其中脑瘫具有典型性,即双膝相互接触,很难分开,双膝互相蹭着步行,再加上下肢内收严重,因膝交叉下肢呈剪刀形,称为剪刀步态,行走很困难。

9. 老人脑性瘫小步步态　前进速度缓慢,每一步足都不离开地面,从地面上滑动着步行,称为小步步态。多发于老年散在性多发脑软化症。老人脑性瘫痪进行缓慢。另外,比较轻度的脑卒中一过性偏瘫相继在两侧引起脑性瘫痪。这种瘫痪由于痉挛,可不发生感觉障碍。

10. Parkinson 综合征跛行　站立时躯干前倾,上身采取所谓鞠躬姿势,身体活动僵硬,头对于躯干总是保持笔直的姿势,肘中度屈曲,髋膝轻度屈曲。步行时腰前倾,第一步迈出去很困难。腿打哆嗦,叫做冰冻步态。行走中看起来速度逐渐变快小跑起来。平衡状态差,即使直立,一推身体,身体就移动,称为推出现象。

症状恶化,步幅变小,前进的足跟,比对侧的足尖靠后,呈现出一种小碎步态。

11. 小脑障碍的跛行　双侧小脑疾患患者,不能在一条直线上行走,不断地向侧方行走,即身体偏向一侧行走,然后又偏向另一侧,步履蹒跚,摇摇晃晃,严重时,称为酩酊步态,这时平衡障碍并不会由于闭眼而增加。小脑遗传性失调症、橄榄体桥小脑萎缩症、晚发性小脑皮质萎缩症等病都能看到这种步态。

单侧小脑疾患站立时,头、躯干向患侧倾斜,脊柱向患侧凹处弯曲。健侧下肢负重,患侧呈外展位,接近所谓休息的姿势。步行时,患侧下肢不能承受体重,患侧小腿高高抬起向前外方甩出去,重重地落地面上,步行偏向患侧。头外伤也可看到此种跛行。

12. 前庭迷路系统障碍跛行　站立时左右足分开,双足一并拢,身体就偏向一侧,闭眼时更加严重,这种情况下单足站立比小脑障碍患者更困难。睁开眼步行时不能在一条直线上走,容易走偏。闭眼步行时直线行走身体向患侧偏,而后退时又反方向偏,所以患者闭眼前进后退反复行走时,足迹呈现星形,此即星状步行。而小脑障碍患者不论前进还是后退都向同一侧偏,因此不会出现星状步行。

13.脊髓痨引起的跛行　从坐位到立位时,起立后,步行前,要有一个准备过程。即从站立到开始步行之间有个间隔停顿。足迈出之前先找好平衡,为使身体保持垂直而摇摆,加上了一些本来动作以外的活动。这种运动失调症的患者上台阶时,特别

是下台阶时感到困难,高抬足迈出去。然后足跟用力拍打地面步行(足跟步行),出现 Romberg 征。

14.Friedreich 病跛行　这种病具有脊髓痨及小脑障碍两种疾病的特征。步行速度慢,下肢分开,小腿突然抬起,动作大,很鲁莽,足落地。

15.间歇性跛行(表 11-13)

表 11-13　间歇性跛行疾病的鉴别

症状与体征	脊 髓 性	马 尾 性	血 管 性
无力与疼痛	以无力为主(并非疼痛而不能步行)	移动性疼痛(行走),有无力	血管性疼痛(动脉性),血液灌注障碍而肿胀胀满感(静脉性)下肢则根据动脉阻塞部位(动脉性)
出现部位	腰骶部(两侧性或单侧性)	腰骶部至下肢(主要为两侧性)	障碍侧的大腿部(静脉性)
神经症状	依障碍部位出现深部腱反射亢进或消失,膀胱直肠功能障碍	根性运动及感觉障碍,深部腱反射消失,Laseque 征阳性	无
体位的影响	无	腰背屈时加重,腰前屈时减轻	下肢的闭塞性动脉硬化症、Buerger 病等(动脉性),下肢的深静脉血栓、慢性静脉不全症(静脉性)
原因疾病	动脉硬化、动脉炎、椎管狭窄,肿瘤(血管内皮瘤等)血管畸形(Foix-Alajouanine 病)多发性硬化症,脊椎软骨发育不全、黄韧带骨化	脊柱椎管狭窄间盘突出	

(1)脊髓性间歇性跛行　步行时,一侧或双侧下肢无力,足向前迈进吃力,步行十分困难,常处于休止停顿状态。症状恶化步行困难时,足成内翻尖足位。稍事休息即可恢复肌力,这种恢复是迅速的,与其他神经或肌障碍引起的疲劳不同。而且在这种场合下引起的步行障碍是因下肢肌无力造成的,即使感到疼痛,也不是由于疼痛引起的步行障碍。这一点与末梢间歇性跛行不同。

脊髓性间歇性跛行有下肢踝部反射亢进、肌肉痉挛、Babinski 征阳性等锥体束征出现,刚做出不能步行诊断之后不久又消失。感觉障碍中振动觉(特别是骨盆部)最先出现,触觉、温度觉等表面感觉障碍相继发生,位置觉保留到最后。下肢动脉的搏动不发生异常。

除脊椎管狭窄症、脊髓血管畸形、脊髓动脉硬化症等疾患之外,还有梅毒性脊髓动脉炎等症,都可造成脊髓性间歇性跛行。

(2)马尾神经性间歇性跛行　与脊髓性间歇性跛行不同,以双下肢瘫痪为主,可以继续步行,有时在站立位出现远端强烈的麻木感。许多情况下,一继续步行,麻木感就达到极限。通常以前屈位休息,除此之外没有别的特征。由于腰部椎管狭窄使

得马尾神经挤在一起,站立和步行时更进一步使马尾神经挤在一起,神经陷于相对的缺血状态。通常经过几分钟的前屈位休息,瘫痪减轻,再重新步行是可能的。以 50 岁以上男性为多,历来此种病症多频发于脊椎的骨质增生。

(3)末梢间歇性跛行　一步行就感到下肢特别是腓肠部疼痛,并且逐渐加重,最后变成不能步行,此时摸不到足背动脉搏动。稍事休息疼痛即可消失,如再继续步行,又重新引起疼痛。这种病症可在闭塞性血栓脉管炎(Burger 病)时看到。

十二、步行障碍与起立姿势障碍的鉴别诊断

正常步行不仅需要肌力及锥体束的平衡,尚需要深部感觉,运动觉等感觉系、小脑系、锥体外束系及内耳前庭的平衡功能,并需视力参与,亦即步行需要动员所有运动、感觉有关的功能方能完成。上述任何系统的障碍都将引起步行障碍。各系统的障碍均可引起特有的步行障碍模式,所以了解其模式即可推定哪个系统有损害。

现将典型的步行障碍模式及起立姿势的异常及损伤部位(表 11-14)介绍如下。

表 11-14 步行障碍的模式、障碍部位及主要疾病

步行障碍	主要障碍部位	主 要 疾 病
摇摆步态	下肢近端肌肉	肌营养不良,多发性肌炎,脊髓性肌萎缩症(Kugelberg-Welander 病)
鸡步	足趾及足的背屈肌	周围神经障碍,远端型肌病
痉挛性步态	两侧锥体束(胸髓、颈髓、脑干、大脑两侧、旁矢状部)	脊柱疾患、脊髓疾患、HAM 代谢性疾病所致的脊髓障碍(肝性、肾上腺髓质性神经疾病)
		脑血管障碍、肿瘤、硬膜下血肿
偏瘫性步态	大脑、脑干的偏侧性病变	脑血管障碍、脑肿瘤、脑外伤、硬膜下血肿
感觉失调性步态	脊髓后索	脊髓痨、脊髓、脊柱疾病
	深部感觉性神经疾病	急性感觉性神经疾病
小脑失调性步态	小脑蚓部	酒精中毒、抗痉挛药中毒、脑血管障碍、肿瘤、炎症、Wernicke 脑病、Fisher 综合征、汞中毒
痉挛性失调性步态	脊髓的后索及侧索	维生素 B_{12} 缺乏性脊髓障碍,SMON
帕金森步态	大脑基底核,黑质	帕金森病,大脑基底核变性疾病
小碎步态	大脑基底核、脑积水	多发性脑梗死,脑积水
畏缩步态	大脑基底核	帕金森病,进行性核上性瘫痪
		正常压脑积水,各种大脑基底核疾病
共济失调步态	额叶,正常压脑积水	额叶脑肿瘤,外伤,脑血管障碍,正常压脑积水
		Huntington 病、Sydenham 舞蹈病、Wilson 病、自发性肌张力障碍、脑瘫
不随意运动肌张力障碍	大脑基底核	癔症,起立步行恐惧症(失力失步)
癔症性步态		心理的因素,恐惧跌倒的恐怖感

(一)步态障碍模式

1. 摇摆步态(鸭步,wadding gait) 亦称肌营养不良步态,见于以四肢近端肌肌力减弱为主征的各类疾患。主要为肌肉疾患,典型者为进行性肌肉营养不良、多发性肌炎、神经源性肌萎缩症、Kugelberg-Welander 病、近端肌优势受侵犯的肌萎缩性侧索硬化症、Guillain-Barre 综合征的近端肌障碍型也可出现。

因四肢近端肌及骨盆肩胛带肌受到障碍,所以患者呈以开脚位(wide base),上半身向前突出姿势站立,步行时腰部左右交替大摆动并向上抬(图 11-9)。从蹲位姿势站立时,将手扶在腿上如攀登状(攀登性起立)。

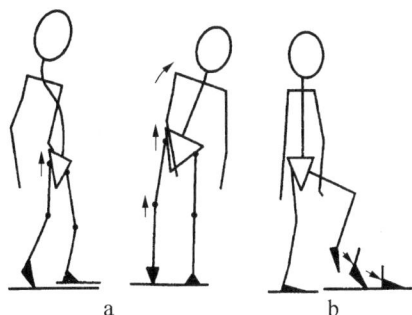

a.摇摆步态;b.鸡步步态

图 11-9 摇摆步态与鸡步步态

2. 跨阈步态(鸡步,steppage gait) 通常伴足下垂(drop foot)的出现,见于足趾及足背伸肌(胫前肌、腓骨长、短肌)瘫痪时。下肢上举后足下垂,所以以过度抬高膝部使足尖离开地面代偿(图 11-9)(因此四肢近位端肌必须有较强的肌力),着地时,分为两阶段即脚尖先着地,其后为足跟,因而发出特征性扑腾扑腾地脚步声。出现此种鸡步态者为小腿和脚的背伸肌障碍或分布于该肌的腓总、腓深神经,$L_4 \sim S_1$ 的脊神经根或前角细胞障碍疾患,典型者为腓总神经瘫痪(通常为一侧性)、多发性神经疾病、脊髓性肌萎缩症、肌萎缩性侧索硬化症、小儿瘫痪、Charcot-Marie-Tooth 病等神经源性肌萎缩。远位型肌病肩胛腓骨型肌营养不良症、肌紧张性肌营养不良症等肌疾患时可呈此跨阈步态。

3. 痉挛步态 上运动神经元(锥体束)有障碍,但下运动神经元,下肢神经仍完好时,肌张力增高情况下出现的步态。两下肢僵硬,屈膝以足尖步行(拖拽状)。两侧性障碍时为痉挛截瘫步态,一侧性障碍呈偏瘫性步态。

(1)痉挛瘫步态 下肢伸肌群及大腿内收肌的紧张性增强,所以两腿僵直,不屈膝,以尖足位拖拽而行,左右脚的间距小。严重时左右脚相互交叉呈

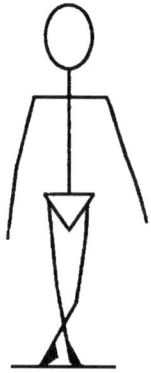

图 11 - 10　痉挛瘫的步态

剪刀步态（scissor gait）（图 11 - 10）。典型者见于胸髓、颈髓的慢性损伤（脊椎病、脊髓肿瘤、家族性痉挛性截瘫、HAM、肾上腺髓质性神经疾病等）。两侧性大脑锥体束障碍（脑栓塞、脑瘫、旁矢状窦髓膜瘤等）也出现此种步态。

（2）偏瘫性步态　以健侧下肢为轴，患肢（呈尖足位、伸膝、外展位）向对侧大回旋（画一大弧线）而行（图 11 - 11）。站立位时患侧上肢屈曲，下肢伸展，外展呈尖足位（Wernicke-Mann 肢位）。此步态最常见于大脑单侧脑卒中之后。但凡属单侧锥体束障碍疾患（脑肿瘤、脑外伤、硬膜下血肿、多发性硬化症等均可出现）。

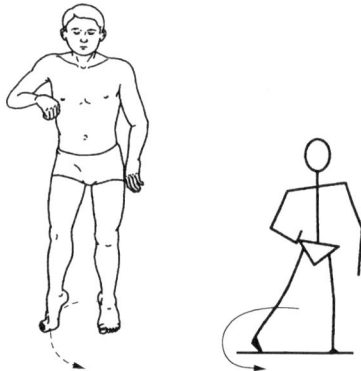

图 11 - 11　Wernicke-Mann 肢位与偏瘫性步态

4. 失调性步态　可分为本体感觉障碍所致者及共济运动失调所致小脑失调性步态。

（1）感觉失调性步态　本体感觉上行路的脊髓后索损伤时，出现此典型症状，所以也称为脊髓失调性步态，其代表性疾患为脊髓痨性步态，轻症时，睁眼大致能正常步行，但闭眼则动摇不定，步态不稳。重症时，站立位亦不稳定，膝过伸呈开脚位，边看脚下，一大步一大步向前迈出，以脚跟用力着地，出现"咕咚、咕咚"声音（图 11 - 12）。恰如跨阈步态（足尖→足跟）相反的着地步态。于暗处步态摇摆加重，闭眼则跌倒（Romberg 征），见于脊髓痨、SMON、脊椎病所致后索障碍、深部感觉障碍性神经疾病。

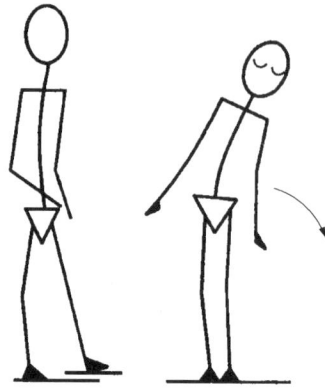

图 11 - 12　感觉失调步态与 Romberg 征

（2）小脑失调性步态　小脑上面蚓部或蚓部旁损害时出现。躯干不稳定而摇摆呈两脚间距大的开脚位，上肢也同时向外方张开而取得平衡，左右或前后摇摆，脚高抬而"吧嗒吧嗒"步行（图 11 - 13）。步行速度、步距、脚的抬高方式也不一定，无节律感。

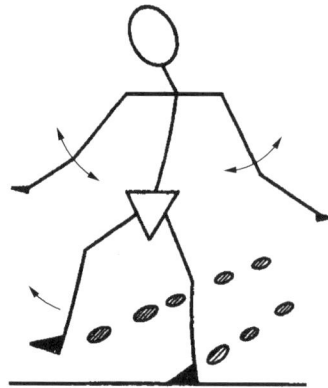

图 11 - 13　小脑失调步态

站立位也将两脚大分开（大开脚位）而保持平衡。仅将脚尖并上即出现身体摇摆，Romberg 试验时将眼闭上后则更加严重。如令脚跟与另脚脚尖相接，走一直线时则不能完成而向某侧摇摆。如令蹲下则脚跟笨重着地，令脚跟抬起则脚底着地面积减少而摇摆。出现此步态者，通常均伴有小脑半球症状的四肢协调运动障碍，小脑性构音障碍（断继言语），肌紧张协调低下等。

急性小脑症状则与两侧受损时，如醉酒、Fisher 综合征、Wernicke 脑病、小脑炎、吸入甲苯后等。为一侧性或有左右差异时，可能为小脑出血及梗死。慢性进行性者有慢性酒精中毒、脊髓小脑变性、汞中毒、小脑肿瘤(尤其小儿期的髓母细胞瘤多发自小脑蚓部下面)。

5. 痉挛性失调性步态　为具有痉挛性与失调性两者特征的步态,多见于脊髓损伤大部分为侧索(锥体束)与后索(深部或感觉传导路)同时损伤者,所以出现此类型步态。见于颈椎病、后纵韧带骨化、黄韧带骨化、脊髓肿瘤、SMON、脊髓亚急性联合变性(恶性贫血)等。也有因大脑基底核、丘脑、脑桥的腔隙梗死而出现单侧痉挛性不全瘫、失调性步态者。

6. 迷路性步态(labyrinthine gait)　其症状为步行中偏向于病侧,见于偏瘫、偏侧性失调、帕金森病(因其症状有左右差异),但此时患侧有瘫痪、肌紧张异常、失调、运动速度障碍等异常。单侧迷路损伤时虽无上述异常但步行时偏向患侧。令上肢上举,闭眼原地踏步试验时则边向患侧转动,边偏位。

7. 帕金森步态(Parkinsonian gait)　帕金森病典型步态:身体前驱、前倾,上下肢于肩、肘、髋、膝处屈曲,头向前突出的姿势。两脚靠近迈小步(碎步)行走(图 11 - 14)。臂摆动少,整个活动不灵活,但迈步快,有如小跑状。开始步行时背能伸直步幅较大,但步行中逐渐呈前倾姿势而小跑(加速现象),欲停止而不能易撞倒或跌倒。稍加推动即向前突进(pulsion),转变方向甚笨拙,以小碎步转变方向特费时间,肌肉僵硬。此种步态见于所有引起锥体外束损伤的疾患(纹状体黑质变性病、进行性核上性瘫痪、腔隙梗死、橄榄体桥小脑萎缩症)。帕金森病初期有明显的左右差异为其特征。

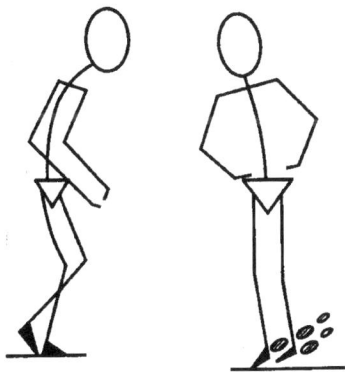

图 11 - 14　帕金森步态

8. 小碎步态(demarche a petits pas)　典型者见于多发性脑梗死(腔隙梗死),开脚位(两脚间距宽),两脚僵硬,脚似在地板上滑动,缓慢向前转动(图 11 - 15)。不是像帕金森步态那种前倾姿势,也无小跑,且呈开脚位为其不同处,稍有临床经验即不会误诊。亦有时称为脑血管性假性帕金森病。老年脑积水时也可出现此种步态。有肌僵硬、腱反射亢进、失调。锥体束、锥体外束、平衡功能等所有传导路几乎均有障碍。

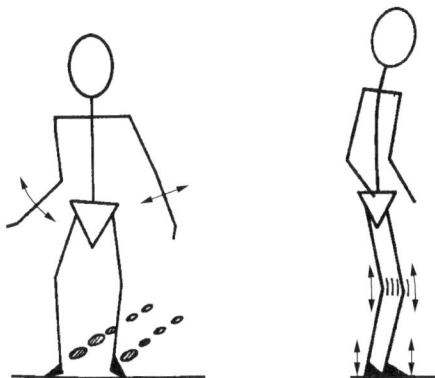

图 11 - 15　腔隙梗死的小碎步步态　　图 11 - 16　冻僵步态

9. 畏缩步态(frozen gait)　脚如粘在地板上,膝虽颤动但脚底离不开地板,很难迈出第一步(图 11 - 16)。如能迈出第一步第二步以后则较顺利。易出现于步行开始前,转变方向时,易受视觉刺激,前方如有人横穿走过则更易颤动而跌倒。脚前置一根或划一线令其跨过时,则甚易抬脚而顺利迈过前进(奇异的动作)。

脚的畏缩性颤动常见于帕金森病、前头叶(额叶)病变,以畏缩步态为主征而无肌僵硬。颤动的纯粹运动不能症(pure akinesia)现已阐明为进行性核上性瘫痪初期的病态。

10. 共济失调步态　此独特的步行障碍见于额叶病变(肿瘤、脑血管障碍、外伤),颅压正常性脑积水。虽无瘫痪亦无感觉障碍,但与畏缩步态一样,很难迈出第一步且呈碎步。多伴有额叶性原始反射、肌僵硬。步行以外下肢有目的性的运动,其准确性也常同时出现障碍。

11. 不随意运动伴有肌紧张异常的步行障碍　舞蹈症、手足徐动症、肌张力障碍(dystonia)等时,不随意运动随步行而加重或肌紧张及肌力有所变换而出现多种多样的异常步态。

12. 癔症性步态　癔症性步态也可能出现上述"1"至"11"的各种步态,但多见的还是偏瘫性、截瘫性、失调性步态。但并无前述器质性病变所必备的瘫痪,以及锥体束症状、小脑症状、锥体外束症状、反射及肌紧张的异常,这对鉴别上非常重要。CT、MRI 等影像检查无相对应的病变也可作为参考。

坐立、卧位无运动障碍而不能站立或步行时称为失立失步(astasia abasia)。此状况常见于老年人或易跌倒的患者,及因恐惧跌倒的恐怖感而不能站立或步行,称此为步行恐惧症(stasibasiphobia)方为正确。

(二) 步态障碍观察法

步态障碍模式诊断时,最重要的是充分观察患者的步态及动作。再令患者进行几项动作则可能发现较轻的障碍。

1. 步态观察　可令在诊室内步行,如能利用走廊进行短距离的步行则更利于帕金森步态、加速现象、畏缩步态等的观察。同时也要注意观察姿势的异常(前倾,畏缩样帕金森步态的前倾、屈曲姿势、摇摆、失调、痉挛性、足下垂、鸡步、偏瘫等)。

2. 起立异常　近端肌障碍时的特征为攀登样起立,帕金森病时极慢的起立动作为其特征。近端肌障碍时腆胸、腆腹、上肢无力地下垂于后方。小脑性失调及碎步步行者以开脚位站立。帕金森病时,前倾,四肢屈曲,两脚靠拢站立,某侧肩下垂,脊柱倾向一侧而左右非对称。

3. 体格检查

(1) Romberg 试验　检查者指示两脚并拢,闭眼。感觉性失调及迷路性步态时则因此而突然摇摆加重,蹒跚而跌倒。小脑性失调时,仅将两脚并拢即出现摇摆。

(2) 两脚跟步行　小脑失调,有不随意运动时,不能顺利进行这一动作。痉挛性步态、鸡步、摇摆性步态者亦不能完成此项检查。

(3) 脚跟步行及脚尖步行　胫前肌有瘫痪时不能完成脚跟步行;腓肠肌、比目鱼肌有瘫痪时不能完成脚尖步行。远端型肌病中三好型(人名)早期即不能完成脚尖步行,伴有边缘空泡型者早期即不能完成脚跟步行。

步行障碍是影响患者日常生活能力(ADL)、生存质量(QOL)的最大因素之一,应在引起永久性障碍之前及早诊治。对步态障碍基本熟悉时,可不必经过费时费钱的检查而在床边诊察即可能推定其病变部位,甚至有时可能作出原因诊断。

十三、步行障碍的鉴别诊断

步行障碍为脊柱脊髓病变时的典型症状,但在

脑、周围神经、肌肉病变时也是常出现的症状。教科书上对各种步行障碍的临床特征均有记载,鉴别多属容易,但有时临床上也会遇到病灶诊断困难的病例。虽认定为脊柱脊髓病变,但遇到脑与脊髓、脊髓与肌肉均有病灶的复杂的病例,做到准确诊断仍有困难,特举例如下:

例1:患者,74 岁,男性。

主诉:两下肢肌力减弱,步行障碍,麻木感。

既往史:1992 年因膀胱癌行膀胱根治切除术。

现病史:1995 年 10 月右足出现麻木感,并逐渐向上扩散,1996 年 8 月左足亦出现麻木感,左下肢肌力减弱,同年 12 月右下肢肌力亦低下而持拐行走,以后则不能站立行走,因左下肢肌力减弱及肛门麻木感而入院。

入院时查体:除两下肢浮肿外,内科及脑神经方面未见异常,肌张力正常,深反射上肢正常,下肢低下。Babinski 征两侧阳性,脐以下深、浅感觉障碍,两下肢肌力减弱,不能站立及行走。

检查所见:血象及血生化无异常,脊髓液蛋白质 550 mg/L(55 mg/dl)轻度升高,抗酸菌培养阴性,Quecken's test 试验阴性。肌电图检查:左脊柱旁肌 $T_5 \sim C_7$ 水平呈神经元性改变。胸髓 MRI: $T_3 \sim T_{12}$ 髓内呈线状高信号, $T_4 \sim T_{12}$,胸髓背侧呈多数点状空隙,钆(Gd-DTPA)呈不规则造影。

选择性脊髓血管造影:在胸髓背侧可见异常血管,并于左第 5 肋间动脉与营养动脉相连。诊断为脊髓硬膜动静脉畸形。

手术所见:将左 T_3 椎间孔附近畸形血管团(nidus),将异常血管行两侧凝固阻断血运,同时将进入硬膜内侧的异常静脉切除。

术后经过:术后数日内下肢肌力减弱及麻木感改善,但尚不能站立及行走。

此例系脊髓硬膜动静脉畸形,此种畸形为脊髓动静脉畸形中最常见者,在椎间孔附近的畸形血管团主要是脊髓背侧静脉丛的引流静脉,以胸髓下部至腰髓为好发部位,而脊髓动静脉畸形以年轻者为多,而脊髓硬膜动静脉畸形则以 50~60 岁及较高年龄者居多。初发症状为下肢的肌力减弱及感觉障碍,腰背部疼痛,多为慢性进行性,并常诊断为脊髓肿瘤及间盘突出,周围神经障碍等,如有排尿障碍则多诊断为前列腺肥大。对缓慢进行性的步行障碍、截瘫者,特别是高龄者应考虑有发生本病的可能。

例2:患者,30岁,女性,家庭主妇。

主诉:步行障碍。

既往史:无特殊可记载者。

家族史:姐姐曾有同样的症状。

现病史:1995年1月2日起床时右足无力而步行至近处就医,头部CT发现异常,但拒绝进一步检查而回家,次日症状消失。同年9月17日再次突然右足不能活动,因持续步行困难而入院,同年4月起自感尿频及残尿感。

检查所见:血、尿及血生化检查未见异常,血沉一小时15 mm,Latex凝集反应,隐球菌抗原检出,脑干听觉诱发电位右优位Ⅰ~Ⅳ波间的中枢传导时间延长。提示有脑干损害,听力检查右优位两侧轻度神经性听力降低。膀胱功能检查为膀胱无抑制收缩。

影像学检查:头部MRI两侧大脑基底核及左大脑脚小栓塞灶。脊髓MRI T_2加权像C_4~C_5髓内高信号,骨盆部MRI在臀部皮下约3 cm×1.2 cm境界不整的肿物,左腹股沟及髂部淋巴结肿大。

入院后经过:左臀部肿物及腹股沟肿大淋巴结活检为干酪坏孔伴类上皮样肉芽肿,诊断为结节病。泼尼松龙60 mg连续口服,两下肢痉挛明显改善,脑脊液所见改善,以后泼尼松龙减量,右下肢瘫痪,步行障碍,排尿障碍、四肢深部反射亢进均改善。

本例步行障碍者为结节病,结节病(sarcodosis)为慢性全身性肉芽肿性疾病,病变多出现于两肺门淋巴结、肺、皮肤、眼等处。神经病变约为5%,周围神经系中以面神经为代表的脑神经障碍占大部分;中枢神经系中,以下丘脑/垂体及脑底部为中心的脑膜处多发。有时也沿髓膜腔扩延,更可沿血管而进入脑实质,也可侵及髓膜、脑实质血管引起内腔狭窄、阻塞而出现脑血管障碍。有报道称,在头部MRI上这些病变可出现脑表面或脑实质内的造影效果或与多发性硬化症的白质病变类似的信号变化或梗死灶等。

关于脊髓病变也认为出现脊髓表面或髓内有造影效果,但本例却在全脊髓表面上出现了弥漫性造影效果,并在T_2WI强增上,C_4~C_5水平上髓内出现了高信号区。此高信号区于使用泼尼松龙开始后的MRI上消失,被认为是非梗死性,非坏死性的可逆性变化。

关于本例突然出现右下肢瘫痪,在MRI上出现可能为责任病灶的脑梗死,考虑为结节病引起的脑血管障碍所致,但使用泼尼松龙后有改变,因而不能否定脊髓病变的参与。另外,排尿障碍、两下肢痉挛及显著的四肢深反射亢进,也由使用泼尼松龙而改善,且图像上也难以用脑内病变来解释,因而认为是结节病引起的脊髓病变产生的。

神经结节病的诊断,如本例所示,如无其他部位的病变是很困难的。因而在肌病诊断时,要经常考虑到结节病的可能性。

例3:患者,65岁,男性。

主诉:步行障碍。

现病史:1974年排尿困难并出现残尿感,确定为不明原因的前列腺肥大,1984年开始两下肢出现麻木感,自觉步行困难,1987年两下肢近端出现无力,不能上下楼梯,被诊断为脊髓压迫病而入院。

入院时病情:内科、脑神经及神经学方面无异常,颈部肌力正常。四肢运动系统:四肢深反射亢进,两侧Hoffmann反射、Babinski征阳性。肌力上肢M5,下肢臀大肌M2以外,近端肌力M3~4,远端肌力M5,感觉系统两下肢远端感觉异常,两下肢振动觉轻度低下,Romberg征阴性,Gowers征阳性,步行为摇摆步态,持拐可行10 m,残尿200 ml。

检查所见:血清及脊髓液抗HTLV-Ⅰ抗体阳性,诊断HTLV-Ⅰ关联性脊髓病(HAM:成人T细胞白血病病毒所致的脊髓病),CRP阴性,CK值879 U/L呈高值。周围神经传导检查正常,左股四头肌肌电图呈肌源性改变,并一部分混有神经元性改变。膀胱功能检查为无抑制收缩改变,肌肉CT腰背部肌肉萎缩,左股四头肌活检,肌纤维大小不等,中心核增加,肌束膜及肌内膜呈明显炎细胞浸润,为典型多发性肌炎改变。

入院后经过:本例为慢性进行性,对称性的脊髓病,脊髓液及血清抗HTLV-Ⅰ抗体阳性,HAM诊断的基本标准已充分,但两下肢近端肌力减弱,血清CK上升,肌电图呈肌源性变化,肌活检为典型多发性肌炎改变。本例为HAM合并多发性肌炎,predonidonlone 60 mg隔日,2周后下肢近端肌力为4~5级,CK值1周后为141 U/L,5周后81 U/L,但步行改善仍不稳定。治疗前摇摆步态10 m,治疗后可步行100 m,虽步态摇摆成分减弱,但痉挛成分增加,故仍不稳定。治疗后残尿200~300 ml,四肢深腱反射亢进,病理反射仍存在,此为多发性肌炎有所改善,而HAM脊髓病并无改善。

十四、肌肉疾患与脊柱脊髓疾患的鉴别诊断

通过对病史、临床症状的详细探讨而了解肌萎缩及肌力减弱的分布状态可较容易地鉴别多发性肌炎、肌营养不良等肌肉疾患与脊椎、脊髓疾患，尤其是与脊髓疾患的鉴别较为容易。但特殊病例则不一定如此，此时应进行肌电图，肌活检或基因的检查则成为重要的诊断方法。现就肌肉疾患与脊椎脊髓疾患，即肌源性肌萎缩与神经源性肌萎缩鉴别的要点，介绍如下。

（一）病史特征

肌源性疾患中的肌营养不良，线粒体（mitochondria）脑肌病等有遗传倾向；神经源性肌萎缩症中的球脊髓性肌萎缩症，Kennedy-Alter-Sung 病等也为伴性劣性遗传病。病史上的特征，因神经源性肌萎缩时四肢由远端开始出现肌萎缩，肌力减弱，所以常以放不好锅，使不好筷子，拿不好铅笔等症状而发病。手骨间肌，拇指球肌等出现肌纤维束性挛缩。也有人以雨天撑不住伞等而发觉。下肢症状则有因足下垂易绊倒，开车时踏不准离合器、脚闸、加速踏板为主诉而来诊者。而肌源性肌萎缩时以四肢近端肌力减弱为主体，所以妇女则主诉，晨起收拾被褥困难（拿不动）晾晒衣服困难、梳头困难，不能长时间曲肘挎包，躯干、下肢方面症状则有站起困难、易跌倒、不能跑、步行时腰向左右摆动、走路要腆起腰部等。颜面肩胛上臂型肌萎缩时，因颊肌，口轮肌萎缩而不能吹口哨等。而肌紧张性营养不良时，其肌萎缩及肌力减弱以四肢运动部位为主体。除如同神经源性肌萎缩症所述症状之外，尚有肌强直现象，即攥起来的手不能立即张开等症状，并因颈肌萎缩而诉颈部很难支撑自己的头。

除肌症状之外也有因意识丧失发作而来诊者，虽然可诊断其为心脏传导障碍所致的 Adam-Stokes 综合征所引起的意识障碍，但很有可能将其发病原因的肌紧张性营养不良漏诊。此外，线粒体脑肌病时也有脑症状以外的多种主诉，如易引起乳酸性酸中毒时则出现头痛、呕吐。线粒体脑肌病，乳酸性酸中毒中风样发作时可引起脑卒中样发作，且肌阵挛癫痫伴有暴怒时可出现肌阵挛癫痫性症状。此种变性萎缩原因在骨骼肌本身的疾病，原则上出现四肢近位部的肌萎缩及肌力减弱。但末梢性肌病时其肌萎缩出现于四肢远端者，也有初诊时应与神经源性肌萎缩相鉴别的，它们是罕见的边缘空泡形成的末梢性肌病及常染色体隐性末梢性肌病。

（二）理学、神经学检查所见的特征

肌紧张性营养不良时的理学所见，多有心率不齐、颜貌呈手斧形、逆三角形。线粒体细胞病的病例有时身材低矮。Nemaline 肌病病例的骨骼异常，可有高颚、胸廓变形、脊柱侧弯等，如上所述，一般肌源性肌疾患多出现各种异常，但脊椎、脊髓疾患的神经源性肌萎缩时，多不出现上述异常。

其次，神经学所见，肌源性肌疾患多呈无表情的肌病颜貌，轻度眼睑下垂。出现线粒体异常的疾患或神经肌结合部疾患时，多出现眼球运动障碍，也常出现胸锁乳突肌等颈肌萎缩及肌力减弱，除肌紧张性营养不良症、远端型肌病等特殊病例外。肌源性肌萎缩时原则上均以四肢近位部肌萎缩及肌力减弱为主，进展后则合并脊柱前侧弯，因脊柱前凸而腹部突出，腰向左右摆动呈摇摆性鸭步态，而伴随脊椎脊髓疾患的神经源性肌萎缩症，原则上呈四肢远位部，如手骨间肌、拇指球肌、小指球肌等的萎缩及肌力减弱，纤维束性挛缩，且有足下垂呈拖拽步态，跨阈步态（鸡步）而易绊倒。

（三）检查上的鉴别要点

血液检查等一般检查，神经源性肌萎缩与肌营养不良、多发性肌炎等肌源性肌萎缩症的最大不同是：后者血液属肌浆蛋白的肌酸激酶（CK）肌红蛋白等多呈高值。当然肌源性肌疾患也不一定均呈高值，也有正常值者。Nemaline 肌病，中央管病（central core disease）等即属于此。此外，同属肌营养不良，肌紧张性营养不良则不增高。神经源性肌萎缩时，通常仅轻度增高，多在正常范围。多发性肌炎等炎症性肌疾患时，血液中的炎症所见，JO-1 抗体等有参考价值。

肌电图对神经源性与肌源性肌萎缩的鉴别有用。神经源性损害运动单位电位数量减少，出现运动电位时限延长，束颤电位，高波幅，而肌源性损害，运动单位电位数量增加，电位时限缩短，低波幅等为其特征。

CT 上神经源性肌萎缩时，骨骼肌的肌横断面积减少，肌束间的脂肪组织增大等为主要变化；肌源性肌萎缩时，由于脂肪组织向肌组织的浸润而于肌束内出现所谓虫蚀状低吸收区。

肌活检为神经源性肌萎缩与肌原性肌萎缩的

鉴别提供重要信息。活检部位的选定也很重要,肌萎缩程度过轻,过重部位均不够适宜,要选择中等度肌萎缩的部位。神经源性肌萎缩的指征有:骨骼肌的横断标本上(图11-17),第一为簇纤维萎缩型(grouped fiber atrophy)(图11-17a)即苏木精、嗜伊红染色或Gomori三色染色上出现小径肌纤维的群集萎缩像,第二为纤维型簇群(fiber type grouping)(图11-17b),即ATPase染色上有红肌的Ⅰ型纤维与白肌的Ⅱ型纤维各有15个以上成群的状态,第三为靶纤维(图11-17c),即NADH染色上有中央淡染、边缘浓染呈蓝色,最外层呈普通蓝色

的纤维时可作为神经源性肌萎缩的指征。呈现此三层结构的靶纤维(Target fiber),其中间层有较正常浓染部分,要与无此中间层的两层结构区别开。此两层结构的纤维称为靶类纤维(targetoid fiber)不是神经源性的指征,要加以注意。上述变化严重时肌肉组织中的结缔组织增生,横断面上呈圆形末期的肌肉纤维似漂浮状散在其中,很难鉴别区分为神经源性的或肌源性的。所以已如前述,活检部位要避免此种部位(图11-18)。为肌源性肌疾患中典型的Duchenne型肌营养不良症及多发性肌炎的组织像。

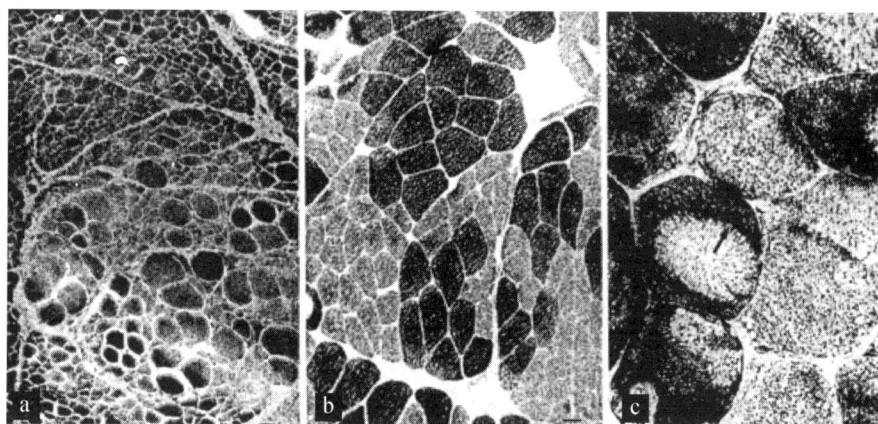

a. HE染色标本,可见有小径肌纤维的群集;b. 常规ATPase染色标本,红肌与白肌成群,线标(bar)为40 μm;c. NAOH染色标本,有箭头↑所示的浓染中间层,可见有三层结构的靶纤维

图11-17 神经源性肌萎缩活检标本

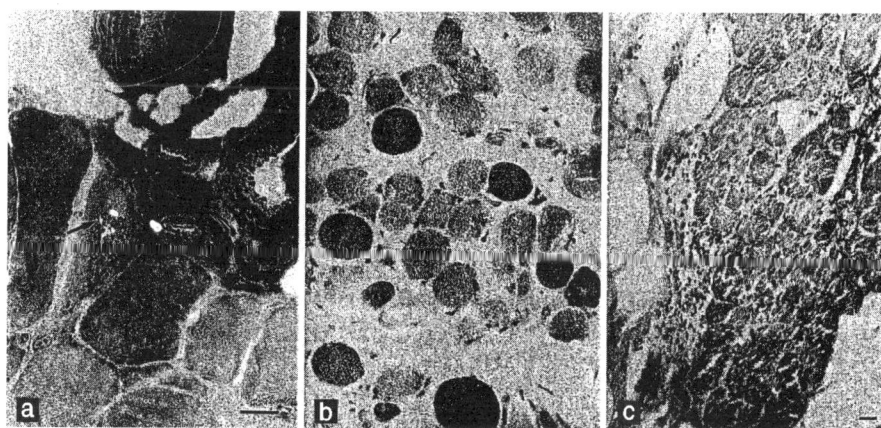

a. 可见有箭头↑所示的空胞周围呈红紫色物镶边的边缘空胞(rimmed vacuole)肌纤维。线标(bar)为25 μm;

b. 可见有肌纤维大小不等,肌纤维的呈圆形轮廓浓染变性的不透明纤维有肌核的浓缩。被苏木精染色成嗜碱性的再生肌纤维中,可见有含核小体的淡染大肌核,尚可见间质有纤维化;

c. 间质,肌纤维间可见有单核的炎症细胞浸润,线标(bar)为40 μm

图11-18 有边缘空胞(Gomori三色染色)的肌病(a),Duchenne型肌营养不(HE)(b),多发性肌炎(HE)(c)的活检组织像

最近,有关神经肌疾患的基因诊断发展较快,已判明属延髓脊髓性肌萎缩的 Kennedy-Alter-Swng病,其雄激素受体 CAG 的 3 盐基配列重复次数有所增加,又证明了肌紧张性营养不良时,位置于第 19 染色体长臂的 19q13.3 属蛋白激酶密码(code)基因的 3′非翻译领域的三核苷酸(CTG)重复排列增加。此外,有关 Duchenne 型 Becker 型肌营养不良的基因异常已被阐明;有关线粒体细胞 MELAS(mitochondrial encephalo-myopathies,线粒体脑性疾病。)及 MERRF(myoclonic epilepsy and ragged-red fiber disease,癫痫性肌阵挛及不整红纤维病。)的线粒体 DNA 点变异的信息也正在整理搜集。颜面肩胛上臂型肌营养不良的基因,现已判明在第四染色体上,接近 Huntington 舞蹈病(Huntington 舞蹈病为一种罕见的遗传性疾病,特征为慢性遗传性舞蹈病和精神衰退,最终导致痴呆,一般发病后 15 年即死亡。由常染色体显性遗传。)原因基因的 4p35～3 倍,已判明 Emery-Dreifuss 肌营养不良的基因在 xq28;福山型肌营养不良基因座在第九染色体的 9q31-33。

以上列举了从病史,身体所见及化验检查上对肌源性肌萎缩与神经源性肌萎缩的鉴别点,下举一具体病例说明肌活检对诊断的重要性。

病例:患者,76 岁,男。

某院可疑为神经源性肌萎缩,经肌活检而诊断为包涵体肌炎的病例。

因击出高尔夫球的距离越来越小,并觉四肢肌力明显低下,4 年前被诊断可疑为神经源性肌萎缩或肌萎缩性侧索硬化症(ALS)。检查时发现四肢确有广泛的肌萎缩及肌力减弱,但仍无肌纤维束性挛缩,Gowers 征阳性。血清 CK 值约为正常两倍,血液中无炎症所见。肌电图呈肌源性变化;骨骼肌 CT 见大腿伸肌群有明显虫食状变化。股四头肌活检发现肌纤维大小不等,中等度结缔组织增生。最特征性变化为多数肌纤维内有边缘空泡(rimmed vacuole)形成。此外尚发现有炎细胞浸润,ATPase 染色体上呈 I 型纤维占优势,II 型纤维萎缩。电镜下发现空胞周围有多数髓细胞样小体散在,肌细胞体内有直径 15～20 nm 的丝状包涵体在空胞周边部而诊断为包涵体肌炎。此种病例的骨骼肌纤维中的蛋白分解酶活性升高。

脊椎脊髓疾患所致的神经源性肌萎缩与多发性肌炎、肌营养不良的鉴别,在临床上较容易,但个别病例则需肌活检等检查。颈椎病等所致上肢肌萎缩、平山病、脊髓空洞症等脊椎脊髓疾患所致肌萎缩等疾患时,包括活检在内的各种检查可有神经源性肌萎缩的特征。

十五、肌萎缩的鉴别诊断

对有肌萎缩病例鉴别时不仅要考虑以肌萎缩为主征的疾患(运动神经元疾患、进行性肌营养不良症等),也要更广泛地考虑到所有能引起肌萎缩的疾患。实际诊察时要通过问诊充分掌握发病年龄、发病形式、经过情形及家族史。通过体检了解肌萎缩、肌力减弱的分布、有无纤维束性挛缩、假性肥大肌强直的有无。确切检查神经体征、血液生化学、电生理学、神经放射学、肌病理学以及分子遗传学等辅助诊断法,再进行综合及鉴别。

(一)肌萎缩病发生的频率

据日本千叶大学医学部神经内科统计,三年间总住院人数为 509 例(1991～1994),而有肌萎缩的病例为 138 例(27%),内容见表 11-15。

表 11-15　肌萎缩病例的发生率

诊　　断	肌萎缩发生率
1. 脊柱脊髓疾病	83 名(60%)
运动神经元疾病	33 名
变形性脊柱(脊髓)病	21 名
退变性颈椎病	(9)
颈椎病性肌萎缩	(7)
退变性腰椎病	(5)
青少年性一侧性上肢肌萎缩	16
脊髓小脑变性	8
脊髓炎(包括 HAM)	2
马尾综合征	2
延髓脊髓性肌萎缩	1
脊髓空调	0
2. 周围神经疾病	37 名(27%)
多发性神经炎	11
慢性炎症性脱髓性多发神经疾病	10
多灶性运动神经疾病	8
其他神经疾病	6
胸廓出口综合征	1
神经痛性肌萎缩症	1
3. 肌疾病	18 名(13%)
进行性肌营养不良	8
多发性肌炎(皮肌炎)	7
肌强直性营养不良	2
先天性肌营养不良	1
计 138 名(100%)	

1991.～1994　千叶大学医学部神内入院数 509 人。

(引自 Tokumaru,1994)

在脊椎脊髓疾患中运动神经元疾患为最多,对合并变形性脊椎(脊髓)疾病者,尤其与颈椎病性肌萎缩症的鉴别是必要的。在日本,青少年性一侧上肢肌萎缩症较多,此病有时与颈椎病性肌萎缩症需要鉴别,且有一定难度。脊髓空洞症为可能出现肌萎缩的重要疾患,但由于影像诊断的进步已可早期发现。末梢性神经疾患中,随诊断及治疗方法的进步,慢性炎症性脱髓性多发神经疾病、神经多巢性运动神经疾病的发生率在增加,尤其后者属治疗可能的肌萎缩症而引起人们的重视。多发性肌炎也以慢性型较多,常需与进行性肌营养不良,有时与神经源性萎缩症需要鉴别有一定难度。以表11-17为基础对典型疾病肌萎缩的鉴别要点介绍如下。

(二) 肌萎缩的鉴别诊断

1. 运动神经元疾患　上位或下位运动神经元出现系统损害的成人变性疾患中,肌萎缩性侧索硬化症(ALS)进行性脊肌萎缩症(SPMA)为其典型疾患。通常呈 Aran-Duchenne 型,即由一侧上肢末梢开始出现肌萎缩及运动瘫痪,但有时也有由两侧上肢近端、肩胛带部开始扩延的 Vulpian-Bernhardt 型或由下肢开始者。损伤波及延髓则出现构音障碍、吞咽障碍及舌萎缩。有无延髓症状是与其他疾患的重要鉴别点。肌萎缩伴有纤维束性挛缩,ALS 时腱反射通常亢进。但 ALS 如运动神经元首先损伤时也与 SPMA 一样,出现腱反射减弱、消失、无感觉障碍。经过常为进行性,ALS 平均 2～3 年后出现呼吸肌瘫痪。

针肌电图上包括舌在内的广范围出现神经元性变化时,当然容易诊断。但早期,其神经元性变化局限某处或合并变形性脊椎、腰椎疾病时则诊断多有一定难度。较年轻者与青少年性一侧上肢肌萎缩症的鉴别也有一定难度。

2. 青少年一侧上肢肌萎缩症(平山病)　1959年平山等将此病与其他运动神经元疾患,从临床上区分开,本病是以 15～19 岁为中心的,多发于青少年男性,出现一侧性或一侧优势的局限于手、前臂的肌萎缩、肌力减弱[其分界线斜行于前臂而称为斜行萎缩(oblique atrohpy)]。发病后进行数年,之后自行停止为其最大特征。其他尚有寒冷瘫痪,伸指时震动较多见,但原则上无感觉障碍或腱反射异常。

针肌电图上萎缩肌有神经源性所见,此所见也出现于非萎缩肌侧的同名肌(表示有潜在性病变)。上肢的末梢运动、感觉神经传导速度正常。鉴别诊断上最重要的检查是影像检查。脊髓造影(侧位像)前屈颈部可见下部颈髓硬膜后壁向前方移动。造影后 CT(横断像)则明显可见左右非对称性,肌萎缩侧向前方移动。MRI 上颈部前屈位增强影像上可发现后方硬膜外腔有高信号区(该部静脉丛的淤血)。已证明此硬膜后壁向前方移动,随经过而逐年减轻。

根据上述所见,本病的发病机制有:即因颈部前屈,以 C_6 椎体为中心的上下 2～3 个椎体的高度范围内,下部颈髓硬膜后壁向前方移动。由于移动的硬膜后壁而使脊髓硬膜管的前后方向变窄,将脊髓(颈膨大部)由前后方向压迫而扁平化。上述所见者将颈部恢复中立位后则消失,后屈位时无异常所见。因此推定如下:长时期颈部前屈或反复前屈引起下部颈髓循环不全,而于其最脆弱的前角产生坏死性病变而引起肌无力、肌萎缩。病理学上也确认 C_7、C_8 颈髓节为中心,有前角的循环障碍性坏死性病变,即与所推断的一致。至于何故引起下部颈髓硬膜后壁向前方移动尚未阐明。最近的研究提示硬膜后壁的伸展性低。

3. 颈椎病性肌萎缩症　退变性颈椎疾患中有一组以上肢肌萎缩及运动瘫痪为主征而感觉障碍不明显或不存在者,被称为颈椎病性肌萎缩症或分离性运动丧失(Keegan 型颈椎病)。本病时的肌萎缩为髓节性且非对称性,上肢近端多于远端,肌萎缩髓节与颈椎病所致脊髓造影阻滞部位之间有一定关系,近端肌萎缩型于 C_3～C_4、C_4～C_5。C_5～C_6椎间水平上多有脊髓变形;远端肌萎缩型于 C_5～C_6、C_6～C_7椎间水平上多有脊髓变形。另一特征为症状的进行缓慢常有停止期,这与肌萎缩为弥漫性常为进行性的运动神经元疾患是不同的。近端肌萎缩型有时也可发展至上肢远端肌,要与 Vulpian-Bernhardt 型进行性脊肌萎缩鉴别有一定难度;远端肌萎缩型者可出现斜形萎缩、寒冷瘫痪、伸指时震颤,因而与青少年性一侧上肢肌萎缩症鉴别,也有一定难度。与运动神经元疾患的鉴别要对发病方式、肌力减弱、肌萎缩分布、影像所见、肌电图上神经源性变化的经时观察等多项检查进行综合判定。与青少年性一侧上肢肌萎缩症的鉴别,以各自的特征性影象所见为关键。

Keegan 一例引起上肢近端肌萎缩而无脊髓长索

征患者,诊断为分离性运动丧失,尸检证明骨棘对C_6前根有选择性压迫,此为一种特殊的肌萎缩症。

日本多将伴随颈髓病的肌萎缩而感觉障碍不明显者称为Keegan型颈椎病,但很少有Keegan原著所指的前根障碍病例,而前角障碍病例较多。以上肢运动瘫痪为主征而感觉障碍不明显的颈椎病所致的上肢运动瘫痪并不等于Keegan型,所以诊断Keegan型时要慎重。

4. 脊髓空洞症 脊髓空洞症引起上肢肌萎缩的部位,其特征为近端型较少而远端型或弥漫型(Aran-Duchenne型)较多,这与颈椎病性肌萎缩是相反的。典型者尚有短上衣型分离性感觉障碍(温痛觉迟钝),并可有局部皮肤、皮下组织营养障碍、腱反射消失、Horner综合征等而较容易诊断。但空洞局限于前角时其肌萎缩呈斜形萎缩而无感觉障碍,极酷似青少年性一侧上肢肌萎缩症或运动神经元疾患的临床表现。过去曾因得不到病理上的空洞而难于作出正确诊断,但近年来应用CT脊髓造影及MRI本病已可在临床症状具备之前得到正确诊断。

5. 多灶性运动神经元疾病 最近发现一种其临床表现与运动神经元疾病类似但可治疗的肌萎缩而引起重视,其特征为伴有传导阻滞的多灶性运动神经元疾病(Lewis-Sumner-Parry病)。此病与慢性炎症性脱髓性多发神经元疾病不同,其脑脊液无蛋白质细胞分离现象,大量球蛋白疗法奏效为其最大特征。肌萎缩虽亦可出现于下肢,但多为上肢非对称性,有时类似青少年性一侧上肢肌萎缩症。其鉴别点为:① 发病年龄;② 临床症状,肌电图所见的分布方式;③ 颈部前屈位脊髓造影,CT或MRI检查等。多灶性运动神经元疾病特有的血清抗GMI抗体阳性及电生理学检查上的传导阻滞所见极为重要。

6. 胸廓出口综合征 本综合征系由颈肋、前或中斜角肌、第一肋骨、锁骨、锁骨下肌及胸小肌等在胸廓出口压迫臂神经丛、锁骨下动静脉等而引起。通常以肩、臂疼痛麻木感等感觉障碍为主征,虽可有肌力减弱但很少有肌萎缩。但肌力减弱、肌萎缩可出现于C_8、T_1髓节支配肌,所以也要与上述疾患鉴别。鉴别点有:① 发病年龄;② Morley试验、Wright试验有无阳性;③ 脊髓造影、CT或MRI检查等很重要。电生理学臂丛有无异常,血管造影锁骨下动脉有无狭窄等为重要诊断根据。

7. 神经痛性肌萎缩症(neuralgic amyotrophy)

本症以一侧上肢神经痛样疼痛而发病,疼痛消退的同时出现同侧上肢肌力减弱及肌萎缩为其临床表现的特征。被认为是臂神经丛的炎症性疾患,预后良好亦为其特征之一。通常为突然的剧疼但也有较轻者。肌力减弱及肌萎缩分布一般为近端肌占优势,偶尔其远端肌也有障碍。与其他疾患的鉴别点:① 肌力减弱的分布方式;② 最初有无异常感觉、疼痛;③ 症状有无改善等。电生理检查臂丛附近有无障碍(压迫等)的证明也很重要。

8. 进行性肌营养不良 本症时出现两侧四肢近端占优势的对称性肌萎缩,波及面部则出现所谓的肌病颜貌。不伴有纤维束性收缩,深部反射消失。Duchenne型者伴有假性肥大亦为其一大特征。发病年龄较年青、有家族性遗传、血清CPK活性高值;肌活检有肌源性变化等,典型病例容易诊断,但中年以后缓慢进行的孤发例则要与慢性多发性肌炎、Vulpian-Bernhardt型进行性脊肌萎缩症鉴别。最近,发现Duchenne型进行性肌营养不良肌胞质膜上的营养不良蛋白基因有缺陷,因而各种进行性肌病的病理也在迅速得到阐明,因而基因分析也在应用于诊断。

9. 肌强直性营养不良 本症也为常见的肌源性疾患,多为家族性而于青少年时发病。肌萎缩的好发部位为颜面表情肌、咀嚼肌及四肢末梢肌,握拳后手指难再伸开。以叩诊锤叩击拇指球或舌肌时,容易出现肌强直现象为其特征。肌强直现象可由肌电图确认,也出现平滑肌障碍、心肌障碍,较多出现白内障、精神功能低下、青年脱发,且合并糖尿病、甲状腺功能低下等内分泌障碍者亦较多,诊断时要注意全身检查。

10. 多发性肌炎 多发性肌炎及皮肌炎通常高度侵犯四肢近端肌,其中出现肌营养不良类似肌萎缩者为慢性多发性肌炎。此症特征为肩胛上臂型肌营养不良的表现,肩胛带部及上肢近端最明显,呈对称性缓慢进行的肌萎缩为其特征,可首先于下肢肌出现高度肌萎缩,亦可出现于膈、咽、舌、软腭而引起吞咽障碍。通常血清CPK活性呈高值,肌电图有肌源性变化,肌活检有细胞浸润即可确诊。但慢性型者血清CPK活性可呈低值,肌电图及肌活检可出现类似神经元性变化或病理上很少有细胞浸润,因而与运动神经元疾患的鉴别有一定难度。肌营养不良症、运动神经元疾患的肌萎缩从不停止,而多发性肌炎则可于某个时期停止,且类固醇治疗常可奏效,所以必要时可进行治疗性诊断。

十六、肌萎缩性侧索硬化症与脊柱、脊髓疾患的鉴别诊断

肌萎缩性侧索硬化症(ALS)为掌握随意运动的上位神经元(大脑皮质运动区,锥体束)及下位运动神经元(脊髓前角细胞,下部脑干的运动性脑神经核)两者有选择且有系统受到损伤的神经变性疾患。患病率为 10 万人中 2～5 人左右。1896 年 Charcot 及 Joffroy 从临床、病理学上确立其概念以来,仍原因不明,无特殊治疗方法。

与 ALS 相关联而有运动神经元疾病(motor neuron disease,MND)一词。此术语的概念除包括狭义 ALS 之外,尚包括病变局限于脊髓前角细胞的进行性脊髓性肌萎缩症(spinal progressive muscular atrophy,SPMA)及局限于下部运动性脑神经核的进行性延髓麻痹(progressive bulbar palsy,PBP)。但一般认为下位运动神经元疾患也是 ALS 的部分症状,常将 ALS 与 MND 作同义词使用。

不出现延髓症状(延髓麻痹或假性延髓麻痹所致构音、吞咽障碍)时,临床诊断有时颇为困难。本文以 ALS 早期与脊椎脊髓疾患的鉴别诊断为中心加以讨论。

(一) ALS 的临床症状与经过

ALS 的临床症状表现为上位运动神经元症状与下位运动神经元症状的各式各样的组合,可因病因不同,两者之中的哪一种为主而不同。

脊髓下位运动神经元症状为脊髓前角细胞变性所致的四肢躯干肌萎缩,肌纤维束性挛缩;上位运动神经元症状为四肢的痉挛,深部腱反应亢进,Babinski 征等病理反射;两者的共同症状为延髓麻痹,即颜面肌、舌、咽、喉头肌萎缩与肌纤维束性挛缩;上位运动神经元症状(假性延髓麻痹)为下颌反射亢进;两者共同症状为上述肌群的肌力减弱及其所致构音、吞咽障碍,强笑强哭等。

始发部位最多为一侧上肢(古典型),但无论下肢始发型、球型,也均迟早要出现包括呼吸肌的所有骨骼肌障碍、腱发射减弱而成为迟缓性瘫痪。最后陷入伴有呼吸不全及构音吞咽不能的近于"闭锁综合征"(locked in syndrome)。无论有无萎缩,肌纤维束性挛缩可出现于全身肌肉,但随肌萎缩的进行而逐渐消失。

上述症状均为缓慢进行性,而无缓解。数月～

数年,平均 3 年左右陷入呼吸不全,如不进行人工呼吸将死亡。偶尔也有超过 10 年者。死因为肺炎、呼吸衰竭、误咽、咳痰所致的窒息等。

本病除应用人工呼吸而能长期生存的特殊病例外,至末期方出现眼球运动、感觉、膀胱直肠功能障碍及褥疮等,但不出现锥体外路症状、小脑性运动失调、自主神经症状。

(二) ALS 的诊断

表 11-16 为日本厚生省研究班制定的 ALS 诊断标准。本病的诊断要点为:肌萎缩、肌力减弱的分布呈非局限性,但初期可只有罹患肌有异常,而其他肌肉全无异常,所以其早期诊断不一定很简单易行。

表 11-16 ALS 诊断要点

ALS 诊断要点
1. 通常 20 岁以后发病,但多见于 40 岁以后。
2. 发病缓慢,经过为进行性(除外病变为局限性,经过呈非进行性者)
3. 主要症状 (1) 延髓症状:舌纤维束性挛缩、萎缩及瘫痪、构音障碍、吞咽障碍 (2) 上神经元症状(锥体束症状):深部反射亢进(包括下颌反射),出现病理反射 (3) 下神经元症状(前角症状):纤维束性挛缩,肌萎缩及肌力减弱
4. 病型及经过 (1) 始于上肢手部小肌肉萎缩(初期常为一侧性),上、下神经元障碍症状逐渐波及全身的类型多见 (2) 以延髓症状始发,相继出现上肢、下肢的上、下神经元障碍症状 (3) 始于下肢远端肌力减弱、肌萎缩,其上位、下位神经元障碍症状有的向上波及(上行) (4) 有时呈偏瘫型,有时可呈痉挛性截瘫型 (5) 有时呈上述 3 的(1)或(2)或(3)的症状而分别被称为进行性延髓麻痹,原发性侧索硬化症,进行性脊肌萎缩症
5. 有的病例表现有遗传性
6. 本病原则上无客观的感觉障碍、眼球运动障碍、膀胱直肠功能障碍及小脑、锥体外路体征及痴呆等,要与以下疾患鉴别:颈椎病、颈椎后纵韧带骨化、广泛性椎管狭窄、遗传性脊髓性肌萎缩(延髓脊髓性肌萎缩、Kugelberg-Welander 病等)痉挛性脊髓瘫痪(家族性痉挛性截瘫)、HAM、脊髓小脑变性、神经性进行性肌萎缩症(Charcot-Marie-Tooth 病)、多发性神经炎(motor dominant)、多发性肌炎、进行性肌萎缩、脑干及脊髓肿瘤、假性延髓麻痹

临床所见可疑为 ALS 时,应进行下述辅助检查,最重要的是肌电图。

1. 肌电图　安静时出现正锐波、纤颤、束颤等异常自发电位。轻收缩时,有运动单位电位数量减少,并有残存的运动单位电位,呈高波幅、长时限、多相波、进行性失神经支配等,甚至运动单位电位可呈单一电位,这是由于神经支配,而且由一个运

动单位支配的肌纤维数增加的缘故。最大收缩时，达不到干扰型。

ALS的最初期，其异常多局限于下肢，但如检查其他四肢肌、颈肌、舌等则多可发现广泛的轻度的神经元性变化，数月后可发现这些轻度改变则变得更加明显。

ALS诊断上最重要的是广范围出现神经元性变化。要在颈部，左右上下肢5个部位中最少3个部位，不同神经及神经根支配的最少3个肌肉上发现异常。并且还要确认障碍肢体的周围神经传导速度异常。

2. 肌活检　临床症状及肌电图所见如能明确诊断为ALS时当然无肌活检的必要，但有时为与其他疾患鉴别则需做肌活检。ALS时可出现提示亚急性失神经的小角化纤维，中小群性萎缩，靶纤维（target fiber）等。SPMA则出现较慢性的失神经大群性萎缩，纤维型分型等。

3. 其他检查　本症并无特异的血液生化变化。血清肌酸激酶（CK）可呈轻度高值，偶呈中度高值。但住院、安静后即可降低。脊液蛋白质正常或轻度高值。肌CT上可明确绘出肌萎缩的分布，但无特异性所见。脑的图像诊断上无本症特异性所见，但可有下述的上位运动神经元障碍的间接所见，即头部MRI可出现锥体束的变性，局部脑血流闪烁摄影（SPECT）可出现包括运动区的Roland沟周边的RI摄入减少。大脑皮质刺激的中枢运动神经传导速度延迟。

（三）ALS的鉴别诊断

1. 颈椎与颈髓疾患

（1）椎管狭窄症、颈椎病、颈椎间盘突出、颈椎后纵韧带骨化（OPLL）等所致的压迫性脊髓病。

神经根、脊髓前角受压迫可出现上肢进行性肌萎缩、肌力减弱，脊髓侧索受压可出现下肢痉挛性瘫痪，所以要与ALS进行鉴别。

病例1：63岁，女性1988年末开始趾端无力。1989年1月不能顺利穿上拖鞋。7月就医，有下肢远侧肌力减弱，两膝腱反射及跟腱反射亢进，两侧Babinski征阳性，股四头肌肌纤维挛缩。两下肢末梢处有中度振动觉低下，颈部X线拍片有椎间盘突出及颈椎椎管狭窄，颈椎于 $C_3 \sim C_4$、$C_4 \sim C_5$、$C_5 \sim C_6$ 高度上有受压改变，腰椎也有椎管狭窄及椎间盘突出。肌电图上除右下肢远位肌之外，右上肢远侧肌及左下肢肌也有轻度失神经改变。神经传导正常，下颌反射正常但出现头后屈反射（head retraction reflex）而诊断为合并有颈椎病脊髓型的ALS。下

肢振动觉低下可能因颈髓受压致后索障碍所致，入院后肌萎缩、肌力减弱仍继续进行，延髓症状也更加显著，4年后因呼吸肌瘫痪而死亡。

头后屈反射为揭示上位颈椎两侧有椎体束障碍（损伤）的反射，颈椎病时原则上不出现，为可疑ALS的重要依据。

颈椎病临床病型之一的颈椎性肌萎缩（cervical spondylotic amyotrophy）也称为Keegan型颈椎病，其临床症状与ALS类似，上肢肌萎缩可出现于前根或前角任何一处损伤，但肌萎缩与脊髓压迫水平并不完全相对应，其原因可能是其前角损伤，系由于脊髓血管压迫的继发性循环障碍所致。

病例2：男，78岁，1984年因腰部椎管狭窄症致间歇性跛行，经手术而改善，1989年左右出现易跌倒，自觉下肢肌力下降，1990年出现右手指尖与右手背的间歇性麻木感。1991年被诊断为多发性脑梗死，颈、腰间盘突出及椎管狭窄症、多发性神经炎。此后，右侧为主的两上臂肌力减弱，逐渐进行，1994年4月两上肢上举已感困难。此时，肌萎缩局限于以三角肌、二头肌。岗上肌为中心的肩胛部肌电图也出现以 C_5 为中心，局限于 $C_5 \sim C_7$ 的慢性失神经所见，MRI上 $C_3 \sim C_4$，$C_7 \sim T_1$ 有椎间盘突出，$C_3 \sim C_4$ 有明显的脊髓压迫所见而诊断为颈椎性肌萎缩。下肢的腱反应减弱、消失、合并手套、袜型感觉障碍，可能为多发性神经炎所至。

由此病例亦可知颈椎性肌萎缩的特征为仅有上肢肌萎缩，且呈髓节状分布。近侧肌萎缩多于远侧肌萎缩，上肢全体的弥漫性萎缩少见。萎缩肌与非萎缩肌的界限分明。常有左右差异及肌纤维束性挛缩，无客观的感觉障碍，但上肢疼痛、麻木感等自觉症状颇多，也可出现下肢深部腱反射亢进、痉挛性步态及Babinski征阳性等，但经过缓慢。脊髓压迫部位为多发性，近侧肌萎缩多为 $C_3 \sim C_4$、$C_4 \sim C_5$、$C_5 \sim C_6$ 的压迫；远侧肌萎缩多为 $C_5 \sim C_6$、$C_6 \sim C_7$ 的压迫。

（2）颅与颈移行部畸形，Arnold-chiari畸型，脊髓空洞症，延髓空洞症等。

出现痉挛性四肢瘫痪、上肢近侧部及肩胛带肌肉萎缩、延髓症状等，通过X线摄片，MRI可容易诊断。

（3）延髓、颈髓肿瘤　可出现进行性上肢肌萎缩及肌力减弱、下肢痉挛性瘫痪、延髓症状等。以MRI可容易诊断。

（4）化脓性椎体炎　椎体炎所致的神经症状有

颈部、背部疼痛,截瘫或四肢瘫痪等运动障碍。但也有报道呈缓慢进行的上肢远侧肌的肌力减弱,肌萎缩而不伴有感觉障碍者。所以要注意化脓性椎体炎也是 ALS 鉴别诊断之一,此时血液检查有炎症所见,X 线像上早期无改变,但 MRI 上出现椎间盘与椎体的界限不清,T_1WI 上呈低信号,T_2WI 上呈高信号,所以容易鉴别。

2. 周围神经损伤

(1) 腰椎间盘突出症 ALS 初期,出现下肢远侧肌肌力减弱及足下垂时应与腰椎间盘突出鉴别,MRI 上出现的突出所见,有可能为偶然的合并,要注意症状为两侧性;膝腱反射亢进时要以肌电图等进行鉴别。

(2) 多发性神经炎 ALS 中的假性多发性神经炎型(pseudopolyuritic form)时,肌萎缩,肌力减弱由下肢远侧开始,早期即出现腱反射消失应与多发性神经炎鉴别。鉴别重点是:多发性神经炎时,通常拌有感觉障碍,肌萎缩不严重,周围神经传导速度低下等。有基础疾患也有助于诊断,IgM、IgG 单克隆的丙种球蛋白病(monoclonal gammopathy)等也应予以鉴别。

(3) 慢性炎症性脱髓性多发性根神经炎(CIDP) CIDP 也引起肌萎缩、肌力减弱、运动神经传导速度的显著延迟、脊液蛋白质增高等均有助鉴别,但 ALS 时脊夜蛋白质轻度增加(600 mg/L 左

右)者也不少见,所以从脊液所见上有时难于鉴别。

(4) 伴有传导阻滞的运动神经疾病 Lewis-Sumner 综合征也酷像下位运动神经元障碍占优势的 ALS。应进行周围神经传导检查,证明有传导阻滞。有时肾上腺皮质类固醇药、免疫仰制剂、免疫球蛋白可奏效,所以与 ALS 的鉴别很重要。

3. 脑血管障碍 高龄者多见的多发性脑梗死所引起的假性延髓麻痹,四肢腱反射亢进类似 ALS,但无舌萎缩,脑 MRI 上有责任病灶等可资鉴别,两者合并时,不进行肌电图检查则很难早期诊断。

4. 其他 HAM、甲状腺功能亢进症时的神经、肌肉障碍,种种原因所致的脊髓病,出现延髓症状的重症肌无力症等均应与之鉴别。

(四) 以颈椎疾患而手术的 ALS(表 11 - 17)

因上肢肌萎缩及肌力减弱而就诊于骨科或脑神经外科,对合并的颈椎病或椎间盘突出进行了手术(前方固定术,椎弓切除术)之后,病情仍进行并出现延髓麻痹方诊断为 ALS 的病例亦不少见。Udaka 等调查的结果如下:对象是京都大学医学部附属医院及住友病院神经内科诊断为 ALS(包括 SPMA)的病例,两单位的病例最初诊断为:上肢始发性者诊断为凝肩病、颈椎病;下肢始发性者诊断为腰痛症、腰椎间盘突出等,且不少病例接受了牵引、运动疗法、针灸疗法等。

表 11 - 17 因颈椎疾病而手术的 ALS 病例(包括 SPMA)

医院及时间	京都大学医学部附属医院 1978 年 1 月～1986 年 12 月 9 年期间	住友病院神经内科 1987 年 4 月～1994 年 6 月 7 年期间
ALS 及 SPMA 病例	ALS:101 人 性别:男 70 人,女 31 人 型:上肢始发型 45 人下肢始发行 22 人,球型 34 人。(下肢始发的假性多神经炎型 4 人,家族性 2 人)	ALS:55 人 性别:男 40 人,女 15 人 型:上肢始发型 23 人,下肢始发型 18 人,球型 14 人 (下肢始发的假性神经炎型 1 人,家族性 1 人)
颈椎疾病并发并施行颈椎手术的病例	SPMA:19 人 性别:男 14 人,女 5 人 型:上肢始发型 15 人,下肢始发型 4 人。 (1) 颈椎病并发 ALS: 上肢始发型 45 例中 9 人(其中 1 例手术) 下肢始发型 22 例中 1 例(合计 77 例中 10 例,占 13%) (2) 颈椎 OPLL 并发 ALS: 上肢始发型 1 例,下肢始发型 1 例(2 例手术) (3) 腰间盘突出并发 ALS 手术: 下肢始发型 22 例中 2 例。 (4) OPLL 并发 SPMA: 19 例中 1 例 (5) 颈椎病并发 SPMA: 19 例中 2 例 手术病例在 120 例中为 4 例(3%)	SPMA:2 人 性别:男 2 人 型:上肢始发型 1 例,下肢始发型 1 例 (1) 颈椎病并发 ALS: 球型 3 例(1 例手术) 上肢始发型 1 例(手术) 下肢始发型 2 例(2 例手术) (2) 颈椎 OPLL 并发例(无) (3) SPMA2 例中 1 例因并发腰间盘突出而手术 手术病例在 57 例中为 5 例(9%)

京都大学病例(表 11－17)中多为 MRI 普及以前的病例,最初就医于脑神经外科,骨科者居多,球型者就医于耳鼻科者居多,从开始就诊于神经内科的 ALS 者不足半数,住友病院病例(表 11－17 右栏)的初期就诊,治疗状态也相同,但多数为引入 MRI 以后的病例。接受颈椎手术的病例较多(9%),手术增多的原因有:颈椎手术本身的普及 MRI 的普及,此外 MRI 的 T_2WI 上的椎间隙狭窄及脊髓压迫所见,有被过分重视的倾向而影响了手术适应的决定。

手术可能获得一时性的改善,但合并 ALS 病例是否应手术尚有疑问。手术后怀疑为 ALS 的契机为术后或运动疗法后不但无效反而加重,并以出现球症状者为最多,也有出现肌纤维束性挛缩者。

高龄者因脑梗死、多发性神经炎、颈椎和腰椎变形、椎间盘突出等改变了病情及症状,所以腱反射及感觉障碍不一定有助于 ALS 的鉴别与诊断。肌电图也可因合并周围神经障碍使其所见有时很难解释,很可能与颈椎、腰椎疾患有关,在诊断可疑时应反复检查肌电图。

十七、脑血管疾患与脊柱脊髓疾病的鉴别诊断

脑血管疾患与脊柱脊髓疾病的鉴别容易,但有时临床上会遇到两者不易鉴别的病例而造成误诊。脑血管病的治疗要急,因而要求早期诊断。脊柱脊髓病变大部为增生性退行性脊椎病、椎间盘突出、椎管狭窄、后纵韧带骨化,此外尚有脊髓肿瘤及血管疾病等。脑血管病主要为脑出血及脑梗死。依症状不同而决定病变部位,但仅用临床症状鉴别出血与梗死则很难,因呈现的症状没有更大的不同。

脑血管疾患与脊髓型颈椎病均为老年人多见的疾病,两者合并发生者亦不少,脑血管疾患是神经疾病的急症之一,快速准确诊断直接影响到预后,因此要不失时机,不失重点地进行鉴别。

(一)脑血管病与脊柱脊髓疾病的鉴别要点

1. 有无颈部水平的症状　有面瘫、感觉障碍、构音障碍及失语则易于鉴别。自觉症状轻,仔细检查症状可明确其存在。

2. 疼痛　许多脊髓疾患伴有疼痛,脊髓由对疼痛敏感的骨及韧带所包围,多伴有障碍部位椎体周围的疼痛,有时向肩及臀部放射。几分钟内形成的急性剧痛则有脊椎骨折、脊髓出血、脊髓梗死、椎间盘突出,几小时至几周的亚急性疼痛则可考虑为硬膜外肿瘤及肿瘤、脊髓炎、慢性疼痛则为退行性脊椎病、脊髓空洞、脊髓肿瘤。

脑血管障碍以疼痛为主要症状者较少,例外的情况有因动脉剥离所致的椎-基底动脉区的血管障碍,此时以后颈部疼痛发病者为多,尤其是 Wallenberg 综合征中较为多见。丘脑出血及丘脑梗死后遗症而出现丘脑痛是病灶对侧出现的持续难以忍受的异常感觉。

3. 运动瘫　脊髓性与大脑性运动障碍其最大的不同点在于前者波及到前角细胞后肌力下降并伴有肌萎缩,有时呈现纤颤,而间歇性跛行则是脊髓性所独有的症状。运动瘫分以下几种。

(1)单瘫　限于大脑皮质第 4 区(中央前回、运动区)的障碍,产生大脑性单瘫,此区的血管支配分为前大脑动脉(ACA)与中大脑动脉(MCA),其症状有以下不同。由 ACA 的 A_1 区域的分支内侧纹状体动脉,此血管障碍产生上肢,特别是肩部的单瘫,由此到下肢,尤其远端,出现远端重度瘫痪且伴感觉障碍,故脊髓障碍是很多样的。MCA 障碍的上肢单瘫以末梢为重,可伴肌萎缩(大脑性萎缩),相当于手指的皮质范围较广,初看如神经根型的瘫痪,即几个指或一个手指瘫,多伴有感觉障碍,故常见到的是尺神经瘫,也称为假神经根瘫。局限于皮质运动区瘫的梗死中,肌肉常呈迟缓性瘫痪,要与脊髓性疾患鉴别。

(2)偏瘫　ACA、MCA 起始部附近完全闭塞会出现包括面瘫在内的偏瘫,除感觉障碍外,还有失语、失用及明确的大脑病变的症状,鉴别上无问题。MCA 支配的锥体束障碍中形成局限病灶后仅形成偏瘫,见有面瘫则易于鉴别,由障碍程度而面瘫很轻时则要与颈髓病变慎重鉴别。皮质性偏瘫以运动区障碍即面部、上肢为主,下肢多较轻。颈髓水平的 Brown-Sequard 综合征中见有偏瘫时,可由交叉性感觉障碍的有无来区别。

(3)截瘫　首先要考虑是脊髓的病变,但 ACA 障碍中也可产生截瘫。脑血管的支配是左右各自独立的,但 ACA 则是左右当中某一方占优势,而另一方则以遗残血管形式者较多,仅单侧血管障碍也可见 ACA 区双侧的病灶。此时下肢截瘫常合并膀胱障碍,要与胸腰髓水平的横断病变相鉴别。

(4)四肢瘫　双侧椎动脉分支在内侧会合并形成脊髓前动脉,在此水平产生缺血后锥体束与内侧

丘系形成障碍,呈偏瘫或四肢瘫(延髓内侧梗死: Dejerine 综合征)。此时,由于走向上肢的纤维先交叉,上部病变中以上肢瘫为重,下部病变则下肢瘫为重。

4. 感觉障碍 小脑后下动脉,椎动脉水平闭塞产生延髓背外侧障碍(Wallen-Berg 综合征)中,闭塞原因多为动脉剥脱,伴有后头痛的旋转性眩晕、恶心、呕吐、构音障碍、吞咽障碍、病侧小脑失调及 Horner 征与面部温痛觉障碍,对侧躯干及上下肢温痛觉障碍,但实际上仅呈现上述部分症状的不完全型者为多,尤以颈部以下感觉障碍为主时,可见此水平的表浅感觉障碍,这是与脊髓病变的重要鉴别点。

大脑病变的特征性症状为以顶叶中央后回(一次性体性感觉区)障碍致体性感觉症状。与触觉、温痛觉等表浅感觉及振动觉正常相对应,位置觉、二点识别觉极度降低,以感觉分离形式出现,与脊髓障碍大不相同。

脊髓疾病中:① 颈髓病变时,颈部的前后屈及向左右倾斜中可诱发感觉障碍加重(Spurling 试验、肩压低试验);② 横贯性病变时,骶髓的感觉纤维在最外层走行而免于损伤,仅会阴部感觉正常(骶髓部回避)均为鉴别诊断中的要点。

5. 反射 反射异常对分析脊髓损伤的水平部位上甚为重要,有左右差别,一侧一个部位的反射减退则为此水平神经根或脊髓病变,双下肢反射减退则为马尾障碍。

脑血管障碍的锥体束障碍中,许多场合仅一侧上、下肢反射亢进,但到慢性期则无反射亢进,以迟缓性瘫痪经过的病灶较为稀少,这是大脑皮质前回(第 4 区)的局限病灶,而延髓则病灶范围较广。

6. 膀胱直肠功能障碍 脊髓病变中多合并膀胱直肠功能障碍,有时可短时间内形成完全尿闭,而脑血管障碍中,见有膀胱直肠功能障碍则多为脑桥或 ACA 区损伤,此时不是尿闭而是以失禁为多。

(二) 腔隙梗死
各血管支配区在血栓性、栓塞性梗死外,腔隙梗死则在障碍部位呈现特殊的症状,其面部症状及构音障碍以非常轻者为多,以下各类型均要与脊髓障碍相鉴别。

1. 完全性运动偏瘫 内囊后支或脑桥基底部有病灶,表现为含有面瘫在内的偏瘫。

2. 完全性感觉偏瘫 丘脑有病灶,表现为包括面部的半身感觉障碍。

3. 构语障碍手笨拙综合征 脑桥底部背侧病灶,无明显瘫,一侧手的灵活运动笨拙与构音障碍。

4. 手-口综合征(Cheiro-oral syndrome) 大脑皮质、丘脑及脑桥梗死时口唇周围与手指有局限性感觉迟钝,麻木感。口唇周围症状有时轻,有时误诊为颈部神经根障碍(图 11-19)。

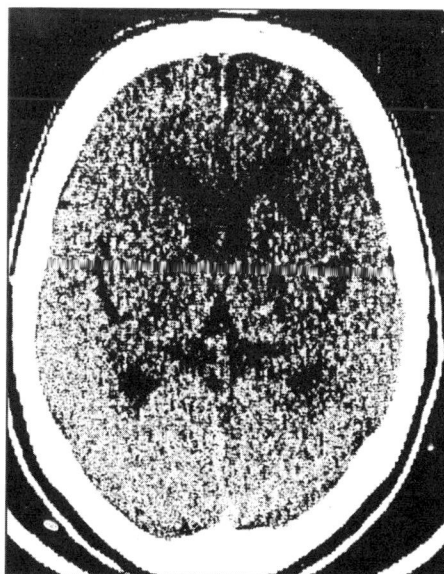

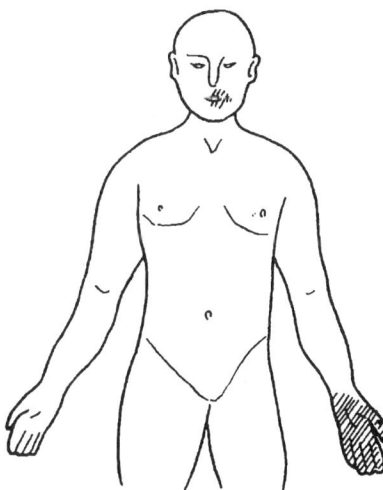

图 11-19 丘脑微小出血出现的手-口综合征(CT 影像与感觉障碍的分布)

（三）鉴别诊断的各种检查

两者的鉴别首先要做颈部 X 线片及头部 CT，这是绝对必要的检查，然后为头及颈部的 MRI、3D‐CT、MRA、脊髓造影。MRI 扩散像上可随时看出新的梗死灶，是一非常有用的检查。

例 1：女，76 岁，主诉：左上肢不能动。

病史：3 年前有房颤，服速尿、地高辛、阿司匹林。1998 年 8 月 19 日入睡后一直未醒，至 20 日 5 时起床时左上肢不能动，入院时查体左腕关节背屈 3/5，掌屈 2/5，背侧骨间肌 2/5，肌力下降以末梢为重，反射未见异常，左上肢深、浅感觉迟钝。大脑功能，脑神经系统，平衡协调系统无异常。

入院时检查：周围血象，生化，尿检正常，血糖值无异常，地高辛血中浓度 0.8 ng/ml。头部 CT 未见异常。入院后左上肢肌力下降加重，肱二头肌 3/5，肱三头肌为 3/5，症状仅限于左上肢，次日肱二头肌 5‐/5，屈腕 4/5，背侧骨间肌 4‐/5，最终为与尺神经瘫相似的瘫痪。头部 MRI 为右中央前回病灶，诊断：脑梗死。这种局限于皮质的梗死，其原因多为栓塞，本例系因房颤而栓塞，以后改用华法林治疗。

例 2：女性，69 岁，主诉：左上肢无力。1998 年 2 月曾心绞痛发作，1999 年 5 月 21 日田间劳动中突然左膝无力，但可自己步行回家，症状消失了，25 日左前臂出现沉重感，手不能握，无疼痛及麻木。头部 CT 未见异常，入院检查：左斜方肌肌力 3/5，左三角肌、冈下肌、肱二头肌、肱三头肌、肱肌为 4/5 瘫，但左上肢的远端几乎正常，左侧膝反射较右侧亢进，其他无左右差，高级大脑功能、平衡—协调功能，感觉系统均无异常，几天后症状有所改善，检查仅为左上肢单瘫，难以鉴别颈髓病变与脑血管疾患，但颈椎 X 线片上见有少许退行性颈椎病改变，行头部 MRI 检查，见右 ACA 区有梗死灶，此病变在扩散影像上清晰可见，确认其为责任病灶。头部 MRI 中见 ACA 起始部明显狭窄，本例的症状是由通过此部位的血栓，首先闭塞了 ACA 的周围支，而使下肢呈现出一过性瘫，然后又闭塞了内侧纹状体动脉区，而上肢近端出现了较重的瘫痪。

十八、脑外伤与脊柱脊髓损伤疾病的鉴别诊断

（一）脊柱脊髓外伤与脑外伤

在处理脑外伤时必须要想到同时合并脊柱脊髓时如何进行现场急救与搬运的问题。在头部外伤中 5%～10%合并有脊柱脊髓损伤，而脊柱脊髓损伤患者中 25%～50%同时有脑外伤。Pagni 等统计 2 304 例头部及脊柱损伤者中，88%仅为头部外伤，5%仅为脊柱外伤，两者合并伤者 167 例，占 7%，其中 121 例脊柱骨折或骨折脱位，62 例手术治疗。损伤部位颈椎 49%，胸椎 22%，胸腰椎 25%，腰骶椎 4%，由于头部外伤占绝对多数，因此可以理解脊柱脊髓外伤同时合并头部外伤时要按头颈部处理这一原则。

脊柱脊髓损伤患者的头部外伤中，从全脊柱看则以脑震荡等轻伤者为多，颈椎颈髓损伤时则中等至重度脑外伤的比率增加，Iida 等报道为 35%，在此值得注意的是，愈是上部颈椎损伤则重症脑损伤的频率愈高，故对头部外伤者要有对脊柱脊髓损伤的对应处理。对 Glasgow 昏迷级别（GCS）在 8 以下的重症脑外伤患者急救和诊断过程中要特别注意。此时脊髓损伤的神经学检查所见及普通 X 线片甚为重要，一定要拍前后、侧位片。小儿及青年人中被称为无放射学异常所见的脊髓损伤（SCIWO-RA），在单纯 X 线片无异常所见的脊髓损伤，且常合并胸部损伤，腹部损伤或血管损伤，临床表现复杂，诊断、治疗令人费神。

举例：男，20 岁，摩托车事故，发现时倒在地上，戴着头盔，急救队到现场时已呼吸停止状态，在进行 CPR 的同时送至急救中心，血压 46/26 mmHg，GCS3，双侧瞳孔散大，无对光反射，行急救处置时右瞳孔缩小，出现自发呼吸，四肢瘫痪。平片右锁骨，肋骨骨折，右肺尖有血肿。颈椎有骨折但对位无异常，颈椎前软组织增厚，头部 CT 是胼胝体损伤。诊断为重度广泛脑外伤，行保守治疗。

影像诊断：全身状态稳定后行 MRI 检查，胼胝体全体 FLAIR 高辉度的广泛脑损伤，颈髓实质呈 T_2WI 高信号，但难以断定四肢瘫的责任病灶，推想有左小脑的梗死灶，其原因考虑肺尖血肿可能系椎动脉损伤所致，行血管造影，发现左右椎动脉从起始部即不显影，由侧支循环仅在周围有少许显影，断定小脑梗死起因于双侧椎动脉损伤。

脊柱脊髓损伤伴有椎动脉损伤时多为单侧，无症状者为多，本例颈椎平片无骨折，但双侧椎动脉闭塞，由此涉及到颈椎过伸损伤中，即使轻微损伤也会因颈内动脉内膜损伤而发生重症脑缺血，并多在 24 h 内发病，1 h 内发病者仅占 10%。

（二）脊椎前驱疾病与脑外伤

老年人脑外伤的特点是：受伤机制绝大多数为跌倒，但伤者原有生理、解剖上的异常会使病情加重。脊髓损伤也同样，跌倒及床上坠落等轻微外伤为其主要发生机制，饮酒、视力下降、心脏病、帕金森综合征等均为其发病的危险因子。伤者存有异常情况时，不论外伤前有否症状，但脊柱都存有现状以前的疾病，其中发生频率最高的是退行性（即增生性）脊椎疾病，诸如后纵韧带及黄韧带肥厚或骨化、强直性脊柱炎、Paget病、类风湿性关节炎、Forestier病等，这些脊椎前驱疾病对正常人在不发生外伤的情况下也会加重病情，强直性脊柱炎同样可因外伤而发生骨折脱位及硬膜外血肿，在上述情况下，脊髓损伤大部发生在颈椎 C_5 以下的颈髓损伤，由于颈椎的动力学，则这种情况是必然的。

损伤类型如跌向前方前额受伤时多为过伸损伤，跌向后方时由于胸椎的后凸，其结果亦造成过伸损伤，临床上多为不完全损伤，并易发生中央损伤综合征，刚受伤时仅上肢瘫，很快波及下肢者并不少见，如对上述不够了解，则常误诊为其他疾病。事实上有将老年人颈椎病伴发颈髓损伤者误认为Guillain-Barre综合征、多发性硬化、周围性神经炎、脑血管病或癔症等予以报道的，故老年人脑外伤很轻时也要注意上述事实。

举例：男，83岁，左下肢肌力下降与跛行，入院前日早晨入厕时绊倒，额部碰到坐便器上，无意识丧失，由家属帮助回到床上，以后有轻度发热，不能站立及步行，家属认为是感冒，次晨高热，语言不清，急送急救中心。

入院时嗜睡，SPO_2 为 $90\%\sim92\%$，吸氧后清醒。神经学检查除右上肢一部分外四肢全瘫，C_5 以下触觉、深感觉丧失，T_3 以下温、痛觉全部丧失，肛门反射、球海绵体反射亦消失。影像学检查：颈椎平片侧位像上上位颈椎有明显后纵韧带骨化症，MRI在 T_2WI 上同部位脊髓受压，全脊髓呈高信号，大剂量甲泼尼龙治疗无效。此例为有后纵韧带骨化的老年人，可因轻微的脑外伤且伤后无重病感觉，但因颈椎过伸可造成严重的颈髓受压。

（三）脊柱脊髓疾病与脑外伤的鉴别

1. 慢性硬膜下血肿 慢性硬膜下血肿以老年人为多，其临床症状与患者年龄有某种程度上的关系，越年轻则多以头痛而发病，而越高龄则易呈痴呆，而偏瘫等其神经症状居于中间，较少呈现单瘫、

失语、失用等局灶症状，而发病者一般为缓慢进展型，卒中型占 10%，这些要与脑血管障碍及颈椎病等相鉴别。$20\%\sim30\%$ 病例为双侧慢性硬膜下出血，缺乏决定诊断的症状为无偏侧性。患者 $70\%\sim90\%$ 有脑外伤史，发病顶峰在伤后 3 周～2 个月。脑外伤史清楚，可见到与其他疾病相交叉的症状，需要确切的影像学诊断。无外伤史者往往是没有记忆住的缘故。对老年人的精神疾病患者要考虑与慢性硬膜血肿相鉴别。

举例：男性，91岁，在自己屋内跌倒，伤及腰，不清楚有无头外伤，因腰痛就诊，腰平片见 T_{11} 压缩骨折。安静卧床 1 个月，开始步行训练，逐渐改善，但家属认为行动较病前迟钝，认为是帕金森综合征而行头部CT，结果为双侧慢性硬膜下血肿。

检查：定向感觉丧失，步态不稳并有跛行。手术所见为典型慢性硬膜下血肿，术后 1 个月恢复到病前。本例因有腰椎骨折而夺人眼目，且为高龄双侧病变而错过慢性硬膜下血肿症状。

举例：男，66岁，内科医生，跌倒后碰伤后枕部，第二天因头痛而就诊并行头部CT检查，结果未见异常，头痛几天后减轻，自己诊断无后遗症。约1个月后，左上肢无力，因原有颈椎病而采取保守治疗，但又产生搏动性头痛。就诊时神经学检查Barre试验见左上肢下垂明显，头部CT上为右侧慢性硬膜下血肿，行钻颅去除血肿，自觉及他觉症状消失。本例患者为医生，有脑外伤及颈椎病知识，但自己误诊。

2. 广泛性脑损伤 这在病理学概念上扩大解释为广泛性轴突损伤，适用于临床诊断，但不易理解其临床表现。一般有意识障碍及偏瘫等神经症状，缺乏肉眼可见的脑外伤。如病例1在胼胝体及中脑背侧有出血、水肿等重症病例时，更表现有病理学上广泛性轴突损伤，由神经症状及CT所见可诊断。但中等或轻病例CT则难以捕捉到病变，多由MRI检出，这些在 T_2 加权像及FLAIR用通常方法以高信号发现水肿，用有磁性体的敏感拍照法，则前述病变常表现为出血性敏感的产物。

这些外伤性病变在影像学上会有经时的变化，慢性期用普通MRI观察困难。故有外伤史，且有偏瘫的慢性期病例也难以诊断为广泛性脑外伤后遗症，如前述敏感的产物，在慢性期也易于残留，有助于这样病例的诊断。

如前述，头部CT无明显病变而意识障碍的

患者常诊断为广泛性脑损伤,但有时也会遇到例外。

举例:男性,52岁,夜间饮酒后从楼梯跌落即意识丧失,昏睡状态送至急救中心,GCS 6分,血压83/60 mmHg,呼吸浅,行保守。瞳孔正常,未见眼球运动,对痛觉刺激四肢无反应,仅少许躯体摆动。影像学诊断:平片见前额骨折与颈椎中度老年化改变。头部CT有脑桥前池外伤性蛛网膜下隙出血外,脑实质无异常,沿斜台正中部纵行骨折而认为是重度广泛性脑损伤,行保守治疗,几小时后可按语言指令,但四肢瘫无变化,认为系脊髓型颈椎病所致。6 h后更加清醒有眼球运动,可上下方追视,但水平方向无,结合其后神经症状认为是脑桥血管病变,斜台骨折同部位的基底动脉嵌顿可能性大,行血管造影及3D-CT则清楚描绘出斜台部骨折与脑基底动脉嵌顿的立体位置关系。MRI脑桥见有广泛梗死灶,颈髓无异常。患者的神经症状明显改善,但不得不过轮椅生活。

十九、脑肿瘤与脊柱脊髓疾病的鉴别诊断

近年来影像诊断的发展提高了脑脊髓疾病的诊断技术,但治疗方面却产生了许多问题,诸如有些国家近年来广泛开展的脑健康检查及日常诊疗中所做的影像检查中,查出各种无症状疾病者的比率相当高,诸如脑动脉瘤及脊膜瘤等,这也成为今后令人烦恼之处。

在脊柱脊髓疾病中为尽早知道无症状的病变,Brain在55岁以上颈椎平片中约80%见有脊椎改变,但这些异常不宜立即作为病态而成为治疗对象,只有在出现症状后才能考虑治疗。由于CT、MRI的普及也易于发现骨疾病以外的异常,将其结合起来进行检查则可较高频率地发现各种异常所见并不难,这使脊柱脊髓疾病易于被发现,但也存有将患者症状立即与影像上的异常联系在一起的危险,为此要注意如何将脊柱脊髓疾病与脑肿瘤进行鉴别。

脑肿瘤与脊柱脊髓疾病症状方面的比较与鉴别时,脊柱脊髓疾病典型症状为脊髓病变与神经根病变,而脑瘤则为颅内压升高症状及大脑、小脑、脑干等局灶症状,此时两者鉴别无问题,但在这些典型症状未形成的疾病早期及脑脊髓病变多发时,其症状责任病灶的确定则成为问题。

(一) 运动障碍

下运动神经元损害为迟缓性瘫痪,上运动神经元损害为痉挛瘫,后者尚可见深反射亢进,肌张力增强。脊柱脊髓疾病中神经根症状明确的病例中,迟缓性瘫痪或痉挛性瘫是与脑肿瘤致瘫鉴别上的要点。但上运动神经元损害不一定是痉挛性瘫,脊髓完全横断及急剧发病的脑性瘫痪后会立即呈现出迟缓性瘫痪。

按部位可分为单瘫、偏瘫、交叉偏瘫、截瘫及四肢瘫,其中交叉性偏瘫责任病灶在脑干,不论痉挛瘫或迟缓性瘫痪,只要有典型偏瘫症状,则从锥体束解剖学结构推断其责任病变在内囊或其附近。单瘫时如为痉挛瘫则病变在大脑皮质,为其独有标志,与脊柱脊髓疾病易于鉴别。

颈椎颈髓疾病中,如Keegan型颈椎病则上肢为单瘫,但为迟缓性,有肌萎缩,下运动神经元损害明显,与侵犯皮质的脑肿瘤不难鉴别。

(二) 感觉障碍

完全或不全感觉障碍以及Brown-Sequard综合征等脊髓横断时,病灶部以下全部感觉丧失及感觉分离等非常特异的症状,常是急剧产生,并随经过而减轻,与脑肿瘤产生的感觉障碍不会弄错,问题是脊髓压迫症状的脊柱脊髓疾病中,在疾病早期鉴别较为困难。颈椎病等影像上所见与病变水平相一致。麻木与疼痛明确,神经根症状的存在则易于与颅内疾病相鉴别。压迫性病变中脊髓空洞样温痛觉障碍及与髓节一致的感觉异常为脊柱脊髓疾患特征性的表现,由此可与脑肿瘤所致的感觉障碍明确区分。脊髓的髓内肿瘤病变首先出现浅感觉障碍于病变部位,逐渐向下发展,以后出现腰骶部感觉回避为其特征,此点与颅内病变则有明显不同。髓外肿瘤及颈椎病则从外边压迫脊髓,感觉障碍向上,早期难以决定病变水平,尤其感觉障碍单侧重时,会疑为颅内病变。脊髓压迫病中截瘫明确存在而不伴有感觉障碍则非常罕见,既有感觉障碍又有运动瘫两者并存时鉴别并不困难。

脊髓症状中含有面部感觉障碍者较少,这在上位颈髓疾病中三叉神经脊髓束受侵害时会出现,注意不要将其误认为脑干肿瘤。大脑皮质感觉区肿瘤主要是二点识别觉受侵,仔细观察与脊柱脊髓疾病所致的感觉障碍有明显的区别,有时呈临时性根型感觉障碍则难与脊柱脊髓疾患所致的感觉障碍相鉴别。即呈现上肢末梢障碍重而近心端轻的类

型与另一种臂丛综合征的 Duchenne-Erb 型相类似时,会误认为 $C_5 \sim C_6$ 或 C_8、T_1 根症状的感觉障碍,要结合其他症状,如深反射等检查结果综合判定。

(三)在鉴别诊断中应注意的其他症状

有脑神经症状时则可否定脊柱脊髓疾病,而认为是脑疾病时,要注意上述三叉神经脊髓束障碍并同时注意有否 Horner 综合征。下部颈髓—上部胸髓水平自主神经受侵犯会产生 Horner 综合征,此时眼裂缩小,瞳孔小不与眼睑下垂及对侧瞳孔散大弄混,要与其他症状一起综合判定病灶部位。

膀胱直肠功能障碍也是脊髓病灶特征的主诉之一,脑肿瘤中常有排尿障碍。脊髓压迫症状中膀胱直肠功能障碍几乎常以排尿困难,排尿延迟开始,与额叶肿瘤及假性延髓麻痹所见急迫性尿失禁有明显区别,脑干肿瘤为排尿困难,某种脊髓疾病中也有急迫性尿失禁的,要注意鉴别。

有高颅压症状则应疑为脑肿瘤,但脊髓肿瘤尤其颈椎水平以下的也会出现淤血性视乳头。脊髓肿瘤致颅压高的原因在于脊液的循环障碍及脊液中蛋白质增加,有高颅压症状而颅内未见病变时可考虑脊髓肿瘤。

(四)影像与神经生理检查

日常生活中简易可行的影像检查可发现许多异常所见,并由此联系到症状而给治疗的适应证造成了混乱,影像诊断越发达则基本的神经学检查及神经生理学定位的方法就显得越加重要。颈椎平片中除脊椎的变化之外,MRI 中 40 岁以下者 15% 可见到无症状的间盘改变,即脑疾患亦可产生四肢瘫及截瘫症状等,因此脊柱脊髓影像学与功能检查相结合是十分必要的。

以往用于脊柱脊髓疾病诊断的肌电图及神经传导速度或 H 波及 F 波等诱发肌电图可反映周围神经或病灶部位的部分脊髓功能,最多只能间接推论上位中枢的功能,但其结果不能反映出脑或脑干的功能障碍。由正中神经刺激来的短潜时体感诱发电位(SSEP)的 N9、P11、P14、N18、N20 等顶点间潜时来求得从周围神经起始部到大脑皮质的中枢传导时间,比较其正常值或左右刺激的 SSEP 以鉴别脊柱脊髓病灶的功能障碍与脑肿瘤,依患者的症状行胫神经及尺神经刺激的 SSEP,或节段刺激的 SSEP 对鉴别诊断更加有用。仅有运动障碍而无感觉障碍时近年来广泛使用的磁刺激对运动神经中枢传导时间的测定较为有用。

二十、脊髓小脑变性病与脊柱脊髓疾病的鉴别诊断

脊髓小脑变性病(spinocerebellar degeneration,SCD)是一总称,可分为以小脑症状为主型,多系统障碍型,脊髓障碍为主型。脊髓型要与脊柱脊髓疾病进行鉴别,而小脑型、多系统型合并椎体束症状而有下肢痉挛者亦需与脊柱脊髓疾病鉴别。近来由于相继确定了 SCD 基因位置,而由遗传基因重新对 SCD 予以分类(表 11-18)。

表 11-18 SCD 的分类

小脑型	多系统型	脊髓型
非遗传性小脑皮质萎缩症(CCA)	橄榄核桥小脑萎缩症(OPCA)	痉挛性截瘫(SP)
	1. SCA1	1. Friedreich 共济失调症
	2. SCA2	2. 家族性痉挛性截瘫
遗传性	3. SCA3/machado-joseph 病(MJD)	1)斯兰 FSP1
1. 脊髓小脑共济失调6型(SCA6)	4. SCA7	2)FSP2
2. Holmes 型遗传性运动失调症	5. 齿状核红核苍白球鲁伊体萎缩症(DRPLA)	
	6. Menzel 型遗传性运动失调症	

1. **脊髓小脑萎缩1型(SCA1)** SCA1 是遗传性小脑失调中最早确定遗传基因的,1974 年 Yakura 等报道为第 6 染色体短臂上与 HLA 连锁,命此基因座为 SCA1,1993 年 Orr 等确定基因,由此基因的 3 碱基(CAG)类脂体的异常伸长而发病,与其他类脂体一样,经世代后类脂体变长,结果早起发病呈重症化的遗传早现(genetic anticipation)为其特征。与其他许多 CAG 类脂体病同样从父系遗传较母系遗传的类脂体数伸长的更长,临床症状也有更年轻化、重症化的倾向。SCA1 正常 CAG 类脂体数为 6~39,而异常类脂体数为 40~83,除运动失调外,还多见外眼肌瘫、深反射亢进、肌肉萎缩等。

2. **脊髓小脑萎缩2型(SCA2)** SCA2 是 1993 年由 Gispert 等确定基因座在 $12_q23_q24.1$ 处。

1996 年由 Sanpei 等独立了 SCA2 基因。SCA2 也以失调症为主,眼球运动缓慢,深反射减弱及伴有痴呆,比其他遗传性 SCD 具有特征,尚可见其伴有意向性震颤、肌颤等。

3. **脊髓小脑萎缩3型(SCA3)** SCA3 的别名为 Machado-Joseph 病(MJO),是由患者家族名而命名,即葡萄牙属阿召里斯驻岛出生者遗传的运动性

失调症。1993 年 Takiyama 等表明基因位于
$14_q24.5$-$_q32.1$ 处,1994 年 Kawaguchi 等确定原因
基因 MJD1,MJD1 基因的 CAG 类脂体伸长而发
病。由 Stevaninn 等命名的 SCA3 与 MJD1 其发病
相同,为同一疾病。SCA3/MJD 在进行性失调症上
还有椎体束症状、椎体外路症状、感觉眼前障碍等
多种神经症状,尤其早期就有进行性外眼肌瘫痪、
面部肌纤颤及吃惊眼等特征,这在 SCA1 及 SCA2
中也可看到。

4. 脊髓小脑萎缩 6 型(SCA6)　1979 年由
Zhuchenko 等明确其为电压依赖性钙通道 alA。
Subunit 基因的 C 末端附近的 CAG 类肢体伸长致
产生遗传性失调症。此基因位于 19 号染色体短臂
上,与其他 CAG 类脂体病不同,以小脑症状为主,
进展缓慢,发病多为年龄较大者为其特征。无家族
史的病例中也有此基因异常,有必要认为小脑型
SCD 中此基因异常为潜在性的,亦有出现 Babinski
征等椎体路症状者,影像上幕附近小脑半球明显萎
缩为其特征。

5. 小脑萎缩 7 型(SCA7)　1974 年 Harding 将
自体显性小脑萎缩(ADCA)分为 ADCA Ⅰ～Ⅳ 型。
ADCA Ⅱ 是伴有视网膜变性的遗传性 SCD。
1995 年由 Holmberg 等报道在 3P12 - P21.1 有连
锁,将其称为 SCA7。1997 年由 David 等确定 SCA7
的基因,明确此基因的 CAG 类脂体伸长而发病。
SCA7 的特征是视力障碍,常有夜盲症,眼症状与失
调症几乎同时期或稍先产生者为多。眼底以黄斑
变性为主,也有视网膜色素变性症。常见眼球运动
障碍,尤其常见到眼球运动缓慢,少有眼振。除进
行性运动失调外,椎体路及椎体外路症状也多见。
与其他类脂体病相比,世代间的 CAG 类脂体伸长,
尤其从父亲来的亲本倾向(parental bias)异常类
脂体可超过 100。临床上可见到父亲是发病者时,
其子女在小儿时期发病。

6. 齿状核红核苍白球鲁伊体萎缩症　同一家
族内青年发病例为癫痫、舞蹈病等染色体优势遗传
的运动失调症,1982 年 Naito 和 Oyanagi 总结出齿
状核红核苍白球鲁伊体萎缩症(DRPLA)的概念。
1994 年由 Koide 等,Nagafuchi 等确定了基因,弄清
此基因也是 CAG 类脂体。小儿期发病表现为进
行性肌阵挛性癫痫,成人发病则为进行性运动失调
加上行路舞蹈病手足徐动样不自主运动。成人发
病的病例中较早期多有痴呆,高龄发病则无痴呆。

7. Friedreich 共济失调症(FRDA)　FRDA 多
见于欧美的脊髓小脑变性,小儿期失调步态,四肢
失调,深感觉迟钝,为常染色体隐性遗传疾病。
1996 年由 Campuzano 等确定 9_q13 上的 ×25 基因
为责任基因。此基因中第 1 吲哚内部 GAA 类脂体
数正常为 7～22,而 FRDA 症 GAA 类脂体数则延
长为 200～900,且形成同一结合体。神经学上有四
肢运动失调,双下肢深感觉迟钝,下肢深反射消失,
Babinski 征阳性。常见脊柱侧弯及凹足。与 ×25
基因代码的蛋白 frataxin 在心肌中也多见,合并肥
大性心肌病。

8. 家族性痉挛性截瘫　按 Harding 分类,家族
性痉挛性截瘫(FSP)可分为仅双下肢痉挛瘫的"纯"
痉挛性截瘫是从小儿期到青年及成人期发病进展
缓慢的痉挛性截瘫,下肢深反射亢进,Babinski 征阳
性,有时有括约肌障碍,轻度感觉障碍,双上肢反射
亢进与肌力减弱。"纯"痉挛性截瘫中常染色体优
势遗传型中,14 号染色体长臂上基因为 FSP_1,15 号
染色体长臂上基因为 FSP_2。发

二十一、帕金森病与脊柱脊髓疾病的鉴别诊断

帕金森病以静止震颤、肌强直、寡动、姿势反射
障碍为主要症状,系黑质致密斑、青斑核中含黑色
素细胞变性或残存细胞内称为 Lewy 小体出现的一
种原因不明的神经变性疾病,神经内科会经常遇
到,患病人数较多,并多以腰痛来诊就医。通常孤
立发生,好发年龄为 50～60 岁,但 20～80 岁均有发
病。便秘高频率出现,精神上呈抑郁倾向,认知功
能低下各占 30% 左右。特有的腰椎前屈姿势及步
态异常有时与脊柱脊髓疾病不易区别,由本病致肌
张力异常而产生后弯及侧弯者亦不少。

(一) 帕金森病的姿势异常

脊柱变形分为侧弯、后凸、前凸,可单独出现亦
可组合出现,如后侧弯。后弯症意味着后背凸起,
并依后弯的部位而产生代偿性侧弯、前凸等,其临
床表现则因每个病例而有所不同。帕金森病中前
方屈曲的姿势原不是由脊柱自身变形所致,而是由
姿势反射障碍及肌张力的不均衡而来,患病时间长
的高龄者中脊柱多有变形。

1. 前屈姿势　帕金森病患者的前屈姿势在诊
断学、症状学上为重要的特征,中等以上程度的帕
金森病患者几乎是必发的症状。为何呈前屈姿势,

Denny-Brown 认为是症状性肌张力障碍的一种，晚期帕金森病患者呈四肢、躯干的全身性屈曲姿势，将此称谓苍白球综合征（pallidal syndrome），青年性帕金森病足部呈自发性肌收缩而致的姿势异常。

帕金森病的前屈姿势与农村女性中常见的弯腰驼背视诊情况下难以区别，帕金森病患者立位时躯干，尤其腰部前屈，同时上臂稍外展，肘关节稍屈曲，膝关节也轻度屈曲较为普遍，颈部为代偿躯干的屈曲而多后屈，小碎步步行与步行时更加明显的震颤以及跃进等现象则鉴别不难，如两者合并，帕金森病轻且不伴震颤的寡动型者判断时会感到迷惑，此时可依据有无强直而判断。因强直是帕金森病中的必发症状，有时缺乏震颤的病例中，在其病程经过中首先不会缺少的是强直。在难以判断时可试验性使用左旋多巴（L-Dopa），用药前后严密观察姿势障碍的情况及其他神经检查所见即可鉴别是否为帕金森病。帕金森病成为高龄者中易跌倒的退变性疾病并常合并有脊椎的压缩性骨折。

除帕金森病外类似帕金森病的疾病中，要与脊柱的变形予以鉴别。帕金森病以外的帕金森综合征，即进行性核上瘫（PSP）、黑质纹状体变性病（SND）、纯粹寡动症、血管性帕金森综合征、药剂性帕金森综合征、中毒性帕金森综合征等中 L-Dopa 反应缺乏，几乎均无反应，只能综合姿势异常以外的神经症状及观察其临床经过进行判断。

PSP 是伴有"玩偶眼"阳性的核上性眼球运动障碍，假性延髓麻痹，项部伸展异常，痴呆等的帕金森病类似疾病。以步行障碍及姿势控制困难，动作缓慢等发病，经过中见有特征性颈部伸展现象，一般为肌张力障碍。随颈部伸展出现睁眼眉间皱纹的特征性表情，发展后颈伸展程度加重，而前屈非常困难，四肢无强直现象，以轻度者为多（躯干肌张力与四肢肌张力分离），与帕金森病的病情显然不同，但文献也有记载前屈的病例，抗帕金森病药物无效。头部矢状像 MRI 可见壳核萎缩与第三脑室扩大为特征的"蜂鸟嘴"。未经神经内科医师诊断以老人痴呆而长期卧床的病例也会遇到，应予以注意。

SND 目前作为胶质细胞内有封入体的系统性神经变性疾病，与 Shy-Drager 病、橄榄核桥小脑变性病为多系统萎缩（MSA），症状与帕金森病类似，一般在帕金森病患者中症状的左右差不显著，发展快，震颤动作时细小不规则的多，L-Dopa 治疗无效

为其特征。Shy-Drager 综合征、橄榄核桥小脑萎缩共同的体位性低血压及便秘等自主神经症状或小脑失调伴有 MSA 时，在诊断上迷惑者不少。头部 MRI 可见壳核萎缩，T_2 加权像呈低信号，壳核外侧可见高信号，多半有脑桥及小脑萎缩，头下垂的病例亦较多。

Binswanger 型脑白质变性症及多发性脑梗死中伴有步行障碍及动作缓慢，即被称为血管性帕金森综合征，有小碎步及分开脚步行，背肌伸展，Pulsion 试验阴性，发病初期与帕金森病鉴别问题不大，但到中期程度以上 Binswanger（早老性痴呆的一种）变化及多发性脑梗死患者有新的小梗死时，会产生站立及步行不能。因糖尿病等下肢反射降低后，胸腰椎转移瘤等压迫性病变或脊髓前动脉梗死等有时鉴别上有困难，紧急时需 MRI 等影像学诊断。

2. 垂头　头部垂向前方的现象可单由颈后肌无力或颈前肌肌张力不平衡而产生。Miura（1897）以垂头病（Kubisagari）首次报道，此病是与现代疾病分类相一致的特定疾病还是时代性地区性风土病尚不明了。

近年来垂头的疾病概括为垂头综合征（dropped head syndrome）或头懒散综合征（floppy head syndrome），也包括运动神经元疾病及各种肌病，河村等认为 MSA 及 Machado-Joseph 病、颈椎病、大脑中动脉区域的脑梗死、药物所致的副作用等都可成为原因。产生帕金森综合征的疾病中以 MSA 及 SND 所致的头下垂最为有名。滑川等对以往病例研究的结果是：① MSA 中压倒多数是以椎体外系症状发病的形式，即以 SND 为多见；② 产生垂头期间尚能步行者为多；③ 垂头者中以伴有斜颈者为多。呈垂头的帕金森综合征中，以 MSA，特别是以 SND 者为多。垂头疾病中应用 L-Dopa 可消除其垂头，作为帕金森病的症状之一，在发病的早期有的出现垂头；故遇到垂头病例时，遇到伴有肌强直的病例时以及单独垂头时可考虑使用 L-Dopa。反之 L-Dopa 及多巴胺增量也会产生垂头。

3. 躯干前曲症（camptocormia）　亦称为脊柱弯曲（bent spine），系胸腰椎强烈屈曲的临床表现，狭义上立位、步行时明显，仰卧时消失为其特征。

有记载第一次世界大战战壕中弯腰行军的士兵形成的一种精神转换反应，同样症状在脊髓肿瘤、椎动脉栓塞、硬膜内血肿，椎管狭窄，肌营养不

良及 Valpro 酸的副作用而产生。仰卧位下屈曲消失是因为脊柱旁肌的萎缩及肌力减弱,CT、MRI 可见该肌的异常变化。

Djaldetti 等报道帕金森病患者产生躯干前屈症者 8 例,屈曲角(Cobb 角)从 30°起,重者达 90°,立位与步行时躯干屈曲,仰卧位下减轻、消失。

(二)帕金森病与侧弯症

帕金森病患者中与普通居民比其侧弯合并者多,其发生频率达 43%~90%。胸椎部凸向帕金森病症状重的一侧者为多,Duvoisin 等报道 20 例帕金森病患者中 16 例其症状有左右差,印东等报道 16 例中 15 例出现症状优势侧的侧弯,Grimes 调查 103 例帕金森病患者中 62 例有侧弯,统计学上侧弯有向发病侧或症状重的一侧侧凸的倾向。实验发现鼠的黑质多巴胺系统破坏后躯干向破坏侧扭曲。

二十二、多发性硬化症与脊柱脊髓疾患的鉴别诊断

多发性硬化症(略为 MS)为中枢神经系髓鞘因一次性损伤而产生的脱髓鞘疾患,属目前原因尚未阐明的神经科难治病。因脑、脊髓、视神经相继出现局限性脱髓病变,其特征为多样神经症状缓解与复发的反复。因此要与多种神经疾患进行鉴别。日本以视神经及脊髓障碍者多见,所以应与引起脊髓障碍的疾患进行鉴别,现概述 MS 视神经及其与其他脊髓疾病的鉴别要点如下。

(一)多发性硬化症(MS)

1. 概念、病理　中枢神经系(大脑、小脑、脑干、视神经、脊髓)以出现两处以上的脱髓灶(空间上的多发性),中枢神经系症状反复出现缓解与复发(时间上的多发性)为特征。但也并非所有病例均出现反复,可有多种临床经过模式(图 11-19)。

病理学上,于中枢神经系可见散在性脱髓病变。脱髓斑与周围的境界分明,主要是髓鞘被破坏,而轴索及神经细胞则较完整。病灶分布不规律,但于大脑好发于侧脑室周围。于脑干则好发于中脑导水管周边及第四脑室附近。脊髓中则不分白质、灰质均被破坏,但不波及周围神经。

2. 临床　发病诱因及前驱症状均不明显,通常其症状为急性发病。初发症状可为任何中枢神经症状,但以运动瘫痪,麻木感等异常感觉,视力低下,复视等为多见。以下为经过中可能出现的症状。

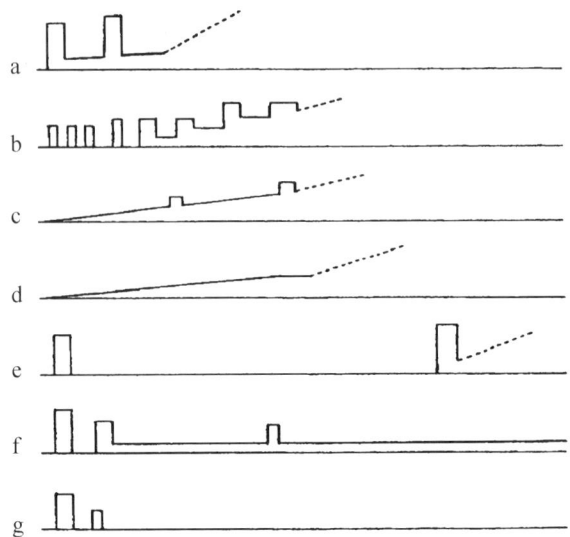

a:严重的反复复发,逐次加重,早期死亡者;
b:反复短的发作,逐渐加重者;
c:缓慢发作,逐渐加重者;
d:无复发,发病后逐渐加重者;
e:突然发病,缓解期较长者;
f:复发次数减少,仅有轻度后遗症;
g:突然发病,虽一年以内复发,但全无后遗症
(引自 Mc Alpine 1990)

图 11-20　多发性硬化症的临床经过

(1)运动瘫痪　为始发及经过中最多见的症状之一,尤其截瘫最多而偏瘫则较少见。瘫痪程度可有全瘫的重病例至仅有无力或不够灵巧等各种程度的不同。

(2)感觉障碍　较多见,以感觉低下,不适感等为多数,尤其于胸部多于障碍水平一致出现带状紧缩感及该部以下的感觉障碍,亦常出现被动前屈颈部时,向背部放射的电击样疼痛(Lhermitte 征)。

(3)眼症状　视神经、视束为易出现脱髓部位之一,因障碍部位的不同可出现各种视野缺损和视力低下等,也常出现眼球运动障碍、眼震、MLF(内侧纵束)综合征,尤其两侧性 MLF 综合征更多见于 MS,诊断价值大。

(4)小脑、脑干症状　小脑、脑干损伤的结果,多出现平衡障碍等运动失调。徐缓而断继性的小脑性构音障碍也常出现。脑干症状中除上述的眼震、眼球运动障碍之外,三叉神经痛、面神经瘫痪也可出现,但较少见。

(5)膀胱直肠功能障碍　有脊髓病变病例较多出现膀胱直肠功能障碍,尤以无抑制膀胱最多见。

(6)神经症状　MS 的神经症状多为欣快症(euphoria),情绪不安等轻度感情障碍,但智力低

下、感情失控等亦可见于病情进展者。

（7）突发性异常　SM 有时出现,伴有局限性异常感觉的强直性痉挛,称此为"痛苦的强直发作"（painful tonic seizure）。SM 合并癫痫病发作者较少。

3. 检查　尚无仅凭一项即可确诊 MS 的检查,要综合判断症状,经过及辅助以脑脊液、CT、MRI、诱发电位、泌尿科检查方可。

（1）脑脊液检查,蛋白质细胞正常或轻度增加。多可出现寡克隆带（oligoclonal bend）,髓磷脂碱性蛋白、IgG 升高。据称髓磷脂碱性蛋白多于急性加剧期增加。

（2）CT 上脑室周边呈现较大的脱髓灶对诊断有价值。MRI 较 CT 敏感度高可发现临床上尚无症状的小病灶,且能绘出脑以外的脊髓病变,所以非常有用。脱髓病灶于 T_2WI 上呈高信号区;于 T_1WI 呈低信号区,急性期的脊髓病变的部位出现局部肿胀,且多有钆（Gd）的增强效果。脊髓造影可使 MS 患者症状加重,要慎重。

（3）诱发电位可无侵袭地检出病变部位,对诊断有用。可根据视觉诱发电位,脑干听觉诱发电位,感觉诱发电位潜伏时间的延长,振波幅低下,波形异常而推测病变部位及程度。

（4）泌尿科检查发现病情经过较长时间的 MS 患者,很多出现膀胱直肠功能障碍,可确认症状的进行速度,所以很重要。

（二）多发性硬化症的诊断

1983 年 Poser 等提出了 MS 的诊断标准。此标准的特点是脊髓液中寡克隆带阳性,IgG 升高及诱发电位 CT 的检查所见。尤其是重视了脊髓液所见,临床上可疑病例如髓液的寡克隆带阳性或 IgG 升高则可确诊。此外,客观上异常不明显而不能诊断为 MS 者,如髓液所见有异常时应可疑为 MS。日本 1989 年修订的 MS 诊断标准,较为简便而被广泛应用（表 11-19）。

（三）多发性硬化症的鉴别诊断

MS 的症状体征多种多样,应与多种疾患鉴别。前已述及,脊髓有病变的 MS 病例较多,亦可有仅有脊髓症状体征者。现就 MS 与脊椎脊髓疾患的鉴别如下。

1. 脊髓肿瘤　鉴别要点中,症状的经过颇为重要。尤其多数 MS 呈缓解与加重的反复,可与基本属徐缓进行性经过的肿瘤区别。但 MS 中,也有约

10％的病例呈慢性进行型,所以应予以鉴别。根据发生部位,脊髓肿瘤可分为硬膜内髓内肿瘤、硬膜内髓外肿瘤、硬膜外肿瘤。后两者可据 MRI 等影像上的肿瘤部位与 MS 鉴别,但前者仅据影像上的存在部位有时难于鉴别。硬膜内髓内肿瘤的大部分为室管瘤及星形细胞瘤。MRI 所见室管瘤于 T_1WI 上出现与病变部位的肿胀呈等信号区域轻度低信号;于 T_2WI 上则呈高信号区。钆（Gd）造影像上,肿瘤与正常脊髓的界线清晰,呈均一的增强效果,常于肿瘤头侧及尾侧有脊髓空洞症样囊胞。星形细胞瘤于 MRI 上与室管瘤无大差异,但 T_2WI 上呈界线不清的高信号区及钆（Gd）造影上呈界线不清的不均匀增强效果,由此可鉴别开。

表 11-19　MS 的诊断标准

诊 断 标 准

主要项目
1. 中枢神经系有 2 个以上病灶（结合症状,理学所见,检查所见）
2. 症状有缓解及复发（时间上的多发性）
3. 能除外其他疾病所致的神经症状（脑血管障碍,血管瘤,HAM,胶原病,Behçet 病,脊髓空洞症,脊髓小脑变性病,颈椎病脊髓型,SMON,梅毒等）

诊断分类
1. 尸检确诊的病例
2. 临床诊断确实的 MS:满足上述 3 个主要项目者
3. 视神经脊髓炎（Devic 病）:两侧视神经炎与急性横贯性脊髓炎于数周内间隔相继出现者
4. 可疑 MS:未完全满足主要项目,但甚可疑者

参考事项
1. 多发病于成人,小儿及高龄者较少见
2. 脊液中细胞、蛋白质均可轻度增加,多有 IgG 增加及寡克隆带（oligoclonal band）、碱性蛋白出现
3. CT、MRI、诱发电位上可检出潜在性病灶

（引自日本厚生省特定"免疫性神经疾患"调查研究班,1989）

2. ADEM（急性散在性脑脊髓炎）　本病为急性发病的中枢神经系炎症性脱髓鞘疾患,其病情诊治方针类似 MS。病因有:① 感染后;② 疫苗接种后;③ 特发性等三型。影像上很难与 MS 鉴别。但症状为单相性,较 MS 的全身症状多,易出现意识障碍而较 MS 更为严重。

3. HAM（HTLN-I 关联性脊髓病）　HAM 的主要症状为合并排尿障碍的慢性进行性痉挛性截瘫,与 MS 的复发缓解经过不同。MS 的感觉障碍常为横贯性而 HAM 多为下肢末梢部,临床表现不同。HAM 与 MS 相比,很少出现大脑、小脑、脑干症状。化验血液及脊液中的 HTLV-I 抗体力价可以鉴别。MRI 上呈脊髓炎所见,有时难与 MS 的

MRI 像鉴别,但 HAM 病变主要在脊髓中、下部,脑实质几乎无变化。

4. 脊髓空洞症　症状因空洞部位,大小而不同,空洞多在颈髓。此时多出现小指肌萎缩,上臂、肩胛肌肌萎缩,肌力减弱。此外,尚有两上肢、胸部上部的仅温痛感觉消失的短上衣型特异感觉分离。MRI 上空洞于 WI 上脊髓呈低信号区。更于 MCT 上可出现空洞内有造影剂潴留。

5. 颈椎病　多见于中年以上男性,由肩至臂、手指有根性疼痛,且多与神经根一致出现感觉低下、异常、肌力减弱等症状。与 MS 不同,颈部运动可加重症状。下肢也有肌力减弱及步行时下肢刺痛感,其他尚有颈部运动受限(尤其前后方向)。颈部单纯拍片上可见骨刺的形成,椎间盘间隙变窄,椎管狭窄等。椎管前后经,男性 12 mm 以下,女性 11 mm 以下时则很可疑有狭窄。

6. 脊髓动静脉畸形　虽属先天性异常,但多在 40～70 岁出现症状。临床经过多式多样,多为突然发病的临床经过。以背部痛,头部痛或根性疼痛开始,瘫痪程度不一。也有一度发作即出现瘫痪,但多为反复发作而逐渐阶段状恶化。因而客观上出现伴有近位肌萎缩的肌力减弱,更有各种感觉异常及较早期出现排尿障碍。间歇性跛行多见,多于入浴、饮酒等末梢血管扩张时神经症状一时性加重为其特征。脊液检查,蛋白质有轻度升高,但细胞数多为正常。蛛网膜下出血病例有血性脊液及上清呈黄变。CT 造影出现畸形血管团及怒张的静脉。MRI 上因血管内血流的速度加快而呈无信号像。静脉淤滞等所致的脊髓病理改变于 T_1WI 上呈低信号;T_2WI 上呈高信号。血管造影上的畸形血管团为确定诊断的根据。

7. Foix-Alajouanine 综合征　由下部胸髓至骶髓,原有的静脉呈连续的显著扩张纤曲蛇行,静脉血淤滞结果,继发地引起脊髓实质破坏及由此而发现特有的症状,多认为是一种动静脉畸型疾患。临床上最初的症状同动静脉畸型,但之后呈亚急性经过,进行性加重,1～2 年内死亡。脑脊液中有蛋白细胞分离现象。

8. 脊髓前动脉综合征　多有高血压、糖尿病等危险因素、外伤、肿瘤压迫、胶原病所致血管炎也可为其原因。有与障碍水平高度一致的突发性背痛,不久即出现截瘫、四肢瘫痪的同时,障碍水平以下的温痛觉消失。触觉也有部分障碍但较温痛觉障

碍轻,深部觉正常,可出现膀胱直肠功能障碍,多为尿闭。MRI 上病变于 T_2WI 上为限局性高信号区,上下方向的扩延多可达数节。横断面上的扩延有时为局限于中心灰质,有时为包括白质的脊髓全体。与 MS 鉴别上,发病的突然性颇为重要。此外如能证明病变部位以灰质为主体亦有助于鉴别。

9. 放射线脊髓病　有放射线照射的病史极为重要。一过性放线脊髓病于脊髓放线治疗后 1～6 个月后发病,与 MS 同样出现 Lhermitte 征,多在 2 个月内恢复。MRI 上脊髓无异常。但迟发性坏死性脊髓病于放线治疗终了后 4 个月至数年发病,为非可逆性。多呈 Brown-Sequard 综合征,重病例呈脊髓横贯症状。此时其障碍水平也与放线照射水平一致,所以掌握了解照射水平对诊断有力。多发性纤维性肌阵挛常见于本病。MRI 所见为 T_2WI 上为高信号区,T_1WI 上为低信号区。脊髓正常或肿大,亦有钆(Gd)可增强者。此外,T_1WI 上,照射野内脊髓呈高信号。

10. 神经管原肠囊肿(neurenteric cyst)　为本应闭锁、吸收、消化掉的神经管残留而于神经组织与消化管或呼吸器间形成的囊肿,合并有脊椎裂,皮肤窦,类皮瘤等,好发于下部颈椎至上部胸椎,其症状为脊髓肿瘤样的进行性神经症状,其特征为囊肿内溶液分泌、吸收的反复及症状加重与减轻的反复。因此要与 MS 相鉴别。脊椎单纯 X 线片上可出现椎体的局部缺损、半椎体、椎体融合等。CT/MRI 可确认囊肿部位,大小及其合并的异常改变。

11. 脊髓小脑变性　常见遗传性,主要的鉴别点尚有左右对称的失调症状缓慢进行的临床经过,尚多有特异的不随意运动。MRI 可见小脑、脑干部位的萎缩。

12. 梅毒　现已很少见,但其不同时期可呈多种神经症状,因而也应鉴别。尤其脊髓痨时电击痛,运动失调,膀胱直肠功能障碍为其主要症状。神经系体征有 Westphal 征(膝、跟腱反射消失),Romberg 征阳性,失调性步态,Argyll-Robertson 瞳孔等。此外,Abadie 征(跟腱无压痛),痛觉迟钝、感觉慢,腹部剧痛等亦具有特征性。

多发性硬化症的特征为中枢神经系的多发性(空间的及时间的),应与之鉴别的疾病甚多,在亚洲(特别是日本)多发性硬化症患者以视神经及脊髓受损的类型多见,故在此重点介绍临床表现、诊断及与其他脊柱脊髓疾患的鉴别诊断,期望对诊断

上有所帮助。

二十三、癔症与脊柱脊髓疾患的鉴别诊断

癔症可出现运动瘫、感觉障碍、不随意运动、癫痫、记忆障碍、过度呼吸、失声、失明、失听等种种神经症状,尤其四肢有感觉或运动障碍时要与脊椎脊髓疾患进行鉴别。临床上癔症并不少见,也可单独出现也可合并于其他器质性疾患。因得不到癔症的正确诊断,而为了查明原因疾患进行不必要的精密检查的情况也不少见,其原因多是未将癔症列入鉴别诊断之中,或不太了解癔症的症状。

癔症虽然是神经机制引起的疾患,但大多数不是精神科医生而主要是治疗器质性疾患医生的责任。为了避免不必要的检查。减轻患者负担,发现神经症状时最好要考虑到癔症的可能性。以下,对诊治脊椎脊髓疾患的专科医师,有必要了解一些有关癔症的基本知识。

(一)历史回顾

癔症(hysteria)一词,早在 4000 年之前,就已出现在 Hippocrates、Aretaeu、Galen、Celsus 等的著述之中。hysteria 希腊语为 hustera(子宫),曾认为子宫在体内转动或充血而引起此女性特有的疾病,Charcot 打破了此种旧观念而提出了目前仍通用的癔症的基本概念,Charcot 认为:癔症不仅限于女性,亦可见于男性,虽脑组织并无明显病理所见,但并非患者有意图的表现,可能是尚未认识到的脑器质性疾患。其后,Charcot 的学生精神分析学创始人 Freud 提出了癔症患者系因精神压力所致的概念,此概念大体上被承认。目前主要在神经科方面以转换反应表现癔症,系 Freud 所提倡。但目前也很难认为癔症的概念已得到充分肯定,根据不同学者其定义仍有微妙的差异,但癔症这一病名在临床上是可用的。

(二)癔症的概念

如上所述,癔症一词在临床上是颇为有用的概念,但如欲对此概念加以定义则又十分困难。可以说尚无满足所有人的定义。可简单概括癔症如下:虽有运动、感觉等神经症状,但尚不能用现已被阐明的身体损伤或病理生理解释清楚;神经学检查、各种化验也不能说明其有器质性或功能性神经疾患。但此定义是一种除外诊断方法。从道理上讲如不能掌握现时已知的所有疾病是无法诊断的,

所以很多人都认为癔症是个很难理解的,很奇妙的疾病。之所以有此种现象,很可能由上述定义所引起,因而很需要一个积极的癔症诊断根据,由此意义上可以认为神经分析上的解释很有用。

从神经分析的解释认为心理机制在癔症中起到主导作用,即逃避种种压力、不安而导致向疾病的逃避,这种心理机制作用是主导原因,也称此为疾病效益,可因病而逃避现实获得初始效益并继之可获得不必上学或上班,且能获得周围同情、补偿等相继效益。大多数癔症患者虽主诉多但无痛苦表情,虽有重度瘫痪但又好像不以为苦,希望尽快治愈的愿望并不强烈,似乎满足于现状的态度,称此谓快意淡漠,这是对诊断上颇为重要的所见,反之,一见似乎是癔症,但患者的主诉及表情非常认真而严峻者则可能不是癔症。

有人认为癔症的此种机制与患者的癔症性格有关。所以癔症性格即情绪未成熟,以自己为中心,被暗示性强,具有夸张或演剧的色彩,对欲求不满的耐性甚低。被认为此种性格者容易出现向疾病逃避的机制,但也有人对癔症与癔症性格的关联性持否定意见。所以有关此问题尚未取得充分一致。

直接引起癔症的原因系神经压力、不安(有多种多样),有的通过简单的问诊即可明确,但也有不少难于明确的,有关此点需要精神科专科医生的协助,但也有不少患者不承认自己的症状是精神原因所致而拒绝去神经科就诊,所以要充分劝导说服。

此外,诈病(malingering)也出现神经学上不可能出现的症状,此点与癔症相似,但具有有意欺骗他人这一点上是不同的,癔症患者的症状系无意识而形成的,患者本人并未意识到其症状系非器质性神经疾患;诈病则是为取得经济上的代价而有意识地模仿疾病。

(三)癔症的特征

癔症可出现多种神经症状,但本文只讨论与脊椎脊髓疾病的鉴别问题,所以重点是四肢的运动瘫痪、感觉障碍、步态及起立障碍,此外癔症时亦可引起身体各部位的疼痛,其病理生理尚未充分阐明,常有难于除外神经疾患的情况,所以本文不讨论疼痛问题。

1. 运动瘫痪 可出现单瘫、偏瘫、截瘫、四肢瘫痪或局限身体某部的瘫痪,其瘫痪在诊察上多具有以下特征。

（1）瘫痪肌的范围不能以周围神经、神经根、脊髓或脑的解剖学解释清楚。例如癔症时常可出现的某关节以下的完全瘫痪,在神经疾患中是不可能有的。

（2）肌张力、腱反射正常、无病理反射及肌萎缩,但慢性长期病例亦可出现关节挛缩。

（3）肌力试验时很难使肌肉持续收缩,有时会突然松劲。

（4）肌力试验时拮抗肌也在用劲。例如令屈肘时不仅肱二头肌收缩,肱三头肌也收缩,这从触诊即可判明。检查者也可突然给予相反方向的外力时感到抵抗而判明。

（5）重复进行肌力试验时,肌力可逐渐增强或每次均有显著变动。

（6）试验时的肌力与患者动作时的肌力有很大差异。例如,卧位时足背屈、跖屈有明显肌力减弱,但站立位时能以足尖或足跟站立。

（7）安慰药效果显著,有时生理盐水,维生素剂肌注可明显改善肌力。

2. 站立位、步行的异常　癔症时不能保持站立的失立（astasia）及步行的失步（abasia）,并非罕见,Lempent 等称其特征如下。

（1）症状变动显著。

（2）从其下肢障碍程度上看,步行过于缓慢,费时。

（3）心因性 Romberg 征阳性,即闭眼后经过片刻开始出现动摇且逐渐加大,可倒向检查者方向或相反方向,但能很巧妙抓住周围人,不会真正跌倒。或同时分散患者注意力（如检查者在患者皮肤上写数字,令其念出或令以手指指鼻）则明显改善为其特征。

（4）患者采取的姿势极奇妙,其重心偏离身体中心甚远,采取无味消耗肌能量的姿势。

（5）如在冰上行走状,踝关节固定,小距离向前移动（冰上步态）。

（6）可突然屈膝,但能巧妙抓扶周围人,因而不会跌倒。

3. 感觉障碍　虽可出现各种感觉障碍,但其范围均不能以周围神经、神经根、中枢内传导路病变得到解释,且其症状常极多种多样并奇特,其感觉减弱及消失的特征如下。

（1）于身体正中部有明确界线。

（2）有时感觉障碍出现于躯干前部而背部

正常。

（3）振动觉在同一骨骼上则有显著差异,例如胸骨、颅骨的一侧正常而另一侧则消失。

（4）出现仅触觉或仅痛觉有选择地出现障碍。

（5）被暗示性强,检查者可在诊察中制造出"正常岛"。例如在感觉消失范围内问"这里有感觉吧"则多数回答"是,有感觉。"这里感觉不到吧"是",即可人为地绘出个"异常岛"。

4. 鉴别用检查方法　鉴别癔症与器质性神经疾患时可用以下两种方法。

（1）Hoover 征　用于一侧下肢运动瘫痪患者,方法如下。

令患者仰卧位,检查者手置于两足跟下。

令患者交替上举一侧下肢,此时检查者要以手所受到的压力评定（图 5-13）。

Hoover 征:抬高一侧下肢时,对侧下肢一定有向下的反向运动。此检查即利用此原理,抬高的下肢为器质性瘫痪时,另侧定有强的反向运动,检查者可感受到向下的强压力,称此为 Hoover 征阳性。癔症性运动瘫痪时虽有瘫痪,但无强的反向运动,此检查亦可不用手,而在足跟下方放置体重计。

（2）Bowlus 及 Currier 检查方法　以上为脊柱脊髓疾病与癔症相鉴别的有关知识,癔症虽然是精神机制引起的疾病,但大多数不是精神科疾患而主要是治疗器质性疾病医生的责任。为避免不必要的检查,减轻患者负担,发现可疑的神经症状时,最好要把癔症的可能性考虑在内（图 11-21）。

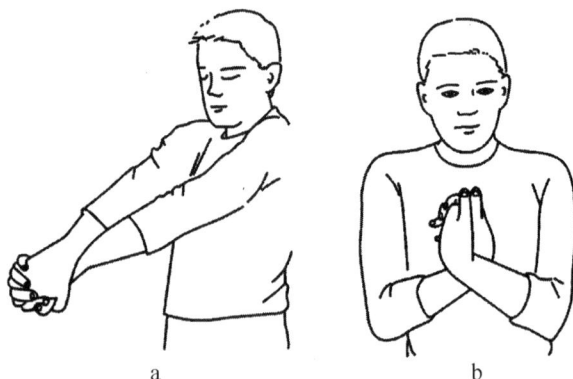

a　　　　　　　　　b

用于一侧上肢有感觉障碍患者,方法如下:① 两臂前伸、旋前,使小指在上;② 两腕交叉、合掌,手指相交错（a）;③ 将两臂下放,将手由内侧翻向上方使交错的手指达胸前（b）;④ 上述运动之后则拇指以外均与臂同侧,而拇指则与其他指位于对称;⑤ 在此状态下左右交替地检查每个手指的感觉,或不规律性检查（非左右交替地）癔症患者多出现错误而器质性神经疾患所致的感觉障碍时不出现错误,且癔症患者回答时要迟一些

图 11-21　Bowlns 及 Currier 检查方法

二十四、脊髓疝与蛛网膜囊肿的鉴别诊断

（一）脊髓疝

脊髓疝（transdural spinal cord Herniation）是因某种原因致硬膜囊裂或缺损，蛛网膜或脊髓由此脱出形成一种假性脊髓瘤，可在原因不明的外伤或脊柱手术后发生。原发性硬膜缺损的原因不明，或为先天性或为广义的外伤，发生于胸部椎管的前方，多稍偏向一侧。

诊断：MRI脊髓有局部萎缩和向椎管壁上移位，且该部脊髓信号（T_2WI）信号异常，需与脊髓硬膜内髓外占位性病变的压迫相鉴别。但病变与蛛网膜下囊肿及类皮样囊肿等脑脊液信号强度等同，用普通MRI难以鉴别，后者由扩散的影像可以鉴别，前者可用脊髓造影或CT脊髓造影鉴别。尤其CT脊髓造影后，可见到在脊髓与椎体间见有已脱出蛛网膜下隙的密度增高的部分，而脊椎本身并无变化。近来有报道在CT上可见有局部椎体后方出现鳞片状的病例。

脊髓疝最早由Cobb等于1973的报道，Nabors等认为相当于脊柱中脑脊膜囊肿Ⅲ型，概念较新，但随MRI的普及则报道例数在增加，比以往的发生率高，在诊断进行性脊髓疾病时应予以考虑的一种疾病。

［附］病例 女，63岁。

病史：10年前出现膝痛，8年前左足不能背屈，3年前左下肢麻木，肋间神经痛样胸痛，2年前右下肢麻木，发展到步行障碍。

影像所见：MRI T_1WI 矢状面上胸部脊髓的前后径减小，向前偏移。T_2WI 上同部位脊髓信号稍增强，冠状断面像上脊髓稍向左偏移，包裹脊髓的硬膜内腔 T_1WI 上见有与脑脊液同样信号，而考虑为脊髓疝。为否定脊髓后方蛛网膜下囊肿及类表皮样囊肿等与脑脊液有同等强度信号的占位性病变，经CT脊髓造影而否定了脑脊液腔中的占位性病变。

（二）椎管内蛛网膜囊肿

已知椎管内存在有神经周囊肿（Tarlov囊肿）、神经管原肠囊肿、皮样及表皮样囊肿、脑脊膜憩室、蛛网膜憩室及囊肿等各样囊肿，这些分硬膜外、硬膜内两组，且囊肿壁为蛛网膜的才是蛛网膜囊肿，同样分为硬膜内、外两组。

硬膜外蛛网膜囊肿大部分在胸椎部，男女比为4∶3，多为30岁以下者，11～20岁者多并有脊柱背侧后凸，腰椎与颈椎则以20岁以上为多。囊肿的细茎与硬膜背侧正中或正中傍后根遮蔽的硬膜相连，大部与蛛网膜下隙相通的。原因除炎症及外伤等之处，尚有先天性缺损。由脑脊液波动、水的力学压迫而使囊肿增大，直持续到交通部被闭锁为止，故临床上缓解与加重交替进行，胸腰部产生痉挛性截瘫，颈部则产生痉挛性四肢瘫痪，腰部则产生腰痛，特别是根性疼痛。

硬膜内蛛网膜囊肿即硬膜内蛛网膜憩室，系后隔（Septum posticum）的蛛网膜梁（arachnoidal trabeculae）分布异常而产生，多在脊髓的背侧增大，在无症状的情况下偶然发现，或增大后压迫脊髓。MRI诊断为蛛网膜囊肿时要注意与脊髓疝相鉴别。

二十五、麻木的检查与鉴别诊断

（一）麻木的定义

麻木不仅有感觉障碍，也有运动障碍意义在内，采集病史时要留意。欧美神经学教科书中用dysesthesia或paresthesia来表示感觉异常，对此尚有许多异议，日本神经学词汇中不用此词而将"自发感到异常的主观感觉定为异常感觉"，"对外界给予刺激感到不同的被动感觉为错觉"。

麻木中有感觉丧失及减低的阴性症状，亦有感觉过敏，异常感觉，错觉等感觉传导束及感觉神经功能障碍所致的阳性症状。日常诊疗中患者烦恼的麻木被视为"异常感觉"及"错觉"的阳性症状。

药物治疗有针对麻木责任病灶的及对麻木本身的治疗两种，尤其后者是要求为阳性症状麻木本身进行治疗。

（二）麻木的问诊

麻木（numbnes）是日常诊疗中经常遇到的主诉，一般指嘶啦感或发木感等自发性感觉异常，也有仅指感觉低下，其中也有指运动瘫的，故诉麻木时一定要用其他的表现来说明。麻木是异常感觉还是感觉低下，或是对某一刺激产生不同感觉的错觉，它是一种广泛的临床表现，不要漠然处之。

麻木主诉中一般不含有疼痛的意义，患者在伴有疼痛的麻木时一定会强调"痛"。在人们的痛苦中疼痛（painfull）是最苦的，相反"无痛"（painloss）状态不会诉为麻木。因此在诊疗麻木时，第一步要跟患者用其他语言形容说明麻木的情况，然后要详

细听取麻木的分布,一定要记入在人形图上,可能的话要让患者自己来填写绘画人形图。人形图分前面、后面,要描绘好手和足,不画上皮节及不写上周围神经的支配则不会有先入为主的概念。听取麻木是怎样分布的,先从那里出现,又进展到那里,这很重要。是局部、部分的(多发性单神经炎等)、左右对称的(多发性神经炎等)、单侧的(脑血管病等)、从下肢到上肢,还是从远端到近端等等,进而要追问这些是否突然发生的并慢慢地消失了。发病时伴有疼痛(结节性动脉周围炎,血管性神经炎等),有否瘫痪,坐下即麻木并易产生运动瘫(遗传性压力脆弱性神经炎等),稍走下肢即有麻木,休息后轻松(活动后麻木消失,静止后缓解,马尾性间歇性跛行等)。如不了解这些就不能正确地进行问诊,即使患者主诉了这些,如不知道这些也无法诊断。

既往史、现病史很重要,其重要性是考虑既往史中是否有成为麻木的原因,也要考虑到是否由于药物而成为医源性神经障碍这一点也很重要。职业的问题,更具体些诸如一直看电脑显示屏、打键盘的工作,暴露于化学物质的情况,常是临床出现麻木的原因,要仔细讯问。总之,问诊很难,不要一次问完,可反复,并要充分听取。

(三)麻木的检查

感觉检查时依年龄、智力意识水平、疲劳程度以及检查的时间、检查所见的正确性及主诉的可信性等而不同。一次检查的时间最多以 15 min 为限,不要一次做完需多次许多天才能努力得到的正确信息。问诊时怎样问出"麻木"区域及感觉的方法如下。

1. 浅感觉 可分为触觉与温、冷、痛觉。

(1)触觉 用笔尖来查,定量的用 Frey 刺激毛。触觉主要是对皮肤的接触觉及压觉,是后述识别觉的重要组成,识别觉的一部分有时包含触觉,严密的区分很难。

(2)温、冷、痛觉 温觉与一部分痛觉(fast pain)由第一次感觉神经元的 A 纤维,冷觉与钝痛(slow pain)由 C 纤维传至脊髓,前者沿外侧脊髓丘脑束一侧性上升,后者沿脊髓网状体丘脑束两侧性上升。痛觉检查中可用安全针,也有用一定重量的针但不常用。轮盘式或沿皮肤走行的方法也有,快动则边界不清楚了,尤其由 C 纤维来的痛觉从刺激到感知需花费时间,缓慢用针刺激前进较为重要。

浅感觉检查从障碍侧向健侧用笔尖或针前进的方法较其相反的方法更能明确掌握其界限。检查不仅要从身体前面,也要从背面查,骶髓水平的分布从后面臀部到大腿后面有较大的分布区域。

2. 深感觉 从肌、肌腱、关节等来的位置觉、运动觉、深部压觉、振动觉等感觉称为深感觉。深感觉重度障碍后即使肌力存在手足也几乎不起作用。深感觉障碍中不包括"麻木",但重度深感觉障碍中许多时候浅感觉也障碍,患者多诉有麻木,要注意。

3. 识别觉 要知道正确的刺激地点,2 点刺激感知为 2 点,感知动作的方向,立体认知,重量认知,材质觉,皮肤写字觉等感觉为识别觉,也称为复合感觉,这是浅感觉、深感觉等躯体感觉进一步整合的感觉。有时这些也诉为"麻木",要把这些感觉障碍分布记录在前述的人形图上,并应考虑与患者主诉"麻木"有关。除感觉障碍外,再参考肌力,深反射,肌萎缩等诊断"麻木"的主诉。

(四)产生麻木的疾病

1. 中枢神经系统疾病 感觉皮质、放射冠、丘脑、脊髓丘脑束等的损害,产生感觉减退及感觉丧失,有时产生异常感觉及错觉。

(1)单纯部分发作 以感觉皮质为焦点的感觉性单纯发作,以一过性反复麻木局灶性出现,从一肢体向另一肢体移动(感觉性 Jackson 型癫痫)。对此麻木用抗癫痫药,尤其苯妥英钠(200～300 mg/d,分 2 次),卡马西平(200～400 mg/d,分 2 次)为第一选择。

(2)丘脑综合征 丘脑膝动脉闭塞会侵及内囊后肢、丘脑一部分(外侧后腹侧核,内侧后腹侧核)及视放射,产生对侧半身感觉障碍与完全半盲。感觉开始部分恢复后,产生自发痛(丘脑痛)及不愉快的错觉(丘脑综合征,Dejerine-Roussy 综合征)。最初的麻木感变为错觉或有痛性感觉,一触及患肢或无刺激也产生剧痛,出现如火灼样或触冰样感觉。

(3)手口(足)综合征 手口(足)综合征是一侧口周围与手(足)麻木,系丘脑、桥盖、放射冠等解剖学上向口周围、手(足)传导路附近部位的病变所致。麻木重时可用卡马西平及氯硝西泮(氯硝安定)。

同样麻木产生于一侧颐部时称 Numb-Chin 综合征,三叉神经第 3 支(下颚神经支)颏神经损害而产生极少的综合征,合并于恶性淋巴瘤等。对责任病变予以化学疗法及激素疗法有助麻木的改善。

2. 脊髓病变 脊髓疾病中髓内外病变均可为麻木的原因。

(1) 髓内病变 多发性硬化、急性弥漫性脱髓鞘性脊髓疾病、脊髓空洞症、脊髓肿瘤、脊髓海绵状血管瘤、AVM 等。由髓内病变出现脊髓横断综合征、Brown-Sequard 综合征、后索综合征、脊髓中央综合征、前脊髓动脉综合征时可出现特征性感觉障碍(感觉迟钝,感觉丧失)。

感觉神经根及脊髓感觉路被破坏而产生功能损害后,出现阳性症状。脊髓丘脑束障碍会产生持续烧灼样、针刺样、冷感或热感、撕拉痛、针钝刺样感、肿胀样感觉、束带感、带紧手套或上石膏样感、皮肤上有水流样异常感觉,原因为负责细致识别感觉的脊髓后柱功能障碍。

对多发硬化伴有四肢、躯干异常感觉,行上午激素冲击(甲基强地松 500 mg,1 次/天,静滴 3 d)及血浆交换。有时可用卡马西平及氯硝西泮(氯硝安定)等。

多发硬化及颈椎病致颈髓后柱病变时,在颈椎过屈或过伸时,有时沿脊柱及手、足出现电击样感觉(Lhermitte 征),对原发疾病治疗可缓解症状。

(2) 髓外病变 代表疾病为脊柱病变。有直接压迫脊髓呈脊髓病部分症状而产生麻木及压迫神经根呈绞扼性神经疾病的结果而产生麻木。颈椎病出现手指及足趾麻木,继之则为足尖麻木。

对减压手术及前方固定术外科治疗及术后留有麻木时行药物治疗,可试用有髓鞘促进效果的钴宾酰胺制剂(methycobal,1 500 μg/d),有减轻局部水肿的沙雷菌属产生的酶制剂(dasen)5 mg,3～6 片/d;卡马西平及氯硝西泮等亦有助于减轻麻木症状。

3. 周围神经疾病 成为麻木原因的周围神经疾病有遗传性疾病、代谢性疾病、中毒性疾病、营养障碍性疾病、恶性肿瘤、蛋白质异常、肉芽肿性疾病、坏死性血管炎、感染、外伤等等。病理学上有轴突变性、髓鞘障碍、神经细胞体障碍等 3 种变化。

(1) 对称性全身性多发神经病 远端的轴突变性最多,更长(细胞体来的距离越远)更粗轴突的远端易受轴突输送障碍的影响。轴突的代谢持续异常,轴突变性向细胞体方向(近位端)发展(逆行变性神经病,dyingback neuropathy)。人体中最粗最长轴突的神经纤维构成的坐骨神经最易受到侵犯。下肢远端(足趾尖)初发的嘶啦痛,针刺痛,逐渐地

手足出现对称性手套、袜套型感觉、运动障碍。

轴突再生时出现的侧芽对机械刺激敏感,如腕管综合征的正中神经,对患病周围神经予以压迫及叩打,其神经区域出现嘶啦痛(Tinnel 征)。

1) 绞扼性神经病:如腕管综合症样绞扼性神经病中除减压手术外,予以局部温热疗法,甲钴胺(mecobalamin),卡马西平及氯硝西泮。短期改善病情可用甲泼尼龙(5 mg)1～4 片,建议连续或隔天使用。腕管综合征中常合并有甲状腺功能低下、肢端肥大、淀粉样变等,可疑时要对其进行检查与治疗。

2) Guillain-Barre 综合征:这是引起髓鞘变性的代表疾病,单核炎性细胞向周围神经鞘内浸润,产生髓节性脱髓鞘,以运动瘫为主,有时四肢麻木先出现或同时出现。血浆交换可改善病情,使麻木转好,有时用甲泼尼龙有效。

3) 慢性炎症性脱髓鞘性多发性神经根炎(CIDP):CIDP 是以手足的异常感觉及错觉、四肢近端肌肉的肌力减弱等为初发症状的慢性进行性疾病,与 Guillain-Barre 综合征不同,甲泼尼龙有效,也可行丙种球蛋白疗法(20 g,5 d)。

4) 亚急性脊髓视神经病(subacute myelo-neuropathy,SMON):SMON 是亚急性侵犯脊髓、视神经、周围神经的疾病,也可由以前频繁使用腹泻特效药氯碘喹啉(clinoquinol)而慢性中毒的医源性疾病,可产生亚急性或急性发病的腹部症状,双下肢远端的异常感觉,步行障碍,视力障碍,有时伴有疼痛,有非常重的下肢异常感觉,几乎全部病例都可见到。不仅逆行性神经元神经疾病,由氯碘喹啉的直接侵袭致一次性脱髓鞘,肌性脱髓为责任病变。异常感觉非常难治,尚无有效的药物治疗。

5) 糖尿病性左右对称性多发性神经病变:糖尿病性左右对称性多发性神经病变中有轴突消失与髓节性脱髓鞘。远端型感觉性神经病变为最多。大径纤维型中足及下肢的异常感觉,袜型分布的轻度触觉低下,足的感觉消失,重病例中手也被侵犯。小径纤维型中诉有足的钝痛及深部痛,感觉症状(痛为主)为局限性,足底的灼热感会妨碍睡眠。严密的血糖控制是必要的,早期控制良好的病例预后好,但治疗开始后几个月以上,合并神经症状的病例中,血糖控制对神经症状改善是无力的。对疼痛性糖尿病性神经病变一般的镇痛药无效,可试用苯妥英钠、卡马西平、氯丙嗪、涂抹辣椒素软膏也有效。

6) 酒精性多发性神经病变:该病系营养障碍性

神经病变,首先产生轴突损害,然后合并髓鞘变性。混合性感觉运动性神经病变中,重病例为下肢远端的异常感觉,疼痛,肌力下降,尤其足底部有跳痛及麻酥酥的感觉,触电样感觉,则是整体过敏,不能穿袜子及鞋,可试用卡马西平及氯硝西泮及辣椒素软膏。

7) 慢性肾功能衰竭:尿毒症透析患者中半数有远端型对称性感觉运动性神经病变。轴突变性为主,首先大径的有髓神经受侵犯,进行性的病例中具有小径有髓及无髓神经的轴突变性。下肢灼热感成为肢体不稳的原因。神经症状的改善以肾移植最为有效,透析不一定有效。

8) 中毒性神经疾病:系由各种工业品及药物所致。长期暴露于无机砷中,远端轴突变性致手足麻木并出现灼热感,治疗可用二巯基丙醇、二巯丙醇(巴尔)及青霉胺,但对病情进展的病例无效。Hexacarbon 为涂料、黏合剂的成分,其急、慢性中毒呈轴突变性,产生远端型感觉性神经病变。仅以手与足的麻木为特征,对慢性进展的病例不能期待药物治疗的效果。

9) 神经细胞体障碍的神经疾病:系神经细胞体首先在形态学上或生化学上发生的病态,癌远隔并发症的感觉性神经病变等包含在内。感觉丧失在身体任何部位均可发生,特征性的有面部的麻木,同时伴有四肢弥漫性感觉丧失。似乎 Gasserian 神经节的神经细胞与后根神经节细胞同时受到侵犯。几乎所有亚急性感觉性神经病变中大径的纤维障碍明显,本体感觉障碍强于温、痛觉障碍。前角细胞未受侵犯而保持肌力。

(2) 单神经与多发单神经病变　系由营养周围神经的小动脉或细动脉疾病所致。一根神经整体缺血后产生的为单神经病变,营养多个神经的血管同时被损害后则为多发单神经病变。缺血神经纤维内产生轴突变性,Wallerian 变性发生于缺血部位以下。糖尿病、坏死性血管炎伴有此病的最多,急性发病,感觉障碍呈非对称性分布,多伴有局部疼痛,可能系由神经鞘神经的缺血所致。

(3) 其他　多发性骨髓瘤、类肉瘤病、淀粉样变等的肿瘤性、肉芽肿性病变、结节性动脉炎、全身性红斑狼疮、Churg-Strauss 综合征、Sjögren 综合征、风湿性关节炎等引起血管炎的疾病中,常常产生感觉性多发性单神经病变,先进行对原发疾病的治疗,对重度麻木者行对症治疗。

(五) 从神经学角度进行"麻木"的鉴别诊断

对问诊及检查所见要进行评价,大脑顶叶、丘脑、中脑、脑桥、延髓、脊髓等中枢神经障碍所致的"麻木",除手、口分布的特殊情况外,多由与其他神经症状组合而易于定位诊断。脊髓后角、根病变皮节图上更为清楚。但周围神经,神经丛则必须熟知体表上障碍的分布才能诊断。这对于多发性单神经炎(结节性动脉周围炎、Churg-Strauss 综合征等血管性神经炎),绞扼性神经疾病等诊断非常重要,典型病例如人形图所示(图 11-22～图 11-31)。

(1) 对称性四肢远端为主的麻木　这称为手套及长筒丝袜(图 11-22a),多见于多发性神经炎,脊髓型颈椎病有时也可见到,参考深反射、神经传导检查来鉴别。

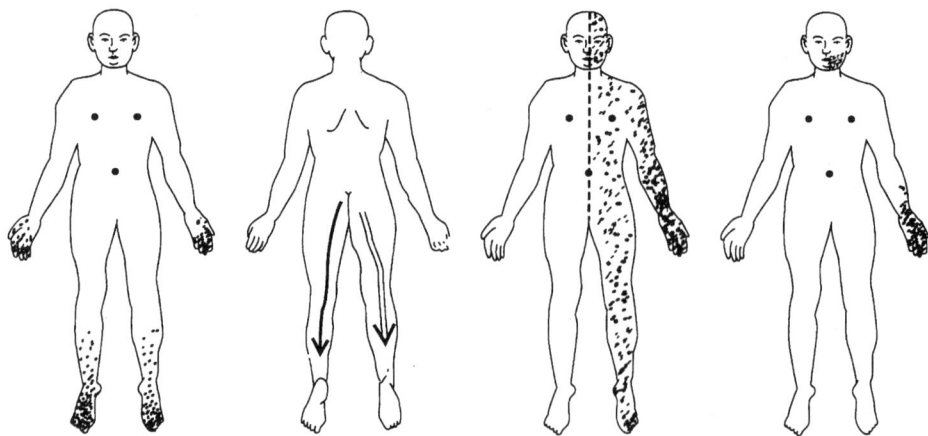

a. 对称性四肢远端为主要分布的麻木　b. 步行中出现进行性麻木　c. 偏侧性出现麻木　d. 手口感觉综合征

图 11-22　麻木的典型病例

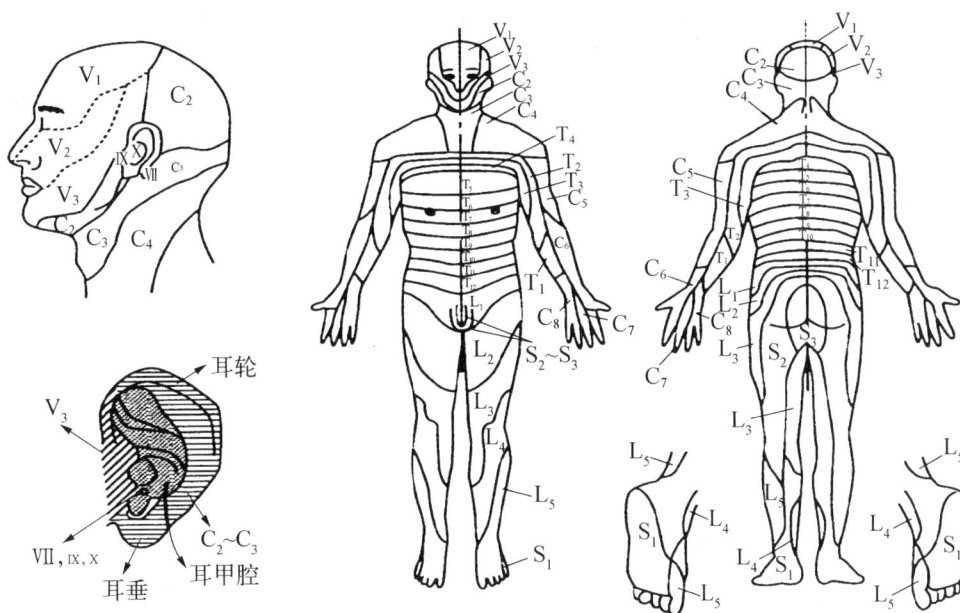

图 11‐23 按髓节支配区域出现的麻木

（2）步行进行中出现的麻木　从不同方向,有从足向上,有从右足向臀部再到左足均可有麻木（图 11‐22b）多由听取患者主诉而得知此种情况,常在马尾性间歇性跛行中见到。

（3）单侧性麻木　主诉单侧性麻木（图 11‐22c）特别是上肢手及足、下肢重的情况均有。一般以脑血管病,尤其皮质障碍为代表。

（4）手口感觉综合征　手与口出现麻木,除麻木主诉外多找不出其他感觉障碍（图 11‐22d）。

（5）依脊髓髓节出现的麻木　图 11‐23 为髓节性神经支配的皮节图,此图有数种,各有不同,要与周围神经分布图对比并牢记,另 $C_4/T_2、L_3/S_3$ 的部分不连续,有大的缝隙,称其谓 Sherrington 轴线。

此髓节上有麻木意味着神经根或后角的障碍,这是要求严密画好人形图的理由所在,尤其上肢到上肢带这在颈椎病的诊断上甚为重要。

（6）手、指尖的麻木主诉手、指尖麻木者较多（图 11‐24）,遇到难诊断的病例时,不要忘记过换气综合征,可由问诊来确定。

（7）桡神经瘫痪的麻木　桡神经瘫痪而出现麻木如图 11‐25a 分布时,为

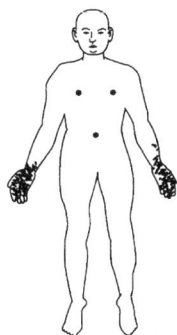

图 11‐24　手指尖的麻木

桡神经上部后上臂皮神经的障碍,轻度压迫桡神经而出现麻木及运动瘫,这是家族性脆弱性神经炎中最为常见的障碍。

桡神经的手指分布区域有个体差异应予以注意,图(11‐25b、c、d)分布为肘关节上后上臂皮神经以下部分障碍而产生的。

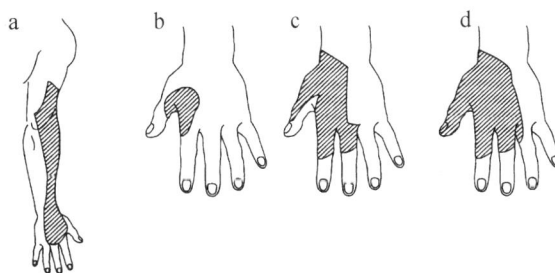

a. 后上臂皮神经上部障碍的麻木;b～d:后上臂皮神经以下部位障碍的麻木
图 11‐25　桡神经麻痹的麻木

（8）正中神经障碍所致的麻木　正中神经障碍时麻木如图 11‐26 所示,L 分布最广,S 分布最小,变异较多。正中神经与桡神经在手上的分布很重要,这种正中神经障碍在腕管综合征中常见。

（9）肌皮神经及腋神经障碍所致的麻木　图 11‐27a 是肌皮神经障碍的麻木分布,图 11‐27b 是腋神经障碍麻木的分布。

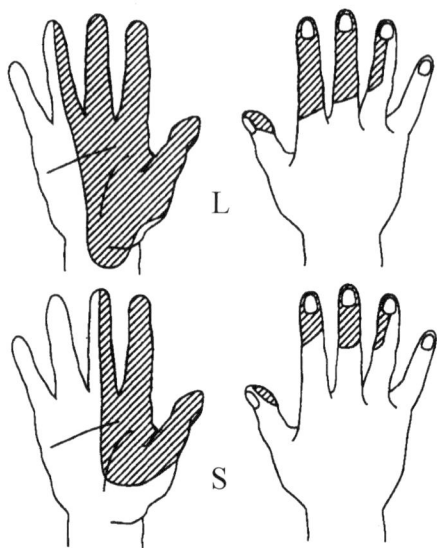

图 11 - 26　正中神经障碍的麻木

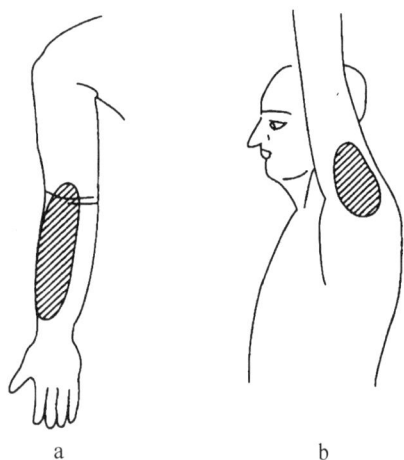

图 11 - 27　肌皮神经(a)腋神经(b)障碍的麻木

（10）股外侧皮神经障碍的麻木　图 11 - 28 是股外侧皮神经障碍产生感觉异常的区域，即肢痛性感觉异常（melalgia paresthetica），多以疼痛为主征，也有麻木主诉，此种绞扼性神经障碍中已知有背痛性感觉异常（nostalgia paresthetica）也称为 T_2～T_6 的后根神经受压。

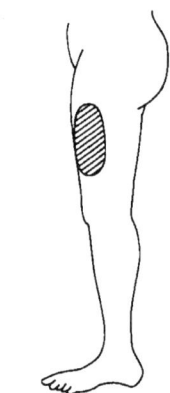

图 11 - 28　肌外侧皮神经障碍时的麻木

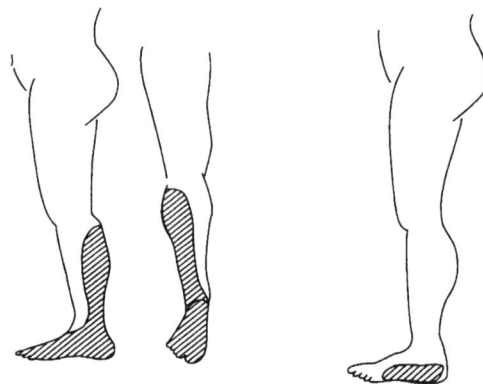

图 11 - 29　坐骨神经干障碍时的麻木

图 11 - 30　腓肠神经障碍时的麻木

（11）坐骨神经干障碍的麻木　从坐骨神经有到腓神经、腰神经、腓肠神经等的分支，图 11 - 29 为上述诸神经的障碍。

（12）腓肠神经障碍的麻木　腓肠神经可做神经活检，充分检查该部感觉障碍的活检，诊断价值甚高（图 11 - 30）。

（13）腓深神经与腰神经障碍的麻木　腓深神经障碍如图 11 - 31a 腰神经的足底神经感觉区域如图 11 - 31b 所示，有障碍则出现足底麻木。

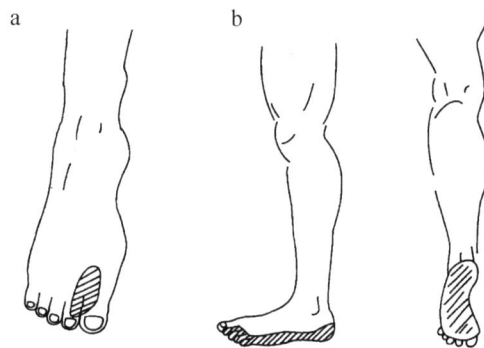

图- 31　腓深神经(a)与胫神经的足底神经(b)障碍时的麻木

二十六、感觉障碍与病原性病灶

感觉障碍是 SMON（亚急性脊髓视神经病，subacute myelo-optic neuropouhy）神经症状的核心，在全部患者都能看到感觉障碍，为便于理解，可将其内容分为：① 正常基本感觉的量的变化；② 空间性（位置）和时间性辨别功能障碍；③ 由于自发或外来的刺激而出现感觉异常。在 SMON 病时这 3 个方面都出现某些障碍，大多数患者的首发症状是两脚麻木,其浅感觉与深感觉都出现钝麻。这种症状呈亚急性上升,多数患者可达下腹部。麻木是自发的异常感觉,除了针刺般火辣辣和麻酥酥的感觉以外,还有足踝和小腿像用锁链勒紧的感觉和用石膏箍住硬邦邦的感觉以及在脚掌上贴了一块黏土的感觉等都很有特点,再加上疼痛和冰冷的感觉,患者感到非常不舒服。

在病理学方面可以看到薄束以及腰髓骶髓的后根和脊神经节的变性,另外在脊髓侧索的锥体束、交感神经节和视神经也常有变性。薄束的变性在颈髓上部特别显著,锥体束的变性多出现在腰髓和骶髓。将这些病理改变与感觉相对比来探讨感觉障碍的病原性病灶。

（一）后索系统

在 SMON 患者的所有尸解病例都能看到变性的薄束是属于后索系统的本体感觉传导束,而在腰骶髓出现变性的锥体束则是运动系统的下行束,但它含有控制本体感觉功能的下行性纤维,控制着后索核和脊髓后角本体感觉的传导。虽然不能否定锥体束的变性通过这种机制的变化对本体感觉产生影响的可能性,但可以肯定薄束的变性与感觉异常的关系还是比较深的。后索系统在脊髓内的本体感觉传导经路中的最大的,约占上部颈髓横断面的 40％,分为薄束和楔束。薄束含有经过 T7 以下的后根而进入脊髓的传入纤维(向心性纤维),投射在延髓的薄束核。楔束含有经过 T7 以上的头侧后根而进入脊髓的传入纤维,投射在延髓的楔束核。后索含有以下的神经纤维:① 直接投射在后索核的初级传入纤维(其中多数向进入部位的和相邻的脊髓节伸出侧支);② 连结脊髓间的细的有髓纤维;③ 自后索上行终止在上一位脊髓髓节的初级传入纤维;④ 脊髓灰质内的二级神经元轴索突;⑤ 来自大脑的下行性纤维。

来自肌肉的第 1 组（Aα）纤维和第 2 组（Aβ）纤维以及来自皮肤关节的 Aβ 纤维都在进入脊髓后根的部位加入了后索,也有一部分 Aδ 纤维和 C 类纤维进入后索。这些传入纤维中只有半数以下直接投射在后索核,大多数都是仅仅伸入上一节段脊髓。直接投射在后索核的纤维是传导皮肤的触觉和振动觉的传入纤维(向心性纤维)(图 11 - 32)。来

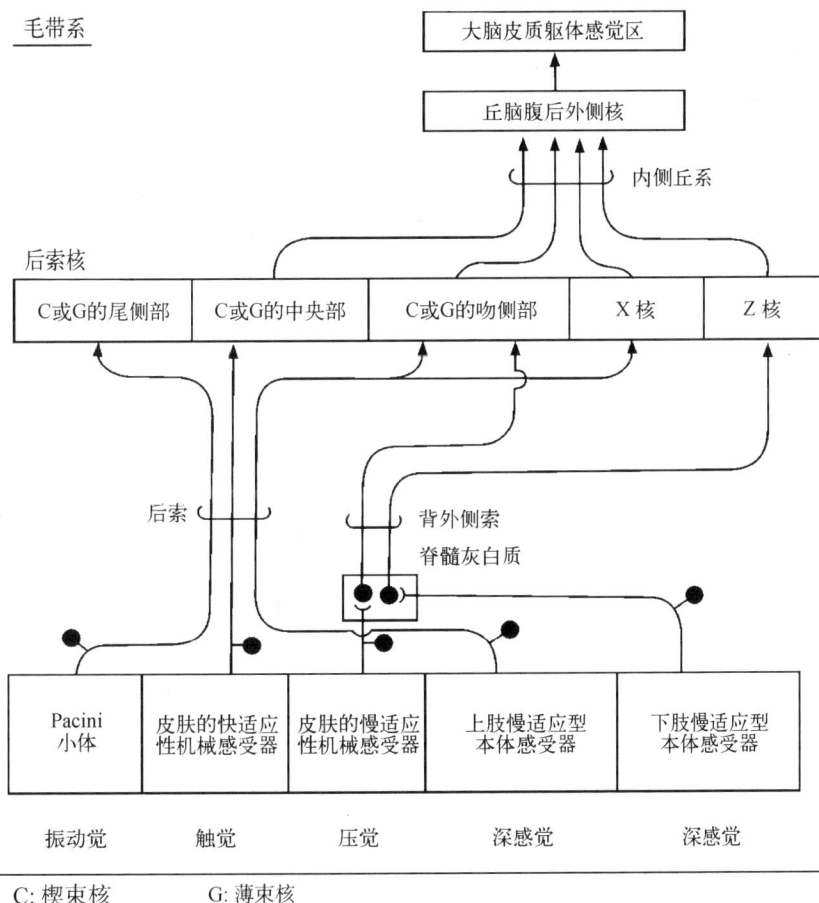

图 11 - 32　丘系

自缓慢顺应型机械性感受器的神经冲动被看作是传导皮肤的压觉,它在脊髓灰质转换神经元后,自同侧的背外侧索上行投射在薄束核和楔束核。分布在下肢肌肉和关节的缓慢顺应型本体感觉器发出的向心性神经冲动在脊髓灰质的 Clarke 柱(背核)转换神经元后,自同侧的背外侧索上行终止在 Z核。自上肢肌肉和关节的缓慢顺应型本体感觉器发出的向心性神经冲动直接投射在楔束核的头侧和 X核。自薄束核、楔束核、X核和 Z核发出的二级神经元或三级神经元的轴索突进入内侧丘系,终止于对侧的丘脑后外侧腹侧核。自后外侧腹侧核的三级或四级神经元发出的轴索突投射在大脑皮层的躯体感觉区。由于通过内侧丘系,故称此系统为丘系系统。丘系系统传导来自体表的皮肤和黏膜的感觉信息,此系统的神经元从具有共同特定感觉感受器的复数初级传入纤维接受传入的信息。在后索核、丘脑后外侧腹侧核与大脑皮质躯体感觉区的各个水平上都有躯体感觉的局部定位功能(somatotopic organization),形成感觉分布图。

SMON 患者的全部尸解病例都有后索的变性,这种变性是两侧性的,在上部颈髓的薄束最为明显。在急性病例轴索的变化要比包裹着它的髓鞘的变化明显,这表示是轴索型变性。在轴索型变性中,自轴索的远端开始慢慢地向细胞体方向进行的神经纤维变性叫作逆行性死灭反应(dying-back reaction)。这种变性发生在初级感觉神经元时,就从周围神经的末端以及在中枢神经系统内的末端开始变性,通常最早的变性出现在粗而长的轴索远端。患者出现左右对称的与病理变化相应的上行性感觉运动障碍,表现为手套形和袜子形的特有分布。维生素缺乏病、药物中毒以及工业污染等引起的神经病变大多有着这种逆行性死灭型神经病变(dying-back neuropathy)的经过。此型神经病变大多先侵犯细胞体,破坏其维持神经元结构和功能的能力,病变是从轴索的远端向细胞体进行的。但是一般认为在砷或铊(thalium)中毒引起的神经病变时,这些药物的作用点却在轴索,由于细胞末能及时补给酶和辅酶,病变就从轴索的远端开始进行。有报道称在 SMON 时也有显示出初级感觉神经元的逆行性死灭反应的临床表现。例如以两脚麻木发病,麻木逐渐上升,重症病例的麻木能达到胸部以上,这也许能用逆行性死灭反应来说明。

(二) 感觉迟钝

据祖父江和安藤报道 900 例 SMON 患者中的 632 例有触觉和痛觉迟钝,其中的 67.5％和 60.2％有中度以上的触觉迟钝和痛觉迟钝。742 例中的 96％有振动觉障碍,没有此障碍的病例极少。这些感觉迟钝多发生在下肢。

1. 振动觉迟钝　振动觉的感受器是帕西环层小体(Pacini corpuscules)(图 11-33)。具有此感觉器的 Aβ 传入纤维不在脊髓内发出侧支,自后索上行投射在后索核的尾侧部分。如薄束完全变性则振动觉消失,如部分变性则振动觉迟钝。可以认为 SMON 患者的振动觉异常反映了薄束的变性。

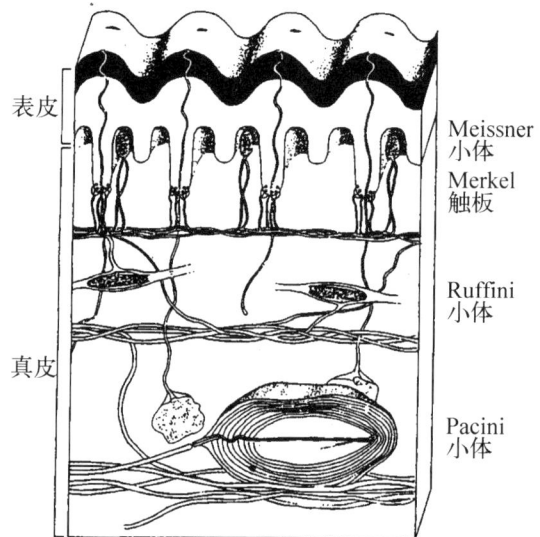

Merkel 触板与 Ruffini 小体为慢适应型机械感受器与压力觉有关。Meissner 小体感知触觉,100 Hz 以下的振动刺激由 flutter sensation 感受器,Pacini 小体是 100 Hz 以上振动刺激的振动觉感受器

图 11-33　皮肤的感觉感受器

2. 触觉迟钝　触觉的感受器是麦斯纳触觉小体(Meissner corpuscles)和毛囊感受器,都属于快速顺应型机械性感受器。在人类麦斯纳小体是主要的触觉感受器。具有这些触觉感受器的 Aβ 传入纤维在进入脊髓处和邻近的脊髓后角发出侧支后,自后索上行终止在后索核。自后索上行的经路是触觉的主要传导经路,但是脊髓丘脑束和脊髓颈髓丘脑束也传导触觉。脊髓丘脑束是在脊髓后角的第 3～5 层经中转后自对侧的前外侧索上行;脊髓颈髓丘脑束是自脊髓后角走出,在同侧的背外侧索上行,并在颈髓上部的外侧颈核经中转后进行对侧的

内侧丘系。但是人类一般不存在脊髓颈髓丘脑束，即使有也只是痕迹。总之，薄束变性就能引起下半身的触觉迟钝，但是由于还有脊髓丘脑束，触觉不至于完全消失。SMON 患者出现的触觉迟钝也能用薄束变性来说明。

3. 痛觉迟钝　皮肤的痛觉感觉器是 Aδ 损伤感觉纤维和 C 损伤感受纤维的游离端。Aδ 损伤感觉纤维和 C 损伤感觉纤维是痛觉纤维。从这些损伤感觉纤维传来的神经冲动经脊髓后角的特殊损伤感受神经元和广动作范围神经元中转后，进入脊髓丘脑束，自对侧的前外侧索上行。特殊损伤感觉神经元是中转损伤感受纤维的神经冲动的神经元，广动作范围神经元是中转触觉压觉纤维和损伤感受纤维神经冲动的神经元。特殊损伤感受神经元分布在第 1 层，广动作范围神经元分布在第 1 层和第 4～6 层。猫的第 4、5 层的广动作范围神经元的一部分向同侧的后索送入纤维，但尚不清楚人类的情况。已知特殊损伤感受神经元和广动作范围神经元向在同侧的背外侧索上行的脊髓颈髓丘脑束送入纤维，但此系统在人类并不起重要作用。有报道称后索受伤时出现痛觉过敏。认为痛觉迟钝是由自脊髓后角的广动作范围神经元发出而进入薄束的纤维发生变性所引起的。如果在前外侧索内上行的脊髓丘脑束没有病变的话，就应该想到痛觉迟钝是由发出损伤感受纤维的初级损伤感受神经元的病变所引起的。

4. 深感觉的迟钝　SMON 患者的深浅感觉迟钝要比浅感觉障碍显著。一般认为关节的位置觉和运动觉的周围感觉器是分布在关节的机械性感受器，但是现在已知肌肉内的机械性感受器，尤其神经肌梭是主要的感觉感受器，而皮肤的机械性感

受器是它的辅助器官。总之，在下肢关节和肌肉内具有缓慢顺应型本体感受器的传入纤维投射在脊髓灰质的 Clarke 柱，从此处的二级神经元发出的投射纤维自同侧的背外侧索上行。对猫下肢的伸肌和屈肌的肌神经给与电刺激时则出现脊髓前根和单突触反射，这个反射是由来自神经肌梭传入纤维的神经冲动所引发的。当给猫服用 200 d 氯碘喹（Chinoform）时，单突触反射就消失。但是由于在脊髓后根记录的来自周围的神经冲动中未发现异常，这就表示在肌传入纤维的脊髓内终端发生了突触传导障碍。同样的障碍也可能发生在 Clarke 柱的突触传导上，这也可能与深感觉迟钝有关。

（三）识别功能的障碍

后索系统有病时空间性（位置）和时间性识别功能就发生障碍。后索有病的患者会错误地判断加给体表面的机械性刺激的强度和地点。在 1 个点上加给机械性刺激时，常常感到像有 1～2 cm 的移动。两点辨别功能受到损害，在体表面写字时判断不出是什么字。反复给与机械性刺激时，最初的两三次时，能准确地判断出刺激的部位，再继续判激时，就感到好像刺激别的部位，也不能准确地判断出什么时候给的刺激和什么时候停止刺激的。这是由于患者虽然知道给了他机械性刺激，但不能准确地判断出在何时何处给了刺激的缘故。

属于丘系的后索核和丘脑后外侧腹侧核的触觉中转神经元与大脑皮质躯体感觉区的触觉神经元都在体表面上具有局部兴奋性感受区，给予此区触碰刺激时，神经元则兴奋。在兴奋性感受区的周围还有抑制性感受区，给予此区触碰刺激时，神经元的活动就受到抑制。在后索核中转神经元的抑制中有突触后抑制和突触前抑制参与其活动（图 11 - 34）。

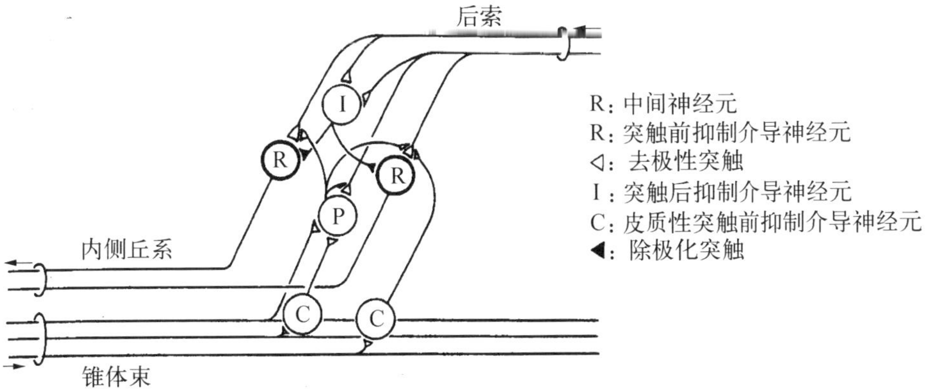

R：中间神经元
R：突触前抑制介导神经元
◁：去极性突触
I：突触后抑制介导神经元
C：皮质性突触前抑制介导神经元
◀：除极化突触

图 11 - 34　后索核的突触联接模式

在中转核和躯体感觉区都有躯体感觉的局部定位功能所形成的感觉分布图。刺激 1 点时,在该处具有兴奋性感受的神经元群就都兴奋,但是在其邻近具有周边感受区的邻接神经元群的活动就受到抑制(图 11-35)。其结果使空间性(位置)辨别能力增高,从而能准确地判断出刺激部位。刺激两点时,就有两个神经元群兴奋,而在两点之间具有兴奋性感受区的神经元群的活动就受到抑制,因而两点辨别能力增高。

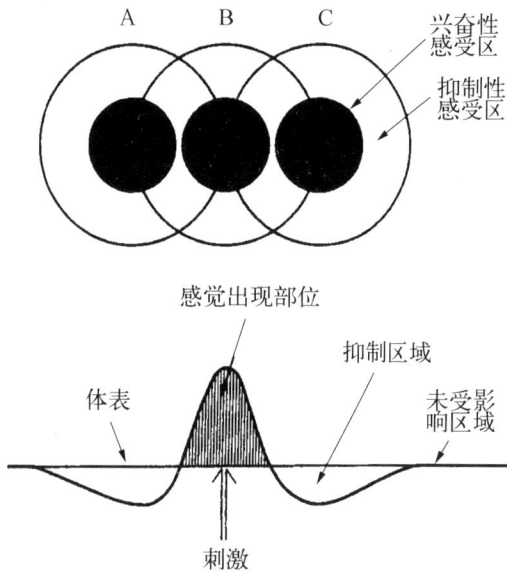

上图是体表上相邻部位上有兴奋性周围感受区的 3 个神经元的周围感受区。个个兴奋性感受区包围着抑制性感受区。对神经元 B 的兴奋性感受区予以刺激后,神经元 B 兴奋,抑制神经元 A、C 的活动。下图是从皮肤产生的感觉,由神经元 B 的兴奋性感受区产生感觉,神经元 A、C 的兴奋性感受区难以产生感觉

图 11-35　周边抑制空间辨别能力的提高

大部分后索核的中转神经元,在兴奋性感受区受到刺激时,首先发生兴奋性突触后电位(去极化)而发射神经冲动,但随后即发生抑制性突触后电位(超极化)而抑制神经冲动的产生。如果再加与突触前抑制时,向这个神经元输送神经冲动传入纤维末端就发生去极化,使后来的神经冲动所诱发的递质释放有所减少,因此停止刺激时就留下抑制,使时间性辨别能力得到提高。在体表面写字时,互相邻接的神经元群就按照抑制-兴奋较强抑制的顺序进行活动,使"猜着读字的能力"增强。一部分后索受伤时,接受受伤传入纤维送来信息的后索核中转神经元对周围性刺激就不起反应,另外,此纤维通过介于两者之间的神经元向其他神经元施加的抑

制也消失,因此加在接受残存传入纤维送来信息的神经元的抑制也随之减少。也有报道称这种神经元的兴奋性感受区扩大,因而空间性辨别能力降低。Yokota 等对服用氯碘喹 200 d 的猫进行了检查,发现其薄束核的突触前抑制减弱乃至消失,而且中转神经元发生的兴奋性突触后电位的持续时间也有延长。这种延长可能与自薄束上行的传入纤维传导速度偏离正常值的增大以及抑制机制的减弱乃至消失有关。这些变化表示空间性与时间性的辨别能力降低。SMON 患者判断足趾的刺激部位和两点辨别能力等的空间性辨别能力降低,识别在足底写的数字或画的图形的准确性也降低。这些神经症状都能用后索病变引起的辨别功能降低来加以说明。

(四) 异常感觉

SMON 患者在脚掌、小腿、大腿、腰部和下腹部等处出现各种异常感觉,大多是自发性出现,常因步行等动作而加重。一般认为自发性异常感觉是由与具有肌纤维自发性收缩等基础的运动单位自发性兴奋相对应的感觉系统异常兴奋所引起的(运动单位的自发性兴奋是处在纤维性收缩等基础上的,这种兴奋引起与运动单位相对应的感觉系统的异常兴奋,因而出现各种自发性异常感觉)。在正常人臂上做驱血操作,在解除驱血时出现异常感觉。对此进行研究时发现随着异常感觉的出现,从周围神经纤维发射出多量的高频棘波(Spike)。根据这个研究可以说明麻刺感(tingling)是由于能传导 100 Hz 以下振动刺激而诱发颤动感(flutter sensation)的神经纤维异常兴奋所产生的。这种神经纤维是具有麦斯纳小体(Meissner corpuscles)的触觉纤维。另外,"营营声(buzzing)感"具有高频率振动感觉的性质,它的发生与含有帕西尼环层小体的神经纤维异常兴奋有关。Aδ 损伤感受纤维则参与针刺感的发生。感觉传导束发生异常兴奋时就出现异常感觉。初级感觉神经元当然能成为异常兴奋的发生根源,但是也不能忽视断绝信息输入的 2 级和 3 级神经元成为异常兴奋发生根源及其可能性。通过对能向小脑输送来自周围躯体感觉,信息的外侧楔束核的研究,发现保留 T_1 的后根而切断 C_1 到 T_7 的后根时,断绝来自周围信息的神经元就显示出现异常的自发性棘波发射,但是接受经由 T_1 后根而来的周围信息的神经元却不出现异常的自发性棘波发射。有报道称在薄束核也出现同样的因

切断传入经路所引起的异常兴奋。这表示当薄束发生变性时,薄束核的中转神经元由于接受不到来自周围的信息,就可能出现异常兴奋而产生异常感觉。也许能用这个机制来说明"火辣辣"和"麻酥酥"等感觉的发生原因。SMON 出现的浅感觉障碍大多可能用后索变性来说明;深感觉迟钝则是由于初级传入纤维在脊髓内的末端异常所诱发;痛觉迟钝也可能是初级损伤感受神经元的异常。

第三节　与颈椎病的鉴别诊断

一、颈椎病与肌萎缩性侧索硬化症的鉴别诊断

肌萎缩性侧索硬化症(ALS)是起始于大脑皮质运动区 Betz 细胞的上运动神经元与脑干的脑神经运动核及脊髓前角下运动神经元产生选择性变性的运动神经元疾病,发病 2～4 年(平均 3 年)后产生呼吸肌瘫痪,必须使用人工呼吸机的一种疑难重病,而颈椎病是因颈椎退变性致椎变形而使颈神经根受损及颈髓受压,其发病率高,该病如能早期诊断并早期治疗可使其预后良好。ALS 与颈椎病鉴别时最为重要的是不伴有感觉障碍,仅有局限于上肢的肌萎缩,肌力下降或下肢呈痉挛性瘫,均以运动障碍为主要症状,早期确诊有利于治疗方针的确定。临床上 ALS 患者中合并颈椎病的发生率甚高,常常出现在未充分评估之前即行手术之事必须予以注意。现就 ALS 与颈椎病两者的鉴别点及 ALS 以外运动神经元疾病与颈椎病的鉴别概述如下。

(一) ALS 的临床

1. 临床症状　发病率为 10 万人中 2～7 人,发病年龄平均 50.5 岁,随年龄增长而增加。男:女＝2:1,多单独发生。欧美 ALS 约 5％～10％,日本约 1％为家族性(familial ALS,FALS)。包括 ALS 在内运动神经元疾病的诊断指标如表 11-20 所示。

ALS 的神经症状由上运动神经元症状与下运动神经元症状构成,分为四肢、脑神经水平的障碍较易理解(图 11-36),上运动神经元障碍称为锥体束征,可见四肢尤其下肢痉挛性瘫痪,肌张力亢进(痉挛),深部腱反射亢进,踝、膝阵挛及病理反射出

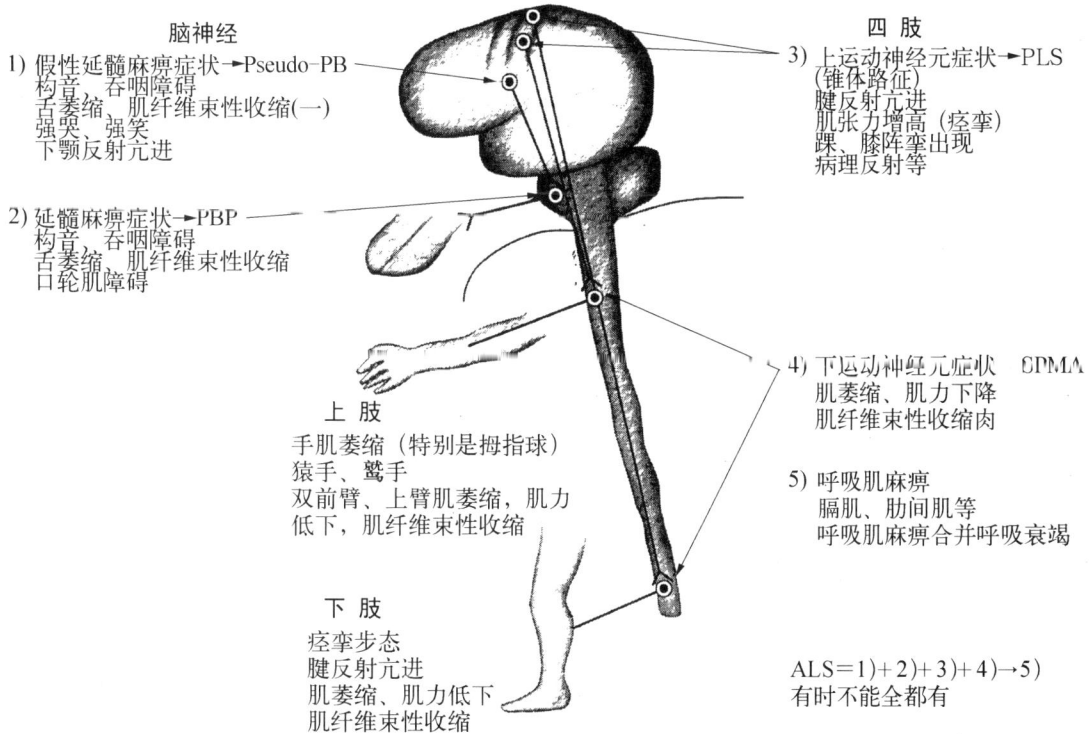

脑神经
1) 假性延髓麻痹症状→Pseudo-PB
   构音、吞咽障碍
   舌萎缩、肌纤维束性收缩(一)
   强哭、强笑
   下颚反射亢进

2) 延髓麻痹症状→PBP
   构音、吞咽障碍
   舌萎缩、肌纤维束性收缩
   口轮肌障碍

四 肢
3) 上运动神经元症状→PLS
   (锥体路征)
   腱反射亢进
   肌张力增高(痉挛)
   踝、膝阵挛出现
   病理反射等

上 肢
手肌萎缩(特别是拇指球)
猿手、鹫手
双前臂、上臂肌萎缩,肌力
低下,肌纤维束性收缩

4) 下运动神经元症状→SPMA
   肌萎缩、肌力下降
   肌纤维束性收缩肉

5) 呼吸肌麻痹
   膈肌、肋间肌等
   呼吸肌麻痹合并呼吸衰竭

下 肢
痉挛步态
腱反射亢进
肌萎缩、肌力低下
肌纤维束性收缩

ALS＝1)+2)+3)+4)→5)
有时不能全都有

图 11-36　ALS 的临床表现

现等。病变局限的称原发性侧索硬化(primary lateral sclerosis,PLS)。下运动神经元障碍中可有支配肌的肌萎缩,肌力减弱,肌纤维束性收缩。局限于四肢时称为进行性脊肌萎缩(spinalprogressive muscular atrophy,SPMA)。脑神经延髓水平的下运动神经元障碍称为延髓麻痹,见有吞咽障碍、构音障碍、舌肌萎缩及肌纤维束性收缩。病变局限时称进行性延髓麻痹(progressive bulbar palsy,PBP)。上运动神经元障碍中也有因球肌痉挛性瘫痪而致吞咽障碍构音障碍时称为假性延髓麻痹(pseudobulbar palsy),见不到舌肌萎缩及肌纤维束性收缩,可有下颌反射亢进,软腭反射消失,强笑、强哭等症状可与延髓麻痹鉴别。ALS中这些症状或多个存在,或随病情发展而出现多个,最终因呼吸肌瘫痪呼吸衰竭而不得不使用人工呼吸肌。

首发症状的出现部位及发病时期在病型分类、预后推测上甚为重要。普通型是一侧上肢末梢发病,呈Z形进展(如右上肢→左上肢→右下肢→左下肢)。假性多发神经炎型首发于下肢末梢,上行至上肢、延髓部。延髓麻痹型以吞咽、构音障碍为初发并扩展到上、下肢,这些多比普通型进展快。尚有百分之几以呼吸障碍为首发的呼吸机瘫痪型,要予以注意。早期尚多见有上肢痛及麻木等自觉异常感觉。阴性四体征(negative tetracl)为无感觉障碍、无膀胱直肠功能障碍、无压疮、无眼球运动障碍,除特殊情况外无智力障碍。多伴有几个月内急剧的体重减轻。

2.检查所见　本病一般血压、生化、脑脊液检查均无异常,血清CK值及脊液蛋白质可见轻度上升。肌电图检查在本病诊断中为最有用的检查,神经传导速度正常,针肌电图多有去神经及神经再支配的所见(fibrillation, fasciculation, positive sharp wave),高振幅电位,最大收缩时干涉波形的形成不良。另外,脊傍肌的去神经所见在鉴别髓节性障碍上非常有用。本病预后不良,故诊断应慎重,尽可能除外其他病变较为重要。故在肌电图检查基础上,脊椎X线片(颈椎6个方向,腰椎4个方向),CT,MRI检查(头部、颈—腰部全脊髓)等均有意义。头部MRI常为正常,锥体束有时可见T_2WI上高信号。病程中有无呼吸衰竭,坠积肺炎等呼吸系统的评估甚为重要,胸片、肺功能检查,血气分析等均有意义。

运动神经元疾病中有遗传基因明确的,可用基

因诊断确诊,已明确FALS约20％为SODL基因点突变(1998年发现约60种以上)。延髓脊髓性肌萎缩(spinal and bulbar muscular atrophy,SBMA或Kennedy Alter Sun,KAS)可见雄激素受体基因内CAG脂质增加。脊髓性肌萎缩(spinal muscular atrophy,SMA)病中相邻2个基因,NAIP(neuronal apoptosisinhibitory protein)或SMN(survival motor neuron)中见有缺失或点突变,考虑可能为原因基因。

(二)需与ALS鉴别的颈椎病

需与ALS鉴别的颈椎病主要为无感觉障碍或轻微,以上肢肌萎缩肌力下降致下运动神经元障碍为主症的病型。Keegan型,颈椎病性肌萎缩(cervical spondylotic amyotrophy,CSA)或肌萎缩型颈椎病即与此相当。1965年Keegan就无脊髓症状及感觉障碍而见有上肢肌萎缩,肌力下降的1例颈椎病尸解病例做了详细的研究与报道,其病变为$C_3 \sim C_7$的广泛颈椎病性骨刺致硬膜内前根呈现选择性受压,祖文江等将发病早期即出现上肢肌萎缩及肌力下降为主症状的类似运动神经元疾病的颈椎病称谓CSA。

CSA的临床特征:① 肌萎缩在中年以后发病,上肢明显。② 肌萎缩的发病、发展缓慢,较早期即出现肌萎缩常有进展停顿期,经过中会出现浅感觉障碍。③ 由颈椎运动致上肢疼痛及麻木出现的频率较高。④ 上肢肌萎缩的特征为左右非对称性的髓节性局限性分布(近端肌萎缩型为$C_5 \sim C_6$,远端肌萎缩型为C_7/T_1)。⑤ 肌电图上,萎缩肌较局限,见有神经元性变化,尤其高振幅电位。⑥ 颈椎病水平与肌萎缩水平有对应关系,近端肌萎缩见于$C_3 \sim C_4$、$C_4 \sim C_5$、$C_5 \sim C_6$椎间,远端肌萎缩多见于$C_5 \sim C_6$、$C_6 \sim C_7$椎间的压迫。

颈椎病中也有以下肢痉挛瘫上运动神经元障碍为主征的病型,Crandall等将颈椎病脊髓型按其临床表现分为4型,无感觉障碍或轻微脊髓锥体束或前角细胞障碍为原因的称为运动系统综合征(motor system syndrome),病状多与PLS的痉挛瘫相似。

平山对108例4种类型颈椎病进行分析,运动障碍主体型24例(22％),感觉障碍主体型33例(31％),运动＋感觉障碍型49例(45％),锥体束障碍型2例(2％)。运动障碍主体型几乎均为上肢运动障碍,近端型(15例)比远端型(7例)多。46例

ALS病例中29例(63%)并发颈椎变形,其中上肢障碍为主症状的25例中,7例(28%)诊断为颈椎病并在骨科接受牵引治疗。

(三) ALS与颈椎病的鉴别要点

ALS与颈椎病鉴别要点见表11-20。

表11-20　ALS与颈椎病的鉴别

症　　状	ALS	颈　椎　病
1. 临床症状		
肌萎缩、无力	(＋)	(＋)
感觉障碍	(－)	(－)
吞咽、构音障碍	自觉(＋)	(－)
2. 神经体征		
延髓麻痹	(＋)	(－)
屈颈肌力下降	(＋)	(－)
肌萎缩、肌力下降的分布	髓节性(－) 上肢远端→近端→全身	髓节性(＋) 上肢远端或近端,局限
肌纤维束性收缩	全身可见	局限于障碍部
脊髓障碍的模式	仅锥体路障碍	锥体路障碍加感觉障碍,伴有排尿障碍
感觉障碍	(－)	(＋)
深部腱反射	上、下运动神经元障碍 优势所致 下颌反射亢进	髓节性
3. 检查所见		
颈椎X线像异常	(－) 也与神经体征一致	(＋) 与神经体征一致
颈部MRI异常	(－)	(＋)
针肌电图(神经源性)	跨越髓节	髓节性

1. 神经症状　伴有明显感觉障碍时可疑为颈椎病,ALS多为自觉感觉异常,即使发病早期鉴别困难,但随病程ALS会逐渐进展,会出现吞咽、构音障碍等延髓麻痹症状及其他肢体的肌萎缩,肌力下降,肌纤维束性收缩。

2. 神经体征　颈椎病中颈椎变部位(髓节)与神经体征(肌萎缩,肌力下降部位)有关,详细观察神经体征,许多情况可资鉴别。

(1) 脑神经(尤其球症状)的有无　检查脑神经中有无球症状,ALS中与眼轮肌比,口轮肌肌力下降占优势者多。

(2) 颈部肌力减弱的有无　ALS中早期多见颈部肌力下降,随病程进展会出现头下垂现象这一特征性体征。颈椎病中只有上位颈髓障碍才会发生颈部肌力下降。

(3) 肌萎缩、肌力下降的分布　颈椎病中会有局限于上肢远端或近端的髓节性障碍,ALS中不是髓节性障碍而是超过髓节的障碍。

(4) 肌纤维束性收缩的有无　此系失神经的重要体征,颈椎病时障碍部位局限,ALS可见超髓节的部位障碍。

(5) 脊髓障碍的模式　颈椎病所致颈髓病变其症状局限为锥体束症状时有时则难于鉴别,出现感觉及排尿障碍时则易于诊断。

(6) 有无感觉障碍　注意检查有无髓节性或横贯性感觉障碍。

(7) 深部腱反射　深部腱反射减弱、消失或亢进,在颈椎病时呈髓节性而ALS时由各部位上、下运动神经元的优势性而不同,无明确髓节性模式,若有下颌反射亢进则可疑为ALS。

3. 检查所见

(1) 颈椎X线照片　颈椎病时侧面像见有椎间隙变狭、骨刺形成,斜位像见有椎间孔狭窄、肌萎缩、肌力下降部分与椎间孔狭窄部位相一致。

(2) 颈椎MRI　是否有因颈椎变形所致的颈髓、神经根压迫要观看矢状面及轴位断层像。神经体征的部位与压迫所见一致,则可疑为颈椎病所致的神经障碍。

(3) 电生理检查　如前所述,针肌电图是诊断的决定手段。颈椎病可有局限于髓节性障碍部位的神经源性变化,ALS则见有超越髓节性障碍的变化。

(4) CT脊髓造影　可依需要行造影剂CT脊髓造影,观察萎缩形态及压迫的有无。

(5) 骨骼肌CT　行骨骼肌CT检查肌萎缩分布及有无髓节性。

(四) 颈椎病尚需与ALS以外的运动神经元疾病相鉴别

1. SPMA　仅见四肢的下运动神经元症状,缺乏上运动神经元症状的疾病中,肌萎缩多从上肢远端开始。经过中见延髓麻痹等其他运动神经元症状,多被诊断为ALS,其中延髓麻痹及呼吸机瘫痪未长期出现,缓慢进展经过时间长,此时与SMA Ⅲ型(Kugelberg-welaneler病),Ⅳ型(成人型)难于鉴别,SMA可由基因诊断来确诊。

2. SBMA　伴性劣性遗传疾病,成人期男性发病,进展缓慢。障碍部位见于脑神经,四肢的下神经元,有吞咽障碍、构音障碍、舌肌萎缩及肌纤维束性收缩等球症状,含颈肌在内四肢近端肌优势的肌力下降及肌萎缩。颜面肌、腹肌的萎缩,肌力下降、口周围、下颌部、四肢的纤维束性收缩也明显,而且在自觉肌力下降以前多已存在手指震颤,有痛性肌痉挛,深反射消失或下降。下肢远端有轻度感觉障碍及自主神经障碍,常多伴有女性乳房化。检查中有神经源性肌萎缩,多有高 CK 血症。

3. 青年性一侧上肢肌萎缩(平山病)　CSA 与青年性一侧上肢肌萎缩均无感觉障碍或轻微,而以上肢非对称性髓节性肌萎缩为主征,责任病灶为前角,但不同点是发病年令与肌萎缩的分布,仅限于颈椎最大前屈时与 C_6。

与 $C_7 \sim T_1$ 髓节相对应的远端肌萎缩,多在 15~25 岁以男性为多。肌萎缩限于手内在肌与前臂,进展缓慢,2~3 年内症状停止。原因系由于颈前屈位致下部颈髓硬膜后壁向前方移动压迫脊髓,可依 CT 脊髓造影、颈前屈位 MRI 确诊。

综上所述,ALS 依病程则易于诊断,发病早期与以颈椎病运动障碍为主征的病型鉴别,依神经症状,影像诊断,电生理学检查,鉴别有一定困难,合并颈椎变形的 ALS 早期未充分评估即行手术而后到神经内科就诊之事应尽量避免。

二、颈椎病与多发性硬化症的鉴别诊断

颈椎病的神经体征由脊髓症状与神经根症状组合而成,多发性硬化症(MS)以中枢神经症状随时间及空间而表现出多发性为其特征,系一种中枢神经白质炎症性脱髓鞘疾病,其病因不明,由有特定疾病感受性的患者因病毒感染引发,而对髓鞘及形成维持髓鞘的少突神经胶质产生自我免疫反应。MS 的神经症状主要以颈髓病变为主时,或当与颈椎病共同存在时,判定颈髓病变的症状由何处而来,在治疗选择上相对重要。

(一)颈椎病与多发性硬化的鉴别要点

1. 一般症状　颈椎病可有颈髓的压迫性病变,压迫部位 1~2 个髓节水平(颈椎)的上肢运动障碍、深部腱反射减弱或消失及感觉障碍一般均可见到,这一水平以下锥体路体征的深部腱反射亢进,病理反射的出现亦相当多见。下肢痉挛亦可有感觉障碍,不一定限于颈髓压迫部位的数个髓节。由骨刺的部位产生神经根障碍,其所支配的肌群无力、萎缩、感觉异常(麻木感及感觉迟钝),以及深部腱反射减弱、消失。一般颈椎病时出现颈部疼痛,

多由颈椎运动而诱发或增强麻木感,Spurling 试验、Jackson 试验多为阳性。

多发性硬化症时,如视力障碍(视神经炎,球后视神经炎)并发颈髓病变以外的中枢神经病变(小脑体征等)时则易于诊断,但仅颈髓病变时患者的神经症状是由 MS 所致还是由颈椎病所致则成为问题。MS 的诊断标准(表 9 - 16)有益于诊断。

膀胱直肠功能障碍中无尿、尿频、尿失禁的症状,颈椎病较 MS 的程度轻。

2. 特殊症状

(1) Lhermitte 体征　MS 颈髓病变的代表性体征为 Lhermitte 征,不仅 MS 而且颈椎病时亦可见到此征,Lhermitte 征在下部颈髓后索的病变中产生。

(2) 缺乏上肢症状痉挛性截瘫的颈椎病　由祖父江等报道脊髓型颈椎病 166 例中 10 例有下肢障碍并全部均有下肢深部腱反射亢进,9 例伴有下肢感觉障碍,2 例呈现 Brown-sequard 综合征,而平山等颈椎病致神经障碍者 108 例中有 4 例为下肢型,除上述特征外,下肢的长束征一般较轻,有脊髓丘脑束的下肢感觉障碍,锥体束体征的步行障碍程度轻,而前有肩周炎、颈部疼痛、上肢麻木等神经根或髓节症状。颈椎伸展时出现疼痛及麻木向肩及上肢放射,颈椎屈曲时麻木向躯干及下肢放射(Lhermitt 体征)。躯干、下肢半侧感觉障碍快速升至脐及乳头高度而呈现 Brown-Sequard 综合征的临床表现时,即使无上肢症状也表明有颈椎水平的病变。

(3) 躯干部的麻木感

1) 所谓的颈性心绞痛(cervical angina):心绞痛样心前区痛,由颈椎运动而易出现并加重,伴随症状有肩胛带及肩胛间疼痛,多有上肢尺侧麻木感自觉症状,且多有颈椎伸展受限,心功能异常且硝酸甘油无效。其机制推测为 C_7 神经根障碍及前根受刺激而出现的关连性疼痛。

2) 躯干束带感:胸部束带感常为左右两侧,前后均为全周性被带子紧束的感觉,与疼痛不同。有报道 $C_5 \sim C_6$ 椎间盘所致的颈髓受压可致 $T_5 \sim C_7$ 水平呈现束带感及其水平以下出现温痛触觉迟钝及麻木,由颈部安静及颈椎前路固定术使束带感消失,亦有不伴有浅感觉障碍的自觉束带感,在深感觉障碍型颈椎病中,$C_3 \sim C_4$ 椎间盘致脊髓正中部压迫时述有 T_5 水平的束带感,并在其以下并无浅感觉障碍,双下肢振动觉消失,此躯干束带感是由脊髓

后索障碍所致。束带感亦多见于 MS 胸髓水平的病变,也见于颈髓病变。

(4)失用手综合征[useless hand symdrome（of oppenheim）] 本综合征是在位置觉障碍基础上增加振动觉、二点识别觉及立体觉障碍致手不能很好使用的症状,重症时会呈现由位置觉障碍致假性手足徐动,多见于 MS,颈椎病时亦可见到,别名为钢琴动作手指（piano-playing fingers）的症状,推测与 $C_2 \sim C_4$ 颈髓后索病变有关。

(5)疼痛性强直性痉挛（painful tonic spasm） MS 时可出现因体动及外界刺激使一侧上、下肢产生放散性疼痛,同时在同一部位伴随异常感觉和强直性痉挛,发作为数十秒。

(6)呈现神经根障碍的 MS MS 时可呈现神经根障碍,亦有手麻木及疼痛者,影像学诊断有助于鉴别。

(二) 检查顺序

1. 脑脊液检查 腰椎穿刺时做动力学 Quecken's test 测试,即观察颈椎前屈,后伸,颈静脉压迫时脑脊液上升否,观察脊髓腔是否通畅,亦可用压力-时间曲线描绘法来完成 Quecken's test 试验。颈椎病颈椎后伸时易于出现异常。MS 时细胞数、蛋白质轻度增加,lg G 增加,lg G 指数（[脑脊液 lg G/血清 lg G]÷[脑脊液蛋白质/血清白蛋白]:正常值 0.7 以下）的增加。髓鞘碱基蛋白,寡克隆区带也有助于 MS 的确诊。

2. 影像所见 颈椎片（正侧、斜位、最大前屈、最大后伸）观察其排列及有否骨刺、间盘变性、椎间关节变性、椎间孔狭窄、椎管前后径狭窄等等。MRI 除确认上述各项外,对颈髓有无病变,有无骨刺及间盘的压迫,颈髓障碍范围及其病变程度的评估甚为有益,特别是脊髓的囊性变表明其为不可逆性。颈椎病或后纵韧带骨化的脊髓病变多为正中或前方正中稍外侧受压,此压迫在横断面颈髓呈三角形或菜花型变形。CT 可判断骨刺、骨性椎管的形态,有否手术适应证可用 CT 造影判定。

3. 电生理学检查 由正中神经、尺神经的体感诱发电位较为有用,以往诊断颈髓病变采用上肢神经刺激 SEP 的 N_9、N_{13}、N_{20},佐藤测试表示颈髓入口部的 N_{11},测定 $N_9 \sim N_{11}$、$N_{11} \sim N_{13}$ 顶点间潜时,由不与顶点间潜时延长的组合相合的顶点形状来诊断颈髓病变的正向水平。对 C_5、C_6、C_7 感觉髓节入口部的正中神经,$C_8 \sim T_1$ 感觉神经入口部的尺神经,

在腕关节部刺激而致 $N_9 \sim N_{11}$ 延长,出现非单数而是复数的髓节障碍,由影像诊断来断定多椎体压迫所致责任病变的水平,推测 MS 未见压迫病变的部位及颈椎病性肌萎缩与早期运动神经元病变的鉴别诊断上甚为有用。

MS 时可见 N_{11} 与 N_{13} 的顶点潜时延长,脱髓灶的低信号区与 SEP 推测的病变部位基本一致。Turano 对 MS 患者中颈髓 MRI 与 SEP 的相关性调查结果指出,正中神经刺激 N_{13} 与 N_{20} 电位的异常与同侧、后部颈髓的 MRI 异常存有相关性。

(三) 有关颈椎病与 MS 共存问题的讨论

1. Brain 在枕大孔水平的病变其症状（球后视神经炎及复视等）已出现的患者,以后逐渐发展成截瘫及四肢瘫痪者认为由 MS 所致。颈椎病中既往有颈痛或一侧或两侧上肢的根性痛时,会有一侧或两侧上肢的肌萎缩无力,按髓节性分布,一侧或两侧上肢的腱反射减弱,特别是桡骨反射逆转。一侧下肢或两侧下肢发生快速的感觉、运动障碍及一下肢或两下肢及躯干一部分感觉异常时表示为 MS。MS 早期易出现膀胱障碍而颈椎病脊髓型者则较少。颈椎病致脊髓障碍截瘫时腹壁反射多相对保持而 MS 时则消失。

外伤使 17 例 MS 中 7 例发病,外伤与病情加重密切相关。Mc Alpine 等比较了 250 例发病 3 个月内有外伤者为 36 例（14%）,并且 36 例中 22 例其外伤与初发部位相关。

外伤与 MS 相关的研究报道较多,但设有对照组的前瞻性研究尚少。Bamford 未发现两者有意义的相关,无法否认加重因素与外伤作用的关系。

2. Burgerman 该氏报道了脑外科处理的 6 例,MS 的诊断由临床,神经免疫学,电生理学、神经放线等所见综合确定。颈椎病诊断由脊髓造影、CT、MRI 完成,2 例见有改善,1 例一过性改善,3 例无变化。其经验为颈椎病与 MS 共存时,此共存对神经系统造成不良影响。颈椎病神经症状明显且解剖学压迫明确时外科治疗有效。

临床上出现颈痛及髓节性反射消失则颈椎病的诊断较 MS 更为有力,而这些患者出现颈髓水平以外的神经症状（视力障碍、复视、失调）时则应疑为 MS,因神经症状而诊断为 MS 的病例偶尔发生颈椎病的,尽管做了外科处理但仍进展时应考虑为 MS。该氏一例病情恶化与间盘脱出有关,1 例 MRI 中间位有明显狭窄,在颈过伸时狭窄加重,呈现明

显的脊髓受压,施行颈椎前路手术后取得了长期疗效,故选择适当病例手术是有效的。

Brain 等对 2 例 MS 与颈椎病共存的病例施行尸解发现受压部位呈现广泛脱髓鞘改变,一般并没有因明显外伤而加重 MS 的情况,颈椎病时脊髓外伤的影响是由自家免疫的活性化或细胞内蛋白分解酶释放而加重,比单独外伤所致的髓鞘破坏发生的更为广泛,为是 Burgerman 的推论。

3. 藤盛等　该氏报道了颈椎病对 MS 颈髓病变的影响,8 年中颈髓 MRI 检查临床确定的 13 例 MS 中,仅有 2 例为颈椎病的同一水平合并 MS 颈髓病变者,故不能排除颈椎病对 MS 颈髓病变发病的影响,尚需更多的病例进行观察。

三、颈椎病与脑血管病的鉴别诊断

一般颈椎病诊断中包括颈椎间盘脱出、颈椎骨软骨性变化,退变性颈椎病与外伤性颈椎病。颈椎病临床症状非常多种多样,与脑血管病重复到什么程度难以确定,在两者鉴别时要多找症状的来处。

(一)颈椎病与脑血管病两者症状的比较与鉴别

1. 颈椎病症状　大多产生神经根、脊髓症状及 Barre-Lieou 症状。神经根症状多为慢性发病的颈、肩、上肢的自发痛,放射痛与上肢末梢部的麻木为主,上肢可见感觉障碍及肌萎缩。脊髓症状则以四肢末梢麻木,手指精细运动及步行障碍为其主要症状,四肢痉挛瘫与感觉障碍逐渐出现,症状有左右差,这些症状如为两侧性易于诊断,一侧性或面部有症状时诊断要慎重。

Barre-Lieou 症状为后颈部交感神经综合征,头晕及眼前发黑时需与椎基底动脉一过性缺血发作及耳科疾病相鉴别。

脑血管病的症状亦多种多样,重要的需与颈椎病鉴别的有 Wallenberg 综合征、全感觉性卒中(pure sensorstroke)、全运动性偏瘫(pure motor hemiplegia)等症状为感觉障碍与无力的问题。Wallenberg 综合征是延髓外侧障碍引起旋转性头晕、呕吐、眼震等突发,病灶侧小脑性失调,Horner征,面部温痛觉消失,对侧半身温痛觉消失,轻症或不完全型病例中有时仅一侧颈以下感觉障碍。全感觉性卒中主要在一侧丘脑产生小梗死,一侧面部、上肢及下肢(半身全部或一部分)有感觉障碍,

症状有麻木、不适、冷感、不快感等自觉症状及检查有感觉迟钝,异常感觉等。轻度障碍常主诉麻木,评估时要慎重,Barre 征(上肢伸展,手掌水平向上伸向前方,闭眼后瘫侧前臂旋前的现象)、Souques手指征(手掌平行双上肢上举至上方,瘫侧手指张开的现象)等常见,这些在鉴别中具有重大意义。面部一侧性肌无力可由张口来评估(Oval 征)。

脑血管病的症状,发病突然,时间特定为其最大的特征,已有颈椎病症状及以轻度感觉障碍开始的,不可漏诊。

2. 客观所见　与脑血管病鉴别中易产生混乱的是脊髓型颈椎病,检查时可见上肢手指精细运动障碍、握力下降、肌萎缩、反射异常、感觉障碍等,下肢则出现痉挛步态、腱反射亢进、病理反射增强及感觉障碍等等,出现的频度与症状的程度各种各样。上肢因障碍水平不同,多数病例中肱二头肌或肱三头肌反射亢进。Hoffmann 反射及 Wartenberg反射等病理反射阳性,但也有减弱的情况。下肢见有膝及跟腱反射亢进,Babinski 征和膝、踝阵挛常阳性。上、下肢反射异常中多少有左右差异,常见于双侧。此点在脑血管病时,如无多发病灶则均为上肢优势。感觉障碍亦同样,一侧异常,双侧异常,有相当比重,面部如亦有感觉障碍则应首先考虑为脑血管病所致。此时,上下肢与颜面可有左右逆转(Wallenberg 综合征)。运动失调及言语障碍时则为脑血管病。患者主诉面部无力及感觉异常者少,易漏诊,可由张口、伸舌等运动及感觉来确认,问诊时要注意问到。

(二)以鉴别诊断为目的的检查

上述症状为慢性或进行性时,首先要行颈椎 X线拍片,然后头部 CT,颈部 MRI,头部 MRI 等形态学检查,进而做颈部 3D-CT、CT 脊髓造影,颈动脉MRA 等检查。有时亦需做体感诱发电位,神经传导速度,肌电图等检查。急性发病的或突然加重的或突然变化的尽早做脑血管造影,此外脑血流闪烁图(SPECT)的局部脑血流检查也有助于两者的诊断。

(三)由颈椎病产生的脑血管障碍

1. 颈椎变形对脑循环的影响　1960 年 Sheehan 等对 46 例(43～74 岁)有脑血管症状或颈椎病患者的血管造影所见进行分析,26 例见有骨刺对椎动脉的压迫、出现摇晃、眩晕、酩酊样步态等症状,颈伸展及旋转可致头晕、视力障碍、意识障碍、失神

等。Shimamura等发现理发店洗发中反复出现意识丧失的男性(68岁)患者其X线片上颈椎严重变形,另例女性(56岁)患者在牙科治疗期间意识丧失2人,均系在颈部过伸时出现的。呈现血管压迫症状的颈椎病变多在C_5～C_6及C_4～C_5水平,与骨病变好发部位相一致。颈部单纯X线照片所见应予以重视。

2. 颈椎运动致血管损伤 颈部急剧运动、运动中冲击及交通事故或颈椎病治疗中牵引、按摩致颈部过伸及颈部水平旋转等不仅会产生上述的血管受压,也会造成动脉损伤,有时亦会产生致死性的脑血管障碍。1982年Robertson报道美国心脏学会调查已有360例颅外动脉损伤,其中2/3为椎动脉,1/3为颈动脉,要求要改进颈部牵引的治疗方法并彻底改进手法治疗士的教育方法,不仅因治疗手法,而高尔夫球等运动时发病的例子亦时有所见。由推拿按摩所致的动脉损伤多为年轻人,受损伤动脉的椎体水平多为C_1～C_2,难以认为仅由颈椎变形所致。

(四)需与颈椎病鉴别的脑血管病的类型

1. Wallenberg综合征 小脑后下动脉、椎动脉、椎底动脉下部分支等闭塞致延髓外侧产生梗死,有眩晕、头痛、恶心、突发呕吐、眼震、吞咽困难、声音嘶哑等症状,病灶侧出现小脑失调,面部麻木感,感觉分离,Horner综合征,软腭瘫,咽反射消失,味觉障碍,半身麻木感,呃逆及对侧半身感觉分离。对侧伴有偏瘫时则称为Babinski-Nageotte综合征,对发病前的状况进行问诊极为重要。

2. 锁骨下窃血综合征(subclavian steal syndrome) 一侧锁骨下动脉起始部闭塞,闭塞侧上肢劳动时则引起基底动脉供血不足可出现意识丧失,检查左右桡动脉搏动的同期性及一侧上肢强运动负荷即可人致明了。

3. 腔梗

脑深部15mm以下的小梗死时其病灶部位即可出现独特的症状,现已知有以下情况,何时发病不清楚,面部所见不清晰,诊断时需阅读影像资料。

(1)全运动性偏瘫 内囊后支或脑桥底部病灶,仅出现包括面部在内的偏瘫,不伴有感觉障碍、偏盲、失语等。

(2)全感觉性卒中 病灶在丘脑,包括面部在内半身感觉障碍。

(3)运动失调性偏瘫(ataxic hemiparesis) 脑

桥上1/3与下2/3接合部病灶,呈面部在内不全偏瘫与同侧小脑失调。

(4)构语障碍笨拙手综合征(dysarthria clumsy hand syndrome) 一侧脑桥底部背侧病灶,无明显瘫,仅一侧手的精细动作及构语障碍。

(5)感觉性运动卒中(sensorimotor stroke)除丘脑梗死外内囊亦出现缺血变化,以全感觉卒中发病,继之出现同侧严重的运动瘫。

颈椎病与脑血管病鉴别较为容易,但颈椎病构成了产生脑血管病发病的基础,在脑血管病各种症状的治疗中,对感觉障碍应特别注意有否颈椎病的存在。

四、颈椎病与臂丛神经疾病的鉴别诊断

颈椎病系骨科,神经内、外科的常见病,其病史、临床所见及其神经症状,需与臂丛疾病鉴别。

(一)臂丛的神经解剖

理解臂丛的基本解剖对了解其病变极为重要,本文对此加以强调。由脊髓发出前根与后根在椎间孔部形成脊神经根,出椎间孔脊神经即分出前支与后支。构成臂丛的神经,原则上如图(11-37)由下4个颈神经与第1胸神经前支,偶尔也见到臂丛前支由C_4～C_8及臂丛后支由C_6～T_2组成,需注意。

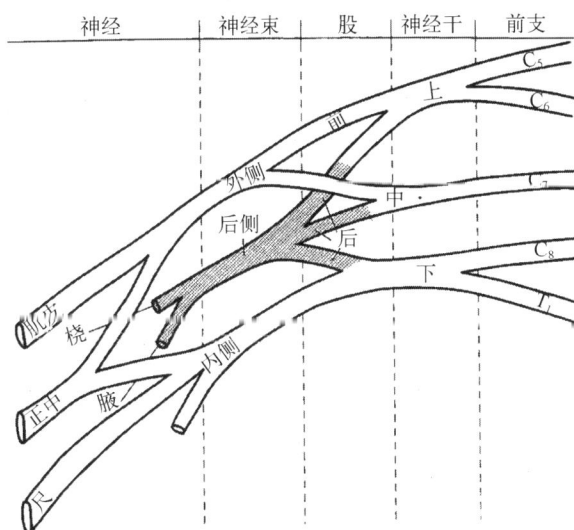

图11-37 臂丛形成的模式图

臂丛神经的分布是由C_5～T_1的前支,3个神经干在后颈部三角形,C_5与C_6合成上神经干,C_8与T_1合成下神经干,C_7为中神经干,其后各神经干在锁

骨部分为前后。3 干所有的后部合成后束,位于腋动脉的后方。上及中神经干前部形成外侧神经束,下神经干的前部形成内侧神经束。

后束接受所有来自臂丛的纤维后,发出胸背神经(支配背阔肌)与肩胛下神经(支配大圆肌、肩胛下肌),两根分支中粗的为桡神经,细的为腋神经。外侧及内侧神经束分别发出 2 个分支,2 个中央支(即外侧束 1 根,内侧束 1 根),合成正中神经。外侧束来的外侧支为肌皮神经,内侧束来的最粗的最内侧支发出纯感觉的内侧上臂皮神经及内侧前臂皮神经后形成尺神经。

分布于肩部肌肉的神经多从前枝直接发出,或在神经干与这些支合成神经束前发出。如分布于菱形肌的肩胛背神经发生于 C_5(或 C_4、C_5)的背侧,前锯肌的胸长神经由 C_5、C_6 及 C_7 的背侧发出。上神经干向岗上肌、岗下肌发出肩胛上神经。图 11 - 37 臂丛的模式图 11 - 38 臂丛解剖与损伤水平分类。

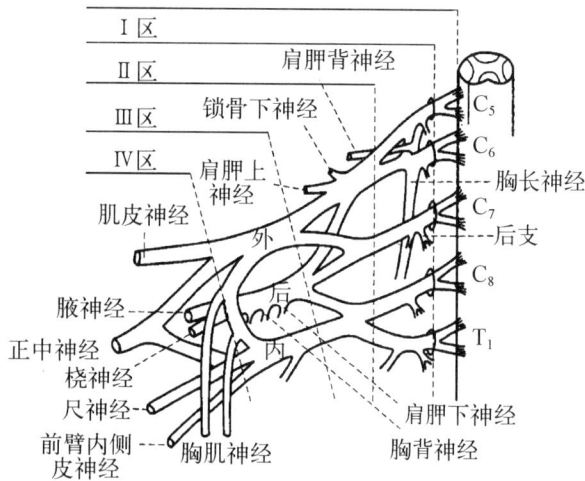

图 11 - 38 臂丛解剖与损伤水平分类

(二)臂丛损伤的临床分类

骨科常用损伤水分的分类,大体分为节前损伤(撕脱伤,第 I 区带),与节后损伤,节后损伤又分为神经根损伤(第 II 区带)神经干损伤(第 III 区带)及神经束损伤(第 IV 区带),从外科角度此分类为一非常有效的分类,但术前此分类法很难确定。从内科角度按上位型(C_5、C_6 或 C_5、C_6、C_7),下位型(C_7、C_8 或 C_7、C_8、T_1)与完全型(C_5～C_7)分类。

(三)臂丛损伤的原因

臂丛损伤原因中以外伤为最多,落合等报道

186 例中交通灾害占 82%,其中以摩托车事故占压倒多数,除外伤外,则以肿瘤、放射线损害及睡眠压迫瘫痪为多(表 11 - 21)。Dick 等上位型损伤中最重要的原因是分娩,其他有神经痛性肌萎缩(neuralgiaamyotrophy)与 Burner 综合征。下位型则有肿瘤性疾病(如 Pancost 综合征等)及胸廓出口综合征。完全型则为放射线损伤。

表 11 - 21 Ohi186 例臂丛损伤统计

原因	例数	原因	例数	原因	例数
摩托车事故	134	汽车驾驶	10	汽车撞伤	9
重物堕落	4	卷入吊架输送带	4	跌倒	2
高处跌落	3	橄榄球	1	睡眠压迫	4
放射线照射	4	肿瘤	5	不明	5

(四)臂丛损伤的体征

平山将臂丛损伤的体征分为以下 3 组。

1. **上部臂丛综合征** 所谓上部型也称为 Duchenne-Erb 型,由 C_5、C_6 神经根及神经干损伤所致。上臂外展(三角肌),前臂屈曲(肱二头肌、肱肌、肱桡肌)的障碍,前臂旋后力下降,肩部及上臂的肌萎缩,有时肩胛骨冈上肌、冈下肌、肩胛下肌及菱形肌也障碍。相当于三角肌上臂的上端,肩峰下,前臂的桡侧感觉消失。肱二头肌反射、肱桡肌反射减弱或消失。

2. **中部臂丛综合征** 中神经干即 C_7 障碍,仅此出现较少见,多与上部或下部臂丛综合征同时出现症状,肱三头肌瘫时伸肘不能,腕及指伸展力下降。感觉障碍仅手背轻度,肱三头肌反射减弱或消失。

3. **下部臂丛综合征** 下神经干即 C_8 及 T_1 损伤所致,也称 Dejerine-Klunpke 型,引起小鱼际肌及前臂屈肌肌萎缩与瘫痪。前臂及手尺侧感觉障碍,可伴有 Horner 综合征。

(五)臂丛神经节前损伤与节后损伤的鉴别

以上所述均为节后损伤,而节前损伤的特征及节前后损伤的鉴别点见表 11 - 22。其中 T_1 神经根节前损伤时 Horner 征阳性率高,斜方肌与前锯肌肌力在 MMT2 以下时节前损伤可能性大,脊神经根后支支配区域感觉迟钝及脊傍肌针肌电图出现失神经改变则节前损伤比率大,Tinnel 征则节后损伤概率大,感觉丧失区域刺激能引出感觉神经活动电位,横突骨折、脊髓造影有外伤性脊膜瘤或根囊异常则节前损伤准确率高。

表 11‐22　臂丛节前损伤与节后损伤的鉴别

鉴别要点
(1) Horner 征
(2) 神经根邻近分支神经支配的肌肉瘫痪,菱形肌、前锯肌瘫痪
(3) 脊神经根后支的失神经改变
1) 上部胸椎、下部颈椎脊柱旁区皮肤区域感觉迟钝
2) 脊旁肌的失神经改变
(4) Tinnel 征
(5) 感觉丧失区域刺激可引出感觉神经活动电位
(6) 颈椎横突骨折
(7) 脊髓造影
(8) 臂丛展开

(六) 臂丛损伤的检查

不以手术为前提时臂丛检查的顺序如下。
(1) 颈椎平片(含断层)。
(2) 单纯颈椎 CT(有时造影)。
(3) 颈椎 MRI[有时钆(Gd)造影]。
(4) 短潜时体感诱发电位。
(5) 肌电图。
(6) 磁刺激运动诱发电位。
(7) 脑脊液检查。
(8) 脊髓造影。
(9) CT 脊髓造影。

最基本最重要的是颈椎平片,此项检查可取得更多信息,最好做 6 个方向拍片,其次是颈椎 MRI,可用于颈椎病与颈椎间盘脱出鉴别诊断之用,对臂丛损伤中外伤性脊膜瘤的存在做出非损伤性诊断上较为重要。近来对臂丛做 MRI 以探讨其异常,颈椎 CT 对骨骼损伤以及后纵韧带骨化、黄韧带骨化的鉴别诊断甚为有用。

神经生理学的检查可做感觉短潜时体感诱发电位的检查,臂丛节后损伤时 N_9 消失。运动检查中最重要的是肌电图,针肌电图比日常的诱发性肌电图更为有用,因针肌电图能明确支配神经的失神经状态及神经再支配的状况,可予测各肌肉的状况,诸如可见到持续时间延长的纤维挛缩电位(fibrillation potentials),持续时间延长的多相性运动单位电位,以及神经再支配的早期新生运动单位电位。磁刺激的诱发肌电图主要在头皮上(或脊柱上)行磁刺激,从四肢肌肉记录诱发电位,这使以往难以记录近端肌的诱发电位成为可能,成为今后大发展前途的有力检查方法。

(七) 颈椎病与臂丛损伤的鉴别

(1) 病史中有明确产生臂丛神经损伤的片段,但多发性外伤时诊断要慎重。

(2) 神经学检查时颈椎病所致的神经根症状有与臂丛损伤的上位型及下位型相似之处,存在颈痛及牵连痛时要做 Jacksons 及 Sprengel 等诱发试验的检查有助于对颈椎病的诊断。如不是颈椎病所致神经根疾病而合并脊髓病时可见锥体束征,而痉挛瘫步行障碍及下肢感觉障碍同样要考虑为脊髓病。

(3) 检查所见中,颈椎平片及颈椎 MRI 见有椎间孔狭窄及脊髓前后径变窄或出现脊髓压迫时应考虑为颈椎病,但也存在虽 X 线片上有所改变但毫无临床症状者,需加以注意。

(4) 在颈椎病的鉴别中不能缺少臂丛损伤中的神经痛性肌萎缩与胸廓出口综合征。神经痛性肌萎缩是突发上肢痛后出现同部位肌萎缩及迟缓性瘫痪为特征的疾病,其诊断标准见表 11‐23 胸廓出口综合征是锁骨下或腋动脉及臂丛因某些原因而被压迫,颈部及上肢出现疼痛、麻木及肌力减弱的综合征,Adson、Morley、Wright 等血管神经检查为阳性,指尖脉搏形及血管造影等可见血管狭窄则易于诊断。

表 11‐23　神经痛性肌萎缩的诊断标准

诊 断 标 准
1) 肌力减弱局限于上肢全臂丛或单一神经(如胸长神经)
2) 原因中无明确压迫无外伤,不含儿麻及放射线损伤 疫苗接种后,血清使用,病毒感染
3) 病变区域剧痛
4) 肌电图可见罹患肌肉运动单位减少及失神经所见
5) 完全或不完全恢复

※　1)、2) 必须项目
　　3)、4)、5) 特征所见,但不一定同时出现

五、颈椎病与绞扼性神经疾病的鉴别诊断

以上肢麻木或肌萎缩为主诉来诊的患者中,颈椎病与绞扼性神经疾病是最为多见的两大原因疾病。代表性上肢绞扼性神经疾病如表所示,其中以肘管综合征及腕管综合征为最多,需与颈椎病性神经根疾病相鉴别。从具有特征的病史或临床症状,桡神经瘫痪、桡神经深支瘫痪、正中神经前骨间神经瘫痪、腋神经瘫痪等易于与颈椎病性神经根疾病相鉴别。

(一) 临床诊断较易的绞扼性神经疾病 (表 11‐24)

以下所述"1"、"3"的绞扼性神经疾病依其特异

的手及指的视诊,多即能做出诊断。

表 11-24　上肢的绞扼性神经疾病

障碍神经		压迫部位	神经根障碍的鉴别
腋神经	柳库萨库瘫	腋窝	C_5
桡神经	桡神经瘫痪	上臂	
	后骨间神经(桡神经深支)瘫痪	前臂	
正中神经	前骨间神经瘫痪	前臂	
	旋前圆肌综合征	前臂	
	腕管综合征	腕关节	C_6、C_7
尺神经	肘管综合征	肘	C_8
	Guyon 管综合征(尺骨管)	腕关节	

1. 桡神经瘫痪　肱骨桡神经沟部的压迫瘫痪多为酒后肘靠椅背或电车坐位肘靠环的压迫(星期六晚瘫痪),头枕手臂睡觉头部压迫(Honeymoon 瘫痪)等诱因后发病,伸腕肌瘫腕下垂为其特征,检查见有桡神经支配的肱三头肌、肱桡肌瘫,依上述特征病史及临床所见易于诊断。神经传导检查可证明肱骨桡神经沟部位局部传导异常。

2. 桡神经深枝(后骨间神经)瘫痪　桡神经在前臂分运动支、深支(后骨间神经)与浅支的感觉支。后骨间神经瘫痪无浅支损害,故无感觉障碍,是发出伸腕肌支后,故保持伸腕肌的功能但选择性手指伸肌瘫痪,为此手呈现出特殊的肢位(图 11-39)视诊易于做出诊断。多由 Frohse 弓慢性压迫所引起。

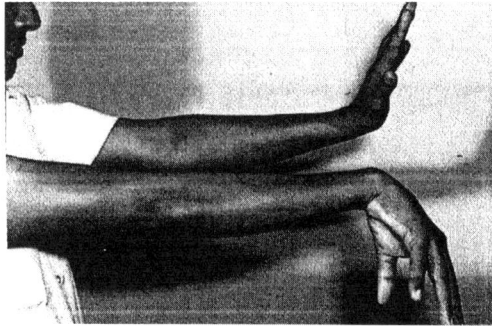 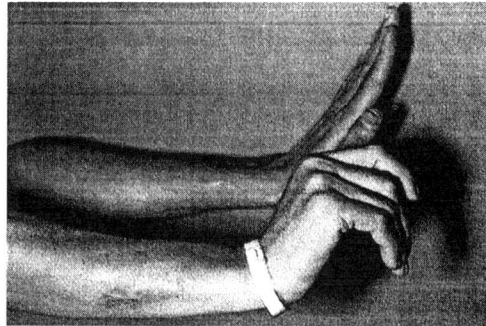

图 11-39　桡神经(a)及桡神经骨间背侧神经(b)麻痹手的特殊肢位

3. 前骨间神经瘫痪　前骨间神经系正中神经前臂部分支的运动支,支配拇长屈肌与 2、3 指的深屈肌,故一旦该二肌瘫痪,则由 1、2 指不能做 OK 的"O"形,由此特殊的肢位则易于诊断。

(二)腕管综合征与 C_7 神经根障碍

1. 正中神经、C_7 神经根的皮肤支配　腕管综合征如图 11-40 所示与正中神经的支配区域一致,尤其第 4 指中央存有分界,麻木感、感觉迟钝时易于诊断。腕管综合征发生率高,可有各种不同的局部瘫痪(图 11-41),如仅第 1～3 指指尖及 2～4 指指尖麻木时需与 C_5 神经根障碍相鉴别。C_7 皮节据成书记载稍有不同,有仅第 3 指的,第 2～3 指的,也有 2～5 指的(图 11-42),这是由于神经根相互间重复支配的原因,无法得到肯定的解释。根据上述理由,正中神经部分瘫痪与 C_7 神经根障碍中感觉障碍相类似的情况较多。

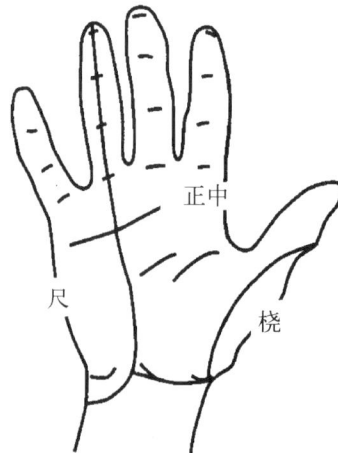

图 11-40　手掌皮肤的神经支配

提高腕管内压负荷手法的 Tinnel 征(用叩诊锤叩打腕管部麻木放射到 1～4 指)、Phalen 征(掌屈腕关节麻木加重)均支持腕管综合征,但尚不能说其敏感性及特异性高。

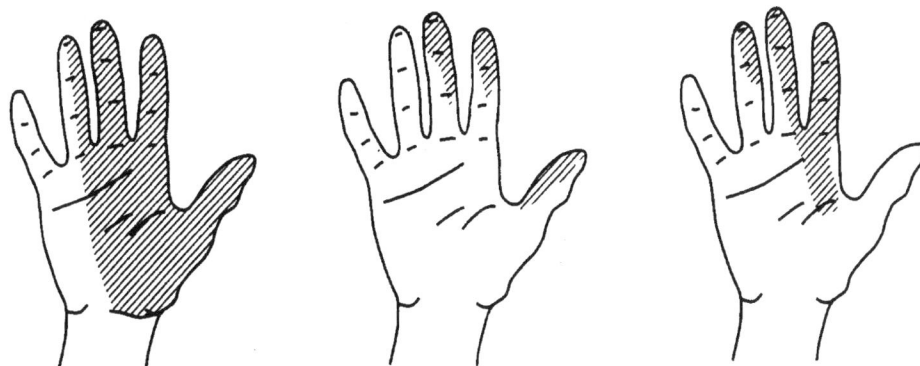

图 11-41 腕管综合征患者述"麻木感"的范围

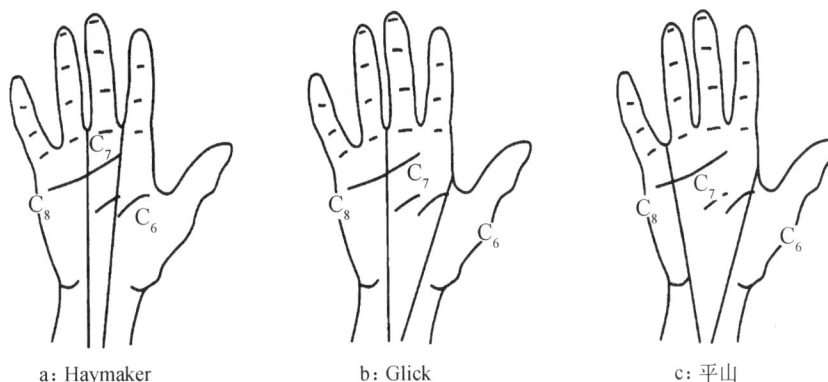

a: Haymaker   b: Glick   c: 平山

图 11-42 $C_{6,7,8}$神经根的皮肤支配(成书中有微妙的差异)

2. 拇指球肌的神经支配 拇指球肌(大鱼际肌)由拇指短外展肌、拇指对掌肌、拇短屈肌、拇内收肌所构成,其中拇短屈肌分浅、深层。拇指球肌的神经支配有很多例外,标准的神经支配为正中神经支配拇短外展肌、拇对掌肌及拇短屈肌浅层,尺神经支配拇短屈肌深层与拇内收肌,故腕管综合征中拇指球外侧萎缩,尤其位于最外侧拇短外展肌的萎缩易于观察(图 11-43),拇指球肌的髓节支配(肌节)各说不一,有 C_8/T_1、$C_7 \sim T_1$、$C_6 \sim T_1$、$C_6 \sim C_7$之说,因对 C_7 神经节障碍时拇指球肌受到何种程度影响尚无一定见解。

3. 由电生理检查确定腕管病变 感觉障碍为部分瘫痪、肌萎缩、无力为轻度时,仅由临床症状即可诊断,此时神经传导检查可做为决定诊断的手段。腕管综合征时,将记录电极放于拇短外展肌、手掌与腕关节部予以刺激,于腕管局部出现传导异常(传导阻滞,传导延迟)即可诊断。压迫重时由腕

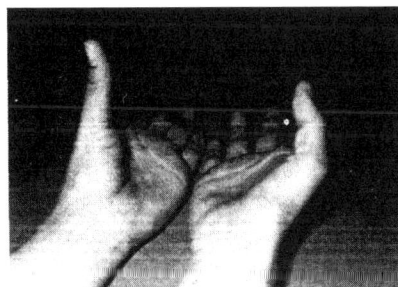

图 11-43 腕管综合征的手,令其做拇外展时可见拇短展肌的肌无力及肌萎缩

管至其周围可产生轴突变性(Waller 变性),此时所有病例均可查出腕部传导阻滞、传导延迟。

几乎所有病例均存在节段性掌至腕间传导时间延长,掌刺激时潜时正常,掌、腕间传导时间延长可判断为腕管部局部性传导延迟,也有由掌-腕距离算出传导速度的方法,正中神经运动支过腕管后再返回,而在测定距离时会有较大误差,故检查腕

管部传导延迟时,多用潜时差的传导时间。

(三) 肘管综合征与 C_8 神经根障碍

1. 临床症状上的鉴别之处

(1) 运动瘫痪、肌萎缩的分布　尺神经支配肌均由 C_8/T_1 支配,故肌肉萎缩难以与 C_8 神经根障碍相鉴别。C_8 支配的非尺神经支配的肌肉为肱三头肌、桡侧腕伸肌(桡神经支配)、桡侧腕屈肌(正中神经支配),这些以 C_7 的成分多,C_8 病变时肌萎缩多不明显。

(2) 电生理学的诊断　肘管综合征时传导异常的原理基本上与腕管综合征相同。将记录电极置于小指外展肌上,观察肘管远端与近端的波形,可检出肘管部的传导阻滞或传导迟延。重病例可见肘管远端的轴突变性(Waller 变性),此时亦多见肘管部局部传导异常。骨折后的迟发性尺神经瘫痪长期观察的病例,其受压部分均限入 Waller 变性,如不能确定肘管中局部异常时,有必要用针肌电图来确认神经源性变化只局限于尺神经支配的肌肉。

六、颈部神经根病变时神经根的定位诊断

颈神经根病变按症状难以做定位诊断,同一水平的神经根病变也会有多种症状,故不同水平的病变可有相似的症状,症状的多样性归因于邻接神经根间的吻合及臂丛与周围神经的个体差异。同样是颈椎退变性疾病,其神经根病变与脊髓病变水平诊断的定位诊断标准,各家报道有所不同,有关神经根病变的诊断标准,自 1957 年后,欧美曾有 Yoss 等(1957)、Odom 等(1958)、Murphey 等(1973)、Hoppenfeld 等(1976)、Benini 等(1987)进行过报道,但诊断的标准尚未统一,Yoss 等称同一水平的神经根病变在不同的病例中可出现各种各样类型的症状,而 Murphey 则与 Yoss 相反,认为病变神经根在同一水平的。其症状则基本上一致。各神经根的患病率如下(表 11 - 25)。

表 11 - 25　颈部神经根疾病各神经根的患病率

报道者	C_5(%)	C_6(%)	C_7(%)	C_8(%)
Yoss 等	2	19	69	10
Odom 等	0.6	24	70	6
Murphey 等	4	26	61	8
Benini 等	3	24	57	15
Radhakrishnan 等	7	18	46	6
Tanaka 等	6	28	43	13

(一) 自觉症状

1. 颈部痛　颈部疼痛在诊断神经根疾病中甚为重要,颈部疼痛指颈部、肩胛上部、肩胛上角、肩胛间及肩胛部的疼痛(图 11 - 44),以往报道中 Yoss 将颈部疼痛分为颈、肩胛、肩胛间区域三个部位,而 Murphey 则分为颈部与肩胛区域二个部位,由于其分类中未包括项部及肩胛上部,因而不够完整。

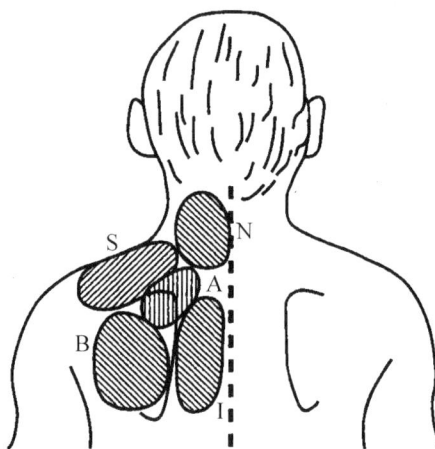

N:颈部;S:肩胛上部;A:肩胛上角;I:肩胛间区域;B:肩胛部

图 11 - 44　颈部神经根的颈痛

患者常不能正确表现颈部疼痛的部位,如肩胛间区域患者不知其名称用手指也不容易,医生用自己手指分别指患者肩胛上部、肩胛骨上角部、肩胛间部及肩胛骨部方能明确疼痛的部位。一个部位以上疼痛时,要注意那个部位最痛,肩胛上部痛多为 C_5 或 C_6 神经根病变,肩胛间部、肩胛骨部疼痛多为 C_7 或 C_8 神经根病变的特征(表 11 - 26)。

表 11 - 26　颈部神经根病变中神经根定位的诊断标准

症　状	C_5	C_6	C_7	C_8
颈部疼痛	肩胛上部	肩胛上部	肩胛间部/肩胛骨部	肩胛间部/肩胛骨部
上肢痛	无/上臂外侧	上肢外侧	上肢后侧	上肢内侧
手指麻木及感觉障碍	无	拇指	食、中指	小指
肌力下降	三角肌(肱二头肌)	三角肌(肱二头肌)	肱三头肌	(肱三头肌)手内在肌
腱反射减弱	肱二头肌	肱二头肌	肱三头肌	肱三头肌

※麻木、感觉障碍最重的手指

误为心绞痛的胸痛多为 C_7 神经根,实际上所有此类疼痛均在锁骨下方或胸肌部位,而没有在前胸

骨部产生真正的心绞痛。

2. 上肢痛 上肢痛,尤其上臂痛的部位有助于神经根病变的诊断,但 Yoss 等认为上肢痛的部位无助于水平诊断,按 Murphey 的记述中 C_6 与 C_7 的神经根病变中上臂痛在外侧、前臂痛在后侧,难以区分。

检查上肢的疼痛部位时,如患者上肢处于解剖学的基本体位并屈肘、肩及前臂旋前并贴近腹部,(图 11-45 右图)在这一体位由患者自己用健手指出或按压疼痛部位的方法则难以正确了解疼痛的部位。将上肢解剖学基本体位稍做调整(如图 11-46),则上肢疼痛与神经根病变的关系则易于确定,即上臂、肘、前臂的外侧疼痛系 C_6 神经根病变,上臂、肘、前臂后侧疼痛为 C_7 神经根;内侧疼痛为 C_8 神经根病变的特征性改变。

3. 手指麻木 C_5 神经根病变时通常无手指麻木,C_6、C_7、C_8 神经根病变时其手指麻木类型不一,如患病频率最高的 C_7 神经根病变时,如 Yoss 等所报道,麻木范围在拇指、示指两指,示、中、环指三指,中、环指两指,中、环小指三指或全手指等各种类型。但麻木最重的手指则是定位诊断的关键(图 11-47),若为拇指则为 C_6 神经根病变,示指或中指为 C_7 神经根病变,小指则为 C_8 神经根病变。

据 Murphey 等 C_6 神经根病变为拇、示指、C_7 神经根病变则以示、中指麻木为特征。

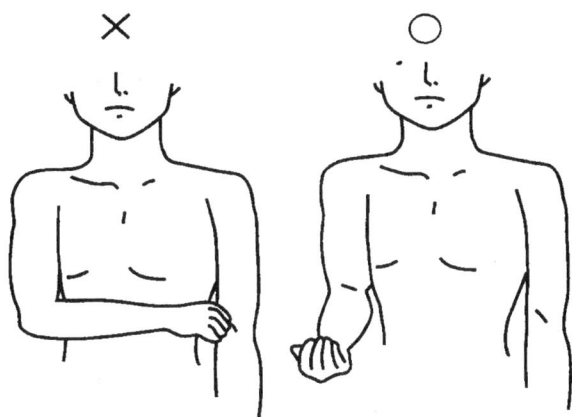

图 11-45 了解上肢痛的适当体位
解剖基本体位难以了解疼痛的部位

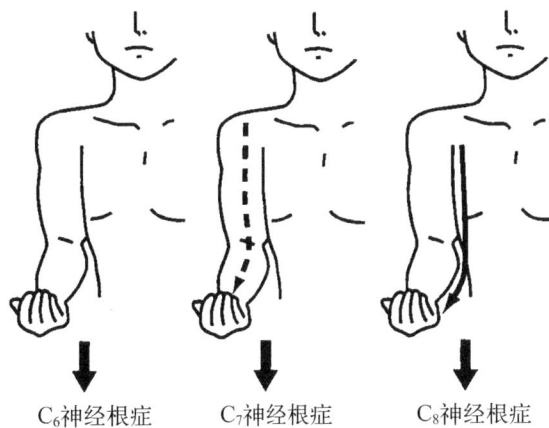

C_6 神经根症 C_7 神经根症 C_8 神经根症

图 11-46 上肢痛与障碍神经根
(上肢解剖学基本体位稍做调整)

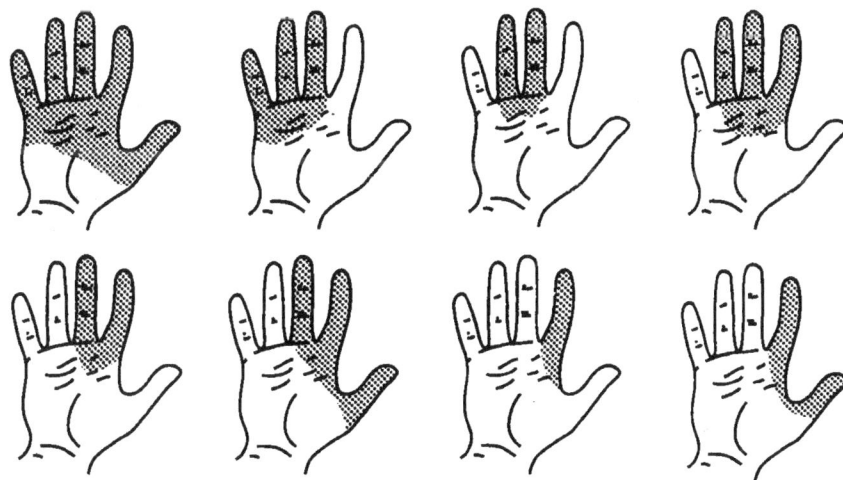

图 11-47 C_7 神经根病变时的手指麻木(以中指麻木为特征)

据 Hoppenfeld 提出 C_6 神经根病变以拇、示指，C_7 神经根病变则以中指麻木为特征。但，如将这些做为指标，则麻木同时在拇、示、中指三指时则无法诊断，仅拇、示指两指麻木病例均被视为 C_6 神经根病变，而其中拇指、示指麻木时，拇指麻木强则为 C_6，相反则为 C_7，如拇指与示指同样则多为 C_6 神经根病变。

神经根病变时麻木最重的手指即是保守治疗或手术治疗后其麻木改善最慢的手指，如 C_7 神经根病变时拇、示、中指的麻木，早期易改善的是拇指，而改善慢或长期残留麻木的是示指及中指。

在剧痛的急性或慢性期，初诊时患者有时会答不出那个手指最麻，此时可留给其下次就诊时再回答，往往多在再次就诊时能够明确答复。

（二）检查所见

1. 肌力　徒手肌力检查时，三角肌肌力减弱为 C_5，肱二头肌为 C_6，肱三头肌为 C_7，手内在肌为 C_8 神经根病变的特征所见。与手指麻木同样，病变神经根与肌力之间的关系是不定的，如肱二头肌与肱三头肌肌力减弱的情况并不少见，此时如 Yoss 等所述，肌力减弱强的肌肉为病变神经根的指标，即三角肌低下比肱二头肌肌力下降强时为 C_5 神经根病变，相反则多为 C_6 神经根病变，肱三头肌与手内在肌均有肌力下降则为 C_8 神经根病变，其中手内在肌肌力下降强者居多。C_7 神经根病变时肱二头肌与手内在肌双方均无肌力下降。

病变神经根所支配的肌肉，在保守治疗或手术治疗后其恢复的亦最忙，如 C_5 神经根病变时三角肌与肱二头肌同等程度肌力下降，但先改善的是肱二头肌。C_6 神经根病变时相反以肱三头肌改善的快。C_8 神经根病变时肱三头肌改善的快，而手内在肌改善的慢。

上肢带肌萎缩俗称 Keegan 型瘫，其神经根病变系 C_5 抑或 C_6 神经根令人迷惑，三角肌-肱二头肌肌力均在（Fair3）以下呈明显降低状态时，伸腕肌的肌力有助于诊断，伸腕肌在 C_5 神经根病变时是正常的，C_6 神经根病变时低下。

2. 感觉　神经根病变时针刺痛（pin-prick）的感觉障碍达不到脊髓病变的程度，但向周围放散，电击样或波纹状扩散。慢性期则呈麻酥酥迟钝如同皮肤增厚。与自觉症状的麻木相同。$C_6 \sim C_8$ 神经根病变时各指感觉并不相同，此时诊断标准为感觉障碍最重的手指。向周围放射、电击样最强为拇指时为 C_6、示指或中指时为 C_7、小指时为 C_8 神经根病变基本上可以确诊。

3. 腱反射　肱二头肌腱反射在 C_5 或 C_6 神经根病变时下降，肱三头肌腱反射在 C_7 或 C_8 神经根病变时减退。

（李也白　李建军　周天健）

参 考 文 献

1　WatanaBe T，Yamamoto T. Cerebrovascular disease and spine and spinal cord diseases. Spine & Spinal Cord, 2000，5：340 - 344.

2　Hattori T. Differential diagnosis of Hysteria and Spine-spinal cord diseases. Spine & Spinal Cord, 1994, 11：941 - 945.

3　Tashiro K. Reversed chaddock method：a new method to elict the upgoing great toe，J Neuro Neurosurg Psychiatry. 1986，49：1321.

4　Di Lazzaro V，Oliveiro A，Profice P, et al. The diagnostic value of motor evoked Potentials. Clin Neurophysiol, 1999, 110：1297 - 1307.

5　Mizutani T. Differential diagnosis of spinal cord and nerve lesions. Spine & Spinal Cord, 1994, 11：947 - 954.

6　Schott G D. From thalamic syndrome to central poststroke pain. J Neurol Neurosurg Psychiatry, 1995, 61：560 - 564.

7　Marsden CD. Hysteria-a neurologist's view. Psychol Med, 1986，16：277 - 288.

8　Taguchi Y，Uzura M，Matsuzawa M. Head injury and spine and spinal cord diseases with emphasis on their differential diagnosis. Spine & Spinal Cord, 2000, 5：351 - 356.

9　Milhorat TH, Johnson WD, Miller JI, et al. Surgical treatment of syringomyelia Based on magnetic resonance imaging criteria. Neurosurgery, 1992, 31：231 - 245.

10　Iida H，Tachibana S，Kitahara T, et al. Association of head trauma with cervical spine injury, spinal cord injury, or both. J Trauma, 1999,46：450 - 452.

11　Weingarden SI, Graham PM. Falls resulting in spinal cord injury：patterns and outcomes in an older population. Paraplegia, 1989, 27：423 - 427.

12　Abe M，shimamura T，Nishida J, et al. Diagnosis and treatment of thoratic outlet syndromes. J orthop sci, 1997, 2：119 - 127.

13 Kuzuhara S. Differential diagnosis of the disorders of gait and stance. Spine & Spinal Cord, 1994, 11:865 - 875.

14 Nishida J, Shimamura T. Differential diagnosis between thoracic outlet syndrome and cervical spinal lesion. Spine & Spinal Cord, 2003, 11:1093 - 1097.

15 李长青,周跃,梅芳瑞. 神经源性间歇性跛行病理生理机制的研究进展. 中国脊柱脊髓,1998,6:347 - 349.

16 吴宏,戴力杨. 创伤性脊髓空洞症. 中国脊柱脊髓,1995,3:137 - 139.

17 赖润龙,郑丰任,余绍逸. 颈髓损伤合并重度颅脑损伤的早期诊治. 中国脊柱脊髓,1999,2:99 - 100.

18 袁福镛. 急性外伤性截瘫合并颅脑闭合损伤的发生率. 中国脊柱脊髓,1992,1:34 - 35.